C.-H. Hempen / T. Fischer

Leitfaden Chinesische Phytotherapie

C.-H. Hempen, T. Fischer

Leitfaden

Chinesische Phytotherapie

einschließlich mineralischer und tierischer Arzneien

2. Auflage

unter Mitarbeit von: Dr. med. Susanne Fischer,
Prof. Dr. rer. nat. Dr. h. c. em. Hildebert Wagner,
Prof. Dr. rer. nat. Rudolf Bauer

ELSEVIER
URBAN & FISCHER

URBAN & FISCHER München

Zuschriften und Kritik an:
Elsevier GmbH, Urban & Fischer, Lektorat Komplementäre und Integrative Medizin, Hackerbrücke 6, 80335 München

Wichtiger Hinweis für den Benutzer
Die Erkenntnisse in der Medizin unterliegen laufendem Wandel durch Forschung und klinische Erfahrungen. Der Autor dieses Werkes hat große Sorgfalt darauf verwendet, dass die in diesem Werk gemachten therapeutischen Angaben (insbesondere hinsichtlich Indikation, Dosierung und unerwünschten Wirkungen) dem derzeitigen Wissensstand entsprechen. Das entbindet den Nutzer dieses Werkes aber nicht von der Verpflichtung, anhand der entsprechenden Literatur zu überprüfen, ob die dort gemachten Angaben von denen in diesem Buch abweichen und seine Verordnung in eigener Verantwortung zu treffen.

Bibliografische Information Der Deutsche Bibliothek
Die Deutschen Bibliothek verzeichnet diese Publikation in der Deutschen Nationalbibliografie; detaillierte bibliografische Daten sind im Internet unter http://dnb.ddb.de abrufbar

2. Auflage 2007

Der Urban & Fischer Verlag ist ein Imprint der Elsevier GmbH.

Planung: Christl Kiener, München
Projektmanagement: Petra Münzel-Kaiser, München; Christl Kiener, München
Redaktion: Dr. med. Gabriele Schmid, München; Doris Schultze-Naumburg, Übersee
Register: Charlotte Villinger, München; Sophie Kiener, München;
Gabe McCaslin, München; Agnes Fatrai (chinesisches Register), München
Herstellung und Layout: Marion Kraus, München; Kadja Gericke, Arnstorf
Satz und Reproduktion: abavo GmbH, Buchloe
Druck und Bindung: Printforce, Alphen/Niederlande
Grafiken: Dr. med. Dr. sc. nat. Toni Fischer
Fotos: Conny Stein, Dr. Carl-Hermann Hempen
Umschlaggestaltung: Zwischenschritt, München
Titelphotographie: Ginkgo semen (Baiguo) S. 841

ISBN: 978-3-437-31464-3

Aktuelle Informationen finden Sie im Internet unter www.elsevier.com und www.elsevier.de

Vorwort

Innerhalb der letzten fünf Jahre haben sich die Verschreibungsfreudigkeit der Ärzte und Therapeuten und die gesamte Akzeptanz der chinesischen Phytotherapeutika rasant entwickelt. Somit war es dringend notwendig, den vorliegenden Leitfaden zu aktualisieren und – den klinischen Notwendigkeiten gehorchend – zu erweitern. Somit sind über einhundert neue Arzneimittel aufgenommen und Einführungsseiten zu den Unterkapiteln erstellt worden, die eine differenzialtherapeutische Verwendung erleichtern und das differenzierte Verständnis der Einzelmittel verstärken.

Nach wie vor bildet die Namensgebung der Arzneimittel, die Taxonomie, ein großes Problem. Wir müssen hier weitestgehend den Botanikern folgen, und haben dieses auch getan, die sagen, dass ein wichtiges Kriterium der Taxonomie die Kompatibilität ist. Die zunehmende Internationalisierung, so auch in diesem Bereich, zwingt dazu, sich anzupassen und allgemeingültige Standards zu akzeptieren. Genau hierin haben wir uns in dieser zweiten Ausgabe nachhaltig bemüht und sind sämtliche Begriffe zum wiederholten Male genau durchgegangen, um allein in der Namensgebung die größtmögliche Klarheit zu erreichen.

Die Namensgebung ist ein Teil der Identität eines Arzneimittels. Die Identitätsprüfung selbst ist jedoch ein viel umfangreicheres Unterfangen und die westliche Wissenschaft nimmt sich zunehmend dieses Themas an. Deshalb waren wir froh, dass wohl einer der bedeutendsten Wissenschaftler auf diesem Gebiet, nämlich Herr Professor Hildebert Wagner vom Zentrum für Pharmaforschung an der Universität München, ein umfassendes Schlusskapitel zur Qualitätsprüfung von Drogen der Traditionellen Chinesischen Medizin geschrieben hat. In wissenschaftlicher aber auch in praktischer Hinsicht für den tätigen Therapeuten ist dieses Kapitel von weitreichender Bedeutung.

Die Arbeit an dieser zweiten Auflage war wieder einmal sehr umfangreich, und so waren wir froh über die Mithilfe vieler Mitarbeiter. Wir danken an dieser Stelle Frau Sabine Weise für die Bearbeitung des Manuskriptes, Frau Agnes Fatrai für die Bereitstellung der chinesischen Zeichen und Bearbeitung der chinesischen Namen, Herrn Daniel Hüttenberger für die datentechnische Betreuung. Frau Conny Stein fertigte wieder einmal sämtliche Bilder. Ohne die anhaltende Unterstützung durch den Verlag wäre dieses Projekt nicht möglich gewesen. Hier besonders zu nennen Frau Petra Münzel-Kaiser und Frau Christl Kiener. Herzlichen Dank auch für wertvolle Hinweise an Herrn Professor Ulrich Bomme, Frau Velia Wortman, Herrn Josef Hummelsberger, Herrn Axel Wiebrecht und Herrn Erich Stöger.

Schließlich sei noch unserem Freund und Vorbild in diesem Fachbereich Herrn Dan Bensky für seine Ermutigung und Ratschläge gedankt.

Auch an dieser Stelle soll allen nicht namentlich erwähnten Mitarbeitern, die im Hintergrund zum Gelingen dieses Werkes beigetragen haben, herzlich gedankt werden.

München, November 2006 — Zürich, November 2006

Carl-Hermann Hempen — Toni Fischer

Allgemeine Grundlagen der chinesischen Pharmakologie

Einführung

Die rationale Arzneimittelanwendung setzt voraus, dass die Arzneimittel in ihrem energetischen Muster eindeutig und allgemeinverbindlich qualifiziert sind. Diese qualitative Eindeutigkeit entspricht einem Schloss, in das der – nach den gleichen Kriterien – geschaffene Schlüssel der chinesischen Diagnostik passt. Die Qualifizierung eines Arzneimittels durch seine spezifischen, paradigmatischen Angaben gibt Aufschluss über die Eigenschaften eines Arzneimittels:

- das Temperaturverhalten
- die Geschmacksrichtung (sapor)
- die Wirkrichtung
- der Bezug zu den Funktionskreisen (orbes) oder zu den Leitbahnen

Das Paradigma der Arzneimittel

Das Temperaturverhalten

Das Temperaturverhalten ist die elementarste Wertung der Arzneimittel. Sie gibt Auskunft über die *energetische Dynamik* des jeweiligen Arzneimittels. Durch die vektoriellen Angaben von kalt bis heiss wird die Verlangsamung oder Beschleunigung physiologischer Prozesse angegeben, die durch die dynamischen Qi-Kräfte des Arzneimittels bewirkt werden (Abb. 1). Da das Temperaturverhalten eine aktive energetische Äußerung widerspiegelt, entspricht es einem *Yang*-Aspekt:

- **Kühl** und **kalt** entspricht einer Verlangsamung und damit einer Verdichtung und Ansammlung.
- **Warm** und **heiß** entspricht einer aktiven Entfaltung, Beschleunigung, Dynamisierung und damit einer Lösung, d. h. einer der Materialisierung entgegengerichteten Kraft.

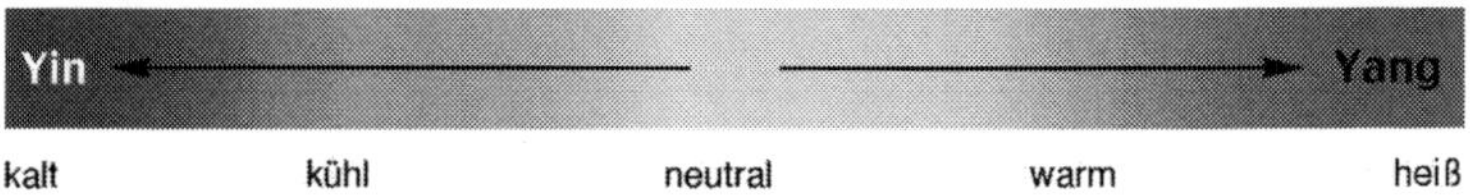

Abb. 1: Das Temperaturverhalten der Arzneimittel

Da jedes Arzneimittel durch ein eindeutiges Temperaturverhalten gekennzeichnet ist, ergibt sich daraus seine Anwendung entsprechend der klinischen Situation, in der es angezeigt ist. Die klassische Aussage dazu heisst: „Kühles muss man wärmen, Warmes muss man kühlen". Bei einer Kälte *algor*-Symptomatik verwendet man warme oder heiße Arzneimittel, bei einer Hitze *calor*-Symptomatik kühle oder kalte.
Die Neutralität steht für die Erhaltung und symbolisiert die „Mitte", wo sich befeuchtende, sammelnde Kräfte mit bewegenden, konsumierenden Kräften im Gleichgewicht befinden.

Bei den Arzneimitteln bedeutet:

- *Kühles, kaltes* Temperaturverhalten: Stoffliches wird ergänzt, Säfte werden bereitgestellt und es findet eine Verdichtung, Festigung, Verlangsamung statt. Es kommt zu einer Sammlung von Materiellem. Kühles und Kaltes wirkt oft in der Tiefe und entspricht einem Yin-Aspekt. Beispiel: Arzneimittel mit ausgesprochen kaltem Temperaturverhalten wie Anemarrhenae rhiz. (Zhimu) S. 126 und Rehmanniae r. (Shengdihuang) S. 174 wirken vor allem Hitze *calor* kühlend, Glut *ardor* ausleitend, Säfte ergänzend, Yin stützend.
- *Warmes, heißes* Temperaturverhalten: Diese Arzneimittel sind reich an aktiver Energie, spenden Aktivkräfte, dynamisieren, lösen, zerstreuen, beschleunigen, was einem Yang-Aspekt entspricht.
  Arzneimittel mit extrem warmem, heißem Temperaturverhalten wie Cinnamomi cassiae c. (Rougui) S. 402 und Curculiginis rhiz. (Xianmao) S. 756 wirken ausgesprochen Yang stützend, Kälte *algor* erwärmend und zerstreuend.
- *Neutrales* Temperaturverhalten: Diese Arzneimittel vereinen beide Aspekte in sich: Sie sind sowohl säftespendend und -erhaltend als auch aktive Energie bereitstellend.
  Arzneimittel mit neutralem Temperaturverhalten wie Eupatorii h. (Peilan) S. 294, Poria (Fuling) S. 340 und Coicis s. (Yiyiren) S. 314 wirken insbesondere auf die „Mitte".

Das Temperaturverhalten eines Arzneimittels kann durch physikalische Einwirkung verändert werden. Die Darreichung des Dekoktes in kalter Form entspricht einem kühlen Temperaturverhalten, während das Trinken der heißen Abkochung einer Zunahme des warmen Temperaturverhaltens entspricht.

Das Temperaturverhalten wurde in der folgenden Monographie von uns zusätzlich aufgrund der **klinischen Bedeutung** gewichtet:

■■■ entspricht einem *sehr* ausgeprägten Temperaturverhalten

■■□ entspricht einem ausgeprägten Temperaturverhalten

■□□ entspricht einem *mäßig* ausgeprägten Temperaturverhalten

Die Geschmacksrichtung (sapor)

Die Geschmacksrichtung eines Arzneimittel gibt primär Aufschluss über die *Wirkebene*, die *Eindringtiefe* eines Arzneimittels. Sie sagt aus in welcher Tiefe, Schicht oder Ebene ein Arzneimittel wirksam ist. Da diese Aussage lokalisierenden Charakter hat, spricht man vom *Yin*-Aspekt eines Arzneimittels, während das Temperaturverhalten dem Yang-Aspekt entspricht.

Die Geschmacksrichtung, der Yin-Aspekt eines Arzneimittels kann wenig beeinflusst werden, das Temperaturverhalten, der dynamische Yang-Aspekt hingegen lässt sich durch physikalische Einwirkung leicht verändern.

Während ein Arzneimittel nur durch ein einziges Temperaturverhalten qualifiziert wird, kann es durch mehrere Geschmacksrichtungen (z. B. scharf und bitter oder süß und sauer) bewertet werden.

Die sinnliche Geschmackswahrnehmung (von salzig bis scharf) entspricht oft den Angaben der Geschmacksrichtung, dies ist aber nicht zwingend;

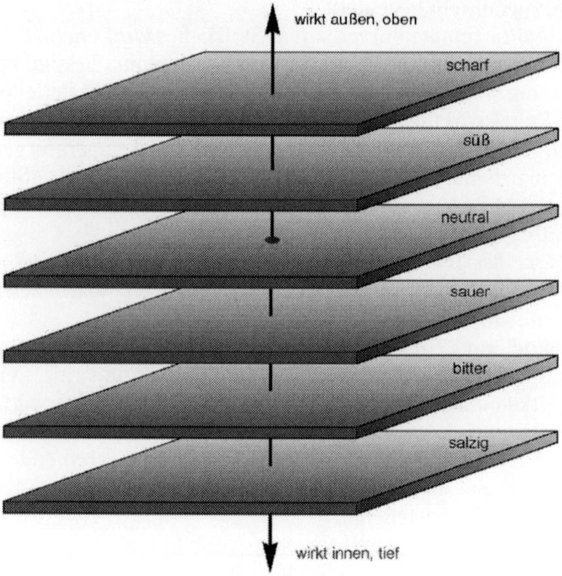

Abb. 2: Die Geschmacksrichtung der Arzneimittel

denn entscheidend für die Qualifizierung der Geschmacksrichtung ist die therapeutische Wirkebene.
Entsprechend der jeweiligen Geschmacksrichtung wirkt jedes Arzneimittel in einer bestimmten **Ebene** (Abb. 2).
Scharfe und süße Geschmacksrichtungen sorgen für eine Bereitstellung und Entfaltung *aktiver energetischer Valenzen.* Dagegen führen die Qualifikationen sauer, bitter und salzig zu einer säftemäßigen Ansammlung, zu einer Verdichtung und Vermehrung der *Stofflichkeit.*
Im Einzelnen wirkt:

- **scharf**: entfaltend, lösend, öffnend, die aktive Energie mobilisierend, an der Oberfläche wirkend
- **süß**: Säfte spendend, stützend, aktive Energie spendend, regulierend, ausgleichend, harmonisierend, mildernd, puffernd
- **neutral**: den Flüssigkeitshaushalt regulierend, die Ausscheidung anregend
- **sauer**: adstringierend, zusammenziehend, Säfte erhaltend, aufrauend, stopfend
- **bitter**: trocknend, niederschlagend, die Säfte bindend, klärend, drainierend
- **salzig**: Säfte erzeugend, hygroskopisch, Säfte haltend und sammelnd, befeuchtend, laxierend, erweichend, lösend, in der Tiefe wirkend.

Die Geschmacksrichtung wurde zusätzlich aufgrund der klinischen Bedeutung gewichtet:

■■■ entspricht einer *sehr* ausgeprägten Geschmacksrichtung
■■□ entspricht einer ausgeprägten Geschmacksrichtung
■□□ entspricht einer *mäßig* ausgeprägten Geschmacksrichtung

Funktionskreisbezug (Orbisbezug) und Leitbahnbezug

Jedes Arzneimittel ist gekennzeichnet durch seinen Bezug zu einem oder mehreren Funktionskreisen *orbes* oder zu bestimmten Leitbahnen. Dieser Bezug gibt Auskunft darüber, auf welchen Funktionskreis das Arzneimittel primär seine Wirkung ausübt bzw. zu welcher Leitbahn eine Affinität besteht. Der Funktionskreisbezug wird häufig zusätzlich durch das Temperaturverhalten angegeben:

- die warmen und heißen Arzneimittel wirken eher auf die Yang-Aspekte, also auf Herz-Yang *yang cardiale*, Nieren-Yang *yang renale*, Leber-Yang *yang hepaticum*, Milz-Yang *yang lienale*
- die kühlen bis warmen wirken sehr stark auf die „Mitte"
- die kühlen und kalten bis neutralen wirken besonders auf die Yin-Bereiche wie Lungen-Yin *yin pulmonale*, Leber-Yin *yin hepaticum*, Nieren-Yin *yin renale*, Magen-Yin *yin stomachi*.

Weiterhin besteht entsprechend den Geschmacksrichtungen folgender Funktionskreisbezug:

Geschmacksrichtung	Funktionskreis
scharf	Lungen-Funktionskreis *o. pulmonalis*
süß	Mitten-Funktionskreis *o. lienalis*
neutral	Mitten-Funktionskreis *o. lienalis*
sauer	Leber-Funktionskreis *o. hepaticus*
bitter	Herz-Funktionskreis *o. cardialis*
salzig	Nieren-Funktionskreis *o. renalis*

Der Funktionskreisbezug oder der Leitbahnbezug kann zusätzlich aufgrund der klinischen Bedeutung gewichtet werden:

■■■ entspricht einem *sehr* ausgeprägten Funktionskreisbezug
■■□ entspricht einem ausgeprägten Funktionskreisbezug
■□□ entspricht einem *mäßig* ausgeprägten Funktionskreisbezug

Meldearzneien

Arzneimittel mit der aussergewöhnlichen Eigenschaft, die anderen Arzneimittelbestandteile einer Rezeptur zu bestimmten Funktionskreisen oder Leitbahnen „hinzuführen", nennt man Meldearzneien. Sie haben die Fähigkeit, die Wirkung der Rezeptur, in denen sie enthalten sind, auf einen bestimmten Funktionskreis oder eine bestimmte Leitbahn zu fokussieren.

Meldearznei	Funktionskreis / Leitbahn
Coptidis rhiz. (Huanglian) S. 178	Herz-Leitbahn *s. cardialis*
Phellodendri c. (Huangbo) S. 186	Dünndarm-Leitbahn *s. intest. tenuis*
Anemarrhenae rhiz. (Zhimu) S. 126	Nieren-Leitbahn *s. renalis*
Cinnamomi cassiae c. (Rougui) S. 402	Nieren-Leitbahn *s. renalis*
Angelicae pubescentis seu Heraclei r. (Duhuo) S. 358	Nieren-Leitbahn *s. renalis*
Notopterygii rhiz. (Qianghuo) S. 42	Blasen-Leitbahn *s. vesicalis*, LB der Steuerung *s. regens*
Ligustici sinensis r. (Gaoben) S. 36	Blasen-Leitbahn *s. vesicalis*
Platycodi r. (Jiegeng) S. 648	Lungen-Leitbahn *s. pulmonalis*
Angelicae dahuricae r. (Baizhi) S. 26	Dickdarm-Leitbahn *s. intest. crassi*, Magen-Leitbahn *s. stomachi*
Cimicifugae rhiz. (Shengma) S. 60	Dickdarm-Leitbahn *s. intest. crassi*, Magen-Leitbahn *s. stomachi*
Gypsum fibrosum (Shigao) S. 136	Dickdarm-Leitbahn *s. intest. crassi*, Magen-Leitbahn *s. stomachi*
Atractylodis rhiz. (Cangzhu) S. 292	Milz-Leitbahn *s. lienalis*
Paeoniae radix lactiflora (Baishao) S. 788	Milz-Leitbahn *s. lienalis*
Bupleuri r. (Chaihu) S. 54	Leber-Leitbahn *s. hepatica* , Herzbeutel-Leitbahn *s. pericardialis*, Gallenblasen-Leitbahn *s. fellea*, Drei-Wärmebereiche-Leitbahn *s. tricalorii*
Moutan cortex (Mudanpi) S. 170	Herzbeutel-Leitbahn *s. pericardialis*
Forsythiae fr. (Lianqiao) S. 206	Drei-Wärmebereiche-Leitbahn *s. tricalorii*
Evodiae fr. (Wuzhuyu) S. 404	Leber-Leitbahn *s. hepatica*
Chuanxiong rhizoma (Chuanxiong) S. 540	Leber-Leitbahn *s. hepatica*
Artemisiae capillaris seu scopariae h. (Yinchenhao) S. 308	Leber-Leitbahn *s. hepatica*
Hordei fr. germinatus (Maiya) S. 698	Leber-Leitbahn *s. hepatica*
Lycii cortex (Digupi) S. 266	Oberer Wärmebereich *obereres Calorium*
Puerariae r. (Gegen) S. 68	Mittlerer Wärmebereich *mittleres Calorium*

Meldearznei	Funktionskreis/Leitbahn
Citri reticulatae viride pericarp. (Qingpi) S. 498	Mittlerer Wärmebereich *mittleres Calorium*
Plantaginis s. (Cheqianzi) S. 334	Unterer Wärmebereich *unteres Calorium*
Aconiti r. lateralis (Fuzi) S. 396	Unterer Wärmebereich *unteres Calorium*

Wirkrichtung

Die Aussage über die Wirkrichtung eines Arzneimittels knüpft an ihre Qualifikation hinsichtlich Temperaturverhalten und Geschmacksrichtung an; die Wirkrichtung ergibt sich aus der abgestuften und vereinten Beurteilung von Temperaturverhalten und Geschmacksrichtung der einzelnen Mittel.

Die chinesische Medizin unterscheidet vier Wirkrichtungen (Abb. 3) :

- **Emporhebende** Arzneimittel *(mm. elevantia)*: Sie sind von schwachem Qi, d.h. von einem schwach ausgeprägten Temperaturverhalten. Sie verhindern das Eindringen von schrägläufigen *heteropathischen* Prozessen in die Tiefe und sie heben das körpereigene Qi nach oben und nach aussen; sie unterstützen die Entfaltung der aktiven Energien. Sie sind in der Regel warm und scharf.
  → Typische Beispiele sind: Chuanxiong rhizoma (Chuanxiong) S. 540 und Nelumbinis f. (Heye) S. 140, womit das Yang kräftig nach oben entwickelt werden kann. Auch unter der Gruppe der Oberfläche öffnenden Mittel *(mm. liberantia extimae)*, finden sich viele Vertreter wie Ephedrae h. (Mahuang) S. 34, Bupleuri r. (Chaihu) S. 54 oder Cimicifugae rhiz. (Shengma) S. 60; ebenso naturgemäß auch in den Gruppen der Ergänzungsmittel des Qi und Yang (*mm. supplentia* des Qi und des Yang), wie z.B. Astragali r. (Huangqi) S. 718, die durch die Yang emporhebende Qualität bei allen Formen von Ptosen und Prolapserkrankungen sowie bei starken Uterusblutungen eingesetzt werden, auch Ginseng r. (Renshen) S. 726, ferner Cuscutae s. (Tusizi) S. 758 oder Morindae r. (Bajitian) S. 774 gehören dazu.
- An der **Oberfläche** *extima* **wirkende** Arzneimittel *(mm. superficialia)*: Sie sind von kräftigem Qi, d. h. von einem kräftig ausgeprägten Temperaturverhalten (häufig heiß), und wirken sehr weit außen und oben. Aus diesem Grund sind sie zusätzlich in der Regel scharf.
  → Typische Beispiele hierfür sind aus der Gruppe der Oberfläche öffnenden Mittel *(mm. liberantia extimae)*: Saposhnikoviae radix (Fangfeng) S. 46, Cinnamomi cassiae ram. (Guizhi) S. 30, Notopterygii rhiz. (Qianghuo) S. 42, Schizonepetae h. (Jingjie) S. 48.
- **Absenkende**, nach unten führende Arzneimittel *(mm. demittentia)*: Sie sind von einer schwach ausgeprägten Geschmacksrichtung. Sie sind eher kühl oder neutral und die Geschmacksrichtung kann in nicht sehr ausgeprägter Form zwischen süß, sauer und salzig schwanken. Sie korrigieren energetische Gegenläufigkeiten (Kontravektionen) und ziehen

die Energien nach innen und nach unten, somit wirken sie sammelnd und ermöglichen die Speicherung und Konzentrierung von Energien.
→ Typische Beispiele finden sich in der Gruppe der absenkenden und den Geist beruhigenden Arzneimittel *(mm. sedativa deprimentia pa-*

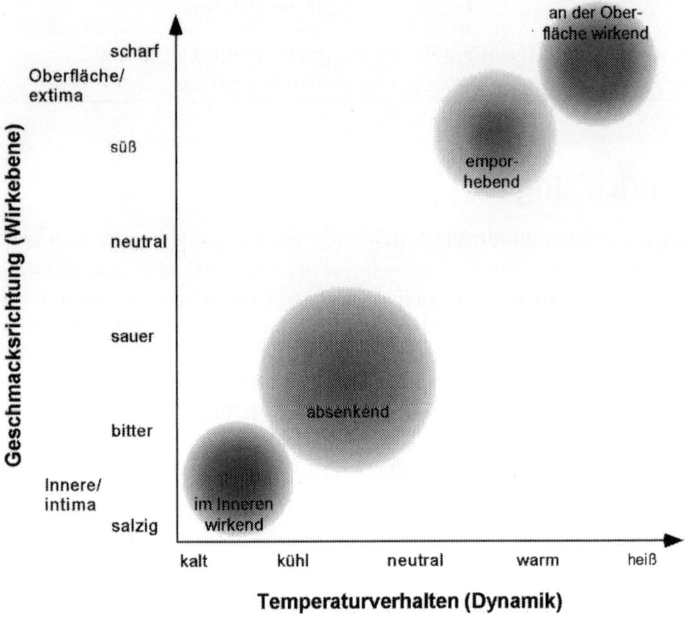

Abb. 3: Die Wirkrichtung der Arzneimittel

voris), die alle durch ihre Yang absenkende Wirkung beruhigend und ausgleichen wirken: Ostreae concha (Muli) S. 436, Mastodi fossilium ossis (Longgu) S. 434; dann auch in der Gruppe der absenkenden und den Geist stützenden Arzneimittel *(mm. sedativa sustinentia mentis)*: Ziziphi spinosae s. (Suanzaoren) S. 454, Tritici fr. (Xiaomai) S. 452, die durch ihre Yin stützende Wirkung das Yang abzusenken vermögen. In der Gruppe der Arzneimittel, die den Funktionskreis Leber absenken und befrieden *(mm. sedativa pacantia hepatici)* wirken besonders absenkend: Gastrodiae rhiz. (Tianma) S. 458 und Haliotidis concha (Shijueming) S. 462. Ein weiteres in den meisten Rezepturen vorkommendes absenkendes Mittel ist Poria (Fuling) S. 340, das durch seine absenkende, beruhigende und ausgleichende Wirkung oft als Puffer zur Harmonisierung, Stabilisierung und Stützung aller Funktionskreise gebraucht wird.

- Im **Inneren** *intima* oder in der **Tiefe** wirkende Arzneimittel *(mm. mersa)*: sie haben eine kräftige, stark ausgebildete Geschmacksrichtung und sind in der Regel kalt bis kühl, und meist bitter und salzig.
  → Typische Beispiele finden sich sinngemäß in der Gruppe der Glut kühlenden Arzneimittel *(mm. refrigerantia diffundentis ardoris)*:

Anemarrhenae rhiz. (Zhimu) S. 126; in der Gruppe der das Xue kühlenden Arzneimittel *(mm. refrigerantia xue)*: Rehmanniae r. (Shengdihuang) S. 174; und in der Gruppe der kühlenden und desinfizierenden Arzneimittel *(mm. refrigerantia desinfectantia)*: Violae h. (Zihua diding) S. 260.
Eckloniae thallus (Kunbu) S. 658 aus der Gruppe der kühlenden und heißen Schleim umwandelnden Arzneimittel *(mm. frigida transformatoria pituitae calidae)* wirkt durch sein kaltes Temperaturverhalten tief und durch die salzige Geschmacksrichtung auflösend, so dass damit schrägläufige *heteropathische* Prozesse wie feuchte Hitze *calor humidus* aus der Tiefe ausgeleitet und Verhärtungen und Verdichtungen wie Strumen und Lymphknotenverdickungen aufgelöst werden können.

Die Wirkrichtung wurde zusätzlich aufgrund der klinischen Bedeutung gewichtet:
■■■ entspricht einer *sehr* ausgeprägten Wirkrichtung
■■□ entspricht einer ausgeprägten Wirkrichtung
■□□ entspricht einer *mäßig* ausgeprägten Wirkrichtung

Wirkort

Eine zusätzliche Präzisierung erhält die Wirkbeschreibung der Arzneimittel durch die Angabe des Wirkortes. Aufgrund klinischer Beobachtung können für ein Arzneimittel Bereiche mit betonter Wirkung beschrieben werden. Dabei handelt es sich um eine **nichtklassische**, von unserer Seite wegen ihrer klinischen Bedeutung **interpolierte Angabe**, die sich bei der Auswahl des optimalen Arzneimittels als sehr hilfreich erweist.
Beispielsweise kann Cinnamomi cassiae ram. (Guizhi) S. 30 durch seinen besonderen Leitbahnbezug hochgradig die Leitbahnen erwärmen, während Arnebiae/Lithospermi radix (Zicao) S. 158 durch seinen ausgeprägten Hautbezug bei Exanthemen therapeutisch eingesetzt wird, wie sie bei Masern oder Varizellen auftreten.

Es werden folgende Wirkorte genannt:
- Leitbahnen
- Oberfläche *extima*
- Tiefe, Innere *intima*
- oberer Wärmebereich *Calorium*
- Mitte und mittlerer Wärmebereich *Calorium*
- unterer Wärmebereich *Calorium*
- Nase
- Lunge
- Haut
- Rachen, Kehle, Hals
- Kopf, Augen
- Verdauungstrakt
- Bewegungsapparat
- Lumbalregion

Wirkung / Indikation

Der Abschnitt „Wirkung" beschreibt das detaillierte Wirkspektrum eines Arzneimittels unter Verwendung der Terminologie der chinesischen Medizin. Diese Beschreibung beinhaltet die *wichtigste Aussage über das Arzneimittel.* Aus den paradigmatischen Angaben von Temperaturverhalten, Geschmacksrichtung, Wirkrichtung und Funktionskreisbezug bzw. Leitbahnbezug lassen sich erste wesentliche Aussagen über klinische Qualitäten ableiten. Die exakten therapeutischen Eigenschaften eines Arzneimittels werden aber erst durch die beschriebenen **Wirkungen** spezifiziert. Diese präzise Qualifizierung eines Arzneimittels wird benötigt, um entsprechend der – nach den gleichen Kriterien – erhobenen Diagnose ein für die Therapie genau passendes Arzneimittel auswählen zu können.
Jedes Arzneimittel verfügt in der Regel über ein vielfältiges *Wirkmuster* und kann bis zu acht verschiedene Wirkungen aufweisen. Die Wirkungen eines Arzneimittels sind unterschiedlich ausgeprägt und können deshalb aufgrund der klinischen Bedeutung zusätzlich gewichtet werden:
■■■ die Wirkung ist *sehr* ausgeprägt
■■□ die Wirkung ist ausgeprägt
■□□ die Wirkung ist *mäßig* ausgeprägt

Die von den chinesischen Ärzten – aufgrund klinischer Beobachtungen – formulierten Wirkaussagen wurden von uns in folgende Kategorien zusammengefasst:

Befund / Indikation	therapeutische Wirkung
Glut *ardor*	• Glut *ardor* ausleitend • Glut *ardor* kühlend
Hitze *calor*	• Hitze *calor* zerstreuend • Hitze *calor* kühlend • Hitze durch Schwäche *calor depletionis* beseitigend • Hitze bei Wind *calor venti* ausleitend • feuchte Hitze *calor humidus* ausleitend
Wind *ventus*	• Wind *ventus* ausleitend • inneren Wind *ventus internus* besänftigend • feuchten Wind *ventus humidus* ausleitend • Wind-Blockaden *occlusio venti* lösend • schädigenden Wind *ventus laedens* beseitigend
Feuchtigkeit *humor*	• Feuchtigkeit *humor* umwandelnd • Feuchtigkeit *humor* ausleitend • Feuchtigkeit *humor* trocknend • Feuchtigkeit bei Wind *humor venti* ausleitend • kalte Feuchtigkeit *humor algidus* trocknend • Blockaden durch Feuchtigkeit *occlusio humoris* beseitigend

Befund/Indikation	therapeutische Wirkung
Schleim *pituita*	• Schleim *pituita* kanalisierend • Schleim *pituita* umwandelnd • kalten Schleim *pituita algida* umwandelnd • heißen Schleim *pituita calida* umwandelnd
Kälte *algor*	• Kälte *algor* zerstreuend • Kälte *algor* wärmend • Kälte bei Wind *algor venti* ausleitend • feuchte Kälte *algor humidus* ausleitend
Trockenheit ariditas und Sommerhitze *aestus*	• Trockenheit *ariditas* befeuchtend • Sommerhitze *aestus* ausleitend • Sommerhitze *aestus* kühlend
Therapie des geradläufigen/orthopathisches Qi, v.a. Qi der Mitte, Qi des FK Lunge *o. pulmonalis* mit der Wehrenergie *qi defensivum*, Qi der Leitbahnen	• Qi stützend und ergänzend • Qi bewegend und regulierend • Qi emporhebend • Qi absenkend
Therapie der stofflichen Energie/Xue	• Xue regulierend • Xue haltend • Xue bewegend • Xue ergänzend • Xue kühlend • Stasen des Xue lösend • hämostyptisch
Beeinflussung des Yang, v.a. des Nieren-Yang *yang renale*, Herz-Yang *yang cardiale*, Magen-Yang *yang stomachi*, Leber-Yang *yang hepatici*	• Yang stützend • Yang emporhebend • Yang absenkend • Yang erwärmend
Beeinflussung der Säfte und des Jing/Struktivpotentials	• Yin stützend und ergänzend • Säfte ergänzend • Säfte bewegend • Säfte kühlend • adstringierend und sammelnd • Jing Struktivpotential stützend
Therapie der Oberfläche *extima*, Leitbahnen und Sinnesorgane	• Oberfläche *extima* öffnend • Oberfläche *extima* lockernd, lösend • Oberfläche *extima* kühlend • Oberfläche *extima* festigend • Oberfläche *extima* befeuchtend • Schweiß zurückhaltend • Energiebahnen und Sinne öffnend • Leitbahnen erwärmend

Befund/Indikation	therapeutische Wirkung
(Fortsetzung)	• Leitbahnen öffnend • Augen und Kopf klärend • Gehör freimachend
Therapie von Verdichtungen und Verhärtungen *concretiones*	• stoffliche Verhärtungen *concretiones* zerschlagend und lösend • Zusammenballungen lösend • Verhärtungen erweichend • Schwellungen zerteilend • Stauungen zerstreuend
Korrektur der Fließrichtung energetischer Prozesse	• Gegenläufigkeiten/Kontravektionen absenkend • Brechreiz stillend • Kollapsneigung *Flexus* beseitigend
Therapie besonderer Symptome	• Schmerz beseitigend • krampflösend • beruhigend und ausgleichend • Bewegungsapparat kräftigend • Körpergewebe lösend
Beeinflussung spezifischer Funktionskreise *orbes*	• mittlere Funktionskreise *orbes* harmonisierend und stützend • Funktionskreis Leber *o. hepaticus* harmonisierend und stützend
Beeinflussung spezifischer Funktionskreise *orbes*	• Funktionskreis Herz *o. cardialis* stützend und kühlend • Funktionskreis Niere *o. renalis* stützend • Funktionskreise Dick- und Dünndarm *oo. intestinorum* harmonisierend • unterer Wärmebereich *Calorium* kühlend
Therapie pulmonaler Beschwerden	• Husten stillend • Keuchen stillend • Rachen freimachend
Therapie von Haut- und Schleimhauterkrankungen	• entgiftend und desinfizierend • Exantheme herausbefördernd • Ekzeme, Verbrennungen und Geschwüre • Verletzungen, Hämatome und Wunden • Juckreiz beseitigend • antiparasitisch
Beeinflussung der Ausscheidung	• Diarrhö beendend • laxierend • diuretisch • Urin zurückhaltend
gynäkologisch-geburtshilfliche Beschwerden	• Unruhe des Fetus • Uterus erwärmend • Geburt fördernd • Milch zurücknehmend • Milchfluss fördernd

Indikationen

Die unter den einzelnen Wirkung aufgeführten Indikationen beschreiben die klinischen Situationen und Beschwerdebilder, die der chinesischen Wirkaussage entsprechen und in denen das Arzneimittel therapeutisch eingesetzt werden kann.

Physiologische / pharmakologische Wirkung

Die physiologische / pharmakologische Wirkung beschreibt die Wirkung des Arzneimittels aus der naturwissenschaftlich-somatischen und pharmazeutischen Sichtweise. Dabei wurden nur die wesentlichen pharmakologischen Aussagen berücksichtigt, welche im klinischen Alltag relevant sind oder mit der Sicht der chinesischen Medizin korrelieren. Bei Ergebnissen aus neueren Forschungen wurden Tierexperimente und Studien mit kleinen Fallzahlen nicht aufgeführt. Erwähnt werden nach Möglichkeit auch verwandte Drogen, die außerhalb der chinesischen Medizin gebräuchlich sind.

Toxizität

In diesem Abschnitt finden sich – soweit verfügbar – Angaben zur Toxizität aus westlichen und chinesischen Quellen.

Tagesdosis

Die Tagesdosis ist angegeben für Rohdrogen im Decoct als minimale und maximale Tagesmenge; die Standarddosis bezeichnet eine von uns überprüfte, klinisch bewährte Tagesdosis.

Kochzeit

Die wichtigste Verabreichungsform von chinesischen Arzneimitteln ist die Abkochung (Decoct) . Die Kochzeit beträgt für die meisten Arzneimittel 20 min, für Muscheln und mineralische Mittel eine Stunde, für Blätter und Blüten 3 min. Einige dürfen – wegen des Gehaltes an ätherischen Ölen – nicht mitgekocht, sondern erst nach Ende des gesamten Kochvorganges zugefügt werden. Einige sehr feine oder schleimbildende Arzneimittel müssen in einem Tuch abgekocht werden. Eine detaillierte Anleitung zur Zubereitung der chinesischen Arzneimittel folgt im Kapitel Arzneimittelanwendung S. 933.

Kombinationen

Die Kombination mehrerer Arzneimittel in einer Rezeptur dient der Verstärkung der therapeutischen Wirkung und der Anpassung an komplexe klinische Situationen. Im Abschnitt „Kombinationen“ finden sich Zusammenstellungen von Arzneimitteln, die sich klinisch zusammen mit dem in der Monographie beschriebenen Einzelmittel besonders bewährt haben. Wenn für eine bestimmte klinische Situation mehrere Arzneimittel zur Kombination angegeben werden, ist es empfehlenswert, alle genannten Medikamente gemeinsam einzusetzen. Aus der Auflistung können aber auch einzelne Arzneimittel ausgewählt werden.

Kompatibilität

Die Zusammenstellung der Arzneimittel zu einer Rezeptur erfolgt unter Berücksichtigung der Beziehungen der Arzneimittel untereinander. Medikamente können sich gegenseitig in ihrer Wirkung synergistisch verstärken, es kann aber auch zu einer Verminderung oder gar Aufhebung der Wirkung kommen. Die gegenseitige Beeinflussung kann auch zu einer Verminderung der Toxizität genutzt werden oder unerwünschte Wirkungen der Einzelsubstanzen verhindern.
In der Praxis hat es sich bewährt, die klassischen, traditionellen Wirkungen zweier Arzneimittel zueinander in vier Gruppen zusammenzufassen:

- Gegenseitige **Förderung**: die Wirkung des Mittels A wird durch das Mittel B verstärkt und gesteigert. Die fördernden Wirkkombinationen werden als harmonisch verstanden und sollten bei der Therapie genutzt und angestrebt werden.
  Die Kombination zweier Arzneimittel mit *ähnlichen* Eigenschaften akzentuiert ihre therapeutische Wirkung. Beispielsweise verstärken sich Gypsum fibrosum (Shigao) und Anemarrhenae rhiz. (Zhimu) in ihrer Hitze *calor* kühlenden und Glut *ardor* ausleitenden Wirkung. Die Kombination zweier Arzneimittel mit *verschiedenem* therapeutischen Wirkprofil verstärkt die Wirkung. So wird die Feuchtigkeit *humor* ausleitende, diuretische Wirkung von Poria (Fuling) durch Astragali r. (Huangqi) verstärkt.
- Gegenseitige **Beschränkung**: die Wirkung des Mittels A wird durch das Mittel B beschränkt oder vermindert.
  Beispielsweise wird Ginseng r. (Renshen) in seiner Wirkung durch Gleditsiae fr. (Zaojiao) beschränkt und sollte nicht kombiniert verordnet werden.
- Gegenseitige **Störung**: die Wirkung des Mittels A wird durch das Mittel B gestört, was einer graduellen Zunahme der Beschränkung entspricht. Raphani s. (Laifuzi) z.B. antagonisiert die Wirkung von Ginseng r. (Renshen) und schwächt dessen Wirkung, das Qi emporzuheben und zu kräftigen.
- Mittel A **dämpft die Giftigkeit** von Mittel B. Ein Arzneimittel reduziert die unerwünschte Wirkung des anderen. Diese Wirkkombinationen lassen sich als korrigierendes Zusammenwirken charakterisieren; sie sind von Bedeutung, wenn es darum geht, die toxische Wirkung einer bestimmten, für notwendig erachteten Arznei zu dämpfen oder zu neutralisieren.
  So reduziert Zingiberis rhiz. (Ganjiang) die Toxizität von Pinelliae rhiz. (Banxia).

Ein Beispiel für ein Arzneimittel mit allen vier Einflussmöglichkeiten: Gleditsiae fr. (Zaojiao) wird

- gefördert durch Biotae seu Platycladi s. (Baiziren),
- beschränkt durch Ginseng r. (Renshen) und durch Sophorae flavescentis r. (Kushen),
- gestört durch Ophiopogonis r. (Maimendong) und
- es dämpft die Giftigkeit von Cinnabaris (Zhusha) und Sulfur (Liuhuang).

Verbotene Kombinationen (Inkompatibilität)
Es gibt auch Arzneimittel deren Einzelwirkungen sich gegenseitig aufheben oder die – gleichzeitig angewendet – zu toxischen und unerwünschten Reaktionen und Nebenwirkungen führen. Sie gelten deshalb als inkompatibel und sollen unbedingt vermieden werden.

verboten mit	sind folgende Arzneimittel
Aconiti r. lateralis praeparata (Fuzi) S. 396	• Fritillariae bulb. (Beimu) S. 660 • Fritillariae thunbergii bulb. (Zhebeimu) S. 662 • Bletillae tub. (Baiji) S. 598 • Pinelliae rhiz. (Banxia) S. 86 • Cynanchi stauntonii r. (Baiqian) S. 640 • Trichosanthis fructus (Gualou) S. 674
Veratri nigri r. et rhiz. (Lilu)	• Codonopsis r. (Dangshen) S. 722 • Paeoniae radix lactiflora (Baishao) S. 788 • Pseudostellariae r. (Haiershen) • Salviae miltiorrhizae r. (Danshen) S. 580 • Glehniae r. (Beishashen) S. 804 • Adenophorae r. (Nanshashen) S. 794 • Chuanxiong rhizoma (Chuanxiong) S. 540 • Ginseng r. (Renshen) S. 726
Caryophylli fl. (Dingxiang)	• Curcumae longae tub. (Yujin) S. 548
Glycyrrhizae r. (Gancao) S. 728	• Euphorbiae r. (Gansui) • Daphnis genkwae fl. (Yuanhua) S. 110 • Sargassum (Haizao) S. 670

Kontraindikation

Unter der Rubrik Kontraindikation finden sich bestimmte energetische Situationen und Befunde wie etwa Qi-Schwächezustände *depletio qi*, in denen das Arzneimittel nicht verordnet werden darf.

Verbotene Mittel in der Gravidität

Viele Arzneimittel sind in der Schwangerschaft kontraindiziert, da sie zu einem Abort führen können. Dazu gehören Medikamente, die das Xue bewegen, Stasen lösen und Säfte bewegen, ferner auch Arzneimittel, die durch ihr heißes Temperaturverhalten die Säfte austrocknen, und Arzneimittel aus der Gruppe der Diuretika, die zu einem in der Schwangerschaft unerwünschten Verlust der Säfte führen können.

Arzneimittel-Gruppe	Arzneimittel
Oberfläche öffnende und wärmend Arzneimittel (mm. liberantia temperata)	• Asari h. cum r. (Xixin) S. 28 • Cinnamomi cassiae ram. (Guizhi) S. 30
Oberfläche öffnende und kühlende Arzneimittel (mm. liberantia frigida)	• Cicadae periostracum (Chantui) S. 58 • Equiseti h. (Muzei) S. 62
Purgierende Arzneimittel (mm. purgativa)	• Daphnis genkwae fl. (Yuanhua) S. 110 • Lepidii/Descurainiae semen (Tinglizi) S. 686 • Rhei rhiz. (Dahuang) S. 96
Glut kühlende und zerteilende Arzneimittel (mm. refrig. diffundentis ardoris)	• Gypsum fibrosum (Shigao) S. 136 • Trichosanthis r. (Tianhuafen) S. 148
Xue kühlende Arzneimittel (mm. refrigerantia xue)	• Moutan cortex (Mudanpi) S. 170
Kühlende, desinfizierende Arzneimittel (mm. refrigerantia desinfectantia)	• Belamcandae rhiz. (Shegan) S. 194 • Portulacae h. (Machixian) S. 234
Diuretica	• Dianthi h. (Qumai) S. 316 • Clematidis armandii caul. (Chuanmutong) S. 312 • Plantaginis s. (Cheqianzi) S. 334
Das Innere erwärmende Arzneimittel (mm. tepefacientia intimae)	• Evodiae fr. (Wuzhuyu) S. 404
Absenkende, den Geist beruhigende Arzneimittel (mm. sedativa deprimentia pavoris)	• Cinnabaris (Zhusha) S. 426
Absenkende, den Leber-FK befriedende Arzneimittel (mm. sedativa pacantia o. hepatici)	• Scorpio (Quanxie) S. 468 • Scolopendra (Wugong) S. 466 • Tribuli fr. (Baijili) S. 470
Qi-Fluss regulierende Arzneimittel (mm. regulatoria qi)	• Cyperi rhiz. (Xiangfu) S. 502 • Liquidambaris fr. (Lulutong) S. 508

Arzneimittel-Gruppe	Arzneimittel
Xue regulierende, dynamisierende Arzneimittel (mm. animantia xue)	• Achyranthis bidentatae r. (Niuxi) S. 532 • Campsitis fl. (Lingxiaohua) S. 536 • Carthami fl. (Honghua) S. 538 • Corydalis rhiz. (Yanhusuo) S. 542 • Curcumae longae rhiz. (Jianghuang) S. 546 • Curcumae longae tub. (Yujin) S. 548 • Gleditsiae spina (Zaojiaoci) S. 558 • Leonuri h. (Yimucao) S. 564 • Chuanxiong rhizoma (Chuanxiong) S. 540 • Lycopi h. (Zelan) S. 566 • Olibanum (Ruxiang) S. 572 • Spatholobi caulis et radix (Jixueteng) S. 586 • Myrrha (Moyao) S. 570 • Persicae s. (Taoren) S. 574 • Salviae miltiorrhizae r. (Danshen) S. 580 • Sparganii rhizoma (Sanleng) S. 584 • Verbenae h. (Mabiancao) S. 592 • Curcumae zedoariae rhiz. (Ezhu) S. 550
Xue haltende Arzneimittel (mm. continentia xue)	• Typhae pollen (Puhuang) S. 626
Kalten Schleim umwandelnde Arzneimittel (mm. transformatoria pituitae)	• Gleditsiae fr. (Zaojiao) S. 642 • Typhonii rhizoma praeparatum (Baifuzi) S. 652
Verdauung unterstützende Arzneimittel (mm. concoquentia)	• Massa medicata fermentata (Shenqu) S. 700
Xue erhaltende, ergänzende Arzneimittel (mm. supplentia xue)	• Angelicae sinensis r. (Danggui) S. 780
Antiparasitica	• Arecae s. (Binglang) S. 872

Arzneimittelbilder geordnet nach klinischen Gruppen

I Die Oberfläche öffnende und wärmende sowie öffnende und kühlende Arzneimittel *mm. liberantia extimae acria et temperata*

Ia Die Oberfläche öffnende und wärmende Arzneimittel *mm. liberantia temperata*

Übersicht

Ib Die Oberfläche öffnende und kühlende Arzneimittel *mm. liberantia frigida*

Übersicht

Arzneimittelbild

Eigenschaften

Diese Arzneimittel werden bei Auseinandersetzungen zwischen verschiedenen Schrägläufigkeiten *Heteropathien* und der Geradläufigkeit *Orthopathie* (Wehrenergie *qi defensivum*) eingesetzt, die in der Oberfläche *extima* stattfinden. Die Oberfläche *extima* erhält ihre Festigkeit durch die Wehrenergie *qi defensivum* und verschiedene pathogene Belastungen wie Kälte-Wind *algor venti*, Hitze-Wind *calor venti*, Feuchtigkeit-Wind *humor venti* oder Sommerhitze *aestus* können schädigend auf sie einwirken. Da die Oberfläche *extima* durch den Lungen-Funktionskreis *o. pulmonalis* dominiert wird, wirkt diese Arzneigruppe primär auf den Lungen-Funktionskreis *o. pulmonalis.*

Hauptsymptomatik

- Schüttelfrost, Fieber, Aversion gegen Wind entspricht der Auseinandersetzung von äußerer Schrägläufigkeit (pathogene Faktoren) mit der Wehrenergie *qi defensivum*
- Kopfschmerzen, Gliederschmerzen, Durst, verstopfte Nase, Husten, trockener Rachen entspricht einer gestörten Zirkulation von Qi und Xue im großen Yang *yang maior* (Blasen-Leitbahn *c. vesicalis* und Dünndarm-Leitbahn *c. intestini tenuis*) und einer Dysfunktion des Lungen-Qi *qi pulmonale*
- Ziel der Behandlung ist die Ausleitung der Schrägläufigkeit *Heteropathie*, Stützung der Geradläufigkeit *Orthopathie*. Je nach Symptomatik sollen in erster Linie ausgeleitet werden: Kälte-Wind *algor venti* oder Hitze-Wind *calor venti*

Geschmacksrichtung *sapor* und Temperaturverhalten

- Scharf oder scharf und warm: Schärfe zerstreut, aktiviert das Qi, öffnet die Poren, verteilt das Lungen-Qi *qi pulmonale*, harmonisiert die Bau- und Wehrenergie *qi constructivum et defensivum*, zerstreut Wind *ventus* und wirkt schweißtreibend
- Aromatisch: öffnet die Sinne, verteilt das klare Qi, zerteilt Feuchtigkeit *humor* und Schleim *pituita*, z.B. bei Kopfschmerzen, verstopfter Nase

Wirkrichtung

Anhebend, elevativ, zerstreuend

Kontraindikation

Vorsicht bei Defizienz des Yin und des Qi wegen der zerstreuenden Wirkungen, bei Blutungen oder in der Schwangerschaft, weil die Schärfe zu sehr bewegt.

Vergleich der Einzelarzneimittel dieser Gruppe

Wärmende Wirkkraft, um die Oberfläche *extima* zu öffnen

Ephedrae herba (Mahuang) S. 34	■■■■■■■■■■
Asari radix (Xixin) S. 28	■■■■■■■■■■
Cinnamomi cassiae ramulus (Guizhi) S. 30	■■■■■■■■□□
Zingiberis rhizoma recens (Shengjiang) S. 50	■■■■■□□□□□
Notopterygii rhizoma (Qianghuo) S. 42	■■■■■□□□□□
Moslae herba (Xiangru) S. 40	■■■■□□□□□□
Angelicae dahuricae radix (Baizhi) S. 26	■■■□□□□□□□
Saposhnikoviae radix (Fangfeng) S. 46	■■■□□□□□□□
Schizonepetae herba (Jingjie) S. 48	■■□□□□□□□□
Magnoliae flos (Xinyi) S. 38	■■□□□□□□□□
Perillae caulis et folium (Zisuye) S. 44	■■□□□□□□□□

Wirkkraft, um Schweiß zu erzeugen

Ephedrae herba (Mahuang) S. 34	■■■■■■■■■■
Moslae herba (Xiangru) S. 40	■■■■■■□□□□
Cinnamomi cassiae ramulus (Guizhi) S. 30	■■■■■□□□□□
Perillae caulis et folium (Zisuye) S. 44	■■■□□□□□□□
Schizonepetae herba (Jingjie) S. 48	■■□□□□□□□□

Wirkkraft, um äußere Feuchtigkeit *humor externus* zu eliminieren

Notopterygii rhizoma (Qianghuo) S. 42	■■■■■■■□□□
Angelicae dahuricae radix (Baizhi) S. 26	■■■■■■■□□□
Moslae herba (Xiangru) S. 40	■■■■■■□□□□
Perillae caulis et folium (Zisuye) S. 44	■■■■□□□□□□
Saposhnikoviae radix (Fangfeng) S. 46	■■■■□□□□□□

Kühlende Wirkkraft, um die Oberfläche *extima* zu öffnen

Menthae herba (Bohe) S. 64	■■■■■■■■■■
Arctii fructus (Niubangzi) S. 52	■■■■■■■■■■
Mori folium (Sangye) S. 66	■■■■■■■■□□
Cicadae periostracum (Chantui) S. 58	■■■■□□□□□□
Chrysanthemi flos (Juhua) S. 56	■■■■□□□□□□
Cimicifugae rhizoma (Shengma) S. 60	■■□□□□□□□□
Viticis fructus (Manjingzi) S. 76	■■□□□□□□□□

Zusammenfassung

Erzeugung von Schweiß, Zerstreuung von Kälte *algor*

Cinnamomi cassiae ramulus (Guizhi) S. 30 → erwärmt die Leitbahnen, löst das Yang, erleichtert Schmerzen in der oberen Extremität

Ephedrae herba (Mahuang) S. 34 → weitet den FK Lunge *o. pulmonalis*, stillt Keuchen, reguliert die Säfte, erleichtert Ödeme

Zerstreuung von Kälte-Wind *algor venti*, Harmonisierung der Mitte

Moslae herba (Xiangru) S. 40 → leitet Sommerhitze *aestus* aus, reguliert die Säfte, zerteilt Ödeme

Perillae caulis et folium (Zisuye) S. 44 → reguliert das Qi der Mitte, beruhigt den Fetus, entgiftet

Zingiberis rhizoma (Shengjiang) S. 50 → wärmt den FK Magen *o. stomachi*, erleichtert Brechreiz, entgiftet

Zerstreuung von Wind *ventus*, Lösung und Öffnung der Oberfläche *extima*

Allii fistulosi bulbus (Congbai) S. 24 → zerstreut Kälte *algor*, eliminiert Toxine, äußerliche Geschwüre

Saposhnikoviae radix (Fangfeng) S. 46 → zerstreut inneren und äußeren Wind *ventus internus et externus*

Ligustici sinensis radix (Gaoben) S. 36 → Schmerzen im Bereich des Schädeldaches

Notopterygii rhizoma (Qianghuo) S. 42 → zerstreut Kälte *algor*, beseitigt Feuchtigkeit *humor*, erleichtert Schmerzen in der oberen Körperhälfte, occiptale Kopfschmerzen

Schizonepetae herba (Jingjie) S. 48 → Wind *ventus*-Exantheme, stoppt Blutungen (verkohlte Form)

Zerstreuung von Kälte-Wind *algor venti*, Öffnung der Nase

Angelicae dahuricae radix (Baizhi) S. 26 → Kopfschmerzen im Bereich des Gesichtschädels, trüber Nasenschleim

Centipedae herba (Ebushicao) S. 638 → öffnet die Nase, Sehstörungen

Magnoliae flos (Xinyi) S. 38 → Geruchsverlust, klares, wässriges Nasensekret

Xanthii fructus (Cangerzi) S. 384 → erleichtert kontinuierliches Nasensekret, Kopfschmerzen

Zerstreuung von Hitze-Wind *calor venti*, Klärung des Rachens, Ausleitung von Wind *ventus*-Exanthemen

Arctii fructus (Niubangzi) S. 52 → lindert Entzündungen im Rachen, kühlt Hitze *calor* und eliminiert Toxine

Cicadae periostracum (Chantui) S. 58 → Stimmverlust, löst Spasmen, Juckreiz, Sehstörungen

Menthae herba (Bohe) S. 64 → kühlt und klärt den Kopf, leitet Hitze-Wind *calor venti* aus

Zerstreuung von Hitze-Wind *calor venti*, Kühlung von Hitze im FK Leber *calor o. hepatici*, Klärung der Augen

Chrysanthemi flos (Juhua) S. 56 → kühlt Hitze im FK Leber *calor o. hepatici*, leitet Toxine aus

Equiseti hiemalis herba (Muzei) S. 62 → stoppt Blutungen

Mori folium (Sangye)S. 66 → kühlt den FK Lunge *o. pulmonalis*, stoppt Hustenreiz, stoppt Blutungen

Viticis fructus (Manjingzi) S. 76 → beseitigt Kopfschmerzen

Lösung von Hitze-Wind *calor venti*, Emporhebung von Yang und Qi

Bupleuri radix (Chaihu) S. 54 → harmonisiert die Leitbahnen des Kleinen Yang *yang minor*, zerstreut Stagnationen des Leber-Qi *qi hepaticum*

Cimicifugae rhizoma (Shengma) S. 60 → leitet Wind *ventus*-Exantheme aus, kühlt Hitze *calor*, eliminiert Toxine

Puerariae radix (Gegen) S. 68 → Nackensteife, erzeugt Säfte, leitet Wind *ventus*-Exantheme aus

Zerstreuung von Hitze-Wind *calor venti*

Sojae semen praeparatum (Dandouchi) S. 72 → löst Reizbarkeit

Spirodelae herba (Fuping) S. 74 → zerstreut Feuchtigkeit *humor*

Arzneimittel aus anderen Gruppen zur Öffnung der Oberfläche *extima*

Angelicae pubescentis radix (Duhuo) .... S. 358

Lonicerae caulis (Rendongteng) .... S. 220

Lonicerae flos (Jinyinhua) .... S. 222

Allii fistulosi bulbus 葱白
Congbai

Familie: Alliaceae
Stammpflanze: *Allium fistulosum*
deutsch: Frühlingszwiebel, chinesischer Porree
englisch: scallion, spring onion

Temperaturverhalten
■■□ warm

Geschmack *Sapor*
■■□ scharf

Funktionskreis-/ Orbisbezug
■■■ Lunge *pulmonalis*
■■□ Magen *stomachi*

Wirkrichtung
■■□ emporhebend

Wirkort
Oberfläche *extima*, Mitte, mittlerer Wärmebereich *Calorium*

Wirkung/Indikation

■□□ **Kälte bei Wind *algor venti* ausleitend**
Kälteabneigung, Schüttelfrost, Fieber ohne Schweiß, Kopfschmerzen, verstopfte Nase; im frühen Stadium

■■□ **Oberfläche *extima* lockernd, lösend**
Kälteabneigung, Schüttelfrost, Schweißlosigkeit

■■□ **Kälte *algor* wärmend**
Bauchschmerzen, Spannungsgefühl, Diarrhö

■□□ **antiparasitisch**
Wurmbefall (Ascariden)

■□□ **Ekzeme, Verbrennungen und Geschwüre**
Abszesse, Mastitis (äußerliche Auflagen mit Honig)

■□□ **Augen und Kopf klärend**
gerötete, geschwollene Augen, Klärung der Sicht, Struktivpotential der Augen stützend

■□□ **Schmerz beseitigend**
Schmerzen im Abdomen durch Kälte *algor*

Physiologische/pharmakologische Wirkung Allicin wirkt antibiotisch (Corynebacterium diphtheriae, Staphylococcus, Streptococcus, Shigella), antimykotisch (Dermatomykosen), antipyretisch, diuretisch, expektorativ, anticarcinogen (z.B. bei Magencarcinom), antimutagen, cardiovasculär bei Ischämien und Arrhythmien. Zur Behandlung von Mastitis zusammen mit Pinelliae ternatae bulbus (banxia) und Ingwersaft als Einlauf. Blutzucker senkend, Cholesterin senkend, Thrombose-Prophylaxe. Westlich: Inappetenz, Vorbeugung bei Gefäßveränderungen.

Toxizität Überdosierung führt zu Schwindel und unscharfer Sicht.

Tagesdosis 2–8 Stück **Kochzeit** 20 min

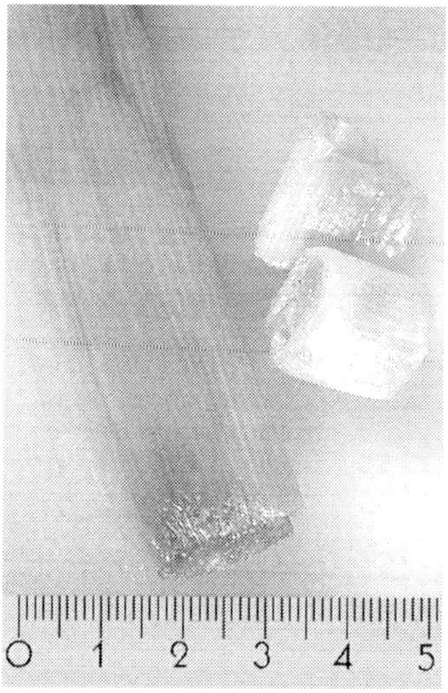

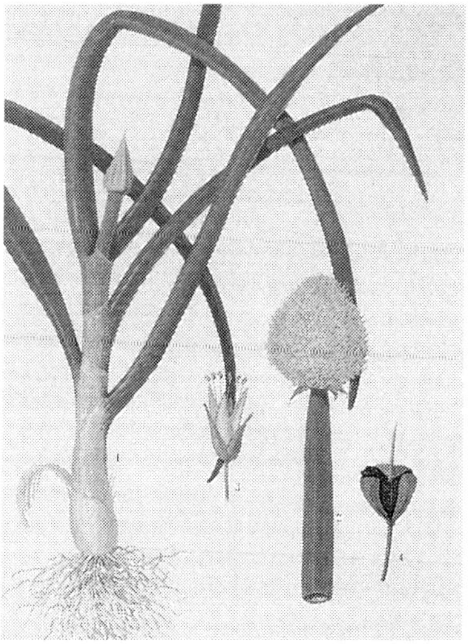

Kombinationen

- Kälte-Wind *algor venti* → Sojae semen praeparatae (Dandouchi) S. 72
- äußerliche Geschwüre, Abszesse (äußerliche Anwendung) → Honig
- Kälte *algor*-Schmerzen der Mitte mit Diarrhö → Zingiberis rhizoma (Ganjiang) S. 416, Aconiti radix lateralis praeparata (Fuzi) S. 396
- Lösung der Oberfläche *extima* (Anfangsstadium von Kälte-Wind *algor venti*) → Reisbrei (60g Reisbrei mit 20 g Frühlingszwiebeln)
- Wurmbefall, Schmerzen im Abdomen → Sesamöl mit Frühlingszwiebelsaft
- Ulzerationen der Mamma, Bewegung von Qi und Xue → Frühlingszwiebelsaft mit braunem Zucker und heißem Wasser
- Fieber, Kopfschmerzen, verstopfte Nase, Kälte-Wind *algor venti* → Ingwer

Kontraindikation Schwäche *depletio* der Oberfläche *extima* mit Schweißen.

Gravidität Anwendung erlaubt

Angelicae dahuricae radix 白芷
Baizhi

Familie: Apiaceae
Stammpflanzen: *Angelica dahurica, A. taiwaniana,* u.a.
Variante: Angelicae formosanae radix
deutsch: Engelwurzwurzel
englisch: angelica root

Temperaturverhalten
■□□ warm

Geschmack *Sapor*
■■□ scharf
■■□ aromatisch

Funktionskreis-/ Orbisbezug
■■□ Magen *stomachi*
■■□ Dickdarm *intestini crassi*
■■□ Lunge *pulmonalis*

Meldearznei
Dickdarm-Leitbahn *s. intestini crassi*, Magen-Leitbahn *s. stomachi*

Wirkrichtung
■□□ emporhebend

Wirkort
Nase, oberer Wärmebereich *Calorium*

Wirkung/Indikation

■□□ **Oberfläche *extima* lockernd und lösend**
Kälte-Wind *algor venti* akut: Schnupfen, verstopfte Nase

■■□ **Wind *ventus* ausleitend** Schnupfen, Kopfschmerzen

■■■ **Feuchtigkeit *humor* trocknend**
Eiterbildung, Schnupfen, verstopfte Nase, Nasennebenhöhlenaffektionen, Eiterbildung in den Nasennebenhöhlen; Mastitis, Fluor albus

■□□ **Kälte bei Wind *algor venti* ausleitend**
Schnupfen, verstopfte Nase, Kopfschmerzen

■■□ **Schleim *pituita* kanalisierend**
Schleimansammlungen, Eiterbildung in Nasennebenhöhlen und im Kopfbereich, Mastitis, Fluor albus, Ulzerationen, Karbunkel

■□□ **Schwellung zerteilend**
Ulzerationen, Karbunkel, eitrige Schwellungen v.a. im Bereich der Magen- und Dickdarm-Leitbahn *ss. stomachi et intestini crassi*

■■□ **Energiebahnen und Sinne öffnend**
verstopfte Nase, Kopfschmerz, Benommenheit

■■□ **Schmerzen beseitigend und verteilend** Kopfschmerzen, Sinusitis

Physiologische/pharmakologische Wirkung antibiotisch, entzündungshemmend. Im Tierversuch Hemmung des Cytochrom P450 im Lebermetabolismus, damit können westliche Pharmaka, die über P450 abgebaut werden, in der Plasmakonzentration erhöht werden (z.B. Testosteron, Tolbutamid, Nifedipin, Diazepam u.a.).

Toxizität Symptome bei Überdosierung: Nausea, Erbrechen, Taubheitsgefühl der Extremitäten, Epilepsie, Konvulsionen. Mögliche Nebenwirkungen: erhöhter Blutdruck, verringerte Herzfrequenz, verstärkte Einatmung, Erbrechen bis zu Konvulsionen.

Tagesdosis 3–10 g, Standard 6 g **Kochzeit** 20 min

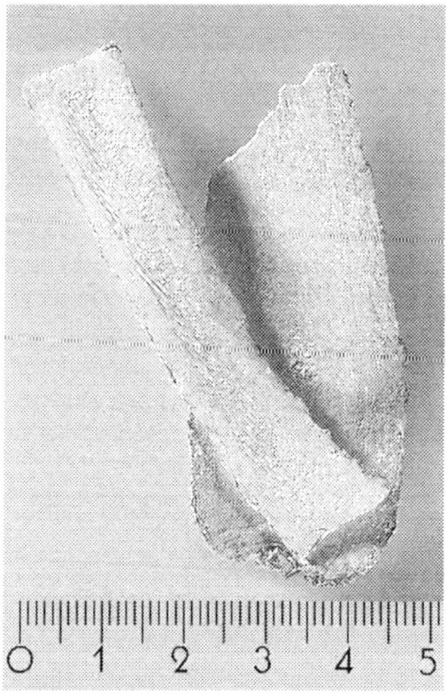

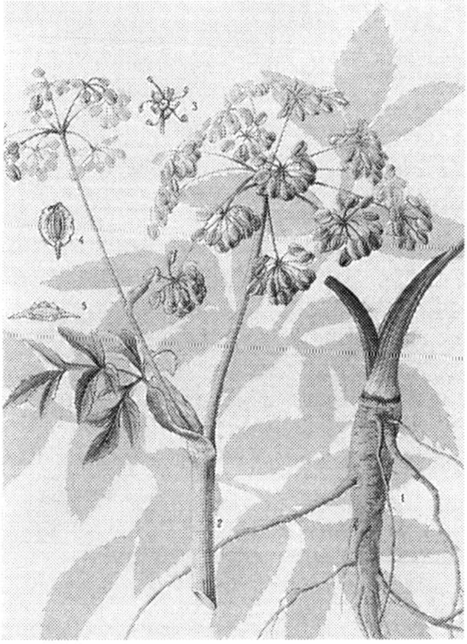

Kombinationen

- Hitze-Wind *calor venti*-Kopfschmerzen → Chrysanthemi fl. (Juhua) S. 56, Chuanxiong rhizoma (Chuanxiong) S. 540
- Kopfschmerzen durch Kälte-Wind *algor venti* → Schizonepetae h. (Jingjie) S. 48, Perillae caul. et f. (Zisuye) S. 44, Chuanxiong rhizoma (Chuanxiong) S. 540, → Asari h. cum r. (Xixin) S. 28
- Kopfschmerzen durch Hitze-Wind *calor venti* → Scutellariae r. (Huangqin) S. 190
- eitrige Entzündungen, noch nicht geöffnet → Platycodi r. (Jiegeng) S. 648
- Brustabszesse, Mastitis → Taraxaci h. cum radice (Pugongying) S. 256, Trichosanthis fructus (Gualou) S. 674, Fritillariae thunbergii bulbus (Zhebeimu) S. 662
- verstopfte Nase → Asari h. cum r. (Xixin) S. 28, Magnoliae fl. (Xinyi) S. 38, Xanthii fr. (Cangerzi) S. 384
- Zahnschmerzen → Gypsum fibrosum (Shigao) S. 136, Cimicifugae rhiz. (Shengma) S. 60
- feuchte Kälte *algor humidus* mit Fluor albus → Sepiae endoconcha (Haipiaoxiao) S. 864
- feuchte Hitze *calor humidus* mit Fluor albus → Phellodendri c. (Huangbo) S. 186, Plantaginis s. (Cheqianzi) S. 334

Kompatibilität

- gefördert durch Angelicae sinensis r. (Danggui) S. 780
- gestört durch Inulae flos (Xuanfuhua) S. 644
- dämpft die Giftigkeit von Realgar (Xionghuang), Sulfur (Liuhuang)

Kontraindikation Trockenheit *ariditas* bei Xue-Schwäche *depletio xue* oder Yin-Schwäche *depletio yin*, bereits eröffnete Geschwüre oder *calor* bei *depletio yin* (kann das Yin verletzen), fieberhafte Erkrankungen, hochschlagendes Leber-Yang *yang hepaticum*

Gravidität Anwendung erlaubt

Asari radix
Xixin

细辛

Familie: Aristolochiaceae
Stammpflanzen: *Asarum sieboldii, A. heterotropoides* u.a.
Variante: Asari herba cum radice
deutsch: Haselwurzwurzel, wilde Ingwerwurzel
englisch: Chinese wild ginger, thin acrid

Temperaturverhalten
■■■ warm

Geschmack *Sapor*
■■■ scharf
■■□ aromatisch

Funktionskreis-/Orbisbezug
■■□ Lunge *pulmonalis*
■□□ Herz *cardialis*
■□□ Leber *hepaticus*
■■□ Niere *renalis*
■□□ Milz *lienalis*

Wirkrichtung
■□□ emporhebend aus der Tiefe

Wirkort
Tiefe, Innere *intima*, Kopf und Augen, Oberfläche *extima*

Melderarznei
Nieren-Leitbahn *s. renalis*

Wirkung/Indikation

■■■ **Oberfläche *extima* öffnend**
Kopfschmerzen, verstopfte Nase, fließende Nase, Schüttelfrost, Fieber, Schweißlosigkeit

■■□ **Kälte bei Wind *algor venti* ausleitend**
Kopfschmerzen, Schüttelfrost, Fieber, Schweißlosigkeit, Sinusitis, Rhinitis

■■□ **Feuchtigkeit bei Wind *humor venti* ausleitend**
verstopfte Nase, Gliederschmerzen, Gelenkschmerzen, Husten, schleimiger Auswurf

■■□ **kalten Schleim *pituita algida* umwandelnd**
Schleimansammlungen, Husten, wässriger Auswurf

■■■ **Schmerz beseitigend**
Kopfschmerzen, Körperschmerzen, Gelenkschmerzen, Schmerzen im Brustbereich durch Qi-Stagnationen, Blockaden *occlusio*-Schmerz, rheumatoide Beschwerden

■■■ **Kälte *algor* zerstreuend**
Gliederschmerzen, Gelenkschmerzen, Kopfschmerzen, Husten mit Auswurf, Blockaden *occlusio*-Schmerz durch Kälte *algor*, alte chronische starke Schmerzen tief in den Knochen

■■■ **Wind *ventus* ausleitend**
alte Wind *ventus*-Schäden suchend, alte Blockaden durch Wind *occlusio venti* mit Schmerzen ausleitend, vertreibt Wind *ventus* aus tiefen Geweben

Physiologische/pharmakologische Wirkung in vitro antibiotisch. Asalon: expektorierend, bronchospasmolytisch, lokalanästhetisch, antibakteriell.

Tagesdosis 1–3 g, Standard 2 g **Kochzeit** 60 min
nur im Dektot zu verwenden, nicht als Pulver

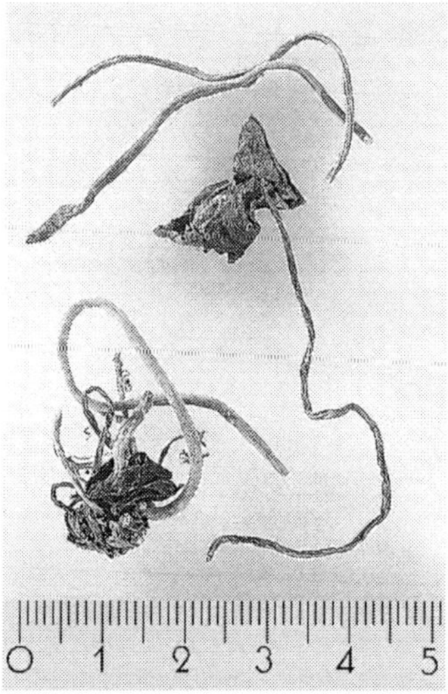

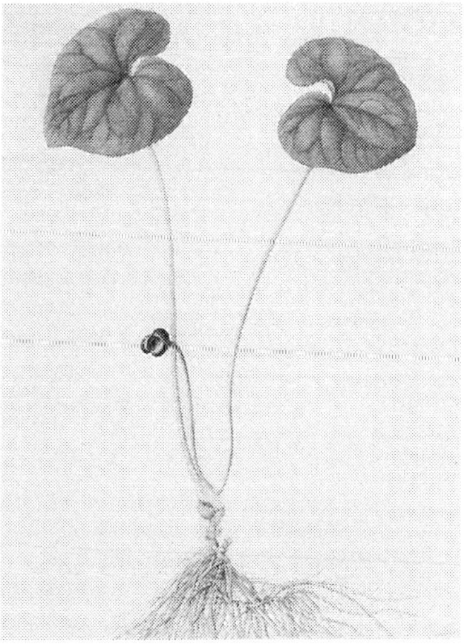

Kombinationen

- Husten, Keuchen, Schleim durch Kälte-Wind *algor venti*, Schmerzen durch feuchten Kälte-Wind *algor venti humidus* → Ephedrae h. (Mahuang) S. 34
- Yin-Symptomatik, tiefer *mersus* Puls und Husten, Keuchen, Schleim durch Kälte-Wind *algor venti*, Schmerzen durch feuchten Kälte-Wind *algor venti humidus* → Aconiti r. lateralis praep. (Fuzi) S. 396
- Kopfschmerzen nach Traumen, Obstruktionen der Leitbahnen durch Kälte-Wind *algor venti* → Bupleuri r. (Chaihu) S. 54
- Husten und Keuchen, kälteinduzierter Schleim → Schisandrae fr. (Wuweizi) S. 862
- Kopfschmerzen, Zahnschmerzen durch Hitze-Wind *calor venti* → Rehmanniae r. (Shengdihuang) S. 174
- Brustschmerzen durch Kälte *algor*, Stagnation des Qi → Cinnamomi cassiae ram. (Guizhi) S. 30, Salviae miltiorrhizae r. (Danshen) S. 580
- schmerzhafte Knoten der Brust → Angelicae sinensis r. (Danggui) S. 780, Carthami fl. (Honghua) S. 538

Kompatibilität

- gefördert durch Jujubae fr. (Dazao) S. 732
- gestört durch Astragali r. (Huangqi) S. 718
- beschränkt durch Corni fr. (Shanzhuyu) S. 834, Talcum (Huashi) S. 346
- inkompatibel mit Veratrum nigri rhiz. (Lilu) S. 80

Kontraindikation Yin-Schwäche *depletio yin*, Trockenheit *ariditas* bei Hitze-Wind *calor venti*

Gravidität Anwendung verboten

Toxizität nephrotoxisch; hepatotoxisch und cancerogen (Safrolgehalt); gehört zur Familie der Aristolochiaceae; die Droge muss auf Safrol und Aristolochiasäure geprüft werden, die die Toxizität der Droge bedingen. Die Toxizität verringert sich durch Abkochung.

Cinnamomi cassiae ramulus 桂枝
Guizhi

Familie: Lauraceae
Stammpflanze: *Cinnamomum cassia*
Variante: Cassiae ramulus
deutsch: Cassia-Zimtzweige
englisch: Saigon cinnamon twig

Temperaturverhalten
■■□ warm

Geschmack *Sapor*
■■□ scharf
■□□ süß

Funktionskreis-/ Orbisbezug
■□□ Lunge *pulmonalis*
■■□ Herz *cardialis*
■□□ Blase *vesicalis*

Wirkrichtung
■□□ oberflächlich

Wirkort
Leitbahnen, oberer Wärmebereich *Calorium*

Wirkung/Indikation

■■■ **Leitbahnen erwärmend**
Kälte *algor*, Kälte-Wind *algor venti*, feuchte Kälte *algor humidus* bei rheumatoider Symptomatik, Gelenkbeschwerden

■■□ **Qi bewegend und regulierend**
Bauenergie *qi constructivum* und Wehrenergie *qi defensivum* harmonisierend, anregend.

■■□ **Kälte *algor* zerstreuend**
Kälte-Schwäche *algor depletionis:* Frösteln, Fieber, Schweißneigung, Kopfschmerzen. Gynäkologische Beschwerden: Dysmenorrhö durch Kälte *algor* mit Xue-Blockierung

■■□ **Oberfläche *extima* öffnend**
Ausleitung von Kälte *algor*, Feuchtigkeit *humor*, Wind *ventus*

■□□ **Feuchtigkeit bei Wind *humor venti* ausleitend**
Schleimbildung, Akkumulationen von Feuchtigkeit *humor*; rheumatoide Symptomatik v.a. im Schulterbereich, Bronchitis, Emphysem

■□□ **Schwellung zerteilend**
Ödemneigung, Akkumulationen von Kälte-Schleim *algor pituitae*

■■□ **Xue bewegend**
Schmerzen, Lösung von Krämpfen, Lösung des Muskel- und Sehnenapparates, durch Bewegung des Xue den FK Herz *o. cardialis* stützend

■■□ **Schmerz beseitigend**
rheumatoide Beschwerden, Vasculitis, Raynaud-Syndrom

Physiologische / pharmakologische Wirkung diuretisch, mild antipyretisch, analgetisch, verstärkt die Blutzirkulation im Uterus, antitussiv.

Tagesdosis 3 – 10 g, Standard 3 g **Kochzeit** 20 min

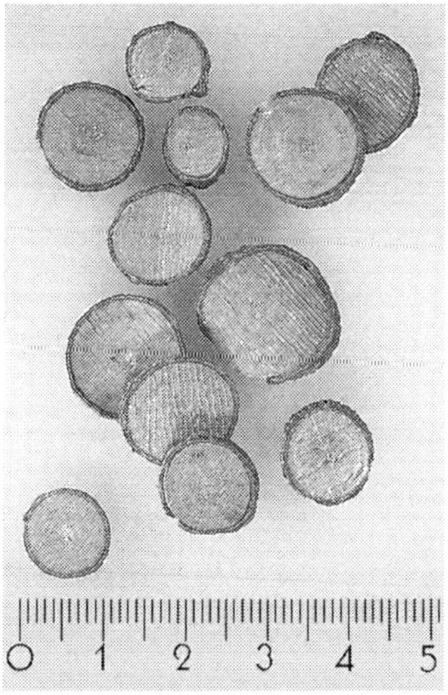

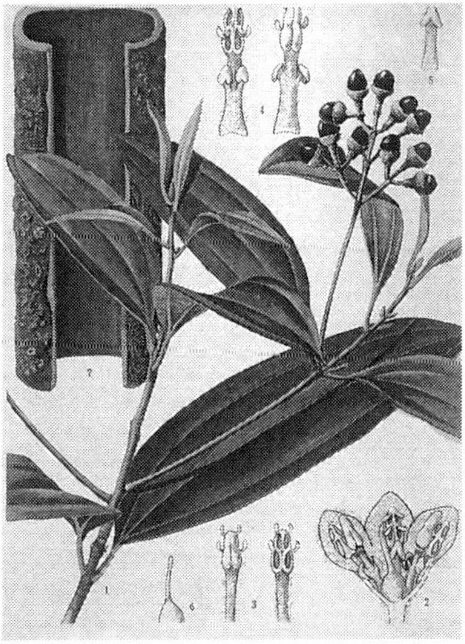

Kombinationen

- Unterstützung des Qi der Mitte → Ginseng r. (Renshen) S. 726, Ophiopogonis r. (Maimendong) S. 814, Rhei rhiz. (Dahuang) S. 96, Scutellariae r. (Huangqin) S. 190
- Aufstoßen und Erbrechen → Bupleuri r. (Chaihu) S. 54, Fluoritum (Zishiying) S. 428, Rehmanniae r. (Shengdihuang) S. 174
- äußerer Kälte-Wind *algor venti externus* → Ephedrae h. (Mahuang). Besonders günstig Ramuli Cassiae und Herba Ephedrae zusammen zu benutzen, da Ersteres die Xue-Ebene, Zweites die Qi-Ebene bewegt
- Kälte-Wind *algor venti* mit Schwäche der Oberfläche *depletio extimae* und spontanen Schweißen → Paeoniae radix lactiflora (Baishao) S. 788
- Defizienz des Yang mit Schüttelfrost und schmerzhaften Extremitäten → Aconiti r. lateralis praep. (Fuzi) S. 396
- Palpitationen, Dyspnoe, Ödeme, Defizienz des Yang → Poria (Fuling) S. 340
- Palpitationen, Herzschmerzen, Stasen des Xue → Salviae miltiorrhizae r. (Danshen) S. 580
- hochschlagendes Yang mit Reizbarkeit, Schlafstörungen, Herz-Yang-Schwäche *depletio yang cardiale* → Ostreae concha (Muli) S. 436, Mastodi fossilium ossis (Longgu) S. 434, Atractylodis macrocephalae rhiz. (Baizhu) S. 720, Zingiberis viridis rhiz. (Shengjiang) S. 50, Jujubae fr. (Dazao) S. 732, Glycyrrhizae r. (Gancao) S. 728
- posttraumatische Schmerzen, gynäkologische Beschwerden, Stasen des Xue → Persicae s. (Taoren) S. 574, Moutan cortex (Mudanpi) S. 170

Kompatibilität beschränkt durch frische Zwiebeln

Kontraindikation Hitze *calor* auf der Basis von Yin-Schwäche *depletio yin*, Xue-Hitze *calor xue*, Hitze-Wind *calor venti*

Gravidität Anwendung verboten

Coriandri herba et fructus 胡荽
Husui

Familie: Apiaceae
Stammpflanze: *Coriandrum sativum*
deutsch: Koriander
englisch: Coriander

Temperaturverhalten
■□□ warm

Geschmack *Sapor*
■■□ scharf

Funktionskreis-/ Orbisbezug
■■□ Lunge *pulmonalis*
■□□ Magen *stomachi*
■■□ Milz *lienalis*

Wirkrichtung
■□□ absenkend

Wirkort
Oberfläche *extima*, mittlerer Wärmebereich *Calorium*

Wirkung/Indikation

■■□ **Oberfläche *extima* öffnend**
Fieber ohne Schweiß

■■□ **Exantheme herausbefördernd**
Masern, Pocken, Windpocken

■■□ **mittlere Funktionskreise *orbes* harmonisierend und stützend**
Lösung von Verdauungsblockaden, stockende Verdauung

■□□ **Kälte bei Wind *algor venti* ausleitend**
Fieber ohne Schweiß, Erkältungssymptomatik

Physiologische / pharmakologische Wirkung ätherisches Öl: Stimulation der Magensaftsekretion, karminative, leicht spasmolytische Wirkung. In vitro antibakteriell, antimykotisch. Schwache Sensibilisierungspotenz.

Besonderes senkt das Lungen-Qi *qi pulmonale*

Tagesdosis 3–9 g, Standard 5 g **Kochzeit** 20 min

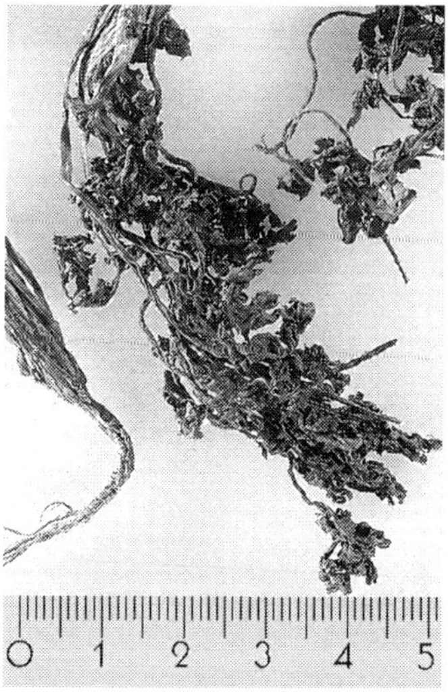

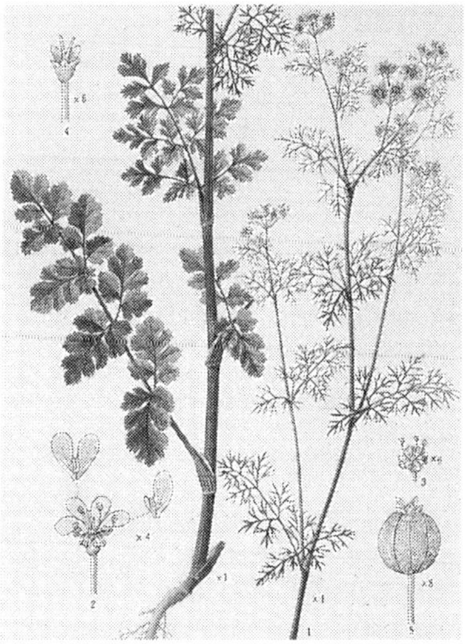

Kombinationen

- Kälte *algor* oder Kälte bei Wind *algor venti* → Perillae folium (Zi su ye), Allium fistulosum bulbus (Congbai)

Kontraindikation Hitze *calor* bei Yin-Schwäche *depletio yin*

Gravidität Anwendung erlaubt

Ephedrae herba 麻黄
Mahuang

Familie: Ephedraceae
Stammpflanzen: *Ephedra sinica, E. equisetana* u.a.
deutsch: Meerträubelkraut
englisch: ephedra stem, hemp yellow

Temperaturverhalten
■■■ warm

Geschmack *Sapor*
■■■ scharf
■□□ bitter

Funktionskreis-/ Orbisbezug
■■■ Lunge *pulmonalis*
■■□ Blase *vesicalis*

Wirkrichtung
■■□ emporhebend
■■□ absenkend, das Lungen-Qi *qi pulmonale*

Wirkort
Lunge, Oberfläche *extima*

Wirkung/Indikation

■■■ **Kälte bei Wind *algor venti* ausleitend**
Erkältung mit Frösteln, Schweißlosigkeit, Kopfschmerzen, Atembeschwerden, Keuchen, das Mittel der ersten Wahl

■■□ **Kälte *algor* zerstreuend**
Kälte im FK Lunge *algor o. pulmonalis*: Erkältung mit Frösteln, Schweißlosigkeit, Kopfschmerzen, diffuse Schmerzen, Fieber

■■■ **Oberfläche *extima* öffnend**
Kälte-Fülle im FK Lunge *repletio algoris o. pulmonalis*, grippale Infekte, Erkältung mit Frösteln, Schweißlosigkeit bei erhöhter Temperatur

■■■ **Qi bewegend und regulierend**
Zirkulation des Lungen-Qi *qi pulmonale*, Keuchen, erschwerte Atmung, Atemnot, Druck auf der Brust, Husten

■■□ **Keuchen stillend**
Atemnot, Druck auf der Brust, Kälte *algor*, Atembeschwerden durch Kälte-Wind *algor venti*

■□□ **diuretisch**
Ausleitung von Stauungen, Gedunsenheit, Aszites, Ödeme

Physiologische/pharmakologische Wirkung die enthaltenen Alkaloide (Ephedrin) wirken sympathomimetisch (bronchodilatatorisch, lokal vasokonstriktorisch, zentral stimulierend), antiphlogistisch, diuretisch, uterusstimulierend.

Tagesdosis 1–10 g, Standard 6 g

Kochzeit 10 min (bei Schaumbildung eventuell extra abkochen und Schaum abschöpfen)

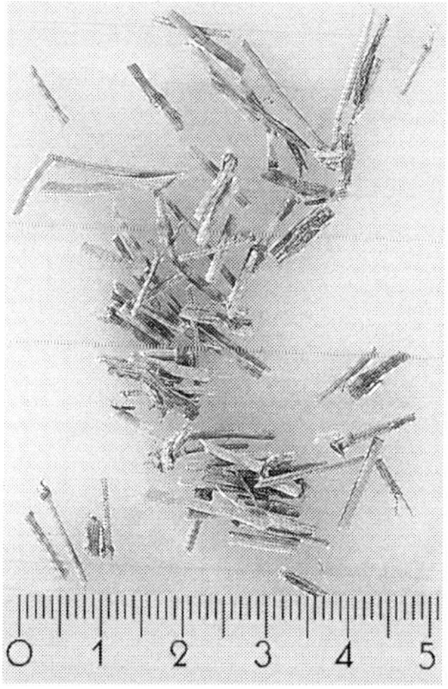

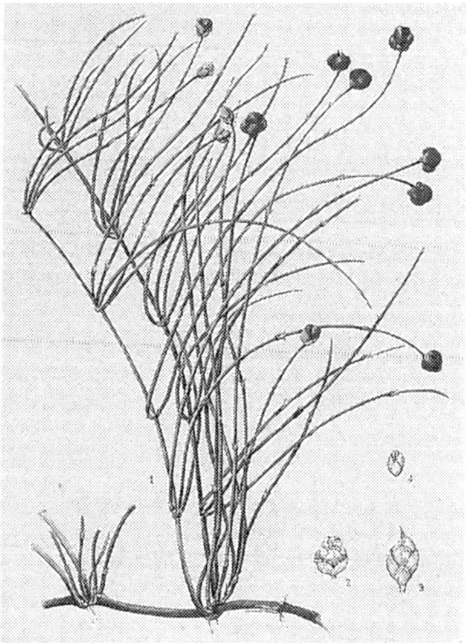

Kombinationen

- Kälte-Wind *algor venti* mit Fieber, Schüttelfrost ohne Schweiß → Cinnamomi cassiae ram. (Guizhi) S. 30
- Kälte-Wind *algor venti* mit Husten und Keuchen → Armeniacae semen (Xingren) S. 676
- Kälte-Wind *algor venti* mit schmerzhaften Verengungen, Ödemen, Schwäche *depletio* des Yang → Aconiti r. lateralis praep. (Fuzi) S. 396
- Hitze *calor* mit Husten und Keuchen → Gypsum fibrosum (Shigao) S. 136, Scutellariae r. (Huangqin) S. 190, Mori cortex (Sangbaipi) S. 688
- Furunkulose durch kalte Feuchtigkeit *humor algidus* → Rehmanniae r. (Shengdihuang) S. 174
- Husten und Keuchen infolge Nieren-Yin-Schwäche *depletio yin renale* → Rehmanniae r. (Shengdihuang) S. 174
- akute Ödeme → Atractylodis macrocephalae rhiz. (Baizhu) S. 720, Poria (Fuling) S. 340, Mori cortex (Sangbaipi) S. 688

Kompatibilität

- gefördert durch Magnoliae c. (Houpo) S. 298, Cynanchi stauntonii r. (Baiqian) S. 640
- gestört durch Magnoliae fl. (Xinyi) S. 38, Pyrrosiae h. (Shiwei) S. 342

Kontraindikation Hypertonus; Schwäche *depletio*-Situation mit Schweißneigung und Keuchen

Gravidität Anwendung mit Vorsicht

Toxizität in höherer Dosierung oder bei Langzeitanwendung kann es zu starkem Schwitzen kommen. Es können Erhöhung des Blutdrucks, Unruhe, Tremor, Arrhythmien, Mydriasis auftreten. Wechselwirkungen mit anderen Arzneimitteln wie MAO-Hemmer, Herzglycoside, Mutterkornalkaloide, Sympathikomimetika, Beta-Blocker, Diuretika sind möglich. Antidot: Atropin.

Ligustici sinensis radix
Gaoben

藁本

Familie: Apiaceae
Stammpflanzen: *Ligusticum sinense, L. jeholense*
Variante: Ligustici sinensis rhizoma et radix
deutsch: chinesischer Liebstöckel-Wurzelstock
englisch: Chinese lovage root

Temperaturverhalten
■■□ warm

Geschmack *Sapor*
■□□ scharf
■□□ aromatisch

Funktionskreis-/ Orbisbezug
■■□ Blase *vesicalis*

Meldearznei
Blasen-Leitbahn s. *vesicalis*

Wirkrichtung
■□□ emporhebend

Wirkort
Kopf und Augen, Nase

Wirkung/Indikation

■□□ **Wind *ventus* ausleitend**
Kopfschmerzen, Nackenschmerzen, Schmerzen, die vom Schädeldach in die Maxilla ausstrahlen, Rückenschmerzen bei Kälte-Wind *algor venti*

■□□ **Schmerz beseitigend**
Kopfschmerzen, Schmerzen, die vom Schädeldach in Maxilla und Zähne ausstrahlen, Schmerzen im Unterleib, Schmerzen im Genitalbereich, Rückenschmerzen

■□□ **Oberfläche *extima* lockernd und lösend**
Schüttelfrost, Fieber, Schweißlosigkeit, verstopfte Nase, Kopfschmerzen

■□□ **Kälte *algor* zerstreuend**
Kopfschmerzen, Nackenschmerzen, Schmerzen im Unterleib, Schüttelfrost, Fieber

■■□ **Feuchtigkeit *humor* ausleitend**
verstopfte Nase, Schwellungen im Unterleib, Fluor albus

■□□ **Qi bewegend**
Kopfschmerz, verstopfte Nase, allgemeine Schmerzen

■□□ **Xue bewegend**
Kopfschmerz, Nackenschmerz, Rückenschmerz

Tagesdosis 3 – 10 g, Standard 4 g **Kochzeit** 20 min

Toxizität keine Langzeitanwendung (Yin-Verletzung)

Physiologische / pharmakologische Wirkung antibiotisch (Influenza, Dermatomykosen); antipyretisch, entzündungshemmend, die enthaltenen Öle wirken hemmend auf die glatte Muskulatur von Darm und Uterus.

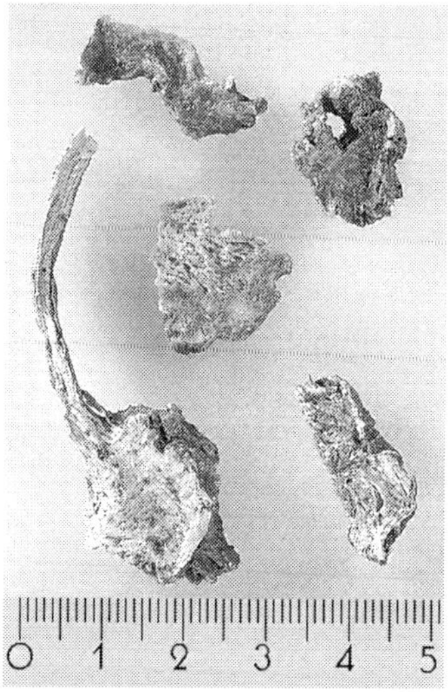

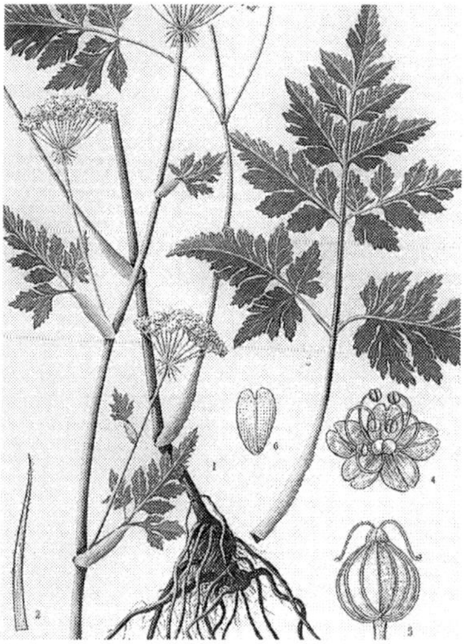

Kombinationen

- Kopfschmerzen durch feuchten Kälte-Wind *algor venti humidus* → Asari h. cum r. (Xixin) S. 28
- Kopfschmerzen, starke Schmerzen → Chuanxiong rhizoma (Chuanxiong) S. 540, Angelicae dahuricae r. (Baizhi) S. 26
- Rückenschmerzen, Gelenkschmerzen → Atractylodis rhiz. (Cangzhu) S. 292
- Schmerzen im Abdomen, Hernien, feuchte Kälte *algor humidus* → Evodiae fr. (Wuzhuyu) S. 404, Foeniculi fr. (Xiao huixiang) S. 406

Kompatibilität

- gestört durch Longan arillus (Longyanrou) S. 784
- beschränkt durch Celosiae s. (Qingxiangzi) S. 154

Kontraindikation Xue-Schwäche *depletio xue* oder Yin-Schwäche *depletio yin* mit Trockenheit *ariditas*-Symptomatik

Gravidität Anwendung erlaubt

Magnoliae flos 辛夷
Xinyi

Familie: Magnoliaceae
Stammpflanze: *Magnolia liliiflora, M. biondii* u.a.
deutsch: Magnolienblüten
englisch: magnolia flower

Temperaturverhalten
■□□ warm

Geschmack *Sapor*
■□□ scharf
■□□ aromatisch

Wirkrichtung
■□□ emporhebend

Wirkort
Nase

Funktionskreis-/ Orbisbezug
■□□ Lunge *pulmonalis*
■□□ Magen *stomachi*

Wirkung/Indikation

■□□ **Wind *ventus* ausleitend**
Schnupfen, verstopfte Nase, Nasennebenhöhlenaffektionen, Kopfschmerzen

■□□ **Kälte *algor* zerstreuend**
fließende Nase, Kopfschmerzen

■□□ **Qi bewegend und regulierend**
verstopfte Nase, Geruchsverlust, Kopfschmerzen

■□□ **Schleim *pituita* kanalisierend**
Nasennebenhöhlenaffektionen, Sinusitis, verstopfte Nase, eitriges Nasensekret

■■□ **Energiebahnen und Sinne öffnend**
verstopfte Nase, Geruchsverlust

Physiologische/pharmakologische Wirkung in vitro antimykotisch (Dermatomykosen). Lokale Anwendung des enthaltenen Öls nasal: Reduzierung der Schleimhautsekretion, entzündungshemmend, Nase wieder frei machend, antibiotisch (Streptococcus, Staphyloccus), stimuliert tierexperimentell den Uterus.

Toxizität Überdosierung kann Schwindel oder Rötung der Augen verursachen. Die Pflanzenhaare können eine Irritation des Halses hervorrufen, dann sollte die Droge in einem Tuch abgekocht werden, teilweise wurden auch allergische Reaktionen beobachtet mit Juckreiz, Übelkeit, Ängstlichkeit, Unwohlsein im Thorax.

Tagesdosis 3–10 g, Standard 5 g

Kochzeit Abkochung in einem Tuch (Haare können Hals irritieren), 3 min ziehen lassen

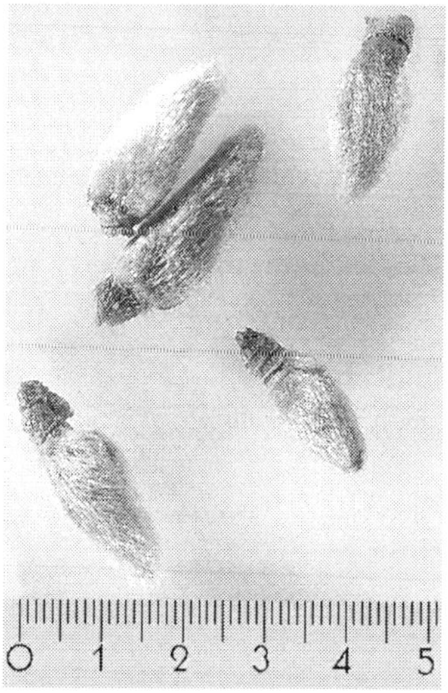

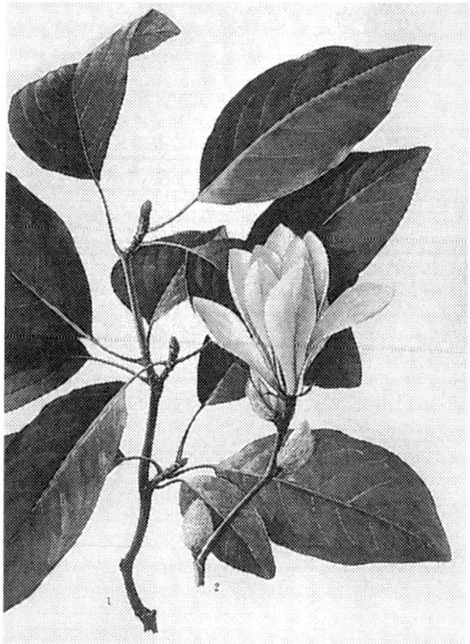

Kombinationen

- Kälte-Wind *algor venti* mit verstopfter Nase, Sinusitis, Kopfschmerzen → Xanthii fr. (Cangerzi) S. 384
- Kälte-Wind *algor venti* mit verstopfter Nase, Sinusitis, Kopfschmerzen: verstärkte Wirkung → Xanthii fr. (Cangerzi) S. 384, Angelicae dahuricae r. (Baizhi) S. 26, Asari h. cum r. (Xixin) S. 28
- Hitze *calor*: verstopfte Nase, Kopfschmerzen → Xanthii fr. (Cangerzi) S. 384, Gypsum fibrosum (Shigao) S. 136, Menthae h. (Bohe) S. 64, Scutellariae r. (Huangqin) S. 190
- Sinusitis frontalis → Xanthii fr. (Cangerzi) S. 384, Chrysanthemi fl. (Juhua) S. 56, Sigesbeckiae herba (Xixiancao) S. 378

Kompatibilität

- gefördert durch Chuanxiong rhizoma (Chuanxiong) S. 540
- gestört durch Pteropi excr. (Wulingzhi), Gypsum fibrosum (Shigao) S. 136
- beschränkt durch Acori calami rhiz. (Shuichangpu) S. 272, Coptidis rhiz. (Huanglian) S. 178, Typhae pollen (Puhuang) S. 626

Kontraindikation Yin-Schwäche *depletio yin* mit Hitze *calor* und Glut *ardor*

Gravidität Anwendung mit Vorsicht

Moslae herba
Xiangru

香薷

Familie: Laminacea
Stammpflanze: *Elsholtzia splendens, Mosla chinensis*
Variante: Elsholtziae herba
deutsch: Mosla-Kraut
englisch: aromatic madder, elsholtzia

Temperaturverhalten
■□□ Tendenz warm

Geschmack *Sapor*
■■□ scharf
■□□ aromatisch

Funktionskreis-/ Orbisbezug
■■□ Lunge *pulmonalis*
■■□ Magen *stomachi*
■■□ Milz *lienalis*

Wirkrichtung
■□□ emporhebend, Lungen-Qi *qi pulmonale* absenkend

Wirkort
Oberfläche *extima*

Wirkung/Indikation

■■□ **Oberfläche *extima* öffnend**
Fieber mit kalten Extremitäten, Schweißlosigkeit, Sommergrippe (durch plötzliche Abkühlung)

■■■ **Sommerhitze *aestus* ausleitend**
Sommergrippe (durch plötzliche Abkühlung), Fieber, Gliederschmerzen, Diarrhö, Schüttelfrost

■■□ **Feuchtigkeit *humor* umwandelnd**
Kopfschmerzen, Fieber, Diarrhö, Bauchschmerzen, Erbrechen

■□□ **Schwellungen zerteilend**
Ödeme, Gedunsenheit, Aszites

■□□ **diuretisch**
Miktionsstörungen bei Symptomatik der Oberfläche *extima*

■■□ **Kälte-Wind *algor venti* ausleitend**
Fieber, Schweißlosigkeit

■■□ **mittlere Funktionskreise *orbes* harmonisierend und stützend**

Physiologische/pharmakologische Wirkung antipyretisch, diuretisch, schweißtreibend, Stimulation der Magendrüsen und der Peristaltik, breites antibiotisches Spektrum, antiviral.

Besonderes wird auch als die Ephedrae herba des Sommers bezeichnet: Zur Zerstreuuung von Kälte-Wind *algor venti* wird im Winter Ephedrae herba (wäre zu stark im Sommer) und im Sommer Moslae herba (wäre zu schwach im Winter) eingesetzt.

Tagesdosis 3–6 g **Kochzeit** 20 min

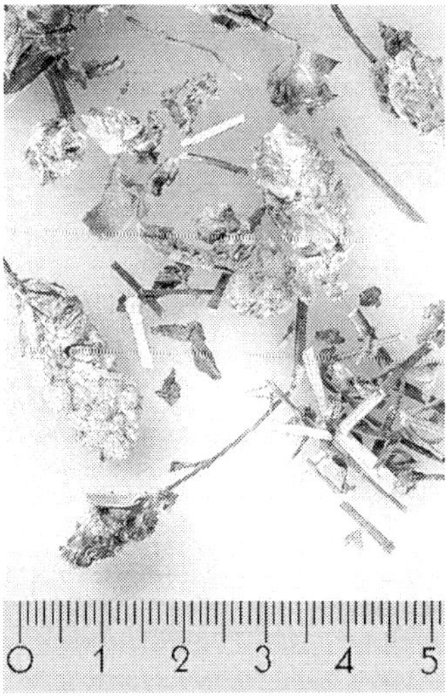

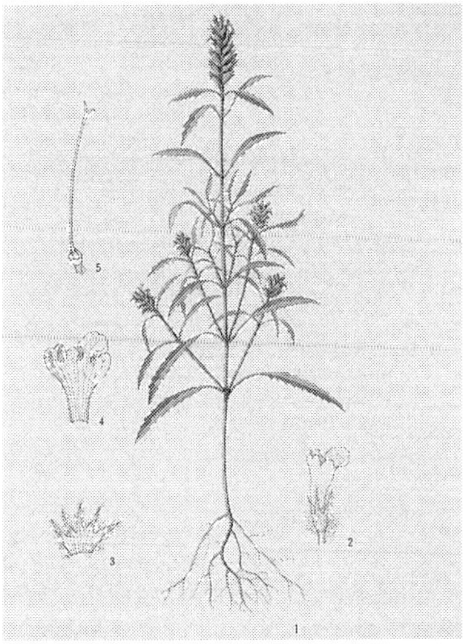

Kombinationen

- Stützung der Mitte, Elimination von Feuchtigkeit *humor* → Magnoliae cortex (Houpo) S. 298
- Gedunsenheit, Ascites → Atractylodis macrocephalae rhizoma (Baizhu) S. 720
- Sommerhitze *aestus*-Symptomatik mit Fieber und Schüttelfrost, thorakalem Engegefühl, Bauchschmerzen → Agastachis seu Pogostemonis herba (Huoxiang) S. 284

Kontraindikation starke Schweiße bei Schwäche *depletio* des Yang

Gravidität Anwendung erlaubt

Toxizität bei heißer Einnahme kann die Droge Erbrechen induzieren, deshalb entweder vor Einnahme auf Raumtemperatur abkühlen lassen oder zusammen mit Armenicae amarae semen (Xingren), Scutellariae radix (Huangqin) oder Coptidis rhizoma (Huanglian) und anderen Drogen, die bitter sind und absenkend wirken, verwenden.

Notopterygii rhizoma
Qianghuo

羌活

Familie: Apiaceae
Stammpflanzen: *Notopterygium incisum, N. forbesii*
Variante: Notopterygii rhizoma et radix
deutsch: Gebirgsangelikawurzel
englisch: notopterygium root

Temperaturverhalten
■■□ warm

Geschmack *Sapor*
■■□ scharf
■■□ bitter
■■□ aromatisch

Funktionskreis-/ Orbisbezug
■■□ Blase *vesicalis*
■□□ Niere *renalis*
■□□ Leber *hepaticus*

Meldearznei
Blasen-Leitbahn *s. vesicalis*, Leitbahn der Steuerung *s. regens*

Wirkrichtung
■■□ emporhebend

Wirkort
Leitbahnen, Oberfläche *extima*, die obere Körperhälfte

Wirkung/Indikation

■■□ **Oberfläche *extima* öffnend**
Schüttelfrost, Fieber, Kopfschmerzen

■■□ **Kälte *algor* zerstreuend**
Gelenkschmerzen, Gliederschmerzen, rheumatoide Schmerzen, Ischialgie

■■□ **Schmerz beseitigend**
rheumatoide Schmerzen, Stauungen, Gelenkschmerzen, Ischialgie, Kopfschmerzen, generalisierte Schmerzen, obere Körperhälfte, occipitale Kopfschmerzen

■■□ **Kälte bei Wind *algor venti* ausleitend**
Fieber, Schüttelfrost, rheumatoide Symptomatik, schmerzhafte Nackensteife, grippale Infekte

■■□ **Feuchtigkeit bei Wind *humor venti* ausleitend**
schmerzhafte Stauungen und Schwellungen, schmerzhafte Schwellungen v.a. in Rücken und Beinen, Ischialgie

■■□ **kalte Feuchtigkeit *humor algidus* trocknend**
geschwollene Gelenke, generalisiertes Schweregefühl, Müdigkeit, Schläfrigkeit, Schmerzen in der Occipitalregion, schmerzhafte Nackensteife, Parästhesien, Taubheitsgefühl

■■■ **Feuchtigkeit *humor* ausleitend**
rheumatoide Beschwerden, besonders in der oberen Körperhälfte, Schwellungen, Stauungen, Schweregefühl, Parästhesien, Taubheitsgefühl

Physiologische/pharmakologische Wirkung Inhaltsstoffe wirken analgetisch, antipyretisch, antiarrhythmisch, erhöhen die Durchblutung der Koronarien.

Tagesdosis 3–10 g, Standard 4 g **Kochzeit** 20 min

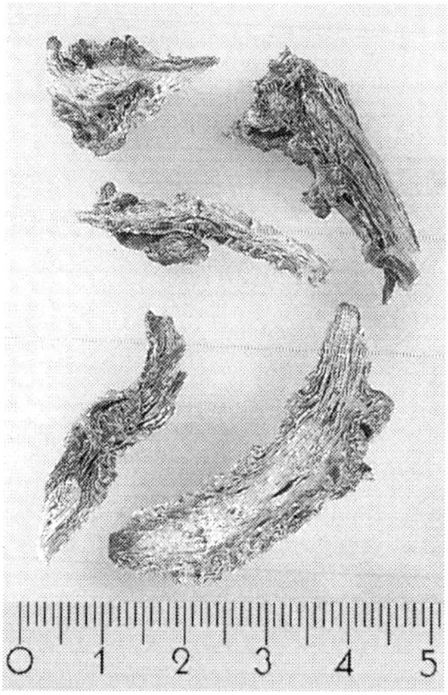

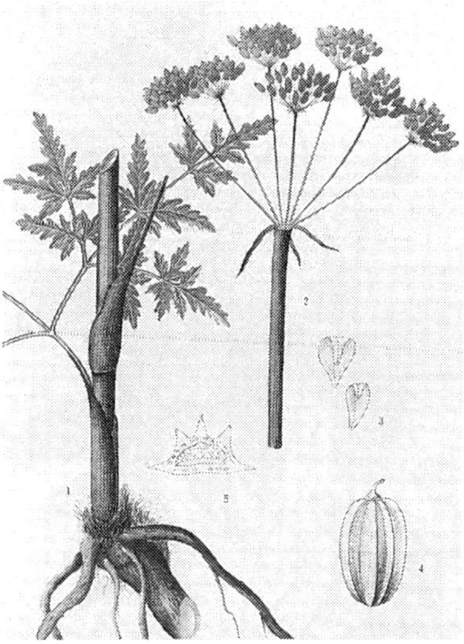

Kombinationen

- Kopfschmerzen, Gliederschmerzen, Erkältung → Chuanxiong rhizoma (Chuanxiong) S. 540
- Schmerzen durch Feuchtigkeit-Wind *humor venti* → Saposhnikoviae radix (Fangfeng) S. 46
- Feuchtigkeit-Wind *humor venti* → Angelicae sinensis r. (Danggui) S. 780, Angelicae pubescens (Duhuo) S. 358

Kontraindikation Xue-Schwäche *depletio xue*, Yin-Schwäche *depletio yin*, Schwäche der Oberfläche *depletio extimae*

Gravidität Anwendung erlaubt

Toxizität Überdosierung kann Nausea und Erbrechen verursachen.

Perillae caulis et folium
Zisuye

紫苏叶

Familie: Lamiaceae
Stammpflanze: *Perilla frutescens* u. a.
Variante: Perillae frutescentis folium
deutsch: Schwarznesselblätter und -stängel
englisch: perilla leaf

Temperaturverhalten
■□□ warm

Geschmack *Sapor*
■■□ scharf
■□□ aromatisch

Funktionskreis-/ Orbisbezug
■■□ Lunge *pulmonalis*
■□□ Milz *lienalis*

Wirkrichtung
■■□ absenkend

Wirkort
Oberfläche *extima*, Mitte, mittlerer Wärmebereich *Calorium*

Wirkung/Indikation

■□□ **Oberfläche *extima* öffnend**
Kälte-Wind *algor venti* mit Schüttelfrost, Fieber, Kopfschmerzen, Husten, verstopfte Nase, Engegefühl in der Brust

■□□ **Kälte *algor* zerstreuend**
Fieber, Schüttelfrost, Kopfschmerzen, Husten, Atembeschwerden, bronchialer Schleim

■□□ **Qi bewegend und regulierend**
Mitten-Qi, Verdauungsbeschwerden, Übelkeit, Brechreiz, Appetitverlust, Völlegefühl in Brust und Abdomen

■□□ **mittlere Funktionskreise *orbes* harmonisierend und stützend**
Übelkeit, Brechreiz, Appetitverlust

■□□ **Unruhe des Fetus**
Abortusprophylaxe, Frühgeburtsbestrebungen, morgendliche Übelkeit

■□□ **entgiftend und desinfizierend**
Vergiftung durch Fische, Krabben, Meeresfrüchte

■□□ **Kälte bei Wind *algor venti* zerstreuend**
Schüttelfrost, Fieber, Kopfschmerzen, verstopfte Nase

■□□ **Feuchtigkeit *humor* ausleitend**
Kopfschmerz, Husten, Schleimbildung

Physiologische / pharmakologische Wirkung in vitro antibiotisch (Staphylococcus aureus); antipyretisch, Erweiterung der Bronchien, bronchospamolytisch, Reduktion der Bronchialsekretion. Perillablätter können allergische Hautreaktionen auslösen (Sensibilisierungspotential). Perilla-Aldehyd wirkt sedativ und antibakteriell, Perilla-Keton propulsiv im Gastrointestinal-Trakt. Eine zytotoxische und antitumoröse Wirkung konnte nachgewiesen werden.

Toxizität keine Langzeitanwendung (Gefahr einer Dezimierung des Qi).

Tagesdosis 3 – 10 g, Standard 5 g **Kochzeit** 3 min

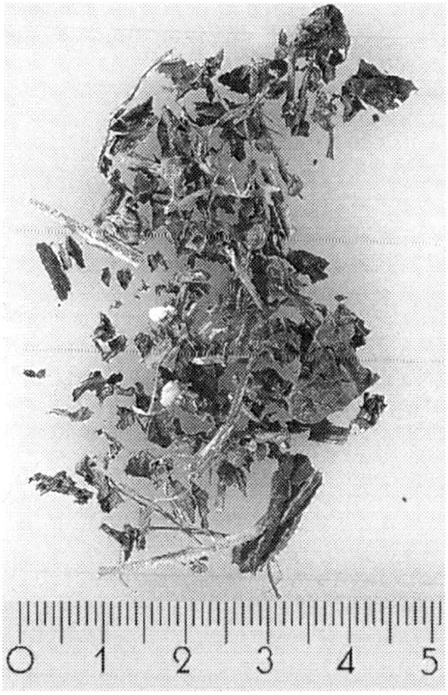

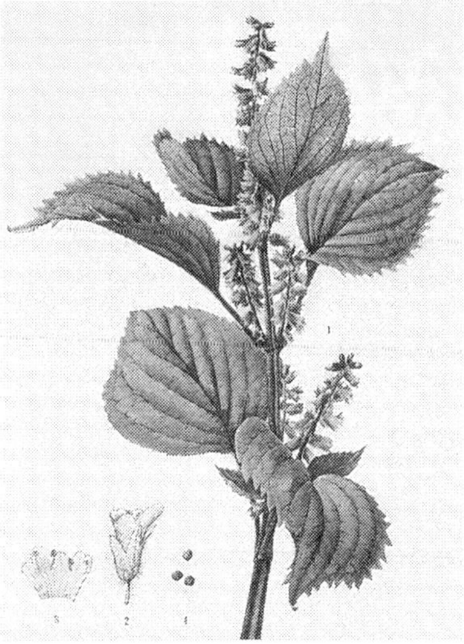

Kombinationen

- Lösung der Oberfläche *extima*, Regulation des Qi, Erwärmung des mittleren Wärmebereichs *Calorium*, Umwandlung von Feuchtigkeit *humor*, Erkältungen, Schmerzen im Abdomen, Diarrhö → Agastachis seu Pogostemonis h. (Huoxiang) S. 284
- Erkältungen mit verstopfter Nase, produktivem Husten → Armeniacae semen (Xingren) S. 676, Peucedani r. (Qianhu) S. 668, Platycodi r. (Jiegeng) S. 648
- Völlegefühl in Brust und Abdomen → Amomi xanthioidis fr. (Sharen) S. 290, Citri reticulatae peric. (Chenpi) S. 496
- Schwangerschaftserbrechen → Coptidis rhiz. (Huanglian) S. 178
- Vergiftung durch Meeresfrüchte → Zingiberis viridis rhiz. (Shengjiang) S. 50

Kontraindikation Schwäche der Oberfläche *depletio extimae* mit exzessiven Schweißen, feuchte Hitze *calor humidus*

Gravidität Anwendung erlaubt

Saposhnikoviae radix 防风
Fangfeng

Familie: Apiaceae
Stammpflanzen: *Ledebouriella divaricata, Saposhnikovia divaricata*
Varianten: Ledebouriellae radix
deutsch: Saposhnikoviae-Wurzel
englisch: ledebouriella root, guard against wind

Temperaturverhalten
■□□ warm

Geschmack *Sapor*
■□□ scharf
■□□ süß

Funktionskreis-/ Orbisbezug
■□□ Blase *vesicalis*
■□□ Leber *hepaticus*
■□□ Lunge *pulmonalis*
■□□ Milz *lienalis*
■□□ Magen *stomachi*

Wirkrichtung
■■□ oberflächlich

Wirkort
Oberfläche *extima*

Melderarznei
Oberfläche *extima*

Wirkung/Indikation

■□□ **Oberfläche *extima* öffnend**
Schüttelfrost, Fieber, Kopfschmerzen, Gliederschmerzen durch Kälte-Wind *algor venti*

■□□ **Wind *ventus* ausleitend**
innerer Wind *ventus internus*, Hilfsarznei bei Tremor; Disharmonie der FK Milz und Leber *oo. lienalis et hepaticus*, schmerzhafte Diarrhö, Blut im Stuhl; migräneartige Kopfschmerzen; Juckreiz, Exantheme der Haut

■□□ **Feuchtigkeit bei Wind *humor venti* ausleitend**
Kopfschmerzen, Gelenkschmerzen, Gliederschmerzen, Schweregefühl, schmerzhafte Blockaden, Schwindel

■□□ **Schmerz beseitigend**
Kopfschmerzen, Gelenkschmerzen, Gliederschmerzen durch Kälte-Wind *algor venti*, Gliederschmerzen durch Feuchtigkeit-Wind *humor venti*

■□□ **Kälte bei Wind *algor venti* ausleitend**
Kopfschmerzen, Schüttelfrost, Gelenkbeschwerden, Gliederschmerzen

■□□ **hämostyptisch**
Blut im Stuhl, starke Menstruation

■□□ **Kälte *algor* zerstreuend**
Kopfschmerz, Schüttelfrost, Gelenkbeschwerden, rheumatoides Beschwerdebild

Physiologische / pharmakologische Wirkung schwach antipyretisch, antimikrobiell. Antidot für Arsen.

Tagesdosis 3–9 g, Standard 3 g **Kochzeit** 20 min

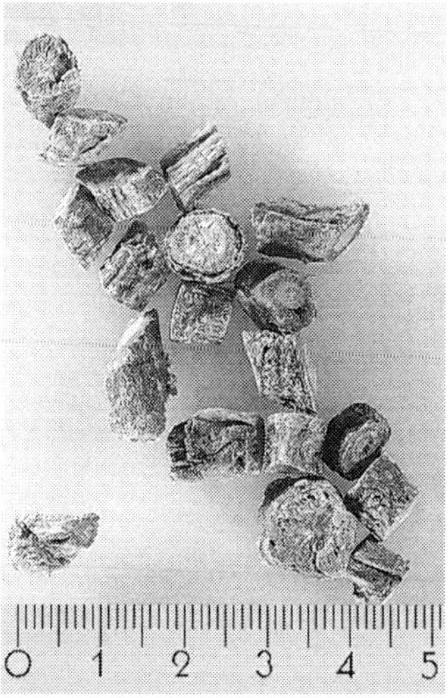

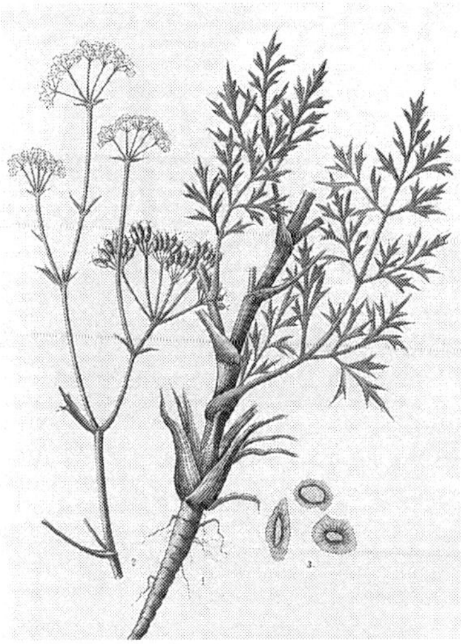

Kombinationen

- Schweiße → Astragali r. (Huangqi) S. 718
- rheumatoide Beschwerden → Notopterygii rhiz. (Qianghuo) S. 42, Angelicae dahuricae r. (Baizhi) S. 26, Clematidis r. (Weilingxian) S. 364
- Schmerzen durch Feuchtigkeit-Wind *humor venti* bei Xue-Schwäche *depletio xue* → Gentianae macro. r. (Qinjiao) S. 370
- Schmerzen durch Feuchtigkeit-Wind *humor venti*, Diarrhö, Feuchtigkeit *humor* der Mitte → Atractylodis rhiz. (Cangzhu) S. 292
- Kopfschmerzen, Gliederschmerzen, Taubheit, Wind *ventus*, Schleim *pituita*, verstopfte Leitbahnen → Arisaematis rhiz. (Tiannanxing) S. 636

Kompatibilität

- beschränkt durch Dioscoreae hypoglaucae rhiz. (Bixie) S. 318, Zingiberis rhiz. (Ganjiang) S. 416, Veratri nigri r. et rhiz. (Lilu), Daphnis genkwae fl. (Yuanhua) S. 110
- dämpft die Giftigkeit von Aconiti radix lateralis praeparata (Fuzi) S. 396, Arisaematis rhizoma (Tiannanxing) S. 636

Kontraindikation Xue-Schwäche *depletio xue* mit Spasmen, Hitze *calor* bei Yin-Schwäche *depletio yin*

Gravidität Anwendung erlaubt

Besonderes Stammpflanze ist Saposhnikovia divaricata, als Ersatz kann Ledebouriella divaricata benutzt werden.

Schizonepetae herba 荆芥
Jingjie

Familie: Lamiaceae
Stammpflanze: *Schizonepeta tenuifolia*
Variante: Schizonepetae tenuifoliae herba seu flos
deutsch: Schizonepeta-Kraut, Katzenminzekraut, Nepeta
englisch: schizonepeta stem or bud

Temperaturverhalten
■□□ Tendenz warm

Geschmack *Sapor*
■□□ scharf
■□□ aromatisch

Wirkrichtung
■□□ oberflächlich

Wirkort
Oberfläche *extima*

Funktionskreis-/ Orbisbezug
■■□ Lunge *pulmonalis*
■□□ Leber *hepaticus*

Wirkung/Indikation

■■■ **Wind *ventus* ausleitend**
Kälte-Wind *algor venti*: Kopfschmerzen, Schüttelfrost, schmerzhafter Rachen, Halsschwellungen

■□□ **Oberfläche *extima* öffnend**
Kopfschmerzen, Schüttelfrost, schmerzhafter Rachen, Exantheme

■□□ **Exantheme herausbefördernd**
Exantheme durch Kälte-Wind *algor venti*, Exantheme durch Wind *ventus*, Masern, Windpocken

■□□ **Juckreiz beseitigend**
juckende Exantheme

■□□ **Kälte bei Wind *algor venti* ausleitend**
Kopfschmerzen, Schüttelfrost, schmerzhafter Rachen, Stimmverlust

■□□ **hämostyptisch**
Nasenbluten, Darmblutungen, gynäkologische Blutungen

■□□ **Ekzeme, Verbrennungen und Geschwüre**
Hautekzeme, Urticaria, Nahrungsallergien, Wind *ventus* aus dem Xue eliminierend

Physiologische/pharmakologische Wirkung blutstillend durch Verkürzung der Blutgerinnungszeit. Antipyretisch, schweißtreibend, antibiotisch, analgetisch.

Besonderes während Therapie Fisch, Krabben, Gans oder Ente vermeiden (Hautjucken kann stärker werden).

Tagesdosis 3 – 10 g, Standard 5 g **Kochzeit** 10 min

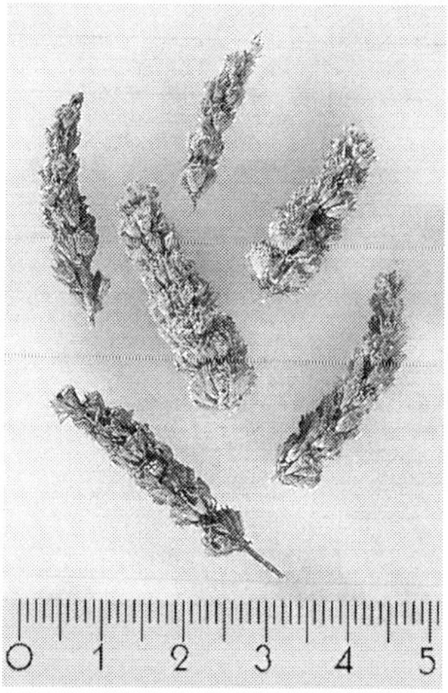

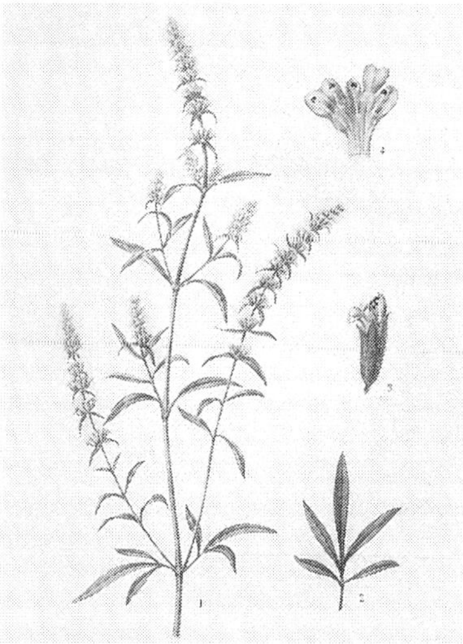

Kombinationen

- Öffnung der Oberfläche *extima* und Schweißförderung, Wind im Kopfbereich *ventus capitis*, Juckreiz → Menthae h. (Bohe) S. 64
- Kälte-Wind *algor venti* → Saposhnikoviae radix (Fangfeng) S. 46, Notopterygii rhiz. (Qianghuo) S. 42
- Hitze-Wind *calor venti* → Menthae h. (Bohe) S. 64, Mori f. (Sangye) S. 66, Chrysanthemi fl. (Juhua) S. 56 oder Lonicerae fl. (Jinyinhua) S. 222, Forsythiae fr. (Lianqiao) S. 206
- Hitze-Wind *calor venti* mit entzündeten Augen → Menthae h. (Bohe) S. 64, Scutellariae r. (Huangqin) S. 190, Chrysanthemi fl. (Juhua) S. 56
- äußere Feuchtigkeit *humor*-Belastungen → Menthae h. (Bohe) S. 64, Agastachis seu Pogostemonis h. (Huoxiang) S. 284, Eupatorii h. (Peilan) S. 294
- äußere Wind *ventus*-Schäden post partum → Angelicae sinensis r. (Danggui) S. 780, Chuanxiong rhizoma (Chuanxiong) S. 540
- akuter Husten → Menthae h. (Bohe) S. 64, Platycodi r. (Jiegeng) S. 648, Glycyrrhizae r. (Gancao) S. 728
- Masern im Frühstadium → Menthae h. (Bohe) S. 64, Arctii fr. (Niubangzi) S. 52, Cicadae periostracum (Chantui) S. 58
- juckende Ausschläge → Saposhnikoviae radix (Fangfeng) S. 46

Kontraindikation innerer Wind *ventus internus*, offene Geschwüre, voll entfaltete Masern

Gravidität Anwendung erlaubt

Zingiberis rhizoma recens 生姜
Shengjiang

Familie:	Zingiberaceae
Stammpflanze:	*Zingiber officinale*
Variante:	Zingiberis officinalis rhizoma recens, Zingiberis viridis rhizoma
deutsch:	frische Ingwerwurzel
englisch:	fresh ginger rhizome

Temperaturverhalten
■■□ Tendenz warm

Geschmack *Sapor*
■■□ scharf

Funktionskreis-/ Orbisbezug
■□□ Lunge *pulmonalis*
■□□ Milz *lienalis*
■□□ Magen *stomachi*

Wirkrichtung
■■□ absenkend

Wirkort
Mitte, oberer und mittlerer Wärmebereich *Calorium*

Wirkung/Indikation

■■□ **Oberfläche *extima* lockernd und lösend**
leichte Erkältung

■□□ **Kälte *algor* zerstreuend**
leichte Erkältung, Husten, Kälte-Wind *algor venti*

■□□ **kalten Schleim *pituita algida* umwandelnd**
bronchialer Schleim durch Kälte-Wind *algor venti*, Husten, Kälte im FK Magen *algor o. stomachi* mit Schleimbildung

■□□ **Brechreiz stillend**
Kälte *algor* in der Mitte, Verdauungsschwäche, Übelkeit

■□□ **Husten stillend**
Husten mit Schleim, dünner, heller Auswurf durch Kälte-Wind *algor venti*, bei Kälte *algor*

■□□ **entgiftend und desinfizierend**
Erbrechen, Diarrhö, Verdauungsbeschwerden durch verdorbene Speisen, v.a. Fische, Krabben

Physiologische/pharmakologische Wirkung Förderung der Magensaft- und Speichelsekretion, Anregung der Darmperistaltik, cholagog, antiemetisch, bei Appetitlosigkeit, dyspeptischen Beschwerden, Reisekrankheit.

Tagesdosis 2–6 Scheiben; Standard 3 Scheiben

Kochzeit 20 min

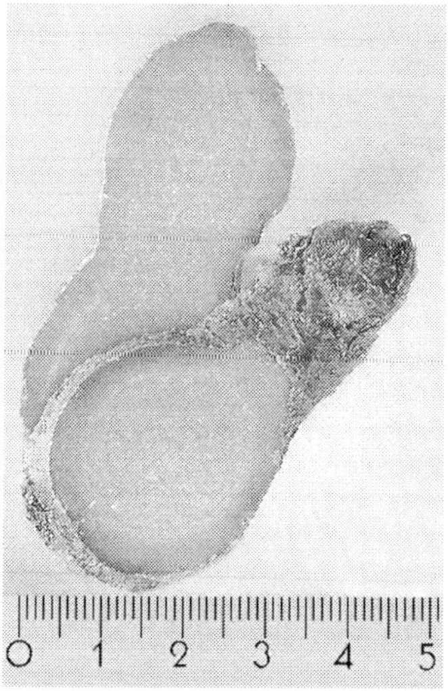

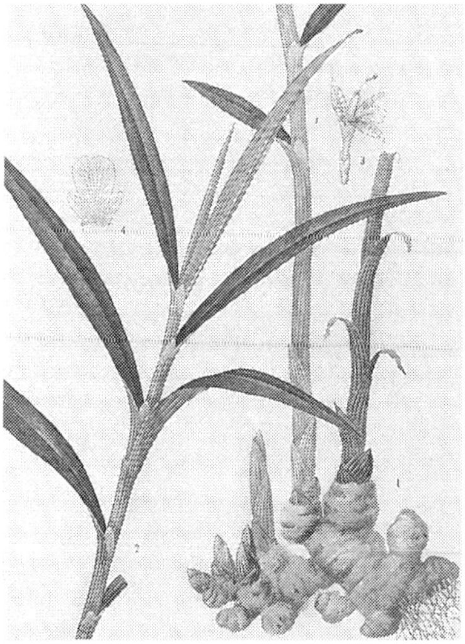

Kombinationen

- Erkältungskrankheiten → Ephedrae h. (Mahuang) S. 34, Cinnamomi cassiae ram. (Guizhi) S. 30
- Hitze im FK Magen *calor o. stomachi*, Brechreiz → Pinelliae rhiz. (Banxia) S. 86, Coptidis rhiz. (Huanglian) S. 178
- Erbrechen, Diarrhö durch Meeresfrüchte verursacht → Perillae caul. et f. (Zisuye) S. 44
- Erbrechen durch Hitze bei Schwäche des Magen-Qi *calor depletionis qi stomachi* → Bambusae in taeniam caul. (Zhuru) S. 82
- äußerer Kälte-Wind *algor venti externus*, Oberbauchschmerzen, Übelkeit, Brechreiz, Stützung des Mitten-Qi *qi medii* → Jujubae fr. (Dazao) S. 732
- produktiver Husten durch Feuchtigkeit-Schleim *humor pituitae* → Pinelliae rhiz. (Banxia) S. 86
- Husten, Kopfschmerzen, Hitze-Schleim *calor pituitae*, Aphasie, Taubheit, Schleimverstopfung → Bambusae succus (Zhuli)

Kompatibilität

- ist Antidot bei Vergiftungen durch Arisaematis rhiz. (Tiannanxing) S. 636, Hyoscyami s., Pinelliae rhiz. (Banxia) S. 86, Aconiti r. lateralis praep. (Fuzi) S. 396
- gefördert durch Zanthoxyli pericarpium (Huajiao)
- gestört durch Scutellariae r. (Huangqin) S. 190, Coptidis rhiz. (Huanglian) S. 178, Vespertili faeces (Yemingsha) S. 156

Kontraindikation Hitze im FK Lunge *calor o. pulmonalis*, Hitze im FK Magen *calor o. stomachi* mit Übelkeit und Brechreiz

Gravidität Anwendung erlaubt. Vorsicht bei getrockneter Form in hoher Dosierung (s. Zingiberis rhizoma, Ganjang, S. 416)

Arctii fructus 牛蒡子
Niubangzi

Familie: Asteraceae
Stammpflanze: *Arctium lappa*
Variante: Bardanae fructus
deutsch: Klettenfrucht
englisch: great burdock fruit

Temperaturverhalten
■□□ kalt

Wirkrichtung
■□□ emporhebend

Geschmack *Sapor*
■□□ scharf

Wirkort
Rachen und Hals

Funktionskreis-/ Orbisbezug
■□□ Lunge *pulmonalis*
■□□ Dickdarm *intestini crassi*
■□□ Magen *stomachi*

Wirkung/Indikation

■■■ **Oberfläche *extima* öffnend**
Schüttelfrost, Fieber, Exantheme

■■□ **Hitze bei Wind *calor venti* ausleitend**
Schüttelfrost, Fieber, Husten, geröteter und geschwollener Rachen

■□□ **Glut *ardor* ausleitend**
Karbunkel, Erytheme, Geschwüre, Schwellungen, Mumps

■□□ **entgiftend und desinfizierend**
Geschwüre, Schwellungen, Karbunkel

■□□ **Exantheme herausbefördernd**
Masern

■□□ **Trockenheit *ariditas* befeuchtend**
Befeuchtung der FK Dünn- und Dickdarm *oo. intestinorum*

■□□ **laxierend**
Obstipation durch Hitze-Wind *calor venti*

■□□ **Juckreiz beseitigend**
allergische Hautreaktionen, Exantheme, Urticaria

Physiologische/pharmakologische Wirkung das enthaltene Arctigenin wirkt als Entzündungsmediator und Thrombozytenaggregationshemmer. Antibiotisch (Streptococcus pneumoniae, einige Pilze), diuretisch, tierexperimentell antidiabetisch (Senkung Blutzuckerspiegel). Aufgrund einer möglichen Hyopglykämie Vorsicht bei Kombination mit Insulin oder anderen Antidiabetika (Synergismus). Hepatoprotektiv bei Schäden durch Chemikalien durch antioxidative Wirkung auf die Hepatozyten.

Tagesdosis 3–10 g, Standard 6 g **Kochzeit** 20 min

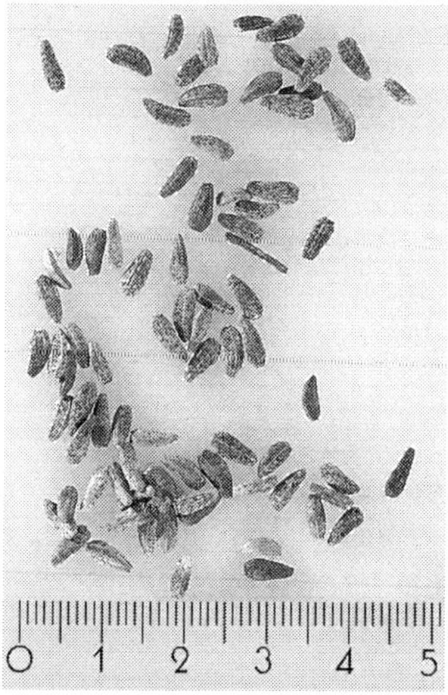

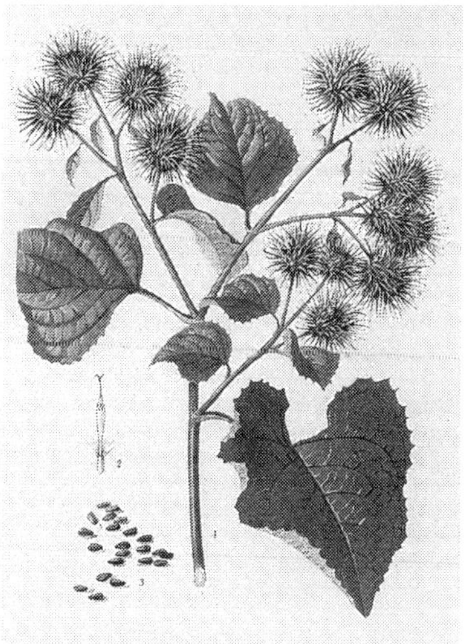

Kombinationen

- Entzündungen des Rachens, Husten durch äußeren Hitze-Wind *calor venti* → Platycodi r. (Jiegeng) S. 648, Menthae h. (Bohe) S. 64
- Schmerzen, Schwellungen bei Karbunkeln → Angelicae dahuricae r. (Baizhi) S. 26, Platycodi r. (Jiegeng) S. 648, Lonicerae fl. (Jinyinhua) S. 222
- Schmerzen, Schwellungen des Rachens, Ulzerationen und Abszesse von Zunge und Mund → Forsythiae fr. (Lianqiao) S. 206
- Mumps → Isatidis r. (Banlangen) S. 216, Forsythiae fr. (Lianqiao) S. 206, Chrysanthemi fl. (Juhua) S. 56
- Halsschmerzen, Schwellung des Rachens → Schizonepetae h. (Jingjie) S. 48

Kontraindikation Schwäche *depletio* des Qi der Mitte mit Diarrhö; bereits eröffnete Geschwüre; nicht in der Stillzeit verwenden, da es die Laktation hemmen kann.

Gravidität Anwendung erlaubt

Bupleuri radix 柴胡
Chaihu

Familie: Apiaceae
Stammpflanzen: *Bupleurum chinense, Bupleurum scorzoneri folium*
deutsch: chinesische Hasenohrwurzel
englisch: hare's ear root, kindling of the barbarians

Temperaturverhalten
■□□ Tendenz kalt

Geschmack *Sapor*
■□□ bitter, scharf
■□□ aromatisch

Funktionskreis-/ Orbisbezug
■■□ Leber *hepaticus*
■■□ Gallenblase *felleus*
■□□ Herzbeutel *pericardialis*
■■□ Drei Wärmebereiche *tricalorii*

Meldearznei
Leber-Leitbahn *s. hepatica*, Herzbeutel-Leitbahn *s. pericardialis*, Gallenblasen-Leitbahn *s. fellea*, Drei-Wärmebereiche-Leitbahn *s. tricalorii*

Wirkrichtung
■■□ emporhebend, das Leber-Qi *qi hepaticum*

Wirkort
Leitbahnen, Ohr
oberer Wärmebereich *Calorium*

Wirkung/Indikation

■■□ **Oberfläche *extima* lockernd und lösend**
fiebrige Erkrankungen, Schüttelfrost, Fieber, Wechselfieber, bitterer Mundgeschmack

■■□ **Qi bewegend und regulierend**
Fülle im FK Leber *repletio o. hepaticus*: Schwindel, Benommenheit, Schmerzen in Brustbereich und Flanken, emotionale Labilität, Menstruationsstörungen, Hitzewallungen, Tinnitus

■■■ **Qi emporhebend**
Milz- und Magen-Qi *qi lienale et stomachi*: Kollaps des Mitten-Qi, Hämorrhoiden, Analprolaps, Uterusprolaps, Müdigkeit

■■□ **Yang emporhebend**
Müdigkeit, Abgeschlagenheit, Prolaps

■■□ **Hitze bei Wind *calor venti* ausleitend**
fiebrige Erkrankungen, Schüttelfrost, bitterer Mundgeschmack

■□□ **feuchte Hitze *calor humidus* ausleitend**
Hepatitis, Cholezystitis, Cholangitis, Cholezystopathie, Gastritis

Physiologische/pharmakologische Wirkung die enthaltenen Saponine wirken im Tierversuch antipyretisch, ödemprotektiv und antiinflammatorisch. Eine Induzierung der Ausschüttung von Corticosteron, ein leberprotektiver Effekt, eine sedative und analgetische Wirkung wurde nachgewiesen. Der Droge werden antitussive, antiulzerogene und blutdrucksenkende Eigenschaften zugeschrieben.

Tagesdosis 3 – 12 g, Standard 3 g **Kochzeit** 20 min

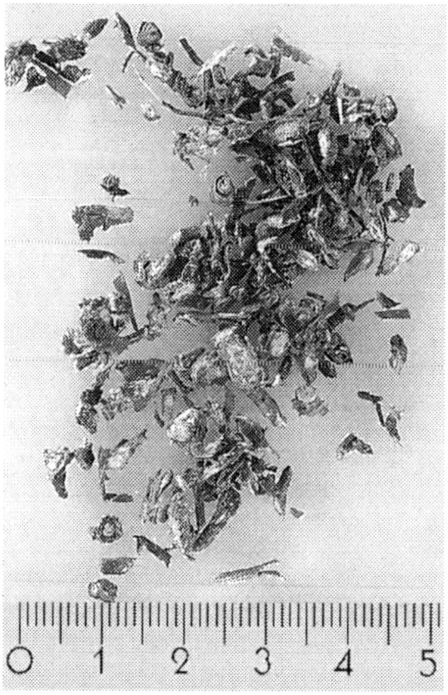

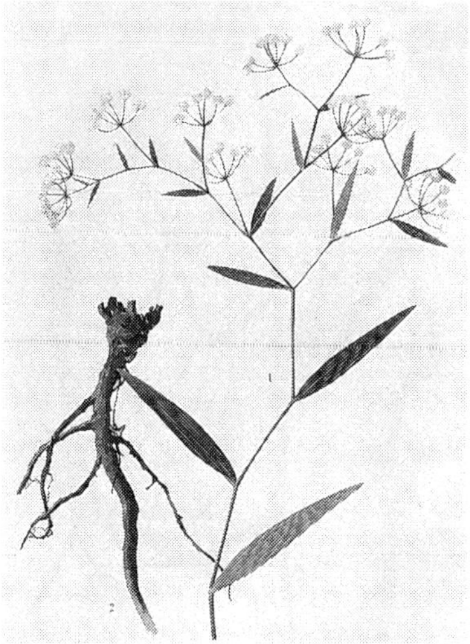

Kombinationen

- Erkrankungen im Kleinen Yang *yang minor* mit Schüttelfrost und Fieber, bitterem Mundgeschmack, trockenem Rachen, Benommenheit, Völlegefühl, Schmerzen in Brust und Flanken → Scutellariae r. (Huangqin) S. 190
- Schwindel, Tinnitus, Benommenheit, Brust- und Rippenschmerzen, Menstruationsstörungen, Stagnation des Leber-Qi *qi hepaticum*, Stasen des Xue → Paeoniae radix lactiflora (Baishao) S. 788, Angelicae sinensis r. (Danggui) S. 780, Chuanxiong rhizoma (Chuanxiong) S. 540
- ziehende Schmerzen in der Brust, abdominelle Schmerzen, Inappetenz → Citri aurantii fr. (Zhike) S. 490
- Interkostalschmerzen, Stagnation des Leber-Qi *qi hepaticum* → Citri reticulatae vir. peric. (Qingpi) S. 498
- Depressionsneigung, ziehende Schmerzen in der Brust, Menstruationsstörungen, Xue-Schwäche *depletio xue*, Stagnationen des Xue → Menthae h. (Bohe) S. 64
- Hepatitis, Schmerzen im rechten Oberbauch → Glycyrrhizae r. (Gancao) S. 728

Kompatibilität

- gefördert durch Pinelliae rhiz. (Banxia) S. 86
- beschränkt durch Asteris r. (Ziwan) S. 678, Veratri nigri r. et rhiz. (Lilu)
- gestört durch Gleditsiae fr. (Zaojiao) S. 642

Kontraindikation Husten bei Yin-Schwäche *depletio yin*, hochschlagendes Leber-Yang *yang hepaticum*, Glut im FK Leber *ardor o. hepatici*

Gravidität Anwendung mit Vorsicht

Toxizität aufgrund von Todesfällen, deren Ursache in einer Kombination von Bupleuri r. mit Interferon bei einer Hepatitis-Therapie vermutet wurde, sollte die gleichzeitige Anwendung mit Interferon vermieden werden (erhöhte Pneumonie-Inzidenz).

Chrysanthemi flos 菊花
Juhua

Familie: Asteraceae
Stammpflanzen: *Chrysanthemum morifolium, Dendranthema grandiflora*
deutsch: Chrysanthemenblüten
englisch: chrysanthemum flower

Temperaturverhalten
■□□ Tendenz kalt

Geschmack *Sapor*
■□□ süß
■□□ bitter

Funktionskreis-/ Orbisbezug
■■□ Leber *hepaticus*
■□□ Lunge *pulmonalis*

Wirkrichtung
■□□ absenkend

Wirkort
Kopf und Augen, Haut

Wirkung/Indikation

■■□ **Oberfläche *extima* öffnend**
Kopfschmerz, Fieber

■■□ **Wind *ventus* ausleitend**
Fieber, Kopfschmerzen, Benommenheit, gerötete Augen

■■□ **Hitze bei Wind *calor venti* ausleitend**
gerötete, schmerzhafte, trockene Augen, unscharfes Sehen, Schwindel

■□□ **Hitze *calor* kühlend**
Xue-Hitze *calor xue*: tiefe, eitrige Geschwüre, Furunkel, infizierte, schmerzhafte Wunden

■■□ **Augen und Kopf klärend**
Benommenheit, Kopfschmerzen, gerötete Augen, Augentrockenheit, Glaukom

■■□ **Ekzeme, Verbrennungen und Geschwüre**
eitrige Geschwüre, Furunkel, infizierte Wunden

■□□ **Funktionskreis Leber *o. hepaticus* harmonisierend und stützend**
hochschlagendes Yang: Kopfschmerzen, Schwindel, Taubheit, gerötete Augen, Schwerhörigkeit, Tinnitus, Hypertonus

■□□ **Exantheme herausbefördernd**
allergische Hautreaktionen

Physiologische/pharmakologische Wirkung in vitro antibiotisch; Anwendung bei Hypertonie und Arteriosklerose; enthält u. a. Vitamin B_1.

Besonderes Bei Augen- und Hauterkrankungen ist auch äußerliche Anwendung möglich.

Tagesdosis 3 – 15 g, Standard 10 g

Kochzeit Blüten am Schluss zugeben, kurz aufkochen und 3 min ziehen lassen

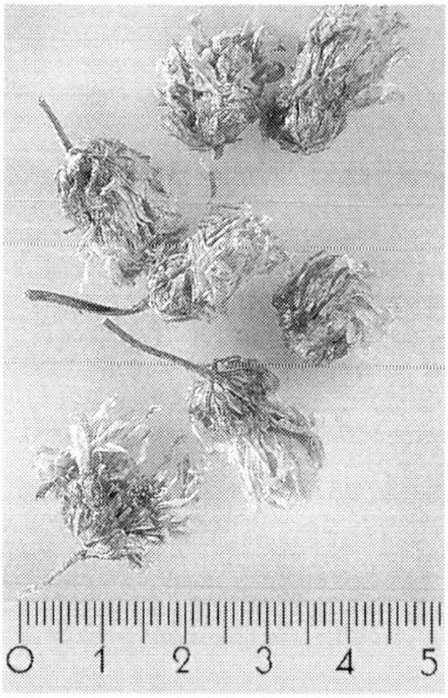

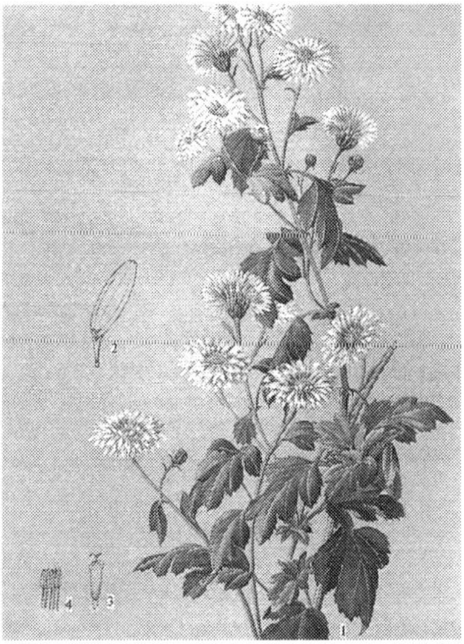

Kombinationen

- Kopfschmerzen durch Hitze-Wind *calor venti* oder hochschlagendes Leber-Yang *yang hepaticum* → Chuanxiong rhizoma (Chuanxiong) S. 540
- Benommenheit, verschwommene Sicht durch Schwäche im FK Leber *depletio o. hepaticus*, Schwäche im FK Niere *depletio o. renalis* → Lycii fr. (Gouqizi) S. 812
- Kopfschmerzen, Benommenheit, Schwindel durch hochschlagendes Leber-Yang *yang hepaticum*, Krampfanfälle, Konvulsionen der Kinder durch Wind im FK Leber *ventus o. hepatici* → Paeoniae radix lactiflora (Baishao) S. 788, Haliotidis concha (Shijueming) S. 462, Gastrodiae rhiz. (Tianma) S. 458, Uncariae ramulus cum uncis (Gouteng) S. 472
- Kopfschmerzen, Benommenheit, gerötete Augen, Hitze-Wind *calor venti* → Mori f. (Sangye) S. 66, Forsythiae fr. (Lianqiao) S. 206, Menthae h. (Bohe) S. 64, Saposhnikoviae radix (Fangfeng) S. 46, Tribuli fr. (Baijili) S. 470
- Kopfschmerzen, Drehschwindel, gerötete Augen, Sehstörungen, Schwerhörigkeit, Tinnitus → Haliotidis concha (Shijueming) S. 462, Rehmanniae praep. r. (Shudihuang) S. 792, Paeoniae radix lactiflora (Baishao) S. 788, Antelopis cornu (Lingyangjiao)
- schlechtheilende Infektionen, toxische Schwellungen → Lonicerae fl. (Jinyinhua) S. 222
- eiternde Geschwüre, Furunkel → Violae h. (Zihua diding) S. 260, Taraxaci h. cum radice (Pugongying) S. 256

Kompatibilität gefördert durch Atractylodis rhiz. (Cangzhu) S. 292, Mori cortex (Sangbaipi) S. 688, Lycii fr. (Gouqizi) S. 812, Isatidis f. (Daqingye) S. 168

Kontraindikation Schwäche *depletio* des Qi der Mitte, Inappetenz, Diarrhö

Gravidität Anwendung erlaubt

Cicadae periostracum 蝉蜕
Chantui

zoologischer Name: *Cryptotympana atrata, C. pustulata*
deutsch: Zikadenpanzer
englisch: cicada moulting

Temperaturverhalten
■□□ kalt

Wirkrichtung
■□□ emporhebend

Geschmack *Sapor*
■□□ süß, salzig

Wirkort
Rachen und Hals, Haut

Funktionskreis-/ Orbisbezug
■□□ Lunge *pulmonalis*
■■□ Leber *hepaticus*

Wirkung/Indikation

■■□ **Oberfläche *extima* öffnend**
Kopfschmerz, Fieber

■■□ **Hitze bei Wind *calor venti* ausleitend**
schmerzhafter Rachen, Fieber, Husten, Heiserkeit, Stimmverlust

■□□ **Exantheme herausbefördernd**
Masern, Windpocken, Fieberexantheme

■■□ **krampflösend**
Fieberkrämpfe durch Wind *ventus*, klonisch-tonische Krämpfe, Spasmen, Delirium, pavor nocturnus, Hilfsarznei bei Tetanus

■□□ **Augen und Kopf klärend**
gerötete, schmerzhafte, geschwollene Augen, Katarakt, Sehstörungen

■□□ **Wind *ventus* ausleitend**
Heiserkeit, Stimmverlust, Schmerzen, Rachenaffektionen, gerötete Augen, Exantheme

■□□ **Juckreiz beseitigend**
Hautaffektionen, Windpocken, Exantheme

■□□ **Glut *ariditas* befeuchtend**
Hitze des Xue *calor xue* wird gekühlt, dadurch Säfte zur Befeuchtung bereitgestellt, Heiserkeit, Juckreiz, Urticaria, Ekzeme, Neurodermitis

Physiologische / pharmakologische Wirkung suppressiv auf ZNS: sedierend, verstärkt die sedierende Wirkung von Barbituraten oder anderen ZNS-wirksamen Medikamenten und verringert den stimulierenden Effekt von Coffein; deshalb Vorsicht beim Autofahren oder Bedienen von Maschinen.

Toxizität Daueranwendung der Droge kann Qi und Yin konsumieren.

Tagesdosis 3 – 10 g, Standard 6 g **Kochzeit** 20 min

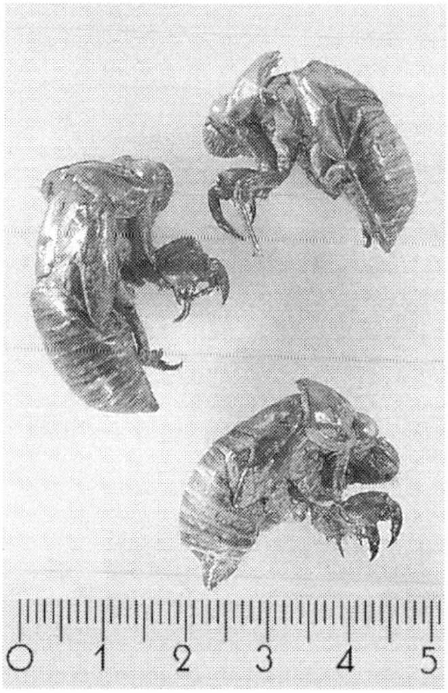

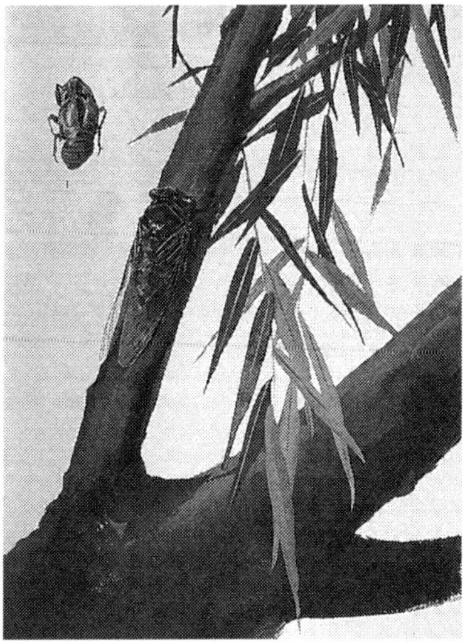

Kombinationen

- Masern, juckende Hautausschläge, gerötete Augen → Menthae h. (Bohe) S. 64, Chrysanthemi fl. (Juhua) S. 56, Mori f. (Sangye) S. 66, Tribuli fr. (Baijili) S. 470
- Masern → Puerariae r. (Gegen) S. 68, Arctii fr. (Niubangzi) S. 52
- Rachenaffektionen, Hitze-Wind *calor venti*, Husten, Heiserkeit, Stimmverlust → Arctii fr. (Niubangzi) S. 52, Menthae h. (Bohe) S. 64, Forsythiae fr. (Lianqiao) S. 206, Glycyrrhizae r. (Gancao) S. 728, Platycodi r. (Jiegeng) S. 648, Sterculiae lychnophorae semen (Pangdahai) S. 672
- nächtliche Krampfanfälle, Konvulsionen durch Wind im FK Leber *ventus o. hepatici* → Scorpio (Quanxie) S. 468, Bombyx batryticatus (Jiangcan) S. 456, Uncariae ramulus cum uncis (Gouteng) S. 472, Mori f. (Sangye) S. 66
- Hitze-Wind *calor venti*, Halsaffektionen, Schmerzen, Husten, Heiserkeit, Stimmverlust → Arctii fr. (Niubangzi) S. 52, Menthae h. (Bohe) S. 64, Forsythiae fr. (Lianqiao) S. 206, Glycyrrhizae r. (Gancao) S. 728, Platycodi r. (Jiegeng) S. 648
- Hitze-Wind der Leber *calor venti hepatici*, gerötete Augen, geschwollene Augen → Chrysanthemi fl. (Juhua) S. 56, Tribuli fr. (Baijili) S. 470

Kontraindikation Schwäche *depletio* der Oberfläche *extima*

Gravidität Anwendung verboten

Cimicifugae rhizoma
Shengma

升麻

Familie: Ranunculaceae
Stammpflanze: *Cimicifuga foetida*, u.a.
deutsch: Silberkerzenwurzelstock, Schlangenwurzel
englisch: bugbane rhizome, ascending hemp

Temperaturverhalten
■□□ Tendenz kalt

Geschmack *Sapor*
■□□ süß
■□□ bitter
■□□ scharf

Funktionskreis-/ Orbisbezug
■■□ Milz *lienalis*
■■□ Magen *stomachi*
■□□ Lunge *pulmonalis*
■□□ Dickdarm *intestini crassi*

Meldearznei
Dickdarm-Leitbahn *s. intestini crassi*, Magen-Leitbahn *s. stomachi*

Wirkrichtung
■■□ emporhebend

Wirkort
Oberfläche *extima*, oberer Wärmebereich *Calorium*

Wirkung/Indikation

■□□ **Oberfläche *extima* öffnend**
Exantheme im Frühstadium, Masern

■□□ **Exantheme herausbefördernd**
Exantheme im Frühstadium, Masern

■□□ **entgiftend und desinfizierend**
Exantheme, Schwellungen, Geschwüre, Ulzerationen, schmerzhafter, geschwollener Rachen

■■□ **Qi emporhebend**
Qi der Mitte: chronische Diarrhö, Analprolaps, Uterusprolaps

■□□ **Hitze *calor* kühlend**
hohes Fieber, Exantheme, Geschwüre, entzündetes Zahnfleisch, Geschwüre der Zunge, geschwollener, schmerzhafter Rachen

■□□ **Hitze bei Wind *calor venti* ausleitend**
Exantheme, Masern

Physiologische/pharmakologische Wirkung in vitro antibiotisch, antimykotisch, antipyretisch, mild entzündungshemmend und analgetisch. Die westlich verwandte Cimicifuga racemosa wird bei prämenstruellen, dysmenorrhoischen und klimakterischen Beschwerden eingesetzt.

Toxizität Überdosierung kann Kopfschmerzen, Schwindel, Erbrechen, Tremor, Gastroenteritis, evtl. Delirium, und Atemnot verursachen.

Tagesdosis 1 – 10 g, Standard 6 g **Kochzeit** 20 min

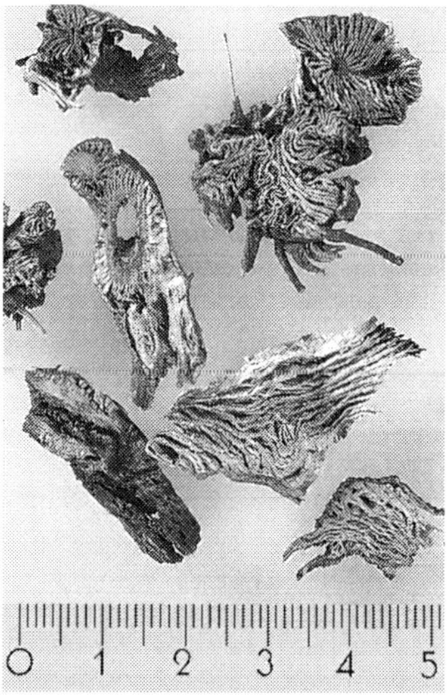

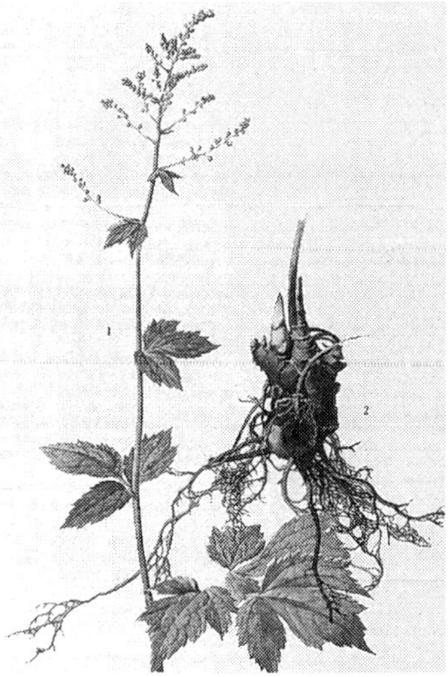

Kombinationen

- Exantheme durch toxische Glut *ardor toxicus* → Arctii fr. (Niubangzi) S. 52, Isatidis f. (Daqingye) S. 168
- Exanthemkrankheiten im Frühstadium → Puerariae r. (Gegen) S. 68
- Schwellung des Gaumens, Zahnschmerzen, Glut in den FK Herz und Milz *ardor oo. cardialis et lienalis*, Mund- und Zungenulzerationen → Coptidis rhiz. (Huanglian) S. 178
- geschwollener, schmerzhafter Rachen, Hitze-Wind *calor venti*, Engegefühl im Hals → Platycodi r. (Jiegeng) S. 648, Scrophulariae r. (Xuanshen) S. 176
- Kopfschmerzen im Bereich Überstrahlendes Yang *splendor yang* → Angelicae dahuricae r. (Baizhi) S. 26
- Dysenterie, Rektumprolaps, Uterusprolaps aufgrund Schwäche *depletio* des Qi der Mitte, Erysipel am Kopf oder Gesicht → Bupleuri r. (Chaihu) S. 54
- hohes Fieber, Exantheme, Schwellungen, Geschwüre → Forsythiae fr. (Lianqiao) S. 206, Paeoniae radix rubra (Chishaoyao) S. 172, Angelicae sinensis r. (Danggui) S. 780
- chronische Diarrhö, Rektumprolaps, Uterusprolaps, Schwäche des Mitten-Qi *depletio qi medii* → Bupleuri r. (Chaihu) S. 54, Pseudoginseng r., Astragali r. (Huangqi) S. 718

Kontraindikation Glut *ardor* aufgrund Yin-Schwäche *depletio yin*, vollständig ausgebrochene Masern, Atembeschwerden

Gravidität Anwendung mit Vorsicht

Equiseti hiemalis herba 木贼
Muzei

Familie:	Equisetaceae
Stammpflanze:	*Equisetum hyemale*
deutsch:	Winterschachtelhalmkraut
englisch:	scouring rush, wood thief

Temperaturverhalten
■□□ neutral

Wirkrichtung
■□□ absenkend

Geschmack *Sapor*
■□□ süß, bitter

Wirkort
Kopf und Augen

Funktionskreis-/ Orbisbezug
■□□ Lunge *pulmonalis*
■□□ Leber *hepaticus*
■□□ Gallenblase *felleus*

Wirkung/Indikation

■□□ **Hitze bei Wind *calor venti* ausleitend**
Schwäche im FK Leber *depletio o. hepaticus*: gerötete, schmerzhafte, geschwollene Augen, unscharfes Sehen, Tränenfluss, Katarakt, Sehtrübung, Diarrhö, Fluor albus, starke Menstruation

■□□ **Augen und Kopf klärend**
Sehtrübung, gerötete Augen, Pterygium, Schwäche im FK Leber *depletio hepatici*

■□□ **Glut *ardor* kühlend**
gerötete Augen, Sehstörungen

■□□ **hämostyptisch**
starke Menstruationsblutungen, Hämorrhoiden-Blutung

Physiologische/pharmakologische Wirkung Anwendung bei Silikose. Mild antiinflammatorisch, diuretisch, sedierend, Thrombozytenaggregation hemmend, tierexperimentell antihypertensiv. Keine Langzeitanwendung. Das westlich verwandte Equisetum arvense wirkt schwach diuretisch und wird bei Pyelonephritis, Bakteriurie und bei posttraumatischen Ödemen angewendet.

Tagesdosis 3 – 10 g, Standard 5 g **Kochzeit** 20 min

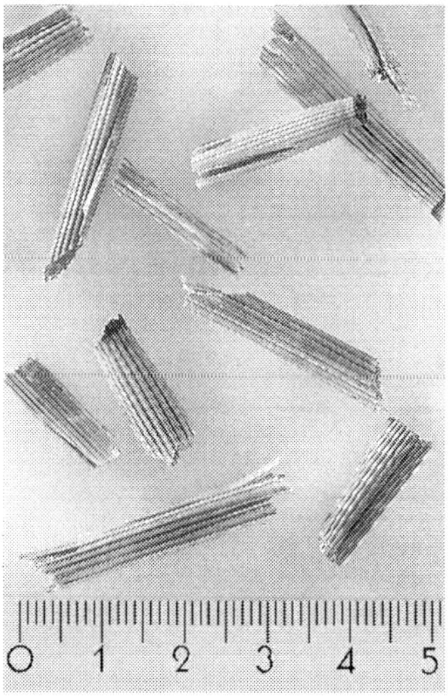

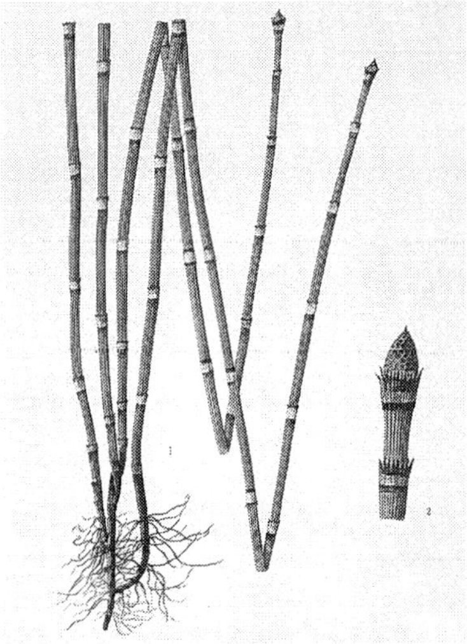

Kombinationen

- gerötete Augen, Augenaffektionen, Schwäche im FK Leber *depletio o. hepaticus* → Chrysanthemi fl. (Juhua) S. 56, Broussonetiae fr. (Chushizi) S. 798
- juckende Augen, Pterygium, starker Tränenfluss → Tribuli fr. (Baijili) S. 470
- unscharfe Sicht, starker Tränenfluss → Atractylodis rhiz. (Cangzhu) S. 292
- blutende Hämorrhoiden, Hitze oder Glut des Xue *calor/ardor xue* → Scutellariae r. (Huangqin) S. 190, Sanguisorbae r. (Diyu) S. 618

Kontraindikation häufige Miktion, Säftemangel oder Schwäche *depletio* des Qi

Gravidität Anwendung verboten

Menthae herba 薄荷
Bohe

Familie: Lamiaceae
Stammpflanzen: *Mentha haplocalyx* oder *M. arvensis*
Variante: Menthae arvensis herba
deutsch: chinesisches Ackerminzekraut
englisch: field mint

Temperaturverhalten
■■□ kalt

Geschmack *Sapor*
■■□ scharf
■□□ aromatisch

Funktionskreis-/ Orbisbezug
■□□ Lunge *pulmonalis*
■■□ Leber *hepaticus*

Wirkrichtung
■■□ emporhebend:
Qi emporhebend,
Yang absenkend

Wirkort
Kopf und Augen, Oberfläche *extima*

Wirkung/Indikation

■■□ **Hitze bei Wind *calor venti* ausleitend**
Fieber, Kopfschmerzen, Husten, Schweißlosigkeit

■■■ **Oberfläche *extima* lockernd und lösend**
Fieber, Kopfschmerzen, Schrägläufigkeiten/Heteropathien, Schweißfüße, kalte Füße

■□□ **Exantheme herausbefördernd**
Fieberexantheme, Masern im Frühstadium

■■□ **Augen und Kopf klärend**
gerötete Augen, Kopfschmerzen, Benommenheit

■■□ **Qi bewegend und regulierend**
Leber-Qi *qi hepaticum*: Druckgefühl in Brust und Flanken, emotionale Labilität, gynäkologische Beschwerden, prämenstruelles Syndrom, Depressionen, bitterer Mundgeschmack

■■□ **Yang absenkend**
Leber-Yang *yang hepaticum* absenkend mit Schwindel, Hypertonus, bitterer Mundgeschmack, Kopfschmerz, Augenbeschwerden, emotionale Störungen

■■□ **Juckreiz beseitigend**
Ekzeme, Urticaria, allergische Reaktionen

Physiologische/pharmakologische Wirkung die westlich verwandte Mentha piperita wirkt choleretisch, antiseptisch, spasmolytisch, sekretolytisch. Minzöl wird bei Katarrhen der Atemwege und bei Gallenbeschwerden, äußerlich bei Myalgien und neuralgiformen Beschwerden verwendet. Antipyretisch, schweißtreibend, entzündungshemmend.

Tagesdosis 1–8 g, Standard 4 g

Kochzeit Arzneimittel am Schluss zugeben und 10 min ziehen lassen

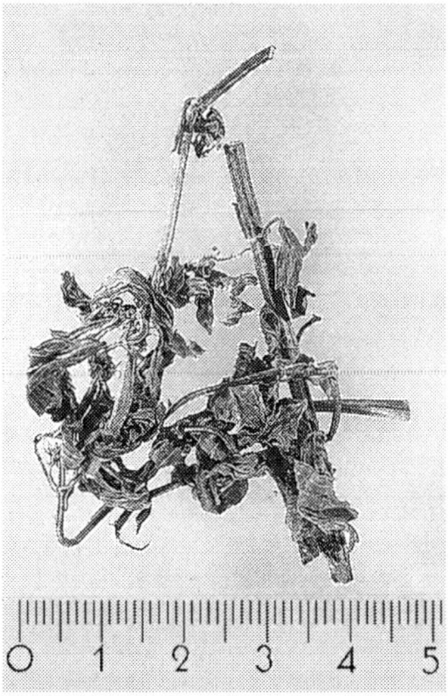

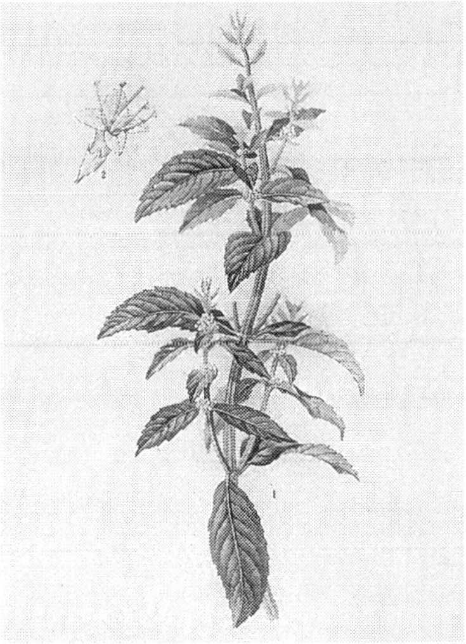

Kombinationen

- Hitze-Wind *calor venti*, Kopfschmerzen, gerötete Augen → Schizonepetae h. (Jingjie) S. 48, Scutellariae r. (Huangqin) S. 190
- Hitze-Wind *calor venti* → Schizonepetae h. (Jingjie) S. 48, Forsythiae fr. (Lianqiao) S. 206, Lonicerae fl. (Jinyinhua) S. 222
- Kopfschmerzen, Augenschmerzen, gerötete Augen, brennende Augen, Glut im FK Leber *ardor o. hepatici* → Chrysanthemi fl. (Juhua) S. 56
- Entzündung der Augen, Drüsenschwellung → Prunellae spica (Xiakucao) S. 146
- schmerzhaft geschwollener Rachen → Platycodi r. (Jiegeng) S. 648, Bombyx batryticatus (Jiangcan) S. 456
- kindliche Konvulsionen, Krampfanfälle, juckende Ausschläge → Patriniae herba (Baijiangcao) S. 230, Cicadae periostracum (Chantui) S. 58, Scorpio (Quanxie) S. 468
- Geschwüre, Verletzungen durch Hitze-Wind *calor venti*, trockener Rachen, Husten, gelber Auswurf, juckende Ausschläge → Arctii fr. (Niubangzi) S. 52
- ziehende Schmerzen in der Brust, Spannung in den Flanken → Paeoniae radix lactiflora (Baishao) S. 788, Bupleuri r. (Chaihu) S. 54

Kontraindikation Schwäche der Oberfläche *depletio extimae*, spontane Schweiße, Yin-Schwäche *depletio yin* mit Hitze *calor*-Symptomatik

Gravidität Anwendung erlaubt

Toxizität kann die Laktation behindern, deshalb keine Anwendung bei stillenden Müttern. Daueranwendung kann die Qi- und Yang-Reserven verringern.

Mori folium 桑叶
Sangye

Familie: Moraceae
Stammpflanze: *Morus alba*
deutsch: Maulbeerblätter
englisch: white mulberry leaf

Temperaturverhalten
■□□ kalt

Geschmack *Sapor*
■□□ bitter
■□□ süß

Funktionskreis-/ Orbisbezug
■■□ Lunge *pulmonalis*
■■□ Leber *hepaticus*

Wirkrichtung
■□□ absenkend,
das Leber-Yang *yang hepaticum*

Wirkort
Kopf und Augen

Wirkung/Indikation

■■■ **Oberfläche *extima* öffnend**
Kopfschmerz, gerötete Augen, Husten

■■□ **Hitze bei Wind *calor venti* ausleitend**
FK Lunge *o. pulmonalis*: Fieber, Husten, Kopfschmerzen. FK Leber *o. hepaticus*: gerötete, schmerzhafte Augen, Tränenfluss, erschwerte Augenbewegung

■□□ **Hitze *calor* kühlend**
FK Lunge *o. pulmonalis*: Husten, trockener Mund, dicker, gelber Auswurf. FK Leber *o. hepaticus*: gerötete, schmerzhafte, trockene, entzündete Augen

■■□ **Augen und Kopf klärend**
gerötete, schmerzhafte, trockene Augen, mouches volantes

■□□ **Energiebahnen und Sinne öffnend**
gerötete, schmerzhafte Augen, mouches volantes

■□□ **Hitze des Xue *calor xue* kühlend**
hämostyptisch, milde Wirkung bei blutigem Erbrechen

Physiologische / pharmakologische Wirkung antibiotisch (Staphylococcus aureus, betahämolytische Streptokokken, Bacillus dysenteriae, E. coli, Pseudomonas aeruginosa, Leptospiren), tierexperimentell blutzucker- und cholesterinsenkend.

Besonderes bei Augen- und Hauterkrankungen ist auch äußerliche Anwendung möglich.

Tagesdosis 5–15 g, Standard 10 g

Kochzeit Blätter am Schluss zugeben, kurz aufkochen und 3 min ziehen lassen

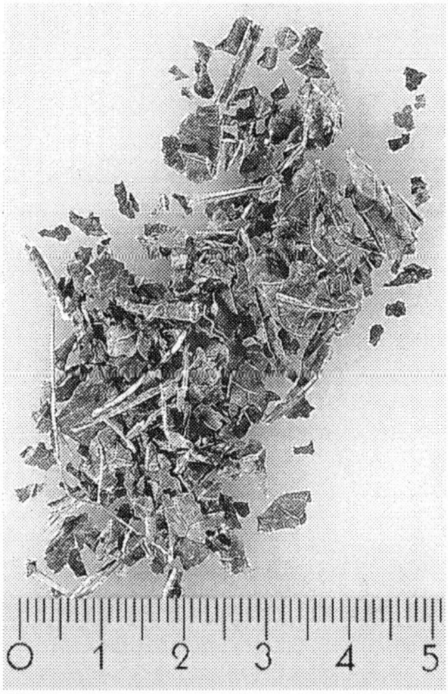

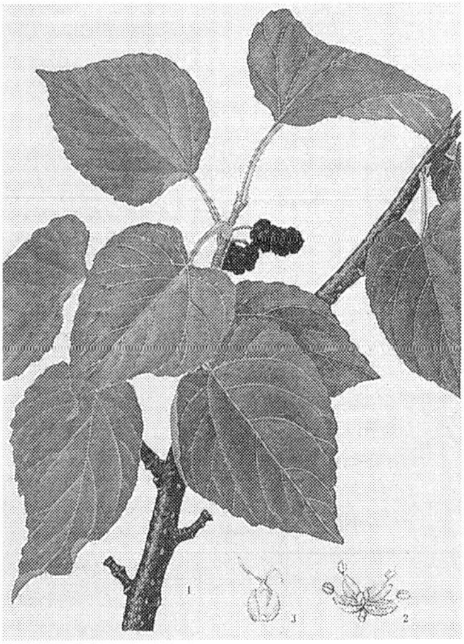

Kombinationen

- äußerer Hitze-Wind *calor venti externus* → Chrysanthemi fl. (Juhua) S. 56, Menthae h. (Bohe) S. 64, Schizonepetae h. (Jingjie) S. 48
- Husten → Chrysanthemi fl. (Juhua) S. 56, Platycodi r. (Jiegeng) S. 648, Armeniacae semen (Xingren) S. 676, Glehniae r. (Beishashen) S. 804
- Schwindel, Drehschwindel durch hochschlagendes Leber-Yang *yang hepaticum* → Chrysanthemi fl. (Juhua) S. 56, Haliotidis concha (Shijueming) S. 462, Ostreae concha (Muli) S. 436
- Schwindel und Drehschwindel durch Hitze *calor* aufgrund von Schwäche in den FK Leber und Niere *depletio oo. hepaticus et renalis* → Sesami s. (Heizhima) S. 820
- Krämpfe und Spasmen durch Wind im FK Leber *ventus o. hepatici* → Chrysanthemi fl. (Juhua) S. 56, Uncariae ramulus cum uncis (Gouteng) S. 472, Antelopis cornu (Lingyangjiao)
- gerötete, geschwollene und schmerzhafte Augen durch Hitze im FK Leber *calor o. hepatici* → Chrysanthemi fl. (Juhua) S. 56, Equiseti h. (Muzei) S. 62, Prunellae spica (Xiakucao) S. 146
- Augenaffektionen, gerötete, schmerzhafte Augen, Tränenfluss, erschwerte Bewegung der Augen durch Hitze-Wind im FK Leber *calor venti o. hepatici* → Chrysanthemi fl. (Juhua) (auch äußerlich)
- Hitze-Wind im FK Lunge *calor venti o. pulmonalis*, Fieber, Husten → Chrysanthemi fl. (Juhua) S. 56, Forsythiae fr. (Lianqiao) S. 206, Menthae h. (Bohe) S. 64, Schizonepetae h. (Jingjie) S. 48

Gravidität Anwendung erlaubt

Puerariae radix 葛根
Gegen

Familie: Fabaceae
Stammpflanze: *Pueraria lobata* u. a.
deutsch: Kopoubohnenwurzel
englisch: kudzu root

Temperaturverhalten
■□□ neutral

Geschmack *Sapor*
■□□ süß
■□□ scharf

Funktionskreis-/ Orbisbezug
■□□ Milz *lienalis*
■□□ Magen *stomachi*

Meldearznei
mittlerer Wärmebereich *Calorium*

Wirkrichtung
■■■ emporhebend

Wirkort
Mitte, mittlerer Wärmebereich *Calorium*, Oberfläche *extima*

Wirkung/Indikation

■■□ **Körpergewebe lösend**
Verspannungen, Schrägläufigkeiten/Heteropathien mit Fieber, Kopfschmerzen, Nackensteife, verspannter Rückenmuskulatur, Schüttelfrost ohne Schweiß

■□□ **Oberfläche *extima* lockernd und lösend**
Schüttelfrost ohne Schweiß

■□□ **Exantheme herausbefördernd**
Masern, Windpocken

■□□ **Säfte ergänzend**
Hitze im FK Magen *calor o. stomachi*, starker Durst

■□□ **Diarrhö beendend**
Schwäche im FK Milz *depletio o. lienalis* mit Diarrhö, feuchte Hitze *calor humidus*-bedingte Dysenterie

■■□ **Qi emporhebend**
Schwäche im FK Milz *depletio o. lienalis*, Diarrhö

■□□ **Wind *ventus* ausleitend**
Kopfschmerzen, Verspannungen, Exantheme

Physiologische/pharmakologische Wirkung erweitert die Koronarien, löst Gefäßspasmen, erniedrigt den Sauerstoffbedarf des Herzmuskels, im Gehirn auch gefäßerweiternd und Verbesserung der Perfusion; antihypertensiv; mild antipyretisch; Blutzuckerspiegel erniedrigend; intestinale Spasmen und Krämpfe lösend, tierexperimentell Hemmung der Thrombozytenaggregation und Verringerung des Verlangens nach Alkohol. Vorsicht bei Kombination mit Antidiabetika (Hypoglycämie), Antikoagulantien oder Thrombozytenaggregationshemmern.

Tagesdosis 3–15 g, Standard 10 g **Kochzeit** 20 min

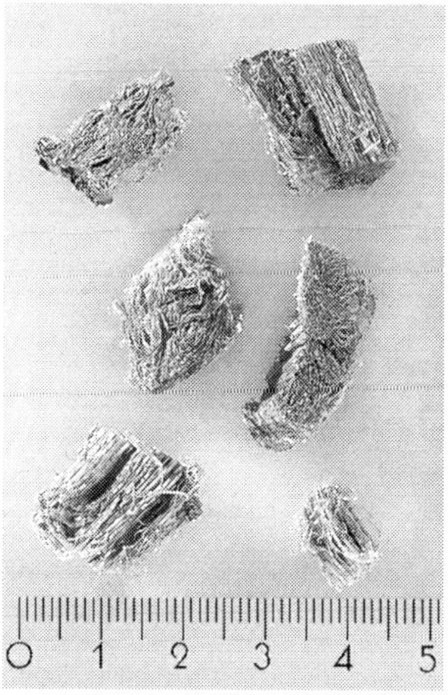

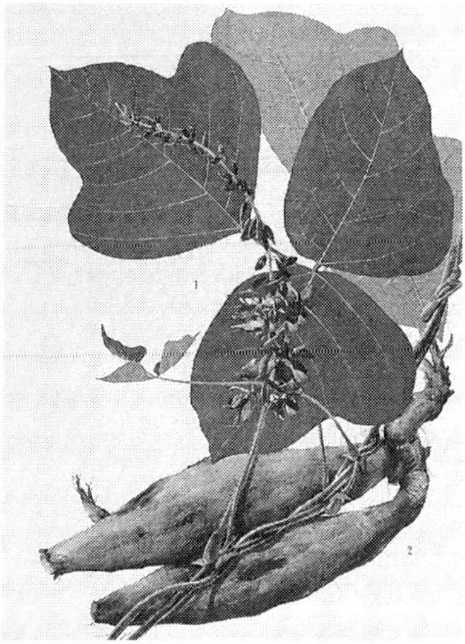

Kombinationen

- äußerer Kälte-Wind *algor venti externus* mit Steifheit, Spannung in Nacken und oberem Rücken → Ephedrae h. (Mahuang) S. 34, Cinnamomi cassiae ram. (Guizhi) S. 30, Paeoniae radix lactiflora (Baishao) S. 788
- äußerer Hitze-Wind *calor venti externus* → Bupleuri r. (Chaihu) S. 54, Scutellariae r. (Huangqin) S. 190
- vermehrter Durst infolge Glut im FK Magen *ardor o. stomachi* → Trichosanthis r. (Tianhuafen) S. 148, Ophiopogonis r. (Maimendong) S. 814
- Masern im Frühstadium → Cimicifugae rhiz. (Shengma) S. 60, Schizonepetae h. (Jingjie) S. 48, Menthae h. (Bohe) S. 64
- Diarrhö durch Hitze *calor* oder Glut *ardor*, Säftebeeinträchtigung, Diarrhö durch Schwäche *depletio* des Qi der Mitte → Dioscoreae rhiz. (Shanyao) S. 724
- Diarrhö, Dysenterie durch Hitze *calor* oder feuchte Hitze *calor humidus* → Coptidis rhiz. (Huanglian) S. 178, Scutellariae r. (Huangqin) S. 190
- Diarrhö durch Schwäche *depletio* der Mitte → Atractylodis macrocephalae rhiz. (Baizhu) S. 720, Poria (Fuling) S. 340
- Nachwirkungen von Trunkenheit, Alkoholabusus, Alkoholexzess → Puerariae fl., Chrysanthemi fl. (Juhua) S. 56

Gravidität Anwendung erlaubt

Sojae semen germinatum 豆卷
Doujuan

Familie: Fabaceae
Stammpflanze: *Glycine max.*
Variante: Glycinis germinatum semen
deutsch: Sojasprossen, gekeimte Sojabohnen
englisch: young soybean sprout

Temperaturverhalten
■□□ neutral

Geschmack *Sapor*
■□□ süß

Funktionskreis-/ Orbisbezug
■□□ Magen *stomachi*
■□□ Milz *lienalis*

Wirkrichtung
■□□ absenkend

Wirkort
Mitte, mittlerer Wärmebereich *Calorium*, Leitbahnen

Wirkung/Indikation

■□□ **Feuchtigkeit *humor* umwandelnd**
rheumatoide Symptomatik, Gelenkbeschwerden, Gedunsenheit, Ödeme, Muskelkrämpfe

■□□ **feuchte Hitze *calor humidus* ausleitend**
Fieber mit wenig Schweiß, Tympanie, Verdauungsstillstand, Obstipation, Müdigkeit, Abgeschlagenheit, Inappetenz

■□□ **Oberfläche *extima* lockernd und lösend**
Ausleitung von Feuchtigkeit-Bi *humor-bi*, rheumatoide Symptomatik, Beschwerden im Leitbahnbereich

■□□ **Sommerhitze *aestus* ausleitend**
Fieber, fiebrige Erkrankungen im Sommer, Fieber mit wenig Schweiß, Abgeschlagenheit

■□□ **Hitze *calor* kühlend**
Fieber, wenig Schweiß, Obstipation, rheumatoide Symptomatik

Physiologische/pharmakologische Wirkung schweißtreibend

Besonderes Als Dekokt oder geröstet bis zu 250 g täglich. Wird meist mit Ephedra herba (Mahuang) vorbehandelt, um die schweißtreibende Wirkung zu unterstützen.

Tagesdosis 10–15 g, Standard 10 g **Kochzeit** 20 min

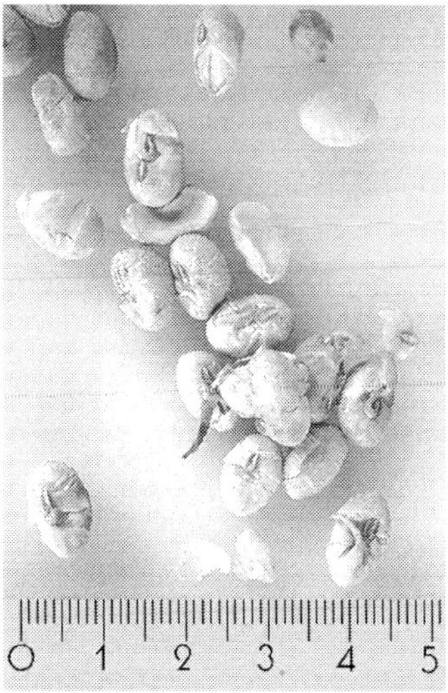

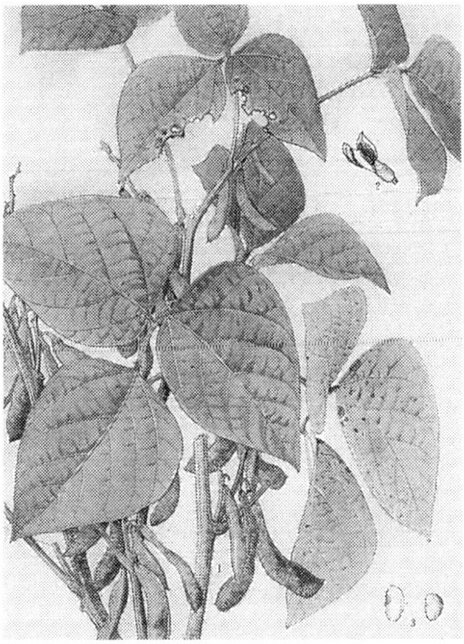

Kombinationen

- Feuchtigkeit *humor* mit Gliederschmerzen, epigastrische Schmerzen → Agastachis h. (Huoxiang) S. 284, Tetrapanacis medulla (Tongcao) S. 348
- Sommerhitze *aestis* → Perillae, fol. (Zisuye) S. 44

Kompatibilität

- gefördert durch Peucedani r. (Qianhu) S. 668, Ostreae concha (Muli) S. 436, Armeniacae semen (Xingren) S. 676
- gestört durch Sargassum (Haizao) S. 670, Gentianae r. (Longdancao) S. 184

Gravidität Anwendung erlaubt

Sojae semen praeparatum 大豆卷
Dandouchi

Familie: Fabaceae
Stammpflanze: *Glycine max.*
deutsch: unterschiedlich vorbehandelte Sojabohnen
englisch: prepared soybean

Temperaturverhalten
■□□ warm

Geschmack *Sapor*
■□□ scharf
■□□ süß

Wirkrichtung
■□□ absenkend

Wirkort
oberer Wärmebereich *Calorium*, mittlerer Wärmebereich *Calorium*

Funktionskreis-/ Orbisbezug
■■□ Lunge *pulmonalis*
■□□ Magen *stomachi*

Wirkung/Indikation

■■□ **Oberfläche *extima* öffnend**
Erkältungen mit Fieber, Kopfschmerzen, Schüttelfrost, Kälte *algor*-Befunde, Hitze *calor*-Befunde, Schwäche *depletio* des Yin

■■□ **Kälte-Wind *algor venti* ausleitend**
Kopfschmerzen, Schüttelfrost

■■□ **beruhigend und ausgleichend**
Reizbarkeit, Ruhelosigkeit, Schlafstörungen nach fieberhaften Infektionen, Erregungszustände

Physiologische/pharmakologische Wirkung schwach schweißtreibend

Besonderes die Präparation erfolgt mit verschiedenen anderen Arzneimitteln. Dadurch erhalten die Sojabohnen einen kälteren oder wärmeren Charakter. Meistens werden kühlende Arzneimittel wie Mori f. (Sangye) S. 66, Artemisiae annuae seu apiaceae h. (Qinghao) S. 262 verwendet. Wärmende Arzneimittel sind Ephedrae h. (Mahuang) S. 34, Perillae caul. et f. (Zisuye) S. 44. Andere eingesetzte Arzneimittel sind Eupatorii h. (Peilan) S. 294, Agastachis seu Pogostemonis h. (Huoxiang) S. 284. Für die richtige Anwendung sollte deshalb auf die jeweils vorgenommene Präparierung geachtet werden.

Tagesdosis 9 – 15 g, Standard 10 g

Kochzeit 20 min; um die Oberfläche *extima* öffnende Wirkung zu verstärken, erst gegen Ende zugeben und nur kurz kochen

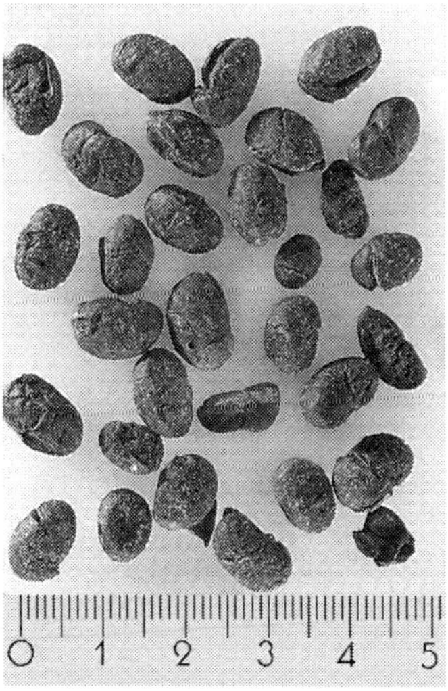

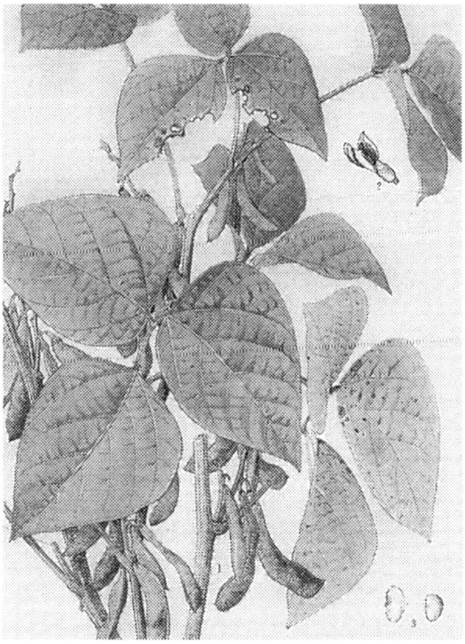

Kombinationen

- Hitze-Wind *calor venti* mit Fieber, Kopfschmerzen, frühes Stadium → Menthae h. (Bohe) S. 64, Schizonepetae h. (Jingjie) S. 48, Arctii fr. (Niubangzi) S. 52
- Schlaflosigkeit, Reizbarkeit, fieberhafte Erkrankungen → Gardeniae fr. (Zhizi) S. 132
- blutiger Urin → Liquidambaris fr. (Lulutong) S. 508, Lycii cortex (Digupi) S. 266
- Fieber mit Schweißlosigkeit, Oberbauchschmerzen → Allii fistulosi bulbus (Congbai) S. 24

Kontraindikation Stillzeit wegen Behinderung der Laktation

Gravidität Anwendung erlaubt

Spirodelae herba 浮萍
Fuping

Familie: Lemnaceae
Stammpflanzen: *Spirodela polyrrhiza*, *Lemna minor*
Varianten: Lemnae seu Spirodelae herba, Lemnae herba
deutsch: Teichlinsenkraut
englisch: spirodela or duckweed

Temperaturverhalten
■□□ kalt

Wirkrichtung
■□□ emporhebend

Geschmack *Sapor*
■■□ scharf

Wirkort
Haut

Funktionskreis-/ Orbisbezug
■■□ Lunge *pulmonalis*
■□□ Leber *hepaticus*

Wirkung/Indikation

■■□ **Oberfläche *extima* öffnend**
Hautaffektionen, Exantheme, allergische Hautaffektionen

■■□ **Exantheme herausbefördernd**
Exantheme, allergische Hautaffektionen, Masern, Windpocken

■□□ **Schwellung zerteilend**
oberflächliche Ödeme, v.a. in der oberen Körperhälfte, erschwerte Miktion, Gedunsenheit

■□□ **diuretisch**
erschwerte Miktion

■□□ **Hitze bei Wind *calor venti* ausleitend**
Kopfschmerzen, Gliederschmerzen, Miktionsstörungen

Physiologische / pharmakologische Wirkung mild cardiotonisch, diuretisch und antipyretisch

Tagesdosis 3–6 g, Standard 3 g **Kochzeit** 5–10 min

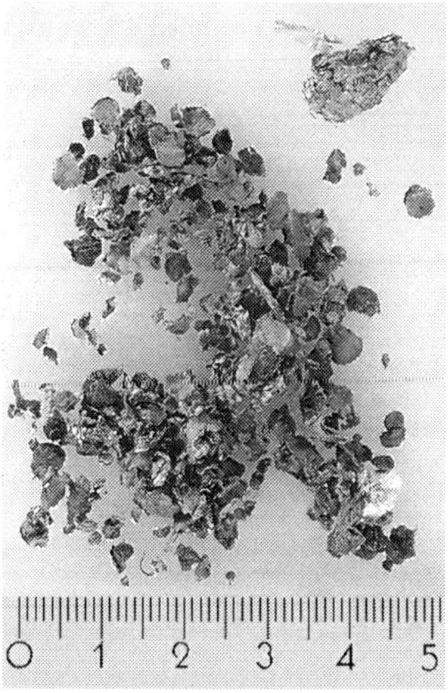

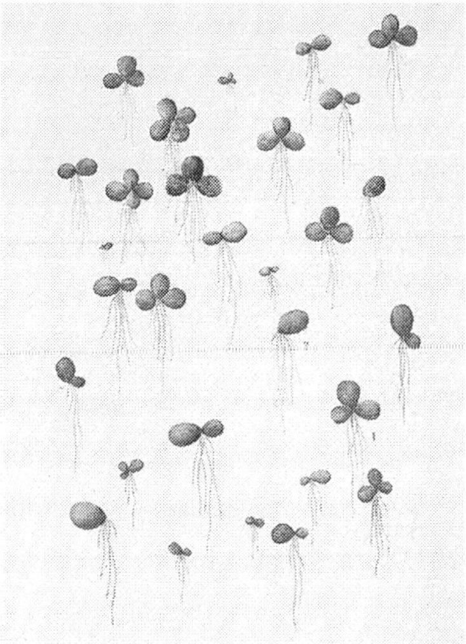

Kombinationen

- allergische Hautaffektionen, Exantheme → Arctii fr. (Niubangzi) S. 52, Menthae h. (Bohe) S. 64
- Hautexantheme, Masern → Menthae h. (Bohe) S. 64, Cicadae periostracum (Chantui) S. 58, Cimicifugae rhiz. (Shengma) S. 60
- Fieber, Kopfschmerzen bei Erkältungskrankheiten → Tribuli fr. (Baijili) S. 470, Arctii fr. (Niubangzi) S. 52, Menthae h. (Bohe) S. 64

Kontraindikation starke, spontane Schweiße, Schwäche der Oberfläche *depletio extimae*

Gravidität Anwendung erlaubt

Viticis fructus 蔓荆子
Manjingzi

Familie: Verbenaceae
Stammpflanzen: *Vitex rotundifolia, V. trifolia*
deutsch: Vitex-Frucht
englisch: vitex fruit

Temperaturverhalten
■□□ Tendenz kalt

Geschmack *Sapor*
■□□ scharf
■□□ bitter

Wirkrichtung
■□□ absenkend

Wirkort
Kopf und Augen

Funktionskreis-/ Orbisbezug
■■□ Leber *hepaticus*
■□□ Lunge *pulmonalis*
■□□ Blase *vesicalis*

Wirkung/Indikation

■■□ **Wind *ventus* ausleitend**
Kopfschmerzen, Benommenheit, schmerzhafte Augen

■□□ **Hitze bei Wind *calor venti* ausleitend**
Tränenfluss, gerötete, schmerzhafte, geschwollene Augen, Sehtrübung, Sehschwäche, Kopfschmerzen, Sinusitis maxillaris

■■□ **Augen und Kopf klärend**
Sehtrübung, Sehschwäche, Tränenfluss, mouches volantes

■□□ **Feuchtigkeit *humor* ausleitend**
Steifheit, Taubheitsgefühl, Krampfneigung, Schweregefühl in den Extremitäten, Benommenheit

■□□ **Feuchtigkeit bei Wind *humor venti* ausleitend**
Kopfschmerzen, Benommenheit, Sehstörungen, Schweregefühl, Steifigkeit, Taubheitsgefühl, Krampfneigung, Spastizität

Physiologische/pharmakologische Wirkung antibiotisch, antipyretisch, analgetisch, sedierend

Tagesdosis 5–10 g, Standard 6 g **Kochzeit** 20 min

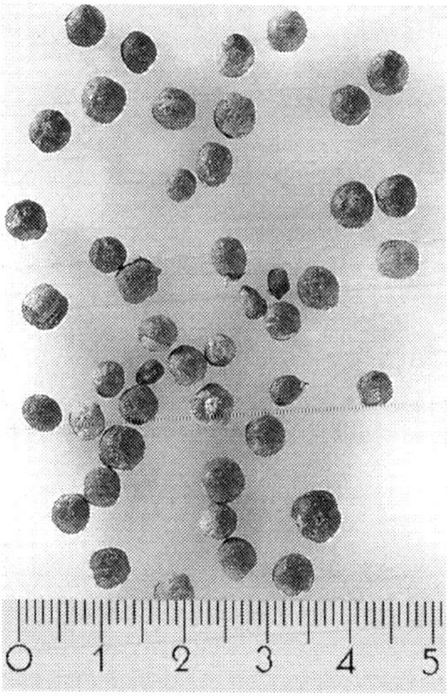

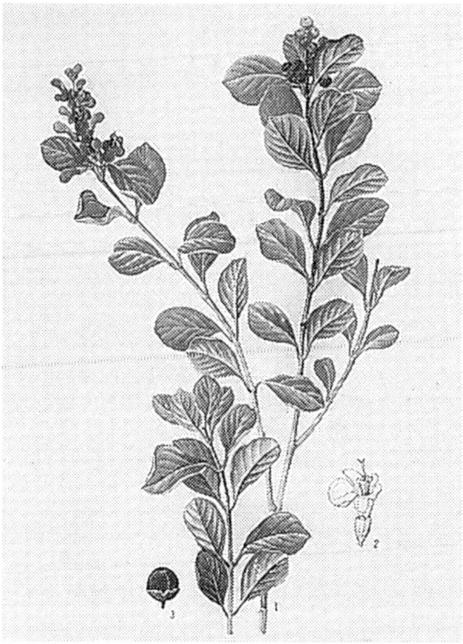

Kombinationen

- Kopfschmerzen, Benommenheit durch Hitze-Wind *calor venti* → Chrysanthemi fl. (Juhua) S. 56, Cicadae periostracum (Chantui) S. 58, Tribuli fr. (Baijili) S. 470, Saposhnikoviae radix (Fangfeng) S. 46
- Kopfschmerzen, generalisierte Schmerzen an Körper, Rücken, Schulter durch Feuchtigkeit-Wind *humor venti* → Chuanxiong rhizoma (Chuanxiong) S. 540, Saposhnikoviae radix (Fangfeng) S. 46, Gentianae r. (Longdancao) S. 184
- Augenbeschwerden, Tinnitus, Benommenheit, Taubheit durch Schwäche *depletio* → Ginseng r. (Renshen) S. 726, Astragali r. (Huangqi) S. 718
- Kopfschmerzen und Sinusitis → Chrysanthemi fl. (Juhua) S. 56, Ledebouriellae r. (Fangfeng) S. 46

Kontraindikation Vorsicht bei Kopfschmerzen bei Schwäche des Yin und Xue *depletio yin et xue* und bei Schwäche des Magen-Qi *depletio qi stomachi.* Kompatibilität: wirkt antagonistisch zu Aconiti r. und Gypsum. Vorsicht bei Schwäche *depletio* der Mitte, Hitze *calor* bei Yin-Schwäche *depletio yin.*

Gravidität Anwendung erlaubt

II Brechreiz fördernde und stillende Arzneimittel *mm. emetica et inhibentia vomitus*

IIa Auswurf und Erbrechen fördernde Arzneimittel *mm. expectorantia et emetica*

Übersicht

Diese Arzneimittel sind stark wirksam und deshalb mehr oder weniger toxisch.

Zusammenfassung

Induzierung von Erbrechen

Dichroae radix (Changshan) S. 876 → behandelt auch Malaria, Arrhythmien

Veratri nigri rhizoma (Lilu) S. 80 → antiparasitisch, erleichtert Juckreiz (äußerlich)

IIb Brechreiz und Übelkeit stillende Arzneimittel *mm. inhibentia vomitus*

Übersicht

Arzneimittelbild

In dieser Gruppe finden sich sehr verschiedene Arzneien wie Haematitum, Pinelliae rhizoma oder Bambusae caulis in taeniam.

Alle wirken absenkend, dadurch Brechreiz stillend und das Qi absenkend.

- Bambusae caulis in taeniam ist am mildesten mit seiner süßen und kalten Natur zur Absenkung von Lungen-Qi *qi pulmonale* und Magen-Qi *qi stomachi*.
- Pinelliae rhizoma wirkt durch seine Wärme und Schärfe Schleim *pituita* zerteilend, macht den Weg zur regelrechten Absenkung des Magen-Qi *qi stomachi* frei. Aufgrund der Wirkung auf Schleim *pituita* ist die-

ses Mittel auch in der Gruppe XIII Schleim *pituita* umwandelnde Arzneimittel neben Arisaematis rhiz. zu finden, die beide zur Familie der Aaronsstabgewächse gehören.
- Haematitum wirkt durch seine bittere und kalte Natur sehr stark absenkend mit Bezug zu den Funktionskreisen Herz, Leber und Niere *oo. cardialis, hepaticus et renalis*. Deshalb findet es sich auch in der Gruppe Xa absenkende und den Geist beruhigende Arzneimittel, *mm. sedativa deprimentia pavoris* zusammen mit anderen Mineralien.

Brechreiz ist immer ein Zeichen für kontravektives Magen-Qi *qi stomachi*, das entsteht durch:
- Kälte *algor* mit Zusammenballungen in den FK Magen und Milz *oo. stomachi et lienalis*
- Glut *ardor* im FK Magen *o. stomachi*
- Feuchtigkeit *humor*-Entstauungen

Teilweise finden sich die Arzneien auch in anderen Gruppen, z. B. Pinelliae rhizoma (Banxia) bei den Schleim *pituita* umwandelnden oder Haematitum (Daizheshi) unter den FK Leber *o. hepaticus* beruhigenden.

Zusammenfassung

Kühlung von Hitze *calor*, Beseitigung von Schleim *pituita*

Bambusae in taeniam caulis (Zhuru) S. 82 → kühlt Hitze *calor* und Schleim *pituita* in den FK Lunge und Magen *oo. pulmonalis et stomachi*

Trocknung von Feuchtigkeit *humor*, Lösung von Schleim *pituita*

Pinelliae rhizoma (Banxia) S. 86 → erleichtert Übelkeit und Brechreiz

Beruhigung des FK Leber *o. hepaticus*, Absenkung des Yang

Haematitum (Daizheshi) S. 84 → kühlt das Xue, stoppt Blutungen, besänftigt kontravektives Magen-Qi *qi stomachi*

Arzneimittel aus anderen Gruppen mit emetischer Wirkung

Veratri nigri rhizoma et radix 藜芦
Lilu

Familie:	Melanthiaceae
Stammpflanzen:	*Veratrum nigrum* u.a.
deutsch:	Schwarzer Germer
englisch:	veratrum root and rhizome

Temperaturverhalten
■■□ kalt

Geschmack *Sapor*
■■□ scharf
■■□ bitter

Funktionskreis-/Orbisbezug
■■□ Leber *hepaticus*
■■□ Lunge *pulmonalis*
■■□ Magen *stomachi*

Wirkung/Indikation

■■□ **Vomitus induzierend**
Schleim *pituita* bei Apoplex, epileptische Anfällen, schmerzhafte Enge im Rachen, Sprachverlust, Schaum vor dem Mund, nach Genuss giftiger Substanzen

■■■ **Schleim-Wind *pituita venti* ausleitend**
Apoplex, epileptische Anfällen, schmerzhafte Enge im Rachen

■■□ **antiparasitisch**
Parasiten wie Milben, Wurmerkrankungen

■□□ **Juckreiz beseitigend**
Juckreiz bei parasitären Erkrankungen (äußerlich)

Physiologische/pharmakologische Wirkung Induktion von Vomitus und Diarrhö durch stimulierenden Effekt auf die Magenschleimhaut.

Toxizität stark toxisch auf Schleimhaut von Mund, Nase und Augen. Die Droge kann innerlich eingesetzt werden, aber nur mit größter Vorsicht. Überdosierung (70 mg) verursacht Taubheit im Mund, Schluckschwierigkeiten, Diarrhö, thorakales Engegefühl neben Übelkeit, Erbrechen, Herzarrhythmien, Blutdruckabfall, Sehstörungen und Atemdepression. Wenn zu starkes Erbrechen ausgelöst wurde, kann eine Abkochung aus grünen Zwiebeln oder ein Dekokt aus 3 g Cinnamomi cortex oder 5 ml frischer Ingwersaft als Antidot verabreicht werden.

Besonderes als Notfallmittel bei Bewusstseinsverlust aus der Droge ein Puder herstellen, in die Nase sprühen und Niesen erzeugen. Die vomitusauslösende Wirkung der Droge wird therapeutisch bei Vergiftungen positiv genutzt.

Tagesdosis 0,3 – 1 g in Pillen oder Pudern, Pasten

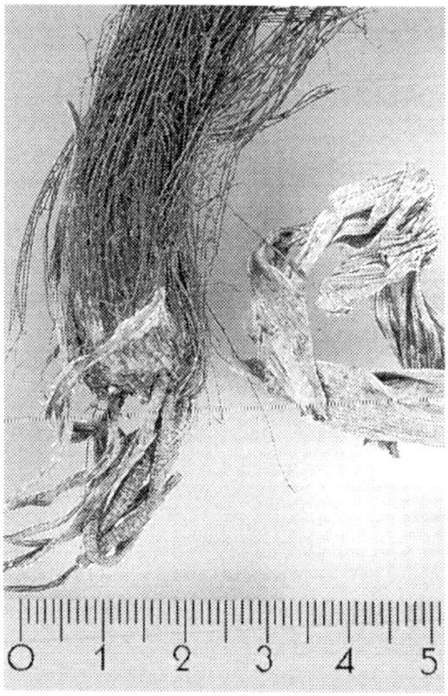

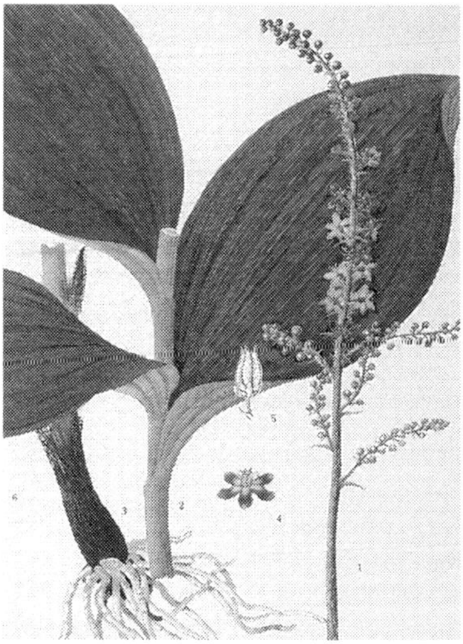

Kombinationen

- Schleim-Wind *pituita venti* → Curcumae longae tuber (Yujin) S. 548
- Apoplex, manisches Zustandsbild, Bewusstseinsverlust, Schleimzusammenballungen → Saposhnikoviae radix (Fangfeng) S. 46

Kompatibilität

- gefördert durch Aconiti radix lateralis praeparata (Fuzi) S. 396
- gestört durch Paeoniae radix lactiflora (Baishaoyao) S. 788, Ginseng radix (Renshen) S. 726, Asari radix (Xixin) S. 28, Salviae miltiorrhizae radix (Danshen) S. 580, Codonopsis radix (Dangshen) S. 722, Adenophorae radix (Nanshashen) S. 794, Sophorae flavescentis radix (Kushen) S. 192, Scrophulariae radix (Xuanshen) S. 176

Kontraindikation nach Blutverlusten; Defizienz

Gravidität Anwendung verboten

Bambusae caulis in taeniam 竹茹
Zhuru

Familie: Poaceae
Stammpflanzen: *Bambusa breviflora, Phyllostachys nigra* u.a.
deutsch: Bambusrohrstreifen
englisch: bamboo shavings

Temperaturverhalten
■■□ Tendenz kalt

Geschmack *Sapor*
■□□ süß

Funktionskreis-/ Orbisbezug
■■□ Lunge *pulmonalis*
■■□ Magen *stomachi*
■□□ Gallenblase *felleus*

Wirkrichtung
■■■ absenkend

Wirkort
Mitte, mittlerer Wärmebereich *Calorium*, Lunge

Wirkung/Indikation

■■■ **Brechreiz stillend**
Gegenläufigkeiten/Kontravektionen des Magen-Qi *qi stomachi* durch Hitze *calor*, dicker, gelber Zungenbelag, Übelkeit, Brechreiz, morgendliche Übelkeit

■■□ **Hitze *calor* kühlend**
Stauungen, Reizbarkeit, Unruhe

■■□ **heißen Schleim *pituita calida* umwandelnd**
Husten, zäher Schleim, dicker Auswurf, Engegefühl in der Brust, blutiger Husten

■□□ **Xue kühlend**
blutiger Husten, Nasenbluten, blutiges Erbrechen

■□□ **Husten stillend**
Husten mit zähem Schleim, blutiger Husten

■■■ **Qi absenkend**
Magen-Qi *qi stomachi* und Lungen-Qi *qi pulmonale* absenkend, Übelkeit, Brechreiz, Husten

Physiologische/pharmakologische Wirkung in vitro antibiotisch

Besonderes die Droge wird oft mit Ingwersaft versetzt, um die Kälte zu mindern.

Tagesdosis 5–10 g, Standard 6 g **Kochzeit** 20 min

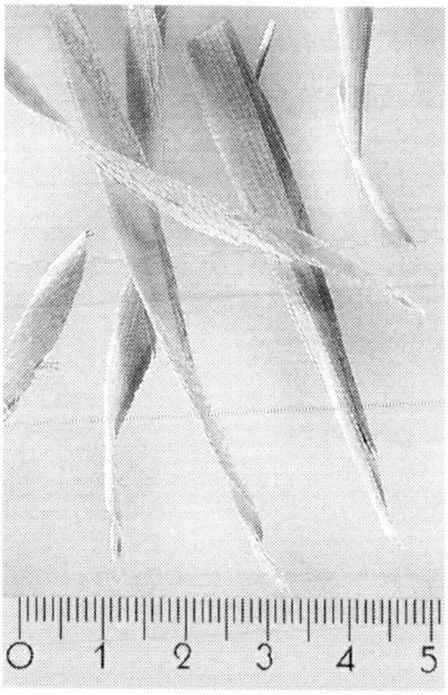

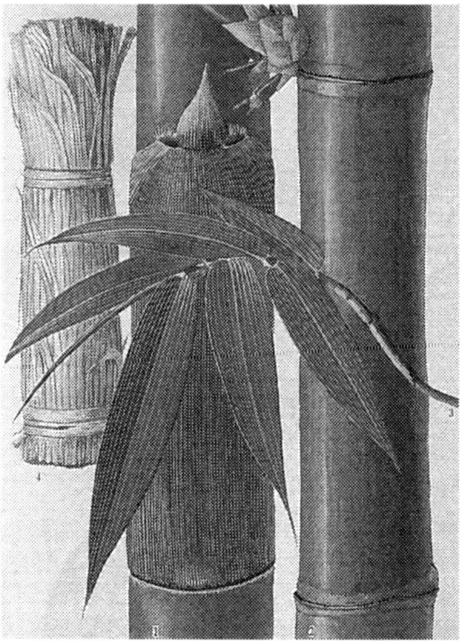

Kombinationen

- Husten mit zähem Schleim → Scutellariae r. (Huangqin) S. 190
- Husten durch Hitze im FK Lunge *calor o. pulmonalis* → Trichosanthis fructus (Gualou) S. 674, Scutellariae r. (Huangqin) S. 190
- Schlaflosigkeit, Palpitationen, Reisekrankheit durch Glut-Schleim *ardor pituitae* → Pinelliae rhiz. (Banxia) S. 86, Citri aurantii fr. (Zhike) S. 490
- Schluckauf, Schwäche des Magen-Qi *depletio qi stomachi* → Codonopsis r. (Dangshen) S. 722, Glycyrrhizae r. (Gancao) S. 728
- Reizbarkeit, Durst, Brechreiz durch Yin-Schwäche *depletio yin* aufgrund von Hitze *calor* oder Glut *ardor* → Phragmitis rhiz. (Lugen) S. 144
- Erbrechen durch Schwäche des Magen-Qi *depletio qi stomachi* mit Hitze *calor* → Citri reticulatae peric. (Chenpi) S. 496, Zingiberis viridis rhiz. (Shengjiang) S. 50, Ginseng r. (Renshen) S. 726

Kompatibilität gefördert durch Zingiberis viridis rhiz. (Shengjiang) S. 50

Kontraindikation Stagnation der Nahrung aufgrund Kälte im FK Magen *algor o. stomachi*

Gravidität Anwendung erlaubt

Haematitum
Daizheshi

代赭石

chemischer Name: *Roteisenerz, Fe_2O_3*
Variante: Ocherum rubrum
deutsch: roter Ocker, Eisenglanz
englisch: hematite, red stone from Dai county

Temperaturverhalten
■■□ kalt

Geschmack *Sapor*
■■□ bitter

Funktionskreis-/ Orbisbezug
■■□ Herz *cardialis*
■■■ Leber *hepaticus*

Wirkrichtung
■■■ absenkend

Wirkort
Mitte, mittlerer und unterer Wärmebereich *Calorium*

■□□ Herzbeutel *pericardialis*
■■□ Magen *stomachi*

Wirkung/Indikation

■■■ **Gegenläufigkeit/Kontravektion absenkend**
Aufstoßen, Übelkeit, Brechreiz, hochschlagendes Leber-Yang *yang hepaticum*: Tinnitus, Drehschwindel, asthmoide Symptomatik

■■□ **Funktionskreis Leber *o. hepaticus* harmonisierend und stützend**
Tinnitus, Schwindel, Druckgefühl in den Augen, Benommenheit

■■□ **hämostyptisch** Blutungen im Mund, Nasenbluten

■■□ **schädigenden Wind *ventus laedens* beseitigend**
Epilepsie, Bewusstseinsstörungen, Ohnmacht, Muskelkrämpfe

■■□ **Xue kühlend**
Nasenbluten besonders vor und während der Menstruation, blutiger Auswurf, Gebärmutterblutungen

■■□ **Breite Troßstraße *s. impedimentalis* harmonisierend und stützend**
heftige Schmerzen im Abdomen, Wechsel von Kälte und Hitze, emporsteigendes Qi vom unteren Abdomen nach oben zur Brust, Oberbauch und Rachenbereich, aufgrund Einstauung des Leber-Qi *qi hepatici*

■□□ **Schleim *pituita* kanalisierend**
Epilepsie, Bewusstseinsstörungen, bei Schleim *pituita* in den Netzleitbahnen des Neben-FK Hirn *para-o. cerebri*, besonders Kleinkindepilepsie

■■□ **Qi absenkend**
Keuchen, Kurzatmigkeit (kontravektives Qi absenkend), Struktivpotential im FK Niere *o. renalis* stützend

■■□ **Yin stützend und ergänzend**
Struktivpotential des FK Niere *o. renalis* stützend und ergänzend, Kurzatmigkeit, Atemnot, Ödemneigung, Polyurie, trockener Mund

Toxizität keine Langzeitanwendung in hoher Dosierung (enthält kleine Mengen Arsen)

Physiologische/pharmakologische Wirkung Förderung der Erythropoese, regt den Darmtrakt an, beruhigt das ZNS.

Tagesdosis 10–30 g, Standard 10 g **Kochzeit** 30–40 min, zerkleinert

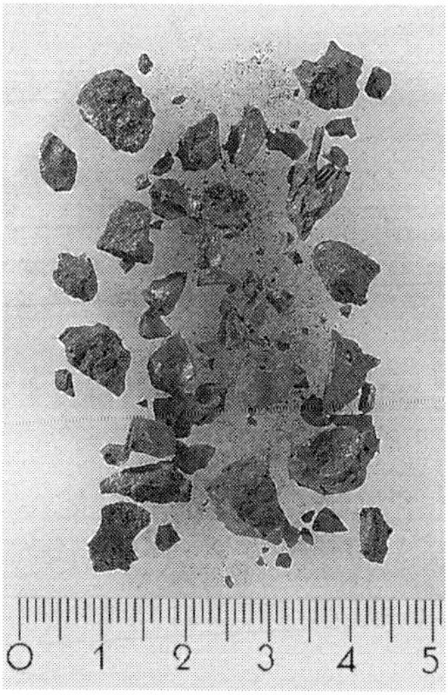

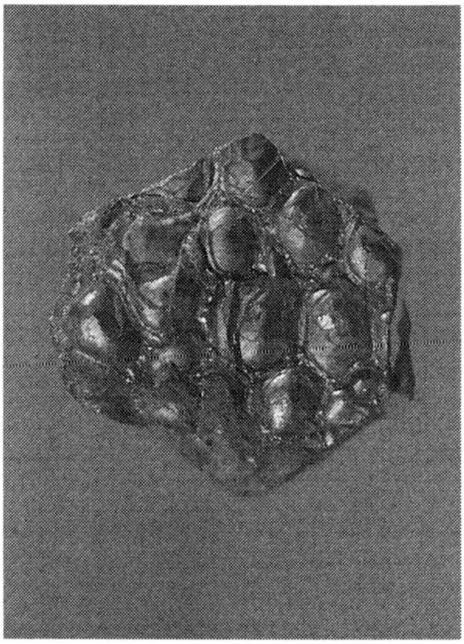

Kombinationen

- Schluckauf, Übelkeit, Rülpsen durch hochschlagendes Magen-Qi *qi stomachi* → Pinelliae rhiz. (Banxia) S. 86, Inulae flos (Xuanfuhua) S. 644, Zingiberis rhiz. (Ganjiang) S. 416
- Benommenheit, Schwindel, Kopfschmerzen und Tinnitus durch hochschlagendes Leber-Yang *yang hepaticum* → Mastodi fossilium ossis (Longgu) S. 434, Ostreae concha (Muli) S. 436, Achyranthis bidentatae r. (Niuxi) S. 532
- Keuchen, nach Asthmaanfall → Pinelliae rhiz. (Banxia) S. 86, Inulae flos (Xuanfuhua) S. 644
- Keuchen und Atembeschwerden durch Schwäche in den FK Lunge und Niere *depletio oo. pulmonalis et renalis* → Codonopsis r. (Dangshen) S. 722, Corni fr. (Shanzhuyu) S. 834
- Blutungen aus Nase, Mund, Magen, Lunge → Paeoniae radix lactiflora (Baishao) S. 788, Rehmanniae r. (Shengdihuang) S. 174
- blutiges Erbrechen, Nasenbluten durch Xue-Hitze *calor xue* oder Xue-Glut *ardor xue* → Paeoniae radix lactiflora (Baishao) S. 788, Bambusae in taeniam caul. (Zhuru) S. 82, Arctii fr. (Niubangzi) S. 52
- Nasenbluten durch Kälte-Schwäche *algor* depletionis → Atractylodis macrocephalae rhiz. (Baizhu) S. 720, Zingiberis rhizoma praeparatum (Paojiang) S. 418
- blutiger Husten, blutiges Erbrechen durch Xue-Hitze *calor xue* → Rehmanniae r. (Shengdihuang) S. 174, Moutan cortex (Mudanpi) S. 170
- blutiger Husten, blutiges Erbrechen durch Hitze im FK Lunge *calor o. pulmonalis* → Asteris r. (Ziwan) S. 678, Farfarae flos (Kuandonghua) S. 684, Armeniacae semen (Xingren) S. 676

Kontraindikation Kälte *algor*-Symptomatik, Schwäche des FK Milz *depletio o. lienalis*, Diarrhö

Gravidität Anwendung mit Vorsicht

Pinelliae rhizoma 半夏
Banxia

Familie: Araceae
Stammpflanze: *Pinellia ternata*
Variante: Pinelliae tuber et rhizoma
deutsch: Mittsommerknolle
englisch: pinellia rhizome, half summer

Temperaturverhalten
■□□ warm, neutral

Geschmack *Sapor*
■■□ scharf

Funktionskreis-/ Orbisbezug
■■■ Milz *lienalis*
■■■ Magen *stomachi*
■□□ Lunge *pulmonalis*

Wirkrichtung
■■■ absenkend

Wirkort
Mitte, mittlerer Wärmebereich *Calorium*

Wirkung/Indikation

■■■ **kalte Feuchtigkeit *humor algidus* trocknend**
Schleimbildung, Druckgefühl in Abdomen und Brust, Husten, schleimiger, dünner, heller Auswurf, Verdauungsstillstand

■■■ **Schleim *pituita* umwandelnd**
Schleimbildung in Brust und Bauch, Verdauungsstillstand, Verknotungen im unteren Wärmebereich *Calorium*, Knotenbildungen, Druckgefühl in der Brust, Schmerzen durch Schleim, v.a. im Thorax, Eiterbildung

■■□ **Qi absenkend**
Brechreiz, Aufstoßen durch Kälte im FK Magen *algor o. stomachi,* Schleim im FK Magen *pituita o. stomachi* umwandelnd und ausleitend, durch Absenkung des Magen-Qi *qi stomachi* Blutungen stillend, hämostyptisch

■■■ **Brechreiz stillend**
durch Schleimumwandlung und Qi-Absenkung

■■□ **mittlere Funktionskreise *orbes* harmonisierend und stützend**
durch Trocknung von Feuchtigkeit *humor*, Schleimumwandlung, Qi-Absenkung

■□□ **hämostyptisch**
blutiger Auswurf, spontane, externe Blutungen, Blut im Stuhl, gynäkologische Blutungen, Blutungen nach äußeren Verletzungen

■□□ **Ekzeme, Verbrennungen und Geschwüre**
Mastitis, Abszesse am Rücken, Karbunkel, Schwellungen, Ulcerationen, Otitis, Hühneraugen, äußerliche Anwendung als Pulver

Physiologische/pharmakologische Wirkung wirkt als Anitdot für Strychnin und Acetylcholin; antitussiv, antiemetisch.

Tagesdosis 3–12 g, Standard 6 g **Kochzeit** 20 min

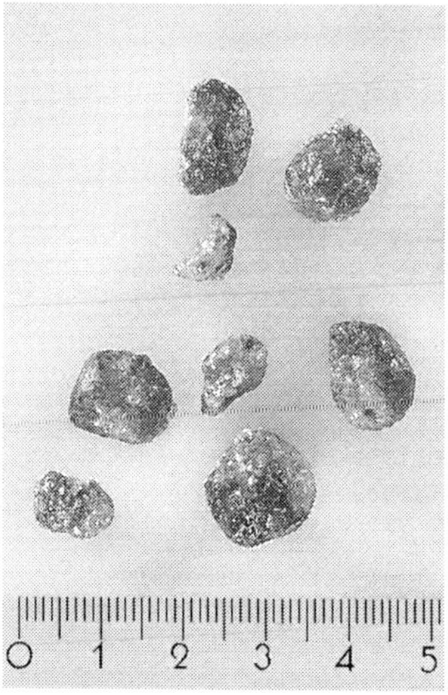

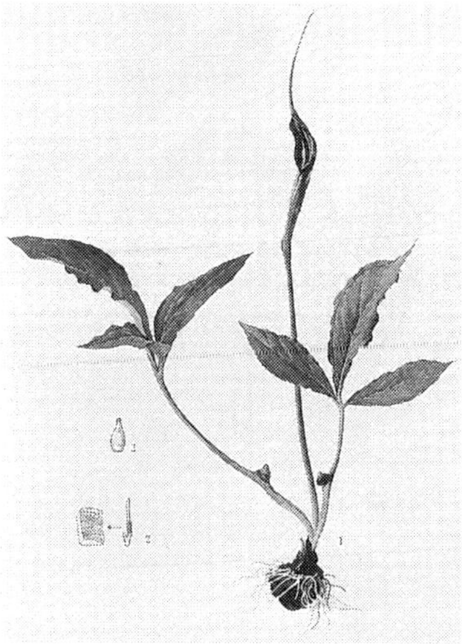

Kombinationen

- Spannungen in Epigastrium und Abdomen, Übelkeit, Brechreiz durch Disharmonie des Magen-Qi *qi stomachi*, Husten bei feuchtem Schleim *humor pituitae* → Citri reticulatae peric. (Chenpi) S. 496
- Spannungen im Epigastrium, Verdauungsstörungen durch Kälte *algor* und Hitze *calor* → Coptidis rhiz. (Huanglian) S. 178
- Husten, Übelkeit, Brechreiz durch Hitze-Schleim *calor pituitae* mit hochschlagendem Qi → Scutellariae r. (Huangqin) S. 190, Trichosanthis fructus (Gualou) S. 674
- Husten durch Feuchtigkeit-Schleim *humor pituitae* → Fritillariae thunbergii bulbus (Zhebeimu) S. 662, Magnoliae c. (Houpo) S. 298
- Schlaflosigkeit durch Hitze-Schleim *calor pituitae* → Prunellae spica (Xiakucao) S. 146
- blutiger Auswurf, blutiger Stuhl → Arisaematis rhiz. (Tiannanxing) S. 636 (auch äußerlich bei Verletzungen)

Kompatibilität

- Toxizität aufgehoben durch Zingiberis viridis rhiz. (Shengjiang) S. 50, Alumen (Mingfan)
- gefördert durch Belamcandae rhiz. (Shegan) S. 194, Bupleuri r. (Chaihu) S. 54
- gestört durch Gleditsiae fr. (Zaojiao) S. 642
- beschränkt durch Sargassum (Haizao) S. 670, Maltose (Yitang) S. 736, Zingiberis viridis rhiz. (Shengjiang) S. 50, Fraxini c. (Qinpi) S. 182, Realgar (Xionghuang)

Kontraindikation Hitze *calor*-Symptomatik, Defizienz des Yin

Gravidität Anwendung mit Vorsicht

Toxizität Brennen der Mundschleimhaut. Hemmung der Toxizität durch Kombination mit Rhiz. Zingiberis viridis oder Alumen. Exzessiver Gebrauch kann zur Schwächung der Mitte führen.

III Purgierende, ausleitende Arzneimittel *mm. purgativa*

IIIa Aggressiv ausleitende Arzneimittel *mm. purgativa aggressiva*

Die aggressiv ausleitenden, kalten und bitteren Arzneimittel bei akuter Obstipation durch Fülle-Hitze *calor repletionis* oder Diätfehler sollten nur kurzzeitig angewendet werden:

Übersicht

IIIb Abführende und befeuchtende Arzneimittel *mm. laxantia et humectantia*

Fülle-Hitze *calor repletionis* im unterer Wärmebereich *Calorium* befeuchtend, deshalb auch in chronischen Fällen wirksam:

Übersicht

IIIc Drastisch ausleitende Arzneimittel *mm. purgativa drastica*

Stauungen durch Feuchtigkeit *humor*, Schleimstauungen, Gedunsenheit, Ödeme, Ascites. Die teilweise Wirkung führt zu einer drastischen Ausscheidung über Darm- und Harnwege.

Übersicht

Arzneimittelbild

Eigenschaften, Geschmacksrichtung *sapor* und Temperaturverhalten

Bitter und kalt: bewegt nach unten und schlägt nieder, z.B. bei: Rhei rhizoma, Aloe folii, Pharbitidis radix, Euphorbiae radix, Lepidii semen

- Hitze *calor* oder Glut *ardor* im Darmbereich (FK Dick- und Dünndarm *oo. intestinorum*)
- Hitze *calor* oder Glut *ardor* im Überstrahlenden Yang *splendor yang* (Magen- und Dickdarm-Leitbahnen *ss. stomachi et intestini crassi*)
- FK Magen- und Dickdarm *oo. stomachi et intestini crassi* sind für die Weiterleitung der Nahrung und Faeces am wichtigsten, deshalb sind sie immer aktiv, weshalb leicht Hitze *calor* entstehen kann
- Obstipation und Qi-Zusammenballungen führen ebenfalls zu Hitze *calor*
- allgemeine Infektionen führen zu Hitze *calor* oder Glut *ardor*-Befunden bei gleichzeitiger Einschränkung der FK Niere und Leber *oo. hepaticus et renalis*

Salzig und kalt: bewegt nach unten, lässt Säfte entstehen, erweicht Härte z.B. bei trockenem Stuhl: Natrii sulfas

Süß, feucht: harmonisiert den Darmbereich (FK Dick- und Dünndarm *oo. intestinorum*) und löst Krämpfe: Cannabis semen, Pruni semen, Euphorbiae radix, Sennae folium

Samen und Nüsse enthalten Lipide und können den Darmbereich (FK Dick- und Dünndarm *oo. intestinorum*) befeuchten und die Stuhlentleerung erleichtern, sie sind günstig bei habitueller Obstipation, Defizienz von Yin und Xue: Armeniacae semen, Persicae semen

Indikationen

- Obstipation, Schwäche *depletio*-Zeichen (Defizienz der Säfte im FK Dickdarm *o. intestini crassi*) oder Fülle *repletio*-Zeichen (Qi-Zusammenballungen, Stagnation mit Hitze *calor*- oder Glut *ardor*-Zeichen) bedingt durch Diätfehler, Veränderung der Essensgewohnheiten, Medikamentengebrauch, Schwäche *depletio* von Yin und Xue (ältere Patienten, vor und nach der Geburt), habituelle Obstipation
- Einstauungen im Darmbereich (FK Dick- und Dünndarm *oo. intestinorum*), Zusammenballungen von Qi, Xue, Hitze *calor*, Glut *ardor* oder Kälte *algor* im Darmbereich oder im gesamten Abdomen.
- Hitze *calor*- oder Glut *ardor*-Ansammlung mit Fieber, Reizbarkeit, starker Durst, Schmerzen und Spasmen im Abdomen wie z. B. bei Appendizitis, Pankreatitis, Cholezystis, Hepatitis, perforiertem Ulcus
- Wasseransammlungen im Körper, z. B. Hydrothorax, Kurzatmigkeit, Ascites, Ödeme, Spannung im Abdomen

Kontraindikationen

Starke Laxantien führen zu einer Verletzung des Magen-Qi *qi stomachi*, der Körpersäfte, einer Konsumtion des Yin, leiten das Qi und Xue nach unten ab, weshalb sie nicht in der Schwangerschaft, während der Menstruation oder bei Blutungen angewendet werden sollen.

Vergleich der Einzelarzneimittel dieser Gruppe

Wirkkraft, um auszuleiten

Euphorbiae radix (Gansui) S. 106	■■■■■■■■■■
Genkwae flos (Yuanhua) S. 110	■■■■■■■■□□
Sennae folium (Fanxieye) S. 98	■■■■■■■□□□
Aloe folii (Luhui) S. 92	■■■■■■■□□□
Rhei rhizoma (Dahuang) S. 96	■■■■■■□□□□
Natrii sulfas (Mangxiao) S. 94	■■■■■□□□□□
Cannabis semen (Huomaren) S. 100	■■■■□□□□□□
Pruni semen (Yuliren) S. 102	■■■□□□□□□□

Zusammenfassung

Abführung und Ausleitung

Aloe folii (Luhui) S. 92 → senkt Glut im FK Leber *ardor o. hepatici* ab, antiparasitär

Crotonis fructus (Badou) S. 104 → Obstipation durch Kälte *algor*, leitet Wasser und Schleim *pituita* aus, antiparasitär (äußerlich)

Natrii sulfas (Mangxiao) S. 94 → erweicht Verhärtungen, senkt Glut *ardor* ab

Rhei rhizoma (Dahuang) S. 96 → sediert Glut *ardor*, leitet Glut *ardor* aus, eliminiert Toxine, stützt das Xue, löst Stagnationen

Sennae folium (Fanxieye) S. 98 → mild, deshalb für habituelle Obstipation geeignet

Befeuchtung des Darmbereiches, Vorantreibung der Defäkation

Cannabis semen (Huomaren) S. 100 → befeuchtet Trockenheit *ariditas*, ernährt das Haar, antiparasitär

Starke Purgation, Ausleitung von Wasser

Genkwa flos (Yuanhua) S. 110 → zerstreut Säfte und Wasseransammlungen im Thoraxbereich, antiparasitär (äußerlich)

Euphorbiae radix (Gansui) S. 106 → toxisch, stärkste Arznei zur Ausleitung von Säften und Wasser

Phytolaccae radix (Shanglu) S. 112 → beseitigt Schwellungen, zerstreut Stagnationen (äußerlich)

Arzneimittel aus anderen Gruppen mit einer purgierenden, laxierenden Wirkung

Angelicae sinensis radix (Danggui) . . . . S. 780
Armeniacae semen (Xingren) . . . . S. 676
Cassiae semen (Juemingzi) . . . . S. 152
Cistanchis herba (Roucongrong) . . . . S. 750
Honig (Fengmi) . . . . S. 730
Malvae semen (Dongkuizi) . . . . S. 330
Persicae semen (Taoren) . . . . S. 574
Platycladi semen (Baiziren) . . . . S. 446
Polygoni multiflori radix (Heshouwu) . . . . S. 790
Trichosanthis fructus (Gualou) . . . . S. 674

Aloe folii extractus 芦荟
Luhui

Familie: Aloaceae
Stammpflanzen: *Aloe vera, Aloe perryi Baker, Aloe ferox* u.a.
Variante: Aloe herba, Aloe folium
deutsch: eingedickter Presssaft aus Aloe-Blättern
englisch: dried concentrate of the juice of the aloe leaf

Temperaturverhalten
■■□ kalt

Geschmack *Sapor*
■■□ bitter

Wirkrichtung
■■□ absenkend

Wirkort
Verdauungstrakt, unterer Wärmebereich *Calorium*

Funktionskreis-/ Orbisbezug
■■□ Dickdarm *intestini crassi*
■■□ Leber *hepaticus*
■□□ Magen *stomachi*

Wirkung/Indikation

■■□ **Glut *ardor* ausleitend**
Schwindel, Kopfschmerzen, Tobsucht, Gliederzucken, Tinnitus, Reizbarkeit, Obstipation, Fieber

■■□ **Hitze *calor* zerstreuend**
Obstipation, Schwindel, gerötete Augen, Reizbarkeit, Unruhe, Schlaflosigkeit

■□□ **Zusammenballungen lösend**
Obstipation, Stauung von Hitze *calor*, Kopfschmerzen, Reizbarkeit, Tinnitus

■■□ **laxierend**
Obstipation

■□□ **antiparasitisch**
Verdauungsstörungen in der Kindheit, Bandwürmer, Endoparasiten

Physiologische/pharmakologische Wirkung antiparasitär, antimykotisch; laxierend, antiabsorptiv, hydragog. Alkoholische Extrakte hemmen das Wachstum von Tumorzellen. Aloeextrakt wirkt antibakteriell und antiviral (Herpes simplex). Zubereitungen aus Aloe vera werden auch bei Sonnenbrand oder Verbrennungen äußerlich eingesetzt.

Warnhinweis diese Arznei soll aufgrund ihres toxischen Potentials ausschließlich von ausgebildeten TCM-Arzneimittel-Therapeuten verschrieben und nur mit äußerster Vorsicht eingesetzt werden. Das Dosierungsspektrum ist unbedingt einzuhalten.

Besonderes keine Verwendung in Dekokten, da sehr bitterer Geschmack und schlechter Geruch; in klassischen Texten Einsatz bei Überdosierung von Badou (Crotonis fructus). Die chinesische Droge Luhui ist nicht mit dem wässrigen Aloevera-Blattextrakt, der in vielen westlichen Produkten enthalten ist, identisch.

Tagesdosis 0,3 – 1,5 g in Pillen oder Pulver

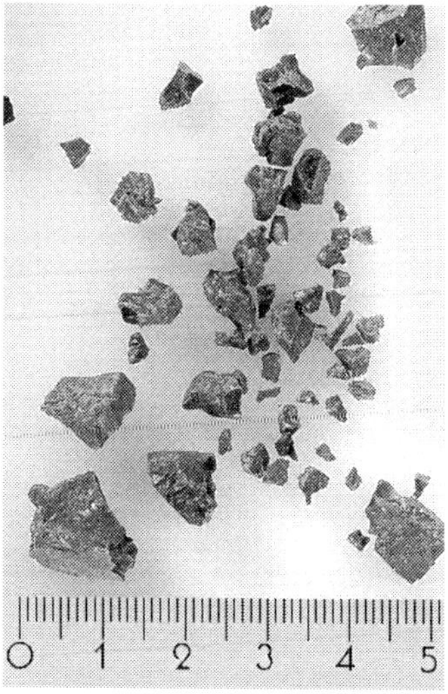

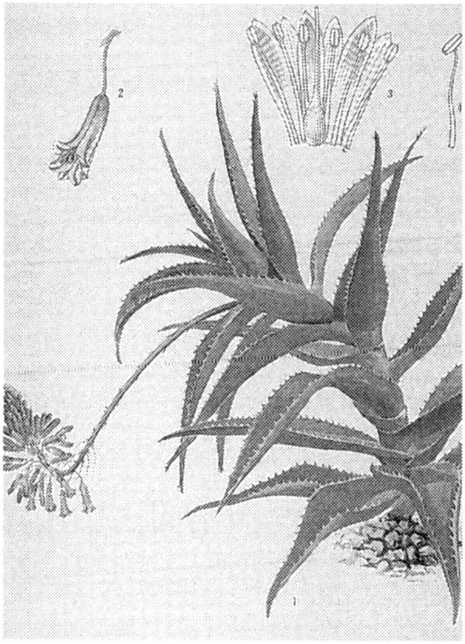

Kombinationen

- Hitze *calor* oder Glut *ardor* im FK Leber *o. hepaticus* mit Oberbauchschmerz, Schwindel, Kopfschmerzen, Reizbarkeit → Gentianae radix (Longdancao) S. 184, Scutellariae radix (Huangqin) S. 190

Kontraindikation Schwangerschaft, während der Menstruation, rektale Blutungen, Schwäche *depletio* der FK Magen und Milz *oo. stomachi et lienalis*

Gravidität Anwendung verboten

Toxizität Als Nebenwirkungen des abführenden Effekts können krampfartige Magen-Darm-Beschwerden auftreten. Langzeitanwendung führt zu Verlusten an Elektrolyten, v.a. Kalium-Ionen, mit Hyperaldosteronismus, Hemmung der Darmmotilität und Verstärkung der Wirkung von herzwirksamen Steroiden. Übermässige Anwendung kann die Toxizität von Herzglycosiden verstärken.

Natrii sulfas
Mangxiao

芒硝

chemischer Name: *Natriumsulfat, Na_2SO_4*
Variante: Mirabilitum, Natrium sulfuricum
deutsch: Glaubersalz
englisch: mirabilite, glaubers salt

Temperaturverhalten
■■□ sehr kalt

Geschmack *Sapor*
■□□ salzig
■□□ bitter

Wirkrichtung
■■■ absenkend

Wirkort
unterer Wärmebereich *Calorium*, Verdauungstrakt

Funktionskreis-/ Orbisbezug
■■□ Magen *stomachi*
■■□ Dickdarm *intestini crassi*
■■■ Drei Wärmebereiche *tricalorii*

Wirkung/Indikation

■■□ **laxierend**
Obstipation durch Hitze-Fülle *calor replctionis* und durch Trockenheit *ariditas*, Hitze *calor*-Einstauung im FK Magen *o. stomachi* und in den FK Dünn- und Dickdarm *oo. intestinorum*

■■■ **Hitze *calor* kühlend**
Obstipation durch Hitze *calor*, entzündete Geschwüre, Aphthen, schmerzhafter, geschwollener, geröteter Rachen, gerötete, geschwollene, schmerzhafte Augen, Ulzerationen in Mund und Rachen, geschwollene, rote Hautläsionen, Ulzerationen der Mammae

■■■ **Glut *ardor* ausleitend**
Aphthen

■□□ **Trockenheit *ariditas* befeuchtend**
gerötete, geschwollene, schmerzhafte Augen, Ulzerationen in Mund und Rachen, Hautläsionen, Ulzerationen der Mammae

■■□ **stoffliche Verhärtungen *concretiones* zerschlagend und lösend**
entzündete, ulzerierende, schmerzhafte Schwellungen

■■□ **Schwellung zerteilend**
entzündete, schmerzhafte Schwellungen, entzündete Geschwüre, Ulzerationen der Mammae, Mastitis

Physiologische/pharmakologische Wirkung osmotisch wirksames Abführmittel, das durch Wasserbindung im Darm den Stuhl verflüssigt, die Darmperistaltik durch Vermehrung des Darminhaltes anregt und so die Defäkation auslöst. Stillzeit: behindert die Laktation bei lokaler Therapie von Mammaabszessen, deshalb nur solange anwenden bis Besserung erreicht wurde.

Tagesdosis 3 – 15 g, Standard 6 g

Kochzeit die zerkleinerten Mineralien kurz vor der Anwendung im Dekokt oder heißem Wasser auflösen

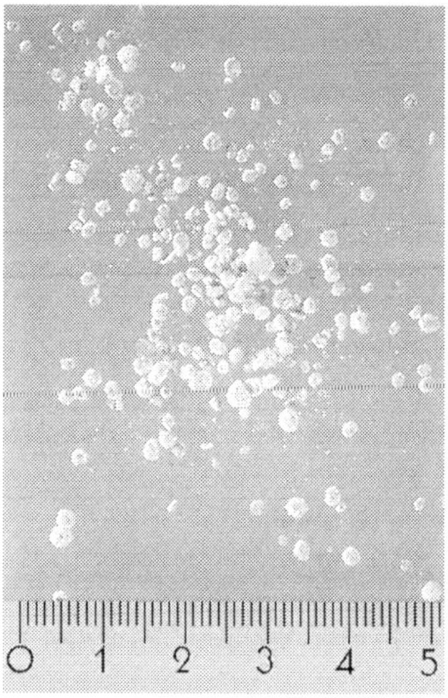

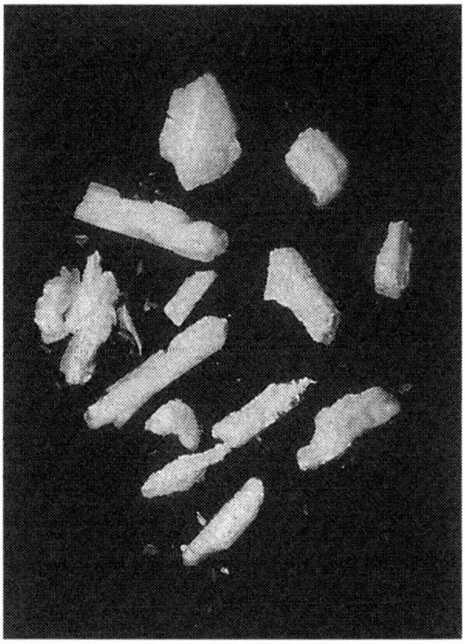

Kombinationen

- lokale Anwendung bei Aphthen, Rachenschmerzen → Borneol (Bingpian) S. 276, Borax
- Obstipation mit Hitze *calor*-Akkumulationen in den FK Magen, Dick- und Dünndarm *oo. stomachi et intestinorum* → Rhei rhiz. (Dahuang) S. 96

Kontraindikation Schwäche *depletio* der Mitte, ältere Patienten, post partum, während der Menstruation

Gravidität Anwendung verboten

Toxizität Natriumsulfat wird in geringem Maß resorbiert, bei chronischer Anwendung besteht die Gefahr der Flüssigkeitsretention und eines Hypertonus.

Rhei rhizoma
Dahuang 大黄

Familie: Polygonaceae
Stammpflanze: *Rheum palmatum* u.a.
deutsch: Rhabarberwurzelstock
englisch: rhubarb rhizome, big yellow

Temperaturverhalten
■■■ kalt

Geschmack *Sapor*
■■□ bitter

Funktionskreis-/ Orbisbezug
■■□ Magen *stomachi*
■■■ Dickdarm *intestini crassi*
■□□ Leber *hepaticus*
■□□ Milz *lienalis*

Funktionskreis-/ Orbisbezug
■□□ Herzbeutel *pericardialis*
■□□ Herz *cardialis*

Wirkrichtung
■■■ absenkend

Wirkort
Verdauungstrakt, unterer Wärmebereich *Calorium*

Wirkung/Indikation

■■■ **Hitze *calor* kühlend**
Obstipation, Diarrhö durch Hitze *calor*, hohes Fieber, profuse Schweiße, Durst, gespanntes Abdomen, Schmerzen im Abdomen

■■□ **feuchte Hitze *calor humidus* ausleitend**
Ikterus, verminderte Miktion, Völlegefühl, Dysenterie

■■□ **laxierend**
Obstipation, Diarrhö durch Hitze *calor*, gespanntes Abdomen

■■□ **Glut *ardor* kühlend**
Xue-Glut *ardor xue*: Blut im Stuhl, blutende Hämorrhoiden, Nasenbluten, blutiges Erbrechen, gerötete, schmerzhaft-stechende Augen

■■□ **Stasen des Xue lösend**
Amenorrhö, abdominelle Verhärtungen, Unterleibsschmerzen durch Xue-Stasen, Verletzungen mit Hämatomen, intestinale Abszesse

■■□ **entgiftend und desinfizierend**
lokal und innerlich bei Verbrennungen, Geschwüren, Exanthemen

Physiologische/pharmakologische Wirkung bei längerer Anwendung Störungen des Wasser-Elektrolyt-Haushaltes mit Hyperaldosteronismus, Hemmung der Darmmotilität und Verstärkung der Wirkung von Herzglycosiden, selten auch Herzarrhythmien, Nephropathien, Ödeme und beschleunigter Knochenabbau. Kaliumverlust kann durch Kombination mit Glycyrrhizae r. verstärkt werden. Laxierende Wirkung sorgt für weichen Stuhl bei Analfissuren, Hämorrhoiden; Förderung von Appetit und Verdauung; in niedriger Dosis als Adstringens bei Diarrhö; analgetische, antiinflammatorische Wirkung.

Tagesdosis 1–12 g, Standard 2 g

Kochzeit Wirkung abhängig von der Länge der Kochzeit. Kochzeiten über 10 min reduzieren den purgativen Effekt.

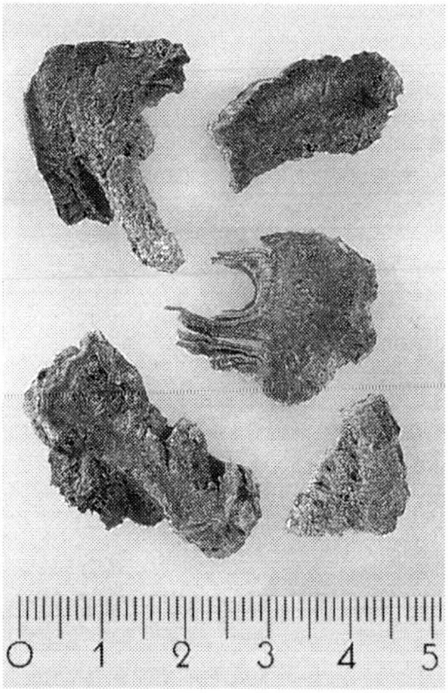

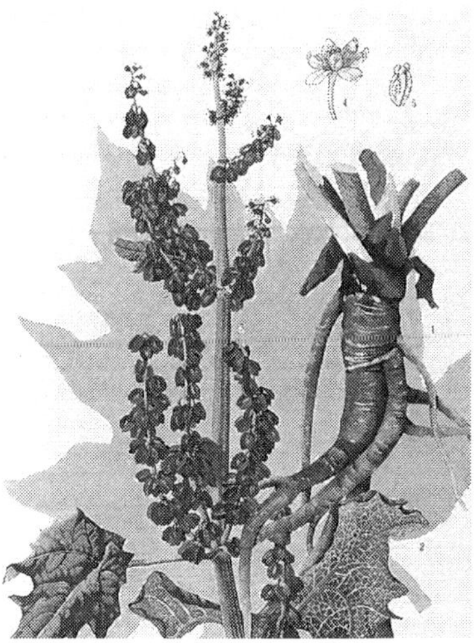

Kombinationen

- Obstipation, Schmerzen im Abdomen, wirre Reden, Absenzen, durch Hitze *calor* oder Glut *ardor*, Fülle *repletio* in den FK Milz, Magen, Dick-, Dünndarm, Leber und Gallenblase *oo. lienalis, stomachi, intestinorum, hepaticus et felleus* → Natrii sulfas (Mangxiao) S. 94, Magnoliae c. (Houpo) S. 298, Citri aurantii fr. (Zhike) S. 490
- Völlegefühl und Spannungen im Abdomen durch Hitze *calor*-Akkumulationen → Coptidis rhiz. (Huanglian) S. 178
- blutiges Erbrechen, Nasenbluten durch Xue-Hitze *calor xue* → Scutellariae r. (Huangqin) S. 190, Coptidis rhiz. (Huanglian) S. 178
- Ikterus mit Flankenschmerzen → Artemisiae capillaris seu scopariae h. (Yinchenhao) S. 308, Gardeniae fr. (Zhizi) S. 132
- chronische Obstipation → Cinnamomi cassiae c. (Rougui) S. 402
- intestinale Abszesse → Moutan cortex (Mudanpi) S. 170, Persicae semen (Taoren) S. 574
- Stasen des Xue → Angelicae sinensis r. (Danggui) S. 780
- Brandverletzungen (lokale Anwendung) → Gypsum fibrosum (Shigao) S. 136

Kompatibilität gefördert durch Scutellariae r. (Huangqin) S. 190; gestört durch Toxicodendri resina (Ganqi); beschränkt durch kaltes Wasser

Kontraindikation Schwäche *depletio* des Qi, Xue-Schwäche *depletio xue*, Kälte-Schwäche *algor* depletionis der Mitte, post partum sowie Stillzeit

Gravidität Anwendung verboten wg. reflektorischer Erregung des Uterus

Bemerkung

- rohe Rhabarberwurzel wirkt stärker purgierend
- in Wein gekocht: starke Hitze *calor* und Glut *ardor* ausleitende Wirkung im oberen Wärmebereich *Calorium*

Toxizität enthält Anthrachinone. Krampfartige Bauchschmerzen sind möglich. Keine Anwendung in der Stillzeit (Übergang in Muttermilch), während der Menstruation, post partum und bei Kindern unter 12 Jahren.

Sennae folium
Fanxieye

番泻叶

Familie: Caesalpiniceae
Stammpflanzen: *Cassia angustifolia, Cassia acutifolia*
deutsch: Sennes-Blätter
englisch: senna leaf

Temperaturverhalten
■■■ kalt

Geschmack *Sapor*
■□□ süß
■■□ bitter

Funktionskreis-/ Orbisbezug
■■■ Dickdarm *intestini crassi*

Wirkrichtung
■■□ absenkend

Wirkort
Verdauungstrakt, unterer Wärmebereich *Calorium*

Wirkung/Indikation

■■■ **laxierend**
Obstipation durch Zusammenballung von Hitze *calor*

■■□ **Hitze *calor* kühlend**
Zusammenballung von Hitze *calor* im Bereich des FK Dickdarm *o. intestini crassi*

Physiologische/pharmakologische Wirkung Anthrachinonderivate: wirken laxierend auf den Dickdarm (antiabsorptiv, hydragog, hemmen die Resorption von Elektrolyten und Wasser aus dem Dickdarm mit Volumenzunahme im Darm und Erhöhung der Darmmotilität); antibiotisch, hämostyptisch (lokal als Pulver). Anwendung auch bei akuter Pankreatitis, Cholezystitis und gastrointestinalen Blutungen. Eine harmlose Rotfärbung des Urins ist möglich, bei langem Gebrauch Pigmenteinlagerungen in der Darmmucosa (Melanosis coli).

Toxizität als Nebenwirkung oder bei Überdosierung können Schmerzen im Abdomen durch erhöhte Darmkontraktionen auftreten, evtl. sogar Nausea und Erbrechen, Taubheit von Lippen, Mund, Extremitäten, geschwollene Hände/Finger bis zu Muskelkrämpfen und Bewusstseinsverlust. Keine Langzeitanwendung wegen Elektrolytverlusten mit Hyperaldosteronismus, Albuminurie, Hämaturie, Hemmung der Darmmotilität, Muskelschwäche. Verstärkung der Wirkung von herzwirksame Glykosiden, Diuretika und Beeinflussung des Effekts von Antiarrhythmika.

Tagesdosis 3–9 g **Kochzeit** max. 15 min

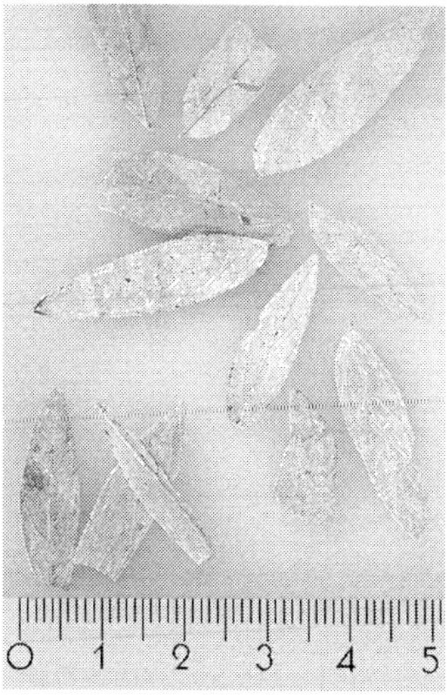

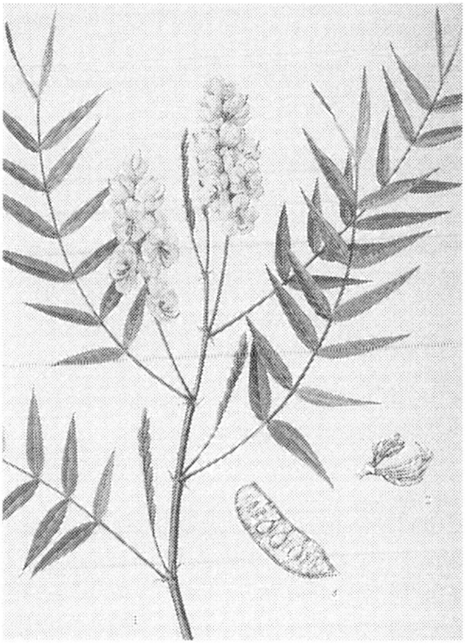

Kombinationen

- Ausleitung von Stagnationen → Aurantii fructus immaturus (Zhishi) S. 492, Magnoliae cortex (Houpo) S. 298
- Obstipation durch Zusammenballung von Hitze *calor* im Bereich des FK Dickdarm *o. intestini crassi* → Agastachis herba (Huoxiang) S. 284, Aucklandiae radix (Muxiang) S. 488

Kontraindikation Schwangerschaft, während der Stillzeit und der Menstruation, geschwächte Patienten, chronische Obstipation, Ileus, Hämorrhoiden

Gravidität Anwendung verboten

Cannabis semen 火麻仁
Huomaren

Familie: Cabaceae
Stammpflanze: *Cannabis sativa*
Variante: Cannabis fructus
deutsch: Hanfsamen
englisch: cannabis seeds, fire hemp seeds

Temperaturverhalten
■■□ neutral

Geschmack *Sapor*
■■□ süß

Funktionskreis-/ Orbisbezug
■■■ Dickdarm *intestini crassi*
■□□ Milz *lienalis*
■□□ Magen *stomachi*

Wirkrichtung
■□□ tief

Wirkort
Verdauungstrakt

Wirkung/Indikation

■■□ **laxierend**
Obstipation im Senium, post partum und bei Kindern, Obstipationsneigung bei fiebrigen Erkrankungen, Obstipation durch Xue-Schwäche *depletio xue*

■□□ **Säfte ergänzend**
Obstipation durch Yin-Schwäche *depletio yin*, trockene Haare

■□□ **Yin stützend und ergänzend**
Obstipation durch Yin-Schwäche *depletio yin*

■□□ **Hitze *calor* kühlend**
äußerliche und innerliche Anwendung bei Schrunden, Geschwüren, Ulzerationen

■□□ **Ekzeme, Verbrennungen und Geschwüre**
äußerlich und innerlich bei Schürfungen, Ulzerationen

■■□ **Qi bewegend, regulierend**
bewegt die Darmperistaltik, Obstipation nach chirurg. Eingriff

■□□ **Xue regulierend**

Physiologische/pharmakologische Wirkung die Droge wirkt antiemetisch, analgetisch, hypotherm, antikonvulsiv, bronchodilatatorisch, immunsuppressiv, antimikrobiell, tumorhemmend, vasodilatatorisch, appetitanregend, psychotrop. Die Aufnahme toxischer Dosen von Cannabinoiden (in Samen und Kraut enthalten) führt zu Euphorie mit übersteigerter Wahrnehmung von Sinneseindrücken. Folgen der Langzeitanwendung sind Laryngitis, Bronchitis, Apathie, psychischer Verfall und Störungen der Genitalfunktionen (Fluor vaginalis, Spermatorrhö).

Toxizität Überdosierung kann Nausea, Erbrechen, Diarrhö, Störungen der Herztätigkeit, Taubheit der Extremitäten, Irritabilität, Chorea, Miosis und in schweren Fällen Koma und Tod verursachen.

Tagesdosis 9 – 15 g, Standard 10 g **Kochzeit** 20 min

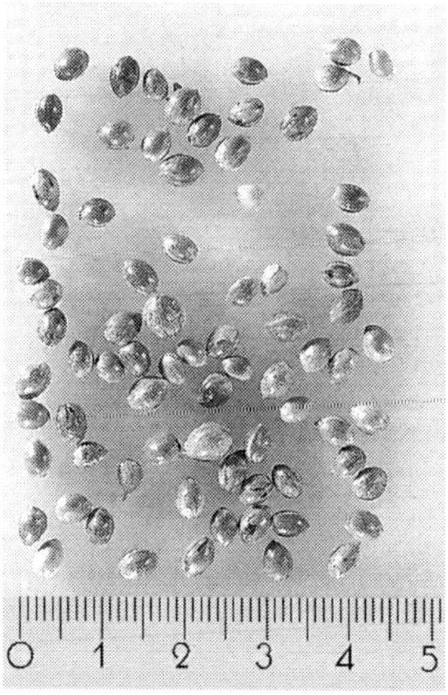

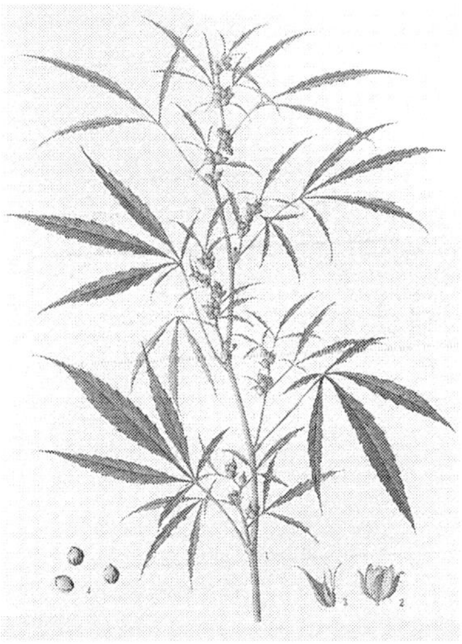

Kombinationen

- Obstipation durch Säftemangel, Defizienz des Xue, bei älteren Patienten und post partum → Angelicae sinensis r. (Danggui) S. 780, Rehmanniae praep. r. (Shudihuang) S. 792
- Obstipation durch Hitze-Trockenheit *calor ariditatis* oder Glut-Trockenheit *ardor ariditatis* in den FK Magen, Dick- und Dünndarm *oo. stomachi et intestinorum* → Armeniacae semen (Xingren) S. 676, Paeoniae radix lactiflora (Baishao) S. 788, Citri aurantii fr. (Zhike) S. 490
- Ulzerationen, Rötungen, Schmerzen im Mund durch Hitze im FK Magen *calor o. stomachi* → Lonicerae fl. (Jinyinhua) S. 222, Glycyrrhizae r. (Gancao) S. 728

Gravidität Anwendung mit Vorsicht

Pruni semen 郁李仁
Yuliren

Familie: Rosaceae
Stammpflanze: *Prunus japonica, Prunus humulis*
deutsch: japanische Mandelkirschsamen
englisch: bush cherry pit

Temperaturverhalten
■□□ neutral

Geschmack *Sapor*
■□□ scharf
■□□ bitter
■□□ süß

Wirkrichtung
■■■ absenkend

Wirkort
Dick- und Dünndarm *intestinorum*, unterer Wärmebereich *Calorium*

Funktionskreis-/ Orbisbezug
■■□ Dickdarm *intestini crassi*
■■□ Dünndarm *intestini tenuis*
■□□ Milz *lienalis*

Wirkung/Indikation

■■□ **laxierend**
Obstipation durch Trockenheit *ariditas*

■□□ **Zusammenballungen lösend**
Obstipation, Qi-Stagnation in den FK Dick- und Dünndarm *oo. intestinorum*, Ascites, Ödeme

■□□ **Säfte ergänzend**
Befeuchtung der FK Dick- und Dünndarm *oo. intestinorum*, Obstipation durch Trockenheit *ariditas*

■□□ **diuretisch**
Ascites, Ödeme, Miktionsstörungen

■□□ **Schwellungen zerteilend**
Ascites, gedunsener Unterleib, Ödemneigung, Miktionsstörungen

■■□ **Qi absenkend**
Förderung der Darmperistaltik, Verstärkung der Miktion

Physiologische / pharmakologische Wirkung laxierend, diuretisch

Besonderes vor dem Abkochen am besten zerstoßen

Tagesdosis 3–9 g **Kochzeit** 20 min

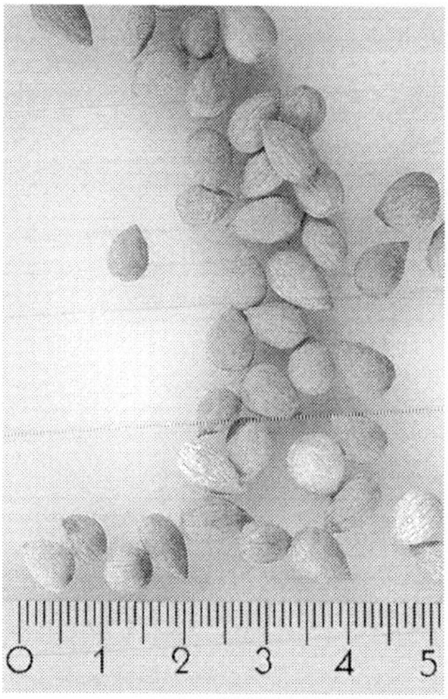

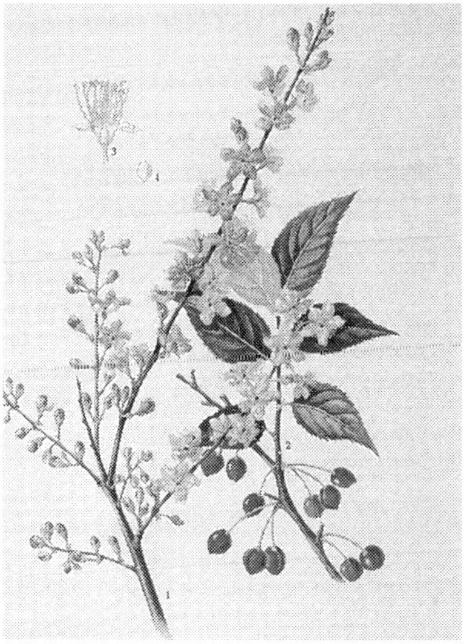

Kombinationen

- chronische Obstipation durch Trockenheit *ariditas* oder Defizienz des Qi → Cannabis semen (Huomaren) S. 100, Armeniacae semen (Xingren) S. 676
- Spannung im Abdomen, Obstipation, Harnverhalt → Coicis semen (Yiyiren) S. 314, Poria (Fuling) S. 340, Talcum (Huashi) S. 346

Kontraindikation Defizienz des Yin, Säfteverlust

Gravidität Anwendung mit Vorsicht

Crotonis fructus 巴豆
Badou

Familie:	Euphorbiaceae
Stammpflanze:	*Croton tiglium*
Variante:	Tiglii semen, Crotonis semen, Croton tiglii semen
deutsch:	Croton-Samen, Purgierkörner
englisch:	croton seed

Temperaturverhalten
■■□ heiß

Geschmack *Sapor*
■■■ scharf

Funktionskreis-/ Orbisbezug
■■□ Magen *stomachi*
■■□ Dickdarm *intestini crassi*

Wirkrichtung
■■□ absenkend

Wirkort
unterer und oberer Wärmebereich *Calorium*

■□□ Lunge *pulmonalis*

Wirkung/Indikation

■■□ **stoffliche Verhärtungen *concretiones* zerschlagend und lösend** schwere Zusammenballungen durch Kälte *algor* im Inneren *intima* mit Obstipation, Völlegefühl im Abdomen, Spannungen, Schmerzen

■■■ **Schwellungen zerteilend** Ödeme, Ascites

■■□ **diuretisch** Flüssigkeitsansammlungen

■■□ **Schleim *pituita* kanalisierend** Zusammenballungen von Schleim in Thorax und Rachen, Atembeschwerden, Keuchatmung, Atemnot, Völlegefühl und Spannung im Thorax- und Diaphragmabereich, Schleim *pituita*-Blockaden im FK Herz *cardialis*: epileptiforme Symptome, manisches Zustandsbild

■■□ **Ekzeme, Verbrennungen und Geschwüre** Abszesse (äußerlich), Ulzerationen, reife noch nicht eröffnete Geschwüre, Furunkel

■■□ **feuchte Hitze *calor humidus* ausleitend** übelriechender Auswurf, Ulzerationen im Thorax, Geschwüre

Physiologische/pharmakologische Wirkung laxierend innerhalb von 30 min – 3 Std, antibiotisch, antineoplastisch im Tierversuch (Sarkom, Melanom), hautreizend, co-cancerogen (Phorboldiester des Öles), nephrotoxisch. Crotonöl ist ein drastischer Reizstoff.

Toxizität toxisches Arzneimittel, deshalb nur für akute Zustände und kurzzeitig zu benutzen. Kontakt mit der Droge verursacht Irritation von Haut und Schleimhaut: Juckreiz, Dermatitis, allergische Reaktionen. Crotonöl kann bei innerlicher Aufnahme Brennen von Mund- und Magenschleimhaut, Schwindel, Erbrechen und wässrige Diarrhö mit abdominellen Schmerzen bewirken, aber auch Hämaturie, Dysurie, Anurie, Proteinurie bis zu Hypotension, Gesichtszyanose, Atemdepression, schneller Herzschlag bei langsamem Puls, Schock. Akut toxisch sind bereits 1 – 2 Tropfen Crotonöl, als tödlich gelten 20 Tropfen. Kaltes Reis-Congee oder eine Abkochung aus Coptidis rhiz. (Huanglian) und Phellodendri c. (Huangbo) kann die Diarrhö stoppen.

Tagesdosis 0,1 – 0,3 g in Pillen/äußerlich entsprechende Mengen, 0,03 – 0,1 g Dekokt

Kochzeit 20 min

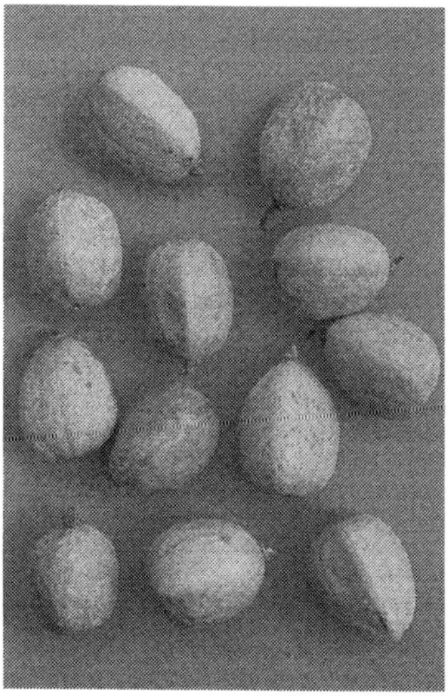

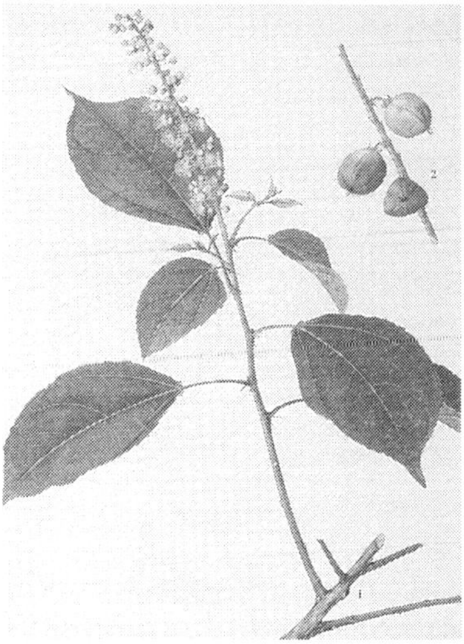

Kombinationen

- Obstipation, Flüssigkeitsansammlungen → Zingiberis rhizoma (Ganjiang) S. 416, Rhei rhizoma (Dahuang) S. 96
- Ascites → Armeniacae semen (Xingren) S. 676
- Schleim *pituita*-Blockade im Rachenbereich, lebensbedrohliche Atemnot → Arisaematis rhizoma (Tiannanxing) S. 636
- bronchiale Ulzerationen → Platycodi radix (Jiegeng) S. 648, Anemarrhenae rhizoma (Zhimu) S. 126
- epileptiforme Symptomatik → Bovis calculus (Niuhuang) S. 160
- Geschwüre, Furunkel (äußerlich) → Olibanum (Ruxiang) S. 572, Myrrha (Moyao) S. 570

Kompatibilität

- gefördert durch Hitze, Genkwa flos (Yuanhua) S. 110
- gestört durch Pharbitidis semen (Qianniuzi)
- beschränkt durch Rhei rhizoma (Dahuang) S. 96, Veratri nigri rhizoma (Lilu) S. 80, Coptidis rhizoma (Huanglian) S. 178

Kontraindikation Vorsicht bei geschwächten Patienten

Gravidität Anwendung verboten

Besonderes das Dekokt nicht zusammen mit heißen Getränken einnehmen, da sonst die purgierende Wirkung verstärkt wird. Werden die enthaltenen Öle vermindert oder entfernt (z. B. durch Trocknung), kann die Droge Diarrhö stoppen.

Warnhinweis diese Arznei soll aufgrund ihres toxischen Potentials ausschließlich von ausgebildeten TCM-Arzneimittel-Therapeuten verschrieben und nur mit äußerster Vorsicht eingesetzt werden. Das Dosierungsspektrum ist unbedingt einzuhalten.

Euphorbiae kansui radix 甘遂
Gansui

Familie: Euphorbiaceae
Stammpflanze: *Euphorbia kansui*
Variante: Kansui radix
deutsch: Wolfsmilchwurzel
englisch: kansui root

Temperaturverhalten
■■■ kalt

Geschmack *Sapor*
■■■ bitter
■□□ süß
■■■ toxisch

Funktionskreis-/ Orbisbezug
■■□ Niere *renalis*
■■■ Dickdarm *intestini crassi*
■■□ Lunge *pulmonalis*
■□□ Milz *lienalis*

Wirkrichtung
■■■ absenkend

Wirkort
unterer Wärmebereich *Calorium*

Wirkung/Indikation

■■■ **diuretisch**
Zusammenballung von Flüssigkeiten und Säften in Thorax und Abdomen, Ödeme, Spannung im Abdomen, Wassereinlagerung

■■□ **Schleim *pituita* kanalisierend**
Zusammenballung von Flüssigkeiten, Schleim *pituita*-Bildung, epileptiforme Anfälle

■■■ **Zusammenballungen lösend**
Ansammlung von Flüssigkeit, Schwellungen, Knotenbildungen

■■■ **Schwellungen zerteilend**
lokale, schmerzhafte Schwellungen, subkutane Knotenbildungen, generalisierte Ödeme, Ödeme im Gesicht

■■□ **Ekzeme, Verbrennungen und Geschwüre**
Schwellungen, Knotenbildungen, Geschwüre durch feuchte Hitze *calor humidus* (innerlich und äußerlich)

Physiologische/pharmakologische Wirkung laxierend, erzeugt Diarrhö, treibt die Miktion stark an.

Besonderes dieses Arzneimittel hat die am stärksten reinigende und diuretische Wirkung. Aufgrund der geringen Wasserlöslichkeit der Droge sollte sie nicht im Dekokt, sondern pulverisiert als Zugabe zum fertigen Dekokt verwendet werden.

Tagesdosis 1,5–3 g, 0,5–1 g als Pulver

Kochzeit siehe Besonderes

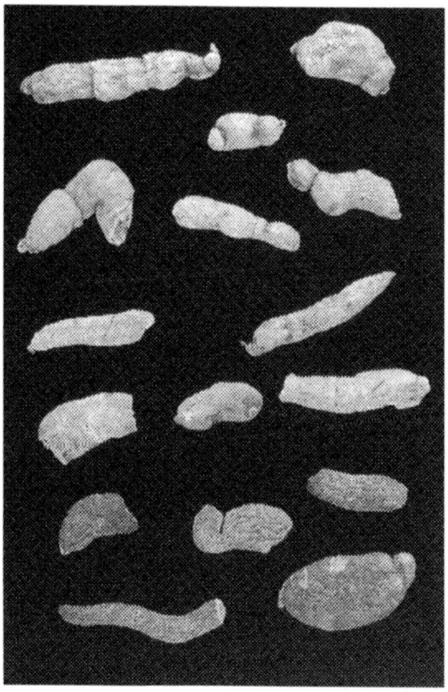

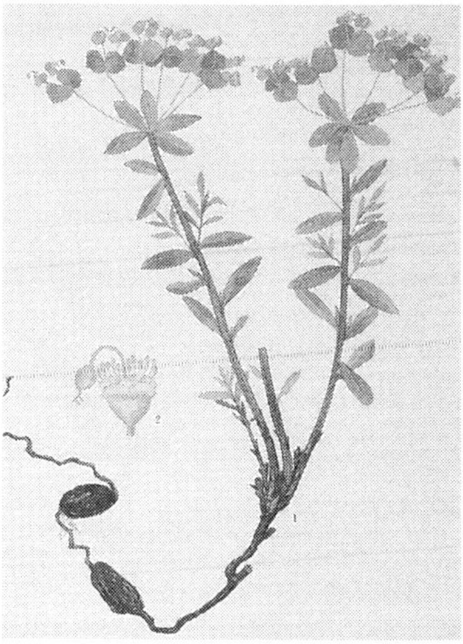

Kombinationen
- Obstruktionen im Intestinalbereich → Rhei rhizoma (Dahuang) S. 96, Magnoliae cortex (Houpo) S. 298, Persicae semen (Taoren) S. 574
- Ulzerationen, Schwellungen, Mumps → Rhei rhizoma (Dahuang)

Kompatibilität
- inkompatibel mit Glycyrrhizae radix (Gancao) S. 728
- gestört durch Melo pediculus, Polygalae radix (Yuanzhi) S. 448

Kontraindikationen geschwächte Patienten, Defizienz von Qi, Xue, Yin, Yang, Patienten mit Ulcera, Blutungen des oberen Gastrointestinaltraktes, kardiovaskulären Erkrankungen, schlechte Nierenfunktion in der Anamnese

Gravidität Anwendung verboten

Toxizität stark laxierende Arznei, keine Langzeitanwendung: konsumiert das Qi und irritiert den Gastrointestinaltrakt stark, magenempfindliche Patienten sollten die Droge in Kapseln oder zusammen mit Tee aus Jujubae fructus (Dazao) einnehmen. Prozessierung mit Essig reduziert die toxische und laxierende Wirkung. Überdosierung (9 – 15 g) führt zwischen 30 min und 2 Std nach der Einnahme zu Nebenwirkungen wie: Nausea, Erbrechen, Palpitationen, Schmerzen im Abdomen, Hämaturie, Rückenschmerzen und Schwindel, Kopfschmerzen, Delirium, Hypotension, Mydriasis, Konvulsionen. Röstung der rohen Droge vermindert die Vomitus-auslösende Wirkung.

Warnhinweis diese Arznei soll aufgrund ihres toxischen Potentials ausschließlich von ausgebildeten TCM-Arzneimittel-Therapeuten verschrieben und nur mit äußerster Vorsicht eingesetzt werden. Das Dosierungsspektrum ist unbedingt einzuhalten.

Euphorbiae pekinensis radix 京大戟
Daji

Familie: Euphorbiaceae
Stammpflanze: *Euphorbia pekinensis*
Variante: Euphorbiae radix, Euphorbiae seu Knoxiae radix
deutsch: Euphorbia-Wurzel (Wolfsmilchgewächs)
englisch: euphorbia, root knoxia

Temperaturverhalten
■■■ kalt

Geschmack *Sapor*
■■■ bitter
■□□ scharf
■■□ toxisch

Wirkrichtung
■■■ absenkend

Wirkort
unterer Wärmebereich *Calorium*

Funktionskreis-/ Orbisbezug
■■□ Milz *lienalis*
■■□ Niere *renalis*
■■□ Dickdarm *intestini crassi*

Wirkung/Indikation

■■■ **diuretisch**
Aszites, Wasser- und Säfteansammlungen in Thorax und Abdomen, Ödeme im Gesicht, Ödeme der Extremitäten

■■□ **Schleim *pituita* kanalisierend**
Zusammenballung von Flüssigkeiten, Schleim *pituita*-Bildung, Geschwüre, Abszesse, Knotenbildungen

■■■ **Schwellungen zerteilend**
Ödeme, Gesichtsödeme, Ödeme der Extremitäten, Aszites

■■□ **Verhärtungen erweichend**
äußerliche und innerliche Anwendung: Knotenbildungen, Schwellungen, Geschwüre, Abszesse, Lymphknotenschwellungen

■■□ **Stauungen zerstreuend**
Aszites, Leberzirrhose mit Aszites

Physiologische/pharmakologische Wirkung purgativ, antibiotisch

Besonderes Einsatz der Droge nur bei Fülle *repletio* oder Hitze-Fülle *calor repletionis*; aufgrund Unheitlichkeit in den Quellen sollte Euphorbia pekinensis vorsichtshalber nicht mit Glycyrrhizae radix (Gancao) kombiniert werden.

Tagesdosis 1,5–3 g als Dekokt, 0,5–1 g als Pulver

Kochzeit 20 min

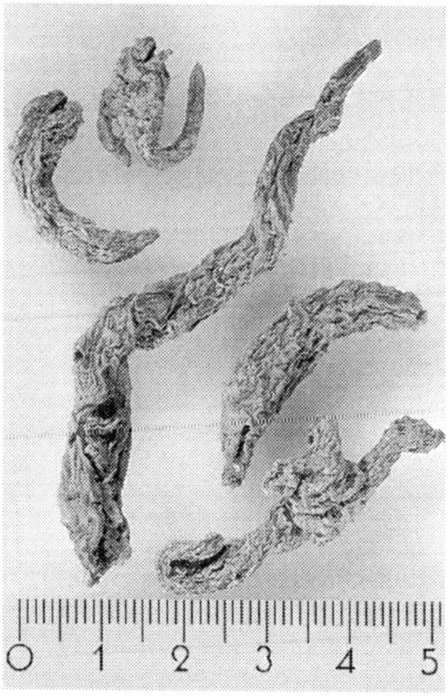

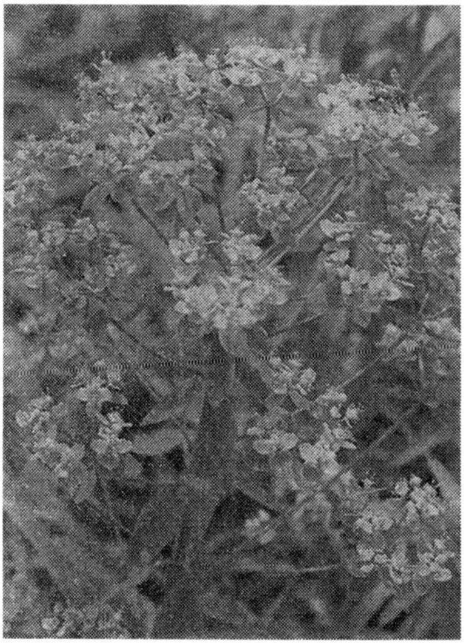

Kompatibilität
- gefördert durch Phaseoli semen (Chixiaodou) S. 332, Ziziphi spinosae semen (Suanzaoren) S. 454
- gestört durch Dioscoreae rhizoma (Shanyao) S. 724
- beschränkt durch Acori calami rhizoma (Changpu) S. 272

Gravidität Anwendung verboten

Toxizität die unbehandelte Droge ist toxisch und hat eine starke ausleitende Wirkung, deshalb nur kurzzeitige Anwendung. Durch Präparierung mit Essig wird die Toxizität gemildert. Nebeneffekte: Rötung und Schwellung von Mund und Rachen, Nausea und Erbrechen (lindernd wirken Abkochungen von frischem Ingwer (Shengjiang) oder von Jujubae fructus (Dazao), Diarrhö, Schmerzen im Abdomen, Irritationen des Magen-Darm-Traktes. Überdosierung: Schüttelfrost, Benommenheit, Ruhelosigkeit, trockener Mund, Dehydratation, Azidose bis zu Magen-Darm-Blutungen, Krämpfen und Nierenschäden. Bei äußerlichem Kontakt mit Haut oder Auge kann eine Dermatitis oder Konjunktivitis ausgelöst werden.

Warnhinweis diese Arznei soll aufgrund ihres toxischen Potentials ausschließlich von ausgebildeten TCM-Arzneimittel-Therapeuten verschrieben und nur mit äußerster Vorsicht eingesetzt werden. Das Dosierungsspektrum ist unbedingt einzuhalten.

Genkwae flos 芫花
Yuanhua

Familie: Thymelaceae
Stammpflanze: *Daphne genkwa*
Variante: Daphnis genkwae
deutsch: Genkwa-Blüten (Seidelbastgewächs)
englisch: daphne flower, genkwa flower

Temperaturverhalten
■□□ Tendenz warm

Geschmack *Sapor*
■□□ scharf

Funktionskreis-/ Orbisbezug
■■□ Lunge *pulmonalis*
■□□ Milz *lienalis*
■□□ Niere *renalis*

Wirkrichtung
■■□ absenkend

Wirkort
unterer Wärmebereich *Calorium*

Wirkung/Indikation

■■■ **diuretisch**
Druckgefühl in der Brust, Kurzatmigkeit, Ödeme zur Reinigung und Verstärkung der Diurese

■□□ **Schleim *pituita* kanalisierend**
Schleimbildung in der Brust, Schmerzen, Druckgefühl in der Brust

■□□ **entgiftend und desinfizierend**
thorakale Geschwüre und Infektionen

■■□ **antiparasitisch**
Wurmerkrankungen (lokale Anwendung)

Physiologische / pharmakologische Wirkung laxierend, antitussiv, Expektorans, analgetisch, antibiotisch, diuretisch

Toxizität sehr hoch; sollte nur kurz und in schweren Fällen (Ödeme am ganzen Körper) benutzt werden; Schutz der Mitte durch Jujubae fr. (Hongzao) S. 732 wird empfohlen. Mögliche Nebenwirkungen wie Übelkeit und Erbrechen sind mit Zingiberis viridis rhiz. oder Jujubae fr. zu mildern. Reduzierung der Toxizität durch Rösten mit Essig. Vergiftungssymptome: Tremor, Dyspnoe. Tierexperimentell zeigte sich vereinzelt eine Erhöhung der Toxizität durch Kombination mit Glycyrrhizae r. (Gancao) (im Klassiker wird bereits von einer Kombination abgeraten). Die Vorbehandlung mit Essig reduziert die Toxizität stark.

Warnhinweis diese Arznei soll aufgrund ihres toxischen Potentials ausschließlich von ausgebildeten TCM-Arzneimittel-Therapeuten verschrieben und nur mit äußerster Vorsicht eingesetzt werden. Das Dosierungsspektrum ist unbedingt einzuhalten.

Tagesdosis 1–3 g, Standard 1 g

Kochzeit Blüten am Schluss zugeben, kurz aufkochen und 3 min ziehen lassen

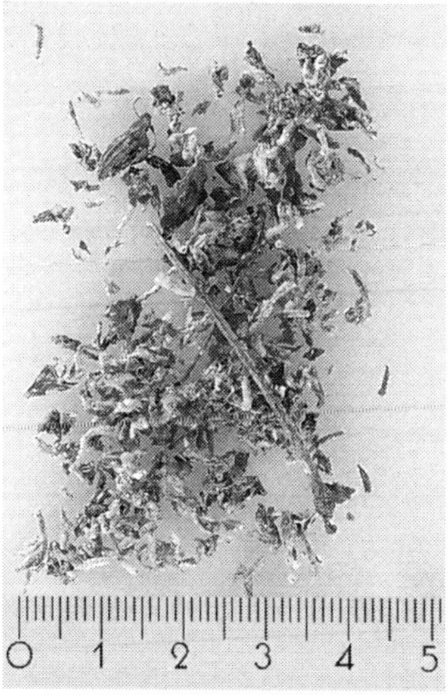

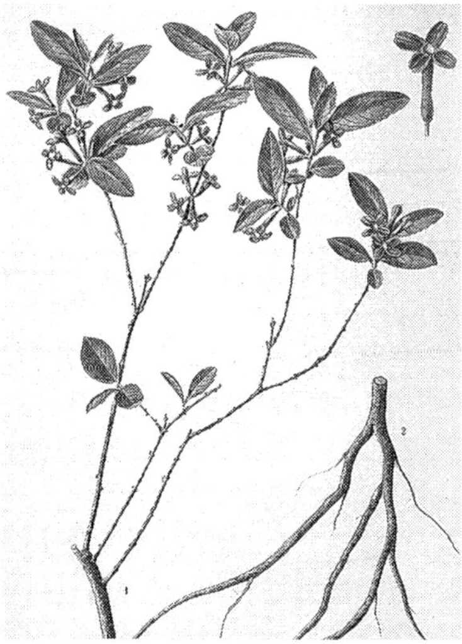

Kombinationen
- Ansammlung von Flüssigkeit im Thorax → Euphorbiae kansui r. (Gansui) S. 106
- Frostbeulen (äußerliche Anwendung) → Glycyrrhizae r. (Gancao) S. 728

Kompatibilität
- gefördert durch Cassiae s. (Juemingzi) S. 152
- beschränkt durch Glycyrrhizae r. (Gancao) S. 728

Kontraindikation geschwächte Patienten, Patienten mit Blutungsneigung, Ulcera oder Carcinomen in der Anamnese, cardiovaskulären Erkrankungen oder gestörter Nierenfunktion

Gravidität Anwendung verboten

Phytolaccae radix
Shanglu

商陆

Familie: Phytolaccaceae
Stammpflanzen: *Phytolacca acinosa, Phytolacca esculenta*
deutsch: Phytolacca-Wurzel, asiatische Kermesbeeren-Wurzel
englisch: poke root, phytolacca

Temperaturverhalten
■■□ kalt

Geschmack *Sapor*
■■□ bitter

Funktionskreis-/ Orbisbezug
■■□ Blase *vesicalis*
■■□ Niere *renalis*
■■□ Dickdarm *intestini crassi*
■□□ Milz *lienalis*

Wirkrichtung
■■□ absenkend

Wirkort
unterer Wärmebereich *Calorium*, Oberfläche *extima*

Wirkung/Indikation

■■□ **diuretisch**
stockende Ausscheidungen, Gedunsenheit, Ascites, Ödemneigung, Miktionsstörungen

■■□ **Schwellungen zerteilend**
Gedunsenheit, Ödeme, äußerliche Schwellungen (äußerlich)

■■□ **Hitze *calor* kühlend**
Obstipation, Geschwüre

■■□ **Ekzeme, Verbrennungen und Geschwüre**
Geschwüre, Karbunkel, Schwellungen

Physiologische/pharmakologische Wirkung diuretisch, antitussiv, Expektorans, antibiotisch. Phytolacca americana: antiödematös, immunstimulierend, emetisch. Alle Pflanzenteile sind durch stark schleimhautreizende Saponine und toxische, auch peroral wirksame Lectine giftig. Durch Kochen wird die Toxizität gemindert.

Besonderes im Vergleich zu anderen purgierenden oder laxierenden Drogen eher milde Wirkung. Die weiße Wurzel wird pharmazeutisch als Standard verwendet, sie ist halb so toxisch wie die rote (verursacht Diarrhö und lebensbedrohliche Blutungen). Die Droge ähnelt äußerlich stark Ginseng radix, genaue Identifikation ist wichtig.

Tagesdosis 3–9 g **Kochzeit** 20 min

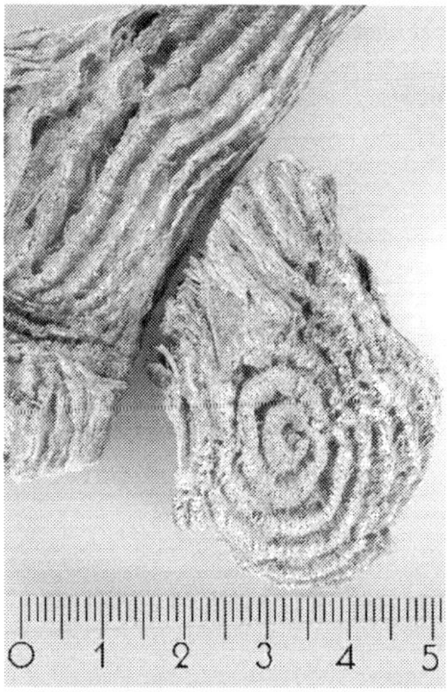

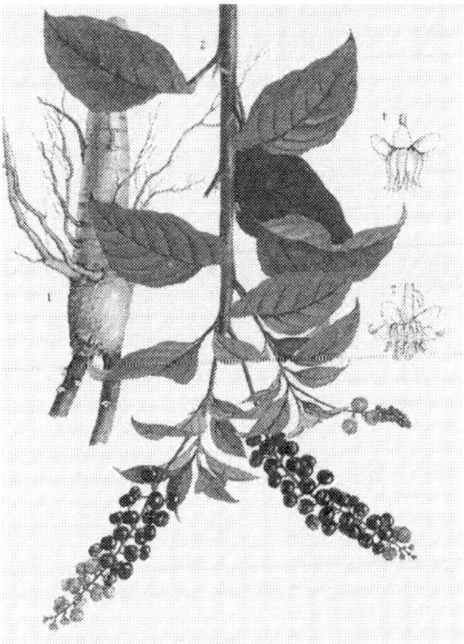

Kombinationen

- Ödeme, Schwellungen, Miktionsstörungen → Arecae semen (Binglang) S. 872, Alismatis rhizoma (Zexie) S. 306
- Ödeme, Spannungen im Abdomen, Kurzatmigkeit, Miktionsstörungen → Phaseoli semen (Chixiaodou) S. 332
- entzündete, schmerzhafte Geschwüre (äußerliche Anwendung) → Sophorae flavescentis radix (Kushen) S. 192

Kontraindikation Schwäche *depletio* der Mitte

Gravidität Anwendung verboten

Toxizität toxisches Arzneimittel, deshalb nur in schweren Fällen einzusetzen. Zur Verringerung der Toxizität zusammen mit Phaseoli radiati semen (Ludou) und Glycyrrhizae radix (Gancao) verwenden. Aufbereitung mit Essig oder langes Kochen (2 Std) verringert die Toxizität ebenfalls. Überdosierungsysmptome: Übelkeit, Erbrechen, Diarrhö, Fieber, Kopfschmerzen, Muskelkrämpfe, Tachypnoe, Tachykardie bis zu plötzlichem Blutdruckabfall, Mydriasis, Bewusstseinsverlust, Delirium, Koma, Herzversagen.

Warnhinweis diese Arznei soll aufgrund ihres toxischen Potentials ausschließlich von ausgebildeten TCM-Arzneimittel-Therapeuten verschrieben und nur mit äußerster Vorsicht eingesetzt werden. Das Dosierungsspektrum ist unbedingt einzuhalten.

IV Kühlende Arzneimittel *mm. refrigerantia*

IVa Glut zerteilende und kühlende Arzneimittel *mm. refrigerantia et diffundentia ardoris*

Besonders geeignet bei Hitze *calor* oder Glut *ardor* in der Qi-Ebene

Übersicht

IVb Den Funktionskreis Leber *o. hepaticus* kühlende Arzneimittel *mm. refrigerantia o. hepatici*

Übersicht

IVc Das Xue kühlende Arzneimittel *mm. refrigerantia xue*

Bei Hitze *calor* in der Xue- Ebene oder im Bereich der Bauenergie *qi constructivum* (Jing), wobei meist eine Schädigung der Säfte *Yin* stattgefunden hat.

Übersicht

IVd Kühlende und trocknende Arzneimittel *mm. refrigerantia et torrefacientia*

Geeignet bei feuchte Hitze *calor humidus*-Befunden

Übersicht

IVe Kühlende und desinfizierende Arzneimittel *mm. refrigerantia et desinfectantia*

Geeignet bei infektiösen Toxinen

Übersicht

IVf Hitze-Schwäche kühlende Arzneimittel *mm. refrigerantia caloris depletionis*

Bei Hitze *calor* in der Xue-Ebene, bei einer tieferliegenden Hitze-Schwäche *calor depletionis* im Inneren *intima*

Übersicht

Arzneimittelbild

Eigenschaften

Nach dem Leitsatz der chinesischen Medizin „Warmes und Heißes kühle man" sind diese Arzneimittel zur Behandlung von Hitze *calor*- und Glut *ardor*-Erkrankungen geeignet und von **kühlem oder kaltem Temperaturverhalten.**

- **Scharf und kalt**: die Schärfe will nach außen, die Kälte nach innen und unten. Da ein Hitze *calor*-Befund aufsteigt und Kälte *algor* nach unten bewegt kommt es nach Absetzen kalter Arzneien leicht zu einem Rezidiv. Scharfe und kalte Arzneien kühlen ohne Hitze *calor* einzustauen, Schärfe kann ebenfalls noch zerstreuen, auch bei Stasen des Xue, z. B. Gypsum fibrosum, Moutan cortex
- **Süß und kalt**: Süßes stützt und harmonisiert, Kälte senkt ab und erhält die Säfte, das Yin. deshalb gut bei Hitze *calor* in der Qi-Ebene, z.B. Gypsum fibrosum, Phragmitis rhizoma, Rehmanniae radix, Trichosanthis radix
- **Salzig und kalt**: ausleitend und erweichend, diese Arzneimittel reichen bis in den FK Niere *o. renalis* und in das Xue. Hitze *calor* und Glut *ardor* werden abgesenkt, Xue und Yin erhalten, Hitze *calor*-Befunde in der Xue-Ebene und der Bauenergie *qi constructivum*, z.B. Anemarrhenae rhizoma, Scrophulariae radix
- **Bitter und kalt**: Bitter drainiert und trocknet, somit kann Hitze *calor*, Glut *ardor* oder feuchte Hitze *calor humidus* ausgeleitet und Toxisches eliminiert werden. Geeignet bei akuten Infektionen, Abszessen und Geschwüren, z.B. Coptidis rhizoma, Scutellariae radix, Phellodendri cortex, Gardeniae fructus, Gentinae radix

Funktionskreisbezüge

- Hitze *calor* in den FK Herz und Dünndarm *oo. cardialis et intestini tenuis* (Fieber, Durst, bitterer Mundgeschmack, Unruhe), z. B. Coptidis rhizoma, Rehmanniae radix. Ulzerationen, Geschwüre, Karbunkel, z. B. Lonicerae flos, Forsythiae fructus, Taraxaci herba

- Hitze *calor*, Glut *ardor* in den FK Leber und Gallenblase *oo. hepaticus et felleus* (Reizbarkeit, gerötete Augen, Schmerzen im Hypochondrium, Schlafstörungen, Kopfschmerzen, Vertigo, Tinnitus), z. B. Coptidis rhizoma, Gentianae radix. Hitze *calor* im Xue (Menstruationsstörungen), z.B. Moutan cortex, Paeoniae radix rubra. Hitze *calor* mit Augenbetonung, z.B. Cassiae torae semen. Feuchte Hitze *calor humidus* (ikterische Befunde), z.B. Gardeniae fructus
- Hitze *calor* in den FK Milz und Magen *oo. lienalis et stomachi* (Durst, trockener Mund, Verlangen nach kalten Getränken, vermehrter Appetit, Zahnschmerzen, Mundgeruch, Zungenkörper rot, Belag gelb), z. B. Gypsum fibrosum, Anemarrhenae rhizoma, Coptidis rhizoma
- Hitze *calor* in den FK Lunge und Dickdarm *oo. pulmonalis et intestini crassi* (Husten, Atembeschwerden, trockene Nase, Hauterkrankungen), z.B. Scutellariae radix, Phragmitis rhizoma
- Hitze *calor* in den FK Niere und Blase *oo. renalis et vesicalis*, Schwäche-Hitze im FK Niere *calor depletionis* im *o. renalis* (Nachtschweiße, Knochenschmerzen, subfebrile Temperaturen, Samenverlust), z. B. Phellodendri cortex, Lycii cortex

Eine klinisch häufige Einteilung bei Hitze *calor*-Befunden ist die Bewertung der Symptome nach den unterschiedlichen **Eindringtiefen**:

- Hitze *calor* im Bereich der Wehrenergie *qi defensivum* (Schüttelfrost, Windaversion, akutes Fieber, Kopfschmerzen, Halsschmerzen), z. B. Bupleuri radxi, Chrysanthemi flos, Menthae herba
- Hitze *calor* in der Qi-Ebene (hohes Fieber, starke Schweiße, trockener Mund, Durst, rotes Gesicht), z.B: Gypsum fibrosum, Anemarrhenae radix, Lonicerae flos, Forsythiae fructus
- Hitze *calor* im Bereich der Bauenergie *qi constructivum* (nächtliches Fieber, Unruhe, Reizbarkeit, Delirium, Exantheme), z. B. Scrophulariae radix, Forsythiae fructus
- Hitze *calor* in der Xue-Ebene (Blutungen, Blut im Stuhl, Epistaxis, Delirium, hochroter Zungenkörper, Furunkel. Karbunkel), z. B. Moutan cortex, Rehmanniae radix

Vergleich der Einzelarzneimittel dieser Gruppe

Wirkkraft, um Hitze *calor*-Befunde zu zerstreuen

Gypsum fibrosum (Shigao) S. 136	■■■■■■■■■■
Lonicerae flos (Jinyinhua) S. 222	■■■■■■■■□□
Forsythiae fructus (Lianqiao) S. 206	■■■■■■■■□□
Moutan cortex (Mudanpi) S. 170	■■■■■■□□□□
Prunellae spica (Xiakucao) S. 146	■■■■■■□□□□
Belamcandae rhizoma (Shegan) S. 194	■■■■■■□□□□
Lasiosphaera (Mabo) S. 218	■■■■□□□□□□
Artemisiae annuae herba (Qinghao) S. 262	■■■■□□□□□□
Menthae herba (Bohe) S. 64	■■■■□□□□□□
Mori folium (Sangye) S. 66	■■□□□□□□□□
Cimicifugae rhizoma (Shengma) S. 60	■■□□□□□□□□

Wirkkraft, um das Xue zu kühlen

Isatidis folium (Daqingye) S. 168	■■■■■■■■■■
Rehmanniae radix (Shengdihuang) S. 174	■■■■■■■■■■
Indigo naturalis (Qingdai) S. 166	■■■■■■■■■■
Paeoniae radix rubra (Chishaoyao) S. 172	■■■■■■■■□□
Moutan cortex (Mudanpi) S. 170	■■■■■■□□□□

Wirkkraft, um Hitze *calor*-Befunde zu kühlen und gleichzeitig die Körpersäfte *Yin* zu erhalten

Rehmanniae radix (Shengdihuang) S. 174	■■■■■■■■■■
Gypsum fibrosum (Shigao) S. 136	■■■■■■■■■■
Trichosanthis radix (Tianhuafen) S. 148	■■■■■■■■□□
Ophiopogonis radix (Maimendong) S. 814	■■■■■■■■□□
Adenophorae radix (Nanshashen) S. 794	■■■■■■■■□□
Phragmitis rhizoma (Lugen) S. 144	■■■■■■□□□□
Imperatae rhizoma (Baimaogen) S. 164	■■■■■■□□□□

Wirkkraft, um Hitze *calor*-Befunde im FK Lunge *o. pulmonalis* zu kühlen

Gypsum fibrosum (Shigao) S. 136	■■■■■■■■■■
Scutellariae radix (Huangqin) S. 190	■■■■■■■■■□
Mori cortex (Sangbaipi) S. 688	■■■■■■■■□□
Sophorae tonkinensis radix S. 688	■■■■■■■■□□
Houttuyniae herba cum radice S. 688	■■■■■■■■□□
Belamcandae rhizoma (Shegan) S. 194	■■■■■■□□□□
Mori folium (Sangye) S. 66	■■■■□□□□□□
Phragmitis rhizoma (Lugen) S. 144	■■■■□□□□□□
Menthae herba (Bohe) S. 64	■■□□□□□□□□

Wirkkraft, um Hitze *calor*-Befunde im FK Herz *o. cardialis* zu kühlen

Coptidis rhizoma (Huanglian) S. 178	■■■■■■■■■■
Isatidis folium (Daqingye) S. 168	■■■■■■■■■■
Gardeniae fructus (Zhizi) S. 132	■■■■■■■■□□
Lonicerae flos (Jinyinhua) S. 222	■■■■■■■■□□
Forsythiae fructus (Lianqiao) S. 206	■■■■■■■■□□
Isatidis radix (Banlangen) S. 216	■■■■■■■■□□
Lophateri herba (Danzhuye) S. 138	■■■■■■□□□□
Scrophulariae radix (Xuanshen) S. 176	■■■■■■□□□□
Salviae miltiorrhizae radix (Danshen) S. 580	■■■■■■□□□□

Wirkkraft, um Hitze *calor*-Befunde im FK Leber *o. hepaticus* zu kühlen

Gentianae radix (Longdancao) S. 184	■■■■■■■■■■
Toosendan fructus (Chuanlianzi) S. 520	■■■■■■■■■■
Indigo naturalis (Qingdai) S. 166	■■■■■■■■□□
Gardeniae fructus (Zhizi) S. 132	■■■■■■■■□□
Coptidis rhizoma (Huanglian) S. 178	■■■■■■■■□□
Paeoniae radix rubra (Chishaoyao) S. 172	■■■■■■□□□□
Moutan cortex (Mudanpi) S. 170	■■■■■■□□□□
Taraxaci herba (Pugongying) S. 256	■■■■■■□□□□
Prunellae spica (Xiakucao) S. 146	■■■■■■□□□□
Lonicerae flos (Jinyinhua) S. 222	■■■■□□□□□□

Wirkkraft, um Hitze *calor*-Befunde im FK Niere *o. renalis* zu kühlen

Phellodendri cortex (Huangbo) S. 186	■■■■■■■■■■
Anemarrhenae rhizoma (Zhimu) S. 126	■■■■■■■■■■
Rehmanniae radix (Shengdihuang) S. 174	■■■■■■■■□□
Scrophulariae radix (Xuanshen) S. 176	■■■■■■■■□□
Lycii cortex (Digupi) S. 266	■■■■■■■□□□
Moutan cortex (Mudanpi) S. 170	■■■■■■□□□□

Wirkkraft, um Hitze *calor*-Befunde im FK Magen *o. stomachi* zu kühlen

Gypsum fibrosum (Shigao) S. 136	■■■■■■■■■■
Coptidis rhizoma (Huanglian) S. 178	■■■■■■■■■■
Isatidis folium (Daqingye) S. 168	■■■■■■■■■■
Taraxaci herba (Pugongying) S. 256	■■■■■■■■□□
Lonicerae flos (Jinyinhua) S. 222	■■■■■■■■□□
Trichosanthis radix (Tianhuafen) S. 148	■■■■■■□□□□
Phragmitis rhizoma (Lugen) S. 144	■■■■□□□□□□

Wirkkraft, um feuchte Hitze *calor humidus* aus der Mitte zu beseitigen

Coptidis rhizoma (Huanglian) S. 178	■■■■■■■■■■
Coicis semen (Yiyiren) S. 314	■■■■■■□□□□
Sophorae flavescentis radix (Kushen) S. 192	■■■■■■□□□□
Dictamni cortex (Baixianpi) S. 180	■■■■■■□□□□
Picrorhizae rhizoma (Huhuanglian) S. 188	■■■■□□□□□□
Nelumbinis folium (Heye) S. 140	■■■■□□□□□□
Phaseoli semen (Chixiaodou) S. 332	■■■■□□□□□□

Wirkkraft, um Hitze *calor*-Befunde im FK Dickdarm *o. intestini crassi* zu kühlen

Coptidis rhizoma (Huanglian) S. 178	■■■■■■■■■■
Scutellariae radix (Huangqin) S. 190	■■■■■■■■□□
Pulsatillae radix (Baitouweng) S. 236	■■■■■■■■□□
Portulacae herba (Machixian) S. 234	■■■■■■■■□□
Fraxini cortex (Qinpi) S. 182	■■■■■■□□□□
Benincasae semen (Dongguazi) S. 310	■■■■□□□□□□

Wirkkraft, um Hitze *calor*-Befunde im FK Dünndarm *o. intestini tenuis* zu kühlen

Gardeniae fructus (Zhizi) S. 132	■■■■■■■■■■
Clematidis armandi caulis (Mutong)	■■■■■■■■■■
Forsythiae fructus (Lianqiao) S. 206	■■■■■■■■□□
Imperatae rhizoma (Baimaogen) S. 164	■■■■■■□□□□
Lophateri herba (Danzhuye) S. 138	■■■■■■□□□□
Phaseoli semen (Chixiaodou) S. 332	■■■■□□□□□□

Zusammenfassung

Kühlung von Hitze *calor*, Ausleitung von Glut *ardor*, Absenkung von Glut *ardor* in den FK Magen und Lunge *ardor oo. stomachi et pulmonalis*

Anemarrhenae rhizoma (Zhimu) S. 126 → nährt das Yin, befeuchtet Trockenheit *ariditas*

Glauberitum (Hanshuishi) S. 134 → äußerlich bei Verbrennungen

Gypsum fibrosum (Shigao) S. 136 → kühlt stark exzessive Hitze *calor* oder Glut *ardor*

Kühlung von Hitze *calor*, Erzeugung von Körpersäften

Lophateri herba (Danzhuye) S. 138 → erleichtert dysurische Beschwerden

Phragmitis rhizoma (Lugen) S. 144 → kühlt Hitze in den FK Magen und Lunge *calor oo. stomachi et pulmonalis*

Trichosanthis radix (Tianhuafen) S. 148 → leitet Eiter aus

Kühlung von Glut *ardor* in den FK Leber und Gallenblase *oo. hepaticus et felleus*

Gardeniae fructus (Zhizi) S. 132 → kühlt das Xue, eliminiert Toxine, trocknet Feuchtigkeit *humor*, bei Hitze *calor* in allen drei Wärmebereichen *Calorien*

Prunellae spica (Xiakucao) S. 146 → zerstreut Knotenbildungen, Lymphknotenverdickungen bei Stagnationen des Leber-Qi *qi hepaticum*

Absenkung des Leber-Yang *yang hepaticum*, Augenbeschwerden

Buddlejae flos (Mimenghua) S. 150 → senkt Glut im FK Leber *ardor o. hepatici* ab

Celosiae semen (Qingxiangzi) S. 154 → senkt Glut im FK Leber *ardor o. hepatici* ab

Kühlung von Hitze *calor*, Förderung der Diurese

Camellia sinensis folium (Chaye) S. 128 → kühlt Hitze im FK Magen *calor o. stomachi*, zerstreut Feuchtigkeit *humor*, erleichtert Kopfschmerzen

Citrulli fructus (Xigua) S. 130 → erleichtert Durst

Citrulli pericarpium (Xiguapi) → kühlt Hitze *calor*, fördert die Miktion

Kühlung von Hitze *calor*, Absenkung von Glut *ardor*, Elimination von Toxinen, Trocknung von Feuchtigkeit *humor*

Coptidis rhizoma (Huanglian) S. 178 → kühlt Hitze *calor* im mittleren Wärmebereich *Calorium*, klärt Glut *ardor* in den FK Herz, Leber, Magen, Dickdarm *oo. cardialis, hepaticus, stomachi, intestini crassi*

Phellodendri cortex (Huangbo) S. 186 → kühlt Hitze *calor* im unteren Wärmebereich *Calorium*, kühlt Hitze-Schwäche *calor depletionis* im FK Niere *o. renalis*

Scutellariae radix (Huangqin) S. 190 → kühlt Hitze *calor* im oberen Wärmebereich *Calorium*, senkt Hitze im FK Lunge *calor o. pulmonalis* ab, beruhigt den Fetus

Kühlung von Hitze *calor*, Trocknung von Feuchtigkeit *humor*

Gentianae radix (Longdancao) S. 184 → beseitigt feuchte Hitze *calor humidus* in den FK und Leitbahnen Leber und Gallenblase *oo. et ss. hepaticus et felleus*, zerstreut feuchte Hitze *calor humidus* im unteren Wärmebereich *Calorium*

Sophorae flavescentis radix (Kushen) S. 192 → zerstreut feuchte Hitze *calor humidus* im unteren Wärmebereich *Calorium*, gegen Juckreiz äußerliche Anwendung

Kühlung von Hitze *calor*, Kühlung des Xue

Ilicis herba (Dongqing) S. 214 → kühlt Hitze *calor*, eliminiert Toxine

Arnebiae/Lithospermi radix (Zicao) S. 158 → eliminiert Toxine, fördert den Ausbruch von Masern

Moutan cortex (Mudanpi) S. 170 → fördert die Xue-Zirkulation, leitet Glut *ardor* aus dem FK Leber *o. hepaticus* aus, klärt Glut *ardor* im FK Herz *o. cardialis*

Paeoniae radix rubra (Chishaoyao) S. 172 → fördert die Xue-Zirkulation, leitet Glut *ardor* aus dem FK Leber *o. hepaticus* aus, erleichtert Schmerzen

Rehmanniae radix (Shengdihuang) S. 174 → nährt das Yin, fördert die Bildung von Körpersäften

Scrophulariae radix (Xuanshen) S. 176 → nährt das Yin, leitet Glut *ardor* aus, eliminiert Toxine

Kühlung von Hitze *calor*, Elimination von Toxinen, Beseitigung von Abszessen, Geschwüren, Schwellungen

Bovis calculus (Niuhuang) S. 160 → zerstreut Wind *ventus* und Schleim *pituita*

Chrysanthemi indici flos (Yejuhua) S. 202 → behandelt Haut- und Augenbeschwerden
Dictamni cortex (Baixianpi) S. 180 → erleichtert Juckreiz durch feuchte Hitze *calor humidus*, bei Ikterus
Forsythiae fructus (Lianqiao) S. 206 → senkt Glut im FK Herz *ardor cardialis* ab, bei Knoten, Abszessen
Lobeliae herba cum radice (Banbianlian) S. 324 → Schlangenbisse, Bienenstiche, Ascites
Lonicerae caulis (Rendongteng) S. 220 → zerstreut Wind *ventus*, Feuchtigkeit *humor* und Hitze *calor* aus der Oberfläche *extima*
Lonicerae flos (Jinyinhua) S. 222 → bei Hitze-Wind *calor venti*, Sommerhitze *aestus*, Dysenterie, intestinale Abszesse
Paridis rhizoma (Chonglou) S. 228 → leitet Wind *ventus* aus dem FK Leber *o. hepaticus*, löst Xue-Stagnationen
Rhapontici radix (Loulu) S. 240 → bei Mamma-Beschwerden
Taraxaci herba (Pugongying) S. 256 → behandelt Mamma-Abszesse
Tinosporae radix (Jinguolan) S. 258 → klärt feuchte Hitze *calor humidus* in der Haut
Violae herba (Zihuadiding) S. 260 → Hautläsionen, Schlangenbisse

Kühlung von Hitze *calor*, Elimination von Toxinen, antineoplastisch

Hedyotidis diffusae herba (Baihuasheshecao) S. 208 → fördert die Miktion, Dysurie
Rabdosiae herba (Donglingcao) S. 238 → fördert die Xue-Zirkulation und erleichtert Schmerzen
Scutellariae herba (Banzhilian) S. 244 → fördert die Miktion
Semiaquilegiae radix (Tiankuizi) S. 246 → fördert die Miktion, reduziert Abszesse
Cremastrae pseudobulbus (Shancigu) S. 204 → reduziert Verdichtungen, Zusammenballungen

Kühlung von Hitze *calor*, Elimination von Toxinen, Zerstreuung von Feuchtigkeit *humor*

Smilacis glabrae rhizoma (Tufuling) S. 248 → behandelt Syphilis

Kühlung von Hitze *calor*, Elimination von Toxinen, Kühlung des Xue, Beseitigung von Exanthemen

Indigo naturalis (Qingdai) S. 166 → senkt Glut im FK Leber *ardor o. hepatici* und Hitze im FK Lunge *calor o. pulmonalis* ab
Isatidis folium (Daqingye) S. 168 → kühlt das Xue, infektiöse Atemwegserkrankungen, Purpura
Isatidis radix (Banlangen) S. 216 → erleichtert Entzündungen im Rachenbereich

Kühlung von Hitze *calor*, Elimination von Toxinen im Bereich des FK Lunge *o. pulmonalis*

Belamcandae rhizoma (Shegan) S. 194 → Rachenentzündungen, Schleim *pituita*, Husten
Houttuyniae herba cum radice (Yuxingcao) S. 212 → zerstreut Lungenabszesse

Lasiosphaera (Mabo) S. 218 → stoppt Blutungen
Sophorae tonkinensis radix (Shandougen) S. 254 → Rachenentzündungen, reduziert Schwellungen, bei Neoplasien

Kühlung von Hitze *calor*, Elimination von Toxinen, bei Dysenterie und Diarrhö

Bruceae fructus (Yadanzi) S. 198 → Amöben-Dysenterie, Malaria, Neoplasien
Fraxini cortex (Qinpi) S. 182 → senkt hochschlagendes Leber-Yang *yang hepaticum* ab, bakterielle Dysenterie
Portulacae herba (Machixian) S. 234 → Geschwüre, Karbunkel, Ekzeme, bakterielle Dysenterie, erleichtert ein Gefühl der unvollständigen Darmentleerung
Pulsatillae radix (Baitouweng) S. 236 → bakterielle Dysenterie, Amöben-Dysenterie mit toxischer Hitze *calor*, Schleim und Blut, Colitis

Kühlung von Hitze *calor*, Elimination von Toxinen, bei intestinalen Abszessen

Patriniae herba (Baijiang) S. 230 → leitet Eiter aus
Sargentodoxae caulis (Hongteng) S. 242 → verbessert die Xue-Zirkulation, erleichtert Schmerzen

Kühlung von Hitze *calor*, Elimination von Toxinen

Solani herba (Longkui) S. 250 → klärt Glut im FK Leber *ardor o. hepatici*, reduziert Entzündungen, erleichtert Schmerzen

Kühlung von Sommerhitze *aestus*

Nelumbinis folium (Heye) S. 140 → stoppt Blutungen
Phaseoli radiati semen (Ludou) S. 232 → erleichtert Durst, entgiftet andere Arzneien

Kühlung von Hitze-Schwäche *calor depletionis*

Artemisiae annuae herba (Qinghao) S. 262 → Malaria
Cynanchi atrati radix (Baiwei) S. 264 → kühlt das Xue
Lycii cortex (Digupi) S. 266 → klärt Hitze im FK Lunge *calor o. pulmonalis*
Picrorhizae rhizoma (Huhuanglian) S. 188 → trocknet Feuchtigkeit *humor*, eliminiert Toxine
Stellariae radix (Yinchaihu) S. 268 → Hitze-Schwäche *calor depletionis*

Arzneimittel aus anderen Gruppen zur Kühlung von Hitze *calor*

Aloe folii extractus (Luhui) . . . . S. 92
Arctii fructus (Niubangzi) . . . . S. 52
Bambusae caulis in taeniam (Zhuru) . . . . S. 82
Borneol (Bingpian) . . . . S. 276
Cassiae semen (Juemingzi) . . . . S. 152
Chrysanthemi flos (Juhua) . . . . S. 56

Anemarrhenae rhizoma 知母
Zhimu

Familie: Liliaceae
Stammpflanze: *Anemarrhena asphodeloides*
deutsch: Muttergedenkenwurzelstock
englisch: anemarrhena, rhizome, know about mother

Temperaturverhalten
■■□ kalt

Geschmack *Sapor*
■■□ bitter

Funktionskreis-/ Orbisbezug
■■□ Lunge *pulmonalis*
■■□ Magen *stomachi*
■■□ Niere *renalis*

Meldearznei
Nieren-Leitbahn *s. renalis*

Wirkrichtung
■■■ tief

Wirkort
Tiefe, Innere *intima*

Wirkung/Indikation

■■■ **Hitze *calor* kühlend**
Infektionskrankheiten, Fieber, Unruhe, Durst, Husten, gelber, klumpiger Auswurf, schmerzhafte Blasendysfunktion

■■■ **Glut *ardor* ausleitend**
hohes Fieber, Wechselfieber, diabetische Stoffwechsellage (Glut in den FK Magen, Lunge, Niere *ardor oo. stomachi, pulmonalis, renalis*), Ulzerationen im Mund, starker Durst

■■□ **Säfte ergänzend**
Fieber bei Yin-Schwäche *depletio yin*, subfebrile Temperaturen, Schweiße im Schlaf, trockener Husten

■■□ **Yin stützend und ergänzend**
Nieren-Yin-Schwäche *depletio yin renale*: Temperaturerhöhung am Nachmittag, Schweiße im Schlaf, heiße Handteller und Fußsohlen in der Nacht, Spermatorrhö, auch nachts

Physiologische / pharmakologische Wirkung antipyretisch, cortisonartiger Effekt, Hemmung der Thrombozytenaggregation, in vitro antibiotisch, antimykotisch (Dermatomykosen). Antidiabetisch; auch wenn noch keine Dokumentation vorliegt, Vorsicht bei Kombination mit Insulin oder anderen Antidiabetika (Hypoglykämie-Gefahr).

Toxizität bei Einnahme sehr großer Dosen ist aufgrund des Saponingehaltes mit Gastroenteritis, Darmkolik und Diarrhö zu rechnen. Bei Durchfall sollte die Droge nicht angewendet werden.

Tagesdosis 6–12 g, Standard 6 g **Kochzeit** 20 min

Bemerkung ein breites Refrigerantium, das bei Hitze- *calor*-Befunden in der Qi-, Bauenergie *Qi constructivum* und der Xue-Ebene wirksam ist, wobei es aufgrund seiner Feuchtigkeit gleichzeitig Yin hervorbringt und den FK Niere *o. renalis* stützt. Häufig gebraucht zusammen mit Gypsum.

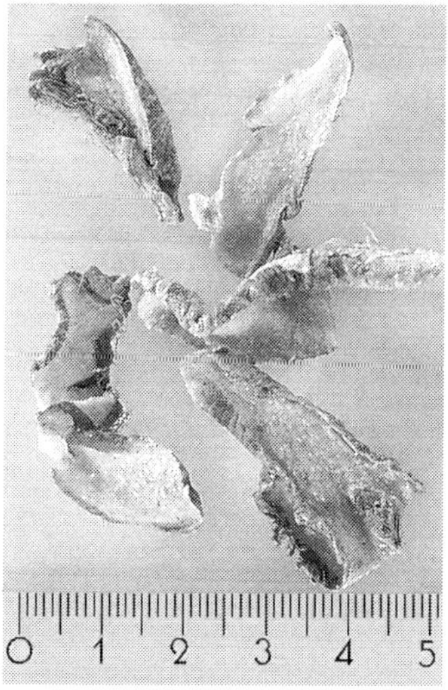

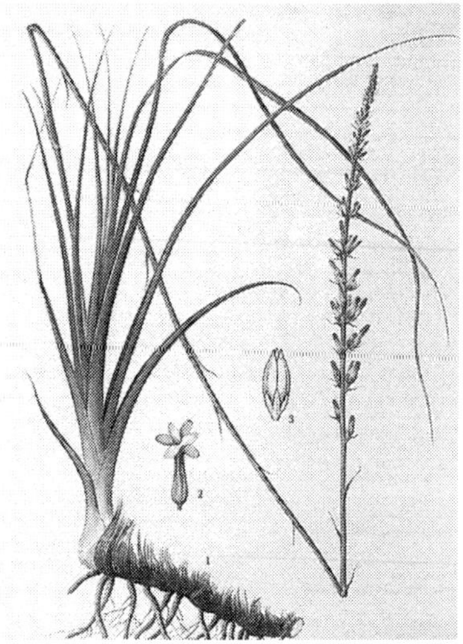

Kombinationen

- diabetische Stoffwechsellage → Trichosanthis r. (Tianhuafen) S. 148, Ophiopogonis r. (Maimendong) S. 814, Puerariae r. (Gegen) S. 68
- zur Kühlung von Hitze *calor* und Drainage von Glut *ardor* → Phellodendri c. (Huangbo) S. 186
- Schweiße im Schlaf, Benommenheit, Schwindel durch Yin-Schwäche *depletio yin* → Phellodendri c. (Huangbo) S. 186
- Harnverhalt, Fieber am Nachmittag, feuchte Hitze *calor humidus*-Ansammlungen im unteren Wärmebereich *Calorium*, Yin-Schwäche *depletio yin* → Phellodendri c. (Huangbo) S. 186, Cinnamomi cassiae c. (Rougui) S. 402
- Husten durch Hitze im FK Lunge *calor o. pulmonalis* mit Auswurf von dickem, gelbem Schleim → Fritillariae thunbergii bulbus (Zhebeimu) S. 662
- Ulzerationen im Mund → Scrophulariae r. (Xuanshen) S. 176, Rehmanniae r. (Shengdihuang) S. 174
- Durst, Reizbarkeit durch Trockenheit *ariditas* in den FK Lunge und Magen *oo. pulmonalis et stomachi* oder Säfteverlust → Trichosanthis r. (Tianhuafen) S. 148, Ophiopogonis r. (Maimendong) S. 814

Kompatibilität gefördert durch Phellodendri c. (Huangbo) S. 186 und Alkohol

Kontraindikation Diarrhö bei Milz-Schwäche *depletio o. lienalis*

Gravidität Anwendung erlaubt

Camelliae sinensis folium 绿茶
Chaye

Familie: Theaceae
Stammpflanze: *Camellia sinensis*
Variante: Camelliae folium, Thea folium
deutsch: Teeblätter
englisch: tea leaf

Temperaturverhalten
■□□ Tendenz kalt

Geschmack *Sapor*
■■□ bitter
■□□ süß

Funktionskreis-/ Orbisbezug
■■□ Herz *cardialis*
■□□ Leber *hepaticus*
■□□ Niere *renalis*
■□□ Magen *stomachi*
■□□ Milz *lienalis*

Wirkrichtung
■■□ absenkend

Wirkung/Indikation

■■□ **Hitze *calor* kühlend**
vermehrter Durst, verminderter Urin, Zustand nach Alkoholabusus

■■□ **feuchte Hitze *calor humidus* ausleitend**
Müdigkeit, Abgeschlagenheit, Schlafsucht

■□□ **Glut *ardor* ausleitend**
heftiger Durst, Zustand nach Alkoholabusus, Kopfschmerzen

Physiologische / pharmakologische Wirkung antineoplastisch; Coffein: zentral anregend und antidepressiv (Adenosin-Antagonismus), durch Aufhebung der konstriktorischen Adenosinwirkung kommt es zu Dilatation der Nierengefäße mit Erhöhung der glomerulären Filtrationsrate (Diurese), positiv inotrop, fördert die Magensaftsekretion, Glycolyse und Lipolyse. Tee: antidiarrhoisch durch Gerbstoffe. Durch Bradykinin- und Prostaglandinantagonismus wurde im Tierversuch eine kapillarabdichtende und antiinflammatorische Wirkung nachgewiesen.

Toxizität bei magenempfindlichen Personen sind Nebenwirkungen des Teegenusses möglich (Chlorogensäure- und Gerbstoffgehalt). Hyperazidität, Magenreizung, Appetitminderung, Schlafstörungen, Palpitationen, Kopfschmerzen, Ohrgeräusche, verschwommene Sicht, Obstipation oder Diarrhö können die Folge starken Teegenusses sein. Durch Zusatz von Milch (Fällung der Chlorogensäure und anderen Gerbstoffe) können diese Nebenwirkungen weitgehend ausgeschaltet werden. Durch Kombination von Coffein mit Theophyllin und Ephedrin wird Gewichtsverlust, Agitation, Tremor und Insomnie gefördert, durch Kombination großer Mengen Coffein mit MAO-Hemmern können hypertensive Krisen ausgelöst werden.

Besonderes grüner Tee ist unfermentiert und eines der wichtigsten Alltagsgetränke in China. Durch Fermentierung entsteht schwarzer Tee („roter Tee“); grüner Tee hat ein kühles, schwarzer Tee ein warmes Temperaturverhalten.

Tagesdosis 3–9 g

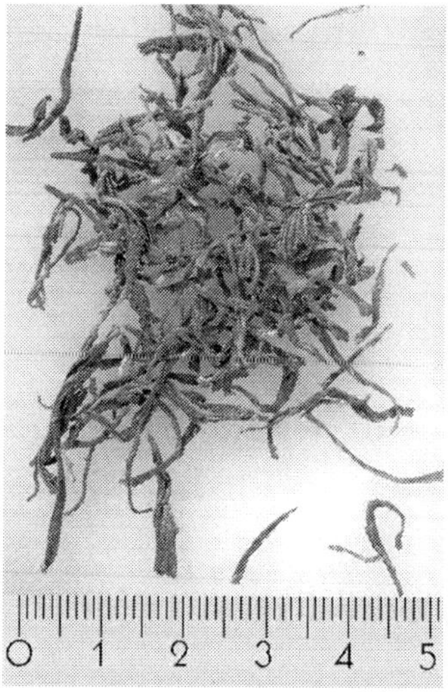

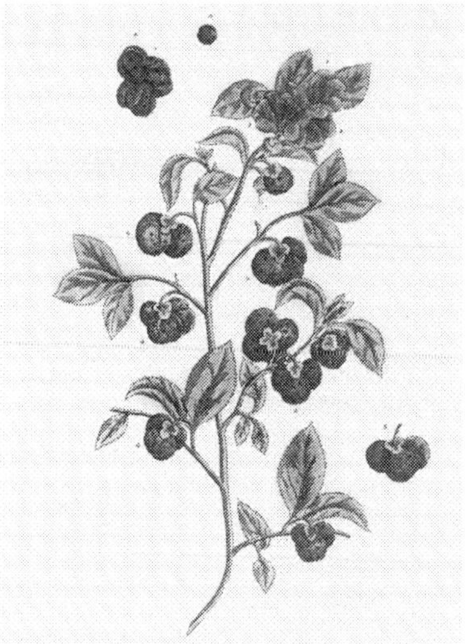

Kompatibilität
- gefördert durch Evodiae fructus (Wuzhuyu) S. 404, Allii macrostemi bulbus (Xiebai) S. 482, Zingiberis rhizoma (Ganjiang) S. 416

Kontraindikation Kälte *algor* oder Schwäche *depletio* der Mitte

Gravidität Anwendung erlaubt

Citrulli fructus
Xigua

西瓜皮

Familie: Curcubitaceae
Stammpflanze: *Citrullus vulgarissive colocynthis*
deutsch: Wassermelone
englisch: watermelon fruit

Temperaturverhalten
■■□ kalt

Geschmack *Sapor*
■■□ süß

Wirkrichtung
■□□ absenkend

Wirkort
unterer Wärmebereich *Calorium*

Funktionskreis-/ Orbisbezug
■□□ Herz *cardialis*
■□□ Blase *vesicalis*
■□□ Magen *stomachi*

Wirkung/Indikation

■■□ **Sommerhitze *aestus* kühlend**
Fieber bei Sommerhitze *aestus*, Durst, verminderter rötlicher Urin, Unruhe

■■□ **Säfte ergänzend**
Durst, verminderter rötlicher Urin

■■□ **Hitze *calor* kühlend**
entzündliche Halserkrankungen in Herbst und Winter mit Schwellungen

■□□ **diuretisch**
verminderter rötlicher Urin, Steigerung der Miktion

■□□ **feuchte Hitze *calor humidus* ausleitend**
ikterische Hepatitis

Physiologische / pharmakologische Wirkung diuretisch

Besonderes leitet Hitze *calor* aus dem Bereich des großen Yang *Yang maior* (FK Magen *o. stomachi*) und wird deshalb das „natürliche Dekokt des Weißen Tigers" (Baihutang) genannt.

Tagesdosis 15–30 g im Dekokt oder eine Tasse frischer Saft

Kochzeit 20 min

Ergänzung Citrulli exocarpium (Xiguapi) (s. Abb. S. 131) wirkt stärker diuretisch und feuchte Hitze *calor humidus* ausleitend

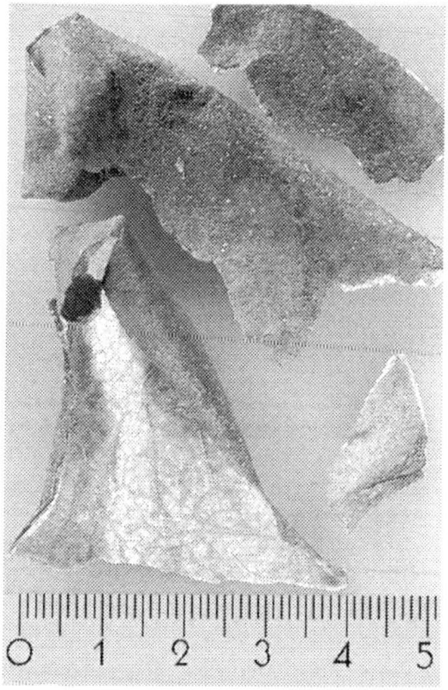

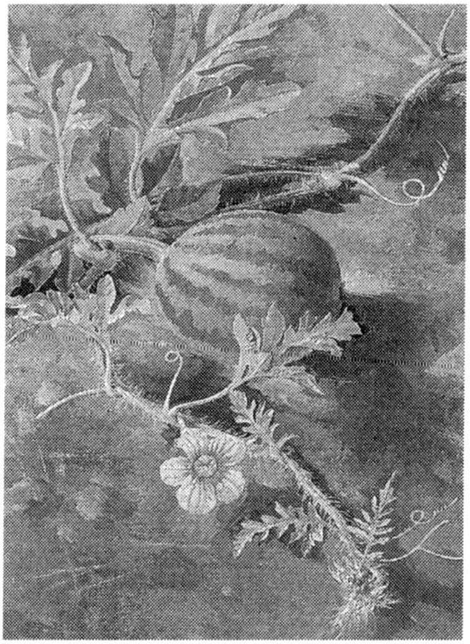

Kombinationen

- feuchte Hitze *calor humidus* im mittleren Wärmebereich *Calorium* → Saft der frischen Rehmannia-Wurzel, Birnensaft und Zucker

Kontraindikation feuchte Kälte *algor humidus*, Kälte *algor* mit Schwäche *depletio* der Mitte

Gravidität Anwendung erlaubt

Gardeniae fructus 梔子
Zhizi

Familie: Rubiaceae
Stammpflanze: *Gardenia jasminoides*
deutsch: Gelbbeere, Jasminglanz
englisch: cape jasmine fruit, gardenia fruit

Temperaturverhalten
■■■ kalt

Wirkrichtung
■□□ absenkend

Geschmack *Sapor*
■■□ bitter

Wirkort
Tiefe, Innere *intima*

Funktionskreis-/ Orbisbezug
■■□ Herz *cardialis*
■■□ Leber *hepaticus*
■■□ Lunge *pulmonalis*
■■□ Magen *stomachi*
■□□ Drei Wärmebereiche *tricalorium*

Wirkung/Indikation

■■■ **Hitze *calor* kühlend**
Fieber mit Unruhe, Bewußtseinstrübung, wirres Reden, Schlaflosigkeit, Palpitationen, Delirium

■■■ **Glut *ardor* ausleitend**
hohes Fieber, Nasenbluten, blutiger Auswurf, Blut im Urin, gerötete, geschwollene, schmerzhafte Augen, Geschwüre, Furunkel

■■□ **feuchte Hitze *calor humidus* ausleitend**
mittlerer Wärmebereich *Calorium*: Ikterus, Müdigkeit, Appetitverlust. Unterer Wärmebereich *Calorium*: schmerzhafte Blasendysfunktion, Hepatitis, Cholelithiasis

■■□ **Xue kühlend**
Nasenbluten, blutiges Erbrechen, Blut im Stuhl, Blut im Urin

■□□ **entgiftend und desinfizierend**
äußerliche Anwendung: kleine Wunden, Schürfungen

■■□ **Verletzungen, Hämatome und Wunden**
Hämatome, Gelenkverletzungen, Prellungen, Schürfungen

■□□ **diuretisch**
schmerzhafte Blasendysfunktion

Physiologische / pharmakologische Wirkung tierexperimentell wirkt ein Inhaltsstoff choleretisch und antihepatotoxisch, analgetisch, sedativ und ZNS-suppressiv (Vorsicht bei Kombination mit anderen sedierenden Pharmaka; kann schläfrig machen: Vorsicht im Verkehr), antibiotisch (Staphylococcus aureus, Neisseria meningitidis, Dermatoyphyten, Leptospiren, Schistosomen); lokal in der Traumatologie.

Toxizität durch das kalte Temperaturverhalten kann es zu Nausea und Erbrechen kommen, durch spezielle Präparierung können diese Nebenwirkungen vermieden werden.

Tagesdosis 3 – 10 g, Standard 3 g **Kochzeit** 20 min

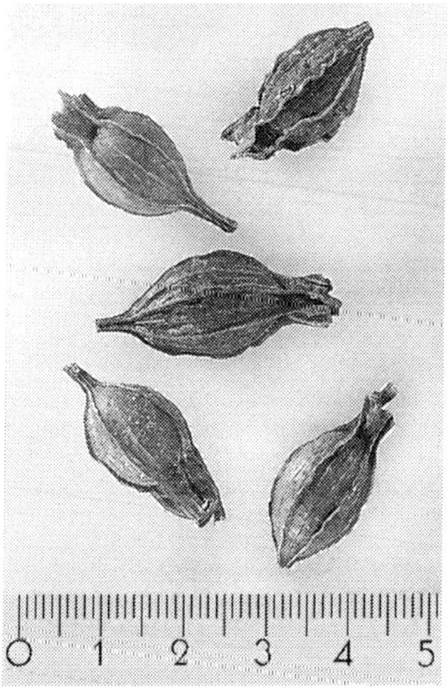

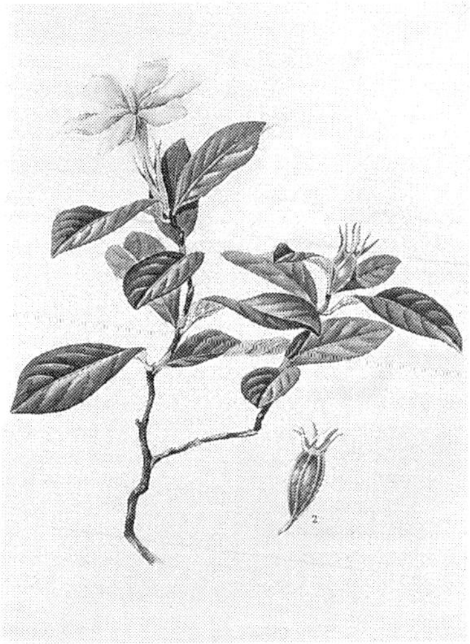

Kombinationen

- Fieber, Palpitationen, Unruhe, exogene Hitze *calor* → Sojae s. praeparatum (Dandouchi)
- hohes Fieber, Unruhe, Bewußtseinstrübung, wirres Reden, Hitze-Fülle *calor repletionis* oder Glut-Fülle *ardor repletionis* → Coptidis rhiz. (Huanglian) S. 178
- septisches Fieber, blutiger Auswurf, blutiger Urin, toxische Hitze *calor toxicus* oder toxische Glut *ardor toxicus* → Rehmanniae r. (Shengdihuang) S. 174, Biotae f. (cacumen) (Cebaiye), Moutan cortex (Mudanpi) S. 170
- gerötete Augen, geschwollene und schmerzhafte Augenregion → Chrysanthemi fl. (Juhua) S. 56, Haliotidis concha (Shijueming) S. 462
- Geschwüre, Furunkel → Lonicerae fl. (Jinyinhua) S. 222, Coptidis rhiz. (Huanglian) S. 178, Forsythiae fr. (Lianqiao) S. 206
- Ikterus, Müdigkeit, Inappetenz → Phellodendri c. (Huangbo) S. 186, Artemisiae capillaris seu scopariae h. (Yinchenhao) S. 308
- Ikterus durch feuchte Hitze in den FK Leber und Gallenblase *calor humidus oo. hepaticus et felleus* → Artemisiae capillaris seu scopariae h. (Yinchenhao) S. 308, Rhei rhiz. (Dahuang) S. 96
- schmerzhafte Miktion durch feuchte Hitze im FK Blase *calor humidus o. vesicalis* → Talcum (Huashi) S. 346
- Dysmenorrhö, Kopfschmerzen, trockene, juckende Augen durch Leber-Xue-Schwäche *depletio xue hepaticum* → Moutan cortex (Mudanpi) S. 170
- Nasenbluten, blutiges Erbrechen, Blut im Urin → Imperatae rhiz. (Baimaogen) S. 164

Kontraindikation Schwäche im FK Milz *depletio o. lienalis* und Diarrhö

Gravidität Anwendung erlaubt

Glauberitum
Hanshuishi

寒水石

Variante: Calcitum
deutsch: Calciumcarbonat ($CaCO_3$)
englisch: calcitum

Temperaturverhalten
■■□ sehr kalt

Geschmack *Sapor*
■■■ salzig
■□□ scharf

Funktionskreis-/ Orbisbezug
■■□ Herz *cardialis*
■■□ Magen *stomachi*
■■□ Niere *renalis*

Wirkrichtung
■■■ absenkend

Wirkort
Tiefe, Innere *intima,* Haut

Wirkung/Indikation

■■■ **Glut *ardor* ausleitend**
hohes Fieber, Reizbarkeit, Durst, starker Hitze *calor*- oder Glut *ardor*-Befund in der Qi-Ebene, starke Schweiße, kräftige Pulse, bis zu Delirium und Zeichen der Bewusstlosigkeit

■■■ **Hitze *calor* kühlend**
Fieber, Hitze *calor* in der Qi-Ebene, besonders bei Wärme schädigenden Erkrankungen *morbi temperati* (Wenbing) in der Sommerzeit

■■■ **Ekzeme, Verbrennungen und Geschwüre**
äußerlich: Verbrennungen, entzündeter Rachen, Stomatitis, Infektionen, Entzündungen im Augenbereich, Wunden, Geschwüre

Besonderes im Gegensatz zu Gypsum fibrosum (Shigao) wirkt Glauberitum nicht auf die Lungen-Leitbahn *s. pulmonalis*, deshalb mit seiner Schärfe auch nicht nach außen ableitend, sondern mit der salzigen Komponente stark auf die Nieren-Leitbahn *s. renalis* und somit auch bei Ödemen oder Erweichung von Verhärtungen. Das Mineral wird aus oder unter alten Salzstöcken gewonnen, pulverisiert und mit Saft aus frischem Ingwer durchtränkt in den Handel gebracht; innerliche und äußerliche Anwendung.

Tagesdosis 10–15 g, äußerlich nach Bedarf

Kochzeit 30–40 min (fein pulverisiert)

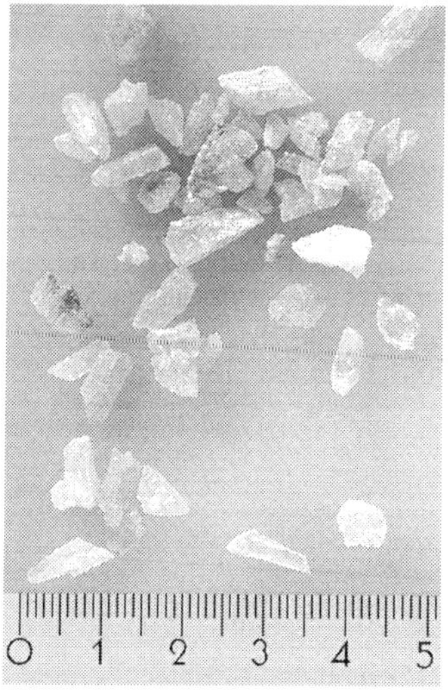

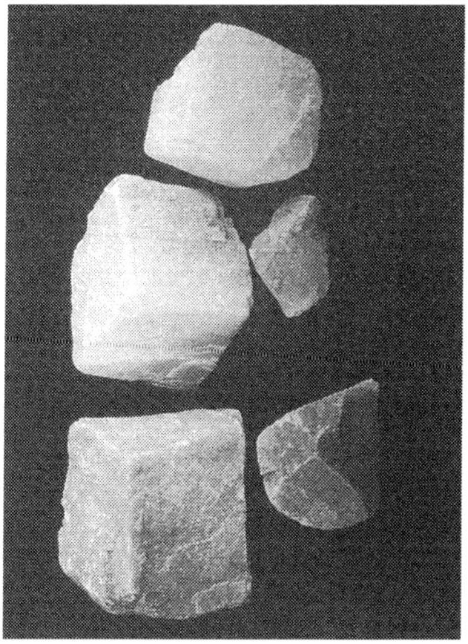

Kombinationen

- starker Hitze *calor*- oder Glut *ardor*-Befund in der Qi-Ebene → Gypsum fibrosum (Shigao) S. 136, Talcum (Huashi) S. 346
- äußerliche Anwendung bei Verbrennungen und Geschwüren → Calamina (Luganshi) S. 890, Gypsum fibrosum (Shigao) S. 136

Kontraindikation Kälte *algor* bei Defizienz der Mitte

Gravidität Anwendung erlaubt

Gypsum fibrosum
Shigao

石膏

chemischer Name: Calciumsulfat, $CaSO_4 \cdot 2H_2O$
Varianten: Gypsum fibrosum, Calcium sulfuricum
deutsch: mineralischer Gips
englisch: gypsum, stone paste

Temperaturverhalten
■■■ sehr kalt

Geschmack *Sapor*
■■□ scharf
■□□ süß

Funktionskreis-/ Orbisbezug
■■■ Lunge *pulmonalis*
■■■ Magen *stomachi*

Meldearznei
Dickdarm-Leitbahn *s. intestini crassi*, Magen-Leitbahn *s. stomachi*

Wirkrichtung
■□□ emporhebend
durch die Schärfe nach außen öffnend, durch die Kälte absenkend

Wirkort
Lunge, Tiefe, Innere *intima*

Wirkung/Indikation

■■■ **Hitze *calor* kühlend**
hohes Fieber, Durst, Unruhe, überflutende, große Pulse *pp. exundantes et magni* (Hitze-Fülle im Überstrahlenden Yang *calor repletionis splendor yang*), roter Zungenkörper, gelber Zungenbelag

■■■ **Glut *ardor* ausleitend**
Glut im FK Magen *ardor o. stomachi*: Kopfschmerzen, Zahnschmerzen, Schwellungen des Zahnfleisches, akute Infektionen, Meningitis, Encephalitis, Masern, Scharlach

■■□ **Ekzeme, Verbrennungen und Geschwüre**
Exantheme, Verbrennungen, offene, entzündete, schlecht heilende Geschwüre, äußerliche und innerliche Anwendung

■■□ **Keuchen stillend**
Husten und Keuchen durch Hitze im FK Lunge *calor o. pulmonalis* mit dickem, gelbem Auswurf

■□□ **Yin stützend und ergänzend**
Durst, starke Schweiße, akute fieberhafte Erkrankungen

Physiologische / pharmakologische Wirkung antipyretisch ohne Schweißförderung, immunstimulierend, Erhöhung der Makrophagen-Aktivität ohne direkte Inhibition von Bakterien oder Viren.

Tagesdosis 15–60 g, Standard 30 g

Kochzeit 30–40 min

Bemerkung Gypsum ist das erste Mittel zur Behandlung von Hitze- *calor*- und Schmerz-/Glut *ardor*-Befunden in der Qi-Ebene. Durch seine Schärfe zerstreut es die Hitze über die Wehrenergie *qi difensivum*, durch die starke Kälte leitet es die Hitze *calor* nach unten ab. Durch die Kälte und Süße wird das Yin erhalten.

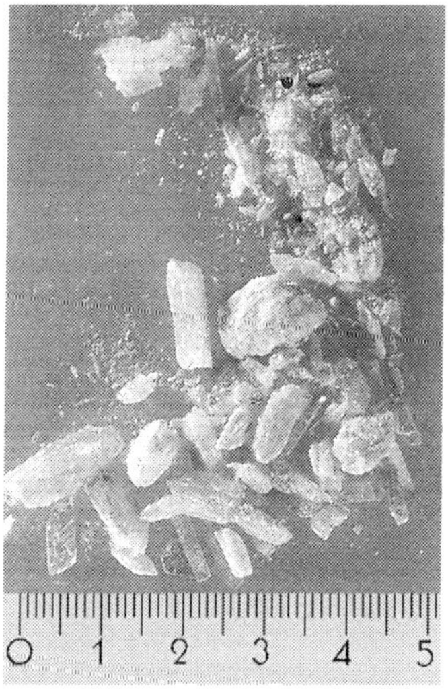

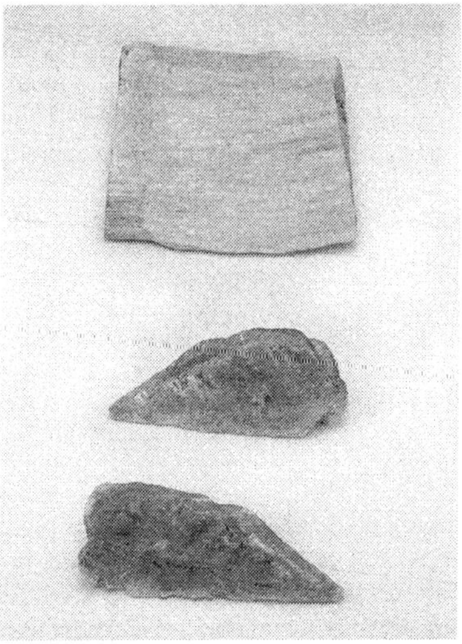

Kombinationen

- hohes Fieber, Durst, Unruhe durch Hitze-Fülle im FK Lunge *calor repletionis o. pulmonalis* → Anemarrhenae rhiz. (Zhimu) S. 126
- hohes Fieber, Durst, Atemnot durch Hitze im FK Lunge *calor o. pulmonalis* → Ephedrae h. (Mahuang) S. 34, Armeniacae semen (Xingren) S. 676
- Kopfschmerzen, Zahnschmerzen, Schwellungen des Zahnfleisches durch Glut im FK Magen *ardor o. stomachi* → Anemarrhenae rhiz. (Zhimu) S. 126, Achyranthis bidentatae r. (Niuxi) S. 532, Rehmanniae r. (Shengdihuang) S. 174
- Zahnschmerzen, Schwellungen des Zahnfleisches durch hochschlagende Glut im FK Magen *ardor o. stomachi* → Asari h. cum r. (Xixin) S. 28
- Kopfschmerzen, Zahnschmerzen, Durst durch hochschlagende Glut *ardor* aufgrund von Yin-Verlust → Rehmanniae praep. r. (Shudihuang) S. 792
- Brandverletzungen, Ekzeme (lokale Anwendung) → Phellodendri c. (Huangbo) S. 186

Kompatibilität

- gefördert durch Hühnerei
- beschränkt durch Eisen
- gestört durch Crotonis fructus (Badou) S. 104

Kontraindikation Schwäche *depletio* der Mitte, Yang-Schwäche *depletio yang*

Gravidität Anwendung verboten

Lophateri herba 鲜竹叶
Danzhuye

Familie:	Poaceae
Stammpflanzen:	*Phyllostachys nigra, Lophaterum gracile*
Varianten:	Lophateri gracilis herba, Bambusae folium immaturum
deutsch:	Bambusblätter
englisch:	bland bamboo leaves, lophaterium stem and leaves

Temperaturverhalten
■■□ kalt

Geschmack / Sapor
■■□ süß

Funktionskreis- / Orbisbezug
■■□ Herz *cardialis*
■□□ Lunge *pulmonalis*
■□□ Magen *stomachi*
■■□ Dünndarm *intestini tenuis*

Wirkrichtung
■□□ absenkend

Wirkort
oberer Wärmebereich *Calorium*

Wirkung / Indikation

■■□ **Hitze *calor* kühlend**
Fieber, große Unruhe, Angstzustände, gerötete Augen, Durst, Geschwüre im Mund

■□□ **diuretisch**
Feuchtigkeitsstauungen bei Hitze *calor*, spärlicher, rötlicher Urin, urämische Haut-, Schleimhautsymptome, besonders bei Hitze *calor* im FK Dünndarm *orbis intestini tenuis*

■□□ **feuchte Hitze *calor humidus* ausleitend**
spärlicher, rötlicher Urin, Ikterus

Physiologische / pharmakologische Wirkung diuretisch, auch wenn keine Dokumentation über Wechselwirkungen mit westlichen Diuretica vorliegt, ist eine verstärkte Wirkung auf den Elektrolyt- und Wasserhaushalt möglich; tierexperimentell antipyretisch.

Besonderes Phyllostachys reticulata folium (Danzhuye) wirkt v. a. cardial, Lophateri herba (Phyllostachys nigra, Danzhuye) wirkt v. a. diuretisch. Phyllostachys nigra (Danzhuye) kühlt stärker Hitze *calor* in den FK Herz und Magen *oo. cardialis et stomachi*, Lophaterum (Danzhuye) wirkt stärker diuretisch.

Tagesdosis 6–9 g, Standard 6 g

Kochzeit Blätter am Schluss zugeben, kurz aufkochen und 3 min ziehen lassen

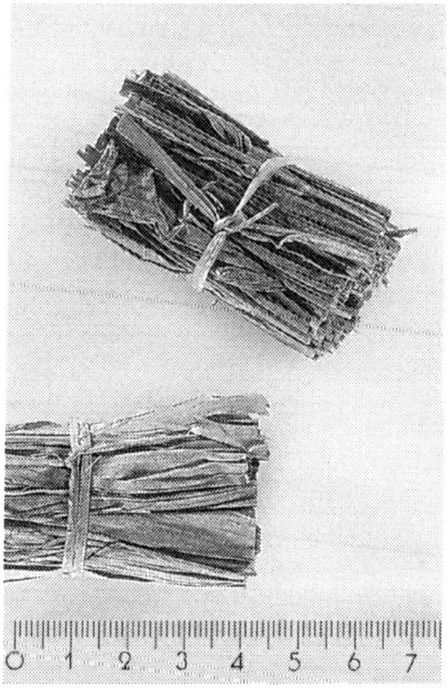

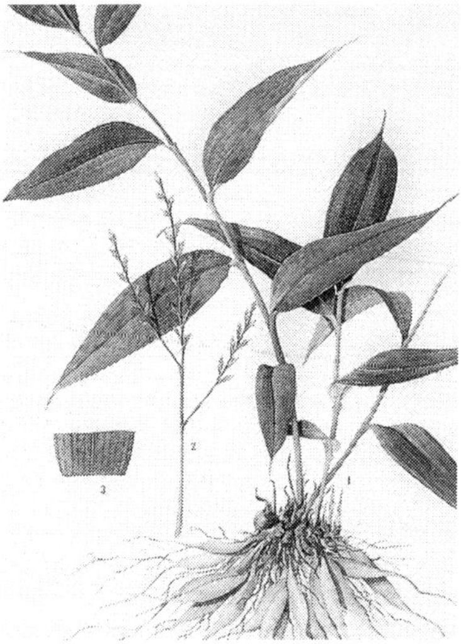

Kombinationen

- residuales Fieber, Hitzesensationen, Verlangen nach kalten Getränken, roter Zungenkörper → Gypsum fibrosum (Shigao) S. 136
- Reizgefühl im Thorax mit Durstgefühl durch fieberhafte Erkrankungen → Ophiopogonis r. (Maimendong) S. 814, Phragmitis rhiz. (Lugen) S. 144, Trichosanthis r. (Tianhuafen) S. 148
- Hitzesensationen, Geschwüre im Mund und auf der Zunge, dunkler Urin durch Hitze *calor* in der Herz-Leitbahn *s. cardialis* → Moutan cortex (Mudanpi) S. 170, Rehmanniae r. (Shengdihuang) S. 174

Kontraindikation Kälte im FK Magen *algor stomachi*, Verdauungsstagnation aufgrund von Kälte *algor*

Gravidität Anwendung mit Vorsicht

Nelumbinis folium 荷叶
Heye

Familie:	Nelumbonaceae
Stammpflanze:	*Nelumbo nucifera*
Variante:	Loti folium
deutsch:	Lotosblatt
englisch:	lotus leaf

Temperaturverhalten
■■□ neutral

Geschmack *Sapor*
■■□ bitter, süß

Funktionskreis-/ Orbisbezug
■□□ Leber *hepaticus*
■■□ Milz *lienalis*
■■□ Magen *stomachi*
■□□ Herz *cardialis*

Wirkrichtung
■■■ emporhebend

Wirkort
Kopf und Augen, oberer Wärmebereich *Calorium*

Wirkung/Indikation

■□□ **Hitze *calor* kühlend**
Fieber, Durst, spärlicher, rötlicher Urin

■■■ **Sommerhitze *aestus* ausleitend**
Spannungsgefühl im Kopf, Druck- und Engegefühl in der Brust, Durst, spärlicher, rötlicher Urin, Diarrhö, starke Schweiße

■■■ **Yang emporhebend**
Diarrhö durch Milz-Yang-Schwäche *depletio yang lienale*, v.a. nach Infektionen durch Sommerhitze *aestus*

■□□ **hämostyptisch**
rektale Blutungen durch Hitze *calor*, blutiges Erbrechen

Physiologische/pharmakologische Wirkung adstringierend, v.a. das frische Blatt wirkt stark hämostyptisch.
Inhaltsstoffe: u.a. Alkaloide, Flavone, Tannin

Besonderes ohne Präparierung stärker Hitze *calor* klärend, verkohlte Droge stärker hämostyptisch

Tagesdosis 9–30 g, Standard 9 g

Kochzeit Blätter am Schluss zugeben, kurz aufkochen und 3 min ziehen lassen

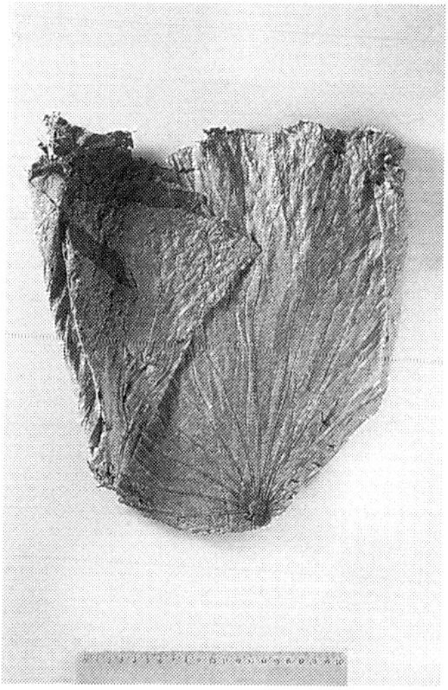 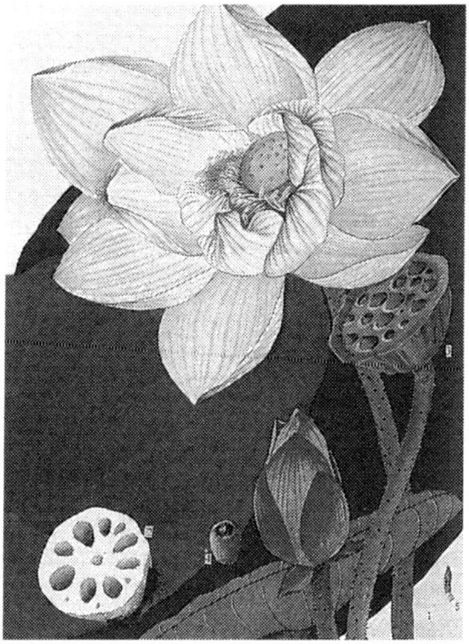

Kombinationen Sommerhitze *aestus*-Symptomatik → Dolichoris lablab s. (Biandou) S. 734

Kompatibilität reduziert die Toxizität von Cinnabaris (Zhusha) S. 426

Kontraindikation Blutung bei Schwäche *depletio* oder Kälte *algor*

Gravidität Anwendung erlaubt

Folgende Teile an Lotos (Nelumbo) werden verwendet:

- Nelumbinis folium (*Heye*) Lotosblatt
- Nelumbinis plumula (Loti embryo) (*Lianzixin*) Keimling des Lotossamen S. 142
- Nelumbinis nodus rhizomatis (*Oujie)* Nodien des Lotoswurzelstockes S. 606
- Nelumbinis semen (*Lianzi*) Lotossamen S. 854
- Nelumbinis ramulus (*Lianhegeng*) Lotosästchen, ähnliche Wirkung wie Folium, bei Sommerhitze-*aestus*-Symptomatik, bewegt das Qi im pulmonalen und thorakalen Bereich, ist bitter und neutral und kann Feuchtigkeit *humor* trocknen
- Nelumbinis stamen (*Lianxu*) Lotosfäden S. 856
- Nelumbinis receptaculum (*Lianfang*) indische Lotosblume, Blütenboden, erwähnt bei Nelumbinis nodus rhizomatis S. 608

Nelumbinis plumula 莲梗
Lianxin

Familie: Nelumbonaceae
Stammpflanze: *Nelumbo nucifera*
Variante: Loti embryo
deutsch: Keimling des Lotos-Samen
englisch: lotus plumule

Temperaturverhalten
■■□ kalt

Geschmack *Sapor*
■■□ bitter

Funktionskreis-/ Orbisbezug
■■□ Herz *cardialis*
■■□ Herzbeutel *pericardialis*

Wirkrichtung
■□□ absenkend

Wirkort
oberer Wärmebereich *Calorium*

Wirkung/Indikation

■■□ **Glut *ardor* ausleitend**
hohes Fieber, Kollaps, Bewusstseinsstörung, Konfusion, Delirium, Schlaflosigkeit, Reizbarkeit, große Unruhe, wirre Reden

■■□ **Hitze *calor* zerstreuend**
Hitze *calor* im FK Herz *o. cardialis* mit Konfusion, wirre Reden, große Unruhe, Bewusstseinsstörung, Schlafstörungen

■□□ **Xue kühlend**
Blutungen, Struktivpotential haltend

■□□ **hämostyptisch**
blutiges Erbrechen (Pulver), Spermatorrhö (Pulver)

■□□ **adstringierend und sammelnd**
Xue und Struktivpotential haltend, Spermatorrhö

Physiologische / pharmakologische Wirkung Senkung des Blutdrucks durch Gefäßdilatation

Besonderes „xin" bedeutet Herz und weist allegorisch auf den FK Herz *o. cardialis*: Beruhigung und Sedation von Reizbarkeit, Unruhe, Krampfneigung und Bewusstseinsstörungen bis zu Bewusstlosigkeit.

Tagesdosis 1,5–6 g **Kochzeit** 20 min

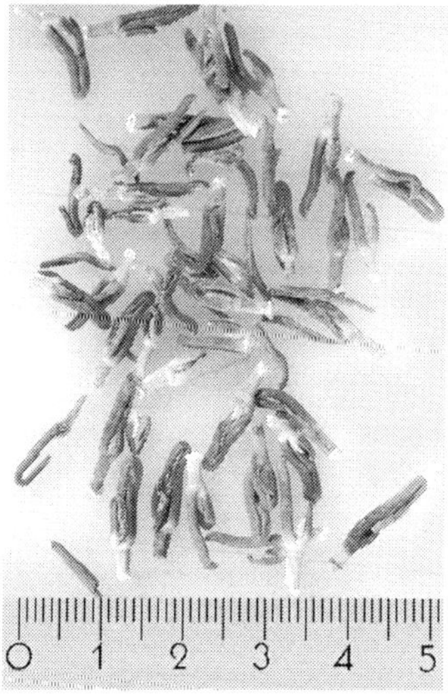

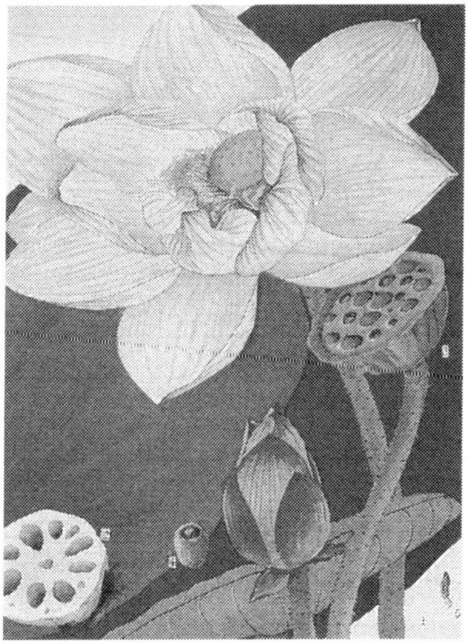

Kombinationen

- starke Schweiße mit Durst, Bewusstseinsverlust, Delirium, hohes Fieber → Scrophulariae radix (Xuanshen) S. 176, Ophiopogonis radix (Maimendong) S. 814

Kontraindikation abdominelle Verdichtungen, Obstipation

Gravidität Anwendung erlaubt

Phragmitis rhizoma 芦根
Lugen

Familie: Gramineae
Stammpflanze: *Phragmites communis*
deutsch: Schilfrohrwurzelstock
englisch: reed rhizome

Temperaturverhalten
■■□ kalt

Geschmack *Sapor*
■■□ süß

Funktionskreis-/ Orbisbezug
■■□ Lunge *pulmonalis*
■■■ Magen *stomachi*

Wirkrichtung
■□□ absenkend

Wirkort
oberer Wärmebereich *Calorium*

Wirkung/Indikation

■■■ **Hitze *calor* kühlend**
fieberhafte Infektionskrankheiten, hohes Fieber, Durst, Husten, schleimiger, gelber, zäher Auswurf

■□□ **Brechreiz stillend**
Hitze im FK Magen *calor o. stomachi*: Aufstoßen, Übelkeit, Erbrechen

■□□ **Exantheme herausbefördernd**
fiebrige Erkrankungen mit Exanthemen

■■□ **Yin stützend und ergänzend**
Süßes und Kaltes erhält die Säfte
starker Durst, hohes Fieber

■■□ **entgiftend, desinfizierend**
Abszessbildungen durch Toxisches auf der Basis von feuchter Hitze *calor humidus*, z.B. Lungenabszess

Physiologische/pharmakologische Wirkung harn- und schweißtreibend; wird westlich angewendet bei dyspeptischen Beschwerden, äußerlich zur Linderung von Insektenstichen. Wirkt hemmend auf die glatte Darmmuskulatur mit Erniedrigung der Peristaltik, tierexperimentell leicht sedativ, reduziert die anregende Wirkung von Coffein. Zusammen mit anderen Drogen auch die Wirkung von zu reichlichem Alkoholkonsum oder durch Nahrungsmittelvergiftungen durch Fisch oder Krabben lindernd.

Besonderes vielseitige Droge: nicht nur im oberen und mittleren Wärmebereich *Calorium* Hitze *calor* kühlend, sondern auch im unteren Wärmebereich *Calorium* (FK Blase *o. vesicalis)*. Diurese fördernd und calor kühlend: bei Dysurie mit spärlichem Urin.

Tagesdosis 15–30 g, Standard 20 g **Kochzeit** 20 min

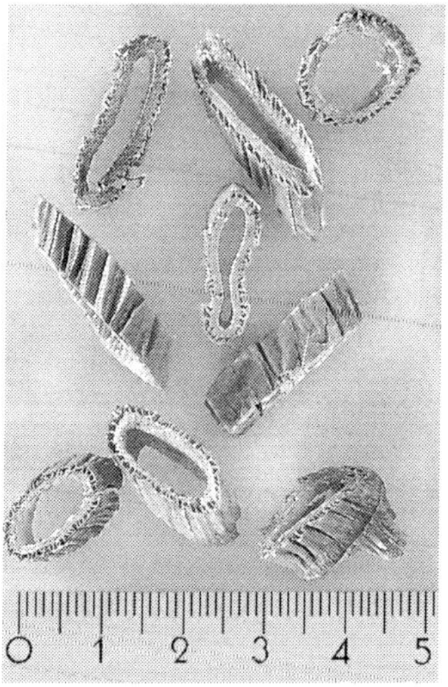

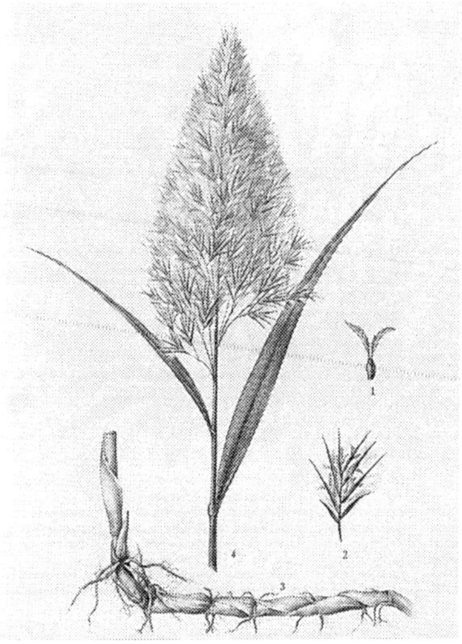

Kombinationen

- Reizbarkeit, Durst, Erbrechen durch Hitze im FK Magen *calor o. stomachi* → Bambusae in taeniam caul. (Zhuru) S. 82, Zingiberis viridis rhiz. (Shengjiang) S. 50
- Lungenabszesse mit blutigem Auswurf → Coicis s. (Yiyiren) S. 314, Benincasae s. (Dongguazi) S. 310
- trockener Mund, Mundgeruch, Zahnschmerzen durch Glut im FK Magen *ardor o. stomachi* → Gypsum fibrosum (Shigao) S. 136

Kontraindikation Kälte-Schwäche *algor depletionis* der Mitte

Gravidität Anwendung erlaubt

Prunellae spica 夏枯草
Xiakucao

Familie: Lamiaceae
Stammpflanze: *Prunella vulgaris*
Variante: Brunellae flos et fructus
deutsch: Braunellenähren
englisch: selfheal spike, summer withered herb

Temperaturverhalten
■■■ kalt

Geschmack *Sapor*
■■□ bitter
■□□ scharf

Wirkrichtung
■■□ absenkend, Leber-Yang *yang hepaticum* absenkend

Wirkort
Kopf, Augen

Funktionskreis-/ Orbisbezug
■■■ Leber *hepaticus*
■■□ Gallenblase *felleus*
■□□ Lunge *pulmonalis*

Wirkung/Indikation

■■□ **Hitze *calor* kühlend**
Kopfschmerzen, Schwindel

■■□ **Glut *ardor* ausleitend**
gerötete, schmerzhafte, geschwollene Augen, schmerzhaft-stechende Augen, lichtempfindliche Augen, Tränenfluss

■■□ **Zusammenballung lösend**
Knotenbildungen, Drüsenschwellungen, Lipome im Bereich von Hals, Nacken, Ohr, Brust, oder inguinal (Schleim-Glut im FK Leber *pituita ardoris o. hepaticus*)

■■□ **Stauungen zerstreuend**
Knotenbildungen, Drüsenschwellungen, Lipome im Bereich von Hals, Nacken, Ohr, Brust, oder inguinal (Schleim-Glut im FK Leber *pituita ardoris o. hepaticus*)

■□□ **Augen und Kopf klärend**
gerötete, schmerzhafte, geschwollene Augen

■■□ **Schleim *pituita* kanalisierend**
Knotenbildungen in den Drüsen, z. B. im Bereich von Nacken, Ohr, Brust oder inguinal

■□□ **Xue ergänzend**
Sehstörungen, lichtempfindliche Augen, Tränenfluss, Kopfschmerzen

■□□ **Qi bewegend und regulierend**
Bewegung des Leber-Qi *qi hepaticum:* Hypertension, Glaukombildung, Schmerzen in den Augen, Verschlechterung nachts

Physiologische / pharmakologische Wirkung die westlich verwandte Droge Prunellae herba wird bei entzündlichen Erkrankungen, Geschwüren im Rachen- und Mundbereich, bei Magen-Darm-Katarrh, Durchfall, Blutungen und Frauenleiden eingesetzt.

Tagesdosis 9 – 15 g, Standard 9 g **Kochzeit** 10 min

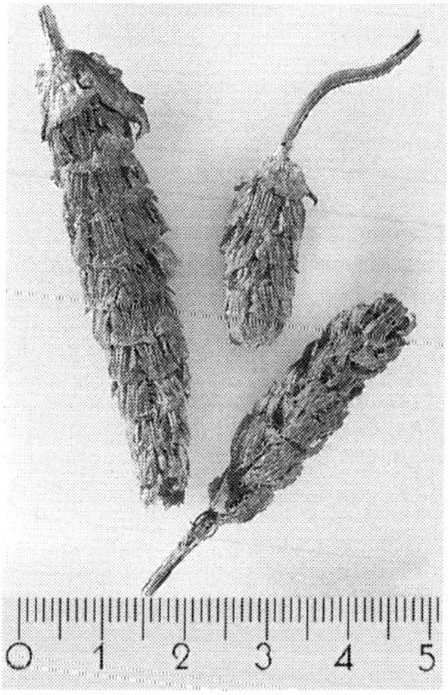

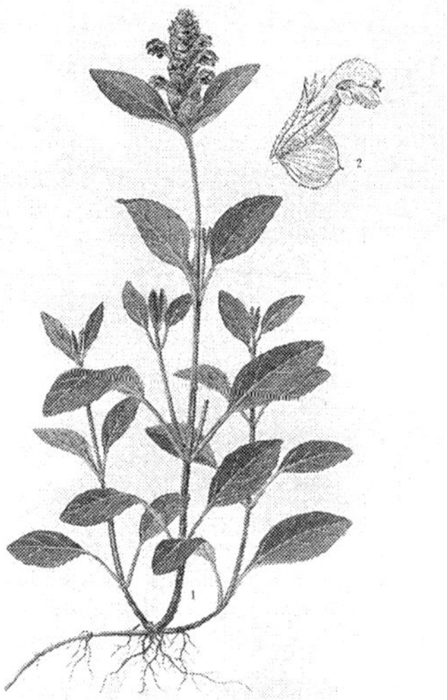

Kombinationen

- Hitze *calor* oder Glut *ardor* im FK Leber *o. hepaticus*, gerötete, schmerzhafte Augen, Lichtempfindlichkeit, Kopfschmerzen, Schwindel → Haliotidis concha (Shijueming) S. 462, Chrysanthemi fl. (Juhua) S. 56
- Hitze *calor* oder Glut *ardor* im FK Leber *o. hepaticus*, Augenaffektionen, die sich abends verschlechtern → Angelicae sinensis r. (Danggui) S. 780, Paeoniae radix lactiflora (Baishao) S. 788
- Schleim-Glut im FK Leber *pituita ardoris o. hepaticus* mit Knotenbildungen des drüsigen Gewebes, jugulare Lymphknoten, Knoten der Mamma, Knoten im Ohrbereich (Parotis), Achselbereich → Scrophulariae r. (Xuanshen) S. 176, Fritillariae thunbergii bulbus (Zhebeimu) S. 662, Forsythiae fr. (Lianqiao) S. 206, Ostreae concha (Muli) S. 436, Eckloniae thallus (Kunbu) S. 658
- Augenschmerzen und starker Tränenfluss → Cyperi rhiz. (Xiangfu) S. 502
- Knotenbildungen im Nacken durch Stagnation des Leber-Qi *qi hepaticum* → Bupleuri r. (Chaihu) S. 54

Kontraindikation Schwäche *depletio* der Mitte

Gravidität Anwendung erlaubt

Trichosanthis radix
Tianhuafen 天花粉

Familie: Cucurbitaceae
Stammpflanze: *Trichosanthes kirilowii*
Variante: Gualougen
deutsch: Schlangenkürbiswurzel, Schlangenhaargurkenwurzel
englisch: trichosanthes root, heavenly flower powder

Temperaturverhalten
■□□ kalt

Geschmack *Sapor*
■■□ bitter
■□□ süß

Funktionskreis-/Orbisbezug
■■■ Lunge *pulmonalis*
■■□ Magen *stomachi*
■■□ Dickdarm *intestini crassi*

Wirkrichtung
■□□ absenkend

Wirkort
Tiefe, Innere *intima*, oberer Wärmebereich *Calorium*

Wirkung/Indikation

■■■ **Hitze *calor* kühlend**
trockener Husten, Durst, dicker, blutiger Auswurf, Abszesse, Furunkel, Geschwüre, diabetische Stoffwechsellage

■■□ **Säfte ergänzend**
Durst, Unruhe, Säfteverlust nach Hitze *calor, orbes intestinorum* befeuchtend, Darmperistaltik vorantreibend

■■□ **Schwellung zerteilend**
Abszesse, Furunkel, öffnet unreife Geschwüre, Drainage von Geschwüren

■■□ **entgiftend und desinfizierend**
Karbunkel, Furunkel, Abszesse, Eiterbildung

■□□ **Schleim *pituita* umwandelnd**
eitriger Auswurf, Abszessbildung, besonders im Lungenbereich

■□□ **Qi absenkend**
Lungen-Qi *qui pulmonale* absenkend: Husten, bronchiale Schleimbelastung, Schmerzen im Thorax, Engegefühl, Reizbarkeit, Bronchitis, Pneumonie, Lungenabszess, Mammaabszess

■■□ **Yin stützend und ergänzend**
Durst, trockener Rachen, diabetische Stoffwechsellage

Physiologische/pharmakologische Wirkung abortiv (Anwendung bei abortus incompletus (i.m.)), tierexperimentell Erhöhung des Blutzuckerspiegels, antibiotisch (betahämolytischer Streptococcus, Diplococcus pneumoniae, Bacillus diphtheriae), in vitro HIV-Replikation hemmend.

Kompatibilität kontraindiziert mit Aconiti radix lateralis praeparata (Fuzi)

Tagesdosis 10–15 g, Standard 10 g **Kochzeit** 20 min

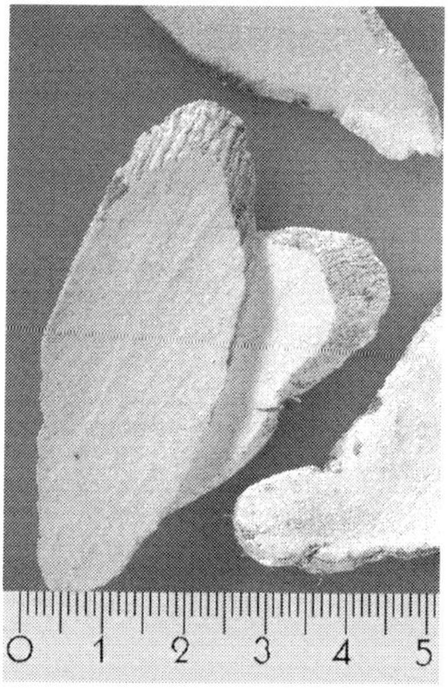

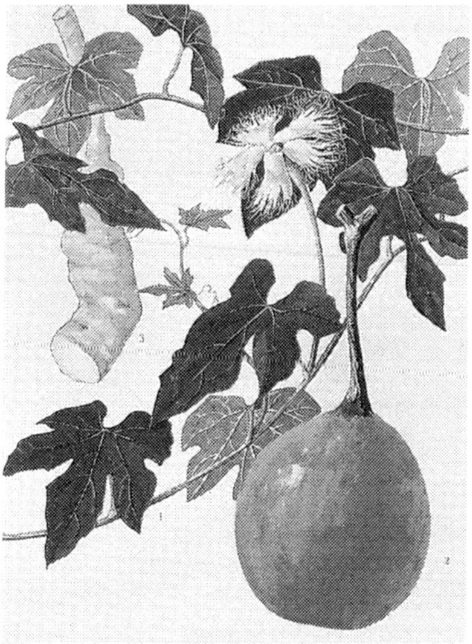

Kombinationen

- Abszesse, Furunkel → Forsythiae fr. (Lianqiao) S. 206, Taraxaci h. cum radice (Pugongying) S. 256, Fritillariae thunbergii bulbus (Zhebeimu) S. 662
- Husten mit Hitze-Schleim *calor pituitae*, dicker, blutiger Auswurf → Fritillariae thunbergii bulbus (Zhebeimu) S. 662, Mori cortex (Sangbaipi) S. 688, Platycodi r. (Jiegeng) S. 648
- Säfteverlust, Durst, Reizbarkeit → Anemarrhenae rhiz. (Zhimu) S. 126, Puerariae r. (Gegen) S. 68, Schisandrae fr. (Wuweizi) S. 862
- Durst, Reizbarkeit, Säfteschädigung durch Hitze *calor* oder Glut *ardor* → Phragmitis rhiz. (Lugen) S. 144, Imperatae rhiz. (Baimaogen) S. 164
- Verletzung des Yin durch Hitze im FK Magen *calor o. stomachi*, Durst, Reizbarkeit, trockener Mund → Adenophorae r. (Nanshashen) S. 794, Glehniae r. (Beishashen) S. 804, Ophiopogonis r. (Maimendong) S. 814, Rehmanniae r. (Shengdihuang) S. 174

Kontraindikation Diarrhö bei Kälte-Schwäche *algor depletionis* der Mitte

Gravidität Anwendung verboten

Toxizität hohe Dosierungen können hepato- und nephrotoxisch wirken. Leichte Nebenwirkungen: Fieber, Kopfschmerzen, Dermatitis, wunder Hals, Muskelsteife. Hohe Überdosierung (9–12x Erwachsenendosis über 2 Wochen): Arrhythmien, hepato- und nephrotoxisch (Gewebenekrose) bis zu Tod.

Buddlejae flos 密蒙花
Mimenghua

Familie: Buddlejaceae
Stammpflanzen: *Buddleja officinalis, Edgeworthia*
deutsch: Sommerfliederblüte, Schmetterlingsstrauch
englisch: buddleia flower bud

Temperaturverhalten
■■□ Tendenz kalt

Wirkrichtung
■□□ absenkend

Geschmack *Sapor*
■□□ süß

Wirkort
Kopf und Augen

Funktionskreis-/ Orbisbezug
■■■ Leber *hepaticus*

Wirkung/Indikation

■■■ **Hitze *calor* kühlend**
gerötete, geschwollene Augen

■■■ **Augen und Kopf klärend**
Augenschleier, Sehstörungen, lichtempfindliche Augen, Tränenfluss

■■□ **Hitze bei Wind *calor venti* ausleitend**
rote schmerzhafte geschwollene Augen, Tränenfluss, lichtempfindliche Augen, Heuschnupfen, Pollinose, akute Konjunktivitis

■□□ **Xue ergänzend**
unscharfe Sicht, lichtempfindliche Augen

■□□ **Yin stützend und ergänzend**
Sehstörungen, lichtempfindliche Augen, Tränenfluss

Physiologische / pharmakologische Wirkung tierexperimentell diuretisch (auch wenn keine Dokumentation über Wechselwirkungen mit westlichen Diuretika vorliegt, ist eine verstärkte Wirkung auf den Elektrolyt- und Wasserhaushalt möglich), krampflösend.

Besonderes die Stammpflanze Edgeworthia ist weniger wirksam

Tagesdosis 3 – 10 g, Standard 8 g

Kochzeit Blüten am Schluss zugeben, kurz aufkochen und 3 min ziehen lassen

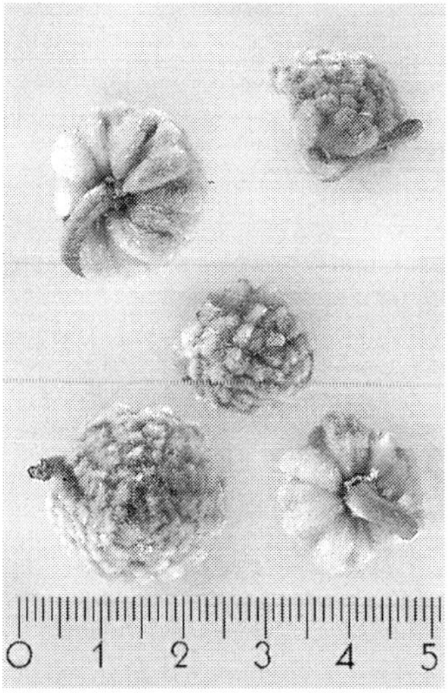

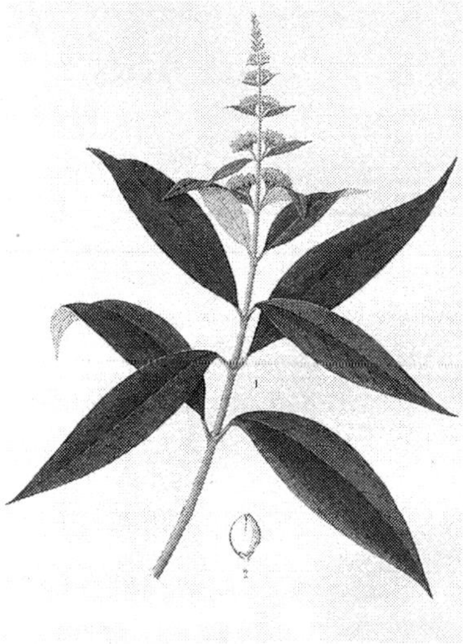

Kombinationen

- Hitze im FK Leber *calor o. hepatici* mit Augenrötung, Augenschwellung → Equiseti h. (Muzei) S. 62, Haliotidis concha (Shijueming) S. 462, Chrysanthemi fl. (Juhua) S. 56, Notopterygii rhiz. (Qianghuo) S. 42, Tribuli fr. (Baijili) S. 470
- Schwäche in den FK Leber und Niere *depletio oo. hepatici et renalis* mit Sehstörungen → Lycii fr. (Gouqizi) S. 812, Cuscutae s. (Tusizi) S. 758

Gravidität Anwendung erlaubt

Cassiae semen 决明子
Juemingzi

Familie: Caesalpiniaceae
Stammpflanzen: *Cassia tora* oder *Cassia obtusifolia*
Variante: Cassiae torae semen
deutsch: Cassia-Samen, Sicklepodsamen
englisch: foetid cassia seeds, seeds of realized brightness

Temperaturverhalten
■■□ Tendenz kalt

Geschmack *Sapor*
■■□ bitter
■□□ süß

Wirkrichtung
■■□ absenkend

Wirkort
Kopf und Augen

Funktionskreis-/ Orbisbezug
■■■ Leber *hepaticus*
■■□ Gallenblase *felleus*
■□□ Niere *renalis*

Wirkung/Indikation

■■■ **Hitze *calor* kühlend**
gerötete, geschwollene Augen

■■■ **Glut *ardor* ausleitend**
gerötete, schmerzhafte, lichtempfindliche Augen, Tränenfluss, Glaukom, Schwindel, Drehschwindel

■■■ **Augen und Kopf klärend**
verschwommenes Sehen, gerötete, geschwollene, lichtempfindliche Augen, Tränenfluss

■■□ **Hitze bei Wind *calor venti* ausleitend**
gerötete, schmerzhafte, juckende, licht- und windempfindliche Augen

■■□ **Yang absenkend**
Schwindel, Drehschwindel, Kopfschmerzen, Hypertonie, Glaukom

■□□ **laxierend**
Obstipation, v.a. bei Leber-Yin-Schwäche *depletio yin hepaticum*

■□□ **Yin stützend und ergänzend**
hochschlagendes Leber-Yang *yang hepaticum*, Schwindel, Kopfschmerz, Hypertonus, trockene schmerzhafte Augen

Physiologische/pharmakologische Wirkung Arteriosklerose, Hypercholesterinämie (hohe Dosierung: 30 g), antibiotisch, antihypertensiv, diuretisch (auch wenn keine Dokumentation über Wechselwirkungen mit westlichen Diuretika vorliegt, ist eine verstärkte Wirkung auf den Elektrolyt- und Wasserhaushalt möglich), Uteruskontraktionen erhöhend.

Tagesdosis 10–30 g, Standard 10 g **Kochzeit** 20 min

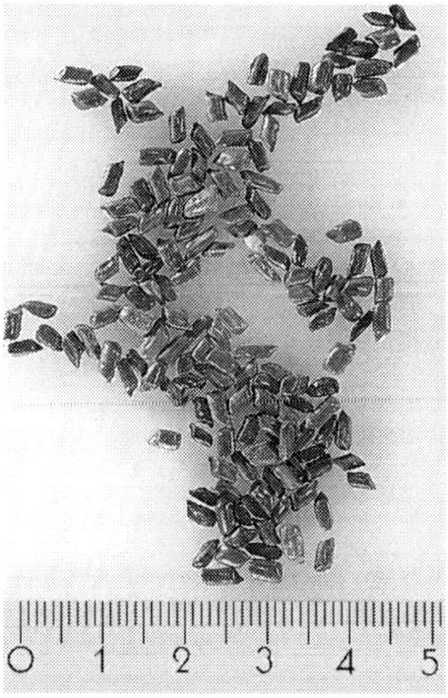

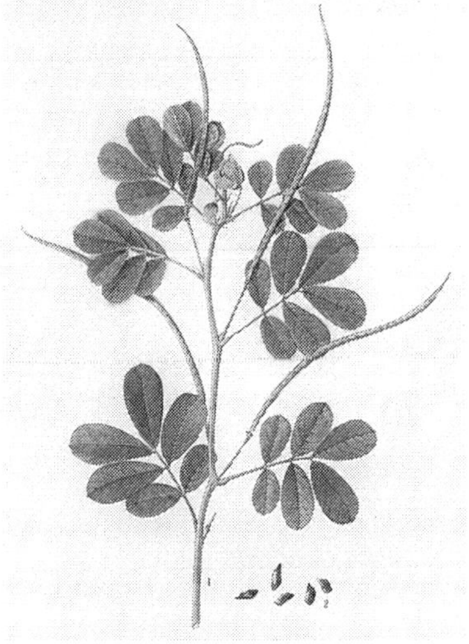

Kombinationen

- Glut im FK Leber *ardor o. hepatici* mit Augenrötung, Augenschwellungen, Augenschmerzen, Tränenfluss, Glaukom, Schwäche im FK Niere *depletio o. renalis* → Astragali s. (Shayuan jili) S. 744, Ligustri fr. (Nüzhenzi) S. 806, Lycii fr. (Gouqizi) S. 812, Rehmanniae r. (Shengdihuang) S. 174
- Glut im FK Leber *ardor o. hepatici* oder Hitze-Wind *calor venti* mit Augenrötung, Augenschmerzen → Chrysanthemi fl. (Juhua) S. 56, Mori f. (Sangye) S. 66
- Hitze oder Glut im FK Leber *calor* oder *ardor o. hepatici* mit Augenaffektionen → Prunellae spica (Xiakucao) S. 146, Gardeniae fr. (Zhizi) S. 132
- temporale Kopfschmerzen durch Hitze-Wind *calor venti* → Ligustici sinensis r. (Gaoben) S. 36, Viticis fr. (Manjingzi) S. 76
- Trockenheit in den FK Dick- und Dünndarm *ariditas oo. intestinorum* mit Obstipation → Angelicae sinensis r. (Danggui) S. 780
- Obstipation mit Mundgeruch, Augenrötung, dunkler, spärlicher Urin → Lophateri h. (Danzhuye) S. 138

Kompatibilität

- gestört durch Cannabis s. (Huomaren) S. 100
- reduziert die Toxizität von Cinnabaris (Zhusha) S. 426

Kontraindikation Diarrhö bei Schwäche *depletio* der Mitte

Gravidität Anwendung mit Vorsicht

Celosiae semen
Qingxiangzi

青葙子

Familie: Amaranthaceae
Stammpflaze: *Celosia argentea*
deutsch: Brandschopfsamen
englisch: celosia seeds

Temperaturverhalten
■■□ Tendenz kalt

Geschmack *Sapor*
■■□ süß
■□□ bitter

Wirkrichtung
■□□ absenkend

Wirkort
Kopf und Augen

Funktionskreis-/ Orbisbezug
■■■ Leber *hepaticus*

Wirkung/Indikation

■■□ **Hitze *calor* kühlend**
gerötete, geschwollene Augen, schmerzhaft-stechende Augen, Katarakt, Sehtrübung

■■■ **Glut *ardor* ausleitend**
Kopfschmerzen, Schwindelgefühl, gerötete, schmerzhaft-stechende Augen, Hypertonie

■■■ **Augen und Kopf klärend**
schmerzhafte Augen, Katarakt, Sehtrübung

■■□ **Hitze bei Wind *calor venti* ausleitend**
gerötete, geschwollene, gereizte, windempfindliche Augen, Heuschnupfen, Pollinose, Konjunktivitis

■□□ **Xue kühlend**
Kopfschmerzen, Schwindel, Augensymptomatik

■■□ **Yang absenkend**
Hypertonie, Reifengefühl im Kopf, Schwindel

Physiologische/pharmakologische Wirkung Pupille erweiternd, leicht antihypertensiv.

Tagesdosis 3 – 15 g, Standard 10 g **Kochzeit** 20 min

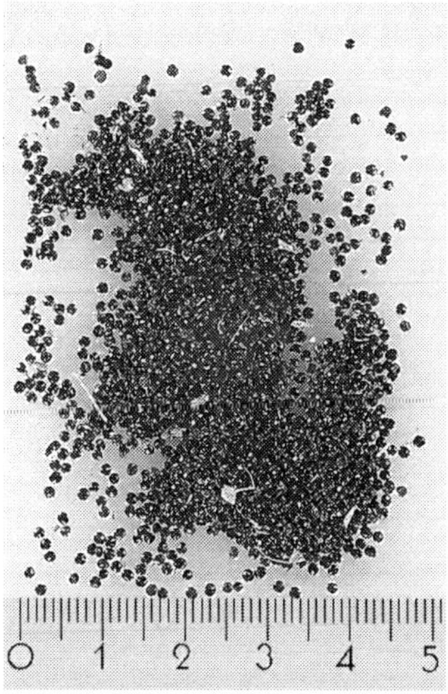

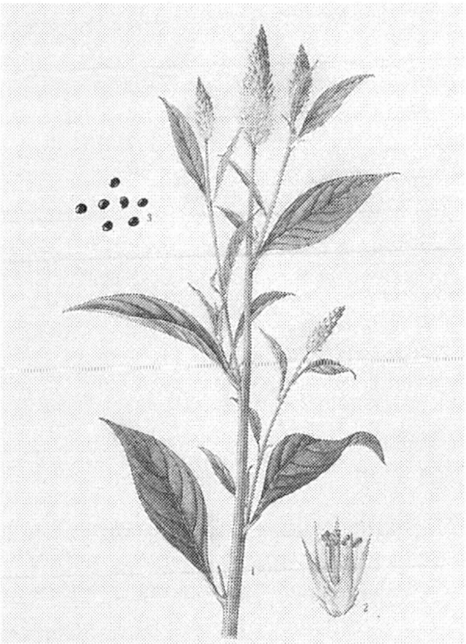

Kombinationen

- Hitze im FK Leber *calor o. hepatici* mit geröteten Augen, Schmerzen in den Augen, Katarakt, Sehtrübung → Cassiae s. (Juemingzi) S. 152, Buddlejae fl. (Mimenghua) S. 150, Chrysanthemi fl. (Juhua) S. 56
- Glut im FK Leber *ardor o. hepatici* mit Kopfschmerzen, Hypertonus, Schwindel → Prunellae spica (Xiakucao) S. 146, Chrysanthemi fl. (Juhua) S. 56
- Glut im FK Leber *ardor o. hepatici* mit schmerzenden Augen, Schwellung und Rötung der Augen → Chrysanthemi fl. (Juhua) S. 56, Gentianae r. (Longdancao)

Kontraindikation Leber-Yin-Schwäche *depletio yin hepaticum* oder Nieren-Yin-Schwäche *depletio yin renale*; Glaukom

Gravidität Anwendung erlaubt

Vespertili faeces 夜明砂
Yemingsha

Familie: Vespertilionidae
Zoologischer Name: *Vespertilio murinus*
Variante: Vespertilionis murini excrementum
deutsch: Fledermausexkremente
englisch: bat feces

Temperaturverhalten
■■□ kalt

Wirkrichtung
■□□ absenkend

Geschmack *Sapor*
■■■ scharf

Wirkort
Kopf, Augen

Funktionskreis-/ Orbisbezug
■■■ Leber *hepaticus*
■□□ Milz *lienalis*

Wirkung/Indikation

■■□ **Hitze *calor* kühlend**
gerötete Augen, injizierte Skleren

■■■ **Augen und Kopf klärend**
Nachtblindheit, Katarakt, Glaukom, Sicht verbessernd, Augen klärend

■■□ **stoffliche Verhärtungen *concretiones* zerschlagend und lösend**
Hämatome, v.a. in der Augengegend, nach Verletzungen, Stürzen

■■□ **Stasen des Xue lösend**
Hämatome, v.a. in der Augengegend

■□□ **FK Leber *o. hepaticus* harmonisierend und stützend**
Sicht verbessernd, FK Leber *o. hepaticus* kühlend

■□□ **mittlere Funktionskreise *orbes* harmonisierend und stützend**
kindliche Verdauungsstörungen

Besonderes 1–2-mal/tgl Einnahme von 1,5 g der pulverisierten Droge mit warmem Wasser verbesserte blutige Suffusionen im Augenbereich oder war effektiv bei fehlendem Ansprechen auf Standardtherapie.

Tagesdosis 3–9 g

Kochzeit 20 min; Abkochung in einem Tuch

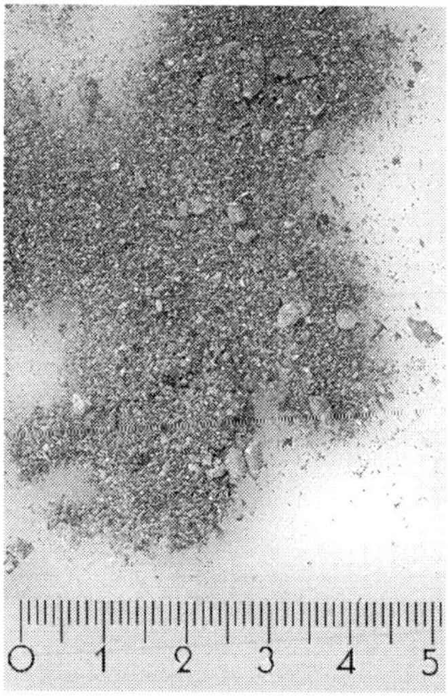

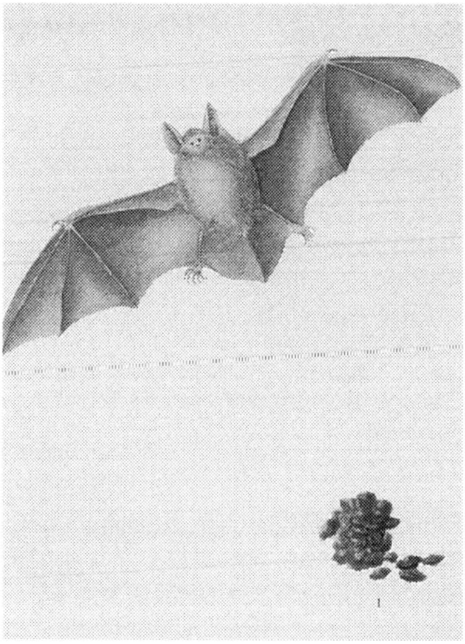

Kombinationen

- verschwommene, unscharfe Sicht → Haliotidis concha (Shijueming) S. 462
- Nachtblindheit → Schweineleber, Rinderleber
- kindliche Verdauungsstörungen → Atractylodis macrocephalae rhizoma (Baizhu) S. 720, Picrorhizae rhizoma (Huhuanglian) S. 188, Citri reticulatae pericarpium (Chenpi) S. 496

Kompatibilität antagonisiert Cynanchi atrati radix (Baiwei) S. 264

Kontraindikation Anwendung mit Vorsicht bei Patienten mit Augenerkrankungen ohne Xue-Stase

Gravidität Anwendung mit Vorsicht

Arnebiae / Lithospermi radix 紫草
Zicao

Familie: Boraginaceae
Stammpflanzen: *Lithospermum erythrorhizon, Arnebia euchroma* u.a.
deutsch: Purpurkrautwurzel, Steinsamenwurzel
englisch: groomwell root, purple herb

Temperaturverhalten
■■□ kalt

Geschmack *Sapor*
■■□ süß
■□□ bitter

Wirkrichtung
■□□ absenkend

Wirkort
Haut

Funktionskreis-/ Orbisbezug
■■□ Herz *cardialis*
■■□ Herzbeutel *pericardialis*
■□□ Leber *hepaticus*
■■□ Dickdarm *intestini crassi*

Wirkung/Indikation

■■□ **Xue kühlend**
infektiöse Exantheme: Masern, Pocken, Typhus, hohes Fieber

■■□ **Hitze *calor* kühlend**
Infektionen, Exantheme, hohes Fieber

■■□ **entgiftend und desinfizierend**
Exantheme, Masern, Pocken, Windpocken, Typhus

■■□ **Exantheme herausbefördernd**
Exantheme

■■□ **feuchte Hitze *calor humidus* ausleitend**
Exantheme, Hautläsionen, vaginaler Juckreiz

■□□ **laxierend**
Befeuchtung der FK Dick- und Dünndarm *oo. intestinorum* bei Xue-Hitze *calor xue* mit Obstipation

■□□ **Xue bewegend**
Exantheme, Hautläsionen

■□□ **Yin stützend und ergänzend**
Juckreiz, Fieber, trockene Haut, Trockenheit *ariditas*-Symptome

Physiologische / pharmakologische Wirkung die in der Droge enthaltenen Naphtochinonderivate wirken antimikrobiell, antiphlogistisch, analgetisch, antipyretisch, tumorhemmend und immunmodulierend, auch ein hypoglykämischer Effekt wird beschrieben. Kontrazeptiv.

Tagesdosis 3 – 10 g, Standard 3 g **Kochzeit** 20 min

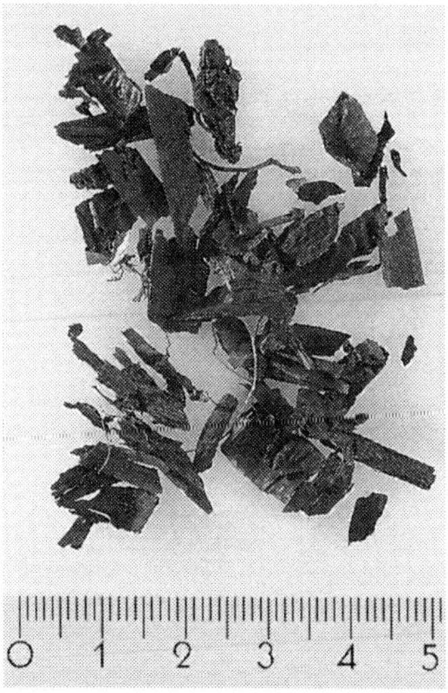

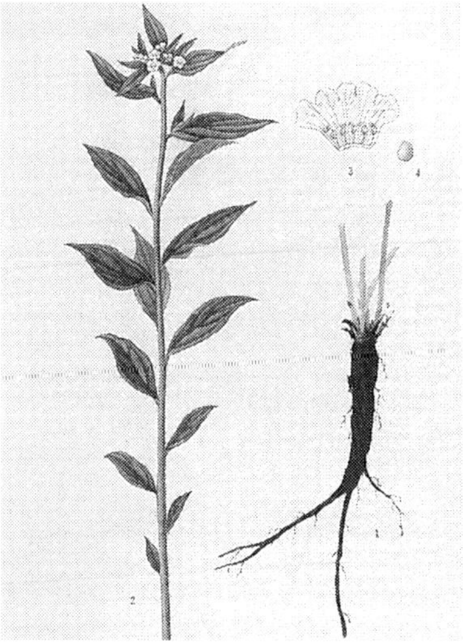

Kombinationen

- dunkle, violette Masern-Exantheme zusammen mit wundem Rachen → Forsythiae fr. (Lianqiao) S. 206, Arctii fr. (Niubangzi) S. 52, Sophorae flavescentis r. (Kushen) S. 192
- Karbunkel, innere toxische Glut *ardor toxicus internus*, Obstipation → Trichosanthis fructus (Gualou) S. 674
- Hitze *calor* oder Glut *ardor* in der Haut mit Ekzemen, Verbrennungen → Phellodendri c. (Huangbo) S. 186
- Verbrennungen, Wunden (Verwendung als Salbe) → Angelicae dahuricae r. (Baizhi) S. 26, Angelicae sinensis r. (Danggui) S. 780

Kontraindikation Schwäche *depletio* der Mitte mit Diarrhö, Masern mit Schwäche *depletio* der Mitte

Gravidität Anwendung erlaubt

Toxizität enthält Pyrrolizidinalkaloide und sollte auf deren Gehalt geprüft worden sein. Die Einhaltung der behördlichen Grenzwerte kommt in einigen Ländern einem Verbot gleich. Langzeitanwendung in hoher Dosierung kann möglicherweise zu Leberkarzinomen führen. Ein gewisser Einfluss auf das Reproduktionssystem scheint zu bestehen, da gemäß einer Studie die tägliche Einnahme von 4,5 g der Droge während der ersten neun Tage nach Ende der Menstruation einen kontrazeptiven Effekt hat. Bei Kleinkindern, in der Schwangerschaft und Stillzeit sollte die Droge nicht eingesetzt werden. In vereinzelten Quellen wird von einer inneren Anwendung abgeraten.

Bovis calculus 牛黄
Niuhuang

Familie: Bovidae
Zoologischer Name: *Bos taurus domesticus*
deutsch: Gallensteine des Hausrinds
englisch: cattle gallstone, bezoar

Temperaturverhalten
■■■ kühl

Geschmack ***Sapor***
■■■ bitter
■□□ süß

Wirkrichtung
■■□ absenkend

Wirkort
oberer Wärmebereich *Calorium*, Tiefe, Innere *intima*

Funktionskreis-/ Orbisbezug
■■■ Herz *cardialis*
■■□ Leber *hepaticus*

Wirkung/Indikation

■■■ **Glut** ***ardor*** **ausleitend**
hohes Fieber, große Unruhe, Bewusstseinsstörung, wirre Reden, Delirium, Koma, rote, geschwollene, schmerzhafte Ulzerationen im Rachen, Geschwüre, Karbunkel, Schwellungen

■■■ **Hitze** ***calor*** **kühlend**
Halsinfektionen, Ulzerationen, Geschwüre im Rachen, Fieber, Unruhe

■■□ **Xue kühlend**
Ulzerationen, Karbunkel, rote, schmerzhafte Schwellungen

■■□ **Energiebahnen und Sinne öffnend**
Bewusstseinstrübung, Kollaps, Delirium, Koma, Apoplex

■■□ **Schleim** ***pituita*** **kanalisierend**
Bewusstseinstrübung , Delirium, Koma, Apoplex, Krämpfe, Ohnmacht

■■□ **Schleim-Wind** ***pituita venti*** **ausleitend**
Apoplex, präapoplektische Zustände, epileptiforme Symptomatik, Krämpfe, Tremor, Krämpfe mit hohem Fieber, Kollaps, Ohnmacht

■■□ **entgiftend und desinfizierend**
Ulzerationen, Karbunkel, rote, schmerzhafte Schwellungen, Geschwüre

■■□ **krampflösend**
Apoplex, präapoplektische Zustände, epileptiforme Symptomatik, Spasmen, Termor

Physiologische / pharmakologische Wirkung antibiotisch; ZNS sedierend (mildert die Wirkung von Coffein, verstärkt die von Morphin-Derivaten und Barbituraten: Vorsicht bei Kombination mit Barbituraten oder anderen sedierenden Pharmaka), antikonvulsiv, antipyretisch; blutdrucksenkend, im Tierversuch cholagog, Vermehrung der Erythrozyten.

Tagesdosis 0,15 – 1 g nur Pillen, Pulver

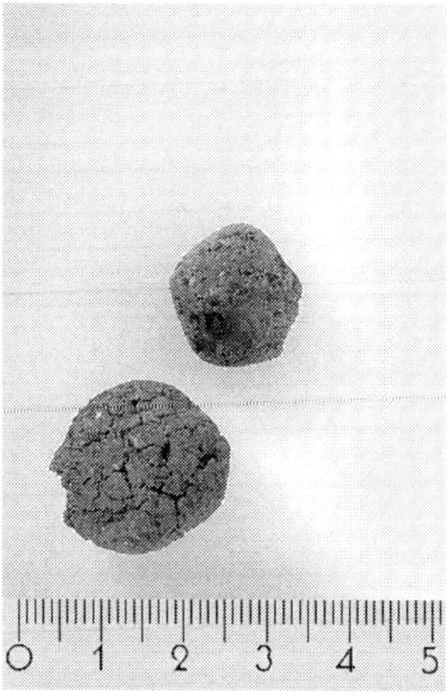

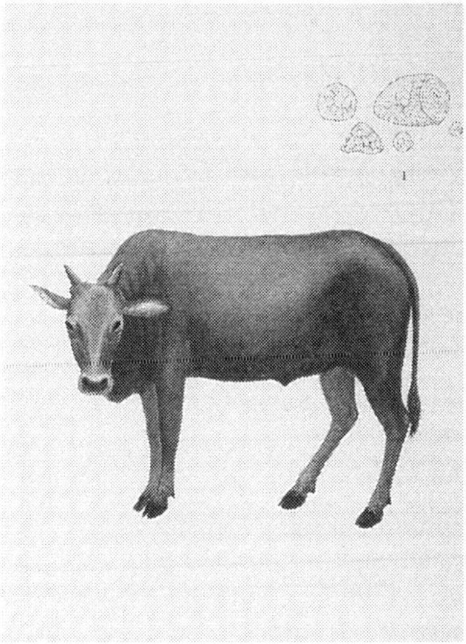

Kombinationen
- epileptiforme Symptomatik, Apoplex → Coptidis rhizoma (Huanglian) S. 178, Scutellariae radix (Huangqin) S. 190, Gardeniae fructus (Zhizi) S. 132
- Abszesse, Ulzerationen → Olibanum (Ruxiang) S. 572, Myrrha (Moyao) S. 570
- kindliche Krämpfe durch Hitze *calor* → Scorpio (Quanxie) S. 468, Arisaematis rhizoma (Tiannanxing) S. 636, Rindergalle
- Halsinfektionen → Lonicerae flos (Jinyinhua) S. 222, Borneol (Bingpian) S. 276, Indigo naturalis (Qingdai) S. 166, Glycyrrhizae radix (Gancao)

Kompatibilität
- gefördert durch Ginseng radix (Renshen) S. 726 mit Moutan cortex (Mudanpi) S. 170, Acori calami rhizoma (Changpu) S. 272
- gestört durch Mastodi fossilium ossis (Longgu) S. 434, Rehmanniae radix (Shengdihuang) S. 174, Gentianae radix (Longdancao) S. 184
- beschränkt durch Achyranthis bidentatae radix ((Huai) Niuxi) S. 532

Kontraindikation Schwäche *depletio* der Mitte

Gravidität Anwendung verboten

Toxizität leicht toxisch, Nebeneffekte und allergische Reaktionen sind möglich wie Ekzeme, mentale Störungen, Blutung im oberen Gastrointestinaltrakt, Hämatochezie, Hämatemesis, Diarrhö, Pfeifatmung. Tierexperimentelle Überdosierung: Diarrhö, Bewusstseinsverlust bis Tod.

Besonderes die Substanz ist sehr teuer und nur schwer zu beschaffen, Ersatz mit künstlich in Tieren induzierten Steinen: Bovis calculus syntheticum (Rengong niuhuang).

Bubali cornu 水牛角
Shuiniujiao

Familie: Bovidae
Zoologischer Name: *Bubulus bubalis*
deutsch: Wasserbüffelhorn
englisch: horn of the water bufffalo

Temperaturverhalten
■■□ kalt

Wirkrichtung
■■□ absenkend

Geschmack *Sapor*
■■□ bitter
■■□ salzig

Wirkort
oberer Wärmebereich *Calorium*

Funktionskreis-/ Orbisbezug
■■■ Herz *cardialis*
■■□ Leber *hepaticus*
■□□ Milz *lienalis*

Wirkung/Indikation

■■□ **Glut *ardor* ausleitend**
infektiöse Erkrankungen mit hohem Fieber, langanhaltendem Fieber, Bewusstseinstrübung, wirre Reden, Konvulsionen, Krämpfe, Delirium, Affektionen der Xue-Ebene und der Ebene der Bauenergie *qi constructivum*

■■□ **Hitze *calor* kühlend**
Erytheme, Purpura, Nasenbluten, blutiges Erbrechen

■■□ **Xue kühlend**
blutiger Auswurf, Nasenbluten, Exantheme

■■□ **beruhigend und ausgleichend**
Bewusstseinsverlust, Delirium, Krampfneigung, kindliche Spasmen, manisches Zustandsbild

■□□ **entgiftend und desinfizierend**
infektiöse Befunde

Physiologische / pharmakologische Wirkung antipyretisch (hohes Fieber bei Kleinkindern und Kindern), Anwendung bei Encephalitis B und thrombozytopenischer Purpura.

Besonderes Ersatz für Rhinoceri cornu (Xijioa; Dosiserhöhung um 8–10-mal nötig). Die Wirkung von Bubali cornu ist ähnlich, aber deutlich abgeschwächt. Im Vergleich zu den anderen Xue kühlenden Mitteln ist bei Rhinoceri cornu (Xijioa) die desinfizierende Wirkung im Vordergrund. Rhinoceri cornu (Xijioa) ist das große Kühlungsmittel des Xue, Gypsum fibrosum (Shigao) S. 136 das große Kühlungsmittel des Qi.

Tagesdosis 9–15 g Dekokt, 1,5–3 g Pulver, Pille

Kochzeit 20 min

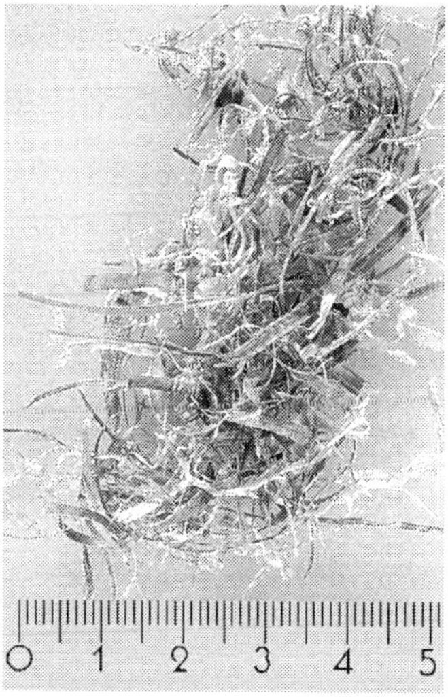

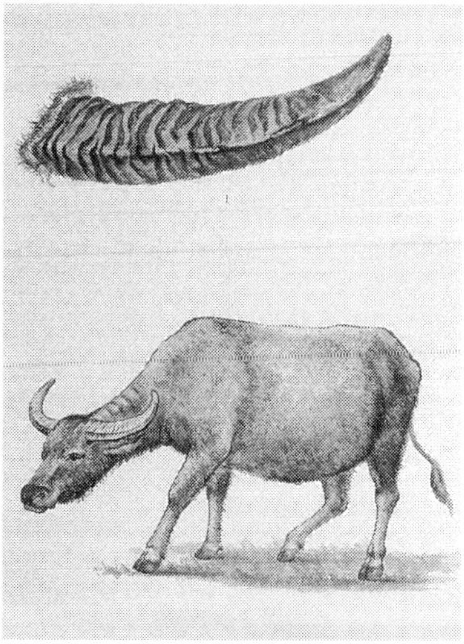

Kombinationen

- Hitze *calor*- und Glut *ardor*-Befunden mit Bewusstseinstrübung → Coptidis rhizoma (Huanglian) S. 178, Scutellariae radix (Huangqin) S. 190, Bovis calculus S. 190, Borneol (Bingpian) S. 276, Gardeniae fructus (Zhizi) S. 132
- hohes Fieber → Gypsum fibrosum (Shigao) S. 136, Anemarrhenae rhizoma (Zhimu) S. 126
- Bewusstseinsverlust, Delirium, blutiges Erbrechen, Purpura → Rehmanniae radix (Shengdihuang) S. 174
- Hitze *calor* im Xue → Moutan cortex (Mudanpi) S. 170, Paeoniae radix rubra (Chishaoyao) S. 172, Isatidis folium (Daqingye) S. 168, Arnebiae/ Lithospermi radix (Zicao) S. 158

Kompatibilität

- gefördert durch Cimicifugae rhizoma (Shengma) S. 60
- gestört durch Aconiti radix lateralis praeparata (Fuzi) S. 396

Kontraindikation Hitze-Fülle *calor repletionis*

Gravidität Anwendung verboten

Imperatae rhizoma 白茅根
Baimaogen

Familie: Poaceae
Stammpflanze: *Imperata cylindrica, u. a.*
deutsch: Alang-Alang-Graswurzelstock
englisch: rhizome of the wooly grass

Temperaturverhalten
■■□ kalt

Geschmack *Sapor*
■■□ süß

Funktionskreis-/ Orbisbezug
■■□ Lunge *pulmonalis*
■■□ Magen *stomachi*
■□□ Dünndarm *intestini tenuis*
■■□ Blase *vesicalis*

Wirkrichtung
■□□ absenkend

Wirkort
oberer und unterer Wärmebereich *Calorium*

Wirkung/Indikation

■■□ **Hitze *calor* zerstreuend**
fiebrige Erkrankungen mit Durst, Aufstoßen, trockener Husten

■■□ **Hitze *calor* kühlend**
Hitze im FK Magen *calor o. stomachi*: Übelkeit, Brechreiz, Durst. Hitze im FK Lunge *calor o. pulmonalis*: Husten, Atembeschwerden

■■□ **Xue kühlend**
blutiges Erbrechen, Nasenbluten, Blut im Urin, blutiger Husten

■■□ **diuretisch**
Flüssigkeitsstauung, schmerzhafte Blasendysfunktion, Ödeme, Ikterus, Cystitis

■□□ **hämostyptisch**
blutiges Erbrechen, Nasenbluten, Blut im Urin, Infektion ableitender Harnwege, Nephritis

■■□ **Yin stützend und ergänzend**
Säfte erhaltend, Säfte kühlend

Physiologische/pharmakologische Wirkung diuretisch (auch wenn keine Dokumentation über Wechselwirkungen mit westlichen Diuretika vorliegt, ist eine verstärkte Wirkung auf den Elektrolyt- und Wasserhaushalt möglich), hämostyptisch, in vitro antibiotisch; auch bei akuter Nephritis einsetzbar.

Toxizität tierexperimentell und in sehr hoher Dosierung transiente Verlangsamung der Bewegungen und Tachypnoe.

Tagesdosis 10–30 g, Standard 10 g **Kochzeit** 20 min

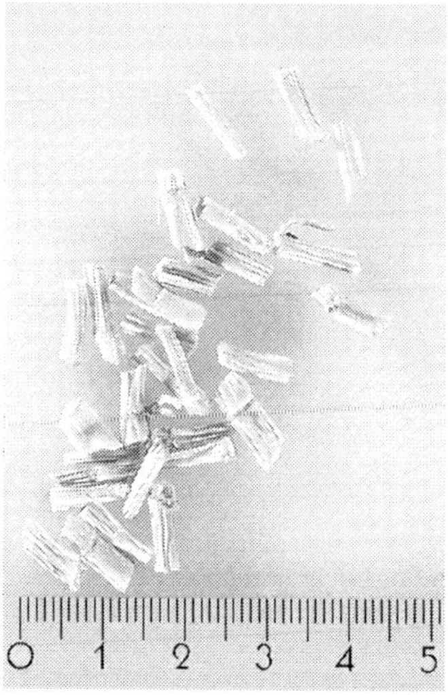

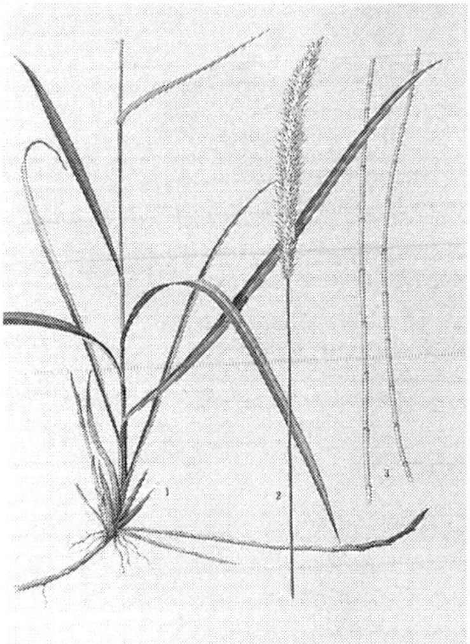

Kombinationen

- Xue-Hitze *calor xue* mit blutigem Auswurf, Epistaxis, Hämaturie, blutigem Erbrechen → Cirsii japonici h. (Daji), Nelumbinis nodus rhiz. (Oujie) S. 606
- Hitze *calor* induziertes Nasenbluten, blutiger Urin, blutiger Auswurf → Rehmanniae r. (Shengdihuang) S. 174, Nelumbinis nodus rhiz. (Oujie) S. 606
- feuchte Hitze *calor humidus* mit Ödemen, Ikterus → Phaseoli semen (Chixiaodou) S. 332
- Qi-Schwäche *depletio qi*, Ödeme → Astragali r. (Huangqi) S. 718
- febrile Hitze *calor* mit Durst, Reizbarkeit → Phragmitis rhiz. (Lugen) S. 144
- febrile Hitze *calor* mit Übelkeit, Erbrechen → Puerariae r. (Gegen) S. 68

Kontraindikation Kälte-Schwäche *algor depletionis* der Mitte

Gravidität Anwendung mit Vorsicht

Indigo naturalis
Qingdai

青黛

Familie: Brassicaceae
Stammpflanze: *Isatis tinctoria*
Variante: Indigo naturalis
deutsch: Indigo
englisch: indigo

Temperaturverhalten
■■□ kalt

Geschmack *Sapor*
■□□ salzig

Wirkrichtung
■□□ tief

Wirkort
Haut

Funktionskreis-/ Orbisbezug
■□□ Leber *hepaticus*
■□□ Lunge *pulmonalis*
■□□ Magen *stomachi*

Wirkung/Indikation

■■□ **Xue kühlend**
Exantheme, Geschwüre, nässende Exantheme, Entzündungen im Mund, entzündeter Rachen, Nasenbluten, Blutungen im Mund

■■□ **Hitze *calor* kühlend**
Exantheme, Geschwüre, Blutungen, Hitze *calor* im FK Leber *o. hepaticus* mit Reizbarkeit, hohes Fieber, Krampfneigung im Kindesalter, Hepatits, Encephalitis, Mumps, Myocarditis

■■□ **entgiftend und desinfizierend**
Geschwüre, Exantheme, nässende Exantheme

■■□ **Exantheme herausbefördernd**
Exantheme, nässende Exantheme, auch äußerlicher Gebrauch

Physiologische/pharmakologische Wirkung antibiotisch

Toxizität Überdosierung: Übelkeit, Erbrechen, Schmerzen im Abdomen, Diarrhö sind möglich, sehr selten Störungen der Leberfunktion, Erniedrigung der Thrombozyten oder Knochenmarksuppression (tierexperimentell nicht evident). Patienten, die auf Sulfonylharnstoffe (Antidiabetika) oder Sulfonamide (Antibiotika) allergisch reagieren, könnten auch auf Indigo allergisch sein.

Besonderes das aus Stängeln und Blättern durch Zerkleinerung, Fermentation und Beimischung von Kalk hergestellte Pulver ist schlecht wasserlöslich und deshalb separat einzunehmen. Das pulverisierte Arzneimittel wird zusammen mit dem fertiggestellten Dekokt der übrigen Arzneimittel eingenommen.

Tagesdosis 1–6 g, Standard 2 g **Kochzeit** siehe Besonderes

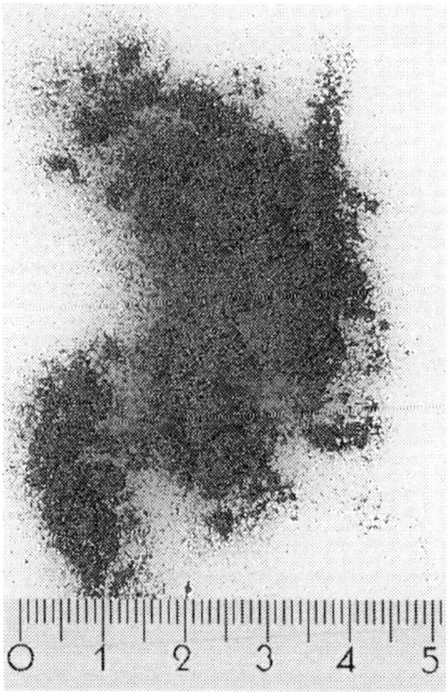

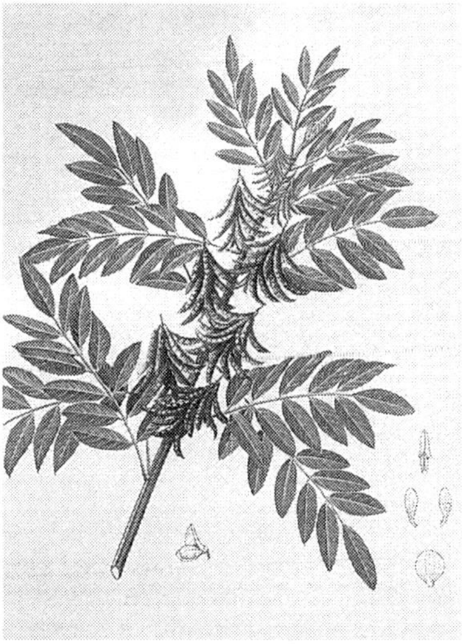

Gravidität Anwendung erlaubt

Isatidis folium 大青叶
Daqingye

Familie: Brassicaceae
Stammpflanzen: *Isatis tinctoria, I. indigota, Baphicacanthus cusia,* u.a.
Varianten: Daqingye folium, Baphicacanthi folium
deutsch: Färberwaidblätter
englisch: woad leaf, big green leaf

Temperaturverhalten
■■□ sehr kalt

Geschmack *Sapor*
■□□ salzig

Funktionskreis-/ Orbisbezug
■■□ Herz *cardialis*
■■■ Magen *stomachi*
■■□ Lunge *pulmonalis*

Wirkrichtung
■□□ absenkend

Wirkort
Tiefe, Innere *intima*, Rachen und Hals

Wirkung/Indikation

■■■ **Hitze *calor* kühlend**
fiebrige, infektiöse Erkrankungen, Hepatitis, Encephalitis, Mumps, Myocarditis

■■■ **Xue kühlend**
hohes Fieber, Bewusstseinstrübung, Exantheme, Infektionskrankheiten, Geschwüre in Mund und Hals, Tonsillitis, Pharyngitis, Furunkel, Karbunkel

■■■ **Glut *ardor* ausleitend**
Erysipel, Halsschwellungen, schmerzhafter Rachen, Aphthen, Geschwüre

■□□ **Schwellung zerteilend**
Geschwüre, Halsschwellungen, Schwellungen im Mundbereich, geschwollene, heiße Gelenke, Gelenkschmerzen

■■□ **entgiftend und desinfizierend**
fiebrige, infektiöse Erkrankungen, Geschwüre, Geschwüre in Hals, Mund, Zunge, Lunge, auch äußere Anwendung

■□□ **Exantheme herausbefördernd**
Fieberexantheme, Xue-Hitze *calor xue*

Physiologische/pharmakologische Wirkung antibiotisch, antiviral; wird angewendet bei Enzephalitis, akuter Dysenterie und Hepatitis, Masern, Pneumonie.

Toxizität Patienten, die auf Sulfonylharnstoffe (Antidiabetica) oder Sulfonamide (Antibiotika) allergisch reagieren, könnten auch auf Isatidis radix/folium allergisch sein.

Tagesdosis 5–20 g, Standard 6 g

Kochzeit Blätter am Schluss zugeben, kurz aufkochen und 3 min ziehen lassen

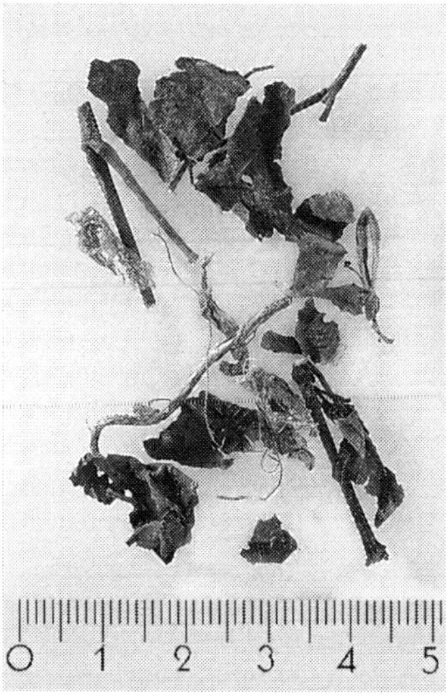

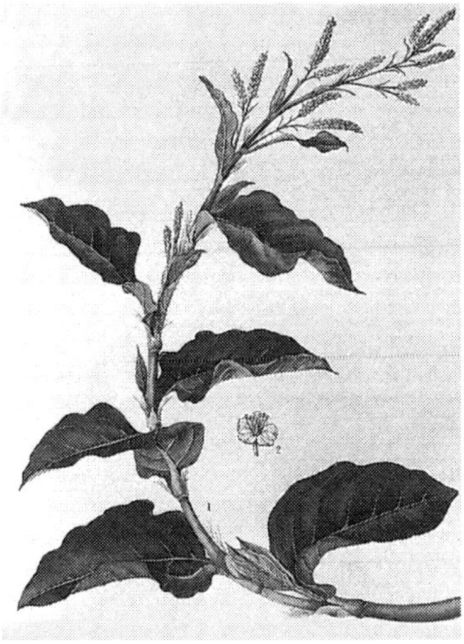

Kombinationen

- Xue-Hitze *calor xue*, fieberhafte Erkrankungen, Bewußtseinstrübung, Exantheme → Coptidis rhiz. (Huanglian) S. 178, Gardeniae fr. (Zhizi) S. 132, Paeoniae radix rubra (Chishaoyao) S. 172, Moutan cortex (Mudanpi) S. 170, Cimicifugae rhiz. (Shengma) S. 60
- Hitze in den FK Magen und Herz *calor oo. stomachi et cardialis* mit Rachenschmerzen, Schwellungen des Rachens, Geschwüre in Rachen, Mund und auf der Zunge → Scrophulariae r. (Xuanshen) S. 176, Gypsum fibrosum (Shigao) S. 136, Coptidis rhiz. (Huanglian) S. 178, Gardeniae fr. (Zhizi) S. 132, Isatidis r. (Banlangen) S. 216
- toxische Glut *ardor toxicus* mit Geschwüren, Erysipel, Mumps, Rachenentzündung → Lonicerae fl. (Jinyinhua) S. 222
- Fieber, Durst, Reizbarkeit, Rachenentzündung → Gypsum fibrosum (Shigao) S. 136
- schmerzhafter, geschwollener Rachen, Diphtherie, akute Tonsillitis → Belamcandae rhiz. (Shegan) S. 194, Sophorae flavescentis r. (Kushen) S. 192
- Ikterus, Hepatitis, Cholezystitis → Salviae miltiorrhizae r. (Danshen) S. 580, Curcumae longae tub. (Yujin) S. 548, Gentianae r. (Longdancao) S. 184
- Ikterus, Hepatitis, Cholezystitis, Schwellung im Hypochondrium → Persicae s. (Taoren) S. 574, Carthami fl. (Honghua) S. 538

Kompatibilität gefördert durch Scrophulariae r. (Xuanshen) S. 176, Gypsum fibrosum (Shigao) S. 136, Coptidis rhiz. (Huanglian) S. 178, Gardeniae fr. (Zhizi) S. 132, Isatidis r. (Banlangen) S. 216

Kontraindikation Kälte-Schwäche *algor depletionis* der Mitte

Gravidität Anwendung erlaubt

Moutan cortex 牡丹皮
Mudanpi

Familie: Paeoniaceae
Stammpflanze: *Paeonia suffruticosa*
deutsch: Rinde der Strauchpäonienwurzel
englisch: cortex of the tree peony root, moutan

Temperaturverhalten
■■□ Tendenz kalt

Geschmack *Sapor*
■□□ scharf
■□□ bitter

Funktionskreis-/ Orbisbezug
■■□ Leber *hepaticus*
■□□ Herz *cardialis*
■□□ Niere *renalis*
■□□ Herzbeutel-Leitbahn *pericardialis*

Meldearznei
Herzbeutel-Leitbahn *s. pericardialis*

Wirkrichtung
■■■ tief

Wirkort
Tiefe, Innere *intima*, unterer Wärmebereich *Calorium*

Wirkung/Indikation

■■□ **Hitze *calor* kühlend**
Fieber, Infektionskrankheiten

■■■ **Xue kühlend**
hohes Fieber, scharlachroter Zungenkörper, Exantheme, Nasenbluten, blutiger Auswurf, subkutane Blutungen, Reizbarkeit, Menstruationsstörungen

■□□ **Xue bewegend**
Hämatome, Schwellungen nach stumpfen Verletzungen, Amenorrhö, Dysmenorrhö

■□□ **Glut *ardor* ausleitend**
blutiger Auswurf, Blut im Urin, Nasenbluten

■■□ **Zusammenballung lösend**
Verhärtungen, tumoröse Prozesse, Neoplasien in Unterleib und Eingeweiden, schmerzhafte Schwellungen

■□□ **entgiftend und desinfizierend**
Ulzerationen im Unterleib, intestinale Abszesse

■□□ **Hitze durch Schwäche *calor depletionis* beseitigend**
Schwäche des Nieren- und Leber-Yin *depletio yin renalis et hepatici* führt zu Hitze-Xue *calor xue* mit Menorrhagien, Polymenorrhö oder Hypermenorrhö, Schwitzen in der Menopause, Wärmegefühl im Thorax, heiße Handteller, heiße Fußsohlen

Physiologische / pharmakologische Wirkung entzündungshemmend, antipyretisch, immunstimulierend, beruhigend, schlaffördernd, analgetisch, in vitro antibiotisch, antihypertensiv, tierexperimentell herzprotektiv; einsetzbar bei Hypertonie, Purpura, allergischer Rhinitis (als Lösung).

Tagesdosis 3 – 12 g, Standard 6 g **Kochzeit** 20 min

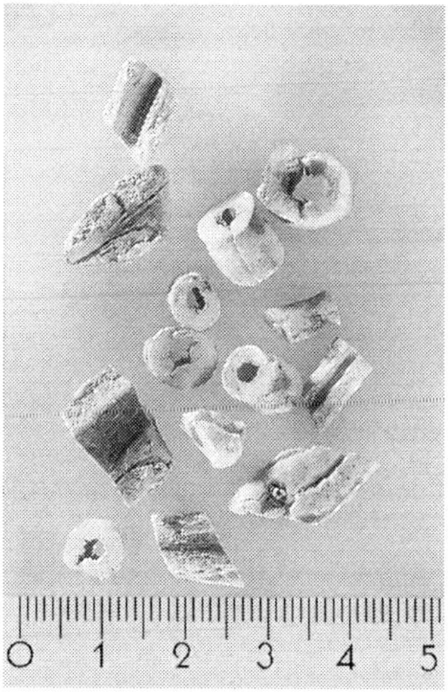

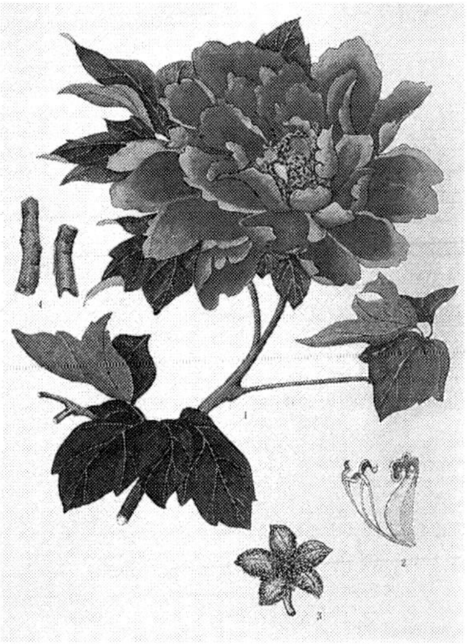

Kombinationen

- Xue-Hitze *calor xue* und Hitze *calor* der Bauenergie mit purpurfarbenen Exanthemen, blutigem Erbrechen, Menstruationsstörungen, Obstipation → Paeoniae radix rubra (Chishaoyao) S. 172
- Schmerzen nach Traumen, Amenorrhö, Schmerzen im Abdomen, Stasen des Xue → Persicae s. (Taoren) S. 574
- Schmerzen in Thorax und Abdomen durch Stasen des Xue in den Leitbahnen → Cinnamomi cassiae ram. (Guizhi) S. 30
- Schmerzen im Abdomen, Obstipation, intestinale Abszesse, die noch nicht geöffnet sind → Rhei rhiz. (Dahuang) S. 96
- hochschlagende Glut im FK Leber *ardor o. hepatici* mit Benommenheit, roten Augen, Augenschwellungen → Chrysanthemi fl. (Juhua) S. 56
- Karbunkel, eiternde Entzündungen im weichen Gewebe → Chrysanthemi fl. (Juhua) S. 56, Lonicerae fl. (Jinyinhua) S. 222, Forsythiae fr. (Lianqiao) S. 206
- stoffliche Verdichtungen *concretiones*, Hämatome, St. n. stumpfem Bauchtrauma, Neoplasien im Unterbauch, Amenorrhö → Angelicae sinensis r. (Danggui) S. 780, Paeoniae radix rubra (Chishaoyao) S. 172, Persicae s. (Taoren) S. 574, Carthami fl. (Honghua) S. 538
- Hitze *calor* oder Xue-Glut *ardor xue* mit Blutungsneigung → Imperatae rhiz. (Baimaogen) S. 164, Biotae f. (cacumen) (Cebaiye), Gardeniae fr. (Zhizi) S. 132

Kompatibilität beschränkt durch Knoblauch, Coriandri h. et fr. (Husui) S. 32, Cuscutae s. (Tusizi) S. 758, Anemarrhenae rhiz. (Zhimu) S. 126, Rhei rhiz. (Dahuang) S. 96

Kontraindikation Kälte *algor*-Symptomatik, verstärkte Menstruation, Yin-Schwäche *depletio yin* mit massiven Schweißen

Gravidität Anwendung verboten

Paeoniae radix rubra
Chishaoyao

赤芍药

Familie: Paeoniaceae
Stammpflanze: *Paeonia veitchii, u. a.*
deutsch: rote Pfingstrosenwurzel
englisch: red peony root

Temperaturverhalten
■■□ kalt

Geschmack *Sapor*
■□□ bitter

Wirkrichtung
■□□ tief

Wirkort
Tiefe, Innere *intima*, Haut, Xue

Funktionskreis-/ Orbisbezug
■■■ Leber *hepaticus*
■□□ Milz *lienalis*

Wirkung/Indikation

■■□ Hitze *calor* kühlend
Hitze *calor* erreicht Xue, Fieber, roter Zungenkörper, Exantheme, Blutungsneigung, gynäkologische Blutungen, gerötete, entzündete Augen

■■■ Xue kühlend
unreine Haut, Geschwüre, Blutungsneigung, Nasenbluten, blutiger Auswurf, gynäkologische Blutungen

■■□ Xue bewegend
Dysmenorrhö, Amenorrhö, Schmerzen im Abdomen, Schwellungen im Unterleib, traumatische Schmerzen im Unterleib, Abszesse und Furunkel im Frühstadium

■□□ Glut *ardor* ausleitend
Blutungsneigung, Nasenbluten, scharlachroter Zungenkörper, fieberhafte Erkrankungen, hohes Fieber

■■□ Schwellungen zerteilend
Traumen, Frakturen, geschwollene Augen (auch lokal)

■■□ Schmerz beseitigend
Dysmenorrhö, Traumen, Frakturen, Verletzungen, Schwellungen, Schmerzen, Hypochondrium (auch lokal)

■■□ Stasen des Xue lösend
Dysmenorrhö, Schwellungen, Traumen, Abszesse

Physiologische / pharmakologische Wirkung tierexperimentell Hemmung der Thrombozytenaggregation, Vorsicht bei Kombination mit Antikoagulantien oder Thrombozytenaggregationshemmern; blutdrucksenkend, Erweiterung der Koronarien, ein Inhaltsstoff wirkt mild sedierend, antipyretisch, krampflösend; in vitro antibiotisch; wirkt den durch Strychnin verursachten Krämpfen entgegen.

Tagesdosis 3–10 g, Standard 6 g **Kochzeit** 20 min

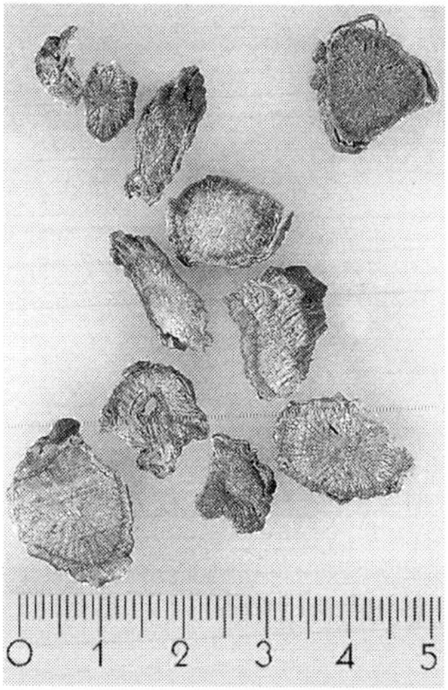

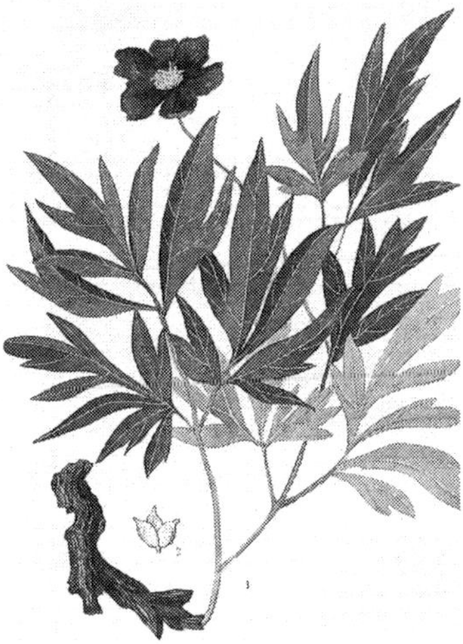

Kombinationen

- Stasen des Xue mit gynäkologischen Störungen, abdominellen Tumoren, Amenorrhö, Schmerzen im Abdomen, Abszesse, Schmerzen durch Traumen → Chuanxiong rhizoma (Chuanxiong) S. 540
- Stasen des Xue mit Menstruationsbeschwerden, starker Blutungsneigung, violetter, dunkler Klumpenbildung → Persicae s. (Taoren) S. 574
- Stagnation des Qi und Stasen des Xue mit Schmerzen in den Flanken, Schmerzen im Abdomen, Dysmenorrhö → Cyperi rhiz. (Xiangfu) S. 502
- Schwellungen, Schmerzen nach Traumen, Auftreibungen, Abszesse → Myrrha (Moyao) S. 570, Olibanum (Ruxiang) S. 572, Lonicerae fl. (Jinyinhua) S. 222, Forsythiae fr. (Lianqiao) S. 206
- Rötungen, Schwellungen und Schmerzen der Augen → Chrysanthemi fl. (Juhua) S. 56, Scutellariae r. (Huangqin) S. 190

Kompatibilität inkompatibel mit Veratri nigri semen (Lilu) S. 80

Kontraindikation Xue-Schwäche *depletio xue*

Gravidität Anwendung erlaubt

Rehmanniae radix 生地黄
Shengdihuang

Familie: Scrophulariaceae
Stammpflanze: *Rehmannia glutinosa*
Variante: Rehmanniae rhizoma viridis
deutsch: Rehmannia-Wurzel, Braunwurzgewächs
englisch: Chinese foxglove root, fresh earth yellow

Temperaturverhalten
■■□ kalt

Geschmack *Sapor*
■■□ süß
■■□ bitter

Wirkrichtung
■□□ tief

Wirkort
Tiefe, Innere *intima*, Xue

Funktionskreis-/ Orbisbezug
■■□ Herz *cardialis*
■■□ Leber *hepaticus*
■■□ Niere *renalis*

Wirkung/Indikation

■■■ **Hitze *calor* kühlend**
Verlust struktiver Energien, Fieber, roter Zungenkörper, diabetische Stoffwechsellage, Durst

■■■ **Xue kühlend**
blutiger Auswurf, Nasenbluten, Exantheme, Racheninfektionen

■■□ **Glut *ardor* kühlend**
Blutungen im Mund, Geschwüre der Zunge, Schlaflosigkeit, Unruhezustände

■□□ **Xue ergänzend**
trockener Mund, Obstipation, Temperaturerhöhung

■■□ **Säfte ergänzend**
persistierendes Fieber, roter Zungenkörper, diabetische Stoffwechsellage, Schlafstörungen

■■□ **Hitze durch Schwäche *calor depletionis* beseitigend**
Schlaflosigkeit, Ruhelosigkeit, Reizbarkeit, trockener Rachen, Hitzegefühl

■■□ **Yin stützend und ergänzend**
chronische fieberhafte Erkrankungen, Hitzegefühl, Unruhe, Schlafstörungen

Physiologische / pharmakologische Wirkung entzündungshemmend, Erhöhung des Plasmaspiegels adrenokortikaler Hormone, cardiotonisch, antihypertensiv, hämostyptisch, diuretisch; die enthaltenen phenolischen Glycoside wirken antibakteriell, immunsuppressiv und hepatoprotektiv; einsetzbar bei Ekzemen, Erkrankungen aus dem rheumatischen Formenkreis und bei Hepatitis (i.v.).

Toxizität zur Vermeidung möglicher Nebenwirkungen Amomi xanthioidis fr. (Sharen) S. 290 zufügen.

Tagesdosis 10–30 g, Standard 10 g **Kochzeit** 20 min

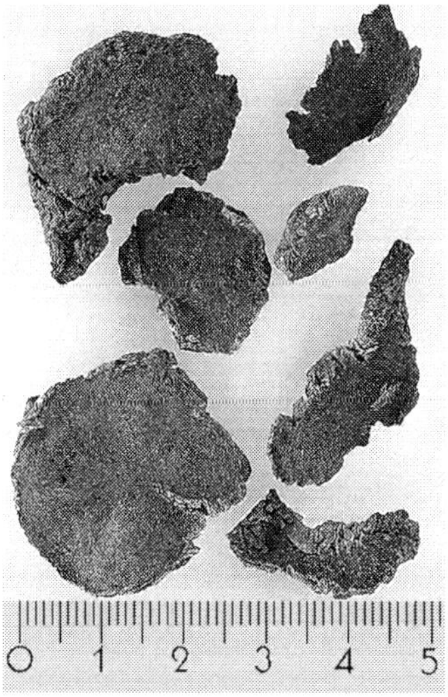

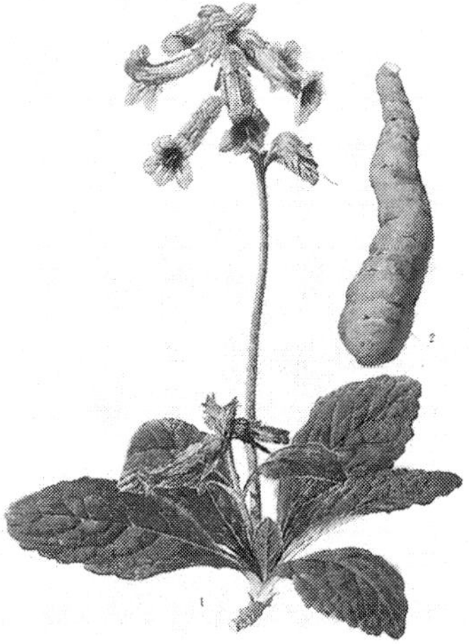

Kombinationen

- Exantheme, Infektionen, Schwellungen des Rachens → Moutan cortex (Mudanpi) S. 170, Scrophulariae r. (Xuanshen) S. 176, Paeoniae radix rubra (Chishaoyao) S. 172
- Husten, blutiges Erbrechen, Nasenbluten, Uterusblutungen durch Hitze-Schwäche *calor depletionis* → Asini corii colla (Ejiao) S. 782
- trockener Rachen, Reizbarkeit, roter Zungenkörper, schnelle Pulse *pp. celeri*, Yin-Schwäche *depletio yin* und hochschlagende Glut *ardor* → Scrophulariae r. (Xuanshen) S. 176
- Schweiße im Schlaf, Erschöpfung, Ausgezehrtheit, Konsumation des Yin durch Hitze *calor* → Anemarrhenae rhiz. (Zhimu) S. 126, Artemisiae capillaris seu scopariae h. (Yinchenhao) S. 308
- Hitze *calor* mit Xue-Schwäche *depletio xue*, blutiger Urin, blutiges Erbrechen, Nasenbluten, Xue-Hitze *calor xue* → Imperatae rhiz. (Baimaogen) S. 164, Sanguisorbae r. (Diyu) S. 618
- Hitze *calor* durch Yin-Schwäche *depletio yin* und Verlust des Xue → Rehmanniae praep. r. (Shudihuang) S. 792
- Magen-Yin-Schwäche *depletio yin stomachi*, trockener Mund, Durst, roter Zungenkörper → Ophiopogonis r. (Maimendong) S. 814, Adenophorae r. (Nanshashen) S. 794, Glehniae r. (Beishashen) S. 804

Kompatibilität

- gefördert durch Alkohol, Ophiopogonis r. (Maimendong) S. 814, Zingiberis viridis rhiz. (Shengjiang) S. 50, Amomi xanthioidis fr. (Sharen) S. 290
- beschränkt durch Fritillariae thunbergii bulbus (Zhebeimu) S. 662 und Rindfleisch

Kontraindikation Feuchtigkeit-Schwäche *humor depletionis* der Mitte, Diarrhö, Defizienz des Yang in der Schwangerschaft, falls Xue-Schwäche *depletio xue* oder Defizienz der Mitte

Gravidität Anwendung mit Vorsicht

Bemerkung kühlt in der Qi-Ebene, in der Ebene der Bauenergie *qi constructivum* und in der Xue-Ebene

Scrophulariae radix 玄参
Xuanshen

Familie: Scrophulariaceae
Stammpflanze: *Scrophularia ningpoensis, u. a.*
Variante: Scrophulariae ningpoensis radix
deutsch: Ningpo-Braunwurzwurzel
englisch: ningpo figwort root, dark root

Temperaturverhalten
■■□ kalt

Geschmack *Sapor*
■□□ bitter
■■□ salzig

Wirkrichtung
■□□ tief

Wirkort
Tiefe, Innere *intima*, Rachen und Hals

Funktionskreis-/ Orbisbezug
■■□ Lunge *pulmonalis*
■■□ Magen *stomachi*
■■□ Niere *renalis*
■■□ Herz *cardialis*

Wirkung / Indikation

■■□ **Hitze *calor* kühlend**
Hitze *calor* der struktiven Energie: Durst, quälende Hitze, Schlaflosigkeit

■■■ **Xue kühlend**
Racheninfektionen, Exantheme, Schwellungen, Geschwüre im Unterleib, Ohrinfektionen, Blutungsneigung

■■□ **Glut *ardor* ausleitend**
gerötete, geschwollene Augen, Exantheme, quälende Hitze, Schlaflosigkeit, Sicht klärend, Katarakt

■■□ **Verhärtung erweichend**
stoffliche Verdichtungen *concretiones*, Neoplasien, Geschwüre, Lymphknotenschwellungen durch Glut-Schleim *ardor pituitae*

■■□ **Yin stützend und ergänzend**
Obstipation, Unruhezustände, Durst, quälende Hitze, das Nieren-Yin *yin renale* emporhebend, dadurch Hitze *calor*- und Kälte *algor* im FK Herz *o. cardialis* vermindernd

■■□ **entgiftend und desinfizierend**
gerötete, geschwollene Augen, entzündeter Rachen, infektiöse Exantheme, Geschwüre, Toxine eliminierend, chronische trockene Ekzeme, Tumor-Bildung

■■□ **Hitze durch Schwäche *calor depletionis* beseitigend**
Reizbarkeit, Hitze im Thoraxbereich, Unruhe, Schlafstörungen, trockener Rachen, Durst

Physiologische / pharmakologische Wirkung vasodilatierend, antihypertensiv, sedativ, antipyretisch, antidiabetisch, in vitro antibiotisch; einsetzbar bei renal bedingter Hypertonie. Vorsicht bei Kombination mit Antidiabetika (Hypoglycämie).

Tagesdosis 6–30 g, Standard 10 g **Kochzeit** 20 min

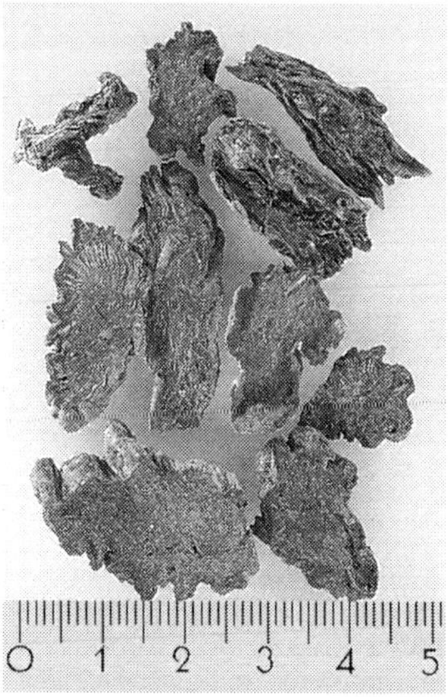

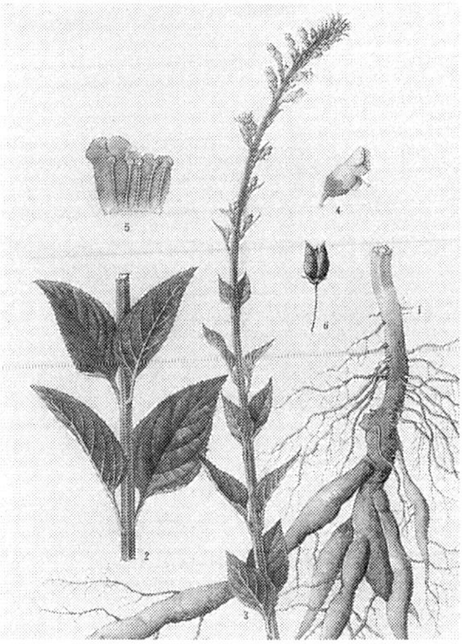

Kombinationen

- Xue-Hitze *calor xue* mit Durst, Schlaflosigkeit, Infektionen des Rachens → Rehmanniae r. (Shengdihuang) S. 174, Moutan cortex (Mudanpi) S. 170, Paeoniae radix rubra (Chishaoyao) S. 172
- Yin-Schwäche *depletio yin* → Rehmanniae r. (Shengdihuang) S. 174, Ophiopogonis r. (Maimendong) S. 814
- Infektionen des Rachens → Arctii fr. (Niubangzi) S. 52, Isatidis r. (Banlangen) S. 216
- unscharfe Sicht, Katarakt → Rehmanniae r. (Shengdihuang) S. 174, Haliotidis concha (Shijueming) S. 462, Buddlejae fl. (Mimenghua) S. 150, Cicadae periostracum (Chantui) S. 58
- Neoplasien, stoffliche Verdichtungen *concretiones*, Knotenbildungen → Ostreae concha (Muli) S. 436, Fritillariae thunbergii bulbus (Zhebeimu) S. 662, Prunellae spica (Xiakucao) S. 146
- Geschwüre → Lonicerae fl. (Jinyinhua) S. 222, Angelicae sinensis r. (Danggui) S. 780, Glycyrrhizae r. (Gancao) S. 728
- Erysipel, Purpura-Exantheme → Moutan cortex (Mudanpi) S. 170
- Hitze-Wind *calor venti* mit Schwellungen des Rachens, Purpura-Exanthemen → Arctii fr. (Niubangzi) S. 52, Platycodi r. (Jiegeng) S. 648
- Lymphknotenschwellungen, Struma, Knotenbildungen durch Schleim *pituita* → Ostreae concha (Muli) S. 436, Fritillariae thunbergii bulbus (Zhebeimu) S. 662, Prunellae spica (Xiakucao) S. 146, Arnebiae/ Lithospermi radix (Zicao) S. 158

Kompatibilität gestört durch Astragali r. (Huangqi) S. 718, Zingiberis rhiz. (Ganjiang) S. 416, Ziziphi spinosae s. (Suanzaoren) S. 454, Corni fr. (Shanzhuyu) S. 834, Veratri nigri rhiz. (Lilu) S. 80

Kontraindikation Feuchtigkeit *humor* bei Schwäche *depletio* der Mitte, Diarrhö

Gravidität Anwendung erlaubt

Coptidis rhizoma 黄连
Huanglian

Familie: Ranunculaceae
Stammpflanzen: *Coptis chinensis, Coptis teetoides, u. a.*
deutsch: Goldfadenwurzelstock
englisch: coptis rhizome, yellow links

Temperaturverhalten
■■■ kalt

Geschmack *Sapor*
■■■ bitter

Funktionskreis-/ Orbisbezug
■■■ Herz *cardialis*
■■□ Leber *hepaticus*
■■□ Magen *stomachi*
■■■ Gallenblase *felleus*
■■■ Dickdarm *intestini crassi*

Meldearznei
Herz-Leitbahn *s. cardialis*

Wirkrichtung
■■□ absenkend
das Magen-Yang *yang stomachi* und Glut *ardor* im FK Herz *o. cardinalis*

Wirkort
Mitte, mittlerer und oberer Wärmebereich *Calorium*

Wirkung/Indikation

■■■ **Hitze *calor* kühlend** fiebrige Erkrankungen

■■■ **Glut *ardor* ausleitend**
Glut im FK Herz *ardor o. cardialis*: Palpitationen, Schlaflosigkeit, Bewußtseinsstörungen, wirres Reden. Glut im FK Magen *ardor o. stomachi*: Blutungen im Schleimhautbereich, schmerzhafter, trockener Rachen, gerötete Augen, bitterer Mundgeschmack

■■■ **feuchte Hitze *calor humidus* ausleitend** Ikterus, infektiöse Dysenterie, Brechreiz, Diarrhö, gelber, klebriger Zungenbelag, Cholecystitis

■■■ **entgiftend und desinfizierend**
Entzündungen im mittleren Wärmebereich *Calorium*, Geschwüre, septische Prozesse. Äußerliche Anwendung: gerötete, schmerzhafte Augen, Ulzerationen der Zunge und im Mund

■□□ **hämostyptisch**
Nasenbluten, Blut im Urin, Blut im Stuhl, blutiges Erbrechen

■■□ **Ekzeme, Verbrennungen und Geschwüre**
Karbunkel, Abszesse, eitrige Geschwüre, septische Prozesse, Verbrennungen, Herpes, Trichomonaden, Kolpitis (äußerlich)

■■□ **Yang absenkend**
Glut im FK Leber *ardor o. hepatici* überwältigt die Mitte: Schmerzen im Hypochondrium Spannungen, traumreicher Schlaf, Brennen im Magen-Bereich, saures Aufstoßen, Inappetenz, Brechreiz

Physiologische / pharmakologische Wirkung in vitro antibiotisch, antimykotisch

Toxizität mögliche Nebenwirkungen: allergische Reaktionen, Schwindel, Kopfschmerzen, Tinnitus, Übelkeit, Erbrechen, Palpitationen, Kurzatmigkeit, Völlegefühl im Abdomen, Diarrhö, Erythrozytopenie.

Tagesdosis 1 – 10 g, Standard 1 g **Kochzeit** 20 min

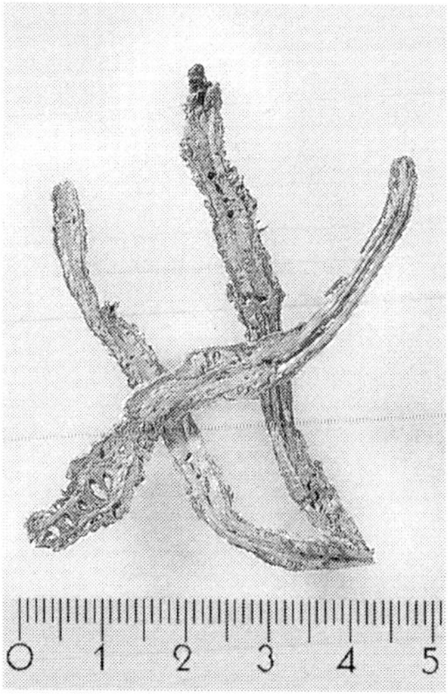

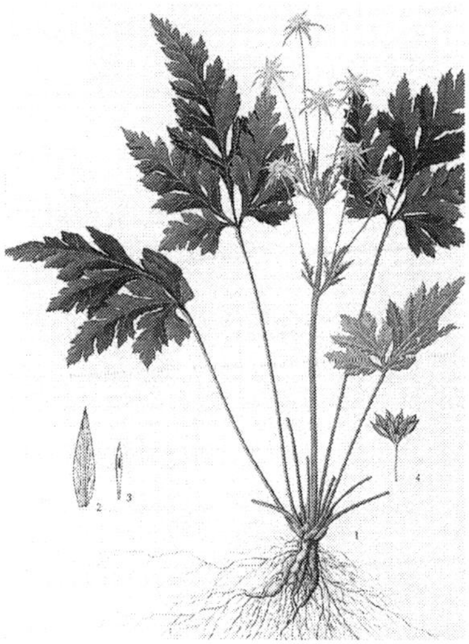

Kombinationen

- toxische Glut *ardor toxicus* mit hohem Fieber, Reizbarkeit, trockenem Mund, trockenem Rachen, dunklem Urin → Scutellariae r. (Huangqin) S. 190, Gardeniae fr. (Zhizi) S. 132
- Schlaflosigkeit und Delirium, wobei Hitze *calor* oder Glut *ardor* die Bauenergie verletzt hat → Rehmanniae r. (Shengdihuang) S. 174
- Dysenterie aufgrund von Hitze *calor* oder Glut *ardor* → Aucklandiae radix (Muxiang) S. 488
- Geschwüre, septische Prozesse → Gardeniae fr. (Zhizi) S. 132, Forsythiae fr. (Lianqiao) S. 206
- eitrige Geschwüre → Paeoniae radix lactiflora (Baishao) S. 788, Moutan cortex (Mudanpi) S. 170
- Hitze im FK Magen *calor o. stomachi* (zur Spülung der Mundhöhle) → Trichosanthis r. (Tianhuafen) S. 148, Anemarrhenae rhiz. (Zhimu) S. 126, Rehmanniae r. (Shengdihuang) S. 174

Kompatibilität

- gefördert durch Scutellariae r. (Huangqin) S. 190, Mastodi fossilium ossis (Longgu) S. 434
- beschränkt durch Achyranthis bidentatae r. (Niuxi) S. 532, Farfarae flos (Kuandonghua) S. 684, Schweinefleisch
- gestört durch Chrysanthemi fl. (Juhua) S. 56, Scrophulariae r. (Xuanshen) S. 176, Bombyx batryticatus (Jiangcan) S. 456, Dictamni c. rad. (Baixianpi) S. 180, Daphnis genkwae fl. (Yuanhua) S. 110, kaltes Wasser
- dämpft die Giftigkeit von Crotonis fructus (Badou) S. 104, Calomel

Kontraindikation Yin-Schwäche *depletio yin*, Übelkeit und Erbrechen aufgrund Kälte-Schwäche im FK Magen *algor depletionis o. stomachi*, Diarrhö aufgrund Schwäche im FK Milz oder Niere *depletio o. lienalis seu renalis*

Gravidität Anwendung mit Vorsicht

Dictamni cortex 白鲜皮
Baixianpi

Familie: Rutaceae
Stammpflanze: *Dictamnus dasycarpus*
deutsch: Escherwurzelrinde
englisch: cortex of Chinese ditany root, white fresh bark

Temperaturverhalten
■■□ kalt

Wirkrichtung
■■□ absenkend

Geschmack *Sapor*
■■□ bitter
■□□ salzig

Wirkort
Haut

Funktionskreis-/ Orbisbezug
■■□ Milz *lienalis*
■■□ Magen *stomachi*
■□□ Blase *vesicalis*
■□□ Dünndarm *intestini tenuis*

Wirkung/Indikation

■■□ **feuchte Hitze *calor humidus* ausleitend**
unreine Haut, Geschwüre, Karbunkel

■■□ **Wind *ventus* ausleitend**
Juckreiz, unreine Haut

■■□ **Juckreiz beseitigend**
Geschwüre, pustulöse Exantheme

■■□ **entgiftend und desinfizierend**
unreine Haut, genitale Schwellungen oder Schmerzen, verminderte Miktion, Pilzerkrankungen (auch äußerlich)

■■□ **Ekzeme, Verbrennungen und Geschwüre**
pustulöse Exantheme, Geschwüre, Pilzerkrankungen (auch äußerlich)

Physiologische/pharmakologische Wirkung in vitro antimykotisch

Toxizität In chinesischen Quellen finden sich keine Hinweise für eine Hepatotoxizität. Mehrere Fälle scheinen aber darauf hinzuweisen, dass bei Patienten mit Hauterkrankungen durch diese Arznei eine akute Hepatitis, möglicherweise im Sinne einer Autoimmunreaktion, auslösbar ist. Auch die Tatsache, dass eher Reaktionen durch allergischen Mechanismus zu deuten. Eine direkte Hepatotoxizität ist ebenfalls möglich, bei Langzeitanwendung wurde eine Transaminasenerhöhung beobachtet. Bei Verschreibung dieser Arznei sollten deshalb die Leberwerte kontrolliert werden. Falls erhöhte Leberwerte oder Zeichen einer Leberschädigung auftreten, muss die Droge sofort abgesetzt werden und sollte bei diesen Patienten nicht mehr verwendet werden. Für Patienten mit einer Vorgeschichte von Leberschädigungen, mit schlechter Leberfunktion oder mit atopischen Erkrankungen wie Ekzemen sollte sie möglichst nicht rezeptiert werden.

Tagesdosis 3–10 g, Standard 5 g **Kochzeit** 20 min

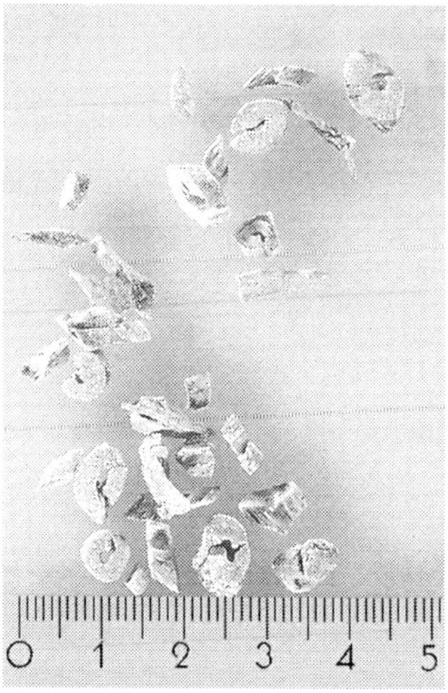

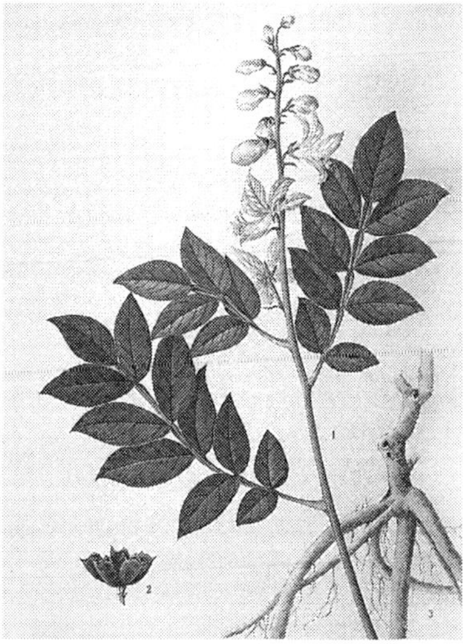

Kombinationen

- feuchte Hitze *calor humidus*, juckende Verletzungen → Sophorae flavescentis r. (Kushen) S. 192
- feuchte Hitze *calor humidus*, schmerzhafte Obstruktionen im Bereich der unteren Extremität → Lonicerae caulis (Rendongteng) S. 220, Clematidis r. (Weilingxian) S. 364
- Juckreiz durch Wind *ventus*, Feuchtigkeit *humor*, Kälte *algor* oder Parasiten (äußerliche Anwendung) → Sophorae flavescentis r. (Kushen) S. 192, Cnidii fr. (Shechuangzi) S. 752
- Ekzeme → Saposhnikoviae radix (Fangfeng) S. 46, Tribuli fr. (Baijili) S. 470

Kompatibilität gestört durch Platycodi r. (Jiegeng) S. 648, Poria (Fuling) S. 340, Dioscoreae hypoglaucae rhiz. (Bixie) S. 318

Kontraindikation Kälte-Schwäche *algor depletionis*-Symptomatik

Gravidität Anwendung erlaubt

Fraxini cortex
Qinpi

秦皮

Familie: Oleaceae
Stammpflanzen: *Fraxinus rhynchophylla* , *F. bungeana,* u.a.
deutsch: chinesische Eschenrinde
englisch: bark of Korean ash branch

Temperaturverhalten
■■□ kalt

Geschmack *Sapor*
■□□ bitter

Funktionskreis-/ Orbisbezug
■■□ Leber *hepaticus*
■□□ Gallenblase *felleus*
■■□ Dickdarm *intestini crassi*
■□□ Magen *stomachi*

Wirkrichtung
■□□ tief

Wirkort
Tiefe, Innere *intima*, Verdauungstrakt

Wirkung/Indikation

■■□ **Hitze *calor* kühlend**
schmerzhafte, gerötete Augen, Katarakt

■□□ **Feuchtigkeit *humor* trocknend**
Dysenterie

■■□ **feuchte Hitze *calor humidus* ausleitend**
Dysenterie, Ruhr, Fluor albus, Colitis

■■□ **Augen und Kopf klärend**
schmerzhafte, gerötete, geschwollene Augen

■□□ **feuchten Wind *ventus humidus* ausleitend**
rheumatoide Symptomatik

Physiologische / pharmakologische Wirkung antibiotisch, sedativ, analgetisch, diuretisch, antikonvulsiv; einsetzbar bei chronischer Bronchitis, bakterieller Dysenterie. Inhaltsstoffe u.a. Aesculin, Fraxin (Cumarinderivate): tierexperimentell antitussiv, Förderung der Expektoration, antiasthmatisch.

Tagesdosis 3 – 12 g, Standard 3 g **Kochzeit** 20 min

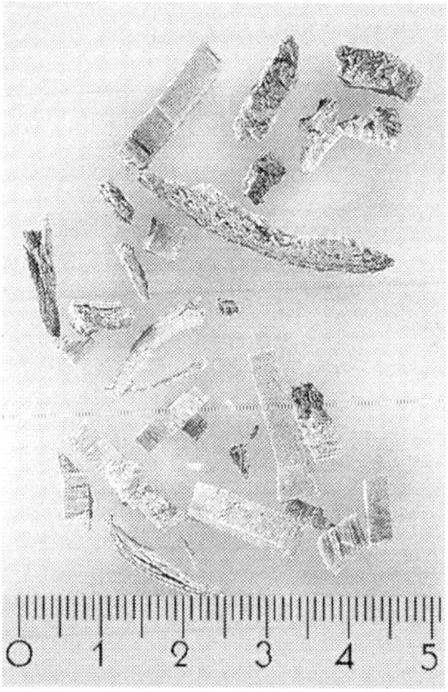

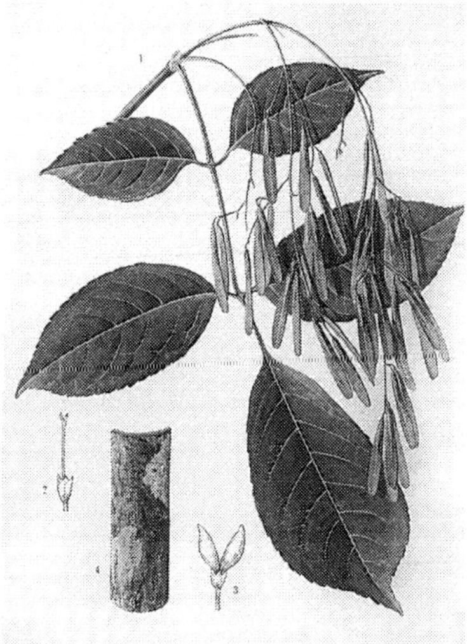

Kombinationen

- feuchte Hitze *calor humidus*, Dysenterie → Taraxaci h. cum radice (Pugongying) S. 256, Coptidis rhiz. (Huanglian) S. 178, Phellodendri c. (Huangbo) S. 186
- Dysentrie aufgrund von Hitze *calor*, toxische Hitze *calor* oder toxische Glut *ardor toxicus* in den FK Magen, Dick- und Dünndarm *oo. stomachi et intestinorum* → Pulsatillae r. (Baitouweng) S. 236, Phellodendri c. (Huangbo) S. 186
- Dysenterie mit starken Tenesmen → Sophorae flavescentis r. (Kushen) S. 192, Aucklandiae radix (Muxiang) S. 488
- Rötung, Schwellung der Augen → Coptidis rhiz. (Huanglian) S. 178, Lophateri h. (Danzhuye) S. 138

Kompatibilität

- gefördert durch Euphorbiae r. (Gansui)
- beschränkt durch Evodiae fr. (Wuzhuyu) S. 404

Kontraindikation Schwäche *depletio* der Mitte mit Kälte *algor*

Gravidität Anwendung erlaubt

Gentianae radix 龙胆草
Longdancao

Familie: Gentianaceae
Stammpflanze: *Gentiana scabra,* u.a.
Varianten: Gentianae longdancao radix, Gentianae scabrae radix
deutsch: kahle Enzianwurzel
englisch: Chinese gentian root, dragon gallbladder herb

Temperaturverhalten
■■■ kalt

Geschmack *Sapor*
■■■ bitter

Funktionskreis-/ Orbisbezug
■■■ Leber *hepaticus*
■■■ Gallenblase *felleus*
■□□ Blase *vesicalis*
■□□ Magen *stomachi*

Wirkrichtung
■■□ absenkend

Wirkort
Tiefe, Innere *intima*, Mitte, mittlerer Wärmebereich *Calorium*

Wirkung/Indikation

■■■ **feuchte Hitze *calor humidus* ausleitend**
Ikterus, Fluor albus, Schmerzen, Schwellungen, genitale Entzündungen, Juckreiz, genitaler Juckreiz, Herpes zoster, Hydrozele

■■■ **Glut *ardor* ausleitend**
gerötete, schmerzhaft-stechende Augen, Kopfschmerzen, Stechen in der Brust und den kleinen Rippen, Ohrschmerzen, Ohrschwellungen, geschwollener Rachen, geschwollene Augen, plötzliche Taubheit, bitterer Mundgeschmack, Schlaflosigkeit, Reizbarkeit

■■□ **inneren Wind *ventus internus* besänftigend**
innerer Wind *ventus internus* durch Hitze *calor*, persistierendes hohes Fieber, Spasmen, klonisch-tonische Krämpfe, Schmerzen in den Flanken

■■□ **Yang absenkend**
Kopfschmerz, schmerzhafte Augen, Reizbarkeit, Schlaflosigkeit, Hypertonus, Tinnitus

Physiologische / pharmakologische Wirkung Förderung der Magensaftsekretion bei Einnahme vor der Mahlzeit. Cholagogum, hepatoprotektiv, diuretisch, ZNS-wirksam (niedrige Dosierung anregend, höhere Dosierung sedativ), antibiotisch, Förderung der Magensaftsekretion bei Einnahme vor der Mahlzeit; einsetzbar bei Enzephalitis, chronischer Hepatitis.
Vorsicht bei Kombination mit Barbituraten (potenziert deren Wirkung) oder westlichen Diuretika (auch wenn keine Dokumentation über Wechselwirkungen vorliegt, ist eine verstärkte Wirkung auf den Elektrolyt- und Wasserhaushalt möglich).

Tagesdosis 3 – 10 g, Standard 3 g **Kochzeit** 20 min

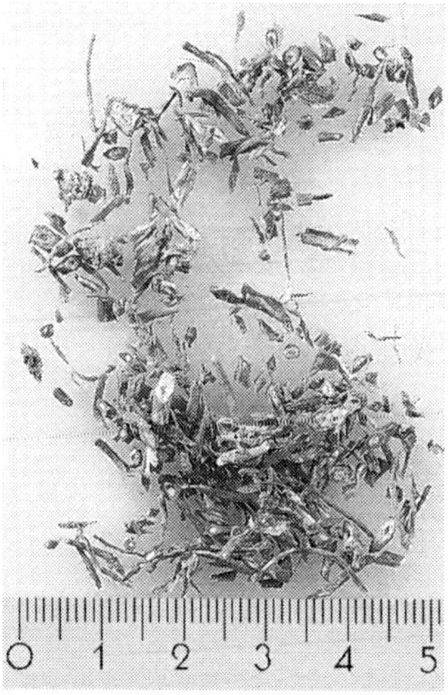

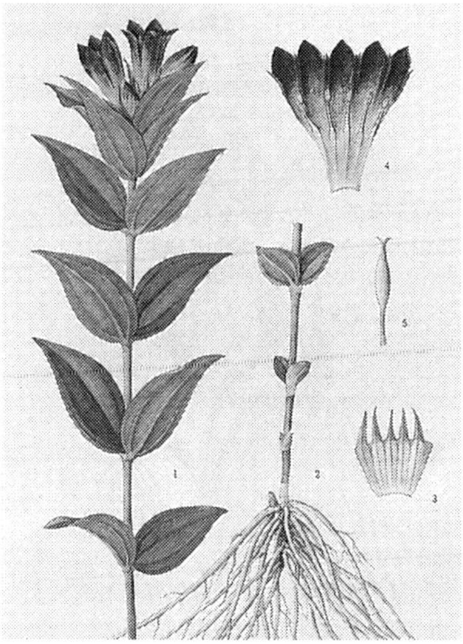

Kombinationen

- feuchte Hitze *calor humidus*, Ikterus → Artemisiae scopariae herba (Yinchenhao) S. 308, Gardeniae fr. (Zhizi) S. 132
- feuchte Hitze *calor humidus*, Ausfluss, Schwellung des Skrotums, Schmerzhaftigkeit des Skrotums → Sophorae flavescentis r. (Kushen) S. 192, Phellodendri c. (Huangbo) S. 186
- Hitze *calor* und innerer Wind im FK Leber *ventus internus o. hepatici* mit Fieber, Spasmen → Coptidis rhiz. (Huanglian) S. 178, Uncariae ramulus cum uncis (Gouteng) S. 472, Indigo naturalis (Qingdai) S. 166
- Glut im FK Leber *ardor o. hepatici* und feuchte Hitze *calor humidus* mit geröteten, geschwollenen, schmerzhaften Augen, stechende Schmerzen im Thorax, Taubheit, bitterer Mundgeschmack, Schwellung und Schmerzen im Hodenbereich, dunkler, trüber Urin, schmerzhafte Miktion → Bupleuri r. (Chaihu) S. 54, Scutellariae r. (Huangqin) S. 190

Kontraindikation Schwäche *depletio* der Mitte, Diarrhö

Gravidität Anwendung erlaubt

Toxizität mögliche Nebeneffekte bei hoher Dosierung: Kopfschmerzen, Flush im Gesicht, Schwindelgefühl, Sedation (Vorsicht im Verkehr), Magenirritationen.

Phellodendri cortex
Huangbo

黄柏

Familie: Rutaceae
Stammpflanzen: *Phellodendron amurense, P. chinense,* u.a.
deutsch: Gelbbaumrinde, Korkbaumrinde
englisch: amur cork-tree bark, yellow fir

Temperaturverhalten
■■■ kalt

Geschmack *Sapor*
■■■ bitter

Funktionskreis-/ Orbisbezug
■■■ Niere *renalis*
■■■ Blase *vesicalis*
■■□ Dickdarm *intestini crassi*
■■□ Dünndarm *intestini tenuis*

Meldearznei
Dünndarm-Leitbahn *s. intestini tenuis*

Wirkrichtung
■■■ absenkend

Wirkort
unterer Wärmebereich *Calorium*

Wirkung/Indikation

■■■ **feuchte Hitze *calor humidus* ausleitend** Diarrhö, Dysenterie, Ikterus, schmerzhafte Miktion, spärlicher Urin, dicklicher, gelber Fluor albus, Schmerzen und Entzündungen im Genitalbereich, Schwellungen, auch der unteren Extremität, Schmerzen der unteren Extremität

■■■ **Hitze und Schwäche *calor depletionis* beseitigend** Schweiße im Schlaf, Samenverlust, Diarrhö

■■■ **Glut *ardor* ausleitend** Glut *ardor* durch Nieren-Yin-Schwäche *depletio yin renale*: Schweiße im Schlaf, Spermatorrhö in der Nacht, Temperaturerhöhung am Nachmittag

■■□ **entgiftend und desinfizierend** Geschwüre, Exantheme, Dysenterie, Ruhr, Infektionen im Bereich des unteren Wärmebereichs *Calorium*, Cystitis, Vaginitis, Parametritis, Entzündungen des Skrotums

■■□ **Ekzeme, Verbrennungen und Geschwüre** Exantheme, Geschwüre, Juckreiz, infektiöse Hauterkrankungen, Nagelpilz, Herpes zoster, Trichomonaden

Physiologische/pharmakologische Wirkung antibiotisch, antihypertensiv, antitussiv, Förderung der Expektoration, antiasthmatisch; einsetzbar bei chronischer Bronchitis, Meningitis, Dysenterie, Konjunktivitis (v.a. bei Kindern), äußerlich bei Vaginitis, Trichomonadenkolpitis, Ekzemen am Ohr
Inhaltsstoffe: u.a. Berberin

Toxizität keine Langzeitanwendung: reduziert Yin und Säfte. Hyperbilirubinämie beim Feten u. Neugeborenen. Nicht nach 16. SSW, bei Neugeborenen, während der Stillzeit einsetzen.

Tagesdosis 3–10 g, Standard 3 g **Kochzeit** 20 min

Bemerkung auch lokale Anwendung möglich in Lotionen oder Pasten, häufig gebraucht mit den Zwei Gelben (Scutellariae r. S. 190, Coptidis rhiz. S. 178).

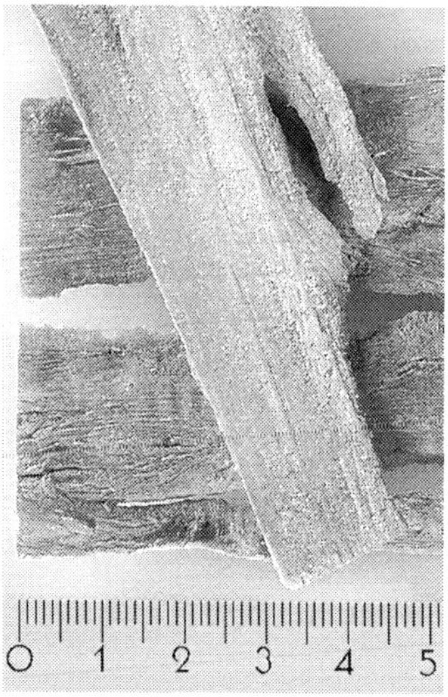

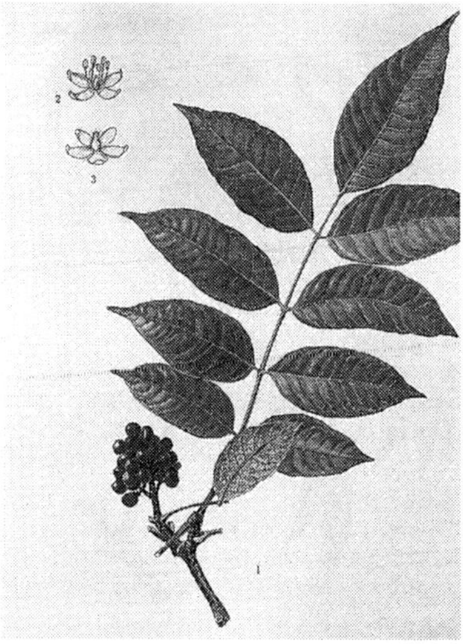

Kombinationen

- feuchte Hitze *calor humidus* mit gelbem, vaginalem Ausfluss → Plantaginis s. (Cheqianzi) S. 334, Dioscoreae hypoglaucae rhiz. (Bixie) S. 318, Euryales s. (Qianshi) S. 838, Ginkgo s. (Baiguo) S. 840
- blutige dysenterische Beschwerden, Hitze *calor* → Paeoniae radix rubra (Chishaoyao) S. 172
- akute Diarrhö, Schmerzen im Abdomen → Aucklandiae radix (Muxiang) S. 488
- häufige, dringende, schmerzhafte Miktion → Asari h. cum r. (Xixin) S. 28
- feuchte Hitze *calor humidus* und Ruhr, Diarrhö → Scutellariae r. (Huangqin) S. 190, Coptidis rhiz. (Huanglian) S. 178
- feuchte Hitze *calor humidus* und Ikterus → Gardeniae fr. (Zhizi) S. 132, Artemisiae capillaris seu scopariae h. (Yinchenhao) S. 308
- feuchte Hitze *calor humidus* und Schwäche, Atrophie der unteren Extremität → Atractylodis macrocephalae rhiz. (Baizhu) S. 720, Achyranthis bidentatae r. (Niuxi) S. 532
- feuchte Hitze *calor humidus* und Miktionsstörungen → Anemarrhenae rhiz. (Zhimu) S. 126, Rehmanniae r. (Shengdihuang) S. 174, Bambusae in taeniam caul. (Zhuru) S. 82, Clematidis armandii caul. (Chuanmutong) S. 312
- feuchte Hitze *calor humidus* und Ausfluss → Angelicae dahuricae r. (Baizhi) S. 26, Gentianae r. (Longdancao) S. 184
- feuchte Hitze *calor humidus* und Geschwüre, Exantheme (äußerliche Anwendung) → Rhei rhiz. (Dahuang) S. 96, Talcum (Huashi) S. 346

Kompatibilität gefördert durch Toxicodendri resina (Ganqi)

Kontraindikation Schwäche im FK Milz *depletio o. lienalis*, Diarrhö

Gravidität Anwendung erlaubt, siehe aber Toxizität

Picrorhizae rhizoma 胡黄连
Huhuanglian

Familie: Scrophulariaceae
Stammpflanzen: *Picrorhiza kurroa, P. scrophulariafolia*
deutsch: Picrorhiza-Wurzelstock, Katuka
englisch: picrorhiza rhizome, barbarian yellow link

Temperaturverhalten
■■□ kalt

Geschmack *Sapor*
■■□ bitter

Funktionskreis-/ Orbisbezug
■■□ Leber *hepaticus*
■■□ Magen *stomachi*
■■□ Dickdarm *intestini crassi*

Wirkrichtung
■□□ absenkend

Wirkort
mittlerer Wärmebereich *Calorium*, unterer Wärmebereich *Calorium*

Wirkung/Indikation

■■□ **feuchte Hitze *calor humidus* ausleitend**
Diarrhö, Hämorrhoiden, Dysenterie, Geschwüre

■■□ **Hitze *calor* kühlend**
Fieber, v.a. bei Kindern, Erschöpfungsfieber

■■□ **Hitze durch Schwäche *calor depletionis* beseitigend**
Fieber, calor durch Defizienz des Yin

■□□ **FK Magen *o. stomachi* harmonisierend und stützend**
kindliche Verdauungsstörungen, Spannung im Abdomen, Fieber am Nachmittag, Dysenterie, Diarrhö

■□□ **Funktionskreise Dick- und Dünndarm *oo. intestinorum* harmonisierend**
kindliche Verdauungsstörungen, Spannung im Abdomen, Fieber am Nachmittag, Dysenterie, Diarrhö

Physiologische/pharmakologische Wirkung antiphlogistisch, immunstimulierend, antibakteriell, antiviral, hepatoprotektiv, choleretisch, spasmolytisch, insektizid, in vitro antibiotisch, antimykotisch; die enthaltenen Acetophenonderivate wirken bronchospasmolytisch, antiasthmatisch. Der positive Einfluss von P. kurroa bei der Behandlung von Vitiligo wird auf die immunmodulierenden und hepatoprotektiven Eigenschaften der Droge zurückgeführt.

Besonderes wird oft als billigerer Ersatz für Coptidis rhizoma (Huanglian) S. 178 verwendet.

Tagesdosis 3–9 g **Kochzeit** 20 min

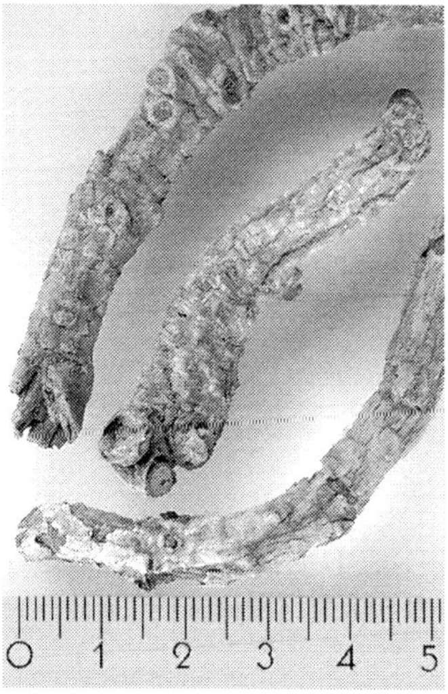

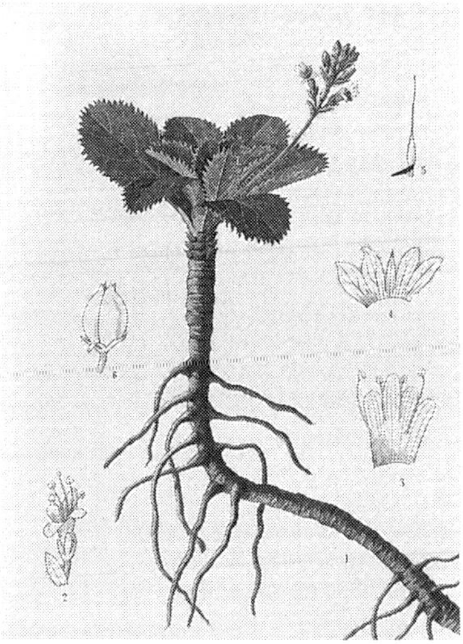

Kombinationen

- rezidiverendes Fieber am Nachmittag, Fieber mit kindlichen Verdauungsstörungen → Lycii cortex (Digupi) S. 266, Artemisiae annuae herba (Qinghao) S. 262, Stellariae radix (Yinchaihu) S. 268
- chronische Diarrhö, Dysenterie mit blutigem Stuhl → Zingiberis rhizoma (Ganjiang) S. 416

Kontraindikation Schwäche *depletio* der Mitte

Gravidität Anwendung erlaubt

Scutellariae radix 黄芩
Huangqin

Familie:	Lamiaceae
Stammpflanze:	*Scutellaria baicalensis,* u. a.
deutsch:	Baikal-Helmkraut
englisch:	baical skullcap root

Temperaturverhalten
■■■ kalt

Geschmack *Sapor*
■■■ bitter

Wirkrichtung
■■□ absenkend

Wirkort
oberer Wärmebereich *Calorium*

Funktionskreis-/Orbisbezug
■■■ Herz *cardialis*
■■■ Lunge *pulmonalis*
■■■ Gallenblase *felleus*
■■■ Dickdarm *intestini crassi*
■■□ Dünndarm *intestini tenuis*
■■□ Magen *stomachi*

Wirkung/Indikation

■■■ **Hitze *calor* kühlend**
Fieber, trockener Mund, Husten, dicker, gelber Auswurf, akute Bronchitis, Pneumonie, Asthma, Infektionen des Respirationstraktes, Tonsillitis

■■■ **Glut *ardor* ausleitend**
Blutungen im Mund, Nasenbluten, Blut im Stuhl, Blut im Urin

■■■ **feuchte Hitze *calor humidus* ausleitend**
Ikterus, Darminfektionen (z. B. Ruhr), Diarrhö, verminderte Miktion, schmerzhafte Blasendysfunktion, pulmonale Beschwerden mit dickem, gelbem Auswurf (Pneumonie), chronische Enteritis, Colitis, Morbus Crohn, Parasiten im Intestinaltrakt, Allergien

■■□ **hämostyptisch**
Blutungen im Mund, Nasenbluten, Blut im Stuhl, Blut im Urin

■■□ **Unruhe des Fetus**
beruhigt den Uterus bei Frühgeburtsbestrebungen durch Hitze *calor*

■■□ **Yang absenkend**
hochschlagendes Leber-Yang *yang hepaticum*: Kopfschmerzen, Reizbarkeit, gerötete Augen, bitterer Mundgeschmack

■■□ **Brechreiz stillend**
Übelkeit, Brechreiz, Inappetenz stressbedingt, Ekzeme, Verbrennungen, Geschwüre, rote, juckende Ekzeme, Herpes zoster, Trichomonaden

Physiologische/pharmakologische Wirkung entzündungshemmend, antipyretisch, hepatoprotektiv, antihypertensiv, mild sedativ, diuretisch, antibiotisch; einsetzbar bei Dysenterie, chronischer Hepatitis.

Toxizität mögliche Nebeneffekte bei oraler Anwendung: leicht durchfällige Stühle

Tagesdosis 6–15 g, Standard 6 g **Kochzeit** 20 min

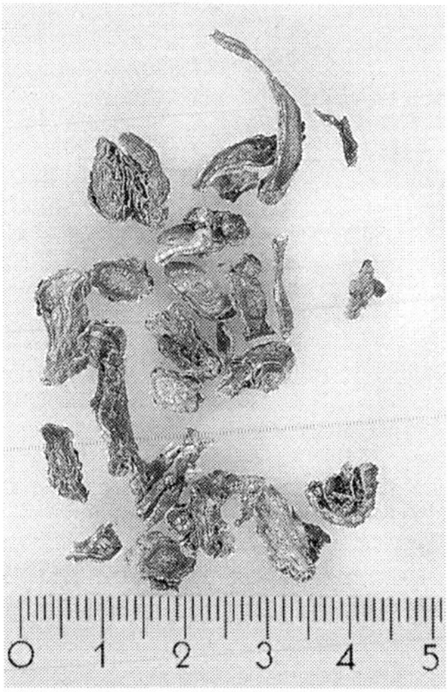

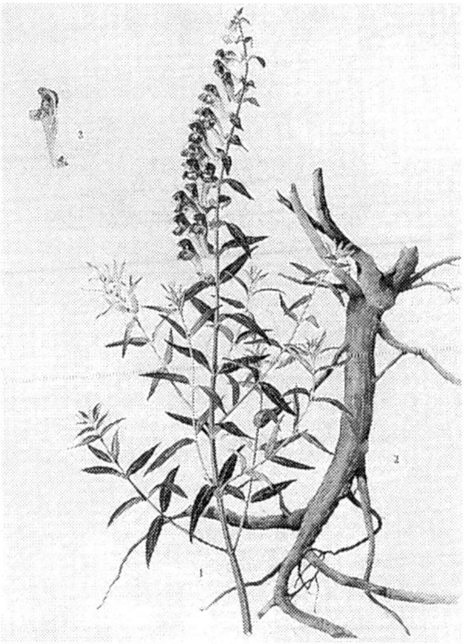

Kombinationen
- Wärmekrankheiten *morbi temperati*, hohes Fieber, Blut im Stuhl → Coptidis rhiz. (Huanglian) S. 178, Saposhnikoviae radix (Fangfeng) S. 46
- feuchte Hitze *calor humidus* mit blutigem Erbrechen, Nasenbluten → Paeoniae radix lactiflora (Baishao) S. 788, Moutan cortex (Mudanpi) S. 170, Rhei rhiz. (Dahuang) S. 96, Gardeniae fr. (Zhizi) S. 132, Artemisiae scopariae herba (Yinchenhao) S. 308, Phellodendri c. (Huangbo) S. 186
- Ruhr, Schmerzen im Abdomen → Puerariae r. (Gegen) S. 68, Paeoniae radix lactiflora (Baishao) S. 788, Glycyrrhizae r. (Gancao) S. 728
- Pneumonie mit Husten → Pinelliae rhiz. (Banxia) S. 86, Arisaematis rhiz. (Tiannanxing) S. 636
- Unruhe des Fetus → Atractylodis rhiz. (Cangzhu) S. 292, Lophateri h. (Danzhuye) S. 138, Angelicae sinensis r. (Danggui) S. 780
- hochschlagende Glut im FK Leber *ardor o. hepatici* mit Benommenheit, Kopfschmerzen → Prunellae spica (Xiakucao) S. 146
- blutiger Stuhl, Wind in den FK Dick- und Dünndarm *ventus oo. intestinorum*, Fieber, Schmerzen im Abdomen, intestinale Abszesse → Sanguisorbae r. (Diyu) S. 618

Kompatibilität
- gefördert durch Mastodi fossilium ossis (Longgu) S. 434, Corni fr. (Shanzhuyu) S. 834
- gestört durch Zwiebeln
- beschränkt durch Cinnabaris (Zhusha) S. 426, Moutan cortex (Mudanpi) S. 170, Veratri nigri r. et rhiz. (Lilu), S. 80

Kontraindikation Hitze-Schwäche *calor depletionis* im FK Lunge *o. pulmonalis*, Kälte *algor*-Diarrhö oder Kälte *algor*-Befunde im mittleren Wärmebereich *Calorium*, unruhiger Fetus bei Kälte *algor*

Gravidität Anwendung erlaubt

Sophorae flavescentis radix 苦参
Kushen

Familie: Fabaceae
Stammpflanze: *Sophora flavescens*
Variante: Sophorae radix
deutsch: Schnurbaumwurzel
englisch: sophora root, bitter root

Temperaturverhalten
■■□ kalt

Geschmack *Sapor*
■■■ bitter

Funktionskreis-/ Orbisbezug
■□□ Herz *cardialis*
■■□ Dünndarm *intestini tenuis*
■□□ Leber *hepaticus*
■■□ Dickdarm *intestini crassi*
■■□ Magen *stomachi*
■□□ Niere *renalis*

Wirkrichtung
■■□ absenkend

Wirkort
Haut, unterer Wärmebereich *Calorium*

Wirkung/Indikation

■■■ **feuchte Hitze *calor humidus* ausleitend**
Dysenterie, Darminfektionen (z.B. Ruhr), Ikterus, dicklich-gelber Fluor albus, Exantheme im Genitalbereich

■□□ **Wind *ventus* ausleitend**
Juckreiz, Hautaffektionen (z.B. Windpocken), Parasiten

■■□ **Juckreiz beseitigend**
Hautaffektionen, Exantheme im Genitalbereich, juckender Fluor albus, Pilzerkrankungen

■□□ **diuretisch**
spärlicher Urin aufgrund von feuchter Hitze *calor humidus*, schmerzhafte Blasendysfunktion

■■□ **entgiftend und desinfizierend**
Hautaffektionen, Juckreiz, Fluor albus, Dysenterie

■■□ **Ekzeme, Verbrennungen und Geschwüre**
Hautläsionen, chronischer Juckreiz, Geschwüre, Pilzerkrankungen

Physiologische/pharmakologische Wirkung antibiotisch, antiparasitär (Trichomonaden), antimykotisch (Dermatomykosen), Förderung der Expektoration, antiarrhythmisch, v.a. bei Rhythmusstörungen durch Adrenalin oder Aconitvergiftungen, die Alkaloide sind gefäßerweiternd, verbessern die Perfusion der Herzmuskulatur, antiasthmatisch; einsetzbar bei Dysenterie, Asthma, chronischer Bronchitis, dermatologischen Erkrankungen. Inhaltsstoffe: Alkaloide, Flavone, Triterpenoide.

Besonderes auch äußerliche Anwendung bei Hautaffektionen

Tagesdosis 3–15 g, Standard 3 g **Kochzeit** 20 min

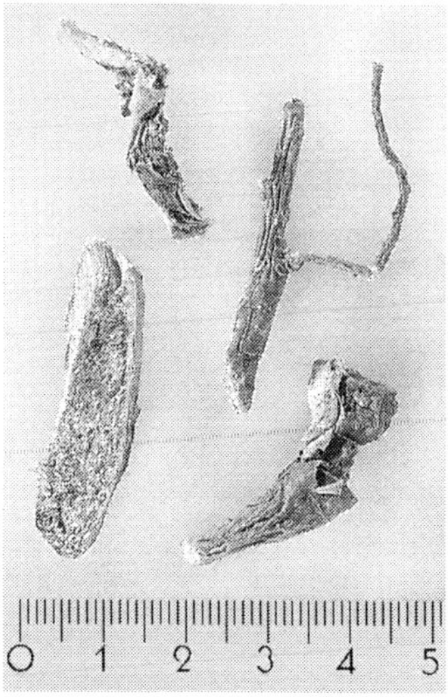

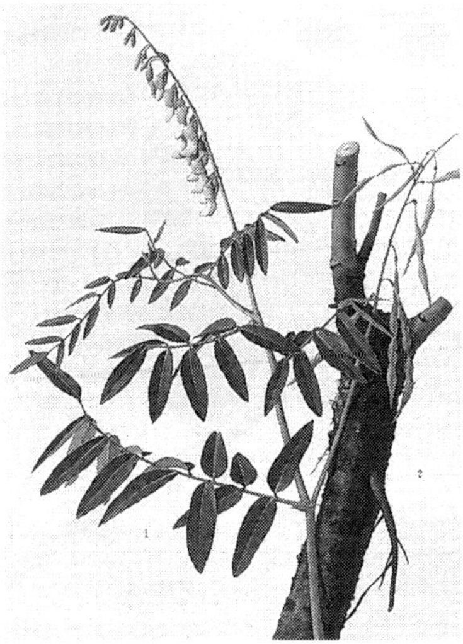

Kombinationen

- feuchte Hitze *calor humidus*, Ruhr, Ikterus, Ausfluss → Phellodendri c. (Huangbo) S. 186, Gentianae r. (Longdancao) S. 184
- feuchte Hitze *calor humidus*, Hautaffektionen, Juckreiz → Rehmanniae r. (Shengdihuang) S. 174, Paeoniae radix lactiflora (Baishao) S. 788, Dictamni c. rad. (Baixianpi) S. 180
- feuchte Hitze *calor humidus*, Dysenterie, Ikterus → Aucklandiae radix (Muxiang) S. 488
- feuchte Hitze *calor humidus* mit dickem, gelbem, vaginalem Ausfluss mit Juckreiz → Phellodendri c. (Huangbo) S. 186, Angelicae dahuricae r. (Baizhi) S. 26, Cnidii fr. (Shechuangzi) S. 752
- feuchte Hitze *calor humidus* mit Hautläsionen, Ekzemen → Cnidii fr. (Shechuangzi) S. 752, Salviae miltiorrhizae r. (Danshen) S. 580
- feuchte Hitze *calor humidus* mit Ödemen, schmerzhafter Miktion → Poria (Fuling) S. 340
- Miktionsstörungen während der Schwangerschaft → Angelicae sinensis r. (Danggui) S. 780, Fritillariae thunbergii bulbus (Zhebeimu) S. 662

Kompatibilität

- gefördert durch Scrophulariae r. (Xuanshen) S. 176
- beschränkt durch Fritillariae thunbergii bulbus (Zhebeimu) S. 662, Cuscutae s. (Tusizi) S. 758
- gestört durch Veratri nigri r. et rhiz. (Lilu) S. 80

Kontraindikation Kälte-Schwäche *algor depletionis* der Mitte

Gravidität Anwendung erlaubt

Toxizität extrem bitter, deshalb leicht Übelkeit und Erbrechen verursachend. Überdosierung: Irritabilität, Muskelspasmen, Krämpfe, Erregungszustände, Dyspnoe bis zu Versagen der Atmungsfunktion bei extremer Überdosierung.

Belamcandae rhizoma 射干
Shegan

Familie: Iridaceae
Stammpflanze: *Belamcanda chinensis*
deutsch: Leopardenblumenwurzelstock, Brombeerlilienwurzelstock
englisch: belamcanda rhizome, arrow shaft

Temperaturverhalten
■■□ kalt

Geschmack *Sapor*
■■□ bitter

Funktionskreis-/ Orbisbezug
■■■ Lunge *pulmonalis*
■□□ Leber *hepaticus*

Wirkrichtung
■■□ absenkend
verteilt und entfaltet das Lungen-Qi *qi pulmonale*

Wirkort
Rachen und Hals

Wirkung/Indikation

■■□ **Hitze *calor* kühlend**
entzündeter, geschwollener Rachen, Husten

■■□ **Hitze bei Wind *calor venti* ausleitend**
Schwellungen im Halsbereich mit starken Schleimansammlungen

■■■ **entgiftend und desinfizierend**
entzündeter Rachen, pulmonale Entzündungen

■■■ **heißen Schleim *pituita calida* umwandelnd**
Schleimansammlungen im Hals, Husten, Atemnot, Schleimblockaden

■□□ **Gegenläufigkeit/Kontravektion absenkend**
Schleimblockaden, Husten, erschwerte Atmung

■■□ **kalten Schleim *pituita algida* umwandelnd**
keuchende Atmung, hechelnde Atmung, Husten, Ödem-Neigung, Asthma, Emphysem, chronische Bronchitis

■■□ **Keuchen stillend**
Schleimansammlung im Hals, Atemnot, Asthma

Physiologische/pharmakologische Wirkung fördert die Speichelsekretion, in vitro antimykotisch, antiviral.

Tagesdosis 3–10 g, Standard 6 g **Kochzeit** 20 min

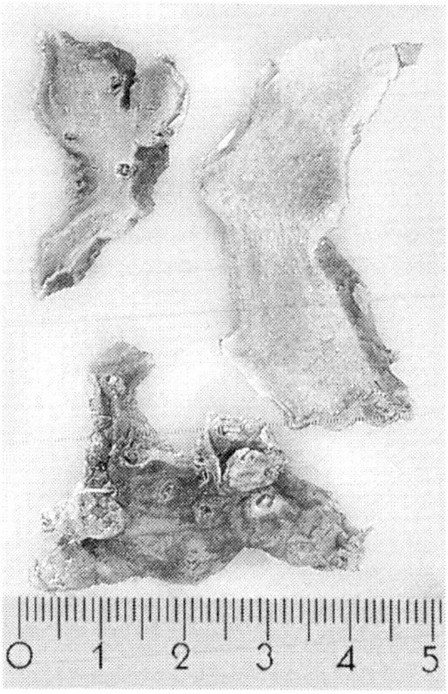

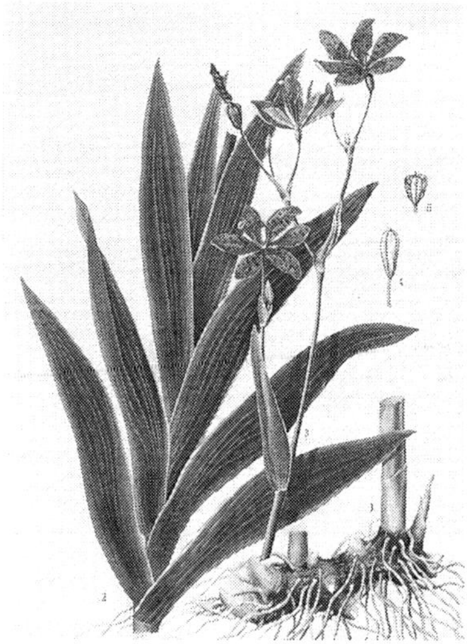

Kombinationen
- Schleim *pituita*-Blockaden im FK Lunge *o. pulmonalis*, Husten, asthmoide Beschwerden → Ephedrae h. (Mahuang) S. 34, Farfarae flos (Kuandonghua) S. 684
- Hitze im FK Lunge *calor o. pulmonalis* mit wundem Rachen, Husten → Scutellariae r. (Huangqin) S. 190
- Hitze im FK Lunge *calor o. pulmonalis*, Husten, Rachenschmerzen, geschwollener Rachen, Heiserkeit → Scutellariae r. (Huangqin) S. 190, Platycodi r. (Jiegeng) S. 648
- Hitze im FK Lunge *calor o. pulmonalis*, Husten, Rachenschmerzen, geschwollener Rachen, schwer zu expektorierender Auswurf → Armeniacae semen (Xingren) S. 676, Platycodi r. (Jiegeng) S. 648
- Kälte-Wind *algor venti*, Asthma, Engegefühl im Thorax, Schleimbildung → Ephedrae h. (Mahuang) S. 34, Asari h. cum r. (Xixin) S. 28, Zingiberis viridis rhiz. (Shengjiang) S. 50

Kontraindikation Schwäche *depletio* der Mitte mit Diarrhö

Gravidität Anwendung verboten

Bistortae rhizoma 拳参
Zushen

Familie: Polygonaceae
Stammpflanze: *Polygonum bistorta (syn.: Persicaria bistorta)*
Variante: Polygoni bistortae rhizoma
deutsch: Schlangenknöterich-Wurzelstock, Drachenwurz
englisch: adderwort, bistort

Temperaturverhalten
■■□ Tendenz kalt

Geschmack *Sapor*
■■□ bitter

Funktionskreis-/ Orbisbezug
■■□ Leber *hepaticus*
■■□ Magen *stomachi*
■□□ Dickdarm *intestini crassi*

Wirkrichtung
■□□ absenkend

Wirkort
Verdauungstrakt, Rachen

Wirkung/Indikation

■■□ **Hitze *calor* kühlend**
Ulzerationen, Geschwüre, Obstipation, verminderte Miktion, Halsschwellungen, epileptiforme Symptome

■■□ **entgiftend und desinfizierend**
Infektionen durch Insekten- oder Schlangenbisse, Ulzerationen, Malaria

■■□ **Schwellungen zerteilend**
Schwellungen im Halsbereich, Schmerzhaftigkeit, Neoplasien, Tumore, Karzinome

■■□ **feuchte Hitze *calor humidus* ausleitend**
Ulzerationen, Schwellungen, Infektionen durch Insekten- oder Schlangenbisse

■□□ **hämostyptisch**
Blutungen aus Nase und Mund

Physiologische/pharmakologische Wirkung adstringierend, westlich äußerliche Anwendung bei Mund- und Rachenrauminfektionen zum Gurgeln sowie bei Wunden als Spülung oder Salbe.

Besonderes diese Droge wird teilweise mit der sehr ähnlichen Paridis rhizoma (Zaoxiu) S. 228 verwechselt.

Toxizität leicht toxisches Arzneimittel

Tagesdosis 9–15 g, Standard 10 g **Kochzeit** 20 min

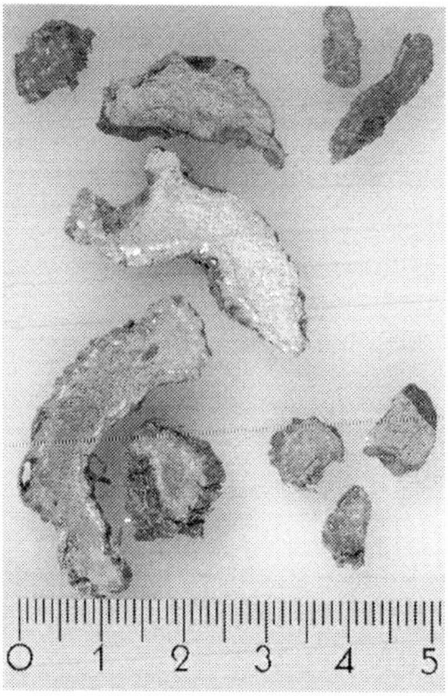

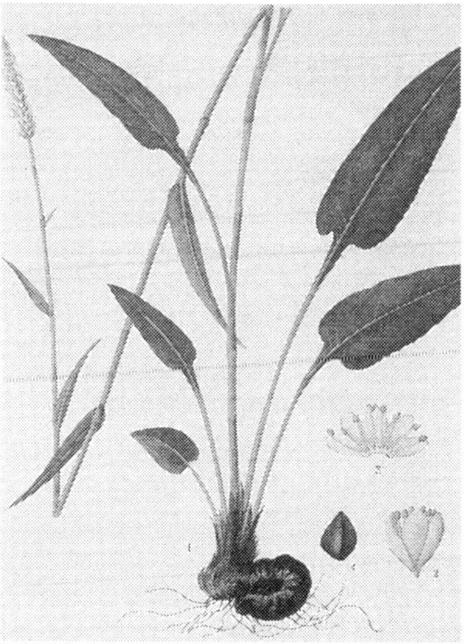

Gravidität Anwendung verboten

Bruceae fructus
Yadanzi

鸦胆子

Familie: Simaumbaceae
Stammpflanze: *Brucea javanica*
deutsch: Bruceafrucht
englisch: java brucea fruit, crow gallbladder seed

Temperaturverhalten
■□□ kalt

Wirkrichtung
■■□ tief

Geschmack *Sapor*
■■■ bitter

Wirkort
Verdauungstrakt, Haut

Funktionskreis-/ Orbisbezug
■■□ Dickdarm *intestini crassi*
■□□ Leber *hepaticus*

Wirkung/Indikation

■■□ **Hitze *calor* kühlend**
dysenterische Beschwerden, Wechsel von Diarrhö und Obstipation, Ruhr, Malaria

■■□ **feuchte Hitze *calor humidus* ausleitend**
dysenterische Beschwerden, intermittierendes Fieber, Juckreiz, Malaria, Wechsel von Diarrhö und Obstipation, Neoplasien

■■□ **Funktionskreise Dick- und Dünndarm *oo. intestinorum* harmonisierend**
dysenterische Beschwerden, Ruhr, Wechsel von Diarrhö und Obstipation

■■□ **entgiftend und desinfizierend**
dysenterische Beschwerden, Ruhr, Malaria, intermittierendes Fieber, Parasiten (Ascariden, Bandwurm)

■□□ **Diarrhö beendend**
dysenterische Beschwerden, Ruhr

■■□ **Ekzeme, Verbrennungen und Geschwüre**
Warzen, Verhornungen, Papillome (äußerliche Anwendung)

Physiologische / pharmakologische Wirkung neuere Forschung: inhibitorische Effekte auf das ZNS, Einsatz bei Amöbenruhr und anderen intestinalen Parasiten, Malaria, Warzen und Papillomen.

Besonderes äußerliche Anwendung als Pasten oder Salben; bei innerer Anwendung entweder verkapseln oder in Longanenfruchtfl eisch stecken. Keine Anwendung als Dekokt

Tagesdosis 10–30 g, Standard 15 g

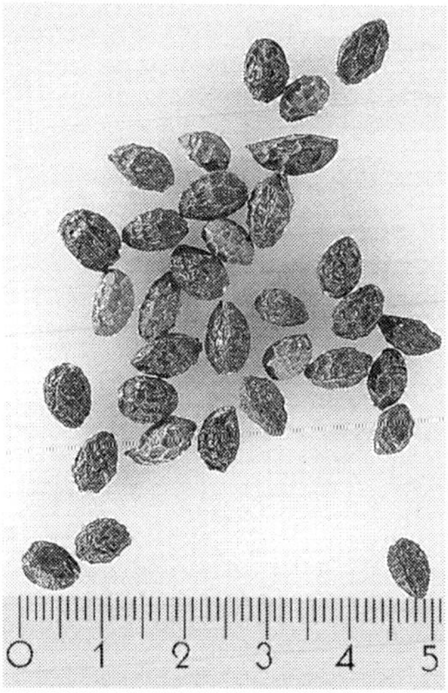

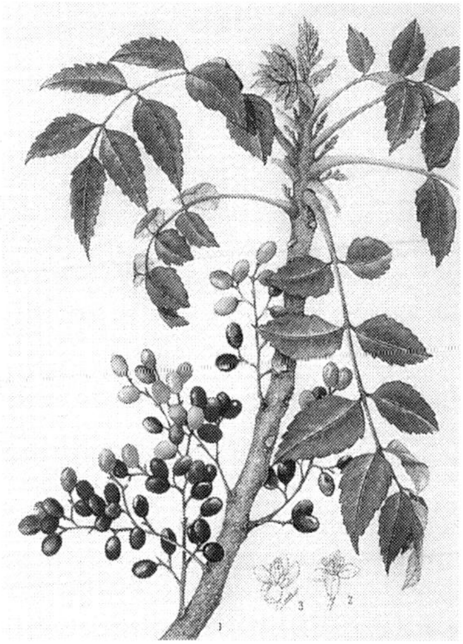

Gravidität Anwendung mit Vorsicht

Kontraindikation Schwangere, Kinder, ältere Patienten, Patienten mit Leber- oder Nierenerkrankungen, Schwäche *depletio* der Mitte

Toxizität wegen der bitteren Geschmacksrichtung kann es zu Übelkeit, Erbrechen, Schmerzen und Diarrhö kommen. Die Droge sollte deshalb auch nicht abgekocht, bei innerer Anwendung entweder verkapselt oder in Longanenfruchtfleisch gesteckt werden. Keine Langzeitanwendung, hohe Dosierungen führen zu Vasodilatation und Hämorrhagien in den Eingeweiden. Nur vorsichtige Anwendung bei Kindern und in der Schwangerschaft, keine Verabreichung bei gastrointestinalen Blutungen, Leber- oder Nierenerkrankungen.

Canarii fructus
Qingguo

青果

Familie: Burseraceae
Stammpflanze: *Canarium album*
deutsch: Früchte der chinesischen weißen Olive
englisch: Chinese white olive

Temperaturverhalten
■□□ neutral

Geschmack *Sapor*
■■□ süß
■■□ sauer

Wirkrichtung
■□□ oberflächlich

Wirkort
Hals/Rachen

Funktionskreis-/ Orbisbezug
■■□ Lunge *pulmonalis*
■■□ Magen *stomachi*
■□□ Milz *lienalis*

Wirkung/Indikation

■■□ **Hitze *calor* kühlend**
Halsschmerzen, schmerzhafter Rachen, Laryngitis

■■□ **entgiftend und desinfizierend**
Husten mit gelbem Sputum, Laryngitis, Pharyngitis, Engegefühl im Rachen

■■□ **Säfte ergänzend**
Heiserkeit, Stimmverlust, Durst, gereizter Rachen

■■□ **Rachen freimachend**
Heiserkeit, Halsschmerzen, entzündeter Rachen

Toxizität keine

Tagesdosis 4,5–15 g **Kochzeit** 20 min

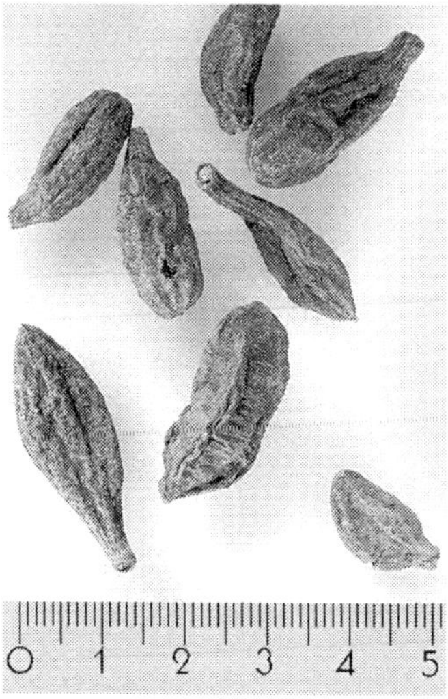

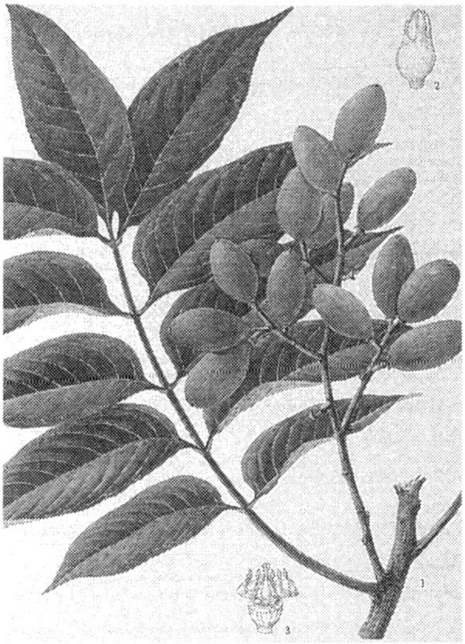

Kombinationen

- entzündeter Rachen durch Hitze-Wind *calor venti* oder toxische Glut *ardor toxicus* (lokale Anwendung als Pulver) → Borax (Pengsha), Borneol (Bingpian) S. 276, Indigo naturalis (Qingdai) S. 166
- gereizter Rachen mit rauer Stimme → Lonicerae flos (Jinyinhua) S. 222, Phragmitis rhizoma (Lugen) S. 144

Kontraindikation Halsschmerzen durch Glut-Wind *ardor venti*, Kälte *algor*

Gravidität Anwendung erlaubt

Chrysanthemi indici flos 野菊花
Yejuhua

Familie: Asteraceae
Stammpflanzen: *Chrysanthemum indicum* u.a.
deutsch: wilde Chrysanthemenblüten
englisch: wild chrysanthemum flower

Temperaturverhalten
■□□ Tendenz kalt

Geschmack *Sapor*
■■□ bitter
■■□ scharf

Wirkrichtung
■□□ emporhebend

Wirkort
Haut, Rachen, Hals, Augen, Kopf

Funktionskreis-/ Orbisbezug
■■□ Lunge *pulmonalis*
■■□ Leber *hepaticus*

Wirkung/Indikation

■■□ **Glut *ardor* ausleitend**
Furunkel, Karbunkel, Geschwüre

■■□ **entgiftend und desinfizierend**
Furunkel, Geschwüre, infizierte Wunden

■■□ **Hitze-Wind *calor venti* ausleitend**
geschwollener, geröteter, schmerzhafter Rachen, Geschwüre, gerötete Augen

■■□ **Ekzeme, Verbrennungen und Geschwüre**
Furunkel, Karbunkel, Geschwüre, infizierte Wunden

Physiologische/pharmakologische Wirkung Hemmung der Thrombozytenaggregation (Vorsicht bei Kombination mit Antikoagulantien oder Thrombozytenaggregationshemmern), antihypertensiv; antibiotisch: wässrige Auszüge stärker als alkoholische (Bacillus dysenteriae, Leptospira, Influenza-Virus, Herpes-Virus, Dermatophyten). Neuerdings zur Behandlung von Hypertonie verwendet als Infusion oder zusammen mit Lonicerae flos (Jinyinhua) S. 222 und Taraxaci herba cum radice (Pugongying) S. 256.

Tagesdosis 6–12 g, Standard 9 g **Kochzeit** 3 min

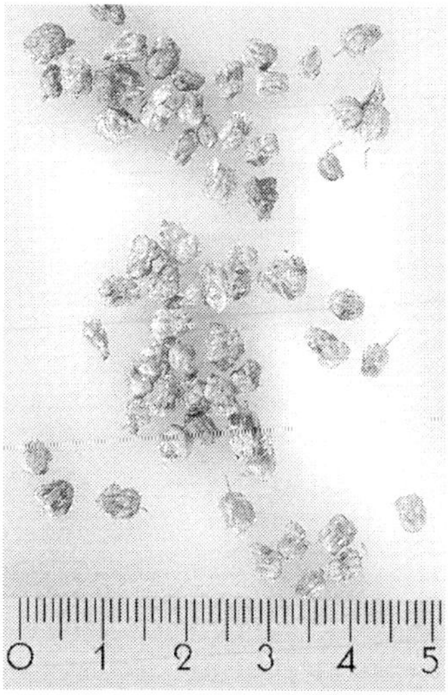

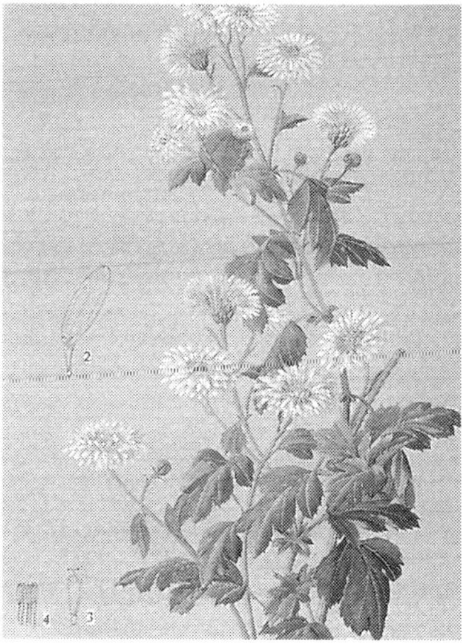

Kombinationen

- Furunkel → Lonicerae flos (Jinyinhua) S. 222, Taraxaci herba cum radice (Pugongying) S. 256
- gerötete, geschwollene, schmerzhafte Augen → Prunellae spica (Xiakucao) S. 146, Mori folium (Sangye) S. 66

Kontraindikation Übelkeit, Brechreiz, Schwäche *depletio* der Mitte

Gravidität Anwendung erlaubt

Cremastrae pseudobulbus 山慈姑
Shancigu

Familie: Orchidaceae, Liliaceaae
Stammpflanzen: *Cremastra var., Pleione bulbocodioides, Pleione yunnanensis*
Variante: Santsigu tuber, Pleionis tuber, Shancigu pseudobulbus
deutsch: Shancigu-Wurzelknolle (Orchideenart)
englisch: cremastra, bulb of the chinese tulip

Temperaturverhalten
■■□ kalt

Geschmack *Sapor*
■■□ süß
■□□ scharf

Wirkrichtung
■□□ absenkend

Wirkort
Haut, Verdauungsstrakt

Funktionskreis-/ Orbisbezug
■■□ Leber *hepaticus*
■□□ Magen *stomachi*

Wirkung/Indikation

■■□ **Hitze *calor* kühlend**
innere Geschwüre, Ulzerationen, Karbunkel (auch äußerliche Anwendung)

■■□ **Glut *ardor* ausleitend**
Geschwüre, Ulzerationen, Knotenbildungen, Abszesse, Verhärtungen

■■□ **Zusammenballungen lösend**
Schwellungen, Verhärtungen, Knotenbildungen, Neoplasien, Karzinome, toxische Schwellungen, Parotitis

■□□ **Ekzeme, Verbrennungen und Geschwüre**
Geschwüre, Ulzerationen, Karbunkel

Physiologische/pharmakologische Wirkung enthält u.a. Colchicin und Alkaloide; antineoplastisch

Toxizität wenn die Standard-Stammpflanzen Cremastra und Pleione verwendet werden, sind kaum Nebeneffekte innerhalb des Dosierungsspektrums zu erwarten. Allerdings wird Cremastra oft mit Iphigenia indica oder Tulipa edulis ersetzt, die beide toxische Colchicine enthalten (es können Störungen im Blutbild wie Granulozytopenie auftreten), Vergiftungssymptome: Nausea, Vomitus, Diarrhö, Schwäche, Bauchschmerzen, Alopezie, ZNS-Depression mit Lethargie bis zu Atemstillstand und Krämpfen. Toxische Dosierung: 15–45 g.

Besonderes die Droge der Stammpflanze Cremastra var. wird am meisten eingesetzt, neuerdings bei Ösophagus-Karzinom und Neoplasien des lymphatischen Systems.

Tagesdosis 3–9 g, Standard 6 g **Kochzeit** 20 min

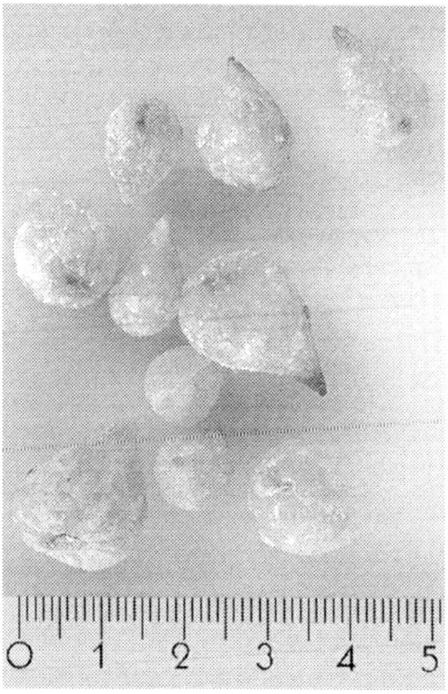

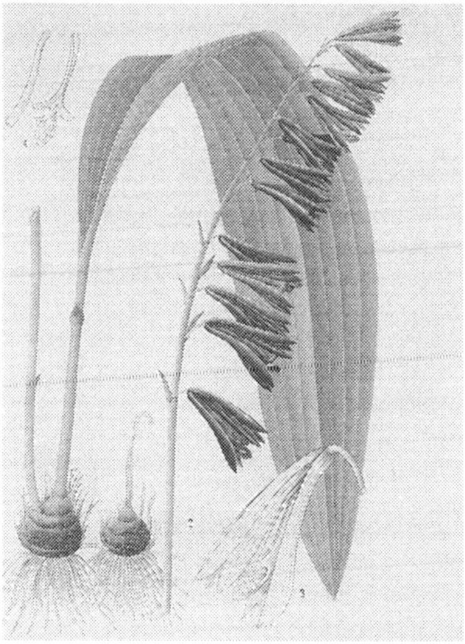

Kombinationen

- Geschwüre → Alpiniae officinarum rhizoma (Gaoliangjiang) S. 398
- Verhärtungen in der Mamma → Vaccariae semen (Wangbuliuxing) S. 590, Lonicerae flos (Jinyinhua) S. 222, Borneol (Bingpian) S. 276

Kontraindikation Vorsicht bei geschwächten Patienten

Gravidität Anwendung erlaubt

Forsythiae fructus 连翘
Lianqiao

Familie: Oleaceae
Stammpflanze: *Forsythia suspensa*
deutsch: Forsythienfrüchte, Goldglöckchenfrüchte
englisch: forsythia fruit

Temperaturverhalten
■■□ Tendenz kalt

Geschmack *Sapor*
■■□ bitter
■□□ scharf

Funktionskreis-/ Orbisbezug
■■□ Herz *cardialis*
■■□ Gallenblase *felleus*
■□□ Leber *hepaticus*
■■□ Dünndarm *intestini tenuis*

Meldearznei
Drei-Wärmebereiche-Leitbahn *s. tricalorii*

Wirkrichtung
■■□ emporhebend

Wirkort
oberer Wärmebereich *Calorium*, Rachen und Hals

Wirkung/Indikation

■■■ **Hitze *calor* kühlend**
Exantheme, Abszesse, Karbunkel, Fieber, Unruhe, Durst

■■□ **Hitze bei Wind *calor venti* ausleitend**
Fieber, Kopfschmerzen, Schüttelfrost, Exantheme, schmerzhafter, trockener Rachen

■■□ **entgiftend und desinfizierend**
Exantheme, innere und äußere Geschwüre im Halsbereich, Geschwüre im Nacken- und Kopfbereich

■■□ **Schwellung zerteilend**
Schwellungen des äußeren Halses, Lymphknotenschwellung, Mastitis, Mumps

■■□ **Glut *ardor* kühlend**
brennende Schmerzen in der Haut, Abszesse, Karbunkel, Geschwüre, Unruhezustand, Hitzegefühl im Thorax, schmerzhafte Miktionsstörungen

■■□ **Qi bewegend und regulierend**
Qi-Stagnationen in der Haut bewegend bei lokaler Hitze *calor*- und Glut *ardor*-Ansammlung, Zerstreuung von stagnierendem Qi, brennende Schmerzen in der Haut, Exantheme, Geschwüre

■□□ **Stasen des Xue lösend**
Hitzeansammlung in der Haut mit Stagnation des Xue, Abszesse, Karbunkel, Schwellungen

Physiologische / pharmakologische Wirkung antibiotisch mit breitem Spektrum, entzündungshemmend, antipyretisch, hepatoprotektiv, antiemetisch, diuretisch

Tagesdosis 3–15 g, Standard 3 g **Kochzeit** 20 min

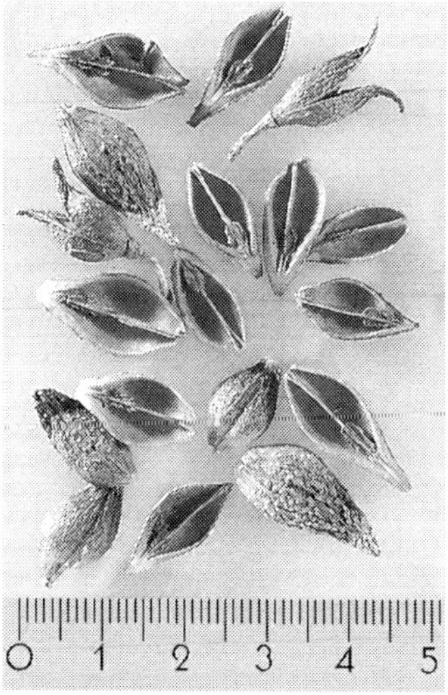

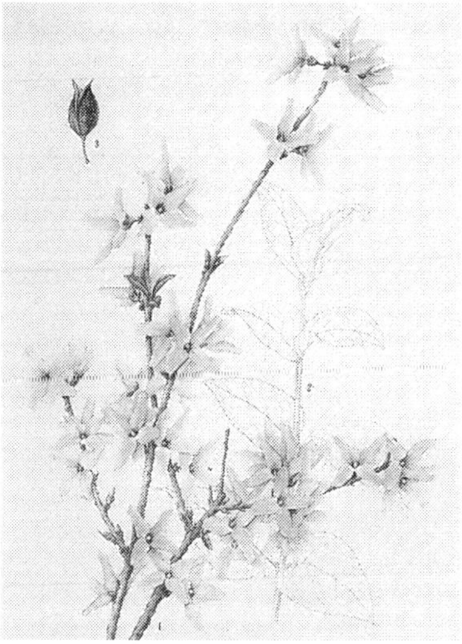

Kombinationen

- Hitze-Wind *calor venti*, Exanthemkrankheiten, Infektionen → Lonicerae fl. (Jinyinhua) S. 222
- Hitze *calor*, Affektionen der struktiven Energien, hohes Fieber, Unruhe, Durst → Coptidis rhiz. (Huanglian) S. 178, Paeoniae radix lactiflora (Baishao) S. 788, Moutan cortex (Mudanpi) S. 170
- Hitze-Wind *calor venti*, grippale Erkältungen → Isatidis r. (Banlangen) S. 216, Schizonepetae h. (Jingjie) S. 48, Menthae h. (Bohe) S. 64
- äußere Geschwüre, Schwellungen des Halses, Erysipel, Mastitis, Lymphknotenschwellungen → Lonicerae fl. (Jinyinhua) S. 222, Prunellae spica (Xiakucao) S. 146
- Mumps, Erysipel → Isatidis f. (Daqingye) S. 168, Isatidis r. (Banlangen) S. 216
- Tonsillitis → Isatidis r. (Banlangen) S. 216, Arctii fr. (Niubangzi) S. 52
- akute Infektionen, Dysenterie → Isatidis r. (Banlangen) S. 216, Coptidis rhiz. (Huanglian) S. 178
- Wärmekrankheiten *morbi temperati* im Anfangsstadium → Chrysanthemi fl. (Juhua) S. 56
- allergische Hautausschläge → Ephedrae h. (Mahuang) S. 34, Paeoniae radix rubra (Chishaoyao) S. 172, Glycyrrhizae r. (Gancao) S. 728
- Geschwüre, noduläre Verdickungen, Lymphknotenschwellungen → Prunellae spica (Xiakucao) S. 146, Fritillariae thunbergii bulbus (Zhebeimu) S. 662, Scrophulariae r. (Xuanshen) S. 176

Kontraindikation Kälte-Schwäche *algor depletionis*, Schwäche *depletio* der Mitte mit Diarrhö

Gravidität Anwendung erlaubt

Hedyotidis diffusae herba 白花蛇舌草
Baihuasheshecao

Familie: Rubiaceae
Stammpflanzen: *Hedyotis diffusa, Oldenlandia diffusa*
Variante: Oldenlandiae herba
deutsch: Hedyotiskraut
englisch: hedyotis, oldenlandia, white-patterned snake's tongue herb

Temperaturverhalten
■■□ kühl

Wirkrichtung
■□□ tief

Geschmack *Sapor*
■□□ süß, bitter

Wirkort
Verdauungstrakt

Funktionskreis-/ Orbisbezug
■■□ Dickdarm *intestini crassi*
■□□ Magen *stomachi*
■□□ Leber *hepaticus*

Wirkung/Indikation

■■□ **Hitze *calor* kühlend**
Abszesse, auch intestinal, toxische Geschwüre, Ulzerationen, Schwellungen, Schlangenbisse, Appendizitis

■■□ **entgiftend und desinfizierend**
innerliche Ulzerationen, Abszesse, Furunkel, Schlangenbisse

■■□ **Ekzeme, Verbrennungen und Geschwüre**
intestinale Abszesse, Furunkel, Appendizitis

■■□ **Schwellung zerteilend**
Abszesse, toxische Geschwüre, Ulzerationen, Karzinome, Neoplasien

■□□ **feuchte Hitze *calor humidus* ausleitend**
Ikterus, verminderte Miktion, Miktionsstörungen

■□□ **diuretisch**
schmerzhafte, verminderte Miktion, Miktionsstörungen

Physiologische/pharmakologische Wirkung mild antibiotisch, antineoplastisch: Einsatz bei Karzinomen des Gastrointestinal-Traktes (Magen, Ösophagus, Colon) oder der Lunge in Kombination mit Hitze *calor* klärenden und Toxinen eliminierenden Drogen, u.a. Scutellariae herba; einsetzbar auch bei Hepatitis, bei Appendizitis in höherer Dosierung; als Tinktur bei Schlangenbissen.

Toxizität hohe Dosierung (45 g): Reduktion der Libido

Tagesdosis 15–60 g, Standard 15 g **Kochzeit** 20 min

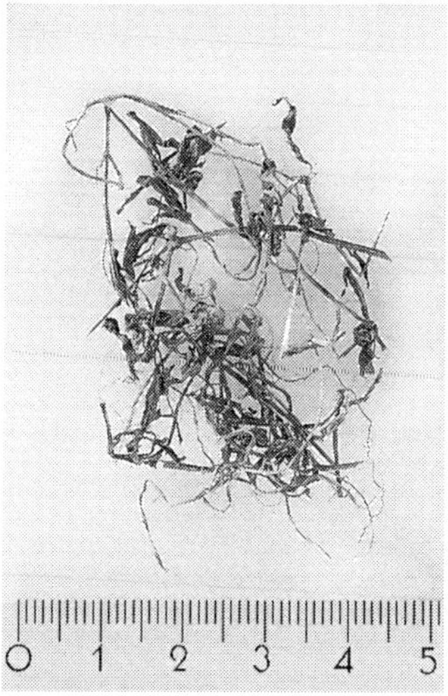

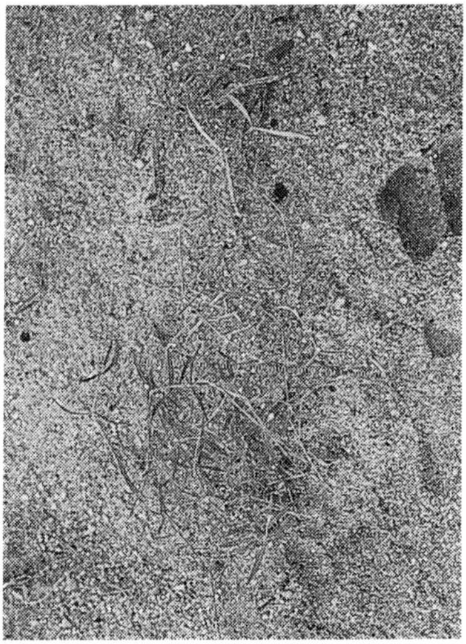

Kombinationen

- intestinale Abszesse, Appendizitis, innere Ulzerationen → Patriniae herba (Baijiangcao) S. 230, Sargentodoxae caul. (Hongteng) S. 242
- toxische Schwellungen, Abszesse → Lonicerae fl. (Jinyinhua) S. 222, Forsythiae fr. (Lianqiao) S. 206
- Schlangenbisse (äußerliche Anwendung) → Violae h. (Zihua diding) S. 260
- schmerzhafte Miktion → Lobeliae chinensis h. (Banbianlian) S. 324, Pyrrosiae h. (Shiwei) S. 342
- feuchte Hitze *calor humidus*, Ikterus → Gardeniae fr. (Zhizi) S. 132, Phellodendri c. (Huangbo) S. 186, Artemisiae capillaris seu scopariae h. (Yinchenhao) S. 308
- Karzinome des Verdauungstraktes → Scutellariae h. (Banzhilian) S. 244

Gravidität erlaubt

Hibisci mutabilis flos
Fujunghua

芙蓉叶

Familie: Malvaceae
Stammpflanze: *Hibiscus mutabilis*
deutsch: Baumwollrosenblüten
englisch: hibiscus flower

Temperaturverhalten
■■□ neutral

Geschmack *Sapor*
■□□ scharf

Wirkrichtung
■□□ emporhebend

Wirkort
Haut

Funktionskreis-/ Orbisbezug
■■□ Lunge *pulmonalis*
■□□ Leber *hepaticus*

Wirkung/Indikation

■■□ **Hitze *calor* kühlend**
Karbunkel, Entzündungen, Blutungen, bronchiale und pulmonale Ulzerationen

■■□ **Xue kühlend**
Karbunkel, Furunkel, Abszesse, blutige Ulzerationen

■■□ **entgiftend und desinfizierend**
Entzündungen, Ulzerationen

■□□ **Schwellungen zerteilend**
Mastitis, entzündliche Schwellungen

Tagesdosis 9 – 15 g, Standard 10 g **Kochzeit** 3 min

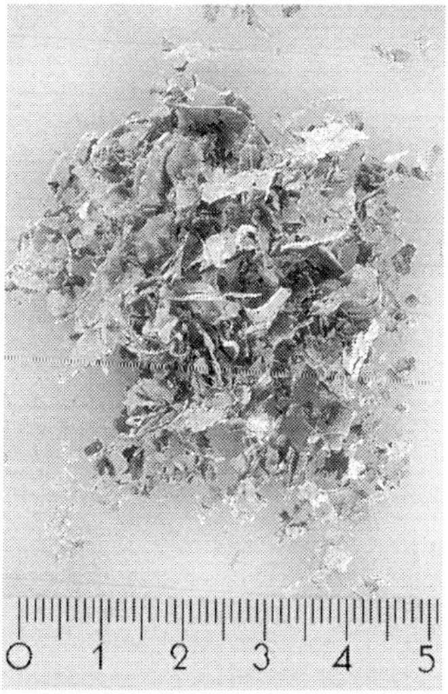

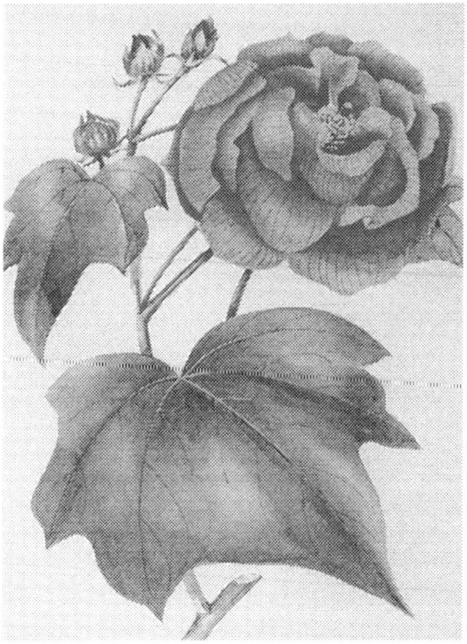

Gravidität Anwendung erlaubt

Houttuyniae herba cum radice 鱼腥草
Yuxingcao

Familie:	Saururaceae
Stammpflanze:	*Houttuynia cordata*
Variante:	Houttuyniae herba
deutsch:	Houttuynia-Kraut mit Wurzel (Chamäleonpflanze, chin. Eidechsenschwanz, Buntblatt)
englisch:	houttuynia, fishy-smelling herb

Temperaturverhalten
■■□ kühl

Geschmack *Sapor*
■□□ scharf

Funktionskreis-/ Orbisbezug
■■□ Lunge *pulmonalis*
■□□ Dickdarm *intestini crassi*
■■□ Drei Wärmebereiche *tricalorii*

Wirkrichtung
■□□ emporhebend

Wirkort
Lunge, Verdauungstrakt

Wirkung/Indikation

■■□ **Hitze *calor* kühlend**
Ulzerationen im pulmonalen Bereich, Geschwüre, Abszesse

■■□ **entgiftend und desinfizierend**
Geschwüre, Abszesse, Lungenabszess mit dickem, gelb-grünem Sputum, toxische Geschwüre (auch äußerliche Anwendung)

■■□ **Schwellungen zerteilend**
Ulzerationen mit Schwellungen (auch äußerliche Anwendung)

■■□ **feuchte Hitze *calor humidus* ausleitend**
unterer Wärmebereich *Calorium*: Diarrhö, schmerzhafte Miktion

■■□ **Ekzeme, Verbrennungen und Geschwüre**
Abszesse, toxische Geschwüre, entzündliche Schwellungen (auch äußerliche Anwendung)

■□□ **Schleim *pituita* kanalisierend**
Husten mit dickem, gelb-grünem Sputum, eitrig-blutiger Auswurf

Physiologische / pharmakologische Wirkung immunstimulierend (Phagozyten), antiinflammatorisch, diuretisch, analgetisch, hämostatisch. Neuerdings erfolgreich bei Pneumonie, Bronchitis, Colitis, Infektionen des Urogenital-Traktes, chronisch-obstruktive Lungenerkrankungen und als Destillat lokal bei Herpes simplex verwendet; in vitro antibiotisch und antiviral.

Besonderes frisch geerntet riecht die Pflanze nach Fisch, im Dekokt verursacht sie aber keinen unangenehmen Geruch, sondern lediglich eine Rotfärbung.

Tagesdosis 15–60 g

Kochzeit 10 min

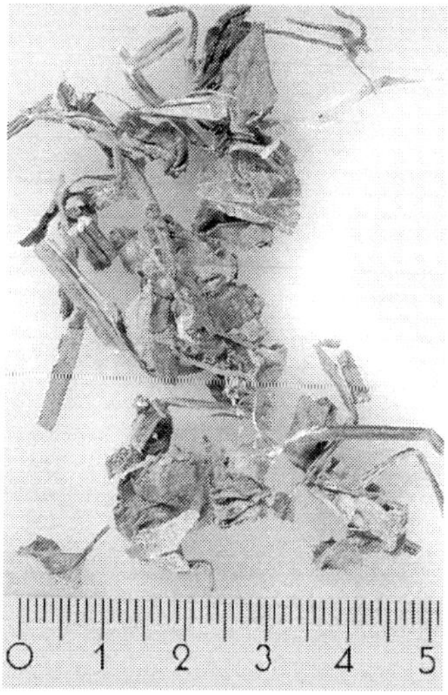

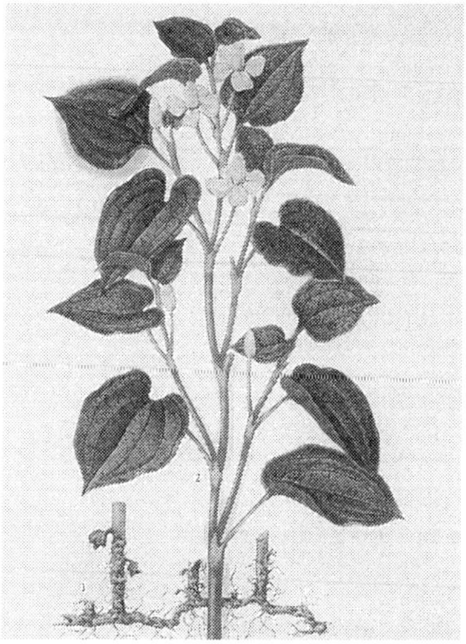

Kombinationen

- Lungenabszess mit Fieber, Husten, eitrigem Auswurf → Platycodi radix (Jiegeng) S. 648, Phragmitis rhizoma (Lugen) S. 144
- Husten und Hitze *calor* im FK Lunge *o. pulmonalis* → Anemarrhenae rhizoma (Zhimu) S. 126, Mori cortex (Sangbaipi) S. 688
- Abszessbildung, Schwellungen, exzessiver Hitze *calor*-Befund → Chrysanthemi flos (Juhua) S. 56, Lonicerae flos (Jinyinhua) S. 222, Taraxaci herba cum radice (Pugongying) S. 256
- Dysurie → Plantaginis semen (Cheqianzi) S. 334, Imperatae rhizoma (Baimaogen) S. 164

Kontraindikation Kälte-Schwäche *algor depletionis*

Gravidität Anwendung erlaubt

Ilicis pedunculosae herba
Dongqing

冬青

Familie: Aquifoliaceae
Stammpflanze: *Ilex pedunculosa*
deutsch: Kraut einer Stechpalmenart
englisch: ilex

Temperaturverhalten
■■□ kalt

Wirkrichtung
■□□ absenkend

Geschmack *Sapor*
■■□ bitter

Wirkort
Hals, Rachen, Haut

Funktionskreis-/ Orbisbezug
■■■ Lunge *pulmonalis*
■■□ Leber *hepaticus*

Wirkung/Indikation

■■□ **Hitze *calor* kühlend**
Hitze *calor* im FK Lunge *o. pulmonalis*: grippale Symptomatik, Fieber, Husten, geschwollener schmerzhafter Rachen, Harnverhalt, Diarrhö, Dysenterie

■■□ **entgiftend und desinfizierend**
entzündliche Schwellungen (äußerliche Anwendung)

■□□ **Xue kühlend**
Ulzerationen, Schwellungen

Tagesdosis 15–60 g, Standard 20 g **Kochzeit** 10 min

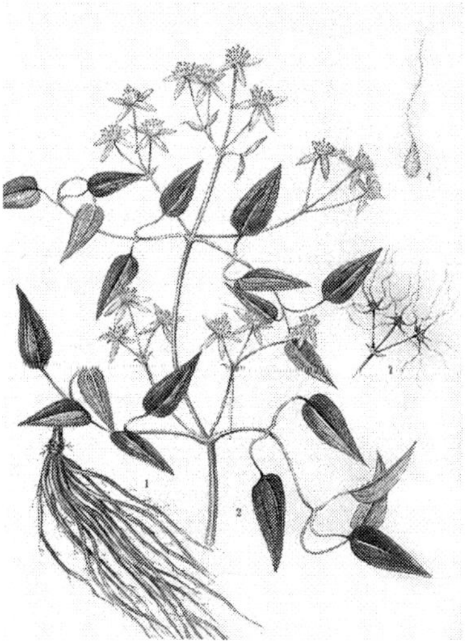

Gravidität Anwendung erlaubt

Isatidis radix
Banlangen

板蓝根

Familie: Brassicaceae
Stammpflanzen: *Isatis tinctoria, Baphicacanthus cusia*, u.a.
Variante: Isatidis seu Baphicacanthi radix
deutsch: Färberwaidwurzel
englisch: woad root, isatis root

Temperaturverhalten
■■□ kalt

Geschmack *Sapor*
■■□ bitter

Wirkrichtung
■□□ tief

Wirkort
Rachen und Hals

Funktionskreis-/ Orbisbezug
■■■ Herz *cardialis*
■■□ Lunge *pulmonalis*
■□□ Magen *stomachi*

Wirkung/Indikation
■■■ **Hitze *calor* kühlend**
Entzündungen, fiebrige Erkrankungen, Tonsillitis
■■■ **entgiftend und desinfizierend**
toxische Infektionen, entzündeter Rachen
■□□ **Xue kühlend**
entzündeter Rachen, fiebrige Erkrankungen, Mumps, Erysipel
■□□ **Schwellungen zerteilend**
Mumps, Halsschwellungen
■□□ **feuchte Hitze *calor humidus* ausleitend**
Ikterus
■■□ **Rachen freimachend**
Laryngitis, entzündeter Rachen

Physiologische/pharmakologische Wirkung antibiotisch, immunstimulierend, tierexperimentell Hemmung der Thrombozytenaggregation; Vorsicht bei Kombination mit Antikoagulantien oder Thrombozytenaggregationshemmern. Einsetzbar bei Enzephalitis B, viralen Erkrankungen (Mumps; akute Hepatitis; Herpes lokal).

Toxizität möglicherweise besteht ein Zusammenhang bei oraler oder auch i.v.-Anwendung der Droge und allergischen Reaktionen, gelegentlich wurden gastrointestinale Störungen beobachtet. Patienten, die auf Sulfonylharnstoffe oder Sulfonamide (Antibiotika) allergisch reagieren, könnten auch auf diese Droge allergisch sein.

Tagesdosis 15–30 g, Standard 15 g **Kochzeit** 20 min

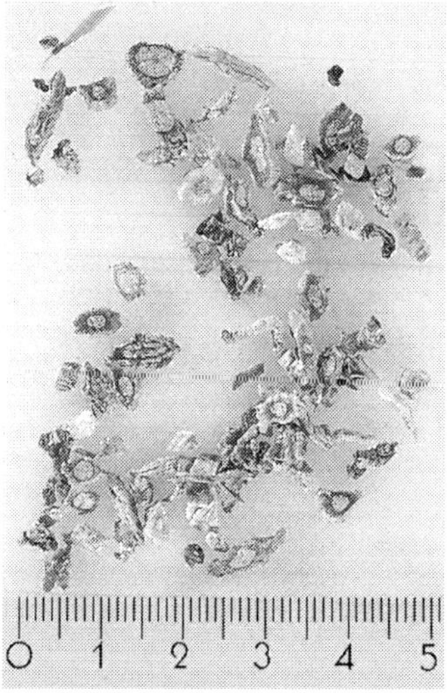

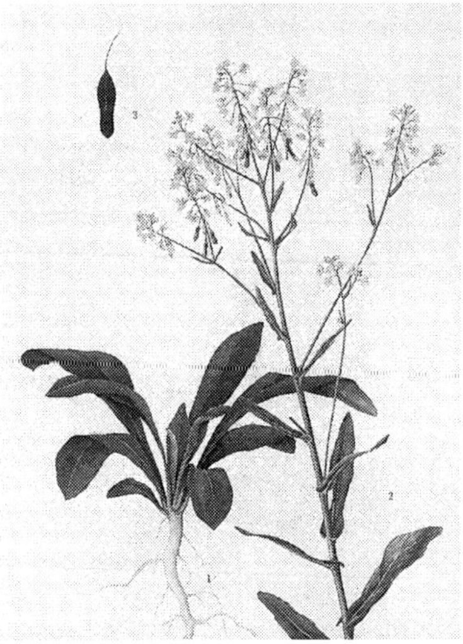

Kombinationen

- Rachenschmerzen, geschwollener Rachen, akute Tonsillitis → Scrophulariae r. (Xuanshen) S. 176, Anemarrhenae rhiz. (Zhimu) S. 126
- Rachenschmerzen, hohes Fieber, Schwellungen und brennender Schmerz im Gesicht, rotes Gesicht → Lasiosphaera (Mabo) S. 218, Scrophulariae r. (Xuanshen) S. 176, Platycodi r. (Jiegeng) S. 648
- Fieber, trockener Rachen, Durst, Hitze *calor* → Lonicerae fl. (Jinyinhua) S. 222, Forsythiae fr. (Lianqiao) S. 206, Gypsum fibrosum (Shigao) S. 136, Scrophulariae r. (Xuanshen) S. 176, Anemarrhenae rhiz. (Zhimu) S. 126
- Mumps, geschwollener Rachen, Rachenschmerzen → Arctii fr. (Niubangzi) S. 52, Patriniae herba (Baijiangcao) S. 230
- feuchte Hitze *calor humidus*, Ikterus → Artemisiae capillaris seu scopariae h. (Yinchenhao) S. 308

Gravidität Anwendung erlaubt

Lasiosphaera
Mabo

马勃

Familie: Lycoperdaceae
Stammpflanze: *Lasiosphaera fenslii, L. nipponica, Calvatia gigantea, Lycoperdon*
Variante: Lasiosphaerae seu Calvatae fructificatio, Lashiophaera
deutsch: Lasiosphaera-Schwamm, Riesenbovist
englisch: fruiting body of puffball, lasiophaera

Temperaturverhalten
■■□ neutral

Geschmack *Sapor*
■■□ scharf

Funktionskreis-/ Orbisbezug
■■□ Lunge *pulmonalis*

Wirkrichtung
■■□ emporhebend

Wirkort
Rachen, Hals

Wirkung/Indikation

■■□ **Hitze *calor* kühlend**
schmerzhafter, geschwollener Rachen, Stimmverlust

■■□ **Glut *ardor* ausleitend**
toxische Affektion im Rachenbereich, starke Schmerzen und Schwellungen, Blutungen in der Mundhöhle oder an den Lippen, Zahnfleischbluten bei Frostbeulen

■■□ **Rachen freimachend**
schmerzhafter, geschwollener Rachen, Stimmverlust

■□□ **hämostyptisch**
äußerliche Anwendung als Puder: Blutungen in der Mundhöhle oder an den Lippen, Zahnfleischbluten bei Frostbeulen

Physiologische / pharmakologische Wirkung hämostyptisch bei lokaler Anwendung z. B. bei Mund- oder Nasenbluten, nach Operationen oder bei traumatischen Hämorrhagien; in vitro antibiotisch. Westlich: Anwendung in alkoholischen Auszügen bei Störungen der Menstruation, Nasenbluten, Hautkrankheiten.

Tagesdosis 1,5–4,5 g **Kochzeit** 20 min

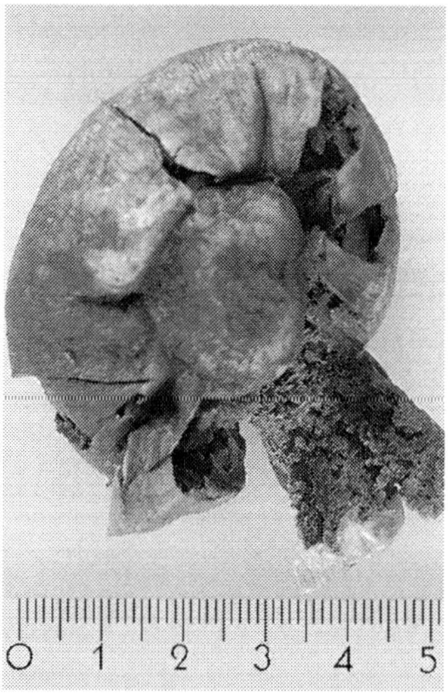

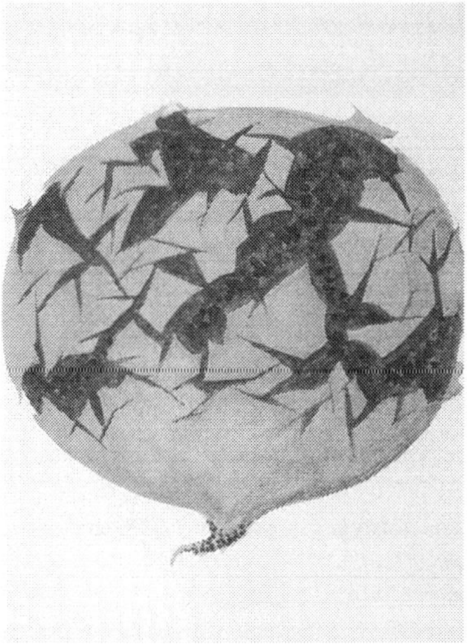

Kombinationen

- schmerzhafter, geschwollener Rachen → Isatidis radix (Banlangen) S. 216, Scrophulariae radix (Xuanshen) S. 176
- Stimmverlust, Rachenbeschwerden → Lonicerae flos (Jinyinhua) S. 222, Gardeniae fructus (Zhizi) S. 132, Menthae herba (Bohe) S. 64, Scrophulariae radix (Xuanshen) S. 176, Isatidis radix (Banlangen) S. 216, Pharbitidis semen

Kontraindikation Stimmverlust durch Kälte-Wind *algor venti*

Gravidität Anwendung erlaubt

Lonicerae caulis 忍冬藤
Rendongteng

Familie: Caprifoliaceae
Stammpflanze: *Lonicera japonica*
deutsch: Geißblattstängel
englisch: honeysuckle vine, lonicera vine

Temperaturverhalten
■■□ kalt

Geschmack *Sapor*
■□□ süß

Funktionskreis-/ Orbisbezug
■■□ Lunge *pulmonalis*
■■□ Dickdarm *intestini crassi*
■□□ Magen *stomachi*

Wirkrichtung
■□□ oberflächlich

Wirkort
Oberfläche *extima*, Leitbahnen

Wirkung/Indikation

■■□ **Leitbahnen öffnend**
Schmerzen bei rheumatoider Symptomatik (Bi-Syndrom, *occlusio*)

■■□ **Ekzeme, Verbrennungen und Geschwüre**
Geschwüre, Exantheme, Hautausschläge

■□□ **Schmerz beseitigend**
rheumatoide Symptomatik, Bi-Syndrom *occlusio*, Schwellung, Rötung, brennende Schmerzen im Leitbahnbereich

■■□ **Hitze *calor* kühlend**
Hitze in der Oberfläche *calor extimae*

■■□ **entgiftend und desinfizierend**
Hitze *calor* kühlend, Toxine eliminierend: Geschwüre, Hautausschläge

■□□ **Wind *ventus* ausleitend**
Juckreiz, rheumatoide Symptomatik, Bi-Syndrom *occlusio*; löst die Leitbahnen und Netzleitbahnen: Steifheit, Schmerzen, Gelenkbeschwerden

■□□ **feuchten Wind *ventus humidus* ausleitend**
Juckreiz, Schwellungen, erweicht den Bewegungsapparat, löst die Leitbahnen und Netzleitbahnen: Steifheit, Schmerzen, Schwellungen

■□□ **Xue kühlend**
Schmerzen im Abdomen durch Entzündungen, verfrühte Menstruationsblutungen, starke uterine Blutungen, Entzündungen der Mamma, Mastitis

Physiologische / pharmakologische Wirkung antibiotisch, ein Inhaltsstoff wirkt blutdruckerhöhend (Systole) und blutdrucksenkend (Diastole), Krämpfe und Spasmen des Magen-Darm-Traktes und der Atemwege erleichternd.

Besonderes Lonicerae caulis wirkt milder als Lonicerae flos (Jinyinhua).

Tagesdosis 10–30 g **Kochzeit** 20 min

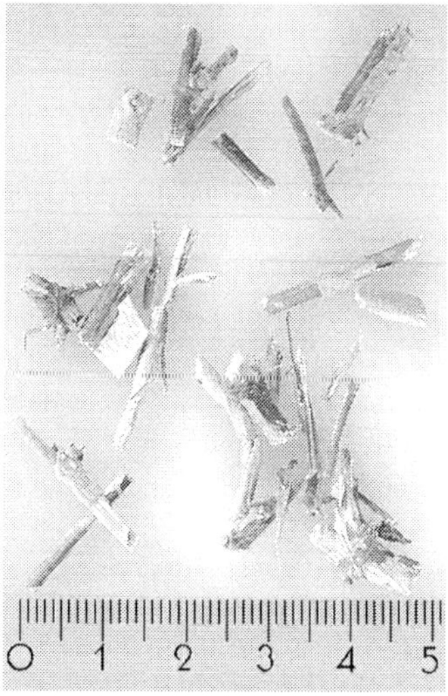

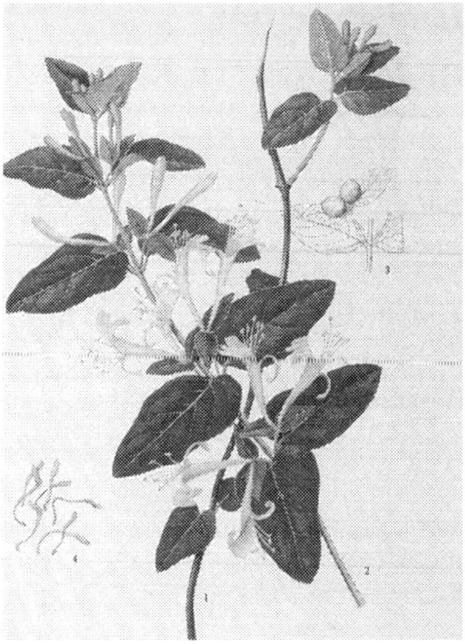

Kombinationen

- Geschwüre (äußerliche Anwendung) → Glycyrrhizae radix (Gancao) S. 728, Reiswein
- Bi-Syndrom *occlusio* mit Schmerzen, Steifheit → Lonicerae flos (Jinyinhua) S. 222
- Bi-Syndrom *occlusio* mit Schwellung, Rötung, Gelenkschmerzen → Clematidis radix (Weilingxian) S. 364, Gentianae macrophyllae radix (Qinjiao) S. 370, Notopterygii rhizoma (Qianghuo) S. 42, Angelicae pubescentis radix (Duhuo) S. 358
- heiße Gelenke → Mori ramulus (Sangzhi) S. 372
- Schmerzen im Abdomen durch Entzündungen → Sargentodoxae caulis (Hongteng) S. 242, Patriniae herba (Baijiang) S. 230
- verfrühte Menstruationsblutung bei Hitze im Xue *calor xue* → Rehmanniae radix (Shengdihuang) S. 174, Lycii cortex (Digupi) S. 266
- starke uterine Blutungen → Sanguisorbae radix (Diyu) S. 618, Rubiae radix (Qiancaogen) S. 616
- Mastitis → Taraxaci herba cum radice (Pugongying) S. 256, Trichosanthis radix (Tianhuafen) S. 148, Gleditsiae spina (Zaojiaoci) S. 558

Kontraindikation Diarrhö bei Kälte-Schwäche *algor depletionis* der Mitte

Gravidität Anwendung erlaubt

Lonicerae flos 金银花
Jinyinhua

Familie:	Caprifoliaceae
Stammpflanzen:	*Lonicera japonica, L. hypoglauca, L. confusa,* u. a.
deutsch:	japanische Geißblattblüten
englisch:	honeysuckle flower, gold silver flower

Temperaturverhalten
■■□ kalt

Geschmack *Sapor*
■■□ süß

Wirkrichtung
■□□ emporhebend

Wirkort
Rachen und Hals, Verdauungstrakt

Funktionskreis-/ Orbisbezug
■■■ Lunge *pulmonalis*
■■□ Magen *stomachi*
■■□ Herz *cardialis*
■□□ Dickdarm *intestini crassi*
■□□ Leber *hepaticus*

Wirkung/Indikation

■■■ **Hitze *calor* kühlend**
innere und äußere Geschwüre, Hitze in der Oberfläche *calor extimae*, Hitze in der Bauenergie *calor qi constructivum*, heiße, schmerzhafte Entzündungen, Schwellungen im Bereich von Brust, Hals, Augen

■□□ **Xue kühlend**
intestinale Abszesse und Geschwüre, entzündeter Rachen

■□□ **feuchte Hitze *calor humidus* ausleitend**
Dysenterie, Darminfektionen (z. B. Ruhr), Blasendysfunktion

■■□ **Hitze bei Wind *calor venti* ausleitend**
öffnet die Oberfläche *extima*, entgiftet, Fieber, trockener Rachen, Kopfschmerzen, gerötete, windempfindliche Augen, starker Durst, Infektionen im Frühstadium

■■□ **entgiftend und desinfizierend**
innere und äußere Geschwüre des Halses, intestinale Geschwüre

■■□ **Ekzeme, Verbrennungen und Geschwüre**
innere und äußere Geschwüre, intestinale Abszesse

■■□ **Glut *ardor* ausleitend**
Geschwürsbildungen, brennende Schmerzen im Hautbereich, Unruhezustand, Hitzegefühl im Thorax

■□□ **Qi bewegend und regulierend**
Hitze/Glut-*calor-/ardor*-Stagnationen im Hautbereich lösend, Qi verteilend, Abszesse, Geschwüre

Physiologische/pharmakologische Wirkung in vitro antibakteriell. Inhaltsstoffe: u. a. Saponine, Tannin, ätherische Öle

Toxizität bei Überdosierung ist mit Reizung des Gastrointestinal-Traktes und eventuell der Nieren, Harnwege und Harnblase zu rechnen.

Tagesdosis 10–15 g, Standard 10 g

Kochzeit Blüten kurz aufkochen und 3 min ziehen lassen

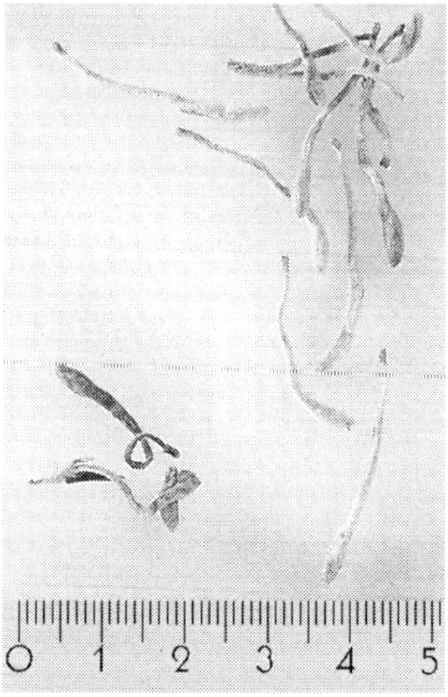

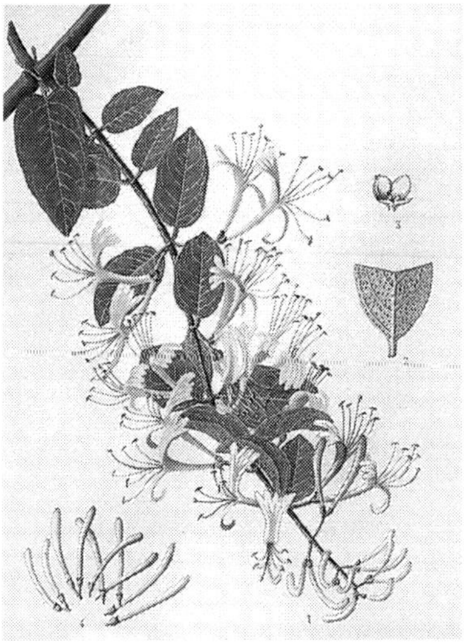

Kombinationen

- Wärmekrankheiten *morbi temperati*, Infektionen im Anfangsstadium → Forsythiae fr. (Lianqiao) S. 206, Schizonepetae h. (Jingjie) S. 48, Menthae h. (Bohe) S. 64
- Hitze in der Oberfläche *calor extimae* und Hitze-Wind *calor venti* → Arctii fr. (Niubangzi) S. 52, Forsythiae fr. (Lianqiao) S. 206, Schizonepetae h. (Jingjie) S. 48, Menthae h. (Bohe) S. 64
- Hitze *calor* der Bauenergie → Rehmanniae r. (Shengdihuang) S. 174, Forsythiae fr. (Lianqiao) S. 206, Scrophulariae r. (Xuanshen) S. 176, Bambusae in taeniam caul. (Zhuru) S. 82
- Geschwüre → Violae h. (Zihua diding) S. 260, Chrysanthemi fl. (Juhua) S. 56, Taraxaci h. cum radice (Pugongying) S. 256
- innere Geschwüre, Schwellungen → Astragali r. (Huangqi) S. 718, Angelicae sinensis r. (Danggui) S. 780, Glycyrrhizae r. (Gancao) S. 728
- Ruhr → Scutellariae r. (Huangqin) S. 190, Paeoniae radix lactiflora (Baishao) S. 788, Glycyrrhizae r. (Gancao) S. 728
- Rachenschmerzen, Schwellung des Rachens → Platycodi r. (Jiegeng) S. 648, Forsythiae fr. (Lianqiao) S. 206, Arctii fr. (Niubangzi) S. 52
- suppurative Knoten, eitrige, nicht eröffnete Ulzerationen → Scutellariae r. (Huangqin) S. 190
- Verletzungen, Furunkel → Taraxaci h. cum radice (Pugongying) S. 256, Chrysanthemi fl. (Juhua) S. 56, Violae h. (Zihua diding) S. 260
- blutige Dysenterie → Pulsatillae r. (Baitouweng) S. 236, Paeoniae radix rubra (Chishaoyao) S. 172
- blutende, intestinale Abszesse, blutige Dysenterie, Wärmekrankheiten *morbi temperati* mit Feuchtigkeit *humor* → Sanguisorbae r. (Diyu) S. 618, Scutellariae r. (Huangqin) S. 190

Kontraindikation Diarrhö aufgrund Kälte-Schwäche *algor depletionis* der Mitte

Gravidität Anwendung erlaubt

Luffae fructus 丝瓜络
Sigualuo

Familie: Cucurbitaceae
Stammpflanze: *Luffa cylindrica*
deutsch: Luffa-Schwamm, Schwammgurke
englisch: loofah, luffa, dried sceleton Gallenblase felleus vegetable sponge

Temperaturverhalten
■□□ neutral

Geschmack *Sapor*
■□□ süß

Wirkrichtung
■□□ emporhebend

Wirkort
Leitbahnen

Funktionskreis-/ Orbisbezug
■■□ Lunge *pulmonalis*
■□□ Magen *stomachi*
■□□ Leber *hepaticus*

Wirkung/Indikation

■■□ **entgiftend und desinfizierend**
toxische Schwellungen, Geschwüre, Abszesse, v.a Mamma-Abszesse

■■□ **Schleim *pituita* kanalisierend**
Husten mit Sputum und Entzündungszeichen in der Lunge, hohes Fieber, Schwellungen und Akkumulationen durch Toxine und Schleim *pituita*, Abszessbildung

■■□ **Schwellungen zerteilend**
Knoten in der Mamma, Mamma-Abszess, toxische Schwellungen, posttraumatische Schwellungen

■■□ **Leitbahnen öffnend**
Bi-Syndrom *occlusio*, Steifheit, ziehende Schmerzen im Bewegungsapparat, Schmerzen, Krämpfe, Spasmen, Schmerzen in Brustbereich und Hypochondrium, Schmerzen und Spannung in der Mamma

■■□ **Wind-Blockaden *occlusio venti* lösend**
steife Gelenke, Schmerzen und Taubheit in Muskeln und Sehnen, Krämpfe, Spasmen

■■□ **Milchfluss fördernd**
Schmerzen und Spannung in der Mamma, stockende Laktation

■□□ **hämostyptisch**
verkohlte Luffa: Blutungen wie Blut im Stuhl, starke Menstruation

Physiologische/pharmakologische Wirkung hepatoprotektiv, mild cardiotonisch, mild diuretisch

Besonderes auch äußerliche Anwendung

Tagesdosis 6–15 g **Kochzeit** 20 min

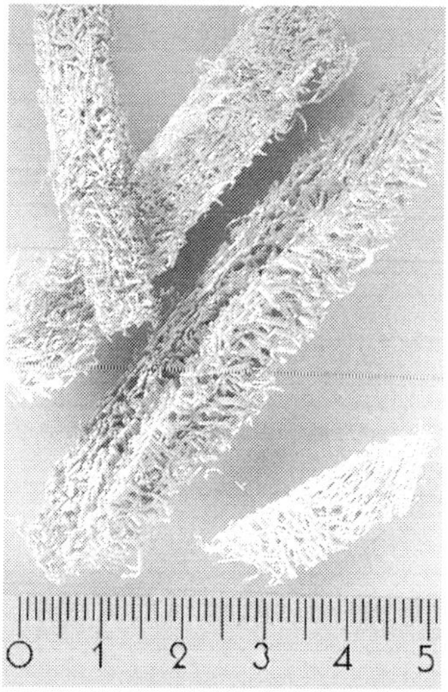

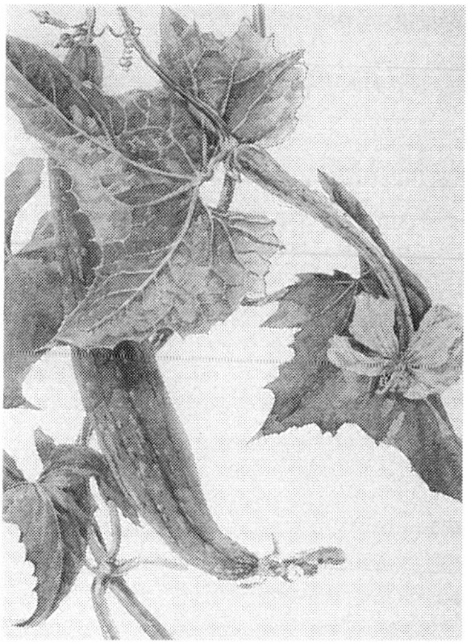

Kombinationen

- Abszesse, Knoten, mangelnde Laktation → Taraxaci herba cum radice (Pugongying) S. 256, Violae herba (Zihua diding) S. 260, Liquidambaris fructus (Lulutong) S. 508, Vaccariae semen (Wangbuliuxing) S. 590, Akebiae fructus (Bayuezha) S. 480, Lonicerae flos (Jinyinhua) S. 222, Forsythiae fructus (Lianqiao) S. 206
- Bi-Syndrom, Öffnung der Leitbahnen, Schmerzen, Spasmen, auch posttraumatisch → Clematidis radix (Weilingxian) S. 364, Curcumae longae tuber (Yujin) S. 548, Carthami flos (Honghua)S. 538, Bupleuri radix (Chaihu) S. 54, Mori ramulus (Sangzhi) S. 372, Gentianae macrophyllae radix (Qinjiao) S. 370
- Anregung der Laktation → Manitis squama (Chuanshanjia) S. 568, Vaccariae semen (Wangbuliuxing)S. 590, Liquidambaris fructus (Lulutong) S. 508
- Spannungen in der Mamma durch Stagnation des Leber-Qi *qi hepaticum* → Bupleuri radix (Chaihu) S. 54, Cyperi rhizoma (Xiangfu(zi)) S. 502
- Lösung des Schleims bei Husten mit Hitze im FK Lunge *calor o. pulmonalis* → Trichosanthis fructus et semen (Gualou) S. 674, Mori cortex (Sangbaipi) S. 688, Fritillariae thunbergii bulbus (Zhebeimu) S. 662, Peucedani radix (Qianhu) S. 668

Gravidität Anwendung erlaubt

Menispermi rhizoma
Beidougen

北豆根

Familie: Menispermaceae
Stammpflanze: *Menispermum dahuricum*
deutsch: Mondsamen-Wurzelstock
englisch: asiatic moonseed rhizome

Temperaturverhalten
■■□ kalt

Wirkrichtung
■□□ absenkend

Geschmack *Sapor*
■■□ bitter

Wirkort
Hals/Rachen

Funktionskreis-/ Orbisbezug
■■□ Lunge *pulmonalis*
■■□ Dickdarm *intestini crassi*
■■□ Magen *stomachi*

Wirkung/Indikation

■■□ **Hitze *calor* kühlend**
geschwollener, schmerzhafter Rachen, Husten, Laryngitis, Pharyngitis, Schwellungen, Mumps

■■□ **entgiftend und desinfizierend**
geschwollener, schmerzhafter Rachen, toxische Infektionen, Schlangenbiss

■■□ **Wind *ventus* ausleitend**
Schmerzen im Leitbahnbereich, rheumatoides Beschwerdebild

■□□ **Schmerz beseitigend**
rheumatoide Symptomatik, Bi-Syndrom *occlusio*

Physiologische / pharmakologische Wirkung antiarrhythmisch, antineoplastisch, antibiotisch

Toxizität Überdosierung: Schmerzen und Völlegefühl im Epigastrium, saure Regurgitationen, Schwindel, übermäßiges Schwitzen, Engegefühl im Thorax, Tachypnoe, Erregung, Nausea, Erbrechen, erniedrigter Blutdruck.

Besonderes die Droge dient manchmal als Ersatz für Sophorae tonkinensis radix (Shandougen).

Tagesdosis 3–9 g **Kochzeit** 20 min

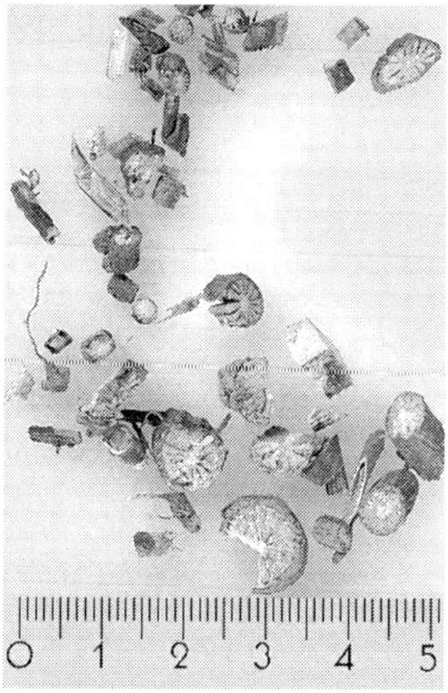

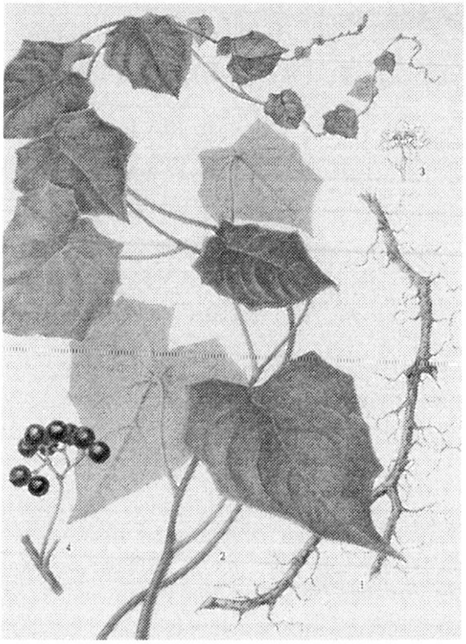

Kombinationen

- Halschmerzen, Laryngitis → Belamcandae rhizoma (Shegan) S. 194, Scrophulariae radix (Xuanshen) S. 176
- Husten durch Hitze im FK Lunge *calor o. pulmonalis* → Scutellariae radix (Huangqin) S. 190, Platycodi radix (Jiegeng) S. 648
- Mumps → Isatidis radix (Banlangen) S. 216, Forsythiae fructus (Lianqiao) S. 206
- Ikterus durch feuchte Hitze *calor humidus* → Artemisiae scopariae herba (Yinchenhao) S. 308, Rhei rhizoma (Dahuang) S. 96
- Dysenterie durch feuchte Hitze *calor humidus* → Cynanchi paniculati radix (Xuchangpu) S. 366, Scutellariae radix (Huangqin) S. 190
- rheumatoide Symptomatik, Bi-Syndrom *occlusio* → Angelicae pubescentis radix (Duhuo) S. 358, Clematidis radix (Weilingxian) S. 364

Kontraindikation Diarrhö bei Kälte *algor* im FK Milz *o. lienalis*

Gravidität Anwendung erlaubt

Paridis rhizoma
Chouglou

蚤休

Familie: Trilliaceae
Stammpflanze: *Paris polyphylla, P. formosana*
deutsch: Paris-Wurzelstock, Einbeeren-Wurzelstock
englisch: paris rhizome

Temperaturverhalten
■■□ Tendenz kalt

Geschmack *Sapor*
■■□ bitter

Funktionskreis-/ Orbisbezug
■■□ Leber *hepaticus*

Wirkrichtung
■□□ absenkend

Wirkort
Haut, Rachen

Wirkung/Indikation

■■□ **Hitze *calor* kühlend**
Ulzerationen, innere und äußere Geschwüre

■■□ **entgiftend und desinfizierend**
Infektionen von Biss- und Stichverletzungen (Schlangen, Insekten)

■■□ **Schwellungen zerteilend**
geschwollener, schmerzhafter Rachen, Tumorbildung

■□□ **Hitze-Wind *calor venti* ausleitend**
Infektionen, v.a. im Kindesalter

■□□ **krampflösend**
Fieberkrämpfe bei Kindern

Toxizität leicht toxisches Arzneimittel; in normaler Dosierung jedoch ohne schwerere Nebenwirkungen. Überdosierung (60 – 90 g): Übelkeit, Erbrechen, Diarrhö, Benommenheit, Kopfschmerzen, blasses Gesicht, verschwommene Sicht bis zu Spasmen, Dyspnoe, Herzrythmusstörungen, Zyanose. Bei Kontakt mit der pulverisierten Droge wurden auch allergische Reaktionen vermerkt.

Besonderes diese Droge kann mit der sehr ähnlichen Bistortae rhizoma (Zushen) verwechselt werden.

Tagesdosis 9 – 15 g **Kochzeit** 20 min

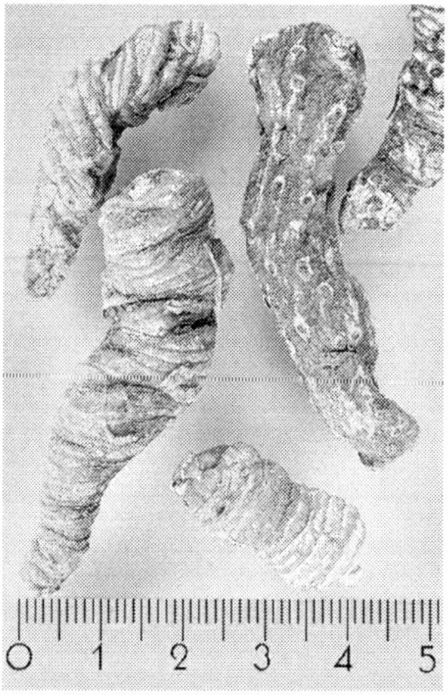

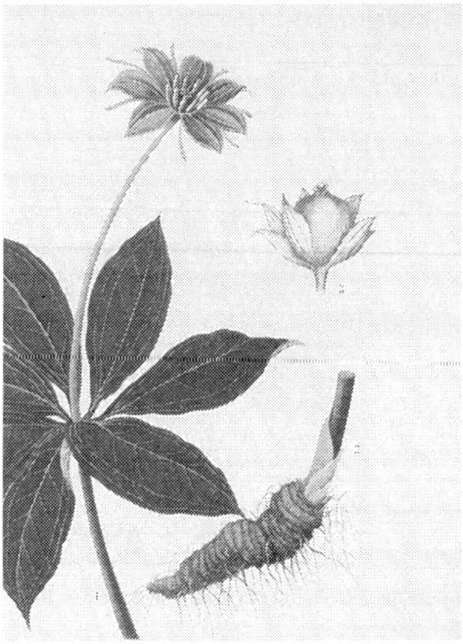

Kombinationen kindliche Fieberkrämpfe → Trichosanthis radix (Tianhuafen) S. 148, Menthae herba (Bohe) S. 64, Moschus

Kontraindikation geschwächte Patienten

Gravidität Anwendung verboten

Patriniae herba 败酱草
Baijiangcao

Familie: Valerianaceae
Stammpflanzen: *Patrinia scabiosaefolia* oder *Thlaspi arvense*
Varianten: Thlaspi herba, Baijiangcao herba
deutsch: Täschelkraut
englisch: patrinia, thlaspi

Temperaturverhalten
■■□ Tendenz kalt

Geschmack *Sapor*
■□□ scharf, bitter

Funktionskreis-/ Orbisbezug
■■□ Magen *stomachi*
■■□ Dickdarm *intestini crassi*
■□□ Leber *hepaticus*

Wirkrichtung
■□□ emporhebend

Wirkort
Haut

Wirkung/Indikation

■■■ **Hitze *calor* kühlend**
Geschwüre, Eiterbildung, Entzündungen im Körperinnern, äußerliche Schwellungen und Entzündungen, Bronchitis, Appendizitis, Colitis, Dysenterie

■■□ **entgiftend und desinfizierend**
Geschwüre, Eiterbildung, Entzündungen, Mumps

■□□ **Xue bewegend**
Schmerzen in Abdomen und Brustbereich aufgrund von Hitze-Fülle *calor repletionis*, postpartale und postoperative Schmerzen

■□□ **Stauungen zerstreuend**
Xue-Stasen, Hitze-Fülle *calor repletionis*: Ulzerationen, Entzündungen, Schwellungen, tumoröse Prozesse

■□□ **Schmerz beseitigend**
durch Lösung von Xue-Stasen bei Schmerzen im Abdomen und Thorakal-Bereich

Physiologische/pharmakologische Wirkung antibiotisch, hepatoprotektiv; Alkoholextrakt und Öle: sedierend und hypnotisch (Vorsicht im Verkehr), potenziert die Wirkung von Barbituraten mit verlängerter Sedation, einsetzbar auch bei Mumps.

Toxizität Überdosierung kann Nausea und Schwindel verursachen

Tagesdosis 3 – 10 g, Standard 3 g **Kochzeit** 20 min

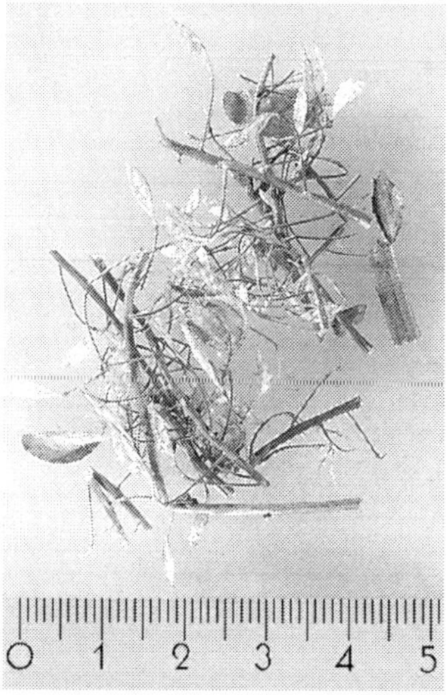

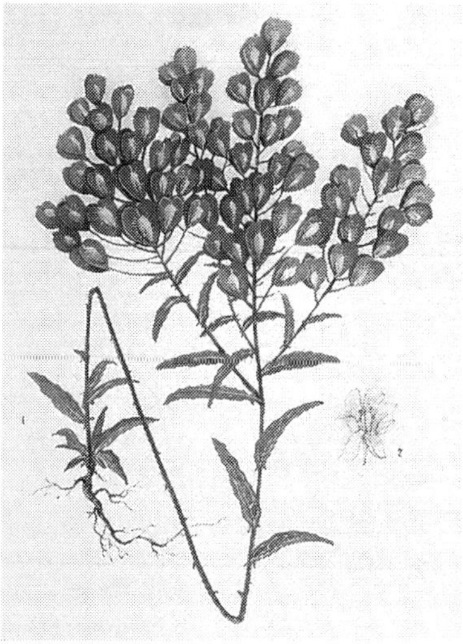

Kombinationen

- Hitze-Fülle *calor repletionis*, Geschwüre, Eiterungen, Entzündungen, Bronchitis, Appendizitis → Houttuyniae h. cum radice (Yuxingcao) S. 212, Platycodi r. (Jiegeng) S. 648, Coicis s. (Yiyiren) S. 314, Benincasae s. (Dongguazi) S. 310, Phragmitis rhiz. (Lugen) S. 144
- eitrige Abszesse → Lonicerae fl. (Jinyinhua) S. 222
- intestinale Abszesse mit Fieber, abdominelle Schmerzen, Schmerzen post partum, Augenschmerzen, Augenrötung, Augenschwellungen → Lonicerae fl. (Jinyinhua) S. 222, Taraxaci h. cum radice (Pugongying) S. 256
- Eiterungen bei feuchter Hitze *calor humidus* → Coicis s. (Yiyiren) S. 314
- abdominelle Schmerzen, Fieber post partum, Xue-Stasen, nicht eiternde intestinale Abszesse, abdominelle Verhärtungen *concretiones* → Paeoniae radix rubra (Chishaoyao) S. 172
- Thoraxschmerzen, abdominelle Schmerzen → Cyperi rhiz. (Xiangfu) S. 502, Angelicae sinensis r. (Danggui) S. 780

Kontraindikation Schwäche *depletio* der Mitte

Gravidität Anwendung erlaubt

Phaseoli radiati semen 绿豆
Lüdou

Familie:	Fabaceae
Stammpflanze:	*Phaseolus radiatus seu mungo*
Variante:	Mungo fructus et testa
deutsch:	Mungbohne
englisch:	mung bean, phaseolus

Temperaturverhalten
■■□ kalt

Geschmack *Sapor*
■■□ süß

Funktionskreis-/ Orbisbezug
■□□ Herz *cardialis*
■□□ Magen *stomachi*

Wirkrichtung
■□□ absenkend

Wirkort
oberer Wärmebereich *Calorium*

Wirkung/Indikation

■■□ **Sommerhitze *aestus* ausleitend**
Fieber, Hitzegefühl, Reizbarkeit, verstärkter Durst, trockener Mund

■□□ **Hitze *calor* kühlend**
infektiöse Erkrankungen mit Gedunsenheit, Geschwüren, verminderte Miktion

Physiologische/pharmakologische Wirkung Einsatz bei Vergiftungen durch Pestizide, lokal als Pulver zusammen mit Alkohol und Borneol bei Verbrennungen ersten und oberflächlichen zweiten Grades.

Besonderes auch als Antidot für Fava-Bohnen oder bei Lebensmittelvergiftungen; häufig im Sommer als Tee zur Prophylaxe von Sommerhitze *aestus* verwendet.

Tagesdosis 15–30 g, Standard 20 g **Kochzeit** 20 min

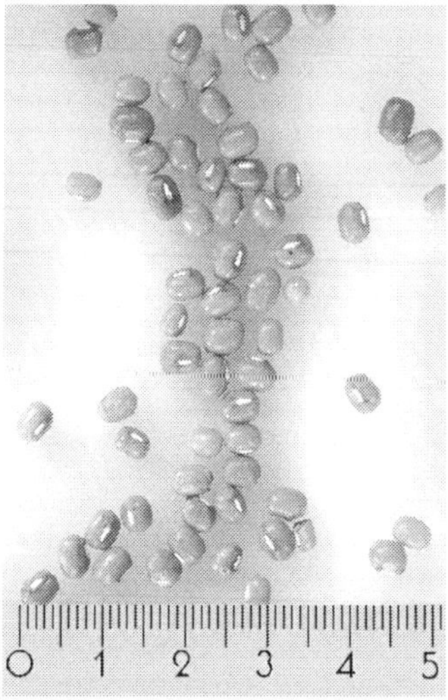

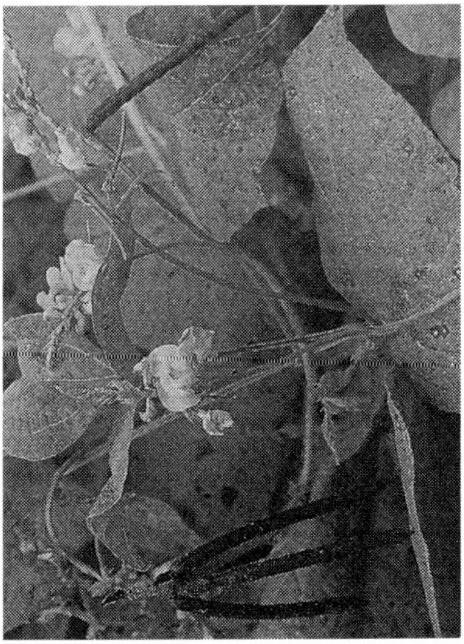

Kombinationen Durst, Reizbarkeit, Fieber, Sommerhitze *aestus*-Symptomatik → Coptidis rhizoma (Huanglian) S. 178, Glycyrrhizae radix (Gancao) S. 728

Kompatibilität dämpft die Giftigkeit von Crotonis fructus (Badou) S. 104, Aconiti radix lateralis praeparata (Fuzi) S. 396

Kontraindikation Diarrhö bei Kälte-Schwäche *algor depletionis* der Mitte

Gravidität Anwendung erlaubt

Portulacae herba
Machixian

马齿苋

Familie: Portulacaceae
Stammpflanze: *Portulaca oleracea*
deutsch: Portulak, Burzelkraut
englisch: purslane, horse's teeth amaranth

Temperaturverhalten
■■□ kalt

Wirkrichtung
■□□ tief

Geschmack *Sapor*
■■□ sauer

Wirkort
Verdauungstrakt

Funktionskreis-/ Orbisbezug
■■□ Dickdarm *intestini crassi*
■□□ Herz *cardialis*
■□□ Leber *hepaticus*

Wirkung/Indikation

■■□ **Hitze *calor* kühlend**
Furunkel, Karbunkel, Geschwüre, Appendizitis, Colitis, Dysenterie

■■□ **entgiftend und desinfizierend**
toxische Dysenterie, Karbunkel, Geschwüre, Wespenstich, Schlangenbisse

■□□ **Xue kühlend**
Entzündungen, Blutungen, auch postpartal, Blut im Stuhl

■■□ **feuchte Hitze *calor humidus* ausleitend**
Dysenterie, Ruhr, Miktionsstörungen, schmerzhafte Miktion, Geschwüre, Karbunkel, Fluor albus (auch lokale Anwendung)

■■□ **Ekzeme, Verbrennungen und Geschwüre**
Furunkel, Karbunkel, Geschwüre, Schwellungen durch Insektenstiche, Schlangenbisse, innere und äußere Abzeßbildung

■■□ **Schwellung zerteilend**
Schwellungen durch Insektenstiche, Schlangenbisse

Physiologische / pharmakologische Wirkung in vitro antibakteriell, antimykotisch; wird angewendet bei Blutungen post partum, Dysenterie, Wurmbefall, Appendizitis.
Inhaltsstoffe: u. a. Noradrenalin, Dopamin, Dopa

Tagesdosis 9 – 15 g, Standard 12 g **Kochzeit** 20 min

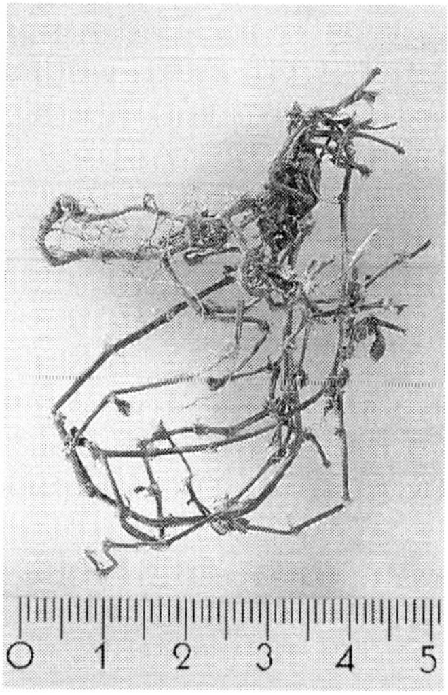

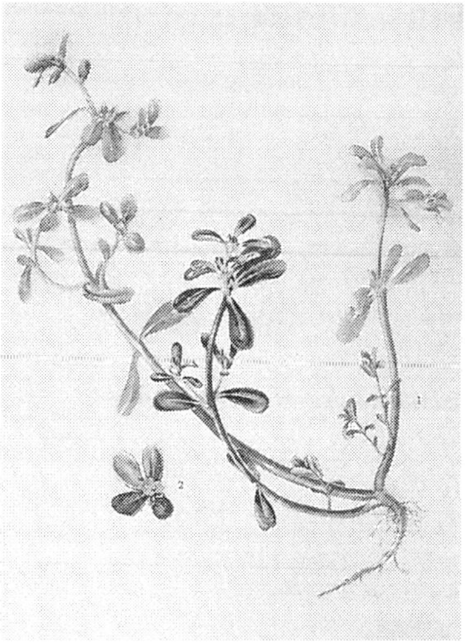

Kombinationen

- Dysenterie durch feuchte Hitze *calor humidus* → Scutellariae r. (Huangqin) S. 190, Coptidis rhiz. (Huanglian) S. 178
- intestinale Abszesse → Taraxaci h. cum radice (Pugongying) S. 256

Kontraindikation Kälte-Schwäche *algor depletionis* der Mitte

Gravidität Anwendung verboten

Pulsatillae radix 白头翁
Baitouweng

Familie: Ranunculaceae
Stammpflanzen: *Pulsatilla chinensis, P. dahurica,* u.a.
deutsch: chinesische Anemonenwurzel
englisch: chinese anemone root, hoary-headed geezer

Temperaturverhalten
■■□ kalt

Geschmack *Sapor*
■■□ bitter

Funktionskreis-/ Orbisbezug
■■□ Magen *stomachi*
■■■ Dickdarm *intestini crassi*
■□□ Leber *hepaticus*

Wirkrichtung
■□□ tief

Wirkort
Verdauungstrakt

Wirkung/Indikation

■■□ **Hitze *calor* kühlend**
Fieber, Entzündungen, Dysenterie, Colitis, Morbus Crohn, Appendizitis

■■□ **entgiftend und desinfizierend**
Dysenterie, Ruhr, hohes Fieber, eitrig-blutiger Stuhl

■□□ **Xue kühlend**
Dysenterie, Fieber

■■□ **feuchte Hitze *calor humidus* ausleitend**
Dysenterie, eitrig-blutiger Stuhl

Physiologische/pharmakologische Wirkung in vitro antiparasitär, antimikrobiell; wird angewendet bei Amöbenruhr, Skrofulose. Das enthaltene Protoanemonin und Anemonin zeigt im Tierversuch antipyretische und motilitätshemmende Wirkung, im Hemmtest eine antibiotische Wirkung. Protoanemonin ist lokal stark schleimhaut- und hautreizend.
Die westlich verwandte Pulsatilla pratensis (Küchenschelle) findet Verwendung bei dyspeptischen Beschwerden, beim prämenstruellen Syndrom und bei somatoformen Störungen.

Tagesdosis 9–15 g, Standard 10 g **Kochzeit** 20 min

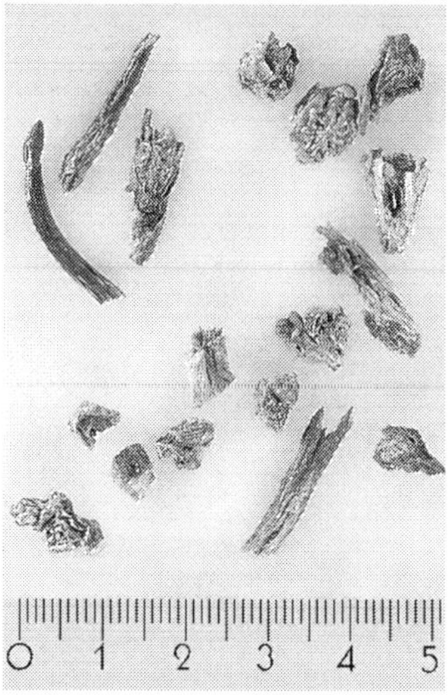

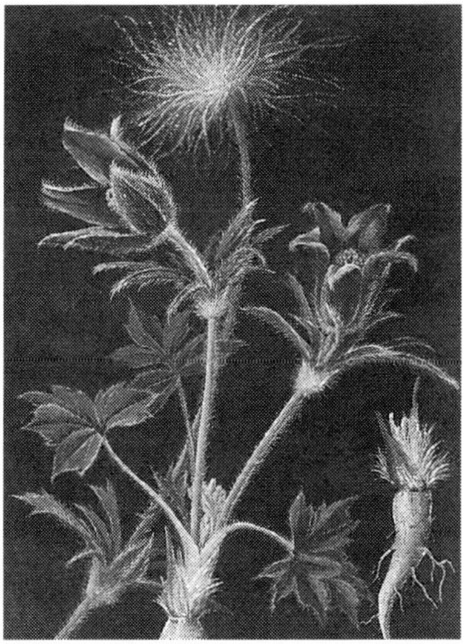

Kombinationen

- Dysenterie durch feuchte Hitze *calor humidus*, epidemische Toxine → Phellodendri c. (Huangbo) S. 186, Coptidis rhiz. (Huanglian) S. 178, Fraxini c. (Qinpi) S. 182
- Malaria, Fieber → Bupleuri r. (Chaihu) S. 54, Scutellariae r. (Huangqin) S. 190, Arecae s. (Binglang) S. 872
- vaginaler, juckender Ausfluss (äußerliche Anwendung) → Sophorae flavescentis r. (Kushen) S. 192

Kontraindikation chronische Dysenterie mit Qi-Schwäche *depletio qi* der Mitte.

Gravidität Anwendung erlaubt

Rabdosiae herba
Dongling

冬凌草

Familie: Lamiaceae
Stammpflanze: *Rabdosia rubescens* u.a.
deutsch: Rabdosia-Kraut
englisch: rabdosia, blush red rabdosia herb

Temperaturverhalten
■■□ kalt

Geschmack *Sapor*
■■□ bitter
■□□ süß

Funktionskreis-/ Orbisbezug
■■□ Leber *hepaticus*
■□□ Milz *lienalis*
■□□ Magen *stomachi*

Wirkrichtung
■□□ absenkend

Wirkort
Tiefe, Innere *intima*

Wirkung/Indikation

■■□ **Hitze *calor* kühlend**
Tonsillitis, Laryngitis, Entzündungen durch Insektenbisse, Schlangenbisse

■■□ **entgiftend und desinfizierend**
Insektenbisse, Schlangenbisse

■■□ **Xue bewegend**
Schmerzen im Bewegungsapparat

■□□ **Schmerz beseitigend**
Gelenkbeschwerden, Schmerzen von Muskeln und Sehnen

Physiologische/pharmakologische Wirkung nach neuerer Forschung tierexperimentell antineoplastisch bei Leber-, Magen- und Ösophagus-Karzinomen, antibiotisch.

Toxizität mögliche Nebeneffekte: Nausea, Erbrechen, Diarrhö, abdominelle Auftreibungen.

Tagesdosis 30–60 g im Dekokt **Kochzeit** 20 min

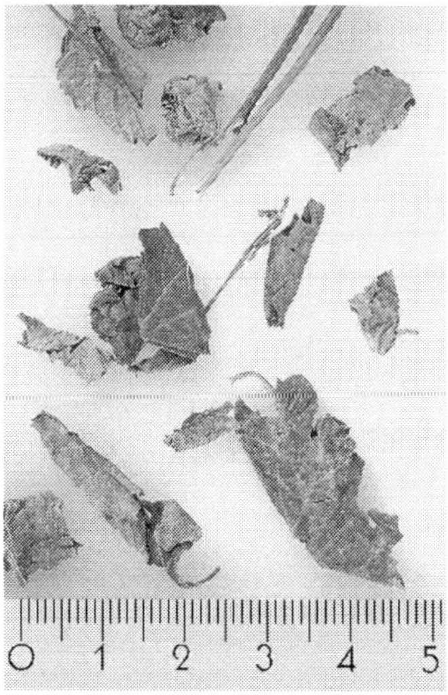

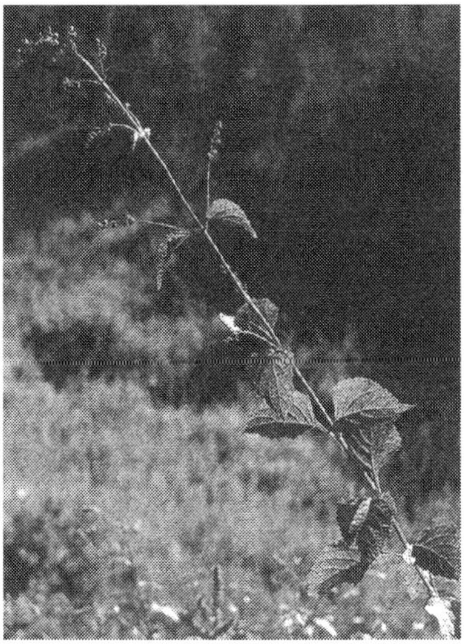

Kombinationen

- Kopfschmerzen bei grippalen Infekten: als Einzelmittel 30 g im Dekokt
- Gelenkbeschwerden durch Feuchtigkeit-Wind *humor venti*: als Einzelmittel 90 g in 500 ml Getreidealkohol auskochen, 2-mal täglich 30 ml einnehmen
- Gelenkschmerzen äußerlich: als Einzelmittel 250 g in Wasser auskochen und betroffene Region einweichen

Kontraindikation empfindlicher Magen-Darm-Trakt

Gravidität Anwendung erlaubt

Rhapontici radix 漏芦
Loulu

Familie: Asteraceae
Stammpflanze: *Leuzea rhapontica*
deutsch: Alpenscharte
englisch: rhaponticum root

Temperaturverhalten
■■□ kalt

Geschmack *Sapor*
■■□ bitter
■□□ salzig

Wirkrichtung
■■□ absenkend

Wirkort
Tiefe, Innere *intima*

Funktionskreis-/ Orbisbezug
■■□ Magen *stomachi*
■■□ Dickdarm *intestini crassi*

Wirkung/Indikation

■■□ **Hitze *calor* kühlend**
Wunden, Abszesse, rot, geschwollen, schmerzhaft, v.a. Mammaabszess

■■□ **entgiftend und desinfizierend**
Mammaabszess, Mastitis, Ulzerationen im Frühstadium

■■□ **Schwellungen zerteilend**
Schwellungen und Schmerzen in der Mamma

■■□ **Stauungen zerstreuend**
Schmerzen in der Mamma, Abszesse, Akkumulationen von Toxinen

■■□ **Ekzeme, Verbrennungen und Geschwüre**
Abszesse

■■□ **Milchfluss fördernd**
Toxine und Hitze *calor* blockieren die Leitbahnen: Schwellung der Mamma, Rötung, Abszesse, stockende Laktation

Physiologische/pharmakologische Wirkung Antioxidans, tierexperimentell Hemmung der MAO-B Aktivität.

Toxizität Überdosierung: Kopfschmerzen, Engegefühl im Hals, Spasmen, Kiefersperre.

Tagesdosis 5–12 g im Dekokt **Kochzeit** 20 min

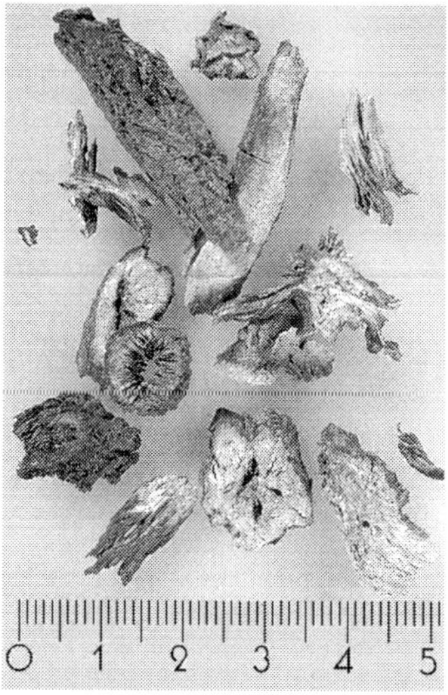

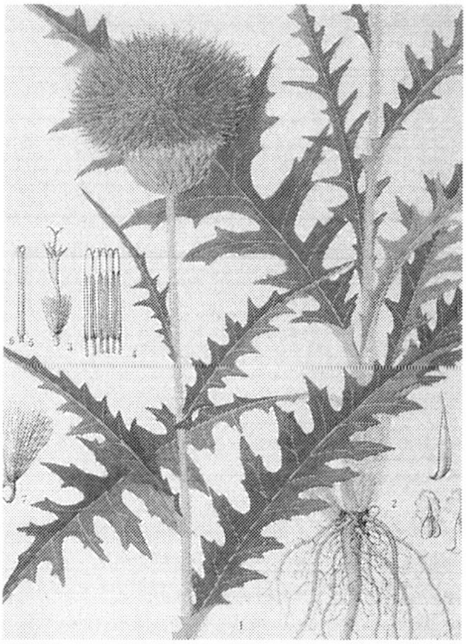

Kombinationen

- akutes Abszess-Stadium mit Schmerzen, v. a. Mastitis → Forsythiae fructus (Lianqiao) S. 206, Rhei rhizoma (Dahuang) S. 96
- Mastitis → Trichosanthis fructus et semen (Gualou) S. 674, Fritillariae thunbergii bulbus (Zhebeimu) S. 662, Taraxaci herba cum radice (Pugongying) S. 256
- Ulzerationen der Mamma mit Eiter → Trichosanthis radix (Tianhuafen) S. 148, Angelicae sinensis radix (Danggui) S. 780
- nicht eitriger Mammaabszess → Trichosanthis fructus et semen (Gualou) S. 674, Angelicae dahuricae radix (Baizhi) S. 26, Taraxaci herba cum radice (Pugongying) S. 256, Gleditsiae spina (Zaojiaoci) S. 558
- verminderte Laktation durch Hitze *calor* → Vaccariae semen (Wangbuliuxing) S. 590, Manitis squama (Chuanshanjia) S. 568
- stockende Laktation → Tetrapanacis medulla (Tongcao) S. 348, Vaccariae semen (Wangbuliuxing) S. 590
- harte, tumoröse Verdichtungen → Lobeliae herba (Banbianlian) S. 324
- chronische, schlecht heilende Ulzerationen → Astragali radix (Huangqi) S. 718, Phellodendri cortex (Huangbo) S. 186, Lonicerae flos (Jinyinhua) S. 222

Kontraindikation verminderter Milchfluss durch Defizienz von Qi und Xue

Gravidität Anwendung verboten

Sargentodoxae caulis 红藤
Hongteng

Familie: Sargentodoxaceae
Stammpflanze: *Sargentodoxa cuneata*
Variante: Sargentodoxae cuneatae caulis
deutsch: Sargentodoxa-Stängel
englisch: sargentodoxa vine

Temperaturverhalten
■□□ neutral

Geschmack *Sapor*
■■□ bitter

Funktionskreis-/ Orbisbezug
■■■ Dickdarm *intestini crassi*
■□□ Magen *stomachi*
■□□ Leber *hepaticus*

Wirkrichtung
■■□ absenkend

Wirkort
Verdauungstrakt, Bewegungsapparat

Wirkung/Indikation

■■□ **Hitze *calor* kühlend**
intestinale Abszesse, Hautläsionen, Geschwüre und Intoxikation der Bauchorgane

■■□ **entgiftend und desinfizierend**
Geschwüre, Abszesse, intestinale Intoxikation

■■□ **Ekzeme, Verbrennungen und Geschwüre**
intestinale Geschwüre, Hautläsionen

■□□ **Stasen des Xue lösend**
Stasen nach Unfällen, Verletzungen, Trauma, Dysmenorrhö, schmerzhafte Gelenke

■□□ **Schwellungen zerteilend**
Geschwüre mit Schwellungen, traumatische Schwellungen

■□□ **Schmerz beseitigend**
Abszesse, v.a. intestinal, schmerzhaft und geschwollen, Xue-Stasen nach Unfällen und Traumen, schmerzhafte Gelenke

Physiologische/pharmakologische Wirkung in vitro antibiotisch (z.B. Staphylococcus aureus, Pseudomonas aeruginosa, Streptococcus, E. coli), Hemmung der Thrombozytenaggregation (Vorsicht bei Kombination mit Antikoagulantien oder Thrombozytenaggregationshemmern), erhöhte Durchblutung der Koronarien; neuerdings in hoher Dosis zur Behandlung einer Appendizitis eingesetzt oder bei akuter Mastitis.

Besonderes in vielen Gegenden Chinas wird Spatholobi caulis et radix (Jixueteng) S. 586 durch Sargentodoxae caulis ersetzt.

Tagesdosis 15–30 g, Standard 20 g **Kochzeit** 20 min

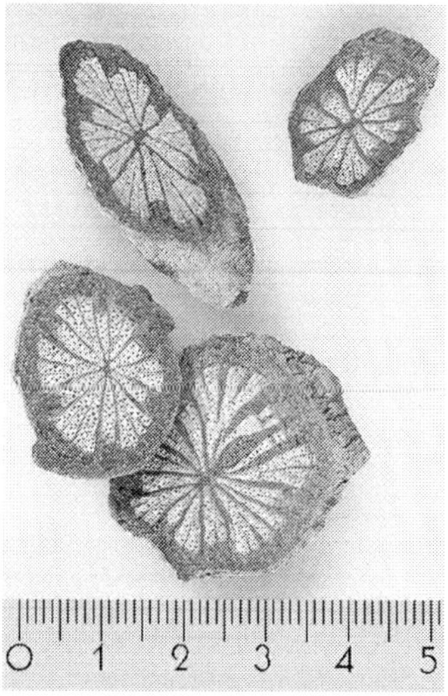

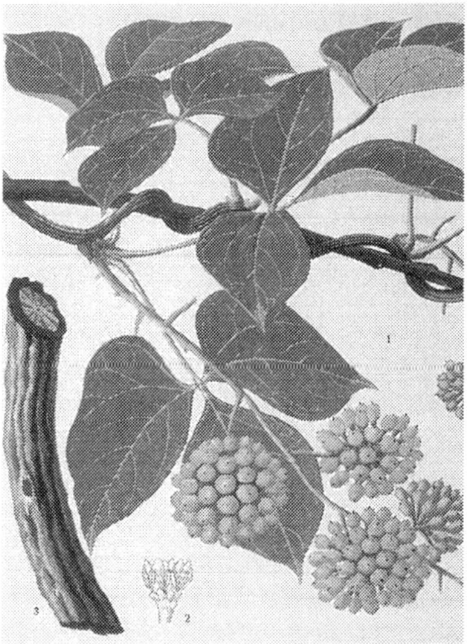

Kombinationen
- intestinale Abszesse → Moutan cortex (Mudanpi) S. 170, Forsythiae fructus (Lianqiao) S. 206, Coicis semen (Yiyiren)
- Abszesse mit Schwellungen mit toxischen Entzündungszeichen → Lonicerae flos (Jinyinhua) S. 222, Angelicae dahuricae radix (Baizhi) S. 26, Paeoniae radix rubra (Chishaoyao) S. 172

Gravidität Anwendung mit Vorsicht

Scutellariae herba 半枝莲
Banzhilian

Familie: Laminaceae
Stammpflanzen: *Scutellaria barbata, S. dependens,* u.a.
Variante: Scutellariae barbatae herba
deutsch: bärtiges Helmkraut
englisch: barbat skullcap, half-branch lotus

Temperaturverhalten
■□□ kalt

Geschmack *Sapor*
■□□ scharf
■□□ bitter

Funktionskreis-/ Orbisbezug
■■□ Lunge *pulmonalis*
■□□ Dickdarm *intestini crassi*
■□□ Magen *stomachi*

Wirkrichtung
■□□ emporhebend

Wirkort
Haut, Tiefe, Innere *intima*

Wirkung/Indikation

■■□ **Hitze *calor* kühlend**
FK Lunge *o. pulmonalis*, FK Dick- und Dünndarm *oo. intestinorum*: Geschwüre, Infektionen

■■□ **feuchte Hitze *calor humidus* ausleitend**
Geschwüre, Hautinfektionen

■■□ **Schwellung zerteilend**
tumoröse Prozesse, Karzinome in Lunge, Magen und Leber

■■□ **diuretisch**
zerteilt Schwellungen, Ödeme, Aszites, Leberzirrhose

■■□ **entgiftend und desinfizierend**
Geschwüre, infizierte Insektenstiche, Schlangenbisse

■□□ **Ekzeme, Verbrennungen und Geschwüre**
Geschwüre, Hautinfektionen

■□□ **hämostypisch**
Trauma, Hämatemesis, Epistaxis

Physiologische / pharmakologische Wirkung wird angewendet in der Onkologie (mild bei akuter Leukämie, v.a. aber Karzinome der Lunge oder des Gastrointestinaltraktes) und bei chronischer Hepatitis.

Tagesdosis 10–30 g, Standard 10 g **Kochzeit** 20 min

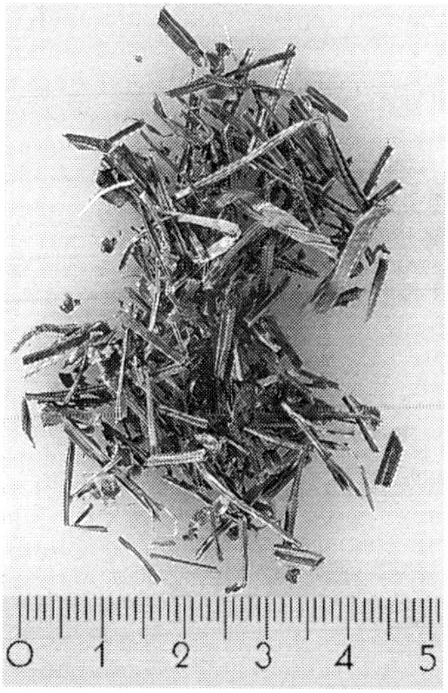

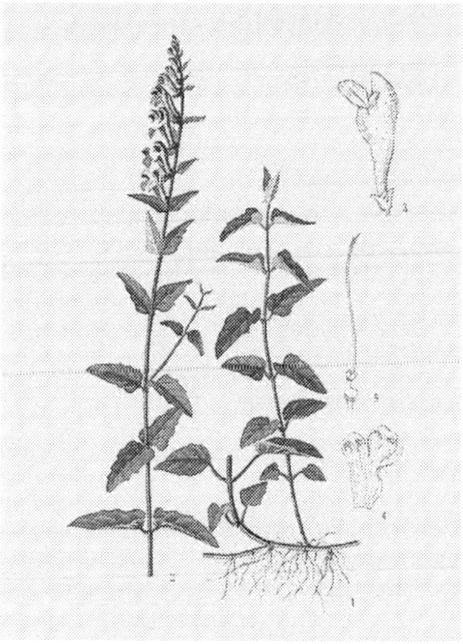

Kombinationen

- Furunkel → Chrysanthemi fl. (Juhua) S. 56, Violae h. (Zihua diding) S. 260
- Leberkarzinome → Salviae miltiorrhizae r. (Danshen) S. 580, Paeoniae radix lactiflora (Baishao) S. 788
- Karzinome des Gastrointestinaltraktes → Hedyotidis diffusae herba (Baihuasheshecao) S. 208, Akebiae trifoliatae seu Payehchae fr. (Bayuezha) S. 480

Gravidität Anwendung mit Vorsicht

Semiaquilegiae radix
Tiankuizi

天葵子

Familie: Ranunculaceae
Stammpflanze: *Semiaquilegia adoxoides*
deutsch: Semiaquilegia-Wurzel
englisch: semiaquilegia root tuber

Temperaturverhalten
■■□ kalt

Wirkrichtung
■□□ tief

Geschmack ***Sapor***
■■□ süß
■■□ bitter

Wirkort
Tiefe, Innere *intima*

Funktionskreis-/ Orbisbezug
■■□ Leber *hepaticus*
■□□ Milz *lienalis*
■□□ Blase *vesicalis*

Wirkung/Indikation

■■□ **Hitze *calor* kühlend**
Abszesse, toxische Wunden, tiefe Furunkel

■■□ **entgiftend und desinfizierend**
toxische Wunden, Ulzerationen

■■□ **Schwellungen zerteilend**
Parotitis, Mastitis, Ulzerationen

■■□ **Stauungen zerstreuend**
Mastitis, Lymphstau, Lymphome, Tumore im Leber- oder Lungenbereich

■■□ **Zusammenballungen lösend**
Abszesse, Mastitis, Lymphknotenverdickungen, Tumore im Leber-, Mamma- oder Lymphbereich

Tagesdosis 9 – 15 g **Kochzeit** 20 min

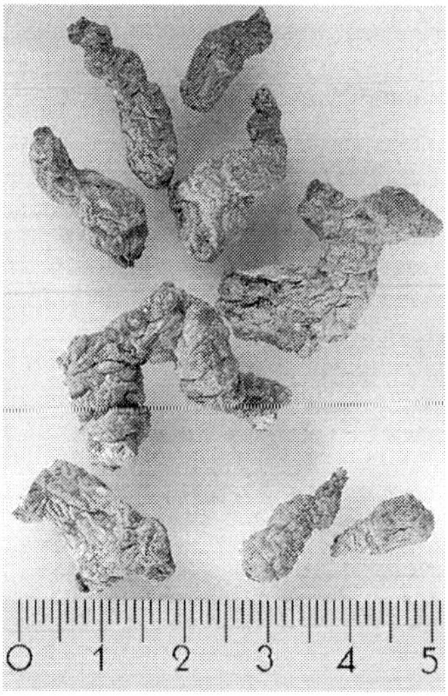

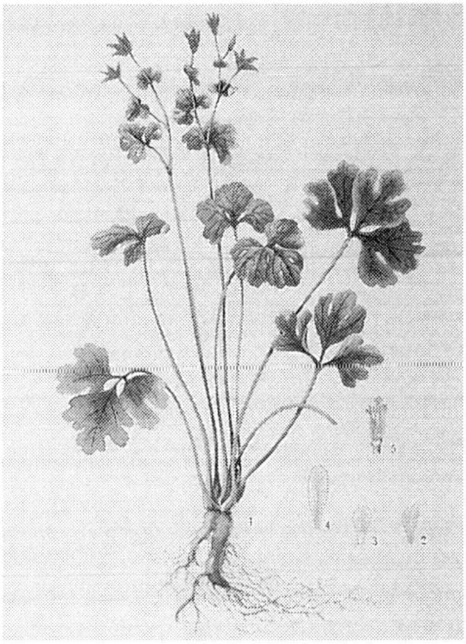

Kombinationen

- Abszesse, Furunkel → Lonicerae flos (Jinyinhua) S. 222, Violae herba (Zihua diding) S. 260, Chrysanthemi indici flos (Yejuhua) S. 202
- Mamma-Abszess → Taraxaci herba cum radice (Pugongying) S. 256, Cervi cornu degelatinatum (Lujiaoshuang)
- Lymphkontenschwellungen → Prunellae spica (Xiakucao) S. 146, Scrophulariae radix (Xuanshen) S. 176, Ostreae concha (Muli) S. 436
- Karzinome der Leber, der Mamma oder Lymphome → Scutellariae herba (Banzhilian) S. 244, Hedyotidis diffusae herba (Baihuasheshecao) S. 208, Paridis rhizoma (Zaoxiu) S. 228

Kontraindikation Defizienz der Mitte mit lockeren Stühlen, klarem Urin

Gravidität Anwendung erlaubt

Smilacis glabrae rhizoma
Tufuling

土茯苓

Familie: Smilacaceae
Stammpflanze: *Smilax glabra*
deutsch: Stechwindenwurzelstock
englisch: glabrous greenbrier rhizome

Temperaturverhalten
■□□ neutral

Wirkrichtung
■□□ absenkend

Geschmack *Sapor*
■□□ süß
■□□ neutral

Wirkort
Haut

Funktionskreis-/ Orbisbezug
■■□ Leber *hepaticus*
■■□ Magen *stomachi*

Wirkung/Indikation

■■□ **Hitze *calor* kühlend**
Geschwüre, Gelenkschmerzen

■■□ **feuchte Hitze *calor humidus* ausleitend**
Geschwüre, Lymphadenitis, heiße, geschwollene Gelenke, schmerzhafte Blasendysfunktion, Ikterus

■■□ **entgiftend und desinfizierend**
Geschwüre, auch luetisch, Lymphknotenschwellungen

■□□ **Schwellung zerteilend**
Lymphknotenschwellungen, geschwollene Ulzerationen, geschwollene Gelenke

Physiologische / pharmakologische Wirkung wird angewendet bei Syphilis und deren Folgeerkrankungen (in Kombination mit anderen Drogen), und bei Parasiten (Leptospiren), tierexperimentell antineoplastisch, v.a. Karzinome von Blase, Leber.

Tagesdosis 15–60 g, Standard 15 g **Kochzeit** 20 min

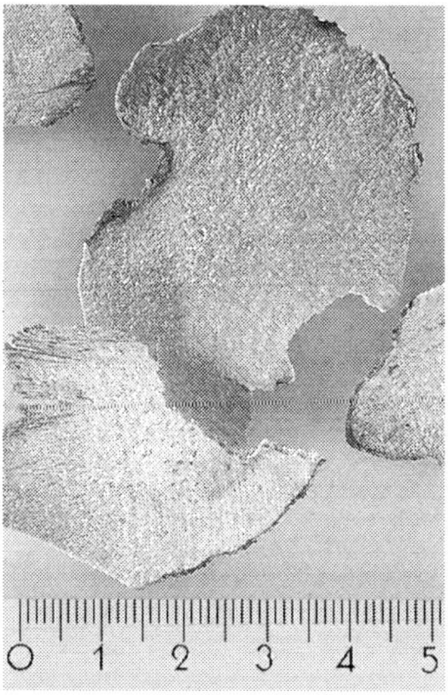

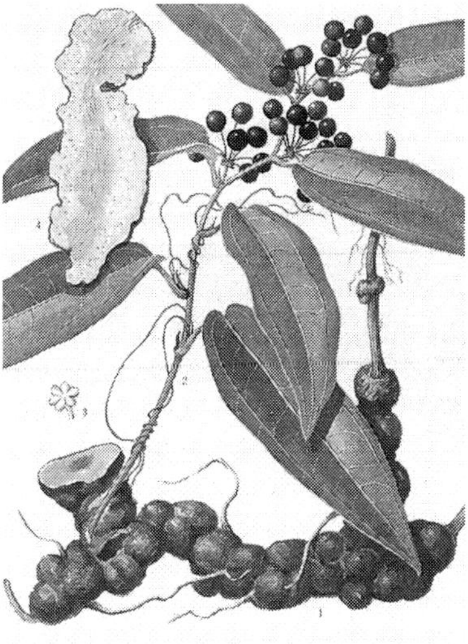

Kombinationen

- feuchte Hitze *calor humidus*, akkumulierte Toxine mit Gelenkschmerzen → Coicis s. (Yiyiren) S. 314
- feuchte Hitze *calor humidus* mit Gelenkschmerzen und trübem Urin → Dioscoreae hypoglaucae rhiz. (Bixie) S. 318
- feuchte Hitze in den FK Leber und Gallenblase *calor humidus oo. hepaticus et felleus*, Ikterus → Taraxaci h. cum radice (Pugongying) S. 256
- feuchte Hitze *calor humidus* mit Hautläsionen → Dictamni c. rad. (Baixianpi) S. 180

Kompatibilität gestört durch schwarzen Tee

Kontraindikation Leber- und Nieren-Yin-Schwäche *depletio yin hepaticum et renale*

Gravidität Anwendung erlaubt

Solani herba
Longkui

龙葵

Familie:	Solanaceae
Stammpflanze:	*Solanum nigrum*
Variante:	Solani lyrati herba
deutsch:	schwarzer Nachtschatten, Giftbeere, Mondscheinkraut, Schweinstod
englisch:	black nightshade

Temperaturverhalten
■■□ neutral

Geschmack ***Sapor***
■■□ bitter

Funktionskreis-/ Orbisbezug
■■□ Leber *hepaticus*
■■□ Magen *stomachi*
■■□ Blase *vesicalis*

Wirkrichtung
■□□ absenkend

Wirkort
mittlerer Wärmebereich *Calorium*, unterer Wärmebereich *Calorium*

Wirkung/Indikation

■■□ **Hitze *calor* kühlend**
grippale Symptomatik, Entzündungen, Geschwüre

■■□ **entgiftend und desinfizierend**
offene Geschwüre, Mastitis

■□□ **feuchte Hitze *calor humidus* ausleitend**
ikterische Befunde, Harnverhalt, Geschwüre

■■□ **Schwellungen zerteilend**
Geschwüre, Mastitis, Ascites, Tumorbildung, Neoplasien

■□□ **feuchten Wind *ventus humidus* ausleitend**
rheumatoide Symptomatik

■■□ **diuretisch**
verminderte Miktion, Ascites

Physiologische/pharmakologische Wirkung Steroidalkaloidglycoside, Saponine: phagozytosestimulierend, hämolytisch, cytotoxisch, antiviral, anticholinerg, lokalanästhetisch. Solasodin wirkt cortisonartig und zeigt bei rheumatischer Polyarthritis und M. Bechterew eine desensibilisierende und cardiotonische Wirkung.

Toxizität Giftpflanze; Risiken bei therapeutischen Dosen der Droge und Nebenwirkungen sind nicht bekannt. Giftstärke: unreife Früchte → Blätter → Stängel → reife Früchte. Überdosierung (45–60 g): juckender Rachen (Schleimhautreizung), heiße, brennende Sensationen, epigastrische Schmerzen, Nausea, Vomitus, Diarrhoe, Dehydratation, Störungen im Elektrolyt-Haushalt bis zu erweiterten Pupillen, Ruhelosigkeit, Schock, Delirium, Spasmen, Dyspnoe, Hämolyse, Atemlähmung und Herz-Kreislauf-Versagen

Tagesdosis 9–15 g, Standard 10 g **Kochzeit** 20 min

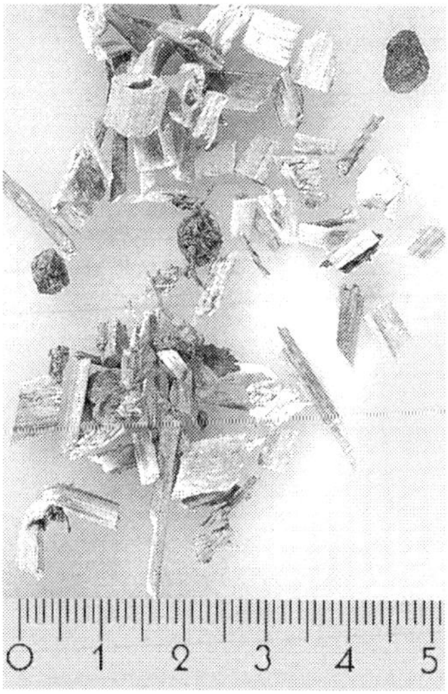

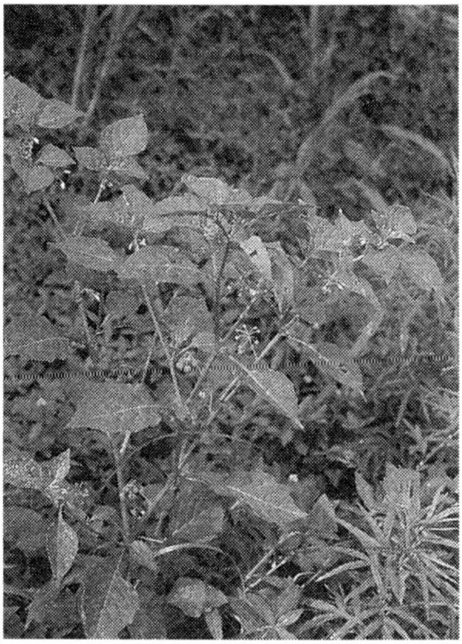

Gravidität Anwendung verboten

Besonderes in der westlichen Phytotherapie werden nur die blattlosen Stängel der Droge verwendet, keine Anwendung während der Schwangerschaft und Stillzeit.

Solidaginis herba
Liuzhihuang
一枝黄花

Familie: Asteraceae
Stammpflanze: *Solidago virgaurea*
deutsch: Goldrutenkraut, Edelwundkraut
englisch: solidago

Temperaturverhalten
■■□ kühl

Wirkrichtung
■□□ emporhebend

Geschmack *Sapor*
■■□ scharf
■■□ bitter

Wirkort
oberer Wärmebereich *Calorium*, Haut

Funktionskreis-/ Orbisbezug
■■□ Lunge *pulmonalis*
■■□ Dickdarm *intestini crassi*
■□□ Herz *cardialis*

Wirkung/Indikation

■■□ **Hitze *calor* kühlend**
grippale Symptomatik, Fieber, geschwollener, schmerzhafter Rachen

■■□ **entgiftend und desinfizierend**
infizierte Wunden, Insektenstiche, infizierte Bisse, Geschwüre, Hautparasiten wie Milben, Fußpilz (äußerlich in Bädern, Spülungen)

■□□ **Schwellungen zerteilend**
Schwellungen im Rachenbereich, infizierte Wunden

■□□ **Schmerz beseitigend**
schmerzhafter Rachen, schmerzhafte Schwellungen

Physiologische/pharmakologische Wirkung diuretisch, schwach spasmolytisch, antiphlogistisch, analgetisch; hemmt experimentell das Wachstum von Harnsteinen: westlich zur Erhöhung der Harnmenge und Durchspülung bei entzündlichen Erkrankungen der ableitenden Harnwege; Therapie und Prophylaxe von Harnsteinen und Nierengrieß.

Besonderes westlich wird von einer Anwendung zur Durchspülung bei Ödemen infolge Einschränkung der Herz- oder Nierenfunktion abgeraten.

Tagesdosis 15–30 g, Standard 20 g **Kochzeit** 20 min

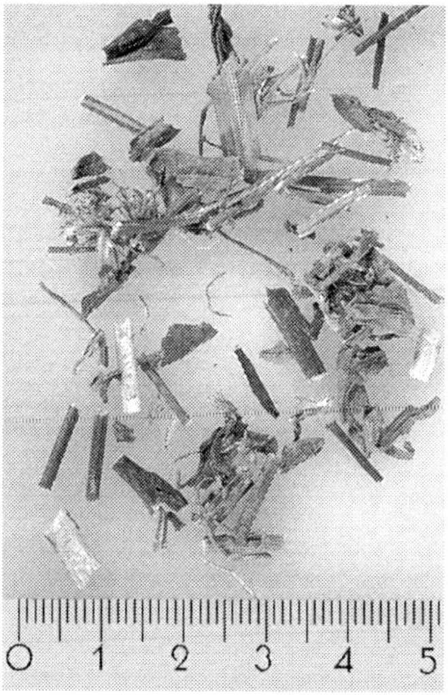

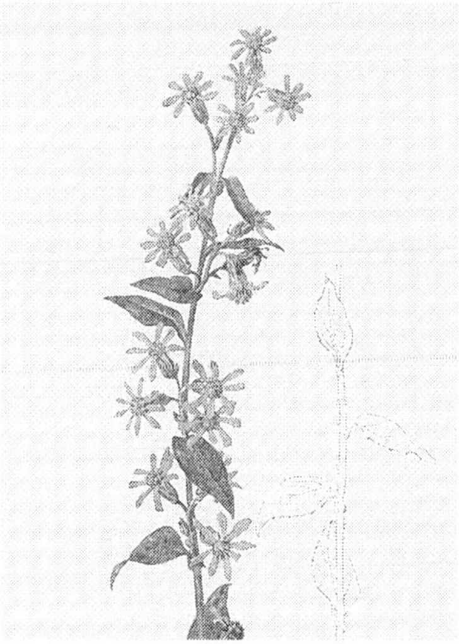

Gravidität Anwendung erlaubt

Sophorae tonkinensis radix 山豆根
Shandougen

Familie: Fabaceae
Stammpflanzen: *Sophora tonkinensis, S. subprostata*
Variante: Sophorae subprostratae radix, Menispermi radix
deutsch: Sophora-Wurzel, Tonkin-Schnurbaum-Wurzel
englisch: subprostrate, sophora root

Temperaturverhalten
■■□ kalt

Geschmack *Sapor*
■■□ bitter

Wirkrichtung
■□□ absenkend

Wirkort
Rachen, Hals

Funktionskreis-/ Orbisbezug
■■■ Dickdarm *intestini crassi*
■■□ Lunge *pulmonalis*
■□□ Herz *cardialis*

Wirkung/Indikation

■■■ **Rachen freimachend**
geschwollener, schmerzhafter Rachen, brennende, stechende Schmerzen, Stimmverlust, Hustenreiz, Pharyngitis, Laryngitis

■■□ **Hitze *calor* kühlend**
geschwollener, schmerzhafter Rachen, Husten bei Hitze *calor* im FK Lunge *o. pulmonalis*

■■□ **entgiftend und desinfizierend**
geschwollener, schmerzhafter Rachen durch toxische Infektion, Stimmverlust, Hustenreiz

■□□ **feuchte Hitze *calor humidus* ausleitend**
Ikterus

Physiologische/pharmakologische Wirkung enthält u. a. Alkaloide. Antiarrhythmisch, immunstimulierend und hepatoprotektiv, hemmend auf das ZNS (Alkaloide), antiasthmatisch (Alkaloide), antibiotisch. Neuerdings als Pulver bei Schmerzen, Rötung und Schwellung der Mundhöhle und der Cervix lokal eingesetzt.

Toxizität leicht toxisch: starkes Stimulans, das mit Funktionen des Nerven- oder respiratorischen Systems interagieren kann: Nebenwirungen wurden sogar bei 12 g bemerkt, die tödliche Dosis liegt bei etwa 60 g. Überdosierung: u. a. Bauchschmerzen, Schwindelgefühl, Nausea, Erbrechen, blasses Gesicht, erhöhte oder erniedrigte Herzfrequenz, Kopfschmerzen, Tremor bis zu Atemdepression und Delirium.

Besonderes Menispermi rhizoma (Beidougen) wird teilweise in Nordchina als Ersatz benutzt.

Tagesdosis 3–9 g, Standard 6 g **Kochzeit** 20 min

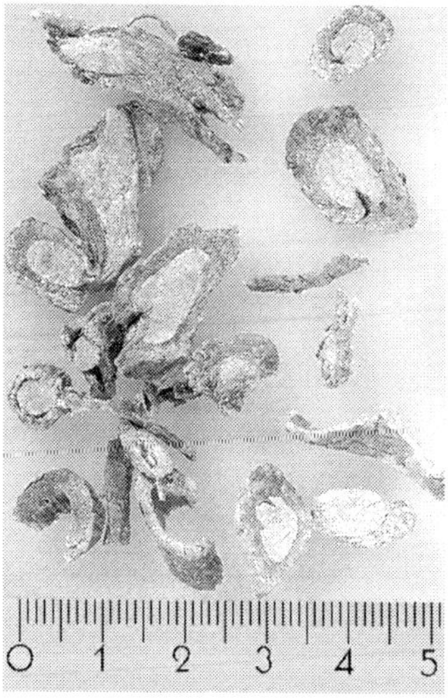

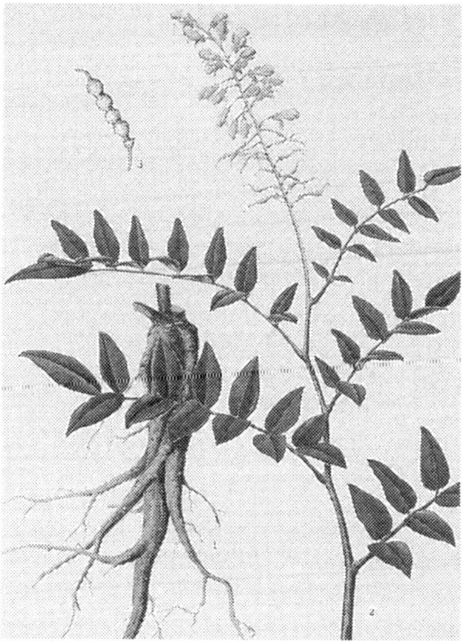

Kombinationen

- geschwollener, schmerzhafter Rachen → Arctii fructus (Niubangzi) S. 52, Platycodi radix (Jiegeng) S. 648
- Schmerzen und Schwellungen von Rachen, Zahnfleisch, Geschwüre von Mund und Zunge → Isatidis radix (Banlangen) S. 216
- Stimmverlust mit mangelndem Sekret im Rachen → Belamcandae rhizoma (Shegan) S. 194, Scrophulariae radix (Xuanshen) S. 176, Platycodi radix (Jiegeng) S. 648, Isatidis radix (Banlangen) S. 216

Kontraindikation Diarrhö bei Kälte *algor* im FK Milz *o. lienalis*

Gravidität Anwendung erlaubt

Taraxaci herba
Pugongying

蒲公英

Familie: Asteraceae
Stammpflanze: *Taraxacum mongolicum*
Variante: Taraxaci herba cum radice
deutsch: mongolisches Löwenzahnkraut
englisch: dandelion

Temperaturverhalten
■■□ kalt

Geschmack *Sapor*
■■□ bitter
■□□ süß

Funktionskreis-/ Orbisbezug
■■□ Leber *hepaticus*
■■□ Magen *stomachi*
■□□ Blase *vesicalis*

Wirkrichtung
■□□ tief

Wirkort
oberer Wärmebereich *Calorium*, Haut

Wirkung/Indikation

■■■ **Hitze *calor* kühlend**
gerötete, geschwollene, schmerzhafte Augen, Entzündungen, Schwellungen, Schwellungen von Hals und Drüsen, Karbunkel, Ikterus, Mastitis

■■■ **entgiftend und desinfizierend**
Abszesse und Geschwüre im Brust-, Hals-, Intestinalbereich (innerliche und äußerliche Anwendung), eitriges Sekret, Mamma-Abszess

■■□ **Schwellung zerteilend**
geschwollene Augen, Schwellungen des Hals, Furunkel, Karbunkel, Mastitis

■■□ **Stauungen zerstreuend**
geschwollene Augen, Schwellungen von Hals und Drüsen, Furunkel, Karbunkel, Schwellungen durch Entzündungen

■□□ **feuchte Hitze *calor humidus* ausleitend**
Ikterus, Miktionsstörungen

Physiologische / pharmakologische Wirkung in vitro antimikrobiell; wird angewendet als Choleretikum, Diuretikum, Amarum (Appetitlosigkeit, dyspeptische Beschwerden); Adjuvans bei Hepatopathien, Cholezystopathien und bei entzündlichen Erkrankungen der ableitenden Harnwege. Inhaltsstoffe: u.a. Bitterstoffe, Triterpene

Toxizität Überdosierung kann leichte Diarrhö oder auch Sodbrennen verursachen. Bei häufigem Kontakt mit Löwenzahn (v.a. mit dem Saft) wurden gelegentlich Kontaktdermatitiden beobachtet, das Sensibilisierungspotential der Pflanze wird aber als sehr schwach eingestuft.

Tagesdosis 9–30 g, Standard 10 g **Kochzeit** 20 min

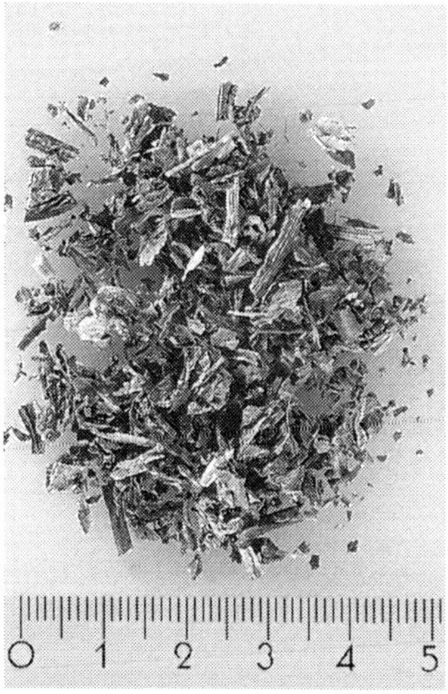

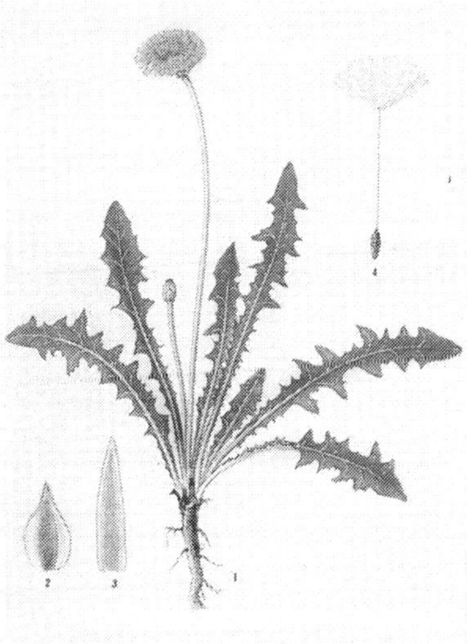

Kombinationen

- pulmonale Infektionen mit Schleimbildung → Lonicerae fl. (Jinyinhua) S. 222, Houttuyniae h. cum radice (Yuxingcao) S. 212
- Schwellungen des Rachens → Isatidis r. (Banlangen) S. 216
- Oligurie → Lonicerae fl. (Jinyinhua) S. 222, Plantaginis s. (Cheqianzi) S. 334
- Augenrötung, Augenschwellung → Cassiae s. (Juemingzi) S. 152, Chrysanthemi fl. (Juhua) S. 56, Scutellariae r. (Huangqin) S. 190
- feuchte Hitze *calor humidus*, Ikterus → Gardeniae fr. (Zhizi) S. 132, Artemisiae capillaris seu scopariae h. (Yinchenhao) S. 308
- Mastitis → Trichosanthis fructus (Gualou) S. 674, Fritillariae thunbergii bulbus (Zhebeimu) S. 662
- Karbunkel → Lonicerae fl. (Jinyinhua) S. 222, Violae h. (Zihua diding) S. 260, Chrysanthemi fl. (Juhua) S. 56
- Lymphknotenschwellungen des Halses → Prunellae spica (Xiakucao) S. 146, Ostreae concha (Muli) S. 436
- Mammaabszesse, Karbunkel, Furunkel → Trichosanthis fructus (Gualou) S. 674, Fritillariae thunbergii bulbus (Zhebeimu) S. 662, Myrrha (Moyao) S. 570
- tiefe Geschwüre, die heiß, schmerzhaft und verhärtet sind → Forsythiae fr. (Lianqiao) S. 206, Chrysanthemi fl. (Juhua) S. 56
- Lungenabszesse und eitriger Auswurf → Houttuyniae h. cum radice (Yuxingcao) S. 212, Benincasae s. (Dongguazi) S. 310
- schmerzhafte Miktionsstörungen → Lysimachiae h. (Jinqiancao) S. 328, Imperatae rhiz. (Baimaogen) S. 164

Gravidität Anwendung erlaubt

Tinosporae radix
Jinguolan

金果榄

Familie: Menispermaceae
Stammpflanzen: *Tinospora capillipes* u.a.
Pflanzenbezeichnung: Qingniudan
deutsch: Tinospora-Wurzel
englisch: tinospora root

Temperaturverhalten
■■□ kalt

Geschmack *Sapor*
■■□ bitter

Funktionskreis-/ Orbisbezug
■■□ Lunge *pulmonalis*
■■□ Magen *stomachi*
■■□ Dickdarm *intestini crassi*

Wirkrichtung
■□□ absenkend

Wirkort
Haut, oberer Wärmebereich *Calorium*

Wirkung/Indikation

■■□ **Hitze *calor* kühlend**
Halsschmerzen, Schwellungen, Husten, Atemnot

■■□ **entgiftend und desinfizierend**
Ulzerationen, Geschwüre

■■□ **Rachen freimachend**
schmerzhafter, geschwollener Hals

■□□ **feuchte Hitze *calor humidus* ausleitend**
Ulzerationen, Geschwüre

Besonderes in der Veterinärmedizin wichtig bei Beulen und Geschwüren, Schweineruhr, Schweinerotlauf.

Tagesdosis 3–9 g, Standard 6 g **Kochzeit** 20 min

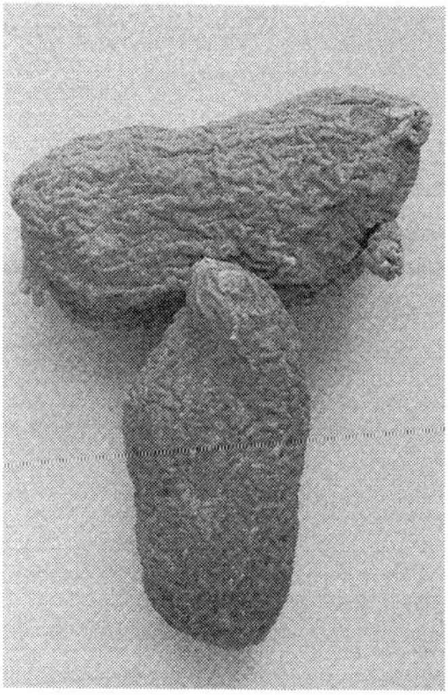

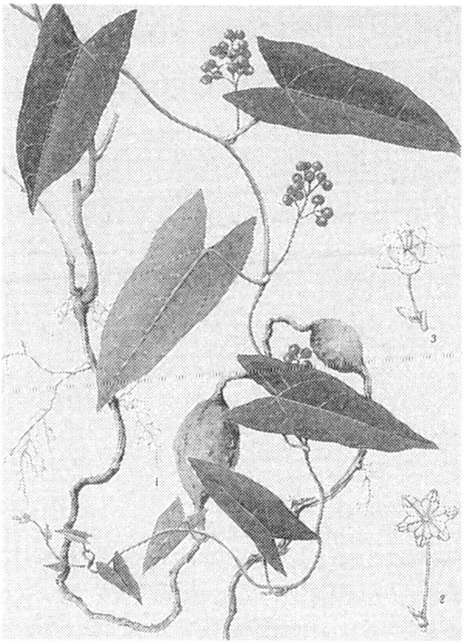

Kombinationen

- schmerzhafter Rachen als Einzelmittel oder mit Isatidis folium et radix
- Karbunkel, Furunkel (lokale Anwendung) mit Essig

Gravidität Anwendung erlaubt

Violae herba
Zihua diding

紫花地丁

Familie: Violaceae
Stammpflanzen: *Viola yedoensis, V. patrini, V. japonica,* u.a.
Variante: Violae herba cum radice
deutsch: Veilchenkraut, Ackerstiefmütterchenkraut
englisch: Yedeon‘s violet, purple flower earth spike

Temperaturverhalten
■■□ kalt

Geschmack *Sapor*
■□□ bitter
■□□ scharf

Wirkrichtung
■□□ tief

Wirkort
Haut

Funktionskreis-/ Orbisbezug
■■□ Herz *cardialis*
■□□ Leber *hepaticus*

Wirkung/Indikation

■■□ **Hitze *calor* kühlend**
entzündete Schwellungen, gerötete, geschwollene Augen, schmerzhafter, geschwollener Rachen, Ohrschmerzen, Schwellungen des Ohres, Mumps, Konjunktivitis, Mastitis

■■■ **entgiftend und desinfizierend**
äußerliche und innerliche Anwendung bei Karbunkeln, Furunkeln, Akne, Hilfsarznei bei Masern (Hitze-Wind *calor-venti*), Schlangenbisse

■■■ **Ekzeme, Verbrennungen und Geschwüre**
Karbunkel, Furunkel, Akne, Rücken/Kopfbereich

■□□ **Schwellung zerteilend**
entzündete Schwellungen von Haut- und Schleimhaut, im Nacken-, Ohr- und Rachenbereich, geschwollene, entzündete Augen

■□□ **feuchte Hitze *calor humidus* ausleitend**
Geschwüre, Karbunkel, Furunkel

■□□ **Xue kühlend**
Geschwüre, Blutungen

Physiologische/pharmakologische Wirkung in vitro antibiotisch, entzündungshemmend, antipyretisch. Die westlich verwandte Viola tricolor wird äußerlich und innerlich bei verschiedenen Hauterkrankungen (Ekzeme, Impetigo, Akne, Pruritus, Milchschorf) und fieberhaftem Katarrh der oberen Luftwege verwendet.

Tagesdosis 5–10 g, Standard 5 g **Kochzeit** 20 min

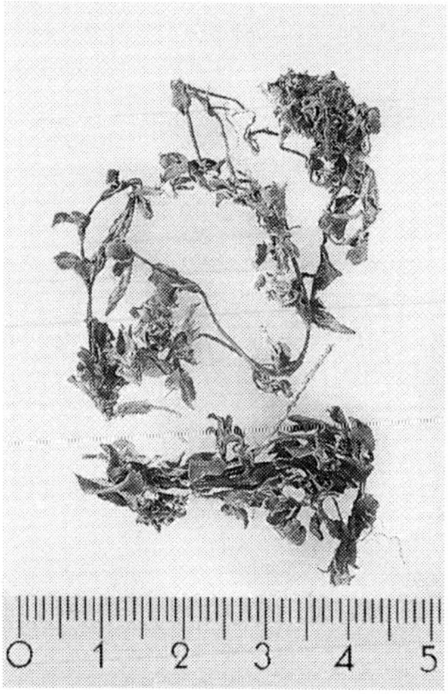

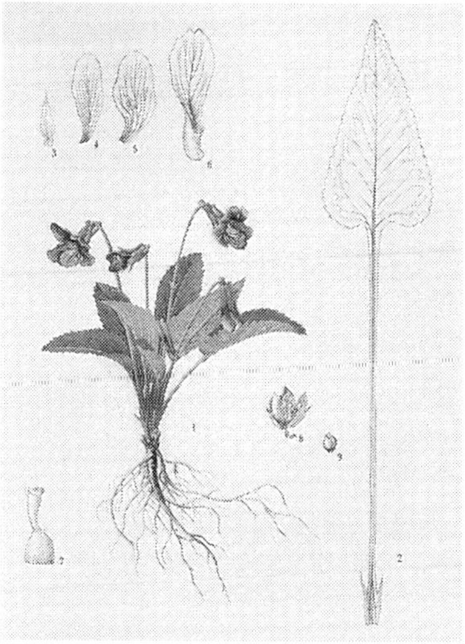

Kombinationen

- Karbunkel, Furunkel → Lonicerae fl. (Jinyinhua) S. 222, Forsythiae fr. (Lianqiao) S. 206, Chrysanthemi fl. (Juhua) S. 56
- Abszesse im Thorax, Karbunkel, Furunkel, Geschwüre, feuchte Hitze *calor humidus*, Ikterus → Taraxaci h. cum radice (Pugongying) S. 256
- Hitze im FK Leber *calor o. hepatici* mit Augenrötung, Augenschwellung, Augenschmerzen → Chrysanthemi fl. (Juhua) S. 56, Cicadae periostracum (Chantui) S. 58

Kompatibilität reduziert die Toxizität von Cinnabaris (Zhusha) S. 426

Kontraindikation Kälte-Schwäche *algor depletionis*-Zeichen

Gravidität Anwendung erlaubt

Artemisiae annuae herba 青蒿
Qinghao

Familie: Asteraceae
Stammpflanzen: *Artemisia annua, A. apiacea*
Variante: Artemisiae apiaceae herba
deutsch: einjähriges Beifußkraut
englisch: wormwood

Temperaturverhalten
■■□ kalt

Geschmack *Sapor*
■■□ bitter

Funktionskreis-/ Orbisbezug
■■□ Leber *hepaticus*
■■□ Gallenblase *felleus*

Wirkrichtung
■□□ emporhebend
Leber-Qi *qi hepaticum* bewegend und entfaltend

Wirkort
Tiefe, Innere *intima*

Wirkung/Indikation

■■□ **Hitze *calor* kühlend**
Infektionen mit Hitze im Inneren *calor intimae*, Wechselfieber (Malaria)

■□□ **Xue kühlend**
Nasenbluten, Purpura, Blutungsneigung

■□□ **hämostyptisch**
Blutungsneigung

■■■ **Hitze durch Schwäche *calor depletionis* beseitigend**
Fieber, v.a. abends, Schweiße im Schlaf

■■■ **Sommerhitze *aestus* ausleitend**
Sommerhitze *aestus* mit Fieber ohne Schweiß, Engegefühl in der Brust, Schwindel, starke Abgeschlagenheit

■□□ **Qi emporhebend**
Leber-Qi *qi hepaticum* entfaltend, Engegefühl in der Brust, Benommenheit, Schwindel, Übelkeit, Hepatitis

■■□ **feuchte Hitze *calor humidus* ausleitend**
ikterische Symptomatik, Übelkeit, Hepatitis, Inappetenz, Spannung im Abdomen, intermittierendes Fieber, Enteritis, Dysenterie

Bemerkung besonders bei Hitze *calor*-Befunden in der Tiefe, Xue-Ebene, Yin-Ebene

Tagesdosis 3–20 g, Standard 6 g

Kochzeit Arzneimittel am Schluss zugeben, kurz aufkochen und 3 min ziehen lassen

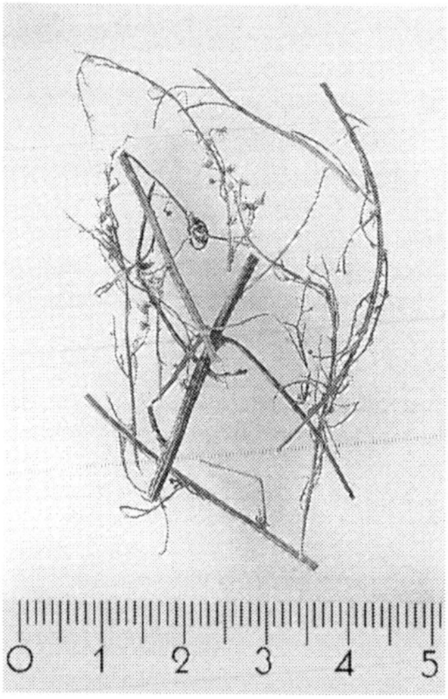

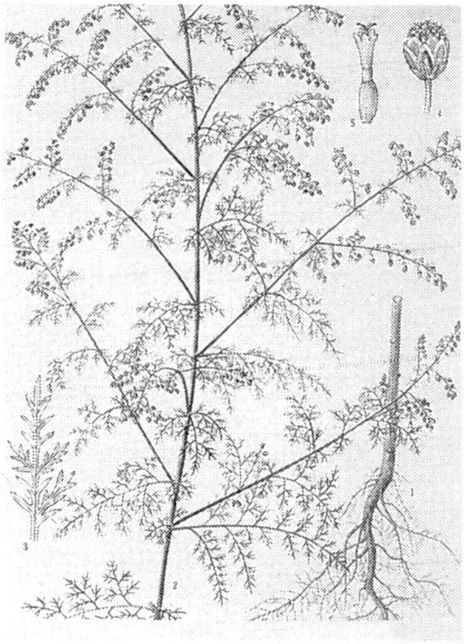

Kombinationen

- Hitze-Schwäche *calor depletionis*, Fieber, Schweiße im Schlaf → Gentianae macrophyllae r. (Qinjiao) S. 370, Glycyrrhizae r. (Gancao) S. 728
- Sommerhitze *aestus*, Fieber ohne Schweiß, Benommenheit → Dolichoris lablab s. (Biandou) S. 734, Talcum (Huashi) S. 346
- Xue-Schwäche *depletio xue*, Fieber, Fieber am Nachmittag, Schweiße im Schlaf → Lycii cortex (Digupi) S. 266, Cynanchi stauntonii r. (Baiqian) S. 640
- Xue-Hitze *calor xue* mit Fieber, purpurfarbenen Ausschlägen → Rehmanniae r. (Shengdihuang) S. 174
- Feuchtigkeit-Sommerhitze *humor aestus* mit Übelkeit, Malaria, hohem Fieber → Scutellariae r. (Huangqin) S. 190, Pinelliae rhiz. (Banxia) S. 86

Kompatibilität gestört durch Rehmanniae r. (Shengdihuang) S. 174, Angelicae sinensis r. (Danggui) S. 780

Kontraindikation post partum bei Xue-Schwäche *depletio xue* oder bei Kälte-Schwäche *algor depletionis* der Mitte

Gravidität Anwendung erlaubt

Physiologische / pharmakologische Wirkung in vitro antibiotisch; Artemisinin aus Artemisia annua erwies sich als wirksames Antimalariamittel, auch bei Resistenzen (i. m.). Die westliche verwandte Droge Artemisia vulgaris wird nur noch selten als Amarum, zur Anregung der Magensaftsekretion, bei Appetitlosigkeit, Blähungen, Völlegefühl verwendet, sie wirkt antibakteriell und kann Allergien auslösen. Evtl. kann es zu Interaktionen zwischen der Droge und Azol-Antimykotika (z.B. Griseofulvin, Ketokonazol, Nystatin) sowie Calcium-Kanal-Blockern (z.B. Verapamil, Nifedipin) kommen, ist aber noch nicht weiter erforscht.

Cynanchi atrati radix 白薇
Baiwei

Familie: Asclepiaceae
Stammpflanzen: *Cynanchum atratum, C. versicolor*
Variante: Cynanchi baiwei radix
deutsch: Cynanchumwurzel
englisch: swallowwort root

Temperaturverhalten
■■□ kalt

Geschmack *Sapor*
■■□ bitter
■□□ salzig

Wirkrichtung
■□□ tief

Wirkort
Tiefe, Innere *intima*

Funktionskreis-/ Orbisbezug
■□□ Leber *hepaticus*
■■□ Magen *stomachi*
■■□ Lunge *pulmonalis*
■□□ Blase *vesicalis*
■□□ Niere *renalis*

Wirkung/Indikation

■■□ **Hitze *calor* kühlend**
Hitze im Inneren *calor intimae*, persistierendes, schleichendes Fieber, Yin-Schwäche *depletio yin*, Fieber postpartal, Fieber in der Nacht, v.a. aufgrund von Hitze im FK Lunge *calor o. pulmonalis* mit Husten

■■□ **Xue kühlend**
fieberhafte Erkrankungen

■■□ **Qi stützend und ergänzend**
fiebrige Erkrankungen, hartnäckiges Fieber

■□□ **diuretisch**
schmerzhafte Miktionsbeschwerden

■■□ **Hitze durch Schwäche *calor depletionis* beseitigend**
akute fieberhafte Erkrankungen, bakterielle oder virale Infektion, anhaltende subfebrile Temperaturen, besonders am Abend oder in der Nacht, Hitze *calor*-Zeichen in der Qi-, Xue-Ebene und in der Bauenergie *qi constructivum*, Verbrauch der Körper-Säfte, Mund-Trockenheit, Inappetenz, Ruhelosigkeit, postpartales Fieber, Nachtschweiße, Hitzegefühl an Fußsohlen und Handtellern

Physiologische / pharmakologische Wirkung isolierte Inhaltsstoffe zeigen einen kardioglycosidähnlichen Effekt. Inhaltsstoffe: u. a. Cynanchol

Tagesdosis 3 – 10 g, Standard 5 g **Kochzeit** 20 min

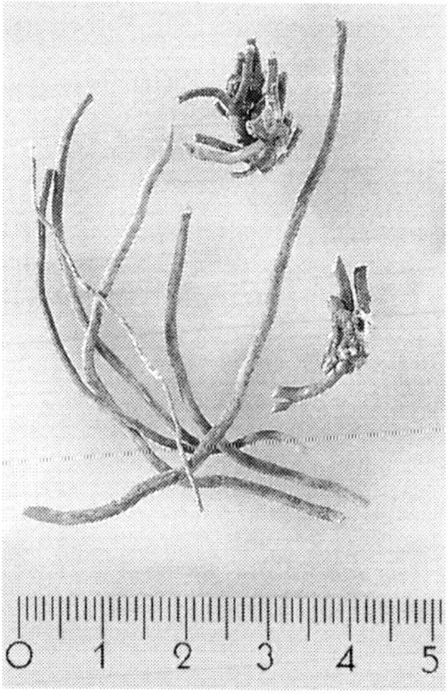

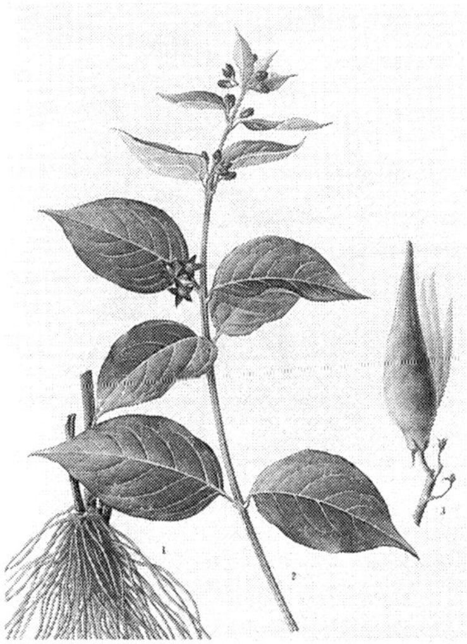

Kombinationen

- Xue-Schwäche *depletio xue*, intermittierendes Fieber, Fieber am Nachmittag, Hitze *calor* in der Bauenergie *qi constructivum*, Knochendystrophie → Lycii cortex (Digupi) S. 266
- Xue-Schwäche *depletio xue* mit chronischem Fieber, Fieber post partum, Reizbarkeit → Angelicae sinensis r. (Danggui) S. 780, Ginseng r. (Renshen) S. 726
- Xue-Hitze *calor xue* und Yin-Schwäche *depletio yin* mit Miktionsstörungen → Lophateri h. (Danzhuye) S. 138, Clematidis armandii caul. (Chuanmutong) S. 312
- pränatale Inkontinenz oder auch post partum → Paeoniae radix lactiflora (Baishao) S. 788

Kompatibilität gestört durch Astragali r. (Huangqi) S. 718, Zingiberis rhiz. (Ganjiang) S. 416, Ziziphi spinosae s. (Suanzaoren) S. 454, Rhei rhiz. (Dahuang) S. 96, Euphorbiae kansui r. (Gansui) S. 106, Corni fr. (Shanzhuyu) S. 834

Kontraindikation Schwäche *depletio* oder Kälte *algor* in der Mitte

Gravidität Anwendung erlaubt

Lycii cortex
Digupi

地骨皮

Familie: Solanaceae
Stammpflanzen: *Lycium chinense, L. barbarum*
Variante: Lyeii cortex radicis
deutsch: Bocksdornwurzelrinde
englisch: cortex of wolfberry root, earth bone bark

Temperaturverhalten
■■□ kalt

Geschmack *Sapor*
■■□ bitter
■□□ süß

Funktionskreis-/ Orbisbezug
■■■ Lunge *pulmonalis*
■■□ Niere *renalis*
■■□ Leber *hepaticus*

Meldearznei
oberer Wärmebereich *Calorium*

Wirkrichtung
■■□ tief

Wirkort
Lunge, Tiefe, Innere *intima*

Wirkung/Indikation

■■□ **Hitze *calor* kühlend**
Husten, erschwerte Atmung, schleimiger, gelber, blutiger Auswurf

■■□ **Xue kühlend**
blutiger Auswurf, Blut im Urin, Nasenbluten

■■□ **hämostyptisch**
Nasenbluten, blutiges Erbrechen, Blut im Urin

■■■ **Hitze durch Schwäche *calor depletionis* beseitigend**
anhaltende subfebrile Temperaturen mit viel Schweiß, Schweiße im Schlaf, chronische Erkrankungen wie Mononukleose oder chronisches Müdigkeitssyndrom

■■□ **Keuchen stillend**
erschwerte Atmung, asthmoide Symptomatik

Physiologische/pharmakologische Wirkung blutzuckersenkend, antihypertensiv. Der alkoholische und wässrige Wurzelextrakt und das daraus isolierte Kukoamin A wirken im Tierversuch antihypertensiv. Die isolierten Octapeptide Lyciumin A und B hemmen die Aktivität von Renin und ACE. Vorsicht bei Kombination mit Antidiabetika (Hypoglycämie-Gefahr).

Tagesdosis 6–15 g, Standard 10 g **Kochzeit** 20 min

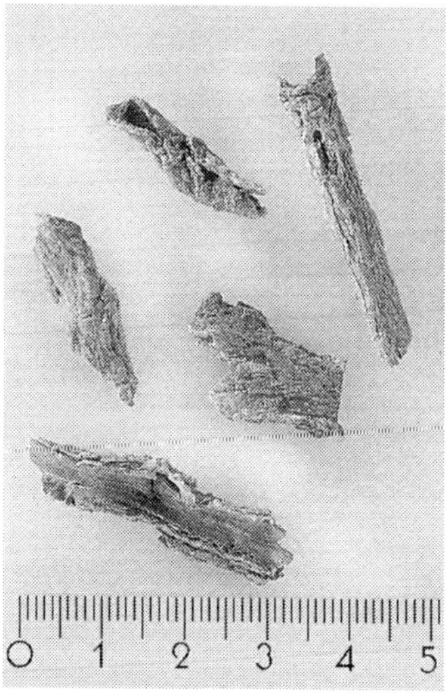

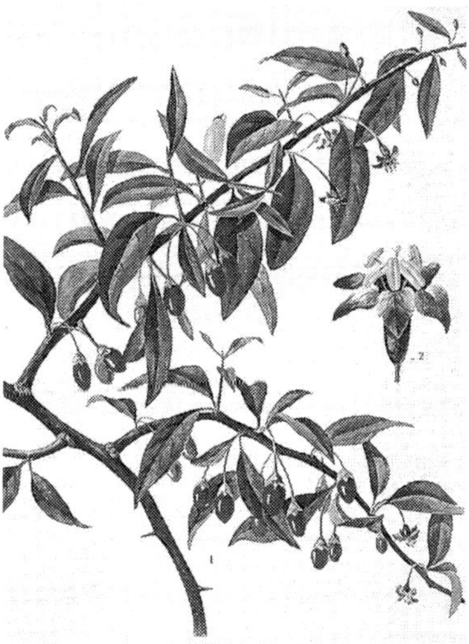

Kombinationen

- Hitze im FK Lunge *calor o. pulmonalis* mit Husten, asthmoiden Beschwerden, Auswurf → Mori cortex (Sangbaipi) S. 688
- Xue-Hitze *calor xue*, Hämoptoe, blutiger Urin, Epistaxis → Biotae f. (cacumen) (Cebaiye), Imperatae rhiz. (Baimaogen) S. 164
- Hitze-Schwäche *calor depletionis*, subfebrile Temperaturen → Artemisiae annuae seu apiaceae h. (Qinghao) S. 262, Cynanchi stauntonii r. (Baiqian) S. 640
- Xue-Schwäche *depletio xue*, ossäre Dystrophie, Fieber am Nachmittag → Stellariae r. (Yinchaihu) S. 268
- Nasenbluten, blutiges Erbrechen, Menstruationsstörungen, Anämie, eitrige Schwellungen → Moutan cortex (Mudanpi) S. 170
- diabetische Stoffwechsellage, reichliche Miktion → Rehmanniae r. (Shengdihuang) S. 174, Trichosanthis r. (Tianhuafen) S. 148
- Hitze im FK Lunge *calor o. pulmonalis* mit Husten und Keuchen → Mori cortex (Sangbaipi) S. 688
- Juckreiz im Genitalbereich (äußerliche Anwendung) → Alumen (Mingfan) S. 888, Cnidii fr. (Shechuangzi) S. 752, Schisandrae fr. (Wuweizi) S. 862, Menthae h. (Bohe) S. 64

Kompatibilität reduziert die Toxizität von Cinnabaris (Zhusha) S. 426

Kontraindikation Kälte-Schwäche *algor depletionis* der Mitte, bei starker Affektion der Oberfläche *extima*

Gravidität Anwendung erlaubt

Stellariae radix 银柴胡
Yinchaihu

Familie: Caryophyllaceae
Stammpflanze: *Stellaria dichotoma*, u. a.
deutsch: Vogelmierenwurzel
englisch: stellaria root, silver barbarian kindling

Temperaturverhalten
■□□ kalt

Wirkrichtung
■□□ absenkend

Geschmack *Sapor*
■■□ bitter
■□□ süß

Wirkort
Tiefe, Innere *intima*

Funktionskreis-/ Orbisbezug
■□□ Niere *renalis*
■■□ Leber *hepaticus*
■□□ Magen *stomachi*

Wirkung/Indikation

■■□ **Hitze durch Schwäche *calor depletionis* beseitigend**
Fieber bei Yin-Schwäche *depletio yin*, anhaltende subfebrile Temperaturen, trockener Rachen, trockener Mund, vermehrter Durst

■■□ **Hitze *calor* kühlend**
kindliche Dystrophie, Verdauungsstörungen der Kinder, Fieber, Durst, Zappeligkeit

■■□ **Xue kühlend**
Husten mit Blut, Nasenbluten, gynäkologische Blutungen, Blut im Urin

■□□ **hämostyptisch**
Blutungen

Physiologische/pharmakologische Wirkung tierexperimentell cholesterinsenkend

Tagesdosis 3 – 10 g, Standard 3 g **Kochzeit** 20 min

Bemerkung die fieberhafte Temperatur auf der Basis einer Schwäche *depletio* kann sowohl in der Qi-Ebene, in der Ebene der Bauenergie *qi constructivum* als auch in der Xue-Ebene sein.

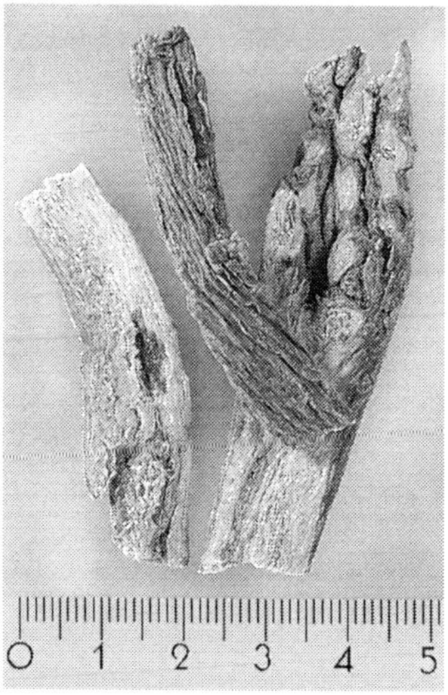

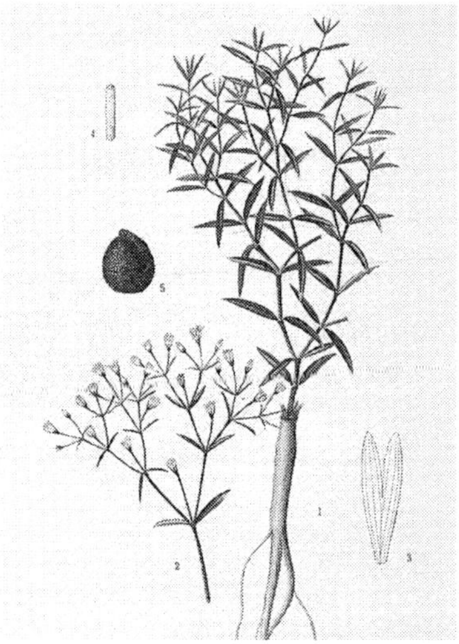

Kombinationen

- Hitze-Schwäche *calor depletionis* mit Fieber → Lycii cortex (Digupi) S. 266, Artemisiae annuae seu apiaceae h. (Qinghao) S. 262, Gentianae macrophyllae r. (Qinjiao) S. 370, Anemarrhenae rhiz. (Zhimu) S. 126, Glycyrrhizae r. (Gancao) S. 728
- Hitze im FK Leber *calor o. hepatici* mit Fieber, Unruhe, Durst, infantiler Dystrophie → Gardeniae fr. (Zhizi) S. 132, Forsythiae fr. (Lianqiao) S. 206, Scutellariae r. (Huangqin) S. 190, Ginseng r. (Renshen) S. 726, Chuanxiong rhizoma (Chuanxiong) S. 540, Platycodi r. (Jiegeng) S. 648
- ossäre Dystrophie mit Anämie → Picrorhizae rhiz. (Huhuanglian) S. 188
- chronisches Fieber, Fieber am Nachmittag, blutiges Erbrechen, Nasenbluten, Uterusblutungen durch Xue-Hitze *calor xue* → Picrorhizae rhiz. (Huhuanglian) S. 188
- Fieber, Auszehrung, Durst, gerötete Augen, Ernährungsstörungen → Gardeniae fr. (Zhizi) S. 132, Scutellariae r. (Huangqin) S. 190

Kontraindikation Xue-Schwäche *depletio xue* ohne Fieber, Kälte-Wind *algor venti*

Gravidität Anwendung erlaubt

V Aromatische Arzneimittel, die das Sensorium öffnen *mm. aromatica et patefacientia*

Übersicht

Arzneimittelbild

Eigenschaften

Diese Arzneimittel öffnen die Sinnesorgane und werden zur Behandlung von Verschluss-Syndromen benötigt:

- gegenläufiger/kontravektiver Qi-Fluss, gegenläufiger/kontravektiver Xue-Fluss, Schleim *pituita*, hochschlagendes Yang führen zu Blockade-Zeichen des Sensoriums wie Bewusstseinsverlust, Kiefersperre, Rigidität der Extremitäten
- bei Verschluss durch Hitze *calor* oder Glut *ardor* kommen hohes Fieber, Reizbarkeit, rotes Gesicht, schwergängige Atmung, warme Extremitäten hinzu
- bei Verschluss durch Kälte *algor* finden sich kalte Extremitäten, blasser Teint, dicker Zungenbelag, tiefe, saitenförmige Pulse *pp. mersi, chordales*, klinisch bei starken Infektionskrankheiten, zerebrovaskulären Insulten, hepatischem Koma, Sonnenstich

Die Arzneimittel dieser Gruppe sind sehr scharf, haben eine starke aromatische Geschmacksrichtung *sapor*, ein warmes oder heißes Temperaturverhalten. Sie bewegen das Qi sehr schnell und sind in der Lage, in das Gewebe einzudringen, Blockaden zu brechen, das Bewusstsein wieder zu beleben.

Geeignete Arzneien bei einem Verschluss durch Hitze *calor*:

- Borneol (Bingpian) S. 276
- Bovis calculus (Niuhuang) S. 160
- Curcumae longae tuber (Yujin) S. 548
- Forsythiae fructus (Lianqiao) S. 206

Geeignete Arzneien bei einem Verschluss durch Kälte *algor*:

- Acori rhizoma (Changpu) S. 274
- Agastachis herba (Huoxiang) S. 284
- Eupatorii herba (Peilan) S. 294
- Styrax (Suhexiang) S. 280

Vergleich der Einzelarzneimittel dieser Gruppe

Wirkkraft, um aromatisch das Sensorium zu öffnen

Styrax (Suhexiang) S. 280	■■■■■■■■□□
Borneol (Bingpian) S. 276	■■■■■■■□□□
Bovis calculus (Niuhuang) S. 160	■■■■■■■□□□
Camphora (Zhangnao) S. 278	■■■■■■■□□□
Acori rhizoma (Changpu) S. 274	■■■■■□□□□□

Acori calami rhizoma 水菖蒲
Shuichangpu

Familie:	Acoraceae
Stammpflanze:	*Acorus calamus*
Variante:	Calami rhizoma
deutsch:	Kalmuswurzelstock
englisch:	sweetflag rhizome

Temperaturverhalten
■■□ warm

Geschmack *Sapor*
■■□ scharf
■□□ bitter
■□□ aromatisch

Funktionskreis-/ Orbisbezug
■□□ Herz *cardialis*
■□□ Leber *hepaticus*

Wirkrichtung
■■□ emporhebend

Wirkort
Kopf und Augen, Lunge

Wirkung/Indikation

■□□ **Feuchtigkeit *humor* ausleitend**
getrübtes Sensorium, Taubheit, Tinnitus, thorakales Druckgefühl, gespanntes Abdomen

■■■ **Schleim *pituita* kanalisierend**
Bewusstseinstrübung, Apathie, Taubheit, Tinnitus, dicker, klebriger Zungenbelag, Stupor, Krampfneigung, Raserei

■■■ **kalten Schleim *pituita algida* umwandelnd**
Bewusstlosigkeit, Apathie, Stupor

■■□ **Energiebahnen und Sinne öffnend**
Bewusstlosigkeit, Taubheit, Tinnitus

■■□ **schädigenden Wind *ventus laedens* beseitigend**
Präapoplex, thorakales Druckgefühl, gespanntes Abdomen, Hypertonie, Palpitationen

Physiologische/pharmakologische Wirkung Anregung der Speichel- und Magensaftsekretion, wird eingesetzt bei Appetitlosigkeit, dyspeptischen Beschwerden, äußerlich hyperämisierend bei Rheumatismus, gegen Zahnfleischentzündungen und Angina. Der Inhaltsstoff Asaron wirkt sedierend, die Gerb- und Schleimstoffe bei Diarrhö.

Toxizität je nach Herkunft enthält das Rhizom unterschiedliche Mengen an Asaron. Schwach mutagene, kanzerogene Effekte von Isoasaron werden diskutiert, deshalb wird von Daueranwendung abgeraten, bzw. Verwendung von Isoasaron-freien Drogen empfohlen. Durch Abkochen wird Asaron unschädlich.

Tagesdosis 1 – 10 g, Standard 6 g

Kochzeit Arzneimittel am Schluss zugeben, kurz aufkochen und 3 min ziehen lassen

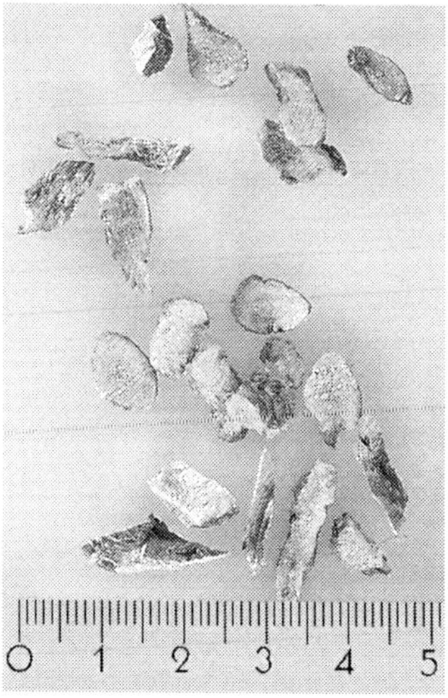

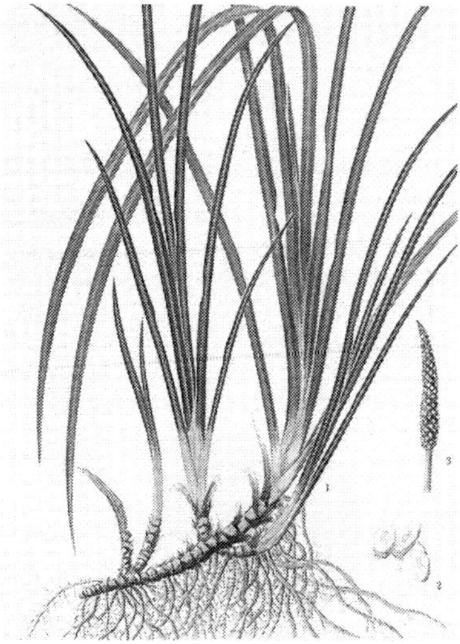

Kontraindikation Yin-Schwäche *depletio yin* mit Glut *ardor*-Zeichen, Vorsicht bei exzessiven Schweißen und blutigem Erbrechen

Gravidität Anwendung erlaubt

Acori rhizoma
Changpu

石菖蒲

Familie: Acoraceae
Stammpflanzen: *Acorus gramineus, Acorus tatarinowii*
Variante: Acori tatarinowii rhiz., Acori graminei rhiz.
deutsch: grasblättriger Kalmus
englisch: grassleave sweetflag rhizome, acorus

Temperaturverhalten
■■□ warm

Wirkrichtung
■■□ emporhebend

Geschmack *Sapor*
■■□ scharf
■□□ aromatisch

Wirkort
Kopf und Augen, Lunge

Funktionskreis-/ Orbisbezug
■■□ Herz *cardialis*
■□□ Leber *hepaticus*
■□□ Magen *stomachi*
■□□ Milz *lienalis*

Wirkung/Indikation

■■□ **Feuchtigkeit *humor* ausleitend**
getrübtes Sensorium, Taubheit, Tinnitus, thorakales Spannungs- und Druckgefühl, Druckgefühl im Abdomen, Bi-Syndrom

■■■ **Schleim *pituita* kanalisierend**
Bewusstseinstrübung, Apathie, Taubheit, Tinnitus, dicker, klebriger Zungenbelag, Stupor, Krampfneigung, Raserei, Halluzinationen, Selbstgespräche, unzusammenhängendes Schreien oder Lachen, Inappetenz

■■■ **kalten Schleim *pituita algida* umwandelnd**
Bewusstlosigkeit, Apathie, Stupor

■■□ **Energiebahnen und Sinne öffnend**
Bewusstlosigkeit, Taubheit, Tinnitus

■□□ **mittlere Funktionskreise *orbes* harmonisierend und stützend**
Völlegefühl in Brust und Epigastrium, Schmerzen im Oberbauch

■■□ **feuchte Hitze *calor humidus* ausleitend**
feuchte Hitze *calor humidus* überlagert den Neben-FK Hirn *paraorbis cerebri*, Gedächtnisstörungen, Konzentrationsstörungen, mentale Verwirrtheit, Zungenbelag weiß und dick

■■□ **Qi bewegend und regulierend**
durch Stagnation des Leber-Qi *qi hepaticum* bedingte Depression, Phobie, Schizophrenie, mentale Störungen

Physiologische/pharmakologische Wirkung enthält u.a. Asaron. Wirkt die Sekretion der Verdauungssäfte steigernd, intestinale Spasmen lindernd, in vitro Verbesserung der durch Alkohol induzierten Lern- und Gedächtnisschwäche.

Toxizität vergleiche Acori calami rhizoma (Changpu) S. 272

Tagesdosis 3 – 10 g, Standard 6 g

Kochzeit Arzneimittel am Schluss zugeben, kurz aufkochen und 3 min ziehen lassen

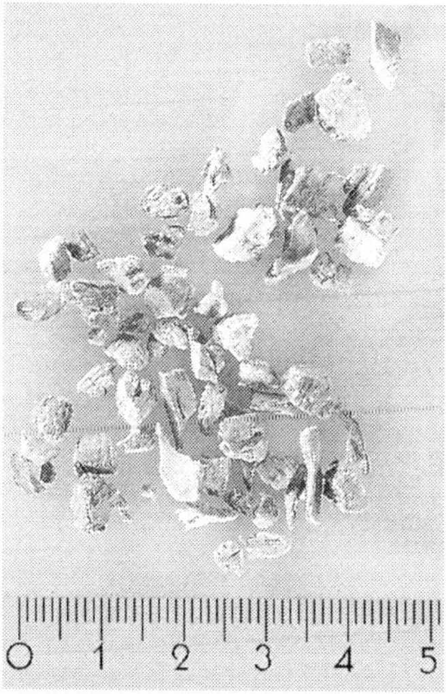

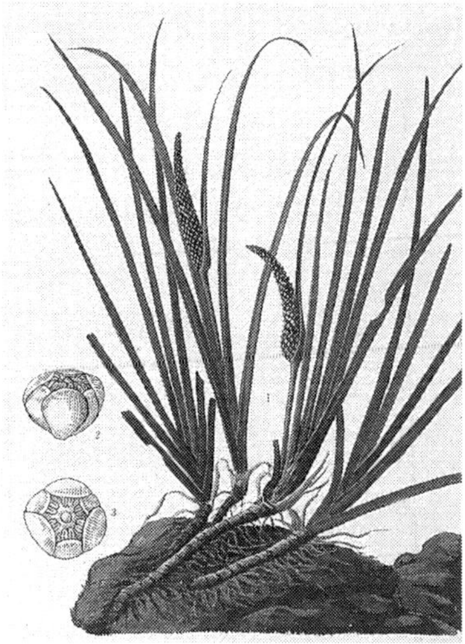

Kombinationen
- Feuchtigkeit *humor*, Spannungsgefühl in Thorax und Abdomen, Anorexie → Coptidis rhiz. (Huanglian) S. 178
- Feuchtigkeit *humor* und Qi-Stagnation, Spannungsgefühl in Epigastrium und Abdomen → Linderae r. (Wuyao) S. 506, Evodiae fr. (Wuzhuyu) S. 404, Cyperi rhiz. (Xiangfu) S. 502
- Schleim, Verstopfung der Sinnesöffnungen mit Desorientiertheit, Reizbarkeit, Benommenheit → Curcumae longae tub. (Yujin) S. 548, Pinelliae rhiz. (Banxia) S. 86
- Vergeßlichkeit, Tinnitus, Hörschwäche → Polygalae r. (Yuanzhi) S. 448, Poria (Fuling) S. 340
- Heiserkeit, Auswurf im Rachen, Stimmbandödem → Platycodi r. (Jiegeng) S. 648, Dendrobii caul. (Shihu) S. 800
- Schmerzen und Spannungsgefühl in Thorax und Epigastrium durch zähen Schleim im mittleren Wärmebereich *Calorium* → Magnoliae c. (Houpo) S. 298, Citri reticulatae peric. (Chenpi) S. 496
- Dysenterie mit Inappetenz → Nelumbinis s. (Lianzi) S. 854, Coptidis rhiz. (Huanglian) S. 178
- Ulzerationen der Cornea → Succinum (Hupo) S. 438, Lycii fr. (Gouqizi) S. 812, Chrysanthemi fl. (Juhua) S. 56

Kompatibilität gestört durch Ephedrae h. (Mahuang) S. 34

Kontraindikation Defizienz des Yin mit Hitze *calor*-Zeichen (z.B. exzessive Schweiße, blutiges Erbrechen)

Gravidität Anwendung erlaubt

Borneol
Bingpian

冰片

Familie: Dipterocarpaceae
Stammpflanze: kristallisiertes Harz-Destillat von *Dryobalanops aromatica*, u.a.
deutsch: Borneol
englisch: borneol, ice slice

Temperaturverhalten
■■□ Tendenz kalt

Geschmack *Sapor*
■■□ scharf
■□□ bitter
■■□ aromatisch

Funktionskreis-/ Orbisbezug
■■■ Herz *cardialis*
■■□ Lunge *pulmonalis*
■□□ Milz *lienalis*
■□□ Leber *hepaticus*

Wirkrichtung
■■■ emporhebend

Wirkort
Kopf und Augen, Haut

Wirkung/Indikation

■■■ **Energiebahnen und Sinne öffnend**
Kollaps, Ohnmacht, Krampfneigung

■■■ **Kollapsneigung *flexus* beseitigend**
Kollaps, Ohnmacht, Krämpfe

■■□ **Hitze *calor* kühlend**
Geschwüre, entzündete Augen, Tränenfluss, eitriges Nasensekret

■■□ **Schmerz beseitigend**
schmerzhafter, geschwollener Rachen, schmerzhafte Geschwüre der Haut, Ulzerationen, schmerzhafte Augen

■□□ **Ekzeme, Verbrennungen und Geschwüre**
Rachengeschwüre, Ulzerationen, Schwellungen des Kehlkopfs, eitriges Nasensekret, eiternde Wunden

■■□ **Schwellung zerteilend**
Geschwüre, Knotenbildungen, schmerzhafte Schwellungen, Juckreiz, akute und chronische Traumen

■■□ **Juckreiz beseitigend**
Juckreiz, äußerliche Schwellungen, Rachengeschwüre, Geschwüre

■■□ **Qi bewegend und regulierend**
kann in alle Gewebe eintreten und bewegt besonders in der Muskulatur Qi und Xue

Physiologische / pharmakologische Wirkung neuere Forschung: lokale Anwendung bei Neuralgien, Abszessen und Herpes zoster, milde Stimulation von peripheren sensorischen Nerven und auch des ZNS. Gute Absorption über Haut und Schleimhaut.

Besonderes Arzneimittel nicht erhitzen, innerlich nur als Pillen oder Pulver zu verwenden, äußere Anwendung, nicht als Dekokt.

Tagesdosis 0,3 – 0,9 g, Standard 0,3 g

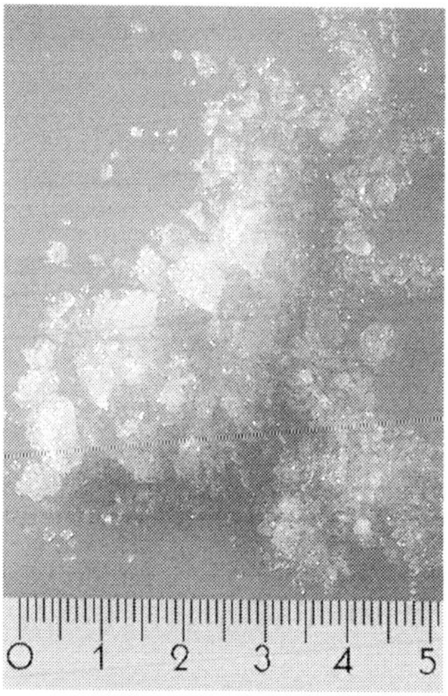

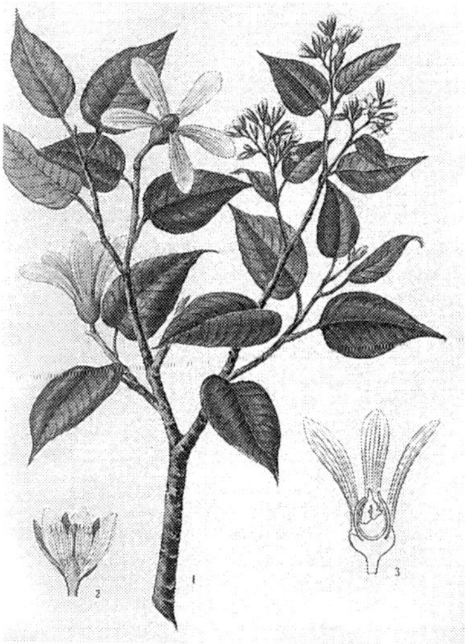

Kombinationen Hitze *calor*, Schmerzen, Schwellungen, Eiterungen im Augen-, Ohren-, Nasen-, Mund- und Rachenbereich → Cinnabaris (Zhusha) S. 426, Borax (Pengsha)

Kontraindikation Qi-Schwäche *depletio qi*, Xue-Schwäche *depletio xue*; nicht als Dekokt

Gravidität Anwendung verboten

Camphora
Zhangnao

樟脑

Familie: Lauraceae
Stammpflanze: kristallines Destillat von *Cinnamomum camphora*
deutsch: Kampfer
englisch: camphor

Temperaturverhalten
■■□ heiß

Geschmack *Sapor*
■□□ toxisch

Wirkrichtung
■■■ emporhebend

Wirkort
Kopf und Augen, Haut

Funktionskreis-/ Orbisbezug
■■■ Herz *cardialis*
■□□ Milz *lienalis*

Wirkung/Indikation

■■■ **Energiebahnen und Sinne öffnend**
Ohnmacht, Bewusstseinstrübung, Delirium, Bewusstlosigkeit

■■□ **Feuchtigkeit *humor* ausleitend**
Scabies, Wurmerkrankungen, Juckreiz, juckende Geschwüre, Parasiten (äußerliche Anwendung)

■■□ **Feuchtigkeit bei Wind *humor venti* ausleitend**
Scabies, Juckreiz, juckende Geschwüre, Parasiten

■■□ **Schwellung zerteilend**
Gedunsenheit, Aszites, Verletzungen, Frakturen, Kontusionen, Verrenkungen, Schmerzen, Schwellungen, Hämatome, Stasen des Xue

■■□ **antiparasitisch**
Scabies, Wurmerkrankungen, Juckreiz (äußerliche Anwendung)

■■□ **Schmerz beseitigend**
Traumen, Verletzungen, Frakturen, Kontusionen, Verrenkungen, Schwellungen, Schmerzen im Herzbereich, auch stechend, Dyskardie (äußerliche Anwendung)

■■□ **Xue bewegend**
Schmerzen im Herzbereich, Dyskardie, posttraumatische Schmerzen, Traumen, Frakturen, Kontusionen, Verrenkungen

Physiologische/pharmakologische Wirkung chemisch: bicyclisches Monoterpenderivat. Campheröl wird durch Wasserdampfdestillation aus Holz und Zweigen der Campherbäume, synthetisch aus alpha-Pinen gewonnen. Lokale Wirkung: Förderung der Hautdurchblutung, antiseptisch, leicht anästhesierend; als Einreibung bei rheumatischen Beschwerden. Wird angewendet bei Neuralgien, bei Krankheiten des Verdauungssystems und der Atmungsorgane.

Besonderes nur als Pillen oder Pulver zu verwenden oder in Wein auflösen

Tagesdosis 0,1–0,2 g, Standard 0,1 g als Pulver

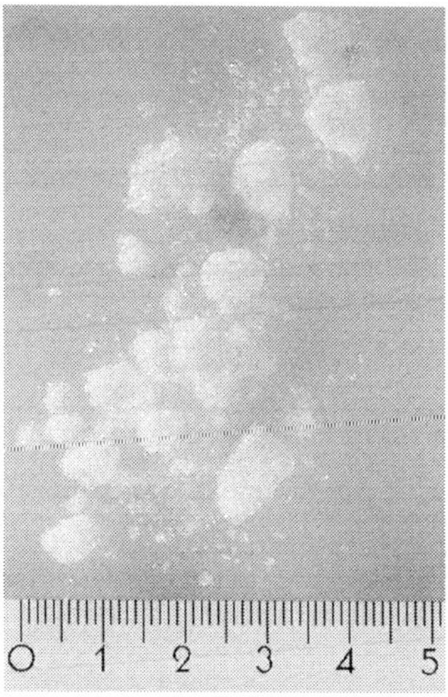

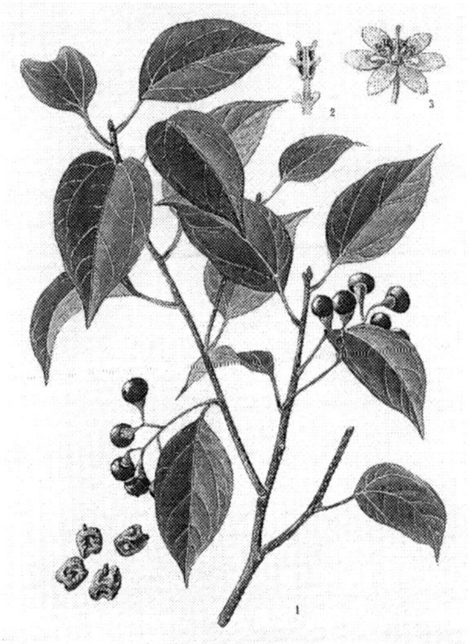

Kombinationen

- Gedunsenheit → Feuchtigkeit und Wind ausleitende Arzneimittel *mm. expellentia humoris et venti* S. 356 ff
- Juckreiz (äußerliche Anwendung) → Sophorae flavescentis r. (Kushen) S. 192, Sulfur (Liuhuang) S. 896, Phellodendri c. (Huangbo) S. 186
- Scabies und Juckreiz → Sulfur (Liuhuang) S. 896, Alumen (Mingfan) S. 888
- plötzliche Bewusstlosigkeit (als Pulver oder Pille) → Borneol (Bingpian) S. 276

Kontraindikation Qi-Schwäche *depletio qi*

Gravidität Anwendung verboten

Toxizität bei innerer Anwendung Vorsicht: orale Dosen von 0,2 – 1,0 g können Schwindel, Kopfschmerzen, Wärmegefühl, Unruhe verursachen, über 2,0 g treten transiente Sedation, gefolgt von tonisch-klonischen Spasmen auf, ein Atemstillstand ist möglich. Die letale Dosis liegt bei 7 – 15 g.

Styrax
Suhexiang

苏合香

Familie: Hamamelidaceae
Stammpflanze: *Liquidambar orientalis*
Variante: Storax
deutsch: Styrax, Harz des orientalischen Amberbaumes
englisch: resin of rose maloes, styrax

Temperaturverhalten
■■□ warm

Geschmack *Sapor*
■■□ scharf
■□□ süß
■■□ aromatisch

Funktionskreis-/ Orbisbezug
■■□ Herz *cardialis*
■□□ Milz *lienalis*

Wirkrichtung
■■■ emporhebend

Wirkort
Kopf, Augen

Wirkung/Indikation

■■■ **Energiebahnen und Sinne öffnend**
Ohnmacht, Kollaps, plötzliche Schmerzen in Thorax und Abdomen

■■□ **Kollapsneigung *flexus* beseitigend**
Kälteschäden, Kollaps durch Schleim *pituita*-Blockade, epileptiforme Symptomatik

■■□ **Wind-Blockaden *occlusio venti* lösend**
epileptiforme Symptomatik, Ohnmacht, Schmerzen in Thorax und Abdomen

■■□ **Schleim-Wind *pituita venti* ausleitend**
Schleim *pituita*-Blockade, toxische, epidemische Erkrankungen

Physiologische/pharmakologische Wirkung Hemmung der Thrombozytenaggregation (auch wenn noch keine Dokumentationen über Wechselwirkungen mit Antikoagulantien oder Thrombozytenaggregationshemmern vorliegen, sollte diese Droge hier mit Vorsicht eingesetzt werden), mild antibiotisch und entzündungshemmend, Einsatz bei KHK (erhöht Perfusion der Herzmuskulatur, verringert die Herzfrequenz, verbessert die Sauerstoffaufnahme und erhöht die Widerstandsfähigkeit des Herzmuskels gegen Hypoxie). Expektorans bei Schleimhautirritationen des Respirationstraktes; zusammen mit Olivenöl bei Scabies. Westlich ist die Siam-Benzoe als Styrax bekannt: Räucherwerk, für kosmetische Zwecke, aber auch Antiseptikum und Desinfiziens.

Besonderes nicht als Dekokt, nur in Pillen oder Pudern oder lokal (zur äußeren Anwendung mit Alkohol mischbar)

Tagesdosis 0,3 – 1 g; nicht kochen

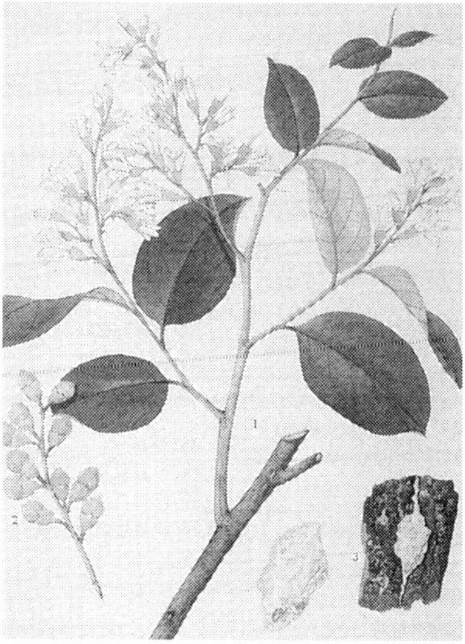

Kombinationen

- epileptiforme Symptomatik, Kollaps → Borneol (Bingpian) S. 276, Caryophylli flos (Dingxiang) S. 400, Aquilariae lignum (Chenxiang) S. 484, Santali albi lignum (Tanxiang) S. 518
- Angina pectoris → Borneol (Bingpian) S. 276, Olibanum (Ruxiang) S. 572, Santali albi lignum (Tanxiang) S. 518

Kontraindikation hohes Fieber, Koma, spontane Schweiße, Kollaps

Gravidität Anwendung mit Vorsicht

VI Aromatische Arzneimittel, die Feuchtigkeit umwandeln *mm. aromatica et transformatoria humoris*

Übersicht

Arzneimittelbild

Eigenschaften

Diese Arzneimittel wirken in erster Linie auf die FK Milz und Magen *oo. lienalis et stomachi* (Mitte). Dieser Bereich ist für die Regulation und Verteilung der Säfte zuständig. Bei einer Insuffizienz ist die häufigste pathologische Folge eine Bildung von Feuchtigkeit *humor.* Durch ihre scharfe und aromatische Geschmacksrichtung *sapor* sind diese Arzneien zur Umwandlung von Feuchtigkeit *humor* besonders geeignet. Aufgrund ihrer Eigenschaften wirken die meisten Mittel dieser Gruppe ebenfalls als Sommerhitze *aestus* ausleitende Arzneien.

Vergleich der Einzelarzneimittel dieser Gruppe

Wirkkraft, um aromatisch Feuchtigkeit *humor* im mittlerer Wärmebereich *Calorium* umzuwandeln

Agastachis herba (Huoxiang) S. 284	■■■■■■■■■■
Eupatorii herba (Peilan) S. 294	■■■■■■■■■■
Amomi xanthioidis fructus (Sharen) S. 290	■■■■■■■■■■
Amomi fructus rotundus (Baidoukou) S. 288	■■■■■■■■■■
Acori rhizoma (Changpu) S. 274	■■■■■■■■■□
Perillae caulis et folium (Zisuye) S. 44	■■■■■■■□□□

Zusammenfassung

Trocknung von Feuchtigkeit *humor* durch starke aromatische Eigenschaften

Atractylodis rhizoma (Cangzhu) S. 292 → trocknet Feuchtigkeit *humor* stark, stützt den FK Milz *o. lienalis*, zerstreut Feuchtigkeit-Wind *humor venti*

Magnoliae cortex (Houpo) S. 298 → reguliert das Qi, bricht Stagnationen, erleichtert Aufblähungen und Auftreibungen, senkt das Lungen-Qi *qi pulmonale* ab, um Dyspnoe zu erleichtern

Lösung von Feuchtigkeit *humor*, Erleichterung von Sommerhitze *aestus*

Agastachis seu Pogostemonis herba (Huoxiang) S. 284 → löst Feuchtigkeit *humor* im mittleren Wärmebereich *Calorium*, stoppt Erbrechen, öffnet die Oberfläche *extima*

Eupatorii herba (Peilan) S. 294 → öffnet die Oberfläche *extima* mild

Förderung des Qi-Flusses, Lösung von Feuchtigkeit *humor*

Amomi fructus rotundus (Baidoukou) S. 288 → löst Feuchtigkeit *humor* im mittleren und oberen Wärmebereich *Calorium*, sehr gut im Frühstadium von Übelkeit und Erbrechen

Amomi xanthioidis fructus (Sharen) S. 290 → wärmt den mittleren Wärmebereich *Calorium* bei Diarrhö durch Kälte *algor*, beruhigt den Fetus

Trocknung von Feuchtigkeit *humor*, Erwärmung des mittleren Wärmebereichs *Calorium*

Tsaoko fructus (Caoguo) S. 300 → trocknet Feuchtigkeit *humor*, Malaria

Arzneimittel aus anderen Gruppen zur Beseitigung von Feuchtigkeit *humor*

Acori rhizoma (Changpu) . . . . S. 274
Atractylodis macrocephalae rhizoma (Baizhu) . . . . S. 720
Camphora (Zhangnao) . . . . S. 278
Citri reticulatae pericarpium (Chenpi) . . . . S. 496
Lablab semen album (Biandou) . . . . S. 734
Moslae herba (Xiangru) . . . . S. 40

Agastachis herba 藿香
Huoxiang

Familie: Lamiaceae
Stammpflanzen: *Agastache rugosa* oder *Pogostemon cablin*
Variante Pogostemonis herba
deutsch: Patchoulikraut
englisch: agastache, patchouli

Temperaturverhalten
■■□ Tendenz warm

Geschmack *Sapor*
■■□ scharf
■■□ aromatisch

Funktionskreis-/ Orbisbezug
■■■ Milz *lienalis*
■■■ Magen *stomachi*
■■□ Lunge *pulmonalis*

Wirkrichtung
■■□ absenkend, emporhebend, ausleitend

Wirkort
Mitte, mittlerer Wärmebereich *Calorium* Oberfläche *extima*

Wirkung/Indikation

■■■ **Feuchtigkeit *humor* umwandelnd**
Spannungsgefühl im Epigastrium, Appetitverlust, Übelkeit, Brechreiz, Diarrhö, Müdigkeit, weißlicher, feuchter Zungenbelag

■■□ **mittlere Funktionskreise *orbes* harmonisierend und stützend**
Übelkeit, Brechreiz, morgendliche Übelkeit, Druckgefühl im Oberbauch

■■□ **Brechreiz stillend**
Übelkeit, Brechreiz, morgendliche Übelkeit

■■□ **Sommerhitze *aestus* ausleitend**
Abgeschlagenheit, Spannungsgefühl in der Brust, klebriger Zungenbelag, Fieber

■■□ **Oberfläche *extima* öffnend**
Schüttelfrost, Fieber

■■□ **Kälte bei Wind *algor venti* ausleitend**
Schüttelfrost, Fieber, Spannungsgefühl in der Brust, akute Gastritis

■■□ **Feuchtigkeit *humor* ausleitend**
gastrointestinaler Infekt mit Fieber, Schüttelfrost, Kopfschmerz, Schweregefühl im Kopf, gastrische Beschwerden, Inappetenz, Übelkeit, Brechreiz, dicker weißer Zungenbelag

Physiologische / pharmakologische Wirkung mit breitem Spektrum antibiotisch, antimykotisch; erhöht die Magensaftsekretion und fördert die Verdauung. Im Westen keine medizinische Verwendung, nur als Duftstoff gebraucht

Tagesdosis 4,5 – 10 g, Standard 6 g

Kochzeit erst zum Schluss zugeben wegen aromatischen Stoffen (10 min ziehen)

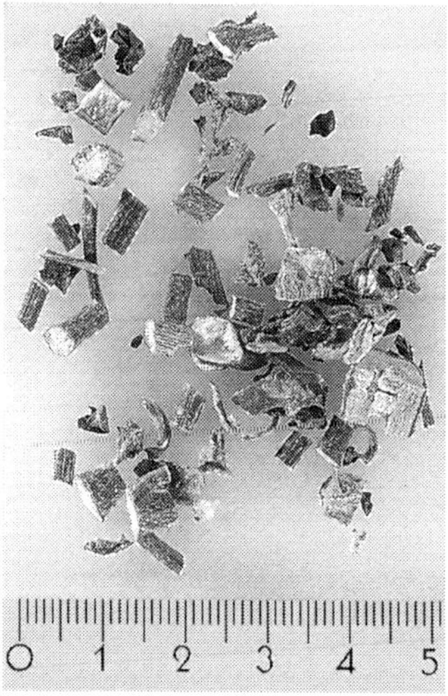

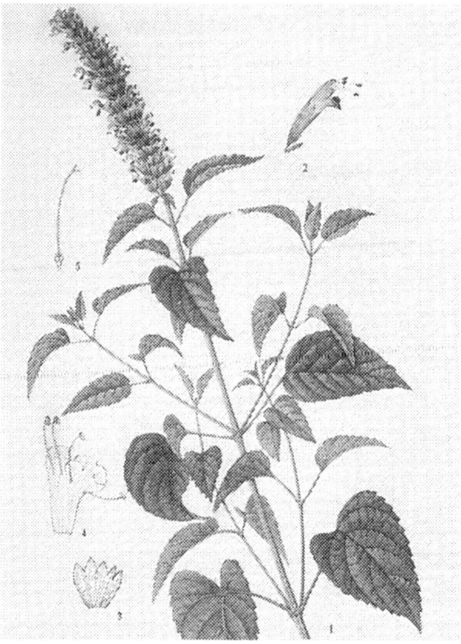

Kombinationen

- Feuchtigkeit *humor*, Spannungsgefühl im Epigastrium, Inappetenz, Übelkeit, Brechreiz, Diarrhö → Pinelliae rhiz. (Banxia) S. 86, Citri reticulatae peric. (Chenpi) S. 496, Magnoliae c. (Houpo) S. 298
- Feuchtigkeit-Sommerhitze *humor aestus* mit Abgeschlagenheit → Eupatorii h. (Peilan) S. 294
- Kälte-Wind *algor venti* mit Schüttelfrost, Fieber → Perillae caul. et f. (Zisuye) S. 44
- Feuchtigkeit-Schleim *humor pituitae* im mittleren Wärmebereich *Calorium*, Inappetenz, Diarrhö, Spannungsgefühl in Epigastrium und Abdomen, Übelkeit, Brechreiz → Pinelliae rhiz. (Banxia) S. 86, Atractylodis rhiz. (Cangzhu) S. 292
- morgendliche Übelkeit → Amomi xanthioidis fr. (Sharen) S. 290
- Schwäche *depletio* der Mitte mit Erbrechen, Diarrhö → Atractylodis macrocephalae rhiz. (Baizhu) S. 720, Codonopsis r. (Dangshen) S. 722
- Feuchtigkeit-Sommerhitze *humor aestus* mit Müdigkeit, Spannungsgefühl im Abdomen, Übelkeit → Eupatorii h. (Peilan) S. 294
- Kälte-Wind *algor venti* mit Feuchtigkeit *humor* im mittleren Wärmebereich *Calorium*, Fieber, Schüttelfrost, Spannungsgefühl in Epigastrium und Thorax, Husten, Übelkeit → Perillae caul. et f. (Zisuye) S. 44, Magnoliae c. (Houpo) S. 298
- feuchte Hitze *calor humidus*, Erbrechen → Coptidis rhiz. (Huanglian) S. 178, Bambusae in taeniam caul. (Zhuru) S. 82
- feuchte Hitze *calor humidus* mit Fieber, Gliederschwäche, Lethargie, Spannungsgefühl im Abdomen, dunkler, spärlicher Urin → Scutellariae r. (Huangqin) S. 190, Forsythiae fr. (Lianqiao) S. 206, Talcum (Huashi) S. 346

Kontraindikation Yin-Schwäche *depletio yin* mit Hitze *calor*-Symptomen, Schwäche *depletio* der Mitte, Glut im FK Magen *ardor o. stomachi*

Gravidität Anwendung erlaubt

Alpiniae katsumadai semen 草豆蔻
Caodoukou

Familie: Zingiberaceae
Stammpflanze: *Alpinia katsumadai*
Variante: Amomi globosi fructus
deutsch: Katsumadai-Samen
englisch: Katsumada's galangal seeds, katsumadai

Temperaturverhalten
■■■ warm

Geschmack *Sapor*
■■□ scharf
■■□ aromatisch

Funktionskreis-/ Orbisbezug
■■□ Milz *lienalis*
■■□ Magen *stomachi*

Wirkrichtung
■■□ absenkend

Wirkort
Mittlerer Wärmebereich *Calorium*

Wirkung/Indikation

■■■ **Kälte *algor* wärmend**
Kälte *algor*-Ansammlungen im mittleren Wärmebereich *Calorium*: abdominelles Kältegefühl, Schmerzen, Brechreiz, Erbrechen klarer Flüssigkeit, Inappetenz

■■□ **Feuchtigkeit *humor* trocknend**
Brechreiz, lockerer Stuhl, Zungenbelag dick-weiß, Spannungsgefühl im Oberbauch, Völlegefühl

■□□ **Qi bewegend und regulierend**
Schmerzen im Oberbauch, Spannungen im Abdomen, Inappetenz

Physiologische/pharmakologische Wirkung antibiotisch, in niedriger Dosierung stimulierend auf den Darm-Trakt wirkend, in höherer hemmend.

Besonderes die am besten leicht zerquetschte Droge sollte erst zum Schluss mitgekocht werden, da sonst die Wirkung abgemildert wird.

Tagesdosis 3–6 g **Kochzeit** 3 min

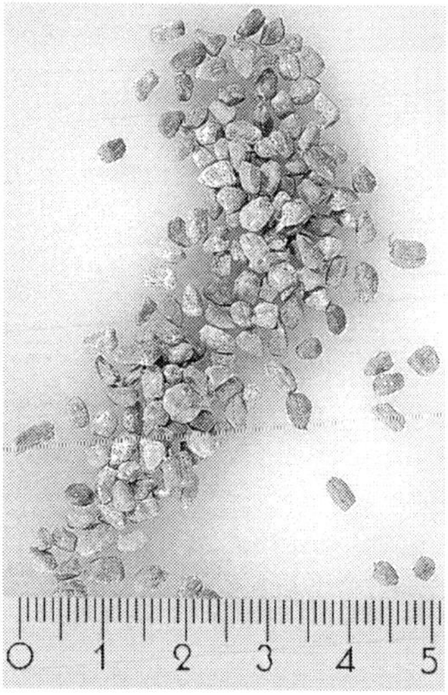

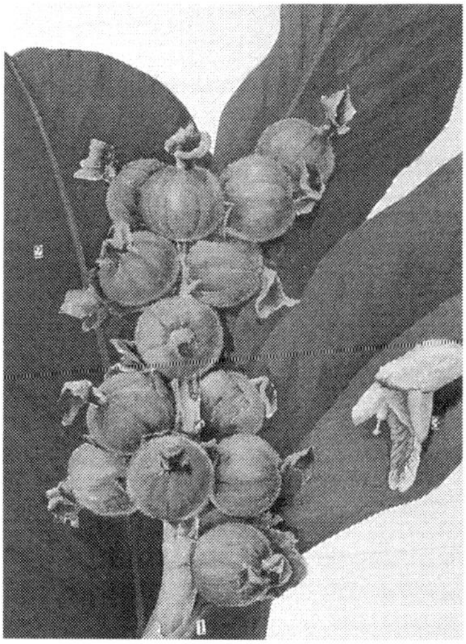

Kombinationen

- Schmerzen im Abdomen, Erbrechen Inappetenz, Reflux klarer Flüssigkeit → Evodiae fructus (Wuzhuyu) S. 404
- Schwäche *depletio* im FK Milz *o. lienalis* mit Inappetenz, Schmerzen im Abdomen, Qi-Stagnation durch Feuchtigkeit *humor*-Bildung → Alpiniae officinarum rhizoma (Gaoliangjiang) S. 398
- Feuchtigkeit *humor*-Ansammlungen im mittleren Wärmebereich *Calorium* → Atractylodis rhizoma (Cangzhu) S. 292, Magnoliae cortex (Houpo) S. 298
- chronische Diarrhö bei Kälte-Schwäche *algor depletionis* → Cinnamomi cassiae cortex (Rougui) S. 402, Myristicae semen (Roudoukou) S. 852
- kalter Schleim *algor pituitae* im Thorax mit Brechreiz → Pinelliae rhizoma (Banxia) S. 86, Citri reticulatae pericarpium (Chenpi) S. 496

Kontraindikation Defizienz des Yin und des Xue

Gravidität Anwendung erlaubt

Amomi fructus rotundus 白豆蔻
Baidoukou

Familie: Zingiberaceae
Stammpflanzen: *Amomum cardamomum, Amomum kravanh*
Varianten: Amomi rotundus fr., Amomi cardamomi fr., Amomi Kravanh fr.
deutsch: Kardamomfrucht
englisch: round cardamon fruit, white cardamom

Temperaturverhalten
■■■ warm

Geschmack *Sapor*
■■□ aromatisch

Funktionskreis-/ Orbisbezug
■■□ Lunge *pulmonalis*
■■□ Milz *lienalis*
■■□ Magen *stomachi*

Wirkrichtung
■■□ absenkend

Wirkort
Mitte, mittlerer Wärmebereich *Calorium*, Lunge

Wirkung/Indikation

■■■ **Feuchtigkeit *humor* umwandelnd**
Spannungsgefühl in Thorax und Abdomen, weißlicher, klebriger Zungenbelag, Appetitverlust, Erbrechen klarer Flüssigkeit, Diarrhö

■■□ **Qi bewegend und regulierend**
Völlegefühl in Brust und Epigastrium, Spannungsgefühl im Oberbauch, Appetitverlust, abdominelle Schmerzen

■■□ **Qi absenkend**
Übelkeit, Brechreiz durch Kälte-Schwäche in den FK Milz und Magen *algor depletionis oo. lienalis et stomachi*, besonders Appetit anregend

■■□ **Kälte *algor* wärmend**
Kälte im FK Magen *algor o. stomachi*: Übelkeit, Erbrechen

■□□ **Stauungen zerstreuend**
Übelkeit, Brechreiz, Druckgefühl in Epigastrium und Thorax

Physiologische/pharmakologische Wirkung Magensaftsekretion verstärkend, Peristaltik erhöhend, antiemetisch; die enthaltenen ätherischen Öle wirken antibakteriell und antimykotisch; wird verwendet als Gewürz, als Mundgeruchsdesodorans und bei dyspeptischen Beschwerden (Carminativum).

Besonderes zur Verbesserung der Verträglichkeit von schwer aufnehmbaren Drogen (z. B. Rehmanniae r.)

Tagesdosis 1–6 g, Standard 2 g

Kochzeit Arzneimittel am Schluss zugeben, kurz aufkochen und 3 min ziehen lassen

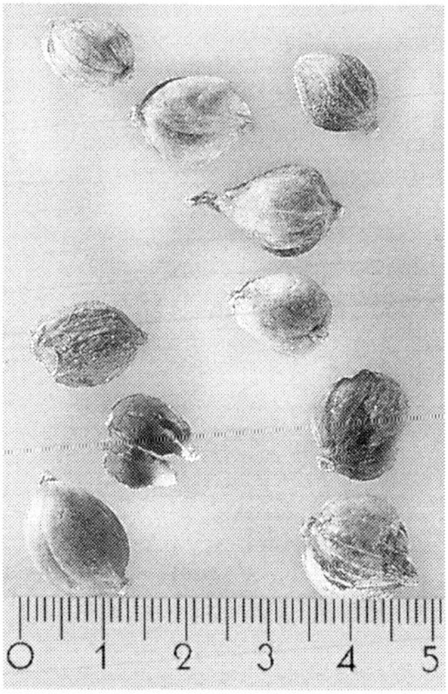

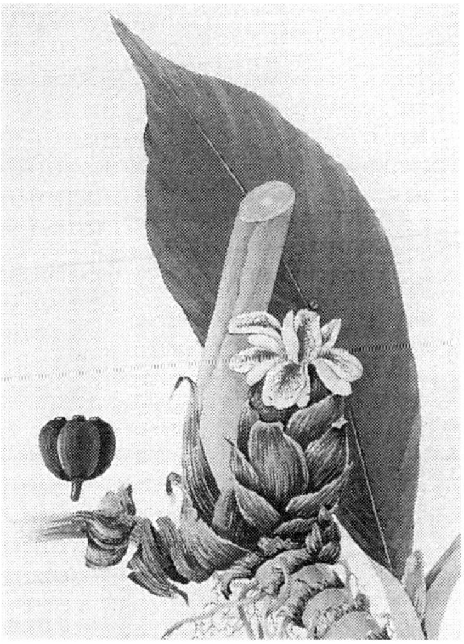

Kombinationen

- Feuchtigkeit *humor* der Mitte mit Spannungsgefühl in Thorax und Abdomen, Inappetenz → Atractylodis rhiz. (Cangzhu) S. 292, Citri reticulatae peric. (Chenpi) S. 496, Pinelliae rhiz. (Banxia) S. 86
- hohes Fieber → Scutellariae r. (Huangqin) S. 190, Forsythiae fr. (Lianqiao) S. 206, Lophateri h. (Danzhuye) S. 138
- extreme Feuchtigkeit *humor* → Calcium sulfuricum, Tetrapanacis medulla (Tongcao) S. 348
- Kälte im FK Magen *algor o. stomachi*, Erbrechen, Übelkeit → Pinelliae rhiz. (Banxia) S. 86, Agastachis seu Pogostemonis h. (Huoxiang) S. 284, Zingiberis viridis rhiz. (Shengjiang) S. 50
- feuchte Hitze *calor humidus* im Frühstadium, Kopfschmerzen, Spannungsgefühl im Thorax, dunkler Urin, Diarrhö → Armeniacae semen (Xingren) S. 676, Coicis s. (Yiyiren) S. 314
- feuchte Hitze *calor humidus* im mittleren Wärmebereich *Calorium* mit rezidivierendem Fieber, Gliederschmerzen → Scutellariae r. (Huangqin) S. 190, Polyporus (Zhuling) S. 338
- Qi-Stagnation mit Feuchtigkeit *humor* mit Spannungsgefühl im Thorax, Übelkeit, Brechreiz, Diarrhö → Amomi xanthioidis fr. (Sharen) S. 290
- Schwäche *depletio* der Mitte mit Spannungsgefühl in Thorax und Abdomen, Aufstoßen, Erbrechen, Übelkeit, Diarrhö, Akkumulationen von Feuchtigkeit-Schleim *humor pituitae* → Citri reticulatae peric. (Chenpi) S. 496
- feuchte Kälte *algor humidus*, Nahrungsstagnationen, Übelkeit, Erbrechen, epigastrische Schmerzen, Inappetenz → Agastachis seu Pogostemonis h. (Huoxiang) S. 284, Pinelliae rhiz. (Banxia) S. 86

Kontraindikation Yin-Schwäche *depletio yin*, Xue-Schwäche *depletio xue*. Vorsicht falls kein Kälte-Feuchtigkeit *algor humoris*-Befund vorliegt

Gravidität Anwendung erlaubt

Amomi xanthioidis fructus 砂仁
Sharen

Familie: Zingiberaceae
Stammpflanzen: *Amomum xanthiodides, A. villosum, A.meleguata*
Variante: Amomi fructus
deutsch: Amomum-Sharen-Früchte
englisch: grains-of-paradise fruit, cardamom, sand seeds

Temperaturverhalten
■■□ warm

Geschmack *Sapor*
■■■ aromatisch

Funktionskreis-/ Orbisbezug
■■■ Milz *lienalis*
■■■ Magen *stomachi*
■■□ Niere *renalis*

Wirkrichtung
■■□ absenkend

Wirkort
Mitte, mittlerer und unterer Wärmebereich *Calorium*

Wirkung/Indikation

■■■ **mittlere Funktionskreise *orbes* harmonisierend und stützend**
Blockaden des Qi in der Mitte: Bauchschmerzen, Diarrhö, Übelkeit, Appetitverlust

■■□ **Feuchtigkeit *humor* umwandelnd**
Übelkeit, Appetitverlust, Unwohlsein im Bereich des Epigastrium, Brechreiz, Diarrhö, Schwindel, Müdigkeit, Abneigung gegen Speisengeruch

■■■ **Qi bewegend und regulierend**
Appetitverlust, Schmerzen in Epigastrium und Abdomen, Spannungsgefühl im Abdomen, Diarrhö

■□□ **Qi stützend und ergänzend**
Appetitverlust, Diarrhö, Müdigkeit

■■□ **Diarrhö beendend**
Diarrhö

■■□ **Unruhe des Fetus**
Schwangerschaftserbrechen, Frühgeburtsbestrebungen

Physiologische/pharmakologische Wirkung enthält u.a. Campher, Borneol; Krämpfe und Schmerzen im Gastrointestinal-Trakt, Hemmung der Thrombozytenaggregation, Vorsicht bei Kombination mit Antikoagulantien oder Thrombozytenaggregationshemmern.

Toxizität teilweise wurden allergische Reaktionen beobachtet. Westliche Pharmakopoen: bei Verwendung großer Mengen können durch Scharfstoffe Reizungen des Magens und der ableitenden Harnwege verursacht werden.

Besonderes zur Verbesserung der Verträglichkeit von schwer aufnehmbaren Drogen (z.B. Rehmanniae r.)

Tagesdosis 1,5–6 g, Standard 3 g

Kochzeit Arzneimittel am Schluss zugeben, kurz aufkochen und 3 min ziehen lassen

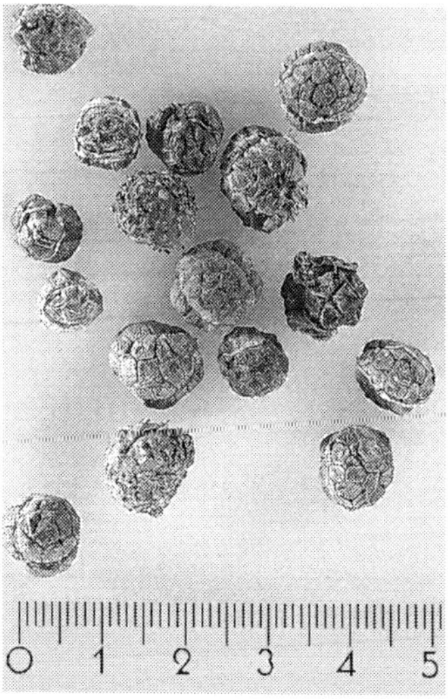

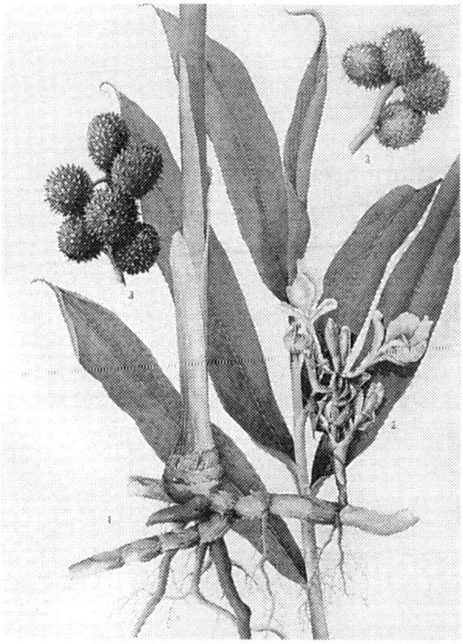

Kombinationen

- epigastrische, abdominelle Schmerzen, Spannungen, Übelkeit, Brechreiz, Diarrhö, Blockaden des Qi in der Mitte → Magnoliae c. (Houpo) S. 298, Amomi cardamomi seu kravanh fr. (Baidoukou) S. 288
- Blockaden des Qi mit Schmerzen im Abdomen, Diarrhö, Übelkeit, Inappetenz → Citri reticulatae peric. (Chenpi) S. 496, Magnoliae c. (Houpo) S. 298, Aucklandiae radix (Muxiang) S. 488
- Schwangerschaftserbrechen, Übelkeit, Schwindel, Kopfschmerzen, Müdigkeit, Unruhe des Fetus → Taxilli herba (Sangjisheng) S. 822, Atractylodis macrocephalae rhiz. (Baizhu) S. 720
- Feuchtigkeit *humor* mit Blockaden der Mitte, abdominelle Schmerzen, Diarrhö, morgendliche Übelkeit → Atractylodis macrocephalae rhiz. (Baizhu) S. 720, Codonopsis r. (Dangshen) S. 722
- Stagnation des Qi und der Verdauung → Aucklandiae radix (Muxiang) S. 488, Citri aurantii fr. (Zhike) S. 490
- feuchte Kälte *algor humidus* mit Diarrhö, Dysenterie → Atractylodis rhiz. (Cangzhu) S. 292
- Unruhe des Fetus → Taxilli herba (Sangjisheng) S. 822

Kompatibilität gefördert durch Santali albi lignum (Tanxiang), Amomi tsao-ko fr. (Caoguo) S. 300, Ginseng r. (Renshen) S. 726, Amomi cardamomi seu kravanh fr. (Baidoukou) S. 288, Phellodendri c. (Huangbo) S. 186, Poria (Fuling) S. 340, Chebulae fructus (Hezi) S. 832

Kontraindikation Yin-Schwäche *depletio yin* mit Glut *ardor*-Symptomatik

Gravidität Anwendung erlaubt

Atractylodis rhizoma 苍术
Cangzhu

Familie: Asteraceae
Stammpflanzen: *Atractylodes lancea, A. chinensis*
deutsch: Speichelkrautwurzelstock
englisch: atractylodes rhizome

Temperaturverhalten
■■■ warm

Geschmack *Sapor*
■■□ bitter
■■□ scharf

Funktionskreis-/ Orbisbezug
■■■ Milz *lienalis*
■■■ Magen *stomachi*

Meldearznei
Milz-Leitbahn *s. lienalis*

Wirkrichtung
■■□ emporhebend

Wirkort
Mitte, mittlerer Wärmebereich *Calorium*, Leitbahnen

Wirkung/Indikation

■■■ **Feuchtigkeit *humor* trocknend**
Appetitverlust, Übelkeit, Brechreiz, epigastrische Schmerzen, weißlicher, klebriger Zungenbelag, Fluor albus

■■□ **Qi stützend und ergänzend**
Appetitverlust, Diarrhö

■■□ **Feuchtigkeit bei Wind *humor venti* ausleitend**
rheumatoide Schmerzen in Gliedern und Gelenken

■■■ **Feuchtigkeit *humor* ausleitend**
Gelenkschmerzen, Schwellungen im Bereich der Extremitäten, Kraftlosigkeit, Feuchtigkeit *humor* im unteren Wärmebereich *Calorium*: Fluor albus, Gelenkbeschwerden

■□□ **Oberfläche *extima* lockernd und lösend**
Kopfschmerzen, Gliederschmerzen, Schweißlosigkeit bei Feuchtigkeit *humor* oder Kälte-Wind *algor venti*

■□□ **Augen und Kopf klärend**
Sehstörungen bei Feuchtigkeit-Wind *humor venti*: Katarakt, Nachtblindheit

Physiologische / pharmakologische Wirkung die im ätherischen Öl enthaltenen Stoffe wirken hepatoprotektiv, immunstimulierend, darmmotilitätsverstärkend, und hemmend auf die Magensaftsekretion, antidiabetisch (Vorsicht bei Kombination mit Antidiabetika wegen Hypoglykämie-Gefahr), diuretisch (auch wenn keine Dokumentation über Wechselwirkungen mit westlichen Diuretika vorliegt, ist eine verstärkte Wirkung auf den Elektrolyt- und Wasserhaushalt möglich). Sedative Wirkung durch ß-Endesmol und Hinesol, verstärkt die Wirkung von Omeprazol. Der Rauch der Droge soll antiseptische Eigenschaften haben.

Tagesdosis 3 – 10 g, Standard 5 g **Kochzeit** 20 min

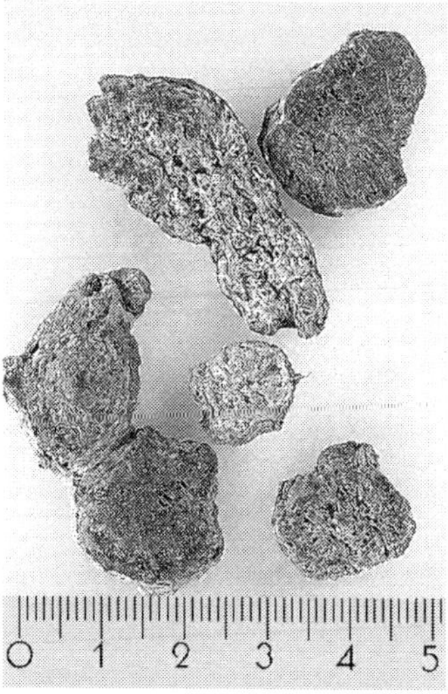

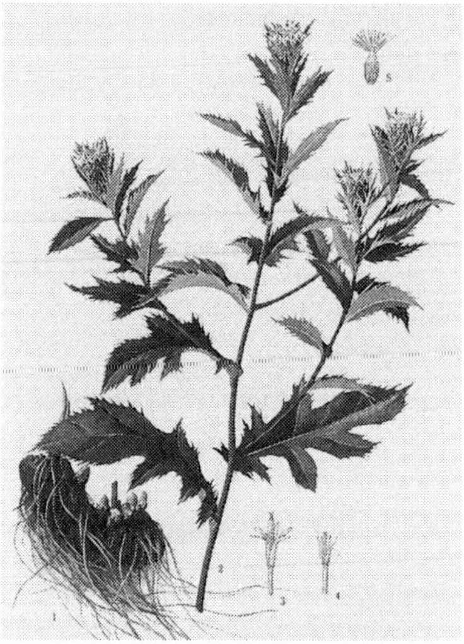

Kombinationen

- Feuchtigkeit *humor* der Mitte, Inappetenz, Übelkeit, Brechreiz, Diarrhö → Magnoliae c. (Houpo) S. 298, Citri reticulatae peric. (Chenpi) S. 496
- feuchte Hitze *calor humidus*, spontane Schweiße, Abgeschlagenheit → Anemarrhenae rhiz. (Zhimu) S. 126
- Feuchtigkeit-Wind *humor venti*, Gelenk- und Gliederschmerzen → Notopterygii rhiz. (Qianghuo) S. 42, Angelicae pubescentis seu Heraclei r. (Duhuo) S. 358, Saposhnikoviae radix (Fangfeng) S. 46, Stephaniae r. (Fangji) S. 344
- Feuchtigkeit *humor* und Qi-Stagnationen, Spannungsschmerz in Thorax, Epigastrium und Abdomen → Cyperi rhiz. (Xiangfu) S. 502
- Feuchtigkeit-Sommerhitze *humor aestus* mit Diarrhö → Lonicerae fl. (Jinyinhua) S. 222
- feuchte Hitze *calor humidus* mit Fieber, Schweiße, Gliederschmerzen → Gypsum fibrosum (Shigao) S. 136
- Feuchtigkeit-Wind *humor venti*, Gliederschmerzen, Schwellung der unteren Extremitäten, Schwäche der unteren Extremität, Hautläsionen → Phellodendri c. (Huangbo) S. 186
- Katarakt, Glaukom, Nachtblindheit → Sesami s. (Heizhima) S. 820

Kompatibilität

- gefördert durch Saposhnikoviae radix (Fangfeng) S. 46, Sanguisorbae r. (Diyu) S. 618
- gestört durch Persicae s. (Taoren) S. 574, Armeniacae semen (Xingren) S. 676

Kontraindikation Yin-Schwäche *depletio yin*, massive Schweiße aufgrund Qi-Schwäche *depletio qi*. Vorsicht bei durchfälligen, wässrigen Stühlen

Gravidität Anwendung erlaubt

Eupatorii herba
Peilan

佩兰

Familie: Asteraceae
Stammpflanzen: *Eupatorium fortunei, E. japonicum*
deutsch: Glückswasserdostkraut, Wasserhanf
englisch: eupatorium, ornamental orchid

Temperaturverhalten
■■□ neutral

Geschmack *Sapor*
■■□ scharf
■■■ aromatisch

Wirkrichtung
■■□ emporhebend

Wirkort
Mitte, mittlerer Wärmebereich *Calorium,* Oberfläche *extima*

Funktionskreis-/ Orbisbezug
■■■ Milz *lienalis*
■■■ Magen *stomachi*
■□□ Lunge *pulmonalis*

Wirkung/Indikation

■■■ **Feuchtigkeit *humor* umwandelnd**
Klumpengefühl in der Magengegend, Appetitverlust, Übelkeit, Brechreiz, Diarrhö, weißlicher, klebriger Zungenbelag, fader Mundgeschmack

■■□ **mittlere Funktionskreise *orbes* harmonisierend und stützend**
Völlegefühl, Übelkeit, Brechreiz, akute Gastritis, Hepatitis

■■□ **Sommerhitze *aestus* ausleitend**
Fieber mit Schüttelfrost, Druckgefühl in der Brust, Verdauungsstillstand, Übelkeit, Brechreiz

■□□ **Xue bewegend**
Klumpengefühl, Inappetenz, Diarrhöneigung, Verdauungsstillstand

■□□ **Oberfläche *extima* öffnend**
Schüttelfrost, Fieber

■■□ **Qi bewegend und regulierend**
Übelkeit, Brechreiz, gastrische Beschwerden, Schmerzen im Hypochondrium, unangenehm süßlicher Mundgeschmack

Physiologische / pharmakologische Wirkung das enthaltene Nerylacetat wirkt antiviral. Die westlich verwandte Droge Eupatorium perfoliatum wirkt antiphlogistisch, diaphoretisch, stimuliert körpereigene Abwehrkräfte. Die Droge wurde historisch als Ersatz für Chinin bei Fieber benutzt.

Toxizität die Droge enthält giftige Pyrrolizidinalkaloide und sollte auf deren Gehalt geprüft worden sein. Die Einhaltung der behördlichen Grenzwerte kommt in einigen Ländern einem Verbot gleich. Langzeitanwendung in hoher Dosierung kann möglicherweise zu Leberkarzinomen führen.

Tagesdosis 5 – 10 g, Standard 6 g **Kochzeit** 20 min

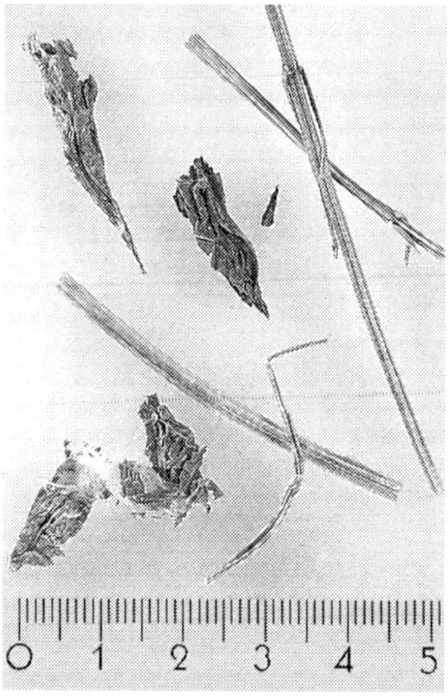

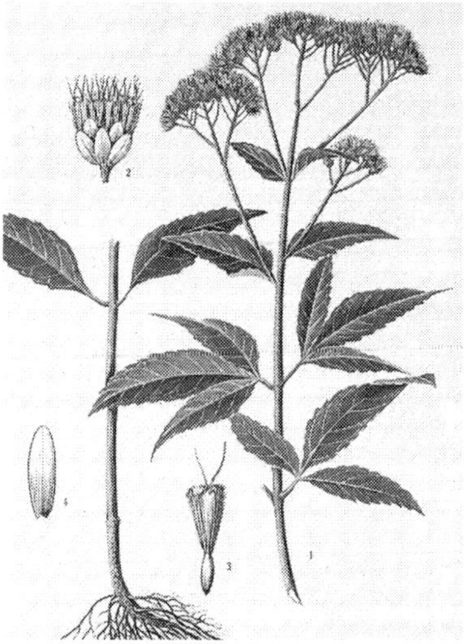

Kombinationen

- Sommerhitze *aestus*, Fieber, Frösteln, Druck auf der Brust, Verdauungsstillstand → Agastachis seu Pogostemonis h. (Huoxiang) S. 284, Pinelliae rhiz. (Banxia) S. 86, Magnoliae c. (Houpo) S. 298, Nelumbinis f. (Heye) S. 140
- Feuchtigkeit *humor* im mittleren Wärmebereich *Calorium* → Agastachis seu Pogostemonis h. (Huoxiang) S. 284, Amomi cardamomi seu kravanh fr. (Baidoukou) S. 288
- Unverträglichkeit von fetten und schweren Speisen, Verdauungsstörungen durch Hitze *calor*, Aufstoßen von dicker, klebriger Flüssigkeit, Rülpsen → Coptidis rhiz. (Huanglian) S. 178
- Feuchtigkeit-Sommerhitze *humor aestus* → Agastachis seu Pogostemonis h. (Huoxiang) S. 284, Artemisiae annuae seu apiaceae h. (Qinghao) S. 262
- Erkrankungen durch feuchte Hitze *calor humidus* im Frühstadium → Talcum (Huashi) S. 346, Coicis s. (Yiyiren) S. 314

Kontraindikation Yin-Schwäche *depletio yin*

Gravidität Anwendung erlaubt

Galangae fructus
Hongdoukou

红豆蔻

Familie: Zingiberaceae
Stammpflanze: *Alpinia galanga*
deutsch: Galgant-Früchte
englisch: major galangal seeds, spice ginger seeds, red cardamom

Temperaturverhalten
■■■ warm

Geschmack *Sapor*
■■□ scharf

Funktionskreis-/ Orbisbezug
■■□ Milz *lienalis*
■■□ Magen *stomach*
■■□ Lunge *pulmonalis*

Wirkrichtung
■■□ absenkend

Wirkort
Mittlerer Wärmebereich *Calorium*

Wirkung/Indikation

■■■ **Kälte *algor* wärmend**
Kältegefühl und Schmerzen in Epigastrium und Abdomen

■■□ **mittlere Funktionskreise *orbes* harmonisierend und stützend**
Übelkeit, Brechreiz, Aufstoßen, Diarrhö

■■□ **Feuchtigkeit *humor* trocknend**
Spannungsgefühl im Abdomen, Übelkeit, Brechreiz, Diarrhö

■■□ **Diarrhö beendend**
Kälte- und Spannungsgefühl im Abdomen

■■□ **Verdauungsblockaden lösend**
Zusammenballung der Nahrung, Übelkeit, Brechreiz, Aufstoßen, Inappetenz

■■□ **Qi bewegend und regulierend**
Nahrungsstagnation, Kältegefühl und Schmerzen in Epigastrium und Abdomen, Inappetenz

Physiologische/pharmakologische Wirkung spasmolytisch, antiphlogistisch, antibiotisch; westliche Verwendung: Appetitlosigkeit, dyspeptische Beschwerden, schmerzhaftes Oberbauch-Syndrom (Roemheld), Förderung der Verdauung.

Besonderes die Droge vor der Verwendung am besten pulverisieren; lokale Anwendung bei Zahnschmerzen durch Kälte *algor* und Wind *ventus*.

Tagesdosis 3–6 g **Kochzeit** 20 min

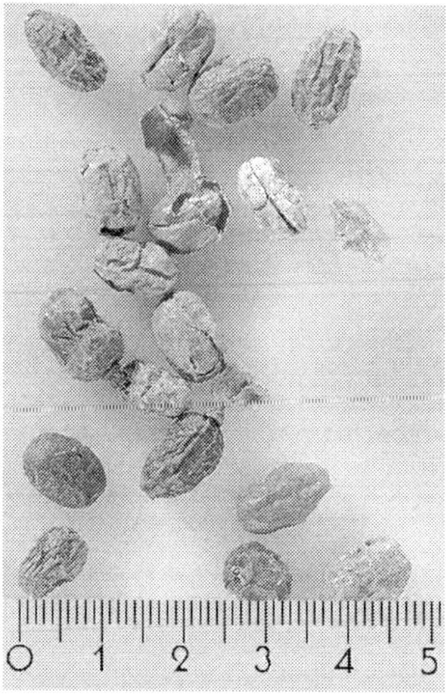

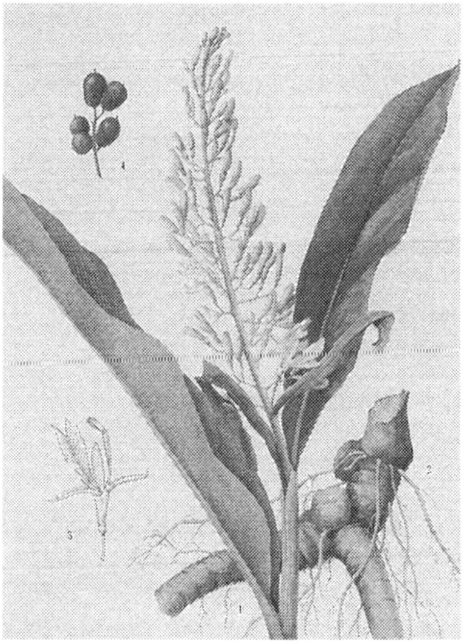

Kombinationen

- Zusammenballungen von Kälte *algor* im mittleren Wärmebereich *Calorium* mit Kältegefühl und Schmerzen in Epigastrium und Abdomen, Inappetenz, Brechreiz → Piperis longi fructus (Biba) S. 410, Aconiti radix lateralis praeparata (Fuzi) S. 396, Atractylodis macrocephalae rhizoma (Baizhu) S. 720
- Kältegefühl und Schmerzen in Epigastrium und Abdomen mit Spannung, Völlegefühl, ziehende Schmerzen in den Flanken, Stagnation des Leber-Qi *qi hepaticum* → Cyperi rhizoma (Xiangfu) S. 502

Kontraindikation Defizienz des Yin, Hitze *calor*- oder Glut *ardor*-Zeichen

Gravidität Anwendung erlaubt

Magnoliae cortex 厚朴
Houpo

Familie:	Magnoliaceae
Stammpflanze:	*Magnolia officinalis,* u.a.
deutsch:	Magnolienrinde
englisch:	magnolia bark

Temperaturverhalten
■■□ warm

Geschmack *Sapor*
■■□ bitter
■■□ scharf

Wirkrichtung
■■□ absenkend

Wirkort
Mitte, mittlerer Wärmebereich *Calorium*, Lunge

Funktionskreis-/ Orbisbezug
■■■ Milz *lienalis*
■■■ Magen *stomachi*
■■■ Lunge *pulmonalis*
■□□ Dickdarm *intestini crassi*

Wirkung/Indikation

■■■ **Feuchtigkeit *humor* umwandelnd**
Klumpengefühl in der Magengegend, Appetitverlust, Übelkeit, Völlegefühl, Aufstoßen, Diarrhö, Brechreiz, dicker, klebriger Zungenbelag

■■□ **Stauungen zerstreuend**
postprandiale Stagnationen, Stagnationen durch Schleim *pituita*: Spannungsgefühl in Brust und Oberbauch, Appetitverlust, Übelkeit, Brechreiz, Diarrhö

■■□ **Qi bewegend und regulierend**
Stagnation der Verdauung, Appetitverlust, Brechreiz, Schmerzen im Oberbauch, pulmonale Blockaden, Atembeschwerden, Obstipation

■■□ **Gegenläufigkeit/Kontravektion absenkend**
Schleimblockaden im Pulmonalbereich: Husten, Atemnot, Engegefühl in der Brust

■■□ **kalten Schleim *pituita algida* umwandelnd**
Schleimblockaden im Brustbereich, Atembeschwerden, vermehrter Auswurf, Druckgefühl im Oberbauch, Appetitverlust, Brechreiz, dicker, klebriger Zungenbelag

Physiologische/pharmakologische Wirkung in vitro antibakteriell, antiulzerativ (Senkung der Magensaftsekretion und verringerte Kontraktionen im Duodenum), leichte antikoagulierende Eigenschaften (Magnolol), in niedriger Dosierung stimulierend auf den Respirationstrakt, in höheren hemmend. Anwendung bei Amöbenruhr.

Toxizität bei intravenöser Gabe sind curare-ähnliche Effekte möglich

Tagesdosis 3–10 g, Standard 5 g **Kochzeit** 20 min

Bemerkung Bitterkeit kann Übelkeit und Magenprobleme verursachen, die sich mit frischem Ingwer verbessern lassen.

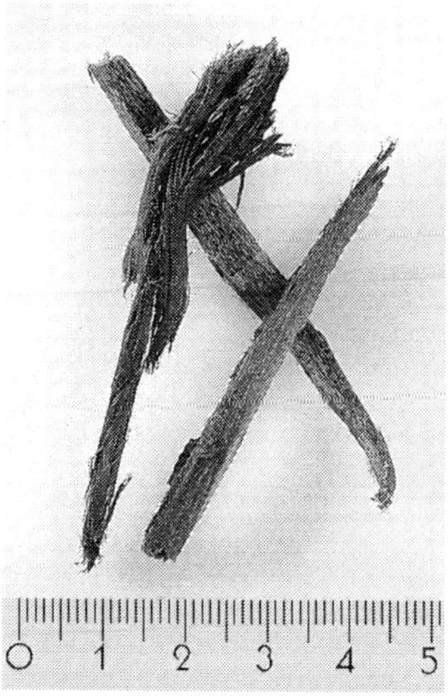

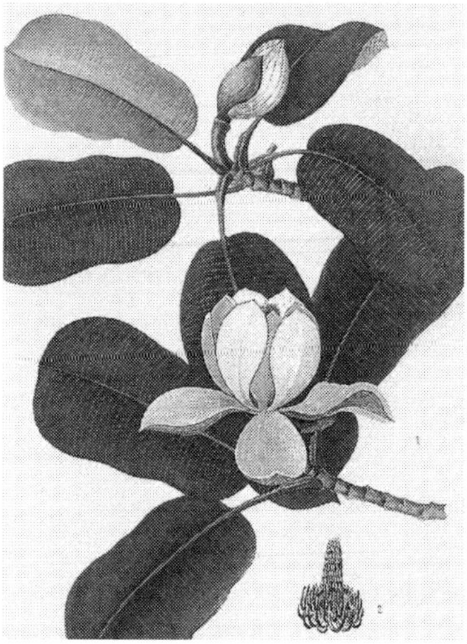

Kombinationen

- Feuchtigkeit *humor* der Mitte, Völlegefühl im Epigastrium, Inappetenz, Übelkeit, Brechreiz, Diarrhö → Atractylodis rhiz. (Cangzhu) S. 292, Citri reticulatae peric. (Chenpi) S. 496
- Schleim im FK Lunge *pituita o. pulmonalis*, Keuchen → Armeniacae semen (Xingren) S. 676, Pinelliae rhiz. (Banxia) S. 86, Perillae fr. (Zisuzi) S. 646
- Qi-Stagnationen, Nahrungsstagnation, Spannungsgefühl in Epigastrium und Abdomen → Citri aurantii fr. (Zhike) S. 490
- Obstipation und Stagnation im Abdomen → Rhei rhiz. (Dahuang) S. 96, Citri aurantii fr. (Zhike) S. 490
- Spannungsgefühl und Völlegefühl im Abdomen durch Schwäche *depletio* → Ginseng r. (Renshen) S. 726, Glycyrrhizae r. (Gancao) S. 728
- Husten, Keuchen, reichlicher Auswurf → Armeniacae semen (Xingren) S. 676, Ephedrae h. (Mahuang) S. 34

Kompatibilität gestört durch Alismatis rhiz. (Zexie) S. 306, Calcitum, Sojae s. germinatum (Doujuan) S. 70

Kontraindikation Yin-Schwäche *depletio yin* mit Hitze *calor*-Symptomatik, Schwäche *depletio* der Mitte mit Diarrhö

Gravidität Anwendung mit Vorsicht

Tsaoko fructus 草果
Caogua

Familie: Zingiberaceae
Stammpflanze: *Amomi tsao-ko*
Varianten: Amomi costati fructus, Amomi tsao-ko fr.
deutsch: Amomum-Caoguo-Früchte, Nepal-Kardamom
englisch: tsaoko fruit, grass fruit

Temperaturverhalten
■□□ warm
■■□ aromatisch

Geschmack *Sapor*
■□□ scharf, süß

Funktionskreis-/ Orbisbezug
■□□ Milz *lienalis*
■□□ Magen *stomachi*

Wirkrichtung
■□□ absenkend

Wirkort
Mitte, mittlerer Wärmebereich *Calorium*

Wirkung/Indikation

■□□ **Kälte *algor* zerstreuend**
Übelkeit, Brechreiz, Verdauungsstörungen aufgrund von Kälte-Schwäche *algor depletionis* in der Mitte, innerliches Kältegefühl und Frieren, Malaria bei Kälte *algor*, periodisches Fieber, Juckreiz

■■■ **Feuchtigkeit *humor* umwandelnd**
Erbrechen, Diarrhö, Schleimblockaden

■□□ **kalten Schleim *pituita algida* umwandelnd**
Schleimblockaden, Stagnationen, Schmerzen in Brustbereich und Abdomen, Aufstoßen, Erbrechen

■□□ **Zusammenballung lösend**
Verdauungsstörungen, Verdauungsstillstand, Übelkeit, Brechreiz

■□□ **Qi bewegend und regulierend**
Spannung im Oberbauch und Abdomen, Übelkeit, Brechreiz

■□□ **entgiftend und desinfizierend**
Malaria

Physiologische/pharmakologische Wirkung Anwendungen beziehen sich auf das cineolhaltige ätherische Öl, das bei dyspeptischen Beschwerden, Malaria, Diarrhö eingesetzt wird.

Toxizität Überdosierung kann Erbrechen auslösen, Röstung kann diesen Effekt verhindern. Bei Überdosierung des ätherischen Öls kann es wegen des hohen Cineolgehaltes zu lebensgefährlichen Vergiftungen kommen. Symptome sind u. a. Blutdrucksenkung, Kreislaufstörungen, Kollaps und Atemlähmung. Bei Vergiftungen darf wegen der Aspirationsgefahr kein Erbrechen ausgelöst werden.

Tagesdosis 1–5 g, Standard 2 g

Kochzeit Arzneimittel am Schluss zugeben, kurz aufkochen und 3 min ziehen lassen

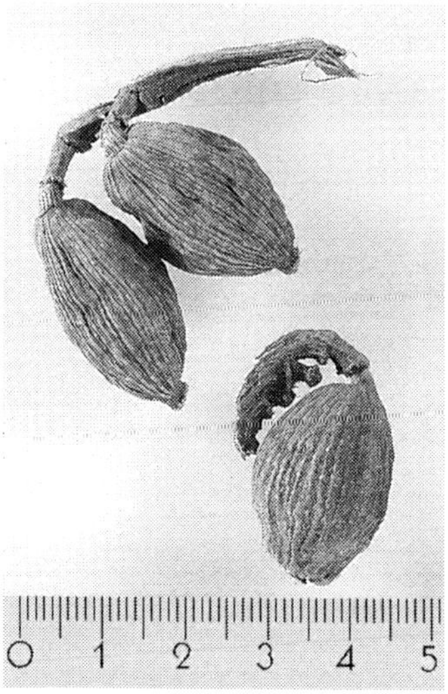

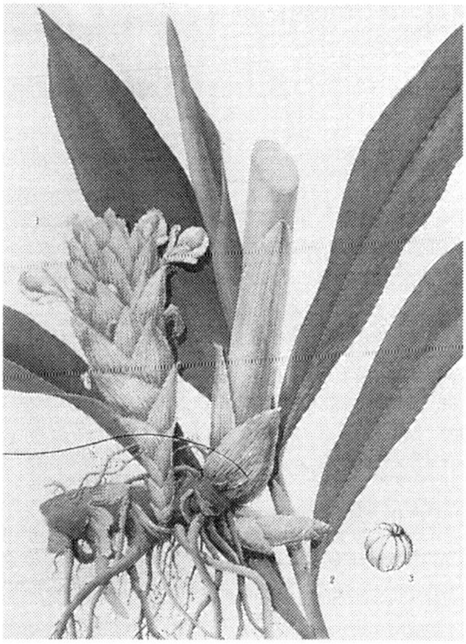

Kombinationen

- feuchte Kälte *algor humidus* in der Mitte → Atractylodis rhiz. (Cangzhu) S. 292, Magnoliae c. (Houpo) S. 298
- Blockaden im Inneren *intima* durch feuchte Kälte *algor humidus* und Verletzungen des Yin, Malaria, Schüttelfrost, Spannungsgefühl in Thorax und Flanken, Inappetenz, extreme Müdigkeit → Anemarrhenae rhiz. (Zhimu) S. 126, Bupleuri r. (Chaihu) S. 54, Dichroae febrifugae r. (Changshan) S. 876

Kontraindikation Qi-Schwäche *depletio qi*, Xue-Schwäche *depletio xue*, Yin-Schwäche *depletio yin*, fehlender Feuchtigkeit *humor*- oder Kälte *algor*-Befund

Gravidität Anwendung erlaubt

VII Flüssigkeit ausscheidende, Feuchtigkeit umwandelnde Arzneimittel *mm. diuretica*

Übersicht

Arzneimittelbild

Eigenschaften

Diese Arzneimittel sind indiziert, wenn es zu Ansammlungen von Feuchtigkeit *humor* kommt. Diese Störung des Säfte-(Wasser-)Metabolismus beruht auf einer Dysfunktion der FK Lunge, Milz, Niere, Blase und Drei-Wärmebereiche *oo. pulmonalis, lienalis, renalis, vesicalis et tricalorii*.

Geschmacksrichtung *sapor* und Temperaturverhalten

- neutral: leitet Feuchtigkeit *humor* aus, forciert die Miktion, z. B. Poria (Fuling), Polyporus (Zhuling), Alismatis rhizoma (Zexie), Talcum

(Huashi), Coicis semen (Yiyiren), Tetrapanacis medulla (Tongcao), Plantaginis semen (Cheqianzi)
- süß, neutral und kalt: leiten Flüssigkeit (Wasser) und Feuchtigkeit *humor* aus, senken ab, geeignet v. a. für Ansammlungen von Feuchtigkeit *humor* im unterer Wärmebereich *Calorium*, z.B.: Talcum (Huashi), Coicis semen (Yiyiren), Tetrapanacis medulla (Tongcao), Polyporus (Zhuling), Alismatis rhizoma (Zexie), Plantaginis semen (Cheqianzi)
- süß, bitter und kalt: Behandlung von Ansammlungen von feuchter Hitze *calor humidus*, Trocknung von Feuchtigkeit *humor*, Kühlung von Hitze *calor*, z.B.: Kochiae fructus (Difuzi), Pyrrosiae herba (Shiwei), Lysimachiae herba (Jinqiancao)

Funktionskreisbezug

Die Arzneien wirken auf die FK Blase, Niere und Dünndarm *oo. vesicalis*, *renalis* und *intestini tenuis*, gleichzeitig haben viele durch Elimination von Feuchtigkeit *humor* und Öffnung der Leitbahnen eine Funktion zur Steigerung der Milchsekretion.

Vergleich der Einzelarzneimittel dieser Gruppe

Wirkkraft, um den FK Blase *o. vesicalis* zu regulieren und die Miktion zu steigern

Alismatis rhizoma (Zexie) S. 306	■■■■■■■■■■
Polyporus (Zhuling) S. 338	■■■■■■■■■□
Stephaniae radix (Fangji) S. 344	■■■■■■■■■□
Talcum (Huashi) S. 346	■■■■■■■■□□
Plantaginis semen (Cheqianzi) S. 334	■■■■■■■□□□
Poria (Fuling) S. 340	■■■■■■■□□□
Pyrrosiae herba (Shiwei) S. 342	■■■■■■□□□□
Kochiae fructus (Difuzi) S. 322	■■■■■■□□□□
Dioscoreae hypoglaucae rhizoma (Bixie) S. 318	■■■■■■□□□□
Lygodii spora (Haijinsha) S. 326	■■■■■■□□□□
Malvae semen (Dongkuizi) S. 330	■■■■■■□□□□
Polygoni avicularis herba (Bianxu) S. 336	■■■■■■□□□□

Wirkkraft, um die Mitte zu regulieren, die Miktion zu fördern und Feuchtigkeit *humor* auszuleiten

Poria (Fuling) S. 340	■■■■■■■■■■
Coicis semen (Yiyiren) S. 314	■■■■■■■■■■
Tetrapanacis medulla (Tongcao) S. 348	■■■■■■■□□□
Dioscoreae hypoglaucae rhizoma (Bixie) S. 318	■■■■■■■□□□
Arecae pericarpium (Dafupi) S. 486	■■■■■■□□□□

Wirkkraft, um die Miktion zu fördern und Blutungen zu stoppen

Dianthi herba (Qumai) S. 316	■■■■■■■■■■
Imperatae rhizoma (Baimaogen) S. 164	■■■■■■■■□□
Pyrrosiae herba (Shiwei) S. 342	■■■■■■■□□□
Gardeniae fructus (Zhizi) S. 132	■■■■■■□□□□
Cirsii herba (Xiaoji) S. 600	■■■■■■□□□□

Wirkkraft, um die Miktion zu fördern, feuchte Hitze *calor humidus* auszuleiten, Blutungen zu stoppen und eine schmerzhafte Urolithiasis zu behandeln

Lysimachiae herba (Jinqiancao) S. 328	■■■■■■■■■■
Lygodii spora (Haijinsha) S. 326	■■■■■■■■■□
Dianthi herba (Qumai) S. 316	■■■■■■□□□□
Malvae semen (Dongkuizi) S. 330	■■■■■■□□□□
Talcum (Huashi) S. 346	■■■■■■□□□□
Pyrrosiae herba (Shiwei) S. 342	■■■■■■□□□□

Zusammenfassung

Förderung der Diurese, Behandlung von Ödemen, Erleichterung von Dysurie

Alismatis rhizoma (Zexie) S. 306 → fördert die Diurese stark, Benommenheit und Schwindel bei Feuchtigkeit *humor*

Coicis semen (Yiyiren) S. 314 → stützt die Mitte, Bi-Syndrom *occlusio bi* durch Feuchtigkeit *humor*, klärt Hitze *calor* zur Ausleitung von Eiter

Polyporus (Zhuling) S. 338 → starke Miktionssteigerung

Poria (Fuling) S. 340 → stützt die Mitte, beruhigt das *shen*

Klärung von Hitze *calor*, Förderung der Diurese, Dysurie durch feuchte Hitze *calor humidus*

Benincasae semen (Dongguazi) S. 310 → klärt Hitze *calor*, löst Schleim *pituita*, eliminiert Eiter

Clematidis armandii caulis (Chuanmutong) S. 312 → senkt Hitze im FK Herz *calor o. cardialis* ab, fördert die Laktation

Dianthi herba (Qumai) S. 316 → fördert die Xue-Zirkulation, öffnet die Leitbahnen, Amenorrhö

Junci medulla (Dengxincao) S. 320 → klärt Hitze im FK Herz *calor o. cardialis*

Kochiae fructus (Difuzi) S. 322 → feuchte Geschwüre, erleichtert Juckreiz

Plantaginis semen (Cheqianzi) S. 334 → klärt Hitze *calor* in den FK Leber und Lunge *oo. hepaticus et pulmonalis*

Polygoni avicularis herba (Bianxu) S. 336 → erleichtert Juckreiz, antiparasitär

Talcum (Huashi) S. 346 → klärt Sommerhitze *aestus*, klärt Hitze *calor*, fördert die Heilung von feuchten Geschwüren (äußerlich)

Tetrapanacis medulla (Tongcao) S. 348 → fördert die Laktation, nur leicht kühlend

Zerstreuung von Feuchtigkeit *humor*, Dysurie durch Hitze *calor*, Dysurie mit Steinbildung

Lygodii spora (Haijinsha) S. 326 → dysurisches Syndrom
Lysimachiae herba (Jinqiancao) S. 328 → löst Gallensteine und Steine im urologischen System, Ikterus
Pyrrosiae herba (Shiwei) S. 342 → löst Schleim *pituita*, erleichtert Husten

Regulation der Wasserwege, Förderung der Diurese, Reduzierung von Ödemen

Malvae semen (Dongkuizi) S. 330 → fördert die Laktation, lindert Obstipation
Artemisiae scopariae herba (Yinchenhao) S. 308 → Ikterus
Benincasae semen (Dongguazi) S. 310 → Ödeme
Dioscoreae hypoglaucae rhizoma (Bixie) S. 318 → trocknet Feuchtigkeit *humor*, trüber Urin, rheumatoide Beschwerden
Phaseoli semen (Chixiaodou) S. 332 → Ikterus, klärt Toxine, Abszesse, Schwellungen

Arzneimittel aus anderen Gruppen zur Regulation der Wasserwege und Ausleitung von Feuchtigkeit *humor*

Astragali radix (Huangqi) . . . . S. 718
Atractylodis macrocephalae rhizoma (Baizhu) . . . . S. 720
Ephedrae herba (Mahuang) . . . . S. 34
Imperatae rhizoma (Baimaogen) . . . . S. 164
Leonuri herba (Yimucao) . . . . S. 564
Lepidii/Descurainiae semen (Tinglizi) . . . . S. 686
Lycopi herba (Zelan) . . . . S. 566
Moslae herba (Xiangru) . . . . S. 40
Phytolaccae radix (Shanglu) . . . . S. 112
Spirodelae herba (Fuping) . . . . S. 74

Alismatis rhizoma 泽泻
Zexie

Familie: Alisamataceae
Stammpflanzen: *Alisma orientale, Alisma plantago-aquatica*
deutsch: Orient-Froschlöffelwurzelstock
englisch: water plantain rhizome, marsh drain

Temperaturverhalten
■■□ kalt

Geschmack *Sapor*
■■□ süß

Wirkrichtung
■■□ absenkend

Wirkort
unterer Wärmebereich *Calorium*

Funktionskreis-/ Orbisbezug
■■□ Niere *renalis*
■■■ Blase *vesicalis*

Wirkung/Indikation

■■■ **diuretisch**
spärlicher Urin, Ödeme, Diarrhö

■■□ **Feuchtigkeit *humor* ausleitend**
spärlicher, trüber Urin, Schleimblockaden, Flüssigkeitsstauungen, Ansammlung besonders im mittleren und unteren Wärmebereich *Calorium*, Schweregefühl, Beinödeme

■□□ **Hitze *calor* kühlend**
dunkler, rötlicher Urin, diabetische Stoffwechsellage

■■□ **feuchte Hitze *calor humidus* ausleitend**
schmerzhafte Miktion, spärlicher Urin

■■□ **Hitze durch Schwäche *calor depletionis* beseitigend**
Nieren-Yin-Schwäche *depletio yin renale*: Schwindel, Tinnitus, Schweiße im Schlaf, Cystitis, Infektionen der ableitenden Harnwege während der Menopause

■■□ **Schwellungen zerteilend**
Aszites, Ödeme

Physiologische / pharmakologische Wirkung diuretisch (auch wenn keine Dokumentation über Wechselwirkungen mit westlichen Diuretika vorliegt, ist eine verstärkte Wirkung auf den Elektrolyt- und Wasserhaushalt möglich), schweißtreibend, Senkung des Cholesterin- und Blutzuckerspiegels.

Toxizität gering; Inhaltsstoffe können den Gastrointestinal-Trakt irritieren und bei längerer Anwendung auch Gastroenteritis verursachen.

Tagesdosis 3 – 15 g, Standard 4 g **Kochzeit** 20 min

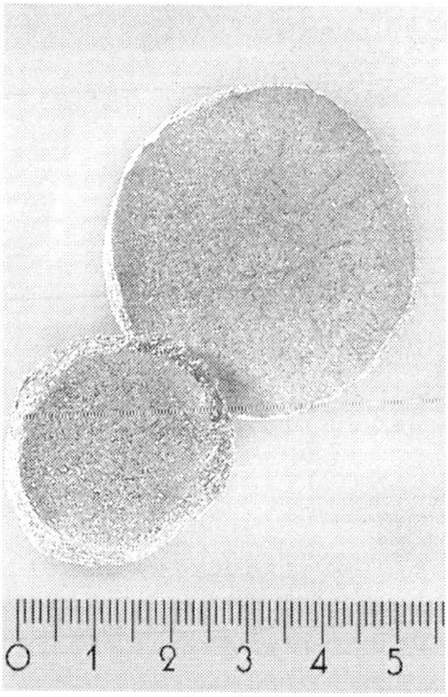

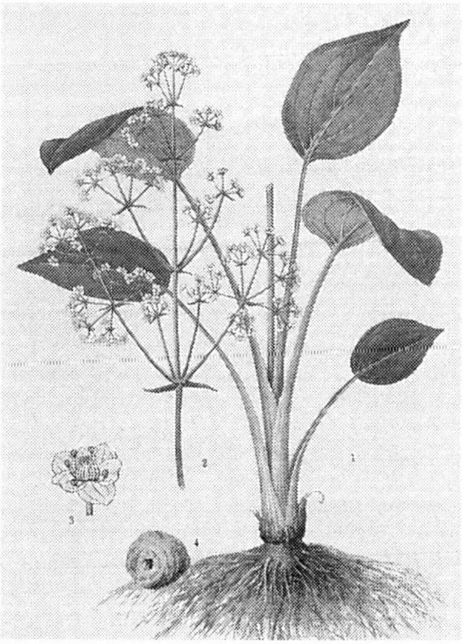

Kombinationen

- schmerzhafte Miktion, spärlicher Urin, Ödemneigung → Clematidis armandii caul. (Chuanmutong) S. 312
- Dysurie, spärlicher Urin, Spannungsgefühl im Abdomen → Amomi xanthioidis fr. (Sharen) S. 290
- Feuchtigkeit-Schleim *humor pituitae* im mittleren Wärmebereich *Calorium* mit Spannungsgefühl in Abdomen und Epigastrium, spärlicher Urin → Pinelliae rhiz. (Banxia) S. 86
- Benommenheit, Schwindel, tiefe und heiße Schmerzen in den Knochen, schmerzhafte Dysurie, Ödemneigung → Moutan cortex (Mudanpi) S. 170

Kompatibilität beschränkt durch Muschelfleisch

Kontraindikation Nieren-Yang-Schwäche *depletio yang renale*; kalte Feuchtigkeit *humor-algidus*-Symptomatik

Gravidität Anwendung erlaubt

Artemisiae scopariae herba 茵陈蒿
Yinchenhao

Familie: Asteraceae
Stammpflanzen: *Artemisia capillaris, A. scoparia*
Varianten: Artemisiae Yinchenhao herba, Artemisiae eapillaris herba
deutsch: haarförmiges Beifußkraut
englisch: yinchenhao shoots and leaves

Temperaturverhalten
■■□ Tendenz kalt

Geschmack *Sapor*
■■■ bitter

Funktionskreis-/ Orbisbezug
■■□ Leber *hepaticus*
■■■ Gallenblase *felleus*
■■□ Milz *lienalis*
■□□ Magen *stomachi*

Meldearznei
Leber-Leitbahn *s. hepatica*

Wirkrichtung
■□□ absenkend

Wirkort
Mitte, mittlerer Wärmebereich
Calorium

Wirkung/Indikation

■■■ **feuchte Hitze *calor humidus* ausleitend**
Ikterus, Obstipation, spärlicher, ausbleibender Urin, gespanntes Abdomen, Fieber, subfebrile Temperaturerhöhungen, schleichendes Fieber, Spannung im Abdomen, gelber klebriger Zungenbelag, Hepatitis, Cholithiasis, Cholecystitis, hämolytischer Ikterus

■■□ **Hitze *calor* kühlend**
Wechselfieber, intermittierendes Fieber, Appetitverlust, bitterer Mundgeschmack

■□□ **Oberfläche *extima* öffnend**
fiebrige Erkrankungen, Benommenheit, Schüttelfrost, Schwindel

■□□ **Sommerhitze *aestus* ausleitend**
Ikterus, Kopfschmerzen, Benommenheit

Physiologische/pharmakologische Wirkung tierexperimentell antihypertensiv, antibiotisch, antipyretisch, Gallensekretion fördernd, hepatoprotektiv, Cholesterin- und Lipidspiegel senkend; einsetzbar bei Hepatitis mit Ikterus, Hypercholsterinämie.

Toxizität Überdosierung: Lethargie, Salivation

Tagesdosis 10–15 g, Standard 10 g **Kochzeit** 20 min

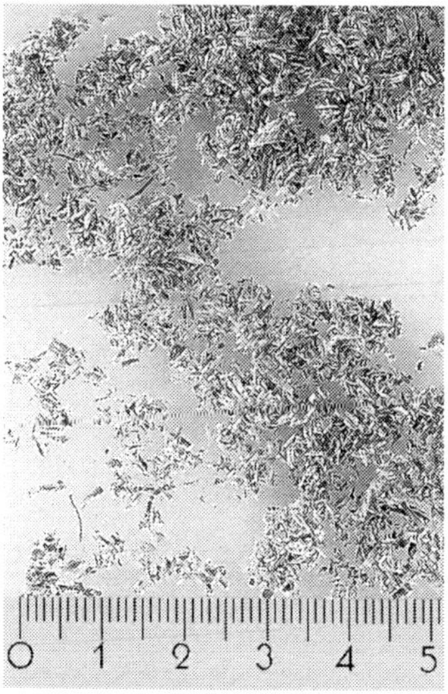

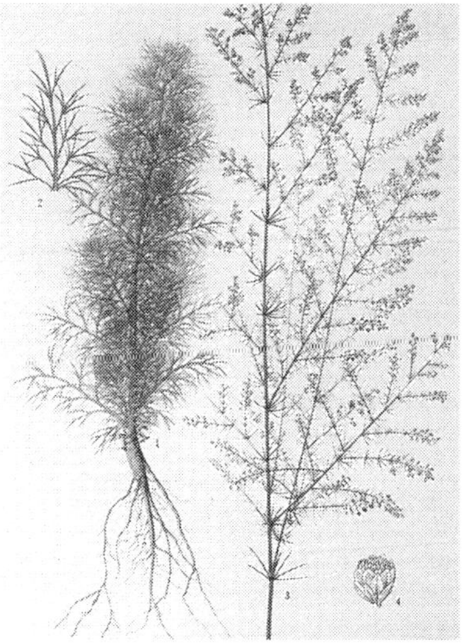

Kombinationen

- feuchte Hitze *calor humidus*, Ikterus, Obstipation, Harnverhalt, Fieber → Gardeniae fr. (Zhizi) S. 132, Rhei rhiz. (Dahuang) S. 96, Coptidis rhiz. (Huanglian) S. 178
- kalte Feuchtigkeit *humor algidus*, Ikterus → Zingiberis rhiz. (Ganjiang) S. 416, Aconiti r. lateralis praep. (Fuzi) S. 396, Poria (Fuling) S. 340, Glycyrrhizae r. (Gancao) S. 728
- Feuchtigkeit-Sommerhitze *humor aestus* mit Ikterus → Magnoliae c. (Houpo) S. 298
- Sommerhitze *aestus* oder Hitze *calor* mit Ikterus, Miktionsstörungen → Talcum (Huashi) S. 346

Kontraindikation bei Schwäche *depletio*-induziertem Ikterus, Zeichen für Qi-Schwäche *depletio qi* der Mitte

Gravidität Anwendung erlaubt

Benincasae semen 冬瓜子
Dongguazi

Familie: Curcurbitaceae
Stammpflanze: Benincasa hispida
deutsch: rauher Wachskürbissamen
englisch: winter melon seed

Temperaturverhalten
■■□ Tendenz kalt

Geschmack *Sapor*
■■□ süß

Funktionskreis-/ Orbisbezug
■■□ Lunge *pulmonalis*
■■□ Dickdarm *intestini crassi*
■□□ Magen *stomachi*
■□□ Dünndarm *intestini tenuis*
■□□ Leber *hepaticus*
■■□ Blase *vesicalis*

Wirkrichtung
■□□ absenkend

Wirkort
unterer Wärmebereich *Calorium*, Lunge

Wirkung/Indikation

■■□ **Hitze *calor* kühlend**
Husten, eitriger Auswurf, eitriger Ausfluss im Urogenital- und Intestinalbereich, chronische Bronchitis, Emphysem

■■■ **feuchte Hitze *calor humidus* ausleitend**
eitriger Ausfluss, Fluor albus, eitriger Ausfluss im Harnleiter (Gonorrhö), eitriger Auswurf, intestinale Abszesse, Nephritis

■■□ **Feuchtigkeit *humor* ausleitend**
Fluor albus, Druckgefühl in der Brust, Ödeme

■■□ **diuretisch**
Ausleitung von feuchter Hitze *calor humidus* im unteren Wärmebereich *Calorium*

■□□ **Schleim *pituita* kanalisierend**
eitriger Auswurf, intestinale Schleimansammlungen, Schleim *pituita*-Blockaden im unteren Wärmebereich *Calorium*, chronische Bronchitis, Husten, Keuchatmung, Asthma

■□□ **entgiftend und desinfizierend**
Eiterbildung im unteren Wärmebereich *Calorium*, pulmonale Eiterbildung

■□□ **Keuchen stillend**
Husten mit Schleim, keuchende Atmung, Asthma

Physiologische / pharmakologische Wirkung Inhaltsstoffe u. a. Saponine, Urea. Die westlich verwandten Kürbissamen (Cucurbita pepa) wirken antiphlogistisch und bei Reizblase, Miktionsstörungen, Prostataadenom.

Tagesdosis 3 – 12 g, Standard 10 g **Kochzeit** 20 min

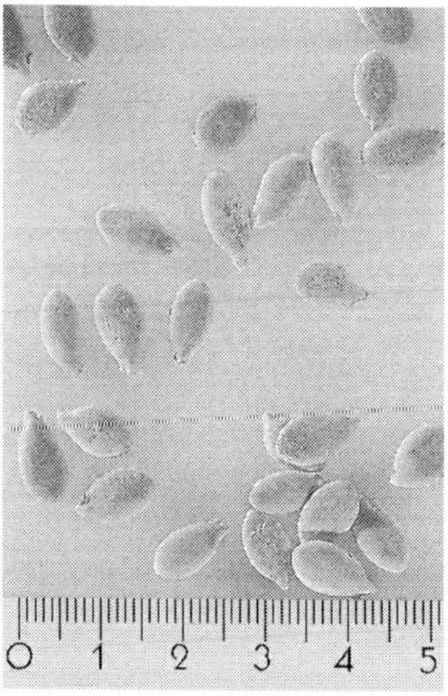

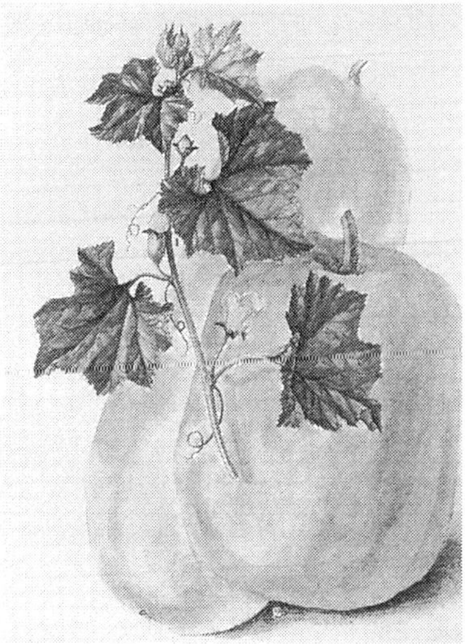

Kombinationen

- Hitze-Schleim *calor pituitae*, Lungenabszesse → Platycodi r. (Jiegeng) S. 648, Houttuyniae h. cum radice (Yuxingcao) S. 212, Lonicerae fl. (Jinyinhua) S. 222
- intestinale Abszesse → Rhei rhiz. (Dahuang) S. 96, Moutan cortex (Mudanpi) S. 170
- feuchte Hitze *calor humidus* mit vaginalem Ausfluss → Phellodendri c. (Huangbo) S. 186, Dioscoreae hypoglaucae rhiz. (Bixie) S. 318
- feuchte Hitze im FK Lunge *calor humidus o. pulmonalis* mit Husten, eitrigem Auswurf, Völlegefühl im Thorax → Rhei rhiz. (Dahuang) S. 96, Moutan cortex (Mudanpi) S. 170, Persicae s. (Taoren) S. 574, Natrii sulfas (Mangxiao) S. 94

Kontraindikation feuchte Kälte *algor humidus*, Diarrhö

Gravidität Anwendung erlaubt

Clematidis armandii caulis 木通
Chuanmutong

Familie: Ranunculaceae
Stammpflanze: *Clematis armandi*
deutsch: Clematisstängel
englisch: Clematis stem

Temperaturverhalten
■■□ kalt

Geschmack *Sapor*
■■□ bitter

Funktionskreis-/ Orbisbezug
■■□ Herz *cardialis*
■■□ Dünndarm *intestini tenuis*
■□□ Lunge *pulmonalis*
■■□ Blase *vesicalis*

Wirkrichtung
■■□ absenkend

Wirkort
unterer Wärmebereich *Calorium*, Rachen und Hals

Wirkung/Indikation

■■□ **Glut *ardor* ausleitend**
Erregungszustände, Schlaflosigkeit, Geschwüre im Mund und auf der Zunge, spärlicher Urin, Ödemneigung, spärlicher, ausbleibender Urin

■■□ **diuretisch**
spärlicher, ausbleibender Urin, Blasendysfunktion, Ödemneigung

■■□ **Hitze *calor* kühlend**
spärlicher Urin, Schlafstörungen, Geschwüre, schmerzhafte Miktionsstörungen bei Stress, Cystitis, Pyelitits, Prostatitis, Miktionsstörungen in der Menopause

■□□ **Ekzeme, Verbrennungen und Geschwüre**
Geschwüre im Mund und auf der Zunge

■□□ **Stasen des Xue lösend**
stockende Laktation, Amenorrhö, steife Gelenke

■□□ **Feuchtigkeit bei Wind *humor venti* ausleitend**
Bi-Syndrom, rheumatoide Schmerzen

Toxizität Verwechslungsgefahr! In der Pharmokopöe der VR China wurde die Droge Mutong differenziert und in zwei verschiedenen Monographien definiert:

1. Clematidis armandii caulis (Chuanmutong)
2. Aristolochiae manshurensis caulis (identisch mit Hocquartiae mansurensis caulis) (Guanmutong).

Da unter Mutong caulis Drogen von verschiedenen Stammpflanzen geliefert werden (*Hocquartia manshuriensis* (Synonym *Aristolochia manshuriensis*), *Clematis armandi*, *Akebia trifoliata*, u.a.), die zum Teil die toxische Aristocholsäure enthalten, muss die Droge auf Aristocholsäure geprüft werden. Aristocholsäure wirkt nephrotoxisch und cancerogen. Bei massiver Überdosierung ist akutes Nierenversagen, bei chronischer Anwendung terminale Niereninsuffizienz möglich.

Tagesdosis 3–9 g, Standard 3 g **Kochzeit** 20 min

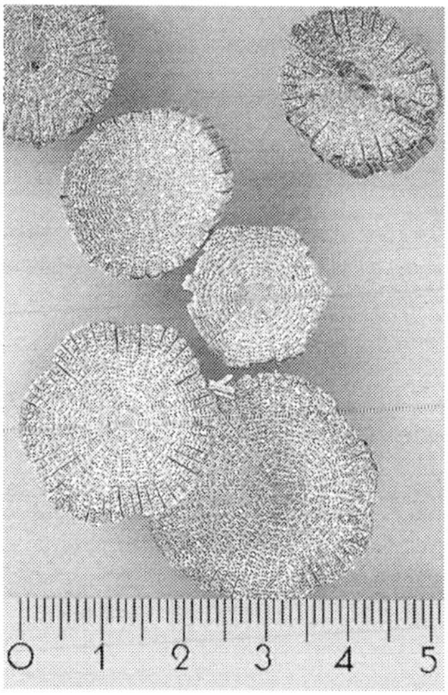

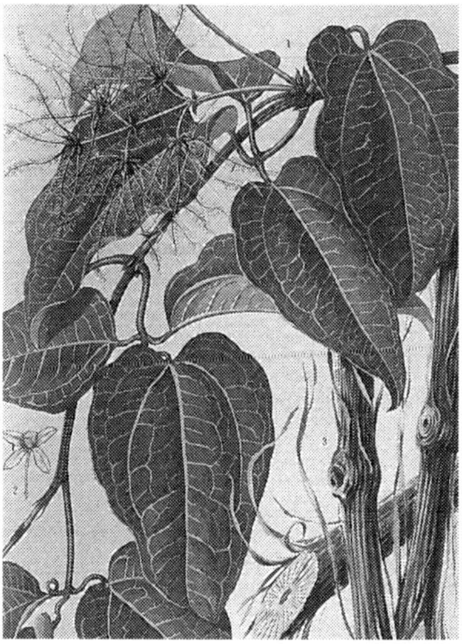

Kombinationen

- Hitze in den FK Herz und Dünndarm *calor oo. cardialis et intestini tenuis* mit Ödemen, schmerzhafter Miktion → Plantaginis s. (Cheqianzi) S. 334
- Glut im FK Herz *ardor o. cardialis* mit Schlaflosigkeit, Reizbarkeit, brennenden Schmerzen im Rachen, Ulzerationen in der Mundhöhle → Lophateri h. (Danzhuye) S. 138, Rehmanniae r. (Shengdihuang) S. 174
- Ödeme → Poria (Fuling) S. 340, Polyporus (Zhuling) S. 338
- Laktationsschwäche und Schwäche *depletio* des Qi → Astragali r. (Huangqi) S. 718, Angelicae sinensis r. (Danggui) S. 780
- stockende Laktation → Vaccariae s. (Wangbuliuxing) S. 590
- Xue-Stasen mit Amenorrhö → Achyranthis bidentatae r. (Niuxi) S. 532, Carthami fl. (Honghua) S. 538

Kontraindikation fehlende feuchte Hitze *calor humidus*, Yin-Schwäche *depletio yin*

Gravidität Anwendung verboten.
Gilt nur für die Drogen Mutong, die Aristocholsäure enthalten.

Ad Toxizität Die Pflanze Clematis armandii **enthält keine Aristocholsäure!** Um Verwechslungen zu vermeiden, soll die Droge mit dem chinesischen Namen **Chuanmutong** präzisiert werden.

Coicis semen 薏苡仁
Yiyiren

Familie: Poaceae
Stammpflanze: *Coix lachryma jobi*
deutsch: Hiobstränensamen, Christustränengrassamen
englisch: seeds of Job's tears

Temperaturverhalten
■■□ Tendenz kalt

Geschmack *Sapor*
■□□ süß

Funktionskreis-/ Orbisbezug
■■■ Milz *lienalis*
■■□ Magen *stomachi*
■■□ Lunge *pulmonalis*
■□□ Niere *renalis*

Wirkrichtung
■□□ absenkend

Wirkort
Mitte, mittlerer und unterer Wärmebereich *Calorium*

Wirkung/Indikation

■■□ **diuretisch**
erschwerte Miktion, Ödemneigung

■■□ **Feuchtigkeit *humor* ausleitend**
spärlicher Urin, Ödemneigung, Aszites, rheumatoide Schmerzen der Gelenke, Diarrhö, Schweregefühl im Körper, Beinödeme

■■□ **feuchte Hitze *calor humidus* ausleitend**
rheumatoide Symptomatik, schmerzhafte Blasendysfunktion, pulmonale Ulzerationen, Ulzerationen im Darmbereich, blutiger Auswurf, Blut im Stuhl, subfebrile Temperaturen, Fieber am Nachmnittag, gelber klebriger Zungenbelag, Enteritis, Dysenterie, Colitis, Hepatitis, Hautläsionen, gerötete entzündete juckende Ekzeme

■□□ **Hitze *calor* kühlend**
Karbunkel, Abszesse im Lungen- und Intestinalbereich, entzündliche rheumatische Erkrankungen mit Schwellungen und schmerzhaften Gelenken

■□□ **entgiftend und desinfizierend**
Abszesse, Karbunkel, Furunkel, Warzen

■■■ **mittlere Funktionskreise *orbes harmonisierend* und stützend**
Diarrhö durch Schwäche *depletio* der Mitte, Beinödeme

■□□ **Feuchtigkeit bei Wind *humor venti* ausleitend**
rheumatoide Symptomatik

■■□ **Schwellungen zerteilend**
Karbunkel, Abszesse, Neoplasien, Karzinome

Toxizität tierexperimentell wurden tödliche Dosen bei subcutaner und bei intravenöser Applikation ermittelt.

Tagesdosis 6–30 g, Standard 15 g **Kochzeit** 20 min

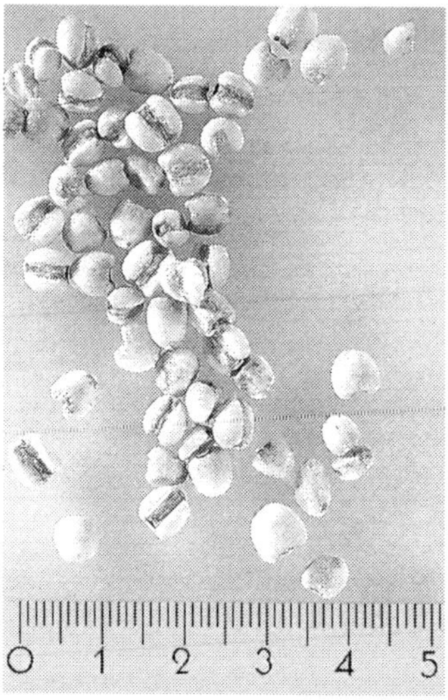

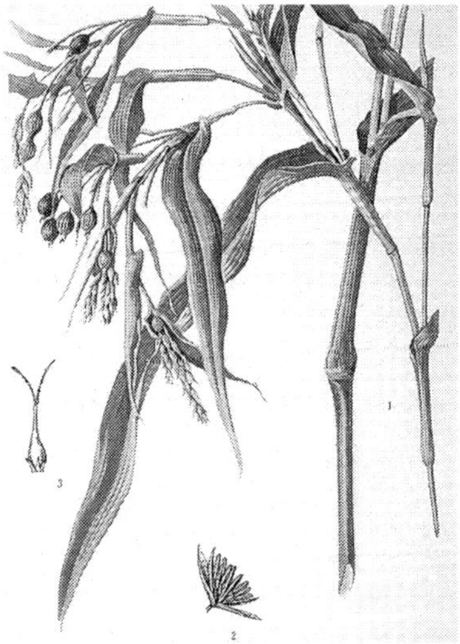

Kombinationen

- Hitze-Fülle in den FK Lunge, Dick- und Dünndarm *calor repletionis oo. pulmonalis et intestinorum*, Ulzerationen, blutiger, eitriger Auswurf → Phragmitis rhiz. (Lugen) S. 144, Benincasae s. (Dongguazi) S. 310, Persicae s. (Taoren) S. 574, Patriniae herba (Baijiangcao) S. 230, Moutan cortex (Mudanpi) S. 170, Houttuyniae h. cum radice (Yuxingcao) S. 212
- Feuchtigkeit *humor* und Schwäche im FK Milz *depletio o. lienalis*, Diarrhö → Atractylodis macrocephalae rhiz. (Baizhu) S. 720, Poria (Fuling) S. 340
- durch Feuchtigkeit *humor* verstopfte Leitbahnen mit Fieber, spärlichem und dunklem Urin → Benincasae s. (Dongguazi) S. 310, Phaseoli semen (Chixiaodou) S. 332, Talcum (Huashi) S. 346, Clematidis armandii caul. (Chuanmutong) S. 312
- intestinale Abszesse → Patriniae herba (Baijiangcao) S. 230, Moutan cortex (Mudanpi) S. 170
- Feuchtigkeit *humor* und Stasen des Xue, intestinale Abszesse im Frühstadium → Trichosanthis fructus (Gualou) S. 674, Persicae s. (Taoren) S. 574
- Feuchtigkeit-Wind *humor venti* mit generalisierten Gliederschmerzen → Ephedrae h. (Mahuang) S. 34, Armeniacae semen (Xingren) S. 676, Glycyrrhizae r. (Gancao) S. 728

Gravidität Anwendung mit Vorsicht

Physiologische/pharmakologische Wirkung Inhaltsstoffe u. a. Vitamin B_1 und Coixol; sehr mild sedierend, analgetisch und antpyretisch; das Samenöl wirkt in Abhängigkeit von der Dosierung entweder stimulierend oder hemmend auf die Atmung; es hat auch Einfluss auf die glatte Muskulatur von Uterus und Darm und auf die Skelettmuskulatur. Für die Samen werden inhibitorische Effekte auf das Wachstum von Krebszellen beschrieben.

Dianthi herba 瞿麦
Qumai

Familie: Caryophyllaceae
Stammpflanzen: *Dianthus superbus* oder *D. chinensis*
deutsch: Nelkenkraut
englisch: aerial parts of fringed flower

Temperaturverhalten
■■■ kalt

Geschmack *Sapor*
■■□ bitter

Funktionskreis-/Orbisbezug
■■□ Herz *cardialis*
■■□ Dünndarm *intestini tenuis*
■■□ Niere *renalis*
■■□ Blase *vesicalis*

Wirkrichtung
■■□ tief

Wirkort
unterer Wärmebereich *Calorium*, das Xue

Wirkung/Indikation

■■■ **Hitze *calor* kühlend**
fliegende Hitze, Unruhe, Obstipation, Hitze im FK Herz *calor o. cardialis*, schmerzhafte Miktionsstörungen

■□□ **Stasen des Xue lösend**
Hilfsarznei bei Amenorrhö, Xue-Stasen

■■□ **diuretisch**
spärlicher, ausbleibender Urin, Miktionsstörungen durch Hitze-Fülle *calor repletionis*

■■■ **feuchte Hitze *calor humidus* ausleitend**
schmerzhafte Miktion, spärlicher, ausbleibender Urin, Blut im Urin durch starke Hitze *calor*, Verletzung der Blutgefäße, blutige Zystitis, Urolithiasis, Pyelitis, Nephrolithiasis

■■□ **Xue kühlend**
Blut im Urin, Verletzung der Blutgefäße durch starken Hitze *calor*-Befund

■■■ **hämostyptisch**
Blut im Urin

Physiologische/pharmakologische Wirkung diuretisch (auch wenn keine Dokumentation über Wechselwirkungen mit westlichen Diuretika vorliegt, ist eine verstärkte Wirkung auf den Elektrolyt- und Wasserhaushalt möglich), Uteruskontraktionen und den Gastrointestinaltrakt stimulierend, Herz-Kreislauf-System hemmend.

Tagesdosis 3–12 g, Standard 5 g **Kochzeit** 20 min

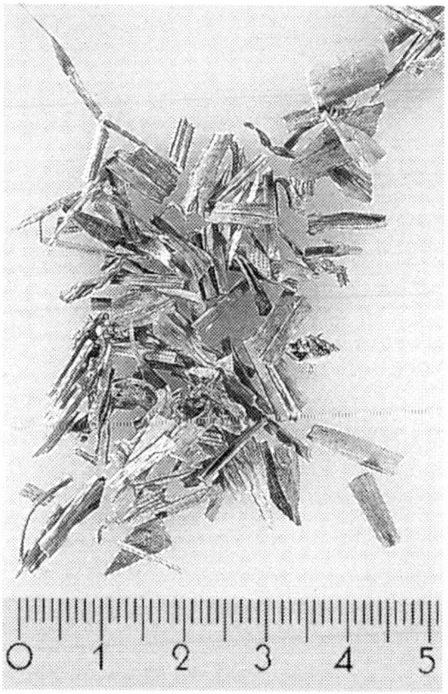

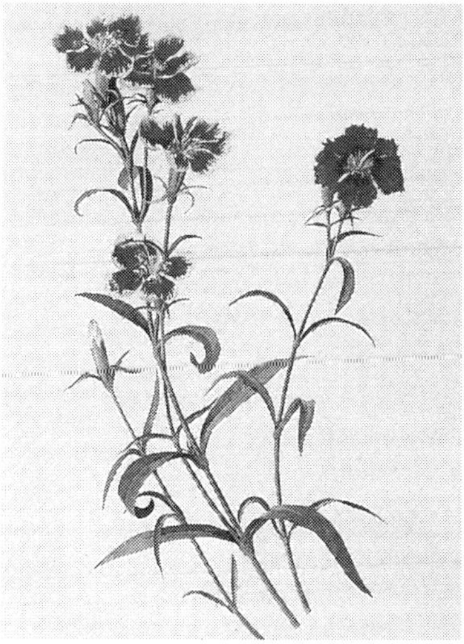

Kombinationen

- Hitze *calor* mit schmerzhafter Miktion, Dysurie, brennendem Schmerz → Talcum (Huashi) S. 346, Clematidis armandii caul. (Chuanmutong) S. 312
- Nephrolithiasis → Lygodii spora (Haijinsha) S. 326
- feuchte Hitze *calor humidus* im unterem Wärmebereich *Calorium*, tröpfelnder Urin, unvollständige Ausscheidung, brennende, schmerzhafte Miktion → Gardeniae fr. (Zhizi) S. 132
- feuchte Hitze *calor humidus*, blutiger Urin → Imperatae rhiz. (Baimaogen) S. 164, Cephalanopli h. (Xiaoji) S. 600
- Stasen des Xue, Amenorrhö → Salviae miltiorrhizae r. (Danshen) S. 580
- Obstipation → Trichosanthis fructus (Gualou) S. 674
- Hitze-Fülle *calor repletionis*, Dysurie, blutiger Urin, Harnverhalt, schmerzhafte Miktion → Talcum (Huashi) S. 346, Plantaginis s. (Cheqianzi) S. 334, Polygoni avicularis h. (Bianxu) S. 336

Kompatibilität

- gefördert durch Moutan cortex (Mudanpi) S. 170
- gestört durch Mantidis ovorum vagina (Sangpiaoxiao) S. 848
- dämpft die Giftigkeit von Cinnabaris (Zhusha) S. 426

Kontraindikation bei fehlender Indikation, feuchte Hitze *calor humidus*, Schwäche in den FK Milz oder Niere *depletio o. lienalis* oder *o. renalis*

Gravidität Anwendung verboten

Dioscoreae hypoglaucae rhizoma 萆薢
Bixie

Familie: Dioscoreaceae
Stammpflanze: *Dioscorea hypoglauca,* u.a.
deutsch: Yamswurzelstock
englisch: fish-poison yam rhizome

Temperaturverhalten
■■□ bitter
■■□ neutral

Geschmack *Sapor*
■□□ bitter

Funktionskreis-/ Orbisbezug
■□□ Leber *hepaticus*
■□□ Magen *stomachi*
■□□ Blase *vesicalis*

Wirkrichtung
■□□ tief

Wirkort
Leitbahnen, unterer Wärmebereich *Calorium*

Wirkung/Indikation

■■□ **Feuchtigkeit *humor* ausleitend**
trüber Urin, Fluor albus, Ödeme, Aszites, Schweregefühl der Glieder

■□□ **Feuchtigkeit bei Wind *humor venti* ausleitend**
rheumatoide Schmerzen, Gelenk-, Muskel-, Rückenschmerzen, Ischialgie

■■□ **feuchte Hitze *calor humidus* ausleitend**
eitriger Urin, schmerzhafte Miktion, Hautläsionen, Ekzeme, Pustelbildung, Geschwüre, trüber Urin, Leukorrhö, chronische Nephritis, intestinale Parasiten, Pilzinfektionen

■■□ **diuretisch**
verminderte Miktion, Oligurie, Ödeme, Spannungen im Abdomen

■■□ **mittlere Funktionskreise *orbes* harmonisierend und stützend**
Diarrhö, Inappetenz, Ödemneigung, Aszites, Leukorrhö, chronische Prostatitis, Entzündungen im Beckenbereich, Hepatitis, Nephritis, nephrotisches Syndrom

Physiologische / pharmakologische Wirkung entzündungshemmend, cholagog, krampflösend, leicht schweißtreibend. Anwendung bei Erkrankungen des rheumatischen Formenkreises, bei Gallenkoliken, Menstruationsstörungen, Krämpfen. Wirkt nach neuerer Forschung auch antiparasitär und antimykotisch.

Tagesdosis 3 – 15 g, Standard 6 g **Kochzeit** 20 min

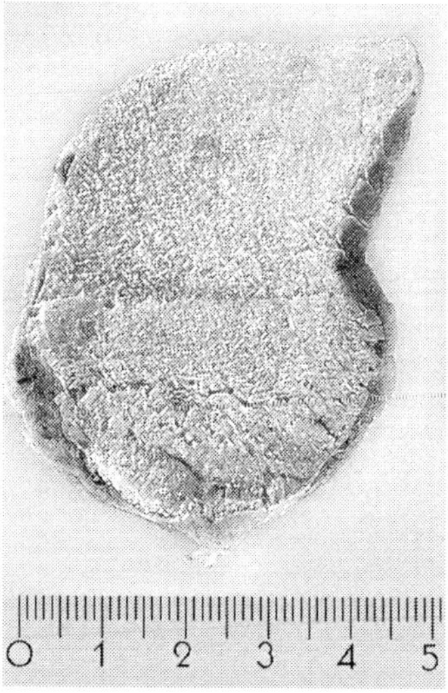

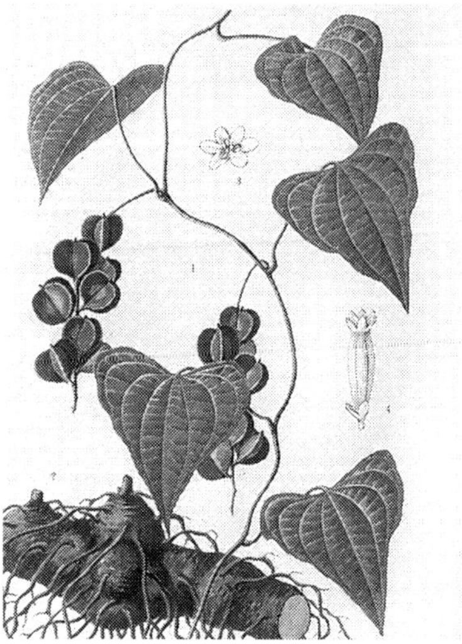

Kombinationen

- häufige Miktion, trüber Urin, Fluor albus → Acori graminei rhiz. (Changpu) S. 274, Plantaginis s. (Cheqianzi) S. 334, Phellodendri c. (Huangbo) S. 186, Poria (Fuling) S. 340
- häufige Miktion, Inkontinenz, Yang-Schwäche *depletio yang* → Alpiniae oxyphyllae fr. (Yizhiren) S. 742, Linderae r. (Wuyao) S. 506
- schmerzhafte Feuchtigkeit-Wind *humor venti*-Verstopfungen → Clematidis r. (Weilingxian) S. 364
- Blockaden durch feuchte Kälte *algor humidus* → Clematidis r. (Weilingxian) S. 364, Cinnamomi cassiae ram. (Guizhi) S. 30, Aconiti r. lateralis praep. (Fuzi) S. 396
- Blockaden durch feuchte Hitze *calor humidus* → Clematidis r. (Weilingxian) S. 364, Gentianae r. (Longdancao) S. 184, Coicis s. (Yiyiren) S. 314
- Feuchtigkeit-Wind *humor venti*, Rückenschmerzen durch Kälte *algor*, Schwäche der Extremitäten, Taubheit, Gliederschmerzen → Achyranthis bidentatae r. (Niuxi) S. 532
- feuchte Hitze *calor humidus*, Hautläsionen → Phellodendri c. (Huangbo) S. 186, Coicis s. (Yiyiren) S. 314
- Feuchtigkeit-Wind *humor venti*, rheumatoide Schmerzen, Rückenschmerzen, Ischialgie → Aconiti r. lateralis praep. (Fuzi) S. 396, Gentianae macrophyllae r. (Qinjiao) S. 370, Mori ram. (Sangzhi) S. 372, Coicis s. (Yiyiren) S. 314

Kompatibilität

- gefördert durch Coicis s. (Yiyiren) S. 314
- beschränkt durch Peucedani r. (Qianhu) S. 668, Bupleuri r. (Chaihu) S. 54, Ostreae concha (Muli) S. 436, Rhei rhiz. (Dahuang) S. 96

Kontraindikation Schwäche im FK Niere *depletio o. renalis*, Yin-Schwäche *depletio yin*

Gravidität Anwendung erlaubt

Junci medulla
Dengxincao

灯心草

Familie: Juncaceae
Stammpflanze: *Juncus effusus*
deutsch: Flatter-Binse
englisch: juncus pith, rush pith

Temperaturverhalten
■■□ kühl

Wirkrichtung
■■□ absenkend

Geschmack *Sapor*
■■□ süß

Wirkort
unterer Wärmebereich *Calorium*

Funktionskreis-/ Orbisbezug
■■□ Herz *cardialis*
■□□ Lunge *pulmonalis*
■■□ Dünndarm *intestini tenuis*

Wirkung/Indikation

■■■ **diuretisch**
schmerzhafte Miktion, dunkler, spärlicher Urin, tröpfelnde Miktion

■■■ **feuchte Hitze *calor humidus* ausleitend**
Dysurie, Ansammlung von feuchter Hitze *calor humidus* im unteren Wärmebereich *Calorium*, Ödeme, Nephritis

■■□ **Hitze *calor* kühlend**
FK Herz *o. cardialis*: Schlafstörungen, Reizbarkeit, bei Kindern unruhiger Schlaf, Schreien in der Nacht; FK Lunge *o. pulmonalis*: entzündeter Rachen

■■□ **Glut *ardor* ausleitend**
bei Kindern Schreien in der Nacht, mangelnde Verbindung zwischen den FK Herz und Niere *oo. cardialis et renalis*, spärlicher Urin, Reizbarkeit, Schlafstörungen

■■□ **Xue kühlend**
Blutungen (verkohlte Droge)

■□□ **hämostyptisch**
Blutungen (verkohlte Droge)

Besonderes eher milde Droge, deshalb mit anderen Arzneimitteln zu kombinieren

Tagesdosis 1,5–4,5 g **Kochzeit** 20 min

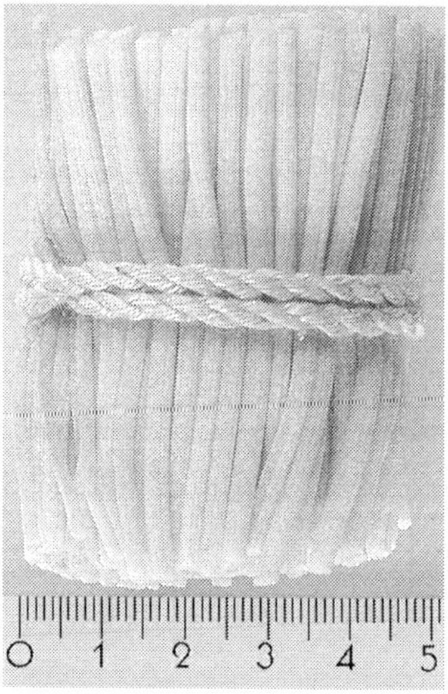

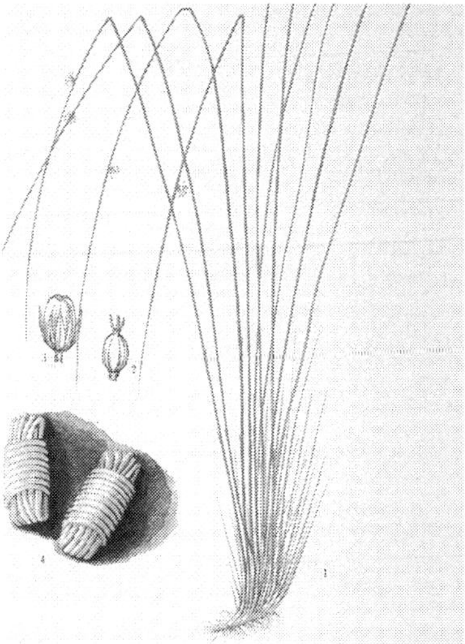

Kombinationen

- schmerzhafte, tröpfelnde Miktion → Lophateri herba (Danzhuye) S. 138, Plantaginis herba (Cheqiancao) S. 334
- unvollständige, schmerzhafte Miktion durch feuchte Hitze *calor humidus* in den FK Herz, Blase und Lunge *oo. cardialis, vesicalis et pulmonalis* → Talcum (Huashi) S. 346
- Ödeme aufgrund einer Nephritis → Plantaginis herba (Cheqiancao) S. 334, Imperatae rhizoma (Baimaogen)
- Reizbarkeit, Insomnia → Ziziphi spinosae semen (Suanzaoren) S. 454, Cinnabaris (Zhusha) S. 426, Poria (Fuling) S. 340
- Kinder mit Unruhe, nächtlichem Schreien → Ziziphi spinosae semen (Suanzaoren) S. 454, Tritici fructus (Xiaomai), Poria (Fuling) S. 340

Kontraindikation starke Schwäche *depletio*, Kälte *algor* im mittleren Wärmebereich *Calorium*, Inkontinenz

Gravidität Anwendung erlaubt

Kochiae fructus
Difuzi

地肤子

Familie: Chenopodiaceae
Stammpflanze: *Kochia scoparia*
deutsch: Besenradmeldenfrüchte
englisch: broom cypress fruit, earth skin seeds

Temperaturverhalten
■■□ kalt

Geschmack *Sapor*
■■□ bitter
■□□ süß

Wirkrichtung
■■□ absenkend

Wirkort
unterer Wärmebereich *Calorium*, Haut

Funktionskreis-/ Orbisbezug
■■□ Blase *vesicalis*

Wirkung/Indikation

■■□ **feuchte Hitze *calor humidus* ausleitend**
schmerzhafte Blasendysfunktion, Geschwüre, unreine Haut

■■□ **Ekzeme, Verbrennungen und Geschwüre**
Geschwüre, unreine Haut, Juckreiz, feuchte Hitze *calor humidus* im Genitalbereich, Pilzerkrankungen

■■□ **diuretisch**
Gedunsenheit, brennende Miktion, spärlicher, dunkler Urin

■■□ **Juckreiz beseitigend**
unreine Haut, Geschwüre durch feuchte Hitze *calor humidus*, Pilzerkrankungen

■■□ **Feuchtigkeit *humor* ausleitend**
Ödeme, verminderte Miktion, Oligurie, Spannungen im Abdomen, Schweregefühl der Extremitäten, weißer Zungenbelag, chronische Nephritis

Physiologische / pharmakologische Wirkung in vitro antimykotisch, Anwendung bei Dermatomykosen.
Inhaltsstoffe u. a. Triterpensaponine, Alkaloide

Tagesdosis 5–15 g, Standard 6 g **Kochzeit** 20 min

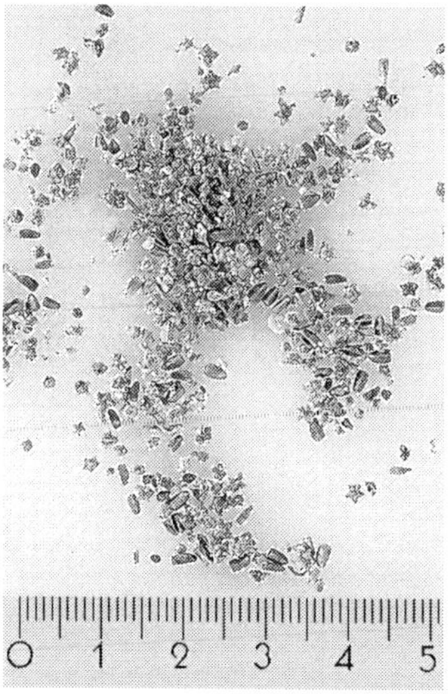

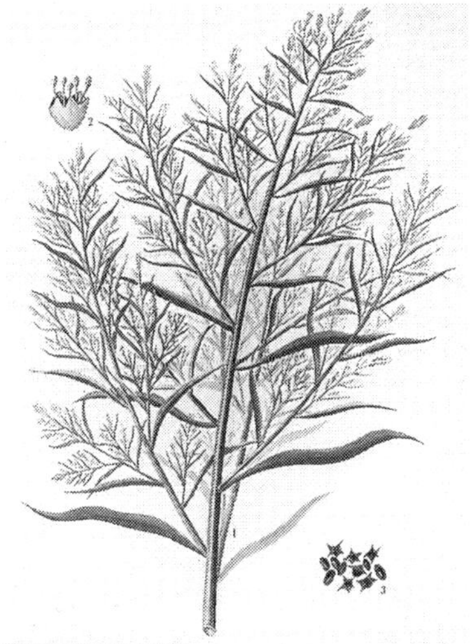

Kombinationen

- feuchte Hitze im FK Blase *calor humidus o. vesicalis*, Dysurie → Polyporus (Zhuling) S. 338, Tetrapanacis medulla (Tongcao) S. 348, Dianthi h. (Qumai) S. 316
- feuchte Hitze *calor humidus*, Juckreiz, gereizte Haut → Sophorae flavescentis r. (Kushen) S. 192
- juckende Haut (äußerliche Anwendung) → Cnidii fr. (Shechuangzi) S. 752
- feuchte Hitze *calor humidus* oder Hitze-Wind *calor venti*, Ekzeme, juckende Haut → Rehmanniae r. (Shengdihuang) S. 174, Dictamni c. rad. (Baixianpi) S. 180
- feuchte Hitze *calor humidus* mit unreiner Haut, Geschwüren → Dictamni c. rad. (Baixianpi) S. 180, Talcum (Huashi) S. 346, Tetrapanacis medulla (Tongcao) S. 348, Phellodendri c. (Huangbo) S. 186

Kompatibilität gestört durch Sepiae endoconcha (Haipiaoxiao) S. 864

Kontraindikation Vorsicht bei Kälte *algor*-Symptomatik, Kälte-Schwäche *algor depletionis*

Gravidität Anwendung erlaubt

Lobeliae chinensis herba 半边莲
Banbianlian

Familie: Campanulaceae
Stammpflanze: *Lobelia chinensis, L. radicans*
Variante: Lobeliae herba cum radice, Lobeliae radicantis herba
deutsch: chinesisches Lobelienkraut, Indianertabak (Lobelia inflata)
englisch: chinese lobelia

Temperaturverhalten
■■□ neutral

Geschmack *Sapor*
■□□ süß
■□□ scharf

Funktionskreis-/ Orbisbezug
■□□ Herz *cardialis*
■■□ Dünndarm *intestini tenuis*
■□□ Lunge *pulmonalis*
■□□ Leber *hepaticus*

Wirkrichtung
■□□ absenkend

Wirkort
oberer, mittlerer und unterer Wärmebereich *Calorium*

Wirkung/Indikation

■■□ **diuretisch**
verminderte Urinausscheidung, Ödemneigung, gedunsenes Gesicht

■■□ **Schwellungen zerteilend**
Ödemneigung, gedunsenes Gesicht, Neoplasien, Tumorbildung (z. B. Carcinome von Magen, Leber, Rektum)

■□□ **Xue kühlend**
Infektionen, Tonsillitis

■■□ **entgiftend und desinfizierend**
Infektionen durch Schlangenbisse, Insektenstiche

■■□ **Schleim *pituita* kanalisierend**
Husten mit Schleim, Keuchatmung, Asthma, Ödemneigung

Physiologische/pharmakologische Wirkung diuretisch (auch bei Ödemen mit Dysurie bei Leberzirrhose, Ascites durch Schistosomen; auch wenn keine Dokumentation über Wechselwirkungen mit westlichen Diuretica vorliegt, ist eine verstärkte Wirkung auf den Elektrolyt- und Wasserhaushalt möglich), antihypertensiv, antibiotisch, Cholagogum, in vitro antimykotisch. Die westlich verwandte Droge (Lobelia inflata) ist obsolet: früher bei Asthma und Dyspnoe. Enthält Piperidinalkaloide, u. a. Lobelin: Ähnlichkeit mit Nikotin (deshalb in der Homöopathie Einsatz zur Raucherentwöhnung), wirkt (reflektorisch über die Chemorezeptoren des Glomus caroticus) erregend auf das Atemzentrum; um als Atemanaleptikum zu dienen, wird es im Körper allerdings zu schnell abgebaut.

Tagesdosis 15–30 g **Kochzeit** 20 min

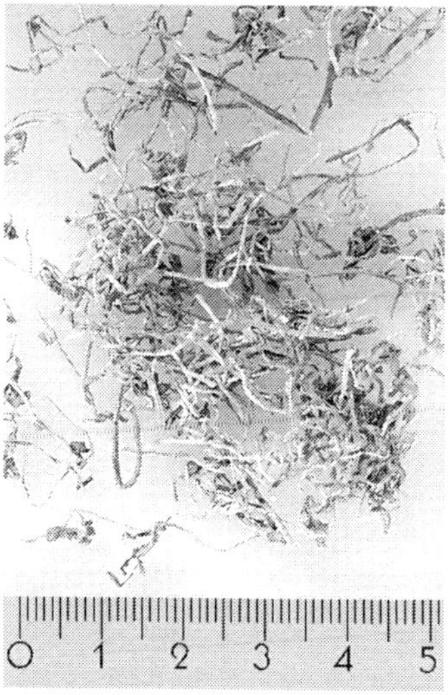

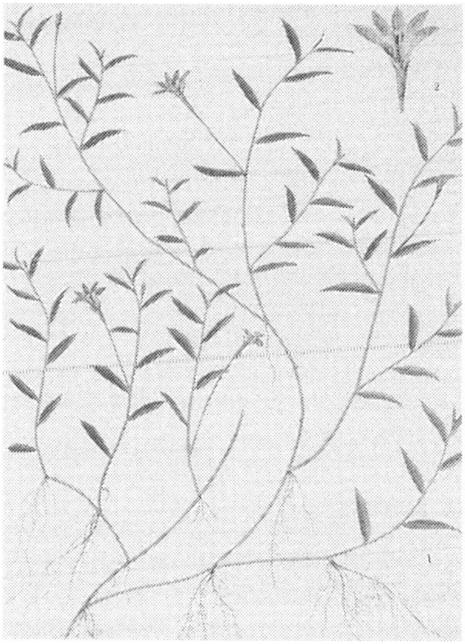

Kombinationen

- Ascites, Ödeme → Trigonellae semen (Huluba) S. 778
- wandernde Ödeme → Alismatis rhizoma (Zexie) S. 306, Polyporus (Zhuling) S. 338
- giftige Schlangenbisse → Scutellariae radix (Huangqin) S. 190, Coptidis rhizoma (Huanglian) S. 178, Lonicerae flos (Jinyinhua) S. 222, Chrysanthemi flos (Juhua) S. 56
- Ascites, verminderte Miktion → Scutellariae radix (Huangqin) S. 190, Lagenariae pericarpium

Kontraindikation Schwäche *depletio*-Zeichen

Gravidität Anwendung mit Vorsicht

Toxizität Lobelia inflata (Piperidinalkaloide): Bei Überdosierung kommt es zu Mundtrockenheit, Übelkeit, Erbrechen, Durchfall, Bauchschmerzen, Brennen in den Harnwegen, Angstgefühl, Schwindel, Kopfschmerzen, Zittern, Atembeschwerden, Parästhesien, Schweißausbruch, Bradykardie, Herzarrhythmien, Somnolenz und Muskelzuckungen, der Tod kann unter Konvulsionen durch Atemlähmung erfolgen. 0,6 bis 1 g der Blätter sollen toxisch, 4 g tödlich wirken. Therapie von Vergiftungen: Magen- und Darmentleerung, Medizinalkohle, Behandlung der Krämpfe mit Diazepam (i.v.), bei Kindern mit Chloralhydrat (rektal), Gabe von Orciprenalin (i.v.), EKG-Überwachung.

Lygodii spora
Haijinsha

海金沙

Familie: Schizeaceae
Stammpflanze: *Lygodium japonicum*
Variante: Lygodii herba
deutsch: Schlingfarnsporen, Kletterfarnsporen
englisch: sea gold sands

Temperaturverhalten
■■□ kalt

Geschmack *Sapor*
■■□ süß
■□□ salzig

Wirkrichtung
■■□ absenkend

Wirkort
unterer Wärmebereich *Calorium*, das Xue

Funktionskreis-/ Orbisbezug
■■■ Blase *vesicalis*
■■□ Dünndarm *intestini tenuis*

Wirkung/Indikation

■■■ **feuchte Hitze *calor humidus* ausleitend**
erschwerte Miktion, schmerzhafte Miktion, Harngries, Blut im Urin, Ulzerationen der Mammae und im Mund, Nierensteine

■■□ **diuretisch**
blutige Blasendysfunktion, Harngries, Blut im Urin, Aszites

■□□ **Glut *ardor* ausleitend**
Ulzerationen im Mund, geschwollener Rachen, Mumps, Ulzerationen der Mammae, Karbunkel, Ikterus

■■□ **Xue kühlend**
Verletzung der Blutgefäße durch feuchte Hitze *calor humidus*, Zystitis, Urolithiasis, Pyelitis

■■□ **Schmerz beseitigend und verteilend**
Dysurie, schmerzhafter Miktion durch Stasen des Xue oder durch Steinbildung

Physiologische/pharmakologische Wirkung antibiotisch, Cholagogum

Toxizität hohe Überdosierung (10-fach) führte in einem Einzelfall zu Taubheitsgefühl der Zunge, Übelkeit, Kopfschmerzen, Kälteaversion, häufiger Miktion ohne Langzeitfolgen.

Tagesdosis 10–15 g, Standard 10 g

Kochzeit 20 min in einem Tuch abkochen

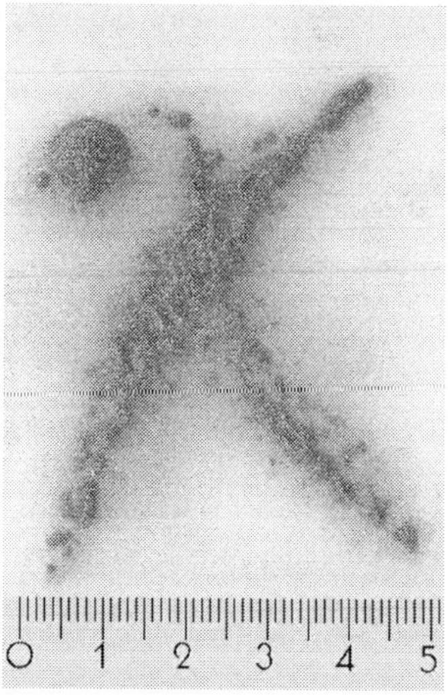

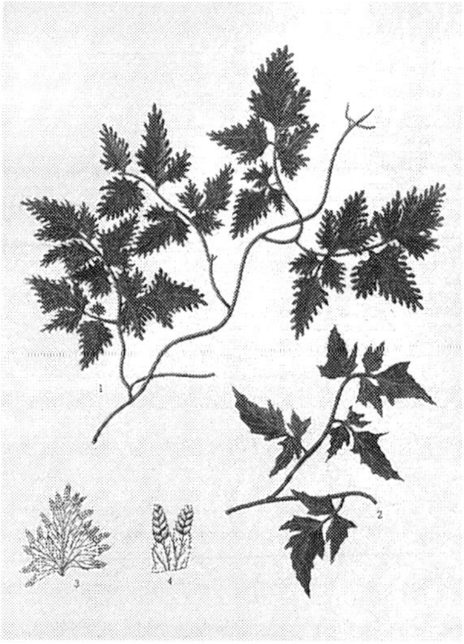

Kombinationen
- Infektionen des Respirationstraktes, Fieber, Tonsillitis → Isatidis f. (Daqingye) S. 168
- Mumps → Isatidis r. (Banlangen) S. 216
- feuchte Hitze *calor humidus*, schmerzhafte Miktion, Dysurie → Polygoni avicularis h. (Bianxu) S. 336

Kontraindikation Kälte *algor*-Symptomatik

Gravidität Anwendung erlaubt

Lysimachiae herba 金钱草
Jinqiancao

Familie: Primulaceae
Stammpflanzen: *Lysimachia christina, Desmodium styracifolium*
Variante: Desmodii herba
deutsch: Gilbweiderichkraut, Pfennigkraut
englisch: lysimachia, gold money herb

Temperaturverhalten
■■□ kalt

Geschmack *Sapor*
■■□ bitter
■□□ süß, salzig

Funktionskreis-/ Orbisbezug
■□□ Leber *hepaticus*
■□□ Gallenblase *felleus*
■■□ Niere *renalis*
■■■ Blase *vesicalis*

Wirkrichtung
■■□ absenkend

Wirkort
unterer Wärmebereich *Calorium*, Haut, das Xue

Wirkung/Indikation

■■■ **feuchte Hitze *calor humidus* ausleitend**
spärlicher, ausbleibender Urin, Harngries, Nieren-, Ureter- und Harnblasensteine, Ikterus, Spannung im Abdomen, Inappetenz, Müdigkeit, Schweregefühl im Körper, Gallensteine

■■□ **diuretisch**
erschwerte Miktion

■■□ **Hitze *calor* kühlend**
Geschwüre, infizierte Wunden, Schlangenbisse

■□□ **Schwellung zerteilend**
Gedunsenheit

■■□ **Xue kühlend**
Geschwüre, Blutungen, ableitende Harnwege

■□□ **Ekzeme, Verbrennungen und Geschwüre**
infizierte Wunden, Schlangenbisse (lokale Anwendung)

Physiologische/pharmakologische Wirkung diuretisch (auch wenn keine Dokumentation über Wechselwirkungen mit westlichen Diuretika vorliegt, ist eine verstärkte Wirkung auf den Elektrolyt- und Wasserhaushalt möglich), antibiotisch, Cholagogum, einsetzbar bei Ikterus, Gallen- und Nierensteinen, Mastitis. Die westlich verwandte Lysimachia nummularia wirkt leicht adstringierend, als leichtes Expektorans und wird als Fertigarzneimittel bei akuten und chronischen Ekzemen v.a. bei Kindern eingesetzt.

Bemerkung Lysimachia christina effektiv v.a. bei Gallensteinen, Desmodium styracifolium und Glechoma longituda v.a. bei Nierensteinen.

Tagesdosis 10–30 g, Standard 10 g **Kochzeit** 20 min

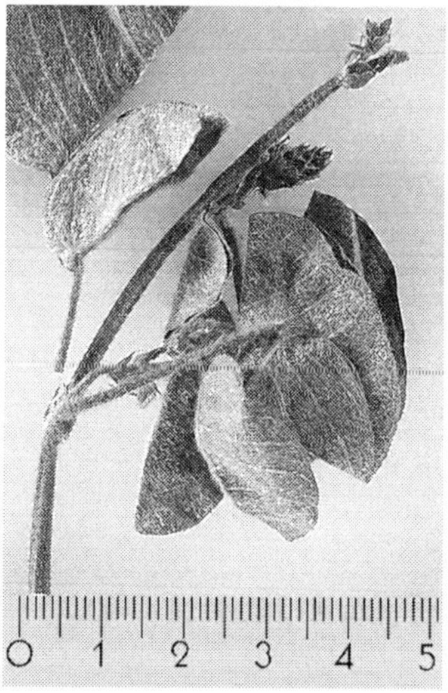

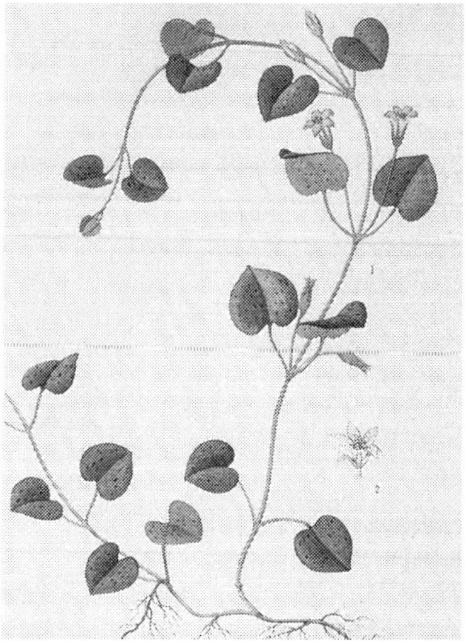

Kombinationen

- Nephrolithiasis, Blasensteine → Lygodii spora (Haijinsha) S. 326, Gigeriae galli endothelium corneum (Jineijin) S. 696
- feuchte Hitze in den FK Leber und Gallenblase *calor humidus oo. hepaticus et felleus*, Gallensteine, Ikterus → Artemisiae capillaris seu scopariae h. (Yinchenhao) S. 308, Bupleuri r. (Chaihu) S. 54, Gardeniae fr. (Zhizi) S. 132
- schmerzhafte Dysurie, Hitze *calor* → Polygoni avicularis h. (Bianxu) S. 336
- feuchte Hitze *calor humidus* im unteren Wärmebereich *Calorium*, Harnverhalt, Harngries, Nephrolithiasis, Urolithiasis → Lygodii spora (Haijinsha) S. 326, Polygoni avicularis h. (Bianxu) S. 336

Gravidität Anwendung erlaubt

Toxizität bei Langzeitanwendung sind Schwindel, Benommenheit, Palpitationen durch Kaliumverlust möglich.

Malvae semen
Dongkuizi

冬葵子

Familie: Malvaceae
Stammpflanzen: *Abutilon theophrasti, Malva verticillata*
Variante: Abutili semen
deutsch: Malvensamen
englisch: musk mellow seeds

Temperaturverhalten
■■□ kalt

Wirkrichtung
■■□ absenkend

Geschmack *Sapor*
■■□ süß

Wirkort
unterer Wärmebereich *Calorium*

Funktionskreis-/ Orbisbezug
■■□ Dickdarm *intestini crassi*
■■□ Dünndarm *intestini tenuis*
■■□ Blase *vesicalis*

Wirkung/Indikation

■■□ **feuchte Hitze *calor humidus* ausleitend**
spärlicher, dunkler Urin, Blut im Urin, Harnkonkremente, Cystitis, Spannung im Abdomen, Schweregefühl der Extremitäten

■■□ **Schwellung zerteilend**
Schmerzen in harten Mammae, stockende Laktation, Ulzerationen der Mammae, Ödeme, Aszites

■■□ **Stasen des Xue lösend**
Laktation fördernd, Obstipation

■■□ **diuretisch**
blutige Blasendysfunktion, Cystitis, chronische Nephritis

■□□ **laxierend**
Obstipation bei Säftemangel

■□□ **Ekzeme, Verbrennungen und Geschwüre**
Abszesse der Mammae im Frühstadium

■■□ **Milchfluss fördernd**
durch Stagnation des Leber-Qi *qi hepaticum*, Einengung der Magen-Leitbahn *s. stomachi*, mangelnder Milchfluss, frühes Stadium von Mastitis

Physiologische/pharmakologische Wirkung die westlich verwandte Droge Malvae folium wird bei Schleimhautreizungen im Mund- und Rachenraum, und im Magen-Darm-Trakt, bei Katarrh der oberen Luftwege und trockenem Reizhusten angewendet.

Toxizität in einem einzelnen Fallbericht sind Diplopie, Sehstörungen, Erregung und Delirium beobachtet worden, die sich nach Absetzen des Dekokt innerhalb von 24 Std zurückbildeten.

Tagesdosis 3–15 g, Standard 5 g **Kochzeit** 20 min

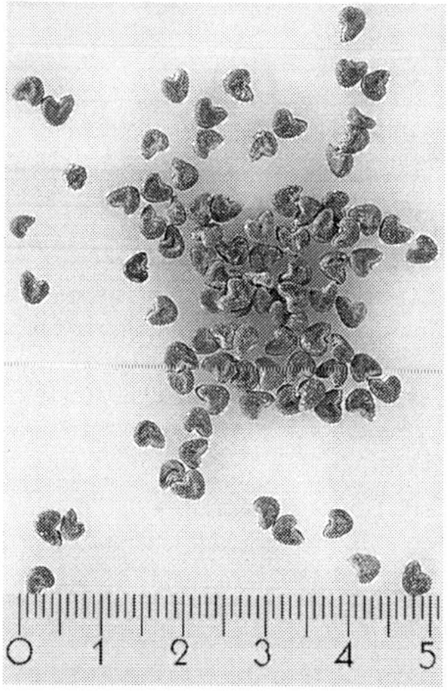

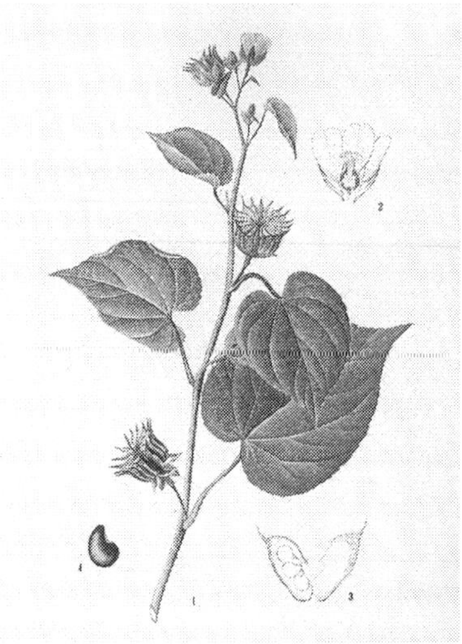

Kombinationen

- Ödeme, Dysurie post partum → Poria (Fuling) S. 340
- Nephrolithiasis → Lygodii spora (Haijinsha) S. 326, Plantaginis s. (Cheqianzi) S. 334
- Dysurie, häufige Miktion, schmerzhafte Miktion bei Kindern → Clematidis armandii caul. (Chuanmutong) S. 312
- Stagnation des Qi mit geschwollener, schmerzhafter Mamma, Laktationsschwäche, Ulzerationen der Mamma → Amomi xanthioidis fr. (Sharen) S. 290
- Stasen des Xue, Laktationsschwäche, geschwollene, schmerzhafte Mamma → Vaccariae s. (Wangbuliuxing) S. 590
- Säftemangel in den FK Dick- und Dünndarm *oo. intestinorum* mit Obstipation → Cannabis s. (Huomaren)

Kontraindikation Schwäche im FK Milz *depletio o. lienalis*, Diarrhö

Gravidität Anwendung mit Vorsicht

Phaseoli semen 赤小豆
Chixiaodou

Familie:	Fabaceae
Stammpflanze:	*Phaseolus calcaratus*, u.a.
Variante:	Phaseoli calcarati semen
deutsch:	Azukibohne
englisch:	adukibean, dark red little bean

Temperaturverhalten
■■□ neutral

Geschmack *Sapor*
■□□ süß
■□□ sauer

Funktionskreis-/ Orbisbezug
■□□ Herz *cardialis*
■■□ Dünndarm *intestini tenuis*

Wirkrichtung
■□□ absenkend

Wirkort
unterer und mittlerer Wärmebereich *Calorium*, Mitte

Wirkung/Indikation

■□□ **Hitze *calor* kühlend**
erschwerte Miktion, Geschwüre, Furunkel, Karbunkel, Reizbarkeit, Ruhelosigkeit, Durst, bitterer Mundgeschmack

■■□ **diuretisch**
Flüssigkeitsansammlungen, Gedunsenheit, Aszites, Schwellungen

■□□ **entgiftend und desinfizierend**
Geschwüre, Furunkel, Karbunkel, Ikterus, Ulzerationen

■■□ **Schwellung zerteilend**
Ödeme, Aszites, Stauungen in den Beinen

■□□ **Ekzeme, Verbrennungen und Geschwüre**
Furunkel, Karbunkel, Ulzerationen

■■□ **feuchte Hitze *calor humidus* ausleitend**
urologische Infektionen, Zystitis, Pyelitis, Prostatitis, schmerzhafte Miktionsstörungen, besonders in der Menopause, Ikterus, Spannung im Abdomen, Inappetenz, Müdigkeit, Hepatitis

Physiologische/pharmakologische Wirkung die westlich verwandte Droge Phaseolus vulgaris (fr. sine semine) wirkt schwach diuretisch und kann zur Unterstützung dysurischer Beschwerden, bei Herzkrankheiten, Gicht, Rheuma und Diabetes mellitus eingesetzt werden.

Toxizität Langzeitanwendung kann zu Trockenheit *ariditas* führen

Tagesdosis 10–30 g, Standard 15 g **Kochzeit** 20 min

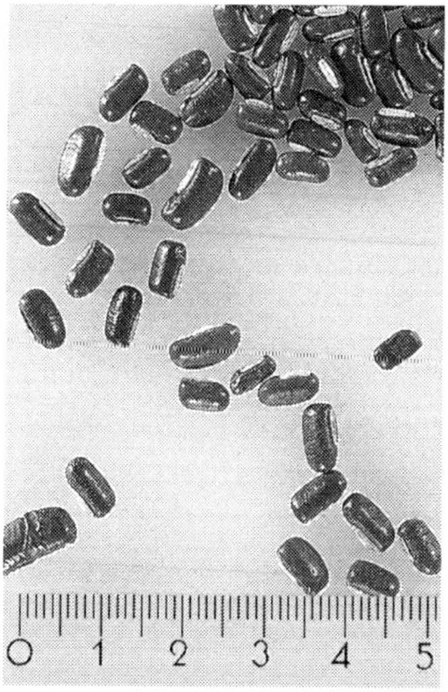

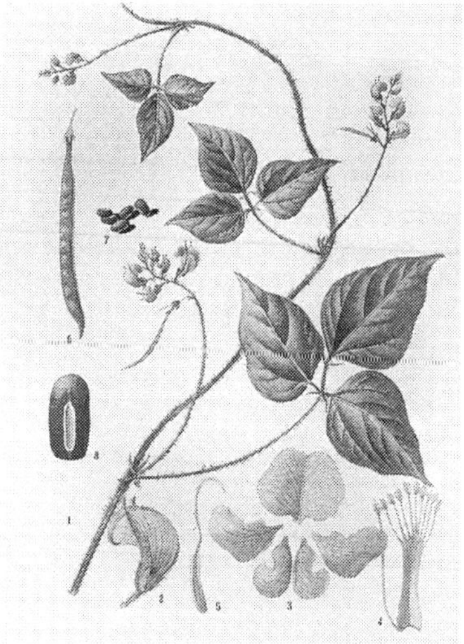

Kombinationen

- Sommerhitze *aestus* mit Durst, Reizbarkeit, Fieber → Coptidis rhiz. (Huanglian) S. 178, Glycyrrhizae r. (Gancao) S. 728
- Oligurie, Ödemneigung → Polyporus (Zhuling) S. 338, Alismatis rhiz. (Zexie) S. 306, Poria (Fuling) S. 340

Kompatibilität dämpft die Giftigkeit von Aconiti r. lateralis praep. (Fuzi) S. 396

Kontraindikation Yin-Schwäche *depletio yin*, Trockenheit *ariditas*

Gravidität Anwendung erlaubt

Plantaginis semen 车前子
Cheqianzi

Familie: Plantaginaceae
Stammpflanze: *Plantago asiatica*, u. a.
deutsch: asiatische Wegerichsamen
englisch: plantago seeds, before the cart seeds

Temperaturverhalten
■■□ kalt

Geschmack *Sapor*
■■□ süß

Funktionskreis-/ Orbisbezug
■■□ Leber *hepaticus*
■□□ Niere *renalis*
■■□ Blase *vesicalis*
■□□ Dünndarm *intestini tenuis*
■□□ Lunge *pulmonalis*

Meldearznei
unterer Wärmebereich *Calorium*

Wirkrichtung
■■□ absenkend

Wirkort
unterer Wärmebereich *Calorium*, Kopf und Augen

Wirkung/Indikation
■■■ **diuretisch** Blasendysfunktion, ausbleibender Urin, Ödemneigung
■■□ **Hitze *calor* kühlend**
schmerzhafte Miktion, geschwollene, gerötete Augen
■■□ **feuchte Hitze *calor humidus* ausleitend**
schmerzhafte Miktion, Diarrhö, chronische Nephritis
■■□ **Augen und Kopf klärend**
Hitze im FK Leber *calor o. hepatici*, Sehtrübung, gerötete Augen, durch Hitze-Wind *calor venti* gerötete Augen
■□□ **Schleim *pituita* kanalisierend**
Husten mit viel Auswurf, gelber Auswurf
■□□ **Husten stillend** Husten mit Schleim

Physiologische / pharmakologische Wirkung antitussiv, Expektoration fördernd. Als Pulver oder Dekokt bei kindlicher Diarrhö und bei Malposition des Fetus.

Tagesdosis 3–15 g, Standard 6 g **Kochzeit** 20 min in einem Tuch abkochen

Plantaginis herba 车前草
Cheqiancao

Temperaturverhalten
■■□ kalt

Geschmack *Sapor*
■■□ süß

Gleiche Wirkungen wie Plantaginis semen diuretisch, kühlend, antitoxisch, feuchte Hitze *calor humidus* ausleitend bei Abszessen, Schwellungen, Dysenterie, Dysurie blutig

Tagesdosis 9–30 g (möglichst frische Pflanze) **Kochzeit** 20 min

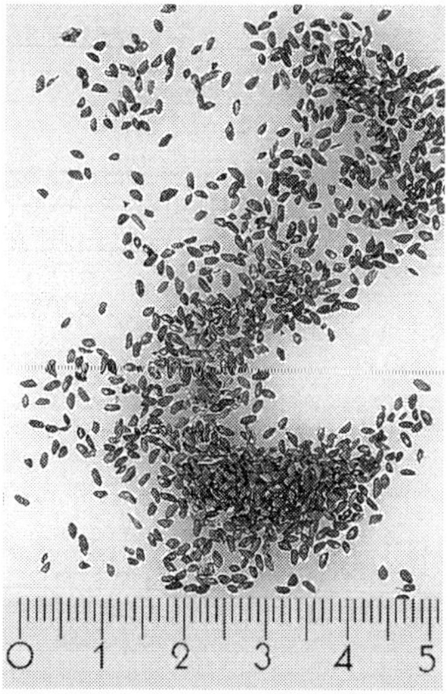

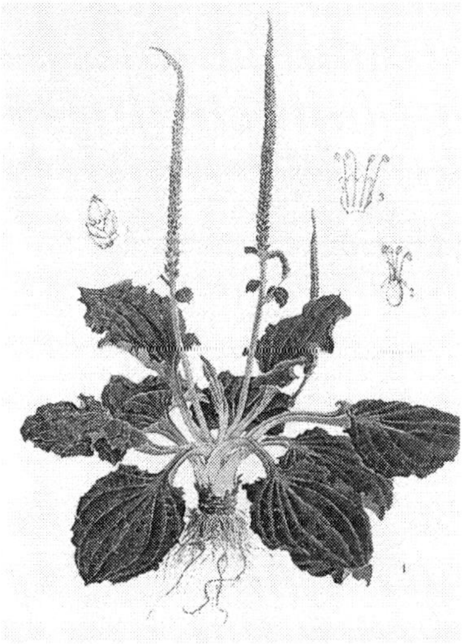

Kombinationen

- Hitze im FK Blase *calor o. vesicalis* mit Oligurie, Harnverhalt, schmerzhafter Miktion → Talcum (Huashi) S. 346, Clematidis armandii caul. (Chuanmutong) S. 312
- feuchte Hitze *calor humidus* mit Diarrhö → Poria (Fuling) S. 340, Polyporus (Zhuling) S. 338, Alismatis rhiz. (Zexie) S. 306, Coicis s. (Yiyiren) S. 314
- Hitze im FK Leber *calor o. hepatici* mit geröteten, geschwollenen Augen, Sehtrübung → Chrysanthemi fl. (Juhua) S. 56, Cassiae s. (Juemingzi) S. 152, Celosiae s. (Qingxiangzi) S. 154, Scutellariae r. (Huangqin) S. 190, Gentianae r. (Longdancao) S. 184
- Hitze-Wind im FK Lunge *calor venti o. pulmonalis*, Husten, viel schleimiger Auswurf → Armeniacae semen (Xingren) S. 676, Platycodi r. (Jiegeng) S. 648, Perillae fr. (Zisuzi) S. 646
- Ödemneigung, Spannungsgefühl, schmerzhafte Miktion → Alismatis rhiz. (Zexie) S. 306
- Hitze *calor* im unteren Wärmebereich *Calorium*, Nierenkonkremente, schmerzhafte Miktion, spärlicher Urin → Lygodii spora (Haijinsha) S. 326, Gardeniae fr. (Zhizi) S. 132
- Schwäche in den FK Niere und Leber *depletio oo. renalis et hepaticus*, Sehstörungen, Katarakt → Rehmanniae praep. r. (Shudihuang) S. 792, Lycii fr. (Gouqizi) S. 812, Cuscutae s. (Tusizi) S. 758
- chronischer Husten bei Kindern mit viel Auswurf → Stephaniae r. (Fangji) S. 344, Pinelliae rhiz. (Banxia) S. 86, Citri reticulatae peric. (Chenpi) S. 496, Stemonae r. (Baibu) S. 690

Kompatibilität dämpft die Giftigkeit von Cinnabaris (Zhusha) S. 426

Kontraindikation Erschöpfung des Yang qi, Defizienz des Nieren-Yang *yang renale*

Gravidität Anwendung verboten

Polygoni avicularis herba 萹蓄
Bianxu

Familie: Polygonaceae
Stammpflanze: *Polygonum aviculare*
deutsch: Vogelknöterichkraut
englisch: knotweed

Temperaturverhalten
■■□ neutral

Geschmack *Sapor*
■■□ bitter

Funktionskreis-/ Orbisbezug
■■■ Blase *vesicalis*
■□□ Magen *stomachi*

Wirkrichtung
■■□ tief

Wirkort
unterer Wärmebereich *Calorium*

Wirkung/Indikation

■■□ **Hitze *calor* kühlend**
Hitze im FK Blase *calor o. vesicalis*: schmerzhafte, verminderte Miktion

■■□ **feuchte Hitze *calor humidus* ausleitend**
schmerzhafte Blasendysfunktion

■■□ **Juckreiz beseitigend**
Haut- und Endoparasiten, Wurmerkrankungen, Parasiten im Choledochus

■□□ **entgiftend und desinfizierend**
Parasiten: Fadenwurm, Bandwurm

■■□ **diuretisch**
Ödeme, verminderte Miktion, Oligurie, Spannung im Abdomen, Aszites, chronische Nephritis

Physiologische/pharmakologische Wirkung diuretisch (auch wenn keine Dokumentation über Wechselwirkungen mit westlichen Diuretika vorliegt, ist eine verstärkte Wirkung auf den Elektrolyt- und Wasserhaushalt möglich), antihypertensiv, antiparasitär, in vitro antimykotisch; Anwendung bei postpartalen Blutungen und Dysenterie

Toxizität bei übermäßiger Anwendung kann eine Schädigung des Nieren-Qi *qi renale* eintreten. Tierexperimentell wurde Dermatitis und gastrointestinale Störungen beobachtet.

Tagesdosis 6–15 g, Standard 6 g **Kochzeit** 20 min

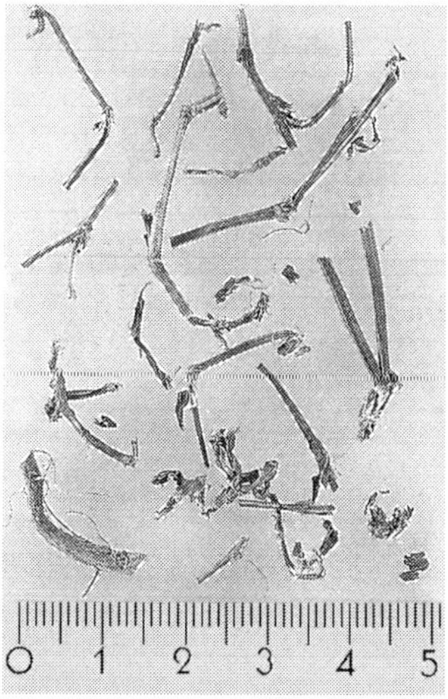

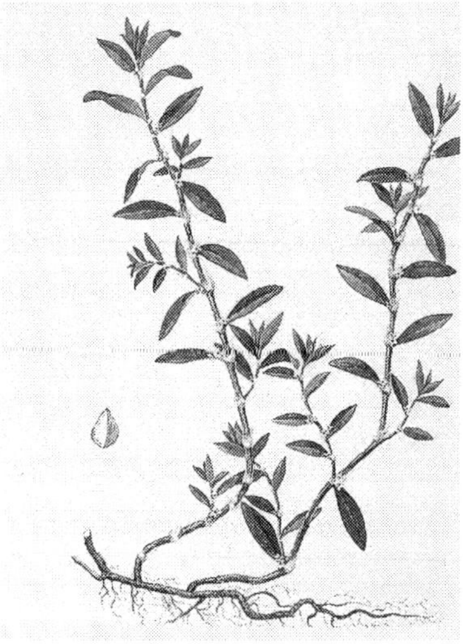

Kombinationen
- feuchte Hitze *calor humidus* im unteren Wärmebereich *Calorium* mit Dysurie, Nephrolithiasis → Dianthi h. (Qumai) S. 316, Plantaginis s. (Cheqianzi) S. 334
- feuchte Hitze *calor humidus* im unteren Wärmebereich *Calorium* mit genitalem Juckreiz (äußerliche Anwendung) → Kochiae fr. (Difuzi) S. 322
- Bandwurm → Stemonae r. (Baibu) S. 690, Arecae s. (Binglang) S. 872
- Hitze im FK Blase *calor o. vesicalis* mit schmerzhafter Miktion, Harnverhalt → Dianthi h. (Qumai) S. 316, Clematidis armandii caul. (Chuanmutong) S. 312, Plantaginis s. (Cheqianzi) S. 334, Gardeniae fr. (Zhizi) S. 132

Gravidität Anwendung erlaubt

Polyporus
Zhuling

猪苓

Familie: Polyporaceae
Stammpflanze: *Polyporus umbellatus*
Variante: Polypori umbellati sclerotium
deutsch: Polyporusmyzel, Eichenhase
englisch: polyporus sclerotium

Temperaturverhalten
■■■ neutral

Geschmack *Sapor*
■□□ süß

Funktionskreis-/ Orbisbezug
■■□ Niere *renalis*
■□□ Blase *vesicalis*

Wirkrichtung
■□□ absenkend

Wirkort
unterer und mittlerer Wärmebereich *Calorium*

Wirkung/Indikation

■■■ **diuretisch**
verminderte Miktion, Gedunsenheit, Diarrhö, Fluor albus

■■□ **Feuchtigkeit *humor* ausleitend**
Gedunsenheit, Ödeme, Diarrhö, Ikterus, Völlegefühl, Blut im Urin, Blasendysfunktion, Spannung im Abdomen, Schweregefühl im Körper, chronische Nephritis

■■□ **Schwellungen zerteilend**
Ödeme, Aszites, Oligurie

Physiologische/pharmakologische Wirkung diuretisch (auch wenn keine Dokumentation über Wechselwirkungen mit westlichen Diuretika vorliegt, ist eine verstärkte Wirkung auf den Elektrolyt- und Wasserhaushalt möglich), antineoplastisch, immunstimulierend, hepatoprotektiv, in vitro antibiotisch

Toxizität keine Langzeitanwendung: eine Yin-Schädigung ist möglich.

Tagesdosis 6–15 g, Standard 6 g **Kochzeit** 20 min

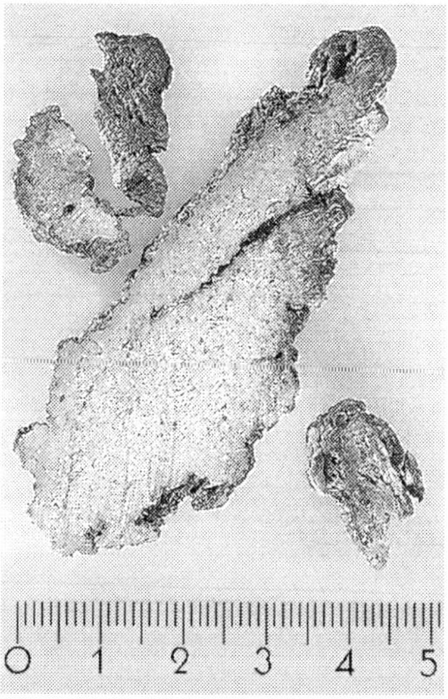

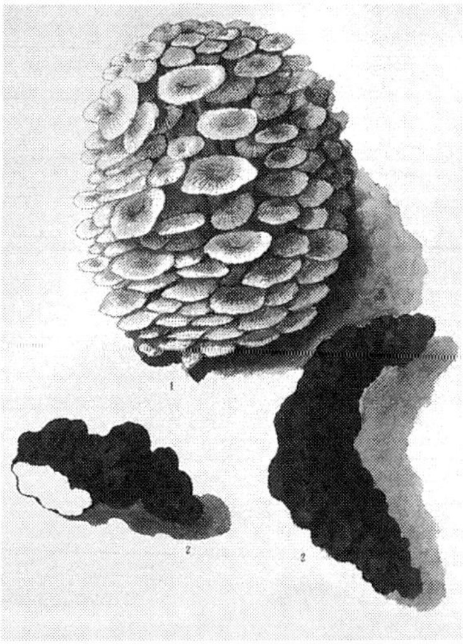

Kombinationen

- Diarrhö, Ödeme, spärlicher Urin, schmerzhafte Miktion → Poria (Fuling) S. 340
- Ödeme, Spannungsgefühl im Abdomen, Miktionsstörungen → Arecae peric. (Dafupi) S. 486
- schmerzhafte Miktion, trüber Urin, Spannungsgefühl im Abdomen, Hitze *calor* oder Glut *ardor* → Clematidis armandii caul. (Chuanmutong) S. 312, Talcum (Huashi) S. 346

Kontraindikation fehlende Feuchtigkeit *humor*-Symptomatik, Yin-Schwäche *depletio yin*

Gravidität Anwendung erlaubt

Poria
Fuling

茯苓

Familie: Polyporaceae
Stammpflanze: *Poria cocos*
Variante: Poriae cocos sclerotium
deutsch: Kokospilzmyzel
englisch: sclerotium of tuckahoe, china root

Temperaturverhalten
■■□ neutral

Geschmack *Sapor*
■■□ süß

Funktionskreis-/ Orbisbezug
■■□ Herz *cardialis*
■■□ Lunge *pulmonalis*
■■□ Milz *lienalis*

Wirkrichtung
■□□ absenkend

Wirkort
unterer und mittlerer Wärmebereich *Calorium*

■■□ Magen *stomachi*
■□□ Niere *renalis*

Wirkung/Indikation

■■□ **diuretisch**
spärlicher, ausbleibender Urin, Diarrhö, Ödeme, Flüssigkeitsstauungen aufgrund von kalter oder heißer Feuchtigkeit *humor algidus* oder *calidus*

■■□ **Feuchtigkeit *humor* ausleitend**
Flüssigkeitsstauungen aufgrund von Schwäche *depletio* der Mitte oder aufgrund von kalter oder heißer Feuchtigkeit *humor algidus* oder *calidus*. Feuchtigkeit *humor*-Blockaden: Appetitverlust, Druckgefühl im Magen, Diarrhö, Husten mit Auswurf, Spannung im Abdomen, Schweregefühl im Körper, chronische Nephritis

■■□ **mittlere Funktionskreise *orbes* harmonisierend und stützend**
verminderter Appetit, Diarrhö, Schmerzen im Oberbauch, Schwäche im FK Milz *depletio o. lienalis*

■■□ **beruhigend und ausgleichend**
FK Herz *o. cardialis*: Palpitationen, Schlaflosigkeit, Nervosität

■□□ **Schleim *pituita* kanalisierend**
Schwäche im FK Milz *depletio o. lienalis*, Flüssigkeitsstauungen, Schleimbildung, Palpitationen, Kopfschmerzen, Schwindel, dicker Zungenbelag

■■□ **Schwellungen zerteilend**
Ödeme, Aszites, Oligurie

Physiologische/pharmakologische Wirkung diuretisch, sedativ, antibiotisch, in der Onkologie: Reduktion der Nebenwirkungen von Chemotherapie, Verbesserung des Immunsystems, der Leber- u. Nierenfunktion und des Appetits/Gewichts.

Toxizität keine Langzeitanwendung oder hohe Dosierungen

Tagesdosis 10–15 g, Standard 10 g **Kochzeit** 20 min

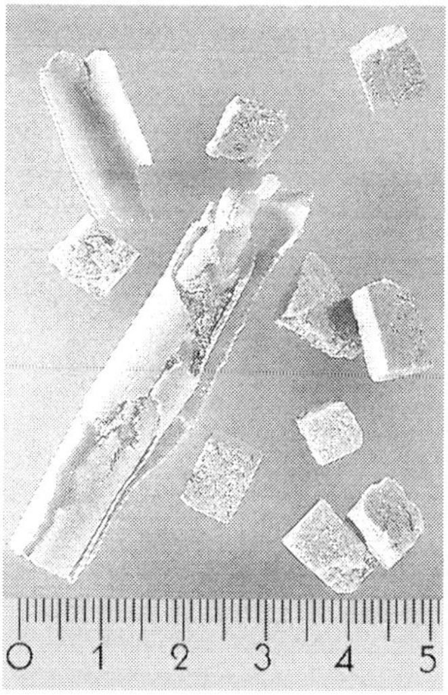

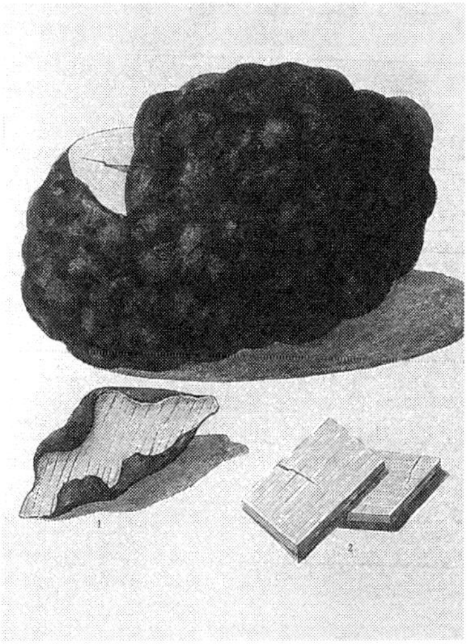

Kombinationen

- kalte Feuchtigkeit *humor algidus* mit Oligurie, Harnverhalt → Cinnamomi cassiae ram. (Guizhi) S. 30, Atractylodis macrocephalae rhiz. (Baizhu) S. 720
- heiße Feuchtigkeit *humor calidus* → Polyporus (Zhuling) S. 338, Alismatis rhiz. (Zexie) S. 306
- Schwäche *depletio* der Mitte mit Feuchtigkeit *humor* → Codonopsis r. (Dangshen) S. 722, Astragali r. (Huangqi) S. 718, Atractylodis macrocephalae rhiz. (Baizhu) S. 720
- Schwäche im FK Herz *depletio o. cardialis*, Palpitationen, Schlaflosigkeit, Nervosität → Ziziphi spinosae s. (Suanzaoren) S. 454, Polygalae r. (Yuanzhi) S. 448
- Ödeme, Schweregefühl, schmerzhafte Miktion, Reizbarkeit → Alismatis rhiz. (Zexie) S. 306, Cinnamomi cassiae ram. (Guizhi) S. 30, Atractylodis macrocephalae rhiz. (Baizhu) S. 720
- Miktionsstörungen mit trübem Urin, schmerzhafte Miktion → Plantaginis s. (Cheqianzi) S. 334
- Übelkeit, Erbrechen, Völlegefühl im Thorax, Spannungsgefühl im Thorax, Inappetenz → Pinelliae rhiz. (Banxia) S. 86, Citri reticulatae peric. (Chenpi) S. 496

Kompatibilität

- gefördert durch Asteris r. (Ziwan) S. 678, Glycyrrhizae r. (Gancao) S. 728, Saposhnikoviae radix (Fangfeng) S. 46, Paeoniae radix lactiflora (Baishao) S. 788, Ophiopogonis r. (Maimendong) S. 814, Fluoritum (Zishiying) S. 428
- gestört durch Ampelopsitis r.
- beschränkt durch Sanguisorbae r. (Diyu) S. 618, Gentianae macrophyllae r. (Qinjiao) S. 370, Bistortae rhiz., Realgar (Xionghuang)

Kontraindikation Polyurie bei Kälte-Schwäche *algor depletionis*

Gravidität Anwendung mit Vorsicht

Pyrrosiae herba
Shiwei

石苇

Familie: Polyporiaceae
Stammpflanze: *Pyrrosia lingua*, u.a.
Variante: Pyrrosiae folium
deutsch: Pyrrosiakraut
englisch: pyrrosia leaves, stone reed

Temperaturverhalten
■□□ Tendenz kalt

Geschmack *Sapor*
■■□ bitter
■□□ süß

Wirkrichtung
■■□ absenkend

Wirkort
unterer Wärmebereich *Calorium*

Funktionskreis-/ Orbisbezug
■■□ Blase *vesicalis*
■□□ Lunge *pulmonalis*

Wirkung/Indikation

■■□ **diuretisch**
Miktionsstörungen, spärlicher, ausbleibender, dunkler Urin, Blut im Urin, schmerzhafte Miktion, Steinleiden, Ödemneigung, Oligurie, Ascites

■■■ **feuchte Hitze *calor humidus* ausleitend**
schmerzhafte Miktion, Miktionsstörungen, Blut im Urin, Steinleiden, spärlicher, ausbleibender Urin, chronische Nephritis

■■□ **Hitze *calor* kühlend**
spärlicher Urin, Blut im Urin, pulmonale Entzündungen, Bronchitis, Husten, Asthma

■■□ **Xue kühlend**
blutiges Erbrechen, gynäkologische Blutungen, Blut im Urin

■□□ **heißen Schleim *pituita calida* umwandelnd**
Husten, Keuchen, Asthma, pulmonaler Schleim, chronische Bronchitis

■■□ **hämostyptisch**
blutiger Urin, schmerzhafte Miktion

Physiologische/pharmakologische Wirkung Anwendung bei Glomerulonephritis, Asthma und chronischer Bronchitis, unterstützt die Erhöhung der Leukozyten nach radiatio oder Chemotherapie.

Tagesdosis 3–9 g, Standard 3 g **Kochzeit** 20 min

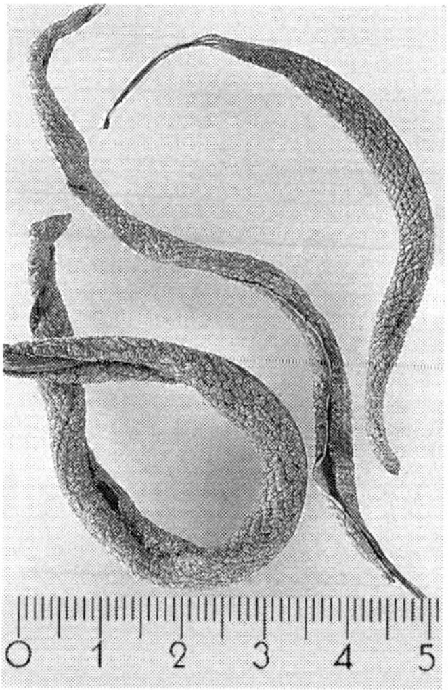

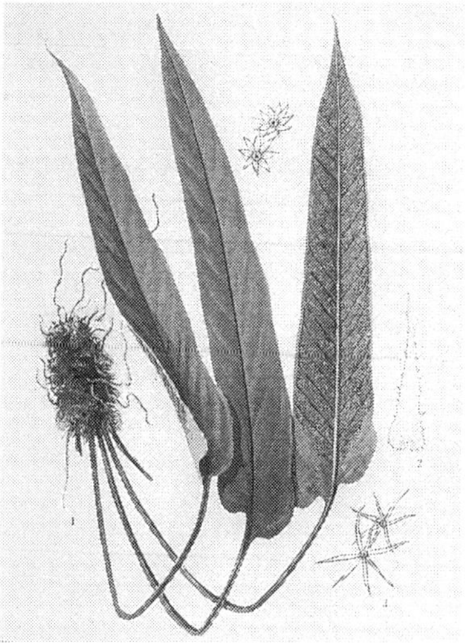

Kombinationen

- Miktionsstörungen durch feuchte Hitze *calor humidus* im unteren Wärmebereich *Calorium* → Dianthi h. (Qumai) S. 316, Talcum (Huashi) S. 346
- blutiger Urin, Dysurie → Abutili seu Malvae s. (Dongkuizi) S. 330
- blutiger Urin und starke Schmerzen → Typhae pollen (Puhuang) S. 626
- Hitze im FK Lunge *calor o. pulmonalis*: Husten mit blutigem Auswurf → Sanguisorbae r. (Diyu) S. 618
- Hitze-Schleim im FK Lunge *calor pituitae o. pulmonalis* mit Husten, Asthma (beide Arzneimittel als Pulver in Ingwertee) → Arecae s. (Binglang) S. 872
- Leukopenie → Jujubae fr. (Dazao) S. 732

Kompatibilität dämpft die Giftigkeit von Cinnabaris (Zhusha) S. 426

Kontraindikation fehlende feuchte Hitze *calor humidus*

Gravidität Anwendung erlaubt

Stephaniae radix
Fangji

防己

Familie: Menispermaceae
Stammpflanze: *Stephania tetrandra*
Variante: Stephaniae tetrandae radix
deutsch: Stephaniawurzel
englisch: stephania root

Temperaturverhalten
■■□ kalt

Geschmack *Sapor*
■□□ bitter, scharf

Funktionskreis-/ Orbisbezug
■■■ Blase *vesicalis*
■□□ Lunge *pulmonalis*
■□□ Milz *lienalis*
■□□ Niere *renalis*

Wirkrichtung
■■□ absenkend

Wirkort
Mitte, mittlerer und unterer Wärmebereich *Calorium*

Wirkung/Indikation

■■■ **diuretisch**
Gedunsenheit, Ödeme, Aszites, Flüssigkeitsstauungen im unteren Wärmebereich *Calorium*

■■■ **Feuchtigkeit bei Wind *humor venti* ausleitend**
rheumatoide Schmerzen, Verspannungen, Fieber, rote, heiße, schmerzhafte Gelenke

■□□ **Schwellung zerteilend**
Ödeme, Aszites

■□□ **Schmerz beseitigend**
rheumatoide Schmerzen aufgrund von Feuchtigkeit-Wind *humor venti*

■■□ **Schleim *pituita* kanalisierend**
Husten mit Schleim, Keuchatmung, Asthma, Ödeme, Miktionsstörungen, chronische Bronchitis, Emphysem, akute Nephritis

Physiologische/pharmakologische Wirkung wirkt antiparasitär; das enthaltene Tetrandrin wirkt gefäßerweiternd, blutdrucksenkend, antipyretisch, antiphlogistisch, antiarrhythmisch, tierexperimentell analgetisch, diuretisch (auch wenn keine Dokumentation über Wechselwirkungen mit westlichen Diuretika vorliegt, ist eine verstärkte Wirkung auf den Elektrolyt- und Wasserhaushalt möglich).

Toxizität keine toxischen Wirkungen beschrieben. Allerdings wird wegen Verwechslungsgefahr mit Aristolochiae radix (Guangfangji) nur eine kurzfristige Verordnung empfohlen. Aristolochiae r. enthält die nephrotoxische Aristocholsäure und die Droge muss deshalb auf Aristocholsäure geprüft werden.

Tagesdosis 3 – 10 g, Standard 4 g **Kochzeit** 20 min

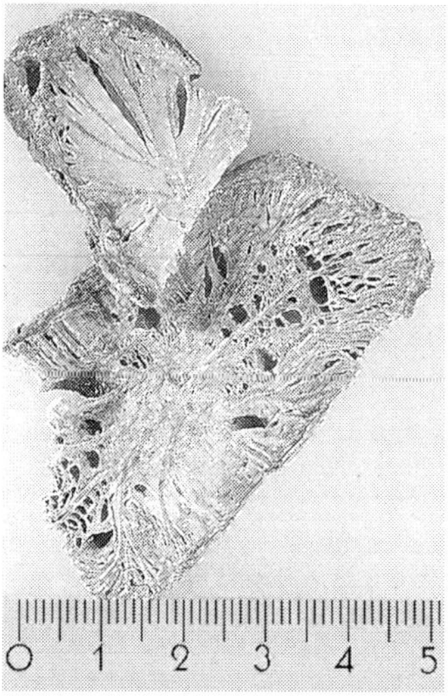

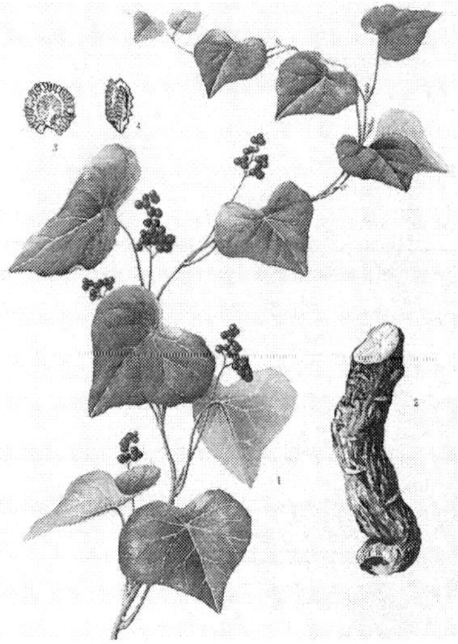

Kombinationen

- geschwächte Konstitution, Mitten-Qi-Schwäche *depletio qi medii*, Ödemneigung → Poria (Fuling) S. 340, Cinnamomi cassiae ram. (Guizhi) S. 30
- Schwäche der Wehrenergie *depletio qi defensivum*, Wind *ventus*- und Feuchtigkeit *humor*-Symptomatik, Schweißneigung, Schweregefühl im Körper, oberflächliche Ödeme → Astragali r. (Huangqi) S. 718, Atractylodis macrocephalae rhiz. (Baizhu) S. 720
- Feuchtigkeit-Wind *humor venti*, rheumatoide Schmerzen → Saposhnikoviae radix (Fangfeng) S. 46, Notopterygii rhiz. (Qianghuo) S. 42, Angelicae pubescentis seu Heraclei r. (Duhuo) S. 358

Kompatibilität

- gestört durch Asari h. cum r. (Xixin) S. 28
- beschränkt durch Dioscoreae hypoglaucae rhiz. (Bixie) S. 318, Salz
- dämpft die Giftigkeit von Realgar (Xionghuang)

Kontraindikation Yin-Schwäche *depletio yin*, innere Feuchtigkeit *humor internus*, Schwäche *depletio* der Mitte

Gravidität Anwendung erlaubt

Talcum
Huashi

滑石

chemisch: wasserhaltiges Magnesiumsilikat, $Mg_3(OH)_2(Si_4O_{10})$ mit Spuren von FeO, Al_2O_3
deutsch: Talk
englisch: talcum, slippery rock

Temperaturverhalten
■■□ kalt

Geschmack *Sapor*
■□□ süß

Funktionskreis-/ Orbisbezug
■■□ Blase *vesicalis*
■■□ Magen *stomachi*

Wirkrichtung
■□□ absenkend

Wirkort
unterer Wärmebereich *Calorium*, Haut

Wirkung/Indikation

■■■ **diuretisch**
spärlicher Urin, schmerzhafte, brennende, verminderte Miktion, Harnverhalt

■■□ **Feuchtigkeit *humor* ausleitend**
Hautläsionen bei Feuchtigkeit *humor*, Schweregefühl der Extremitäten, Ödeme

■□□ **Hitze *calor* kühlend**
spärlicher Urin, schmerzhafte, brennende, verminderte Miktion, Harnverhalt, Durst, gelber Zungenbelag

■■□ **feuchte Hitze *calor humidus* ausleitend**
Diarrhö, spärlicher Urin, schmerzhafte, brennende, verminderte Miktion, hohes Fieber, Schweregefühl, Hautläsionen, Durst, gelber Zungenbelag

■■□ **Sommerhitze *aestus* ausleitend**
Fieber, starker Durst, Druckgefühl in Thorax und Abdomen, Blasendysfunktion, Reizbarkeit

Physiologische/pharmakologische Wirkung neuere Forschung: schützt Haut und Schleimhaut vor chemischer und toxischer Irritation, bei innerlicher Anwendung wirkt es magenschleimhautprotektiv während einer Gastritis und beugt Erbrechen und Diarhoe vor, verhindert die Absorption von Giften im Gastrointestinal-Trakt. Verwendung bei uns als Pudergrundlage, Gleitmittel, Hilfsstoff.

Toxizität Talcum kann das Wachstum von Granulomen in Colon und Vagina fördern, erhöht das Auftreten von Fibromyomen des Uterus um das 3fache.

Tagesdosis 6–18 g, Standard 9 g

Kochzeit 30–40 min in einem Tuch kochen

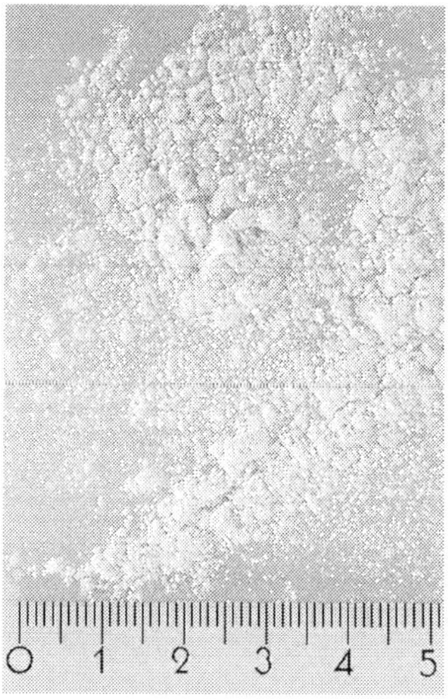

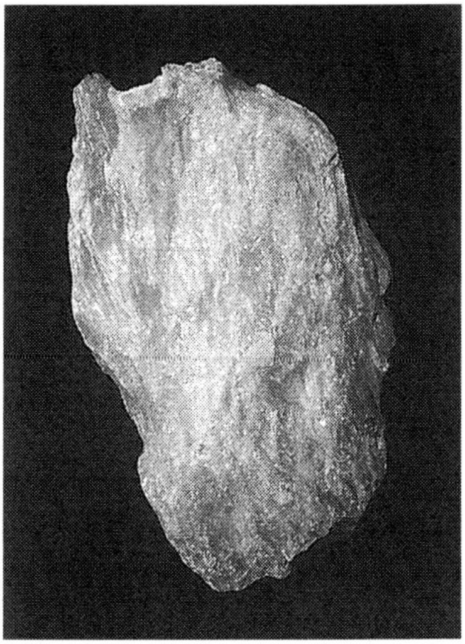

Kombinationen

- Diarrhö durch feuchte Hitze *calor humidus* → Plantaginis h. (Cheqiancao) S. 334, Clematidis armandii caul. (Chuanmutong) S. 312, Poria (Fuling) S. 340, Coicis s. (Yiyiren) S. 314
- Sommerhitze *aestus* mit Fieber, starkem Durst, vermindertem Urin → Agastachis seu Pogostemonis h. (Huoxiang) S. 284, Eupatorii h. (Peilan) S. 294, Coicis s. (Yiyiren) S. 314, Tetrapanacis medulla (Tongcao) S. 348, Nelumbinis f. (Heye) S. 140
- Sommerhitze *aestus* mit Fieber, Reizbarkeit, Durst, schmerzhafter Miktion → Glycyrrhizae r. (Gancao) S. 728
- Blasendysfunktion, feuchte Hitze *calor humidus* im unteren Wärmebereich *Calorium* → Abutili seu Malvae s. (Dongkuizi) S. 330
- Ekzeme, Hautläsionen durch Feuchtigkeit *humor* (lokale Anwendung als Pulver) → Phellodendri c. (Huangbo) S. 186, Alumen (Mingfan)

Kompatibilität

- gefördert durch Pyrrosiae h. (Shiwei) S. 342
- dämpft die Giftigkeit von Realgar (Xionghuang)

Kontraindikation Schwäche *depletio* der Mitte, Säftedefizienz durch Fieber, Nieren-Qi-Schwäche *depletio qi renale*

Gravidität Anwendung mit Vorsicht

Tetrapanacis medulla 通草
Tongcao

Familie: Araliaceae
Stammpflanze: *Tetrapanax papyriferus*
deutsch: Tetrapanax-Stängelmark
englisch: rice paper pith, unblocking herb

Temperaturverhalten
■□□ kalt

Geschmack *Sapor*
■□□ süß, neutral

Funktionskreis-/ Orbisbezug
■□□ Lunge *pulmonalis*
■□□ Magen *stomachi*
■□□ Milz *lienalis*

Wirkrichtung
■□□ absenkend

Wirkort
oberer und mittlerer Wärmebereich *Calorium*

Wirkung/Indikation

■■□ **diuretisch**
spärlicher, dunkler Urin, Infektionen durch feuchte Hitze *calor humidus*

■□□ **Hitze *calor* kühlend**
schmerzhafte Miktion, Husten mit Schleim, Asthma, Bronchitis, Keuchatmung

■■■ **Milchfluss fördernd**
mangelhafte, ausbleibende Laktation, Bewegung des Magen-Qi *qi stomachi*, Frühstadium von Mastitis

■■□ **feuchte Hitze *calor humidus* ausleitend**
Ödeme, spärliche schmerzhafte häufige Miktion, Cystitis, Pyelitis, Prostatitis

Physiologische/pharmakologische Wirkung diuretisch (auch wenn keine Dokumentation über Wechselwirkungen mit westlichen Diuretika vorliegt, ist eine verstärkte Wirkung auf den Elektrolyt- und Wasserhaushalt möglich).

Tagesdosis 3–6 g, Standard 3 g **Kochzeit** 20 min

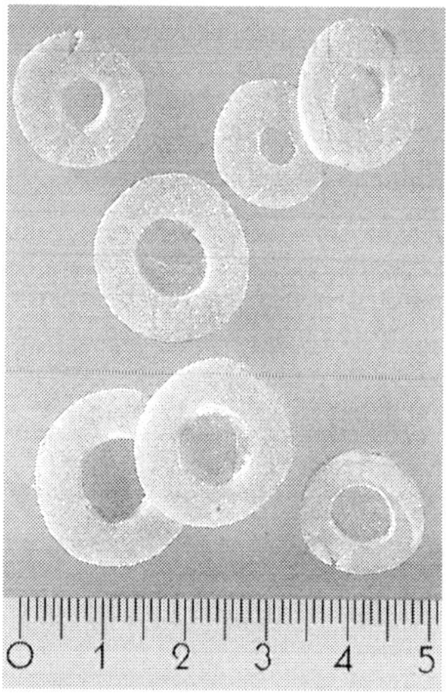

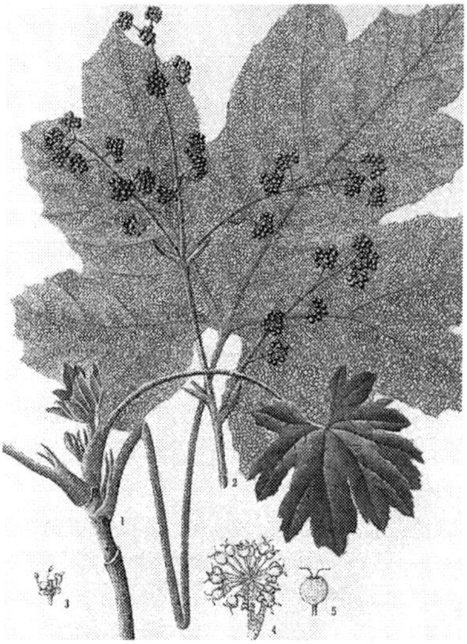

Kombinationen

- Feuchtigkeit *humor* durch Sommerhitze *aestus* mit Kopfschmerzen, Schweregefühl im Körper, Ziehen im Thorax, schmerzhafte Miktion → Talcum (Huashi) S. 346, Coicis s. (Yiyiren) S. 314
- Stagnationen durch feuchte Hitze *calor humidus*, Ödeme → Arecae peric. (Dafupi) S. 486
- Hitze *calor*, blutige, schmerzhafte Miktion, Dysurie → Dianthi h. (Qumai)
- Laktationsschwäche → Angelicae sinensis r. (Danggui) S. 780, Astragali r. (Huangqi) S. 718, Chuanxiong rhizoma (Chuanxiong) S. 540, Glycyrrhizae r. (Gancao)

Kontraindikation Qi-Schwäche *depletio qi*, Yin-Schwäche *depletio yin*

Gravidität Anwendung mit Vorsicht

VIII Wind und Feuchtigkeit ausleitende Arzneimittel *mm. expellentia venti et humoris*

Übersicht

Arzneimittelbild

Eigenschaften

Diese Arzneimittel sind die Hauptarzneien für die vier Bi-Arten (Verschluss *occlusio*), rheumatoide Beschwerdebilder:

- Wind *ventus*-Bi-Syndrom: Verschluss *occlusio*-Symptomatik durch Wind *ventus* (Xing-Bi: *xing* bedeutet bewegen, gehen) mit wandernden Schmerzen, Verschlechterung durch Wetterwechsel, Parästhesien, Prickeln, Ameisenlaufen, ausstrahlenden Schmerzen
- Kälte *algor*-Bi-Syndrom: Verschluss *occlusio*-Symptomatik durch Kälte *algor* (Tong-Bi: *tong* bedeutet Schmerz) mit starken Schmerzen, fixierten Schmerzen, Kontrakturen, Krämpfen, Verschlechterung im Winter durch Kälte, Erleichterung durch Wärme, kalte Extremitäten, Wärmebedürfnis
- Feuchtigkeit *humor*-Bi-Syndrom: Verschluss *occlusio*-Symptomatik durch Feuchtigkeit *humor* (Zhou-Bi: *zhou* bedeutet halten, festhalten) mit anhaltenden, fixierten Schmerzen, Schwellung der Gelenke und des Gewebes, Schweregefühl, Taubheitsgefühl, Verschlechterung durch kaltes, feuchtes Wetter, Ödeme, Miktionsstörungen

- Hitze *calor*-Bi-Syndrom: Verschluss *occlusio*-Symptomatik durch Hitze *calor* (Re-Bi: *re* bedeutet Hitze) mit schmerzhaft geschwollene Gelenke, heiße brennende Sensationen, Fieber, Durst, spärlicher Urin
- Feuchtigkeit-, Wind-, Kälte- *ventus-, humor-, algor*-Bi-Syndrome können durch die gestörte Bewegung des Qi und mangelnde Xue-Zirkulation Hitze *calor*-Bi erzeugen.

Geschmacksrichtung *sapor* und Temperaturverhalten

- Scharf: Austreibung von Wind *ventus* aus Haut, Muskeln, Gewebe: „Wind *ventus* zerstreut Feuchtigkeit *humor*"
- Scharf und warm: Austreibung von Kälte-Wind *algor venti*, Erwärmung des Inneren *intima*, Erleichterung von Schmerzen, z. B. Notopterygii rhizoma, Angelicae pubenscentis radix, Clematidis radix, Acanthopancis cortex
- Bitter, scharf und warm: Austreibung von schmerzhaftem Feuchtigkeit *humor*-Bi-Syndrom, bitter und scharf zur Trocknung von Feuchtigkeit *humor*, Beseitigung von Schwellungen, Schweregefühl der Extremitäten, warm zur Austreibung von Wind *ventus* und Feuchtigkeit *humor*, z. B. Piperis caulis, Erythrinae cortex, Atractylodis rhizoma
- Salzig oder sauer: Nährung der Körpersäfte, Halten des Yin, Lösung von Krämpfen, Erleichterung von Schmerzen, z. B. Chaenomelis fructus, Zaocys, Bungarus

Wirkungen

- Ausleitung von Wind *ventus*: Ledebouriellae radix, Notopterygii rhizoma, Angelicae pubenscentis radix, Clematidis radix
- Elimination von Feuchtigkeit *humor*: Chaenomelis fructus, Clematidis radix, Sigesbeckiae herba, Acanthopancis cortex radicis, Stephaniae radix, Dioscoreae radix, Atractylodis rhizoma
- Zerstreuung von Kälte *algor*, Erwärmung des Inneren *intima*: Aconiti radix praeparatae, Cinnamomi cassiae radix, Asari radix, Clematidis radix, Acanthopancis cortex radicis
- Kühlung von Hitze *calor*, Elimination von Feuchtigkeit-Wind *humor venti*: Mori ramulus, Sigesbeckiae herba, Phellodendri cortex, Coicis semen, Gentianae macrophyllae radix, Erythrinae cortex
- Bewegung des Xue: Angelicae sinensis radix, Ligustici rhizoma, Carthami flos, Achyranthis radix
- Elimination von Schrägläufigkeiten / Heteropathien: Ledebouriellae radix, Notopterygii rhizoma, Clematidis radix
- Stärkung von Muskeln und Sehnen, Öffnung der Kollateralen: Piperis caulis, Pheretima, Angelicae sinensis radix
- Stützung der FK Leber und Niere *oo. hepaticus et renalis*, Stärkung von Knochen und Sehnen: Acanthopancis cortex radicis, Loranthi ramulus, Cibotii rhizoma, Dipsaci radix, Drynariae rhizoma

Vergleich der Einzelarzneimittel dieser Gruppe

Wirkkraft, um Feuchtigkeit-Wind *ventus humoris*- und Kälte *algor*-Befunde auszuleiten

Notopterygii rhizoma (Qianghuo) S. 42	■■■■■■■■■■
Angelicae pubescentis radix (Duhuo) S. 358	■■■■■■■■■■
Clematidis radix (Weilingxian) S. 364	■■■■■■■■□□
Chuanxiong rhizoma (Chuanxiong) S. 540	■■■■■■■■□□

Wirkkraft, um Feuchtigkeit-Wind *ventus humoris*-Befunde auszuleiten

Polygoni cuspidati rhizoma (Huzhang) S. 576	■■■■■■■■■■
Atractylodis rhizoma (Cangzhu) S. 292	■■■■■■■■■□
Sigesbeckiae herba (Xixiancao) S. 378	■■■■■■■■■□
Gentianae macrophyllae radix (Qinjiao) S. 370	■■■■■■■■□□
Bombyx batryticatus (Jiangcan) S. 456	■■■■■■■□□□
Chaenomelis fructus (Mugua) S. 362	■■■■■■■□□□

Wirkkraft, um kalte Feuchtigkeit *humor algidus*-Befunde auszuleiten

Aconiti radix lateralis praeparata (Fuzi) S. 396	■■■■■■■■■□
Asari radix (Xixin) S. 28	■■■■■■■■■□
Clematidis radix (Weilingxian) S. 364	■■■■■■■□□□
Curculiginis rhizoma (Xianmao) S. 756	■■■■■■□□□□
Trigonellae semen (Huluba) S. 778	■■■■■□□□□□

Wirkkraft, um feuchten Wind *ventus humidus*-Befunde auszuleiten und die Leitbahnen zu öffnen

Bungarus (Jinqian baihuashe) S. 360	■■■■■■■■■■
Clematidis radix (Weilingxian) S. 364	■■■■■■■■■■
Piperis caulis (Haifengteng) S. 376	■■■■■■■■□□
Erythrinae cortex (Haitongpi) S. 368	■■■■■■■□□□
Trachelospermi jasminoidis caulis (Luoshiteng) S. 382	■■■■■■■□□□
Mori ramulus (Sangzhi) S. 372	■■■■■■■□□□
Pheretima (Dilong) S. 464	■■■■■■■□□□
Zaocys (Wushaoshe) S. 386	■■■■■■■□□□

Wirkkraft, um die FK Niere und Leber *oo. renalis et hepaticus* zu stützen und feuchten Wind *ventus humidus*-Befunde auszuleiten

Cibotii rhizoma (Gouji) S. 748	■■■■■■■■■■■
Dipsaci radix (Xuduan) S. 762	■■■■■■■■■■□
Erythrinae cortex (Haitongpi) S. 368	■■■■■■■■□□□
Taxilli herba (Sangjisheng) S. 822	■■■■■■■□□□□
Acanthopanacis cortex (Wujiapi) S. 356	■■■■■■■□□□□
Angelicae pubescentis radix (Duhuo) S. 358	■■■■□□□□□□□

Wirkkraft, um Wind *ventus*-Befunde auszuleiten und Schmerzen zu beseitigen

Scolopendra (Wugong) S. 466	■■■■■■■■■■■
Scorpio (Quanxie) S. 468	■■■■■■■■■□□
Clematidis radix (Weilingxian) S. 364	■■■■■■■□□□□

Zusammenfassung

Ausleitung von Feuchtigkeit-Wind *ventus humoris*, Erleichterung von Schmerz

Angelicae pubescentis radix (Duhuo) S. 358 → v.a. bei Schmerzen in den unteren Extremitäten

Clematidis radix (Weilingxian) S. 364 → Enge- und Grätengefühl im Rachen

Cynanchi paniculatae radix (Xuchangpu) S. 366 → Traumata, Verletzungen, Juckreiz, toxische Schlangenbisse

Gentianae macrophyllae radix (Qinjiao) S. 370 → kühlt Hitze-Schwäche *calor depletionis*, Ikterus

Stephaniae radix (Fangji) S. 344 → fördert die Diurese, vermindert Schwellungen

Ausleitung von feuchten Wind *ventus humidus*, Öffnung der Leitbahnen und Kollateralen

Bungarus (Jinqian baihuashe) S. 360 → öffnet stark die Leitbahnen, leitet Wind *ventus* aus, Erleichterung von Krämpfen

Chaenomelis fructus (Mugua) S. 362 → entspannt die Sehnen, löst Feuchtigkeit *humor*, harmonisiert den FK Magen *o. stomachi*

Erythrinae cortex (Haitongpi) S. 368 → äußerlich bei dermatologischen Erkrankungen

Mori ramulus (Sangzhi) S. 372 → erleichtert Schmerzen und Steifheit der Extremitäten

Piperis caulis (Haifengteng) S. 376 → erleichtert Schmerz bei Bi-Syndrom *occlusio* und Traumata

Sigesbeckiae herba (Xixiancao) S. 378 → kühlt Hitze *calor*, eliminiert Toxine, Karbunkel, Schwellungen, Ekzeme

Solidaginis herba (Liuzhihuang) S. 252 → öffnet die Leitbahnen und Kollateralen, reduziert Schwellungen und Schmerzen

Trachelospermi jasminoidis caulis (Luoshiteng) S. 382 → kühlt das Xue, lindert geschwollenen Rachen

Zaocys (Wushaoshe) S. 386 → öffnet die Leitbahnen, leitet Wind *ventus* aus, Erleichterung von Krämpfen

Ausleitung von Feuchtigkeit-Wind *ventus humoris*, Stärkung von Sehnen und Knochen

Acanthopanacis cortex (Wujiapi) S. 356 → fördert die Diurese, reduziert Schwellungen

Taxilli herba (Sangjisheng) S. 822 → beruhigt den Fetus

Arzneimittel aus anderen Gruppen zur Ausleitung von Feuchtigkeit-Wind *ventus humoris*

Achyranthis bidentatae radix ([Huai] Niuxi) . . . . S. 532
Aconiti kusnezoffii (Zhicaowu) . . . . S. 392
Aconiti radix lateralis praeparata (Fuzi) . . . . S. 396
Angelicae dahuricae radix (Baizhi) . . . . S. 26
Angelicae sinensis radix (Danggui) . . . . S. 780
Asari radix (Xixin) . . . . S. 28
Atractylodis rhizoma (Cangzhu) . . . . S. 292
Chuanxiong rhizoma (Chuanxiong) . . . . S. 540
Cibotii rhizoma (Gouji) . . . . S. 748
Cinnamomi cassiae cortex (Rougui) . . . . S. 402
Cinnamomi cassiae ramulus (Guizhi) . . . . S. 30
Clematidis armandii caulis (Chuanmutong) . . . . S. 312
Coicis semen (Yiyiren) . . . . S. 314
Curculiginis rhizoma (Xianmao) . . . . S. 756
Curcumae longae rhizoma (Jianghuang) . . . . S. 546
Dioscoreae hypoglaucae rhizoma (Bixie) . . . . S. 318
Dipsaci radix (Xuduan) . . . . S. 762
Drynariae rhizoma (Gusuibu) . . . . S. 764
Epimedii herba (Yinyanghuo) . . . . S. 766
Eucommiae cortex (Duzhong) . . . . S. 768
Morindae radix (Bajitian) . . . . S. 774
Myrrha (Moyao) . . . . S. 570
Notopterygii rhizoma (Qianghuo) . . . . S. 42
Olibanum (Ruxiang) . . . . S. 572
Pheritima (Dilong) . . . . S. 464
Saposhnikoviae radix (Fangfeng) . . . . S. 46
Spatholobi caulis et radix (Jixueteng) . . . . S. 586
Xanthii fructus (Cangerzi) . . . . S. 384

Acanthopanacis cortex 五加皮
Wujiapi

Familie:	Araliaceae
Stammpflanze:	*Acanthopanax gracilistylus, Periploca sepium*, u.a.
Variante:	Acanthopanacis cortex radicis
deutsch:	Stachelpanaxwurzelrinde
englisch:	acanthopanax root bark, bark of five additions

Temperaturverhalten
■■□ warm

Geschmack *Sapor*
■□□ scharf, bitter

Funktionskreis-/ Orbisbezug
■■□ Leber *hepaticus*
■■□ Niere *renalis*

Wirkrichtung
■□□ emporhebend

Wirkort
Leitbahnen, unterer Wärmebereich *Calorium*

Wirkung/Indikation

■■■ **Feuchtigkeit bei Wind *humor venti* ausleitend**
rheumatoide Schmerzen, Krämpfe, verspannte Muskulatur

■■■ **Wind-Blockaden *occlusio venti* lösend**
rheumatoide Schmerzen, Blockaden des Qi / Xue-Flusses

■■■ **Blockaden durch Feuchtigkeit *occlusio humoris* beseitigend**
rheumatoide Schmerzen, Gedunsenheit

■□□ **Feuchtigkeit *humor* ausleitend**
Gedunsenheit, verminderte Miktion, Schwellungen, Schwäche der Beine

■□□ **diuretisch**
verminderte Miktion, Gedunsenheit

■■□ **Yang stützend**
Stützung der FK Niere und Leber *oo. renalis et hepaticus*, Rückenschmerzen, Schwäche der Beine, Muskelatrophie

Physiologische / pharmakologische Wirkung Inhaltsstoffe: u.a. Vitamin A, B_1. Die Wurzel wird als Tonikum bei hypochondrischen Zuständen und vegetativer Dystonie, zur Unterstützung der Anpassungsfähigkeit vor belastenden Situationen verwendet. Die Fluidextrakte wirken immunstimulierend und immunmodulierend sowie antiviral, sedierend (Vorsicht bei Kombination mit Barbituraten oder anderen sedierenden Pharmaka, Vorsicht im Verkehr), entzündungshemmend, analgetisch.

Besonderes historisch wurde die Wurzel mit Ginseng (Panax Ginseng) verglichen und als Geriatrikum und Aphrodisiakum, in der Volksmedizin zur Stärkung und Kräftigung bei Müdigkeits- und Schwächegefühl und bei Nachlassen der Leistungs- und Konzentrationsfähigkeit eingesetzt. Die Stammpflanze *Periploca sepium* enthält Herzglycoside und sollte deshalb nicht länger als eine Woche angewendet werden; diese Pflanze wirkt nicht antirheumatisch.

Tagesdosis 3 – 15 g, Standard 5 g **Kochzeit** 20 min

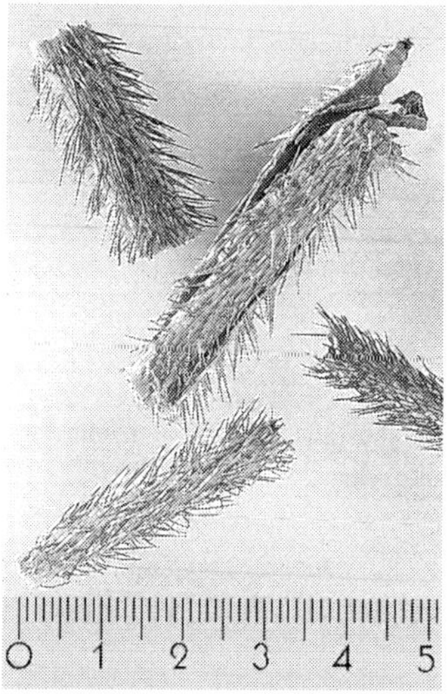

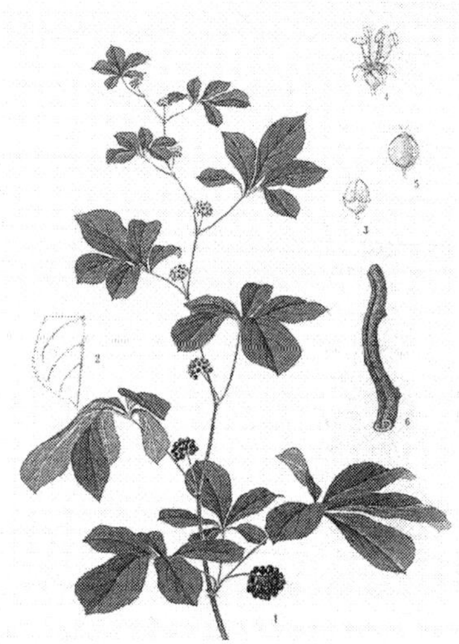

Kombinationen

- Feuchtigkeit-Wind *humor venti*-Blockaden mit Schmerzen und Muskelspasmen → Clematidis r. (Weilingxian) S. 364, Notopterygii rhiz. (Qianghuo) S. 42, Gentianae macrophyllae r. (Qinjiao) S. 370
- Schwäche in den FK Leber und Niere *depletio oo. hepaticus et renalis*, schmerzhafte Blockaden, nach langen Erkrankungen, verzögerte motorische Entwicklung → Taxilli herba (Sangjisheng) S. 822, Achyranthis bidentatae r. (Niuxi) S. 532, Dipsaci r. (Xuduan) S. 762, Chaenomelis fr. (Mugua) S. 362
- leichte Ödeme → Arecae peric. (Dafupi) S. 486, Poria (Fuling) S. 340
- Feuchtigkeit *humor* mit Ödemen, Oligurie → Poria (Fuling) S. 340, Lycii cortex (Digupi) S. 266, Zingiberis viridis rhiz. (Shengjiang) S. 50

Kontraindikation Yin-Schwäche *depletio yin* mit Hitze *calor*-Symptomen

Gravidität Anwendung erlaubt

Angelicae pubescentis radix 独活
Duhuo

Familie: Apiaceae
Stammpflanzen: *Angelica pubescens, Heracleum var.*, u.a.
Variante: Heraclei radix
deutsch: Angelica-pubescens-Wurzel, Bärenklauwurzel (Heracleum)
englisch: pubescent angelica root, self-reliant existance

Temperaturverhalten
■■□ Tendenz warm

Geschmack *Sapor*
■■□ scharf
■□□ bitter

Funktionskreis-/ Orbisbezug
■■□ Niere *renalis*
■□□ Blase *vesicalis*

Meldearznei
Nieren-Leitbahn *s. renalis*

Wirkrichtung
■□□ tief
wirkt durch die Schärfe öffnend, zerstreuend und emporhebend

Wirkort
Leitbahnen, Tiefe, Innere *intima* und untere Körperhälfte

Wirkung/Indikation

■■□ **Wind *ventus* ausleitend**
Kopfschmerzen, Zahnschmerzen, Knieschmerzen

■■■ **Feuchtigkeit bei Wind *humor venti* ausleitend**
rheumatoide Symptomatik in Lenden, Beinen und Rücken, Schweregefühl

■■■ **Blockaden durch Feuchtigkeit *occlusio humoris* beseitigend**
rheumatoide Symptomatik, Steifheit, Parästhesien, Taubheit

■□□ **Stauungen zerstreuend**
schmerzhafte Blockaden in den Lenden und der unteren Extremität

■■□ **Schmerz beseitigend**
rheumatoide Symptomatik, v.a. in den Beinen, Knochenschmerzen, tiefe Gelenkschmerzen, Schmerzen im Rücken, Knie, Sprunggelenk

■□□ **Kälte *algor* zerstreuend**
rheumatoides Beschwerdebild

■■□ **Funktionskreis Niere *orbis renalis* stützend**
Schwäche im Rücken, in der unteren Extremität, Schweregefühl

Physiologische/pharmakologische Wirkung tierexperimentell analgetisch, entzündungshemmend, Hemmung der Thrombozytenaggregation (Vorsicht bei Kombination mit Antikoagulantien oder Thrombozytenaggregationshemmern), antibiotisch, antiulzerativ im Gastrointestinaltrakt; lokal zusammen mit UV-Therapie einsetzbar bei Vitiligo und Psoriasis.

Toxizität wegen des Furocoumaringehaltes muss mit phototoxischen Effekten gerechnet werden. Daher sollten intensive UV-Bestrahlung oder Sonnenbäder während der Behandlung vermieden werden.

Tagesdosis 3–10 g, Standard 3 g **Kochzeit** 20 min

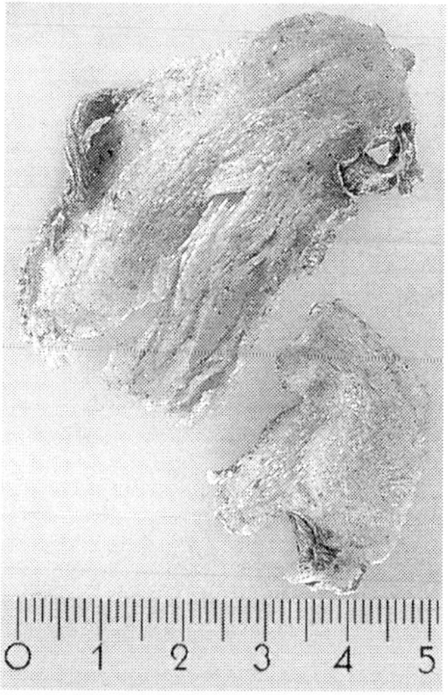

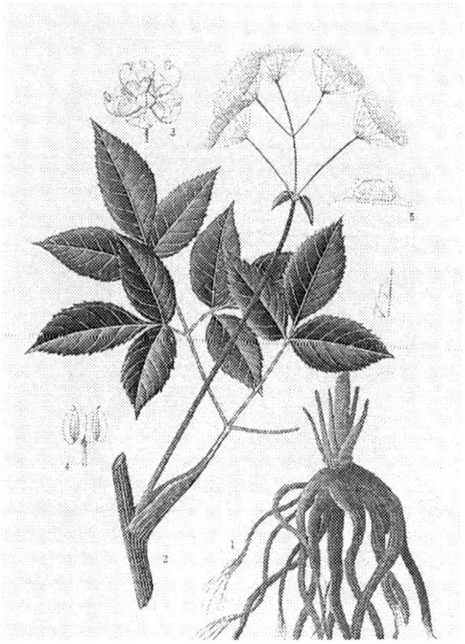

Kombinationen

- Blockaden durch Feuchtigkeit-Wind *humor venti* mit Taubheit, Schmerzen, Parästhesien in Nacken, Rücken, Beinen → Asari h. cum r. (Xixin) S. 28, Gentianae r. (Longdancao) S. 184
- Blockaden durch Kälte-Wind *algor venti* oder durch feuchte Kälte *algor humidus* verbunden mit Kopfschmerzen → Notopterygii rhiz. (Qianghuo) S. 42, Ligustici sinensis r. (Gaoben) S. 36, Viticis fr. (Manjingzi) S. 76
- Kälte-Wind *algor venti*, Schweißlosigkeit, Gliederschmerzen → Ephedrae h. (Mahuang) S. 34
- Kälte-Wind *algor venti* mit Taubheitsgefühl in den Beinen → Saposhnikoviae radix (Fangfeng) S. 46
- Zahnschmerzen durch Kälte-Wind *algor venti* → Angelicae dahuricae r. (Baizhi) S. 26
- unterschwelliger Wind *ventus subreptus* mit Kopfschmerzen, Knieschmerzen → Saposhnikoviae radix (Fangfeng) S. 46, Taxilli herba (Sangjisheng) S. 822, Angelicae sinensis r. (Danggui) S. 780

Kontraindikation Xue-Schwäche *depletio xue*

Gravidität Anwendung erlaubt

Bungarus
Jinqian baihuashe

金钱白花蛇

Familie: Elapidae
Zoologischer Name: *Bungarus multicinctus*
Variante: Bungarus minimus, Bungarus parvus
deutsch: Regenschirmschlange
englisch: mulitbanded krati, white pattern snake, bungarus

Temperaturverhalten
■■□ warm

Geschmack *Sapor*
■■□ süß
■■□ salzig
■□□ toxisch

Wirkrichtung
■■□ absenkend

Wirkort
Leitbahnen

Funktionskreis-/ Orbisbezug
■■■ Leber *hepaticus*

Wirkung/Indikation

■■■ **Wind *ventus* ausleitend**
Taubheitsgefühl, Schwäche in den Extremitäten, Muskelkrämpfe, Dermatosis, Exantheme, Hautaffektionen mit Juckreiz, chronische Ulzerationen

■■■ **Wind-Blockaden *occlusio venti* lösend**
Krämpfe, Schmerzen; Steifheit, Schwäche von Muskeln und Sehnen, Hemiplegie, Fazialisparese

■■□ **Schmerz beseitigend**
Schmerzen nach apoplektischem Insult

■■■ **Leitbahnen öffnend**
Hemiplegie, Muskelparalyse, Taubheitsgefühl und Schmerzen nach apoplektischem Insult

■■□ **krampflösend**
Spasmen, Tremor, Krampfanfälle, Konvulsionen, Hemiplegie, Fazialisparese, St. n. Insult

Physiologische/pharmakologische Wirkung antikoagulierend, Hemmung der Thrombozytenaggregation, Vorsicht bei Kombination mit Antikoagulantien oder Thrombozytenaggregationshemmern, tierexperimentell analgetisch.

Toxizität keine Toxizität bei Einhalten des üblichen Dosierungsspielraumes. Überdosierung: Kopfschmerzen, Benommenheit, Palpitationen, Hypertension bis zu Blutdruckabfall, Atemdepression und Tod.

Besonderes die Bisse der Schlange sind toxisch und fast ein Viertel führen zum Tod.

Tagesdosis 3–6 g im Dekokt, 0,5–1 g in Pillen oder Pulver

Kochzeit 20 min

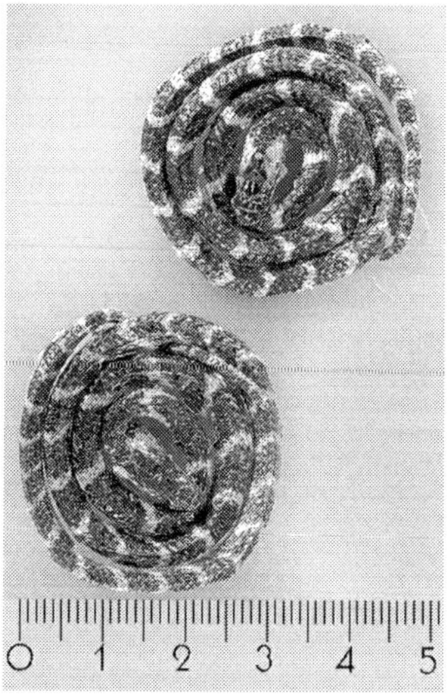

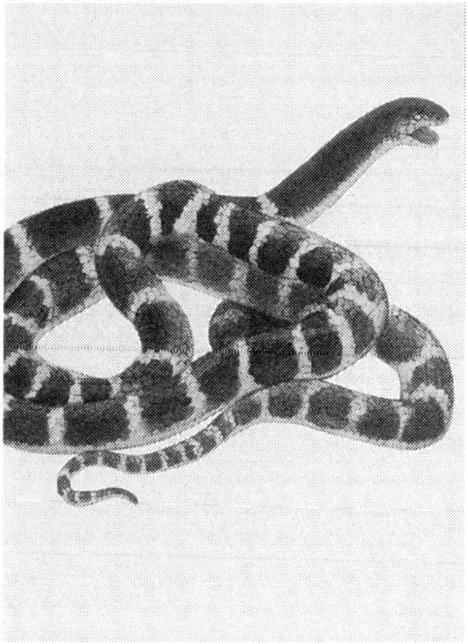

Kombinationen

- Blockaden *occlusio* mit Spasmen, Schmerzen, Taubheitsgefühl → Notopterygii rhizoma (Qianghuo) S. 42, Saposhnikoviae radix (Fangfeng) S. 46, Gentianae macrophyllae radix (Qinjiao) S. 370
- Blockaden *occlusio* mit Feuchtigkeit-Wind *humor venti* → Gastrodiae rhizoma (Tianma) S. 458, Schizonepetae herba (Jingjie) S. 48, Menthae herba (Bohe) S. 64
- Komplikationen nach apoplektischem Insult mit Hemiplegie → Scorpio (Quanxie) S. 468, Gastrodiae rhizoma (Tianma) S. 458, Angelicae sinensis radix (Danggui) S. 780
- Juckreiz, Exantheme → Angelicae sinensis radix (Danggui) S. 780, Polygoni multiflori radix (Heshouwu) S. 790, Paeoniae radix lactiflora (Baishaoyao) S. 788

Kontraindikation Vorsicht bei Defizienz des Yin und des Xue, hochschlagender Innerer Wind *ventus internus*

Gravidität Anwendung mit Vorsicht

Chaenomelis fructus 木瓜
Mugua

Familie: Rosaceae
Stammpflanze: *Chaenomeles lagenaria*, u.a.
deutsch: chinesische Quittenfrucht
englisch: Chinese quince fruit, wood melon

Temperaturverhalten
■■□ warm

Geschmack *Sapor*
■■□ sauer

Funktionskreis-/ Orbisbezug
■■□ Leber *hepaticus*
■■□ Milz *lienalis*

Wirkrichtung
■□□ absenkend

Wirkort
Leitbahnen, Mitte, mittlerer und unterer Wärmebereich *Calorium*

Wirkung/Indikation

■■■ **Blockaden durch Feuchtigkeit *occlusio humoris* beseitigend**
rheumatoide Schmerzen in Lenden und Knie, Muskelschwäche, Krämpfe v.a. in den Beinen, Schwellungen der Sprunggelenke, Gehstörungen

■■□ **Feuchtigkeit *humor* umwandelnd**
Gedunsenheit, Schmerzen im Abdomen, Diarrhö

■□□ **Schmerz beseitigend**
rheumatoide Schmerzen, auch in Beinen und Rücken

■■□ **Feuchtigleit bei Wind *humor venti* ausleitend**
rheumatoide Beschwerden, Schwellungen, Schmerzen in Lenden, Knie und Sprunggelenken

■□□ **mittlere Funktionskreise *orbes* harmonisierend und stützend**
Brechreiz, Übelkeit, Diarrhö

■□□ **feuchte Kälte *algor humidus* ausleitend**
Krämpfe im Abdomen, Krämpfe der unteren Extremität

■□□ **krampflösend**
Krämpfe in den Extremitäten, Krämpfe im Abdomen

■□□ **Energiebahnen und Sinne öffnend**
Krampfneigung, Verhärtungen, Steifigkeit

Toxizität exzessiver Gebrauch kann Zähne und Knochen schädigen.

Tagesdosis 5–10 g, Standard 5 g **Kochzeit** 20 min

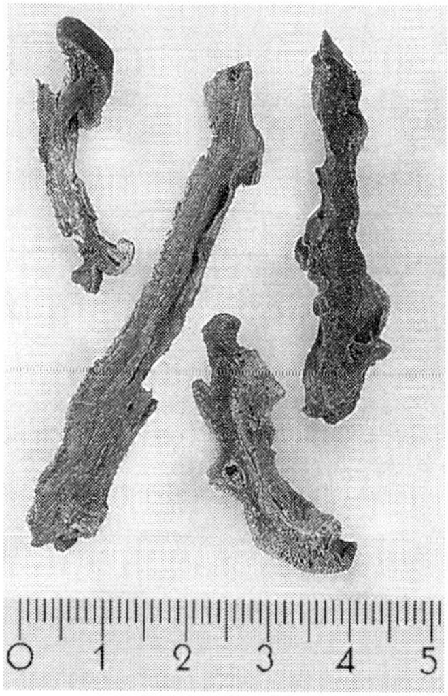

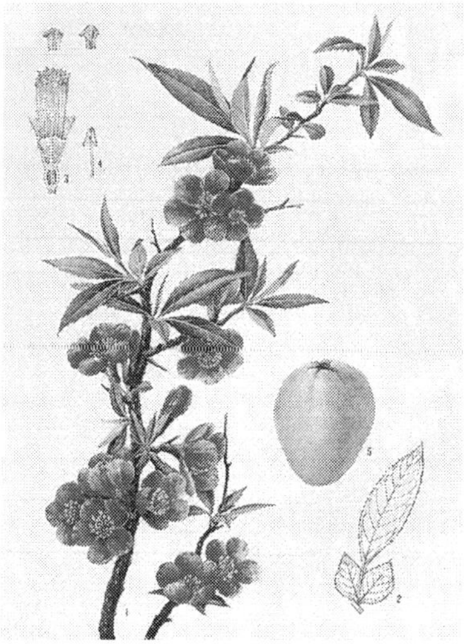

Kombinationen

- Sommerhitze *aestus*, Muskelspasmen → Agastachis seu Pogostemonis h. (Huoxiang) S. 284, Amomi xanthioidis fr. (Sharen) S. 290
- Xue-Schwäche *depletio xue*, Muskelspasmen → Angelicae sinensis r. (Danggui) S. 780, Paeoniae radix lactiflora (Baishao) S. 788
- Schwäche der Beine, Atrophie der Beine, Gelenkschmerzen der unteren Extremität → Angelicae pubescentis seu Heraclei r. (Duhuo) S. 358
- kalte Feuchtigkeit *humor algidus*, Schmerzen im Abdomen, Diarrhö → Evodiae fr. (Wuzhuyu) S. 404, Foeniculi fr. (Xiao huixiang) S. 406, Zingiberis viridis rhiz. (Shengjiang) S. 50
- Feuchtigkeit im FK Magen *humor o. stomachi* mit Diarrhö, abdominellen Schmerzen, Gelenkschmerzen → Evodiae fr. (Wuzhuyu) S. 404, Zingiberis rhiz. (Ganjiang) S. 416, Perillae caul. et f. (Zisuye) S. 44

Kontraindikation externe Schrägläufigkeiten/Heteropathien wie Kälte-Wind *algor venti*, Hitze-Wind *calor venti*

Gravidität Anwendung erlaubt

Clematidis radix 威灵仙
Weilingxian

Familie: Ranunculaceae
Stammpflanze: *Clematis chinensis*, u.a.
deutsch: chinesische Waldrebenwurzel
englisch: Chinese clematis root, awesome spiritual immortal

Temperaturverhalten
■■□ warm

Geschmack *Sapor*
■□□ scharf
■□□ salzig

Wirkrichtung
■■□ emporhebend

Wirkort
Leitbahnen

Funktionskreis-/ Orbisbezug
■■■ Blase *vesicalis*

Wirkung/Indikation

■■■ **Feuchtigkeit bei Wind *humor venti* ausleitend**
Gelenkbeschwerden, rheumatoide Symptomatik, v.a. in den Armen

■■■ **Blockaden durch Feuchtigkeit *occlusio humoris* beseitigend**
rheumatoide Symptomatik

■■□ **Wind-Blockaden *occlusio venti* lösend**
Gelenkbeschwerden, ziehende Schmerzen

■■□ **feuchte Hitze *calor humidus* ausleitend**
Schwellungen der Beine, Gehbeschwerden

■■■ **Energiebahnen und Sinne öffnend**
Leitbahn-Fluss aktivierend, Oberfläche *extima* öffnend, Schmerzen, Taubheitsgefühl, Ameisenlaufen, Parästhesien

■□□ **Schmerz beseitigend**
rheumatoide Beschwerden, Gelenkschmerzen, schmerzhafte Schwellungen

■■□ **feuchte Kälte *algor humidus* ausleitend**
Gelenkbeschwerden, rheumatoide Symptomatik

Physiologische / pharmakologische Wirkung Anwendung bei im Hals steckengebliebenen Fischgräten, entspannt die Halsmuskulatur (Dosis bis zu 30 g). Tierexperimentell erhöhte Peristaltik im Gastrointestinaltrakt, als alkoholischer Extrakt abortiv, als wässriger Extrakt verbesserte Durchblutung der Herzmuskulatur. Inhaltsstoffe u.a. Saponine. Die westlich verwandte Droge Clematidis herba kann bei rheumatischen Schmerzen, Migräne, Kopfschmerzen, Krampfadern verwendet werden.

Toxizität Überdosierung: selten gastrointestinale Blutungen. Lokale Anwendung: Hautreaktionen wie Exantheme, Schwellungen, Juckreiz und Schmerzen.

Besonderes Asari radix S. 28 ist in der Schmerzlinderung effektiver, Clematidis radix sehr effektiv in der Öffnung der Leitbahnen bei Taubheitsgefühl, Parästhesie und Paralyse.

Tagesdosis 3 – 12 g, Standard 6 g **Kochzeit** 20 min

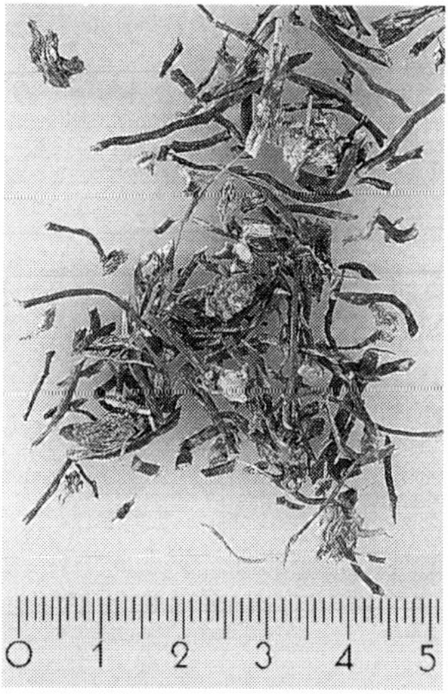

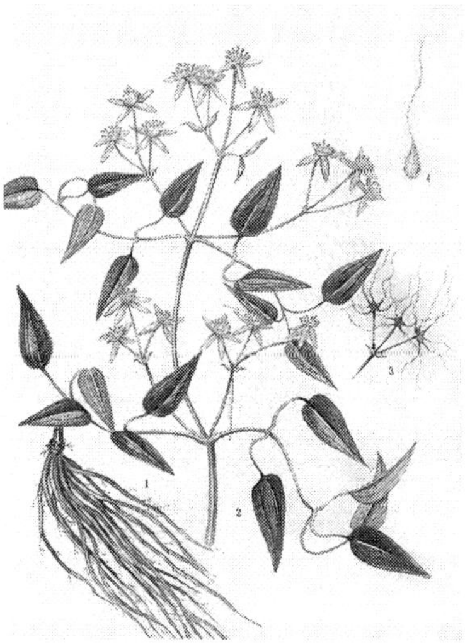

Kombinationen

- Feuchtigkeit-Wind *humor-venti*-Blockaden mit schmerzhaften Gelenken der Arme → Notopterygii rhiz. (Qianghuo) S. 42
- Feuchtigkeit-Wind *humor-venti*-Blockaden mit schmerzhaften Gelenken der Beine → Achyranthis bidentatae r. (Niuxi) S. 532
- Grätengefühl im Rachen → Essig, brauner Zucker
- epigastrische Schmerzen → Amomi xanthioidis fr. (Sharen) S. 290
- Blockaden durch feuchte Kälte *algor humidus* mit Schwellung der Beine, Gehstörungen → Achyranthis bidentatae r. (Niuxi) S. 532, Notopterygii rhiz. (Qianghuo) S. 42, Angelicae pubescentis seu Heraclei r. (Duhuo) S. 358, Gentianae macrophyllae r. (Qinjiao) S. 370

Kontraindikation Yin-Schwäche *depletio yin*, Xue-Schwäche *depletio xue*, Qi-Schwäche *depletio* des Qi

Gravidität Anwendung mit Vorsicht

Cynanchi paniculatae radix 徐长卿
Xuchangpu

Familie: Asclepidiaceae
Stammpflanze: *Cynanchum paniculatum*
Variante: Pycnostelmae herba
deutsch: Seidenpflanzengewächs
englisch: paniculate cynanchum, paniculate swallow-wort

Temperaturverhalten
■■□ warm

Wirkrichtung
■■□ emporhebend

Geschmack *Sapor*
■■□ scharf

Wirkort
Leitbahnen

Funktionskreis-/ Orbisbezug
■■□ Leber *hepaticus*
■□□ Magen *stomachi*

Wirkung/Indikation

■■□ **Wind *ventus* ausleitend**
Schmerzen im Leitbahnbereich, Exantheme mit Juckreiz, Gelenkbeschwerden

■■□ **feuchten Wind *ventus humidus* ausleitend**
Gelenkbeschwerden mit Schwellungen

■■□ **Qi bewegend und regulierend**
Schmerzen, posttraumatische Schmerzen

■■□ **Xue bewegend**
Stagnationen durch Kälte *algor*, Xue-Stagnationen, Zustand nach Traumen, postoperative Beschwerden, Tumorbeschwerden

■□□ **Schmerz beseitigend**
posttraumatische Schmerzen, postoperative Beschwerden, Tumorschmerzen, Schmerzen durch Toxine: Insektenbiss, Schlangenbiss

■■□ **Schwellungen zerteilend**
traumatische, postoperative oder tumorbedingte Schwellungen, Stagnationen durch Kälte *algor*, Schwellungen durch Toxine: Insektenbiss, Schlangenbiss

■■□ **entgiftend und desinfizierend**
Schwellungen, Schmerzen durch Toxine: Insektenbiss, Schlangenbiss, Verwundungen, Karbunkel, Furunkel, Ekzeme

■□□ **Juckreiz beseitigend**
Exantheme mit Juckreiz durch Wind *ventus*

Physiologische/pharmakologische Wirkung tierexperimentell analgetisch, sedierend, neuerdings eingesetzt in der Schmerztherapie bei posttraumatischen, postoperativen und tumorbedingten Schmerzen.

Toxizität Überdosierung vermeiden, ansonsten keine toxischen Eigenschaften.

Tagesdosis 3–10 g im Dekokt **Kochzeit** 20 min

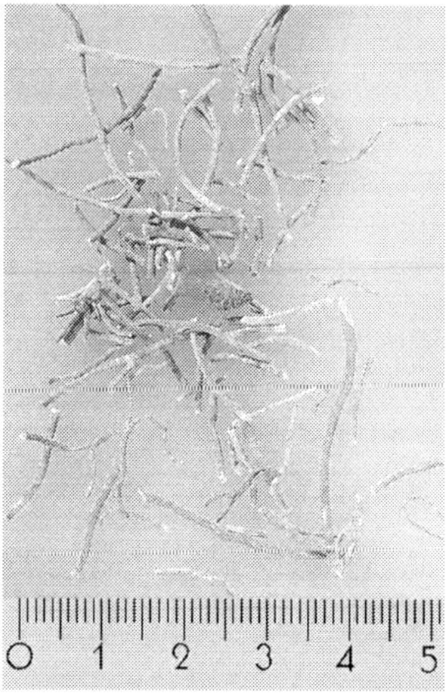

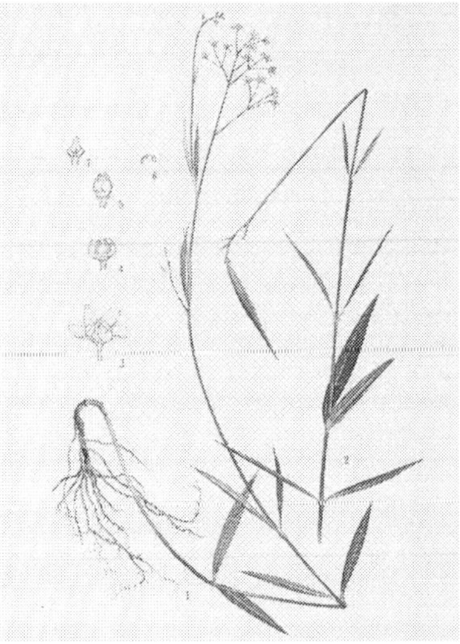

Kombinationen

- rheumatoides Beschwerdebild mit feuchtem Wind *ventus humidus* → Clematidis radix (Weilingxian) S. 364, Acanthopanacis cortex (Wujiapi) S. 356
- Schmerzen im unteren Rücken → Dipsaci radix (Xuduan) S. 762, Eucommiae cortex (Duzhong) S. 768
- Schmerzen im Abdomen → Alpiniae officinarum rhizoma (Gaoliangjiang) S. 398, Cyperi rhizoma (Xiangfu(zi)) S. 502
- Schmerzen nach Traumen, Dysmenorrhö → Persicae semen (Taoren) S. 574, Pteropi excrementum (Wulingzhi) S. 588
- toxische Geschwüre, z. B. Schlangenbisse (innerliche und äußerliche Anwendung) → Lobeliae herba (Banbianlian) S. 324, Chrysanthemi indici flos (Yejuhua) S. 202
- Juckreiz → Sophorae flavescentis radix (Kushen) S. 192, Kochiae fructus (Difuzi) S. 322, Dictamni cortex (Baixianpi) S. 180

Gravidität Anwendung erlaubt

Erythrinae cortex 海桐皮
Haitongpi

Familie:	Fabaceae
Stammpflanze:	*Erythrina variegata*, u.a.
deutsch:	Korallenbaumrinde
englisch:	erythrina bark, coral-bean bark

Temperaturverhalten
■□□ neutral

Geschmack *Sapor*
■□□ bitter
■□□ scharf

Wirkrichtung
■□□ tief

Wirkort
Leitbahnen, Haut, untere Körperhälfte

Funktionskreis-/ Orbisbezug
■■■ Leber *hepaticus*
■□□ Niere *renalis*
■□□ Milz *lienalis*

Wirkung/Indikation

■■□ **Feuchtigkeit bei Wind *humor venti* ausleitend**
Gelenkbeschwerden, v.a. in den Beinen, Ischialgie

■■□ **feuchte Hitze *calor humidus* ausleitend**
Knieschmerzen, entzündete Kniegelenkbeschwerden, Hüftbeschwerden

■■□ **Blockaden durch Feuchtigkeit *occlusio humoris* beseitigend**
Knieschmerzen, Taubheitsgefühl im Rücken- und Kniebereich, Hüftbeschwerden

■□□ **Ekzeme, Verbrennungen und Geschwüre**
Hautparasiten; äußerliche Anwendung bei Hautläsionen, Juckreiz

■□□ **diuretisch**
oberflächliche Schwellungen durch Feuchtigkeit *humor*

■■□ **Schmerz beseitigend**
Gelenkbeschwerden, Ischialgie, Kniegelenkbeschwerden, Zahnschmerzen durch Karies (zum Gurgeln)

■■□ **Energiebahnen und Sinne öffnend**
Steifigkeit, Taubheitsgefühl, Hüftbeschwerden, Kniebeschwerden

Physiologische/pharmakologische Wirkung in vitro antibiotisch

Besonderes ähnlich wie Radix Clematidis. Clematis wirkt schneller, heftiger und zerstreut schneller.

Tagesdosis 3–12 g, Standard 5 g **Kochzeit** 20 min

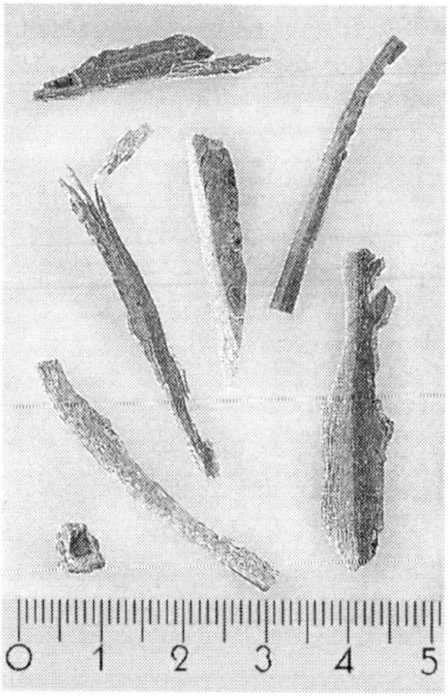

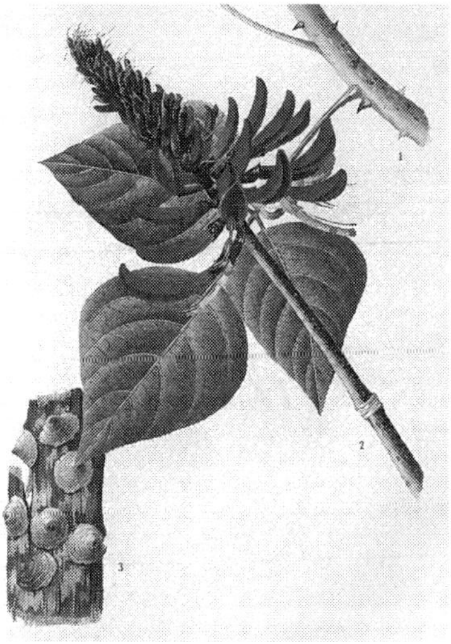

Kombinationen

- Wind *ventus*-, Kälte *algor*-, Feuchtigkeit *humor*-Blockaden, chronische Gelenkschmerzen, lumbale Schmerzen, Knieschmerzen → Achyranthis bidentatae r. (Niuxi) S. 532, Notopterygii rhiz. (Qianghuo) S. 42
- Gelenkschmerzen, Gelenkschwellungen (äußerliche Anwendung) → Cinnamomi cassiae ram. (Guizhi) S. 30
- juckende Hautläsionen (äußerliche Anwendung als Öl) → Cnidii fr. (Shechuangzi) S. 752, Hibisci mutabilis fl. (Fujunghua) S. 210
- Feuchtigkeit-Wind *humor venti* mit Gelenkschmerzen, Beinschmerzen, Ischialgie → Acanthopanacis c. rad. (Wujiapi) S. 356, Coicis s. (Yiyiren) S. 314, Achyranthis bidentatae r. (Niuxi) S. 532
- feuchte Hitze *calor humidus* mit Knieschmerzen, Hitze im Kniegelenk → Dioscoreae hypoglaucae rhiz. (Bixie) S. 318, Clematidis armandii caul. (Chuanmutong) S. 312

Kontraindikation Xue-Schwäche *depletio xue*

Gravidität Anwendung erlaubt

Gentianae macrophyllae radix 秦艽
Qinjiao

Familie: Gentianaceae
Stammpflanze: *Gentiana macrophylla*, u.a.
Variante: Gentianae qinjiao radix
deutsch: großblättrige Enzianwurzel
englisch: gentiana macrophylla root

Temperaturverhalten
■□□ neutral

Geschmack *Sapor*
■□□ scharf
■□□ bitter

Funktionskreis-/ Orbisbezug
■■□ Leber *hepaticus*
■□□ Magen *stomachi*
■■□ Gallenblase *felleus*

Wirkrichtung
■■□ absenkend
wirkt durch seine Schärfe auch zerstreuend und öffnend

Wirkort
Leitbahnen, Mitte, mittlerer Wärmebereich *Calorium*

Wirkung/Indikation

■■□ **Feuchtigkeit bei Wind *humor venti* ausleitend**
Gelenkschmerzen, Krämpfe, Paresen der Extremitäten

■■□ **feuchte Hitze *calor humidus* ausleitend**
Ikterus, Übelkeit, Oberbauchsymptomatik

■□□ **Hitze durch Schwäche *calor depletionis* beseitigend**
Schwäche im FK Niere *depletio o. renalis*: periodisches Fieber, Schweiße

■■□ **Blockaden durch Feuchtigkeit *occlusio humoris* beseitigend**
Gelenkbeschwerden, rheumatoide Symptomatik

■□□ **laxierend**
Befeuchtung der FK Dick- und Dünndarm *oo. intestinorum*, Obstipation

■■□ **Feuchtigkeit *humor* ausleitend**
Gelenkbeschwerden, Parästhesien, Schwellungen

Physiologische / pharmakologische Wirkung entzündungshemmend, sedierend (Vorsicht bei Kombination mit Barbituraten oder anderen sedierenden Pharmaka, Vorsicht im Verkehr), tierexperimentell antihypertensiv (Gentianin). Inhaltsstoffe u. a. Alkaloide, Gentianin

Toxizität in hoher Dosierung sind Nausea und Erbrechen möglich

Tagesdosis 3–12 g, Standard 3 g **Kochzeit** 20 min

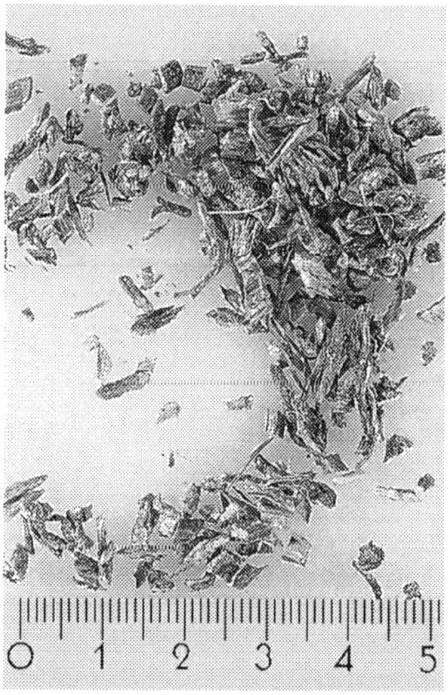

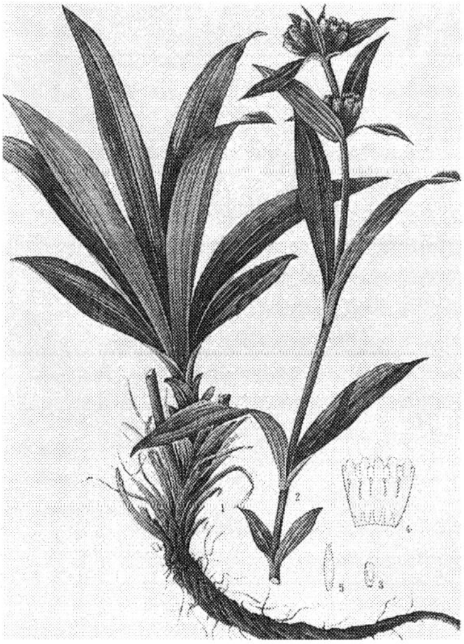

Kombinationen

- schmerzhafte Blockaden → Anemarrhenae rhiz. (Zhimu) S. 126, Lonicerae ramus (Rendongteng) S. 220
- Blockaden durch Wind *ventus*, Kälte *algor*, Feuchtigkeit *humor* → Saposhnikoviae radix (Fangfeng) S. 46, Angelicae pubescentis seu Heraclei r. (Duhuo) S. 358, Notopterygii rhiz. (Qianghuo) S. 42
- Yin-Schwäche *depletio yin* mit Fieber am Nachmittag, schleichendem Fieber, chronische Erkrankungen, periodisches Fieber → Artemisiae annuae seu apiaceae h. (Qinghao) S. 262, Lycii cortex (Digupi) S. 266, Anemarrhenae rhiz. (Zhimu) S. 126
- Xue-Schwäche *depletio xue*, Hemiplegie, Spasmen in den unteren Extremitäten → Angelicae sinensis r. (Danggui) S. 780, Paeoniae radix lactiflora (Baishao) S. 788
- feuchte Hitze *calor humidus*, Ikterus → Artemisiae capillaris seu scopariae h. (Yinchenhao) S. 308, Poria (Fuling) S. 340, Alismatis rhiz. (Zexie) S. 306
- feuchte Hitze *calor humidus* mit Ikterus, speziell bei Kindern → Scutellariae r. (Huangqin) S. 190, Atractylodis rhiz. (Cangzhu) S. 292
- Feuchtigkeit-Wind *humor venti*, Gelenkschmerzen, Krämpfe, Paresen → Saposhnikoviae radix (Fangfeng) S. 46, Notopterygii rhiz. (Qianghuo) S. 42, Angelicae pubescentis seu Heraclei r. (Duhuo) S. 358, Mori ram. (Sangzhi) S. 372

Kompatibilität

- gefördert durch Acori calami rhiz. (Shuichangpu) S. 272
- gestört durch Kuhmilch

Kontraindikation Schwäche *depletio* der Mitte und Diarrhö

Gravidität Anwendung mit Vorsicht

Mori ramulus
Sangzhi

桑枝

Familie: Moraceae
Stammpflanze: *Morus alba*
deutsch: Maulbeerzweige
englisch: mulberry twig

Temperaturverhalten
■■□ neutral

Geschmack *Sapor*
■■□ bitter

Funktionskreis-/ Orbisbezug
■■■ Leber *hepaticus*

Wirkrichtung
■□□ tief

Wirkort
Leitbahnen

Wirkung/Indikation

■■■ **Feuchtigkeit bei Wind *humor venti* ausleitend**
Gelenkbeschwerden, Krämpfe, rheumatoide Symptomatik, v.a. in den Armen und der Schulter

■■□ **Wind *ventus* ausleitend**
ziehende Schmerzen im Bewegungsapparat

■■■ **Wind-Blockaden *occlusio venti* lösend**
Bewegungsapparat: Leitbahnen durchgängigmachend, v.a. im Schulter-, Armbereich

■■□ **Hitze bei Wind *calor venti* ausleitend**
heiße, schmerzhafte Gelenke

■■□ **Leitbahnen öffnend**
rheumatoide Symptomatik, Gelenkbeschwerden, Schmerzen im Bewegungsapparat

■□□ **Schmerz beseitigend**
Schmerzen im Bewegungsapparat

■□□ **diuretisch**
bei Feuchtigkeit *humor*-Symptomen, Schwellungen, Stauungen, verminderte Miktion

■□□ **Schwellungen zerteilend**
Ödeme, Schwellungen der Gelenke, rheumatoide Beschwerden

Physiologische/pharmakologische Wirkung immunstimulierend (Blastogenese), antineoplastisch, antibiotisch, antihypertensiv, spasmolytisch.

Besonderes bei allen Formen von Bi-Syndromen mit Kälte *algor*- oder Hitze *calor*-Zeichen

Tagesdosis 3–30 g, Standard 6 g **Kochzeit** 20 min

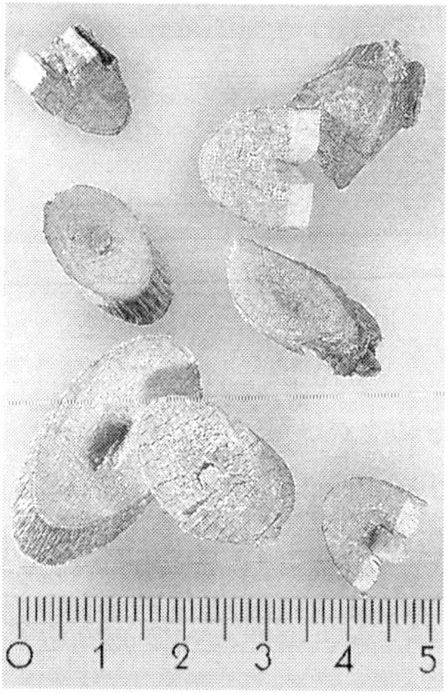

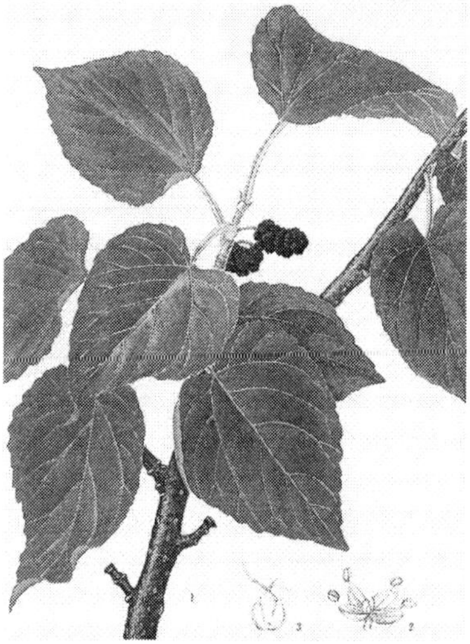

Kombinationen

- Blockaden durch Feuchtigkeit-Wind *humor venti* → Clematidis r. (Weilingxian) S. 364
- Blockaden durch Feuchtigkeit-Wind *humor venti* mit Gelenkschmerzen, Spasmen, Schmerzen im Schultergelenk → Curcumae longae rhiz. (Jianghuang) S. 546, Angelicae dahuricae r. (Baizhi) S. 26, Angelicae sinensis r. (Danggui) S. 780, Chuanxiong rhizoma (Chuanxiong) S. 540, Astragali r. (Huangqi) S. 718

Gravidität Anwendung erlaubt

Photiniae folium 石楠叶
Shinan(ye)

Familie: Rosaceae
Stammpflanze: *Photinia serrulata*
deutsch: Photiniablätter, Rosengewächs, Glanzmispel
englisch: Chinese Photinia leaf

Temperaturverhalten
■□□ neutral

Geschmack *Sapor*
■□□ scharf, bitter

Funktionskreis-/ Orbisbezug
■■■ Leber *hepaticus*
■■□ Niere *renalis*

Wirkrichtung
■■□ emporhebend

Wirkort
Kopf und Augen, unterer Wärmebereich *Calorium*

Wirkung/Indikation

■■■ **Wind *ventus* ausleitend**
starke Kopfschmerzen, Neuralgien, Muskelbeschwerden, Gelenkbeschwerden

■■□ **Wind-Blockaden *occlusio venti* lösend**
ziehende Schmerzen im Bewegungsapparat, Muskelschmerzen, Gelenkschmerzen

■□□ **Yang stützend**
Potenzstörungen, Schwäche des Bewegungsapparates, der Hüfte, Lenden und Knie

Toxizität gering, keine Langzeitanwendung

Tagesdosis 3 – 10 g, Standard 6 g

Kochzeit Blätter am Schluss zugeben, kurz aufkochen und 3 min ziehen lassen

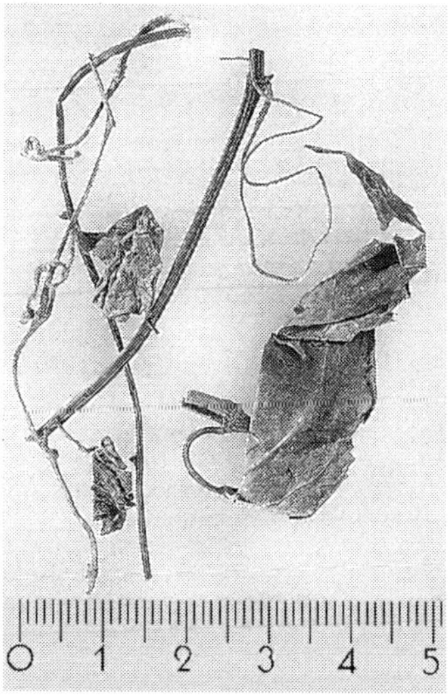

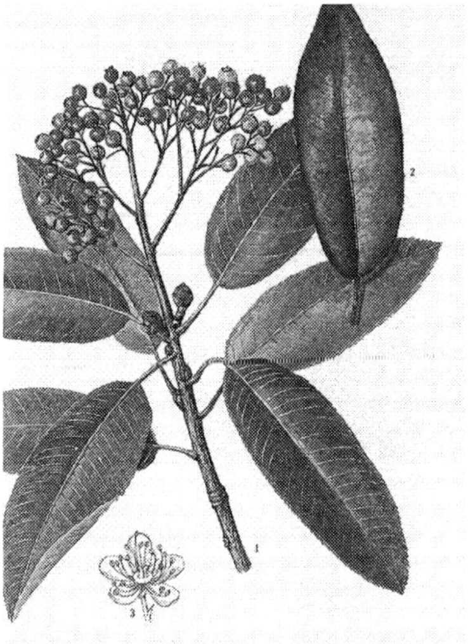

Kombinationen Wind *ventus* mit Kopfschmerzen, Neuralgien, Gelenkschmerzen → Chuanxiong rhizoma (Chuanxiong) S. 540, Angelicae dahuricae r. (Baizhi) S. 26

Kompatibilität

- gefördert durch Acanthopanacis c. rad. (Wujiapi) S. 356
- gestört durch Cephalanopli h. (Xiaoji) S. 600

Kontraindikation bei fehlender Indikation (Schwäche im FK Niere *depletio o. renalis*) zurückhaltend einzusetzen, besonders bei Frauen

Gravidität Anwendung erlaubt

Piperis caulis
Haifengteng

海风藤

Familie: Piperaceae
Stammpflanze: *Piper futokadsura u. a.*
Variante: Piperis futokadsura caulis, Piperis kadsurae caulis
deutsch: Futokadsura-Pfeffer-Stängel
englisch: kadsura stem, futokadsura stem

Temperaturverhalten
■□□ Tendenz warm

Geschmack *Sapor*
■■□ scharf
■■□ bitter

Wirkrichtung
■□□ emporhebend

Wirkort
Leitbahnen

Funktionskreis-/ Orbisbezug
■■□ Leber *hepaticus*
■□□ Milz *lienalis*
■□□ Magen *stomachi*

Wirkung/Indikation

■■□ **feuchten Wind *ventus humidus* ausleitend**
rheumatoide Symptomatik, steife, schmerzhafte Gelenke, Schmerzen im unteren Rücken, Kniebeschwerden, Krämpfe von Muskeln und Sehnen

■■□ **Wind-Blockaden *occlusio venti* lösend**
steife, schmerzhafte Gelenke, Rückenschmerzen, Krämpfe im Bewegungsapparat, Schmerzen nach Traumen

■■□ **Kälte *algor* zerstreuend**
Schmerzen im Epigastrium, Schmerzen im Abdomen, Diarrhö

■■□ **Schmerz beseitigend**
schmerzhafte Gelenke, Schmerzen im unteren Rücken, Kniebeschwerden, krampfartige Schmerzen des Bewegungsapparates, Schmerzen im Oberbauch

■■□ **Leitbahnen öffnend**
steife Gelenke, Schmerzen im Bewegungsapparat, rheumatoide Symptomatik

Physiologische/pharmakologische Wirkung cardiovasculäre Wirkung: verringert den Gefäßwiderstand, erhöht den Durchfluss der Herzkranzgefäße und peripheren Gefäße (i.v.-Anwendung bei KHK, cerebralen Thrombosen).

Tagesdosis 6–15 g **Kochzeit** 20 min

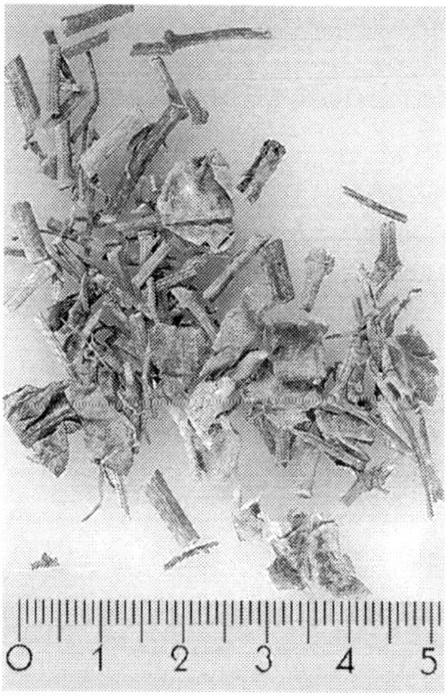

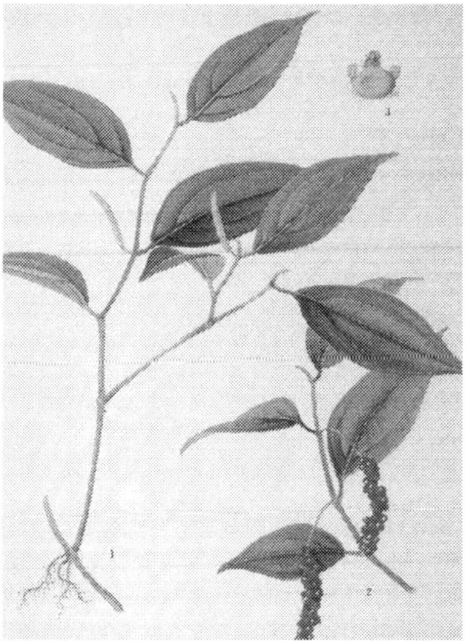

Kombinationen
- schmerzhafte Gelenke, eingeschränkte Beweglichkeit, Krämpfe im Bewegungsapparat → Cinnamomi cassiae ramulus (Guizhi) S. 30
- Schmerzen, Krämpfe, Taubheitsgefühl in den Extremitätem durch feuchten Wind *ventus humidus* → Clematidis radix (Weilingxian) S. 364

Gravidität Anwendung erlaubt

Sigesbeckiae herba 豨莶草
Xixiancao

Familie: Asteraceae
Stammpflanzen: *Sigesbeckia pubescens, S. orientalis*, u. a.
deutsch: Sigesbeckia-Kraut, Korbblütler
englisch: sigesbeckia

Temperaturverhalten
■■□ kalt

Geschmack *Sapor*
■■□ bitter
■■□ scharf

Wirkrichtung
■■□ tief

Wirkort
Leitbahnen, Haut, unterer Wärmebereich *Calorium*

Funktionskreis-/ Orbisbezug
■■□ Leber *hepaticus*
■■□ Niere *renalis*
■□□ Milz *lienalis*

Wirkung/Indikation

■■□ **feuchte Hitze *calor humidus* ausleitend**
Geschwüre, Juckreiz, rheumatoide Symptomatik, Gelenke schmerzhaft geschwollen, mit brennenden Sensationen

■■□ **Feuchtigkeit bei Wind *humor venti* ausleitend**
Muskelschmerzen, Kraftlosigkeit, Fazialisparese, Hemiplegie, Taubheit, Schwäche in den Beinen und im Rücken, Exantheme, Juckreiz der Haut, Windpocken, Schweregefühl

■■□ **Blockaden durch Feuchtigkeit *occlusio humoris* beseitigend**
Schwäche in den Beinen und im Rücken, Schmerzen im Bewegungsapparat, Gelenke schmerzhaft geschwollen

■■■ **beruhigend und ausgleichend**
Reizbarkeit, Schlaflosigkeit, Vergesslichkeit

■□□ **Hitze *calor* kühlend**
Geschwüre, Exantheme

■□□ **Yang absenkend**
hochschlagendes Leber-Yang *yang hepaticum*: Kopfschmerzen, Schwindel

■□□ **Funktionskreis Niere *orbis renalis* stützend**
Schwäche, Steifigkeit im Rücken und Kniebereich, Schmerzen in den Knochen, Taubheitsgefühl, Parästhesien, Ameisenlaufen, Hemiplegie, Paralyse

Physiologische/pharmakologische Wirkung wird bei Hypertonie und Malaria angewendet, tierexperimentell immunsuppressiv, entzündungshemmend, antihypertensiv, antibiotisch.

Besonderes erreicht die tiefen Gewebe, um Wind *ventus* zu suchen und auszuleiten.

Tagesdosis 6–30 g, Standard 6 g **Kochzeit** 20 min

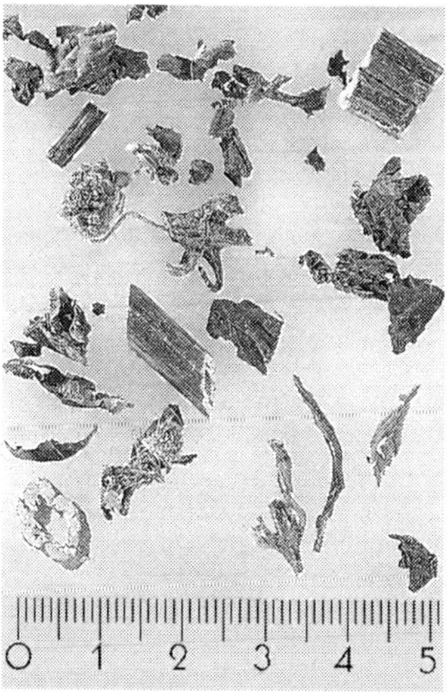

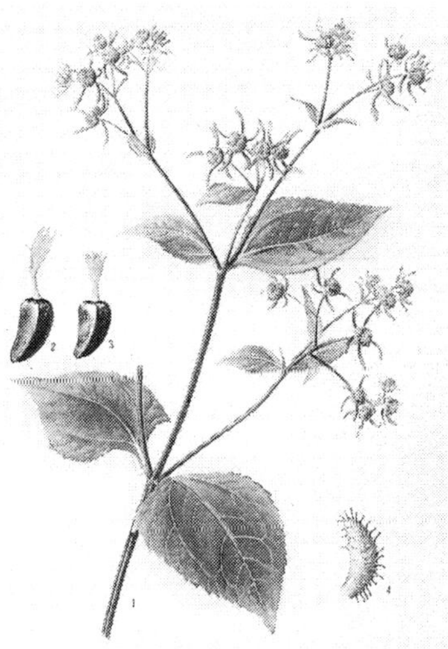

Kombinationen

- Feuchtigkeit-Wind *humor venti* mit Schmerzen und Wundheitsgefühl in Knochen und Sehnen, Taubheit der Extremitäten → Clematidis r. (Weilingxian) S. 364
- hochschlagende Glut im FK Leber *ardor o. hepatici* mit Kopfschmerzen, Schwindel, verschwommener Sicht → Prunellae spica (Xiakucao) S. 146

Kontraindikation Yin-Schwäche *depletio yin*, Xue-Schwäche *depletio xue*, Schwangere und Kinder, könnte die normale Entwicklung behindern

Gravidität Anwendung verboten

Toxizität Nebeneffekt: Bitterkeit und Kälte können Übelkeit und Magenprobleme verursachen.

Smilacis china rhizoma
Baqia

菝葜

Familie: Smilacaceae
Stammpflanze: *Smilax china*
deutsch: Chinawurzelstock, Stechwinde

Temperaturverhalten
■□□ neutral

Geschmack *Sapor*
■□□ süß
■□□ sauer

Wirkrichtung
■□□ absenkend

Wirkort
Leitbahnen, Haut

Funktionskreis-/ Orbisbezug
■■□ Leber *hepaticus*
■□□ Herz *cardialis*
■□□ Magen *stomachi*

Wirkung/Indikation

■□□ **Wind *ventus* ausleitend**
Gelenkschmerzen, Muskelschmerzen

■□□ **Feuchtigkeit *humor* ausleitend**
Gelenkschmerzen, Muskelschmerzen, Schwellungen

■□□ **Schwellung zerteilend**
Schwellungen im Bereich der Extremitäten, der Gelenke und der Muskeln

■■□ **Feuchtigkeit bei Wind *humor venti* ausleitend**
periodische Gelenkschmerzen, intermittierende Muskelschmerzen

■■□ **feuchte Hitze *calor humidus* ausleitend**
Geschwüre, Karbunkel

Physiologische / pharmakologische Wirkung Inhaltsstoffe u. a. Saponine (Smilacin), Tannin, Resin. Wird bei rheumatische Erkrankungen, Gicht, Syphilis, nach neuerer Forschung auch in der Onkologie eingesetzt.

Tagesdosis 10–30 g, Standard 10 g **Kochzeit** 20 min

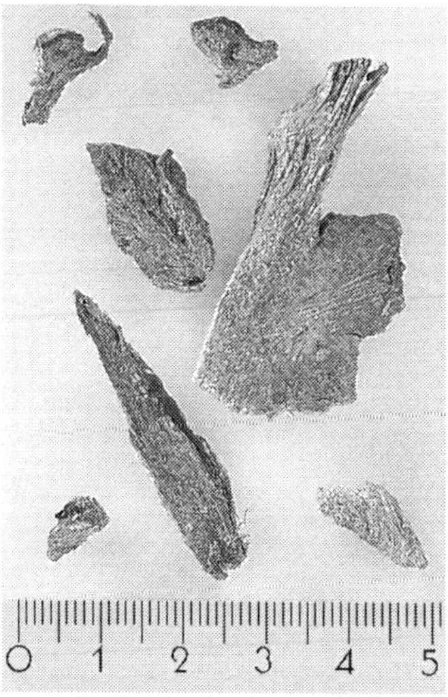

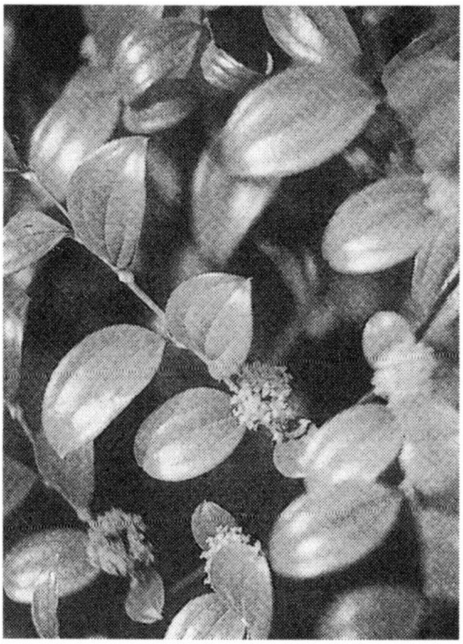

Gravidität Anwendung erlaubt

Trachelospermi caulis 络石藤
Luoshiteng

Familie:	Apocynaceae
Stammpflanze:	*Trachelospermum jasminoides*
Variante:	Trachelospermi jasminoidis caulis
deutsch:	Sternjasmin-Stängel
englisch:	star jasmine stem, collateral stone vine

Temperaturverhalten
■■□ Tendenz kalt

Wirkrichtung
■□□ absenkend

Geschmack *Sapor*
■■□ bitter

Wirkort
Leitbahnen

Funktionskreis-/ Orbisbezug
■■□ Leber *hepaticus*
■□□ Herz *cardialis*
■□□ Niere *renalis*

Wirkung/Indikation

■■□ **feuchten Wind *ventus humidus* ausleitend**
Schmerzen, Spasmen im Bewegungsapparat, rheumatoide Symptomatik, krampfartige Schmerzen mit Hitzegefühl

■□□ **Xue kühlend**
äußere und innere Geschwüre, Abszesse, Ulzerationen

■■□ **Schwellungen zerteilend**
schmerzhafter, geschwollener Rachen, Ulzerationen, rote, heiße, geschwollene Abszesse

■■□ **Leitbahnen öffnend**
Spasmen im Bewegungsapparat, rheumatoide Symptomatik, Schmerzen, Krämpfe

Physiologische/pharmakologische Wirkung im Dekokt antibiotisch (Salmonella typhi, Staphylococcus aureus, Bacillus dysenteriae); in niedriger Dosierung stimuliert der Inhaltsstoff Arctiin die Atemfrequenz, in höherer hemmt es im ZNS die Atemfrequenz und erniedrigt den Blutdruck und erweitert die Blutgefäße.

Toxizität tierexperimentell löste einer der Inhaltsstoffe (Arctiin) Krämpfe und Atemstillstand aus.

Tagesdosis 6–15 g **Kochzeit** 20 min

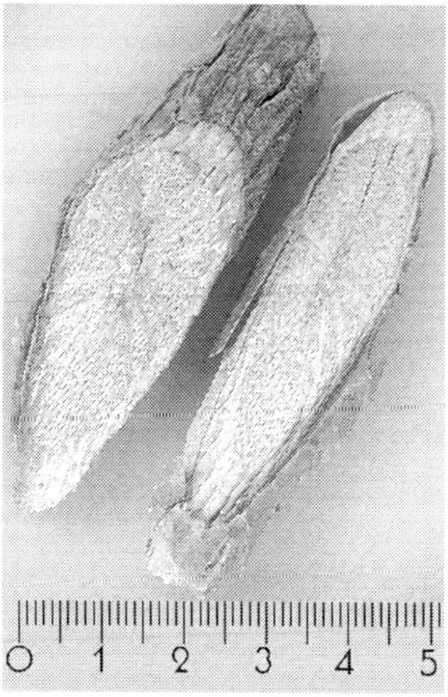

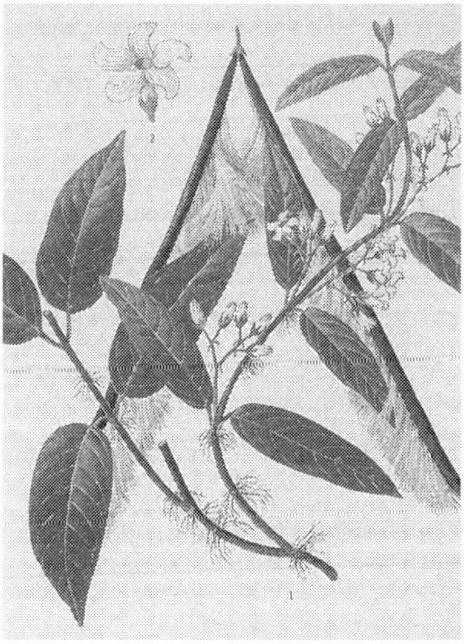

Kombinationen

- Schmerzen, Spasmen im Bewegungsapparat mit Hitzegefühl → Lonicerae caulis (Rendongteng) S. 220
- schmerzhafte Blockaden (als Medizinalwein zusammen mit den genannten Arzneien) → Acanthopanacis cortex (Wujiapi) S. 356, Achyranthis bidentatae radix ((Huai) Niuxi) S. 532
- Schmerzen und Schwellungen durch feuchte Hitze *calor humidus* → Moutan cortex (Mudanpi) S. 170
- Abzsessbildung, v. a. der Mamma, toxische Schwellungen → Taraxaci herba cum radice (Pugongying) S. 256
- bei oberflächlichen Abszessen → Trichosanthis radix (Tianhuafen) S. 148, Olibanum (Ruxiang) S. 572, Myrrha (Moyao) S. 570
- schmerzhafter, geschwollener Rachen → Belamcandae rhizoma (Shegan) S. 194, Platycodi radix (Jiegeng) S. 648
- rheumatoide Symptomatik, Schmerzen, Spasmen im Bewegungsapparat → Chaenomelis fructus (Mugua) S. 362, Taxilli herba (Sangjisheng) S. 822, Coicis semen (Yiyiren) S. 314

Kompatibilität gestört durch Fritillariae bulbus (Beimu) S. 660, Acori rhizoma (Changpu) S. 274

Gravidität Anwendung erlaubt

Xanthii fructus 苍耳子
Cangerzi

Familie: Asteraceae
Stammpflanze: *Xanthium sibiricum*
deutsch: sibirische Spitzklettenfrüchte
englisch: cocklebur fruit, deep green ear seeds

Temperaturverhalten
■□□ warm

Wirkrichtung
■□□ emporhebend

Geschmack *Sapor*
■□□ süß, bitter

Wirkort
Oberfläche *extima*, Nase

Funktionskreis-/ Orbisbezug
■■■ Lunge *pulmonalis*
■□□ Leber *hepaticus*

Wirkung/Indikation
■■□ **Feuchtigkeit bei Wind *humor venti* ausleitend**
Gelenkschmerzen, Hautaffektionen, juckende Exantheme
■■□ **feuchten Wind *ventus humidus* ausleitend**
verstopfte Nase, eitriges, dickes, zähes Nasensekret, Kopfschmerzen
■□□ **Blockaden durch Feuchtigkeit *occlusio humoris* beseitigend**
Gelenkbeschwerden, Hautaffektionen
■□□ **Ekzeme, Verbrennungen und Geschwüre**
Hautaffektionen, juckende Exantheme
■□□ **Oberfläche *extima* öffnend**
Kopfschmerzen, die in Nacken und Rücken ausstrahlen, verstopfte Nase
■■□ **Energiebahnen und Sinne öffnend**
Gelenkbeschwerden, Hautaffektionen

Physiologische/pharmakologische Wirkung antibiotisch, tierexperimentell Senkung des Blutzuckerspiegels: Vorsicht bei Kombination mit Antidiabetika (Hypoglykämie-Gefahr); wird bei chronischer Sinusitis, lokal bei chronischer Rhinitis (zusammen mit Sesamöl) eingesetzt, und intramuskulär bei Rückenschmerzen. Inhaltsstoffe: u.a. Alkaloide, Resin, Vitamin C.

Toxizität das Abkochen und eine Vorbehandlung (z.B. Rösten) verhindern toxische Effekte. Überdosierung kann Nausea, Erbrechen, Diarrhö, abdominelle Schmerzen verursachen. Tierexperimentell ermittelte Vergiftungssymptome zeigten sich in einem verminderten Reaktionsvermögen, verlangsamten Bewegungen, unregelmäßigem Atmen bis zu komatösen Zuständen sowie Hepato- und Nephrotoxizität.

Tagesdosis 3–10 g, Standard 5 g **Kochzeit** 20 min

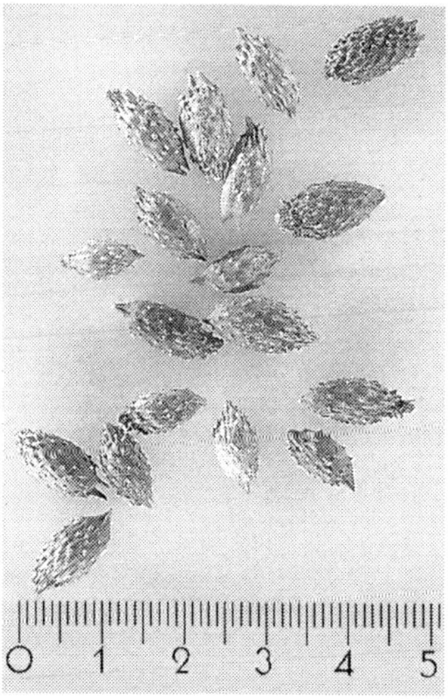

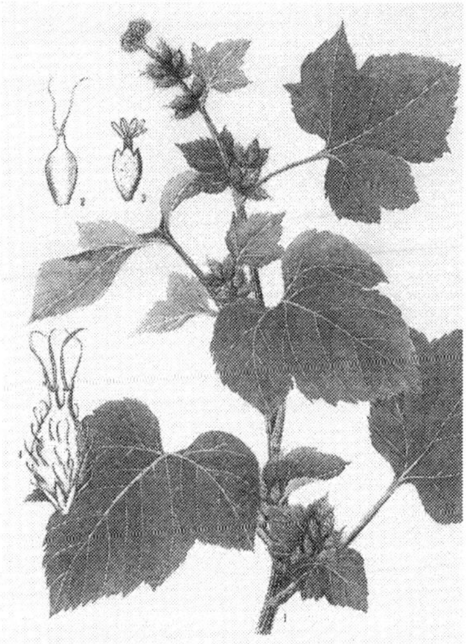

Kombinationen

- Kopfschmerzen, verstopfte Nase → Magnoliae fl. (Xinyi) S. 38
- akuter Hitze-Wind *calor venti*, Kopfschmerzen, verstopfte Nase → Magnoliae fl. (Xinyi) S. 38, Gypsum fibrosum (Shigao) S. 136, Scutellariae r. (Huangqin) S. 190
- chronischer Hitze-Wind *calor venti*, Kopfschmerzen, verstopfte Nase → Magnoliae fl. (Xinyi) S. 38, Lonicerae fl. (Jinyinhua) S. 222, Rubiae r. (Qiancaogen) S. 616
- allergische Rhinitis, Kopfschmerzen, verstopfte Nase → Magnoliae fl. (Xinyi) S. 38, Schisandrae fr. (Wuweizi) S. 862, Rosae laevigatae fr. (Jinyingzi) S. 858
- Blockaden durch Feuchtigkeit-Wind *humor venti* mit Schmerzen, Taubheitsgefühl → Clematidis r. (Weilingxian) S. 364, Chuanxiong rhizoma (Chuanxiong) S. 540, Atractylodis rhiz. (Cangzhu) S. 292
- Juckreiz bei Wind *ventus*-Exanthemen oder bei Feuchtigkeit *humor* (äußerliche und innerliche Anwendung) → Tribuli fr. (Baijili) S. 470

Kontraindikation Xue-Schwäche *depletio xue*

Gravidität Anwendung mit Vorsicht

Zaocys
Wushaoshe

乌梢蛇

Familie: Colubridae
Zoologischer Name: *Zaocys dhumnades*
deutsch: Zaocys (eine Natternart)
englisch: zaocys, black-striped snake

Temperaturverhalten
■■□ neutral

Wirkrichtung
■■□ absenkend

Geschmack *Sapor*
■■□ süß
■□□ salzig

Wirkort
Leitbahnen

Funktionskreis-/Orbisbezug
■■■ Leber *hepaticus*
■□□ Milz *lienalis*

Wirkung/Indikation

■■■ **Wind *ventus* ausleitend**
Taubheitsgefühl, Schwäche in den Extremitäten, Muskelkrämpfe, Konvulsionen, Exantheme, Hautaffektionen mit Juckreiz, Urticaria, Scabies

■■□ **Wind-Blockaden *occlusio venti* lösend**
Krämpfe, Schmerzen; Steifheit, Schwäche von Muskeln und Sehnen, Hemiplegie, Fazialisparese

■■□ **Schmerz beseitigend**
Schmerzen nach apoplektischem Insult

■■□ **Leitbahnen öffnend**
Hemiplegie, Muskelparalyse, Taubheitsgefühl und Schmerzen nach apoplektischem Insult

■■□ **krampflösend**
Spasmen, Tremor, Krampfanfälle, Konvulsionen, Hemiplegie, Fazialisparese, St. n. Insult

Physiologische/pharmakologische Wirkung tierexperimentell entzündungshemmend, analgetisch, sedativ und antikonvulsiv.

Toxizität Überdosierung: Muskelsteife, Atemdepression, verminderte physische Aktivität.

Besonderes im Vergleich mit Bungarus milder und nicht toxisch, häufig zusammen in Rezepten verwendet.

Tagesdosis 5–10 g als Dekokt, 2–3 g als Pulver **Kochzeit** 20 min

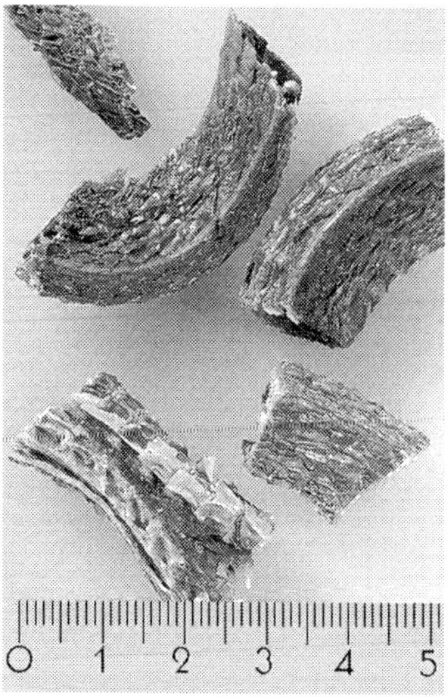

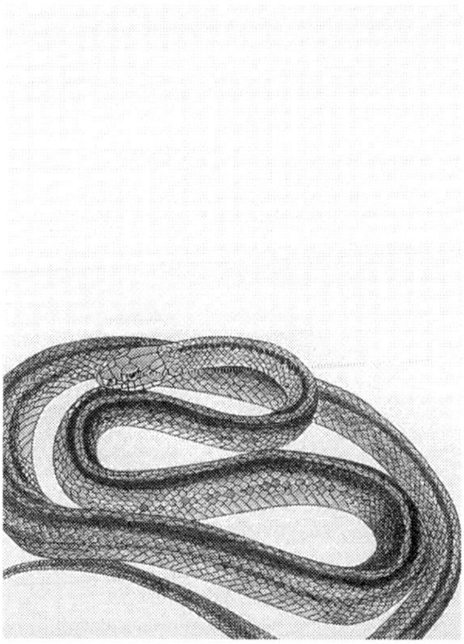

Kombinationen

- Konvulsionen, Krampfneigung, epileptische Krämpfe → Scolopendra (Wugong) S. 466, Scorpio (Quanxie) S. 468
- Blockaden *occlusio* in den Leitbahnen → Pheritima (Dilong) S. 464

Kontraindikation Vorsicht bei Defizienz des Yin und des Xue, hochschlagender innerer Wind *ventus internus*

Gravidität Anwendung mit Vorsicht

IX Das Innere wärmende Arzneimittel *mm. tepefacientia intimae*

Übersicht

Arzneimittelbild

Eigenschaften

Diese Arzneimittel wärmen das Innere *intima*, zerstreuen Kälte *algor*, stützen das Yang bei Kollapszuständen, erwärmen die Leitbahnen und die Funktionskreise und beseitigen Schmerz.
Innere Kälte *algor intimae* kann bedingt sein durch exogene Kälte *algor* oder auf der Basis einer Defizienz des Nieren-Yang *yang renale* entstehen mit folgender Schwäche *depletio* von Milz- und Herz- Yang *yang lienale et cardiale*.

Geschmacksrichtung *sapor* und Temperaturverhalten

Die Mittel dieser Gruppe sind in der Regel sehr scharf und heiß, wobei die Schärfe Kälte *algor* zerstreut, die Leitbahnen öffnet, das Qi bewegt und die Xue-Zirkulation vorantreibt.
Das heiße Temperaturverhalten kann direkt Kälte *algor* beseitigen, das Innere *intima* erwärmen, Krämpfe und Schmerzen lindern.

Wirkungen

Der Funktionskreisbezug ist meist auf Herz-, Milz- und Nieren-Yang *yang cardiale, lienale et renale* gerichtet.
Ein Arzneimittel wie Aconiti radix lateralis praeparata (Fuzi) wirkt sogar auf alle 12 Leitbahnen. Es wird aus dieser Gruppe am häufigsten benutzt.

Als Droge wird die dünne lange Nebenwurzel verwendet, die ihren therapeutischen Schwerpunkt in der Zerstreuung von Kälte *algor* hat.
Die Hauptwurzel Aconiti radix (Wutou) hat keine stützende Wirkung des Nieren-Yang *yang renale*, sie leitet verstärkt Feuchtigkeit-Wind *humor venti* aus.
In der Literatur und im klinischen Gebrauch werden zwei Stammpflanzen für die Droge Aconiti radix (Wutou) unterschieden:

- Aconiti charmichaeli radix (Chuanwu oder Zhichuanwu)
- Aconiti kusnezoffii radix (Caowu oder Zhicaowu)

Letztere ist die Wildform, sie ist schärfer, weist eine höhere Toxizität auf und wird seltener eingesetzt. Chuanwu und Caowu können auch Wutou bezeichnet werden.

Kontraindikation

Diese Arzneimittel sollten mit Vorsicht benutzt werden:

- Schärfe und Hitze konsumieren das Yin und die Körpersäfte
- bei Schwäche *depletio* des Xue nur in kleiner Dosierung einzusetzen
- treiben das Xue an, deshalb keine Anwendung oder nur mit größter Vorsicht bei Blutungen oder in der Schwangerschaft

Vergleich der Einzelarzneimittel dieser Gruppe

Wirkkraft, um Kälte *algor* auszuleiten und das Nieren-Yang *yang renale* zu erwärmen

Aconiti radix (Wutou, Zhicaowu, Zhichuanwu) S. 392 und S. 394	■■■■■■■■■■
Aconiti radix lateralis praeparata (Fuzi) S. 396	■■■■■■■■■□
Asari radix (Xixin) S. 28	■■■■■■■■□□
Cinnamomi cassiae cortex (Rougui) S. 402	■■■■■■■□□□
Caryophylli flos (Dingxiang) S. 400	■■■■■■□□□□
Aquilariae lignum (Chenxiang) S. 484	■■■■■■□□□□

Wirkkraft, um Kälte *algor* zu eliminieren und die FK Milz und Magen *oo. lienalis et stomachi* zu erwärmen

Zingiberis rhizoma (Ganjiang) S. 416	■■■■■■■■■■
Zanthoxyli pericarpium (Huajiao)S. 414	■■■■■■■■■□
Piperis longi fructus (Biba) S. 410	■■■■■■■■■□
Foeniculi fructus (Xiao huixiang) S. 406	■■■■■■■□□□
Zingiberis rhizoma tosta (Paojiang) S. 418	■■■■■■□□□□

Zusammenfassung

Zerstreuung von Kälte *algor*, Linderung von Schmerzen

Aconiti kusnezoffii (Zhicaowu) S. 392 → erleichtert stark Schmerzen
Aconiti radix lateralis praeparata (Fuzi) S. 396 → wärmt das Yang, stützt die Pforte des Lebensloses *porta fortunae* (Mingmen) und das ministerielle Feuer *ignis ministri*, Kollaps des Yang

Aconiti radix praeparata (Zhichuanwu) S. 394 → erleichtert stark Schmerzen
Cinnamomi cassiae cortex (Rougui) S. 402 → wärmt das Nieren Yang *yan renale*, zerstreut Kälte *algor* in der Xue-Ebene
Zingiberis rhizoma (Ganjiang) S. 416 → wärmt den FK Milz *o. lienalis* und das Lungen-Yang *yang pulmonale*, stoppt Blutungen

Zerstreuung von Kälte *algor*, Linderung von Schmerzen, Erwärmung des mittleren Wärmebereiches *Calorium*

Alpiniae officinarum rhizoma (Gaoliangjiang) S. 398 → stoppt Diarrhö
Asari radix (Xixin) S. 28 → zerstreut Kälte-Wind *algor venti*, löst Schleim *pituita*, öffnet die Sinnesöffnungen
Caryophylli flos (Dingxiang) S. 400 → erleichtert Schluckauf
Evodiae fructus (Wuzhuyu) S. 404 → erleichtert saures Aufstoßen, Kopfschmerzen in der Leitbahn Weichendes Yin *yin flectens*
Foeniculi fructus (Xiao huixiang) S. 406 → Hernien
Litseae fructus (Bichengqie) S. 408 → zerstreut Kälte *algor* aus dem FK-Blase *o. vesicalis*
Piperis longi fructus (Biba) S. 410 → stoppt Diarrhö
Piperis fructus (Hujiao) S. 412 → stoppt Diarrhö, antiparasitisch

Arzneimittel aus anderen Gruppen zur Erwärmung des Inneren *intima*

Artemisiae argyi folium (Aiye) . . . . S. 596
Cinnamomi cassiae ramulus (Guizhi) . . . . S. 30
Zingiberis rhizoma recens (Shengjiang) . . . . S. 50

Aconiti kusnezoffii radix 草乌
Zhicaowu

Familie:	Ranunculaceae
Stammpflanze:	*Aconitum kusnezoffii*
Wurzelknolle der Stammpflanze:	chin. Caowutou oder Caowu
deutsch:	präparierte wilde Eisenhut-Wurzel
englisch:	processed wild aconite root

Temperaturverhalten
■■■ heiß

Wirkrichtung
■■□ emporhebend

Geschmack *Sapor*
■■■ scharf
■■□ bitter
■■■ toxisch

Wirkort
Leitbahnen

Funktionskreis-/ Orbisbezug
■■□ Herz *cardialis*
■■□ Leber *hepaticus*
■■□ Milz *lienalis*
■■□ Niere *renalis*

Wirkung/Indikation

■■■ **Kälte *algor* zerstreuend**
rheumatoide Beschwerden, Bi-Syndrom *occlusio*, Schmerzen im Abdomen, Kopfschmerzen, Hernien

■■■ **Wind *ventus* ausleitend**
Schmerzen, Bi-Syndrom *occlusio*, Kopfschmerzen, Muskelschmerzen, Gelenkschmerzen, Muskelkrämpfe, Atrophie, Hemiplegie

■■□ **Feuchtigkeit *humor* umwandelnd**
rheumatoide Beschwerden, Bi-Syndrom *occlusio*, Muskelatrophie, Schwellungen, Cellulitis

■■□ **Qi bewegend und regulierend**
Schmerzen im Abdomen, Spasmen und Schmerzen durch Stagnation des Qi, des Xue oder durch kalte Feuchtigkeit *humor algidus*, Atrophie, Kurzatmigkeit, Schmerzen im Thorax

■■■ **Schmerz beseitigend**
rheumatoide Beschwerden, Bi-Syndrom *occlusio*, Muskelkrämpfe, Engegefühl im Thorax, ausstrahlend in den Rücken, Hernien

■■□ **Schwellungen zerteilend**
Abszesse, Ulzerationen mit Schwellungen, Cellulitis

■■□ **Ekzeme, Verbrennungen und Geschwüre**
Abszesse, Läsionen, Verletzungen (äußerliche Anwendung)

Physiologische/pharmakologische Wirkung enthält u. a. Aconit-Alkaloide; extreme Vorsicht bei Kombination mit Antiarrhythmica oder bei Personen mit kardiovaskulären Problemen in der Anamnese

Toxizität wilder Eisenhut ist die giftigste Aconit-Art

Besonderes die wilde Form des Aconit wird seltener eingesetzt

Tagesdosis 1,5–3 g

Kochzeit 30–60 min kochen, dann erst Zusatz anderer Drogen

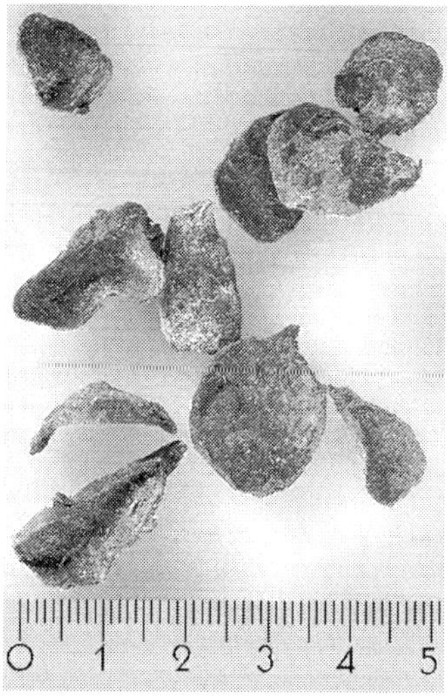

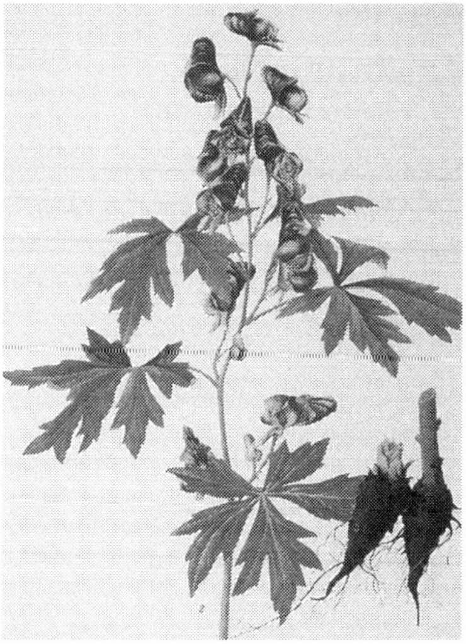

Kombinationen

- Schmerzen durch kalte Feuchtigkeit *humor algidus* (äußerlich als alkoholische Lösung) → Arisaematis rhizoma (Tiannanxing) S. 636, Zingiberis rhizoma (Ganjiang) S. 416, Paeoniae radix rubra (Chishaoyao) S. 172, Angelicae dahuricae radix (Baizhi) S. 26, Cinnamomi cassiae cortex (Rougui) S. 402
- Muskelspasmen, erschwerte Beweglichkeit durch kalte Feuchtigkeit *humor algidus* oder Xue-Stagnationen → Aconiti radix praeparata (Zhichuanwu) S. 394, Pheritima (Dilong) S. 464, Olibanum (Ruxiang) S. 572, Myrrha (Moyao) S. 570
- Hernien durch Kälte *algor* → Honig (Fengmi) S. 730
- Atrophie durch Wind *ventus* und Feuchtigkeit *humor* → Pteropi seu Trogopteri faeces (Wulingzhi) S. 588
- Kurzatmigkeit, Kältegefühl und Schmerzen im Thorax → Halloysitum rubrum (Chishizhi) S. 798
- Angina pectoris, ausstrahlend in den Rücken → Aconiti radix lateralis praeparata (Fuzi) S. 396, Zanthoxyli pericarpium (Huajiao) S. 414, Zingiberis rhizoma (Ganjiang) S. 416, Halloysitum rubrum (Chishizhi) S. 844
- Abszesse, Geschwüre, Ulzerationen (zusammen mit Essig äußerliche Anwendung) → Arisaematis rhizoma (Tiannanxing) S. 636, Fritillariae bulbus (Beimu) S. 660, Trichosanthis radix (Tianhuafen) S. 148
- Cellulitis (als Pulver äußerlich) → Arisaematis rhizoma (Tiannanxing) S. 636, Pinelliae rhizoma (Banxia) S. 86, Euphorbiae fischerianae radix (Langdu)

Kompatibilität

- gestört durch Fritillariae bulbus (Beimu), Trichosanthis fructus et semen (Gualou), Pinelliae rhizoma (Banxia), Bletillae rhizoma (Baiji)
- die Giftigkeit wird gedämpft durch Glycyrrhizae radix (Gancao), Zingiberis viridis rhizoma (Shengjiang), Honig

Kontraindikation Defizienz des Yin **Gravidität** Anwendung verboten

Aconiti radix praeparata 制川乌
Zhichuanwu

Familie: Ranunculaceae
Stammpflanze: *Aconitum carmichaeli*
Hauptwurzel der Stammpflanze: chin. Chuanwutou oder Chuanwu
deutsch: präparierte Eisenhut-Hauptwurzel
englisch: porocessed Sichuan aconite main root

Temperaturverhalten
■■■ heiß

Geschmack *Sapor*
■■■ scharf
■■□ bitter

Wirkrichtung
■■□ emporhebend

Wirkort
Leitbahnen

Funktionskreis-/ Orbisbezug
■■□ Herz *cardialis*
■■□ Leber *hepaticus*
■■□ Milz *lienalis*

Wirkung/Indikation

■■■ **Kälte *algor* zerstreuend**
rheumatoide Beschwerden, Bi-Syndrom *occlusio*, Schmerzen im Abdomen, Kopfschmerzen, auch äußerlicher Gebrauch

■■■ **Wind *ventus* ausleitend**
Kopfschmerzen, Schmerzen im Abdomen, Gelenkschmerzen

■■■ **Leitbahnen erwärmend**
Kopfschmerzen, Schmerzen im Abdomen und Bewegungsapparat

■■□ **Schleim *pituita* kanalisierend**
Bewusstlosigkeit, Hemiplegie, Deviation von Augen und Mund, Fazialisparese, Schleim im Rachen

■■■ **Schmerz beseitigend**
rheumatoide Beschwerden, Bi-Syndrom *occlusio*, Kopfschmerzen

■■□ **Schwellungen zerteilend**
Schwellungen, Abszesse, Verletzungen, Ulzerationen (äußerliche Anwendung)

■■□ **Ekzeme, Verbrennungen und Geschwüre**
Abszesse, Ulzerationen (äußerliche Anwendung)

Physiologische/pharmakologische Wirkung enthält u.a. Aconit-Alkaloide: analgetisch, entzündungshemmend

Toxizität sehr toxisch, innere Anwendung nur mit Prozessierung. Extreme Vorsicht bei Kombination mit antiarrhythmischen Pharmaka und bei Patienten mit kardiovaskulären Erkrankungen.

Tagesdosis 1,5–4,5 g

Kochzeit 30–60 min kochen, dann erst Zusatz anderer Drogen

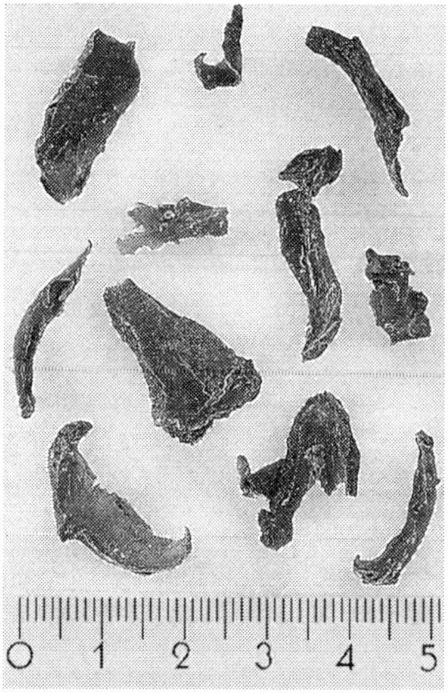

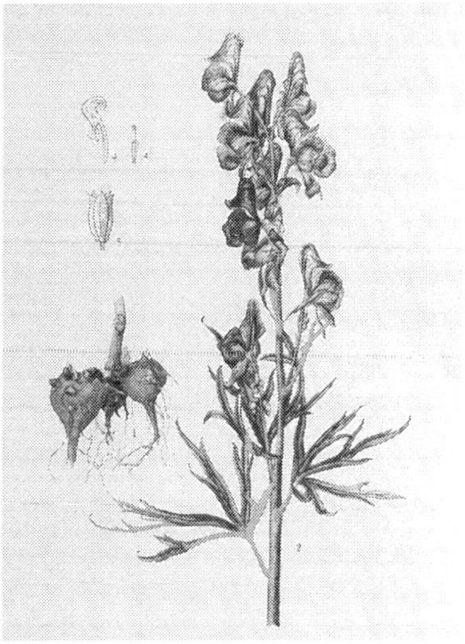

Kombinationen

- generalisierte Gelenkbeschwerden, Einschränkung der Beweglichkeit → Ephedrae herba (Mahuang) S. 34, Paeoniae radix lactiflora (Baishaoyao) S. 788 (wie im Aconit-Dekokt Wutou tang)
- Spasmen der Muskulatur, Schmerzen, Bewegungseinschränkung durch kalte Feuchtigkeit *humor algoris* mit Xue-Stase → Aconiti kusnezoffii radix (Zhicaowu) S. 392, Pheritima (Dilong) S. 464, Olibanum (Ruxiang) S. 572, Myrrha (Moyao) S. 570
- Angina pectoris, ausstrahlende Schmerzen in den Rücken → Aconiti radix lateralis praeparata (Fuzi) S. 396, Zanthoxyli pericarpium (Huajiao) S. 414, Zingiberis rhizoma (Ganjiang) S. 416, Halloysitum rubrum (Chishizhi) S. 844
- Hernien durch Kälte *algor* → Foeniculi fructus (Xiao huixiang) S. 406, Honig
- Abszesse, Ulzerationen (zusammen mit Essig äußerliche Anwendung) → Arisaematis rhizoma (Tiannanxing) S. 636, Fritillariae bulbus (Beimu) S. 660, Trichosanthis radix (Tianhuafen) S. 148
- Schwellungen, Ulzerationen → Arisaematis rhizoma (Tiannanxing) S. 636, Pinelliae rhizoma (Banxia) S. 86

Kompatibilität

- gestört durch Fritillariae bulbus (Beimu) S. 660, Trichosanthis fructus et semen (Gualou) S. 674, Pinelliae rhizoma (Banxia) S. 86, Bletillae rhizoma (Baiji) S. 598
- die Giftigkeit wird gedämpft durch Glycyrrhizae radix (Gancao) S. 728, Zingiberis viridis rhizoma (Shengjiang) S. 50, Honig (Fengmi) S. 730

Kontraindikation Defizienz des Yin

Gravidität Anwendung verboten

Aconiti radix lateralis praeparata 附子
Fuzi

Familie: Ranunculaceae
Stammpflanze: *Aconitum carmichaelii*
deutsch: präparierte Nebenwurzeln der Eisenhutwurzel
englisch: prepared daughter root of Szechuan aconite, appendage

Temperaturverhalten
■■■ heiß

Geschmack *Sapor*
■■■ scharf
■□□ toxisch

Funktionskreis-/ Orbisbezug
■■□ Herz *cardialis*
■■□ Milz *lienalis*
■■■ Niere *renalis*

Wirkrichtung
■■■ tief

Wirkort
unterer Wärmebereich *Calorium*, Tiefe, Innere *intima*, Leitbahnen

Meldearznei
unterer Wärmebereich *Calorium*

Wirkung/Indikation

■■■ **Yang emporhebend**
profuse Schweiße, kalte Extremitäten, Kollapsneigung, Erbrechen

■■■ **Yang erwärmend**
Frieren, kalte Extremitäten, Bauchschmerzen, Diarrhö

■■■ **Yang stützend**
Diarrhö, verschwindende Pulse *pp. evanescentes*, Schweiße, Impotenz, Spermatorrhö, Ödemneigung, häufige Miktion

■■■ **Kälte *algor* zerstreuend**
Gliederschmerzen, Gelenkschmerzen, Übelkeit, Erbrechen, Blockaden durch Kälte *algor*, Krämpfe, starke Schmerzen, Steifigkeit

■■■ **Schmerz beseitigend**
Bauchschmerzen, rheumatoide Beschwerden, Bi-Syndrom

■■□ **Gegenläufigkeit/Kontravektion absenkend**
Übelkeit, Erbrechen, Schweiße, Kollapsneigung

■■■ **feuchte Kälte *algor humidus* ausleitend**
rheumatoide Beschwerden, Bi-Syndrom, Steifigkeit, Krämpfe

Physiologische/pharmakologische Wirkung die westliche Droge (Tinktur) wirkt negativ chronotrop, arrhythmogen, analgetisch, antipyretisch, lokalanästhetisch, positiv inotrop, arrhythmogen (Vorsicht bei Kombination mit antiarhythmischen Pharmaka)

Toxizität toxische Dosis 15–60 g. Aconitin wirkt erst erregend, dann lähmend auf die Nervenendigungen und das ZNS. Vergiftungszeichen: Kribbeln im Mund, an Fingern und Zehen, Ausbreitung über die ganze Körperoberfläche. Körpertemperatur sinkt, Übelkeit, Erbrechen, Durchfall, Harnabgang. Vorsicht bei Kombination mit antiarrhythmischen Pharmaka und bei Patienten mit kardiovaskulären Erkrankungen

Tagesdosis 1–10 g, Standard 3 g

Kochzeit zur Verminderung der Toxizität 30–60 min extra vorkochen

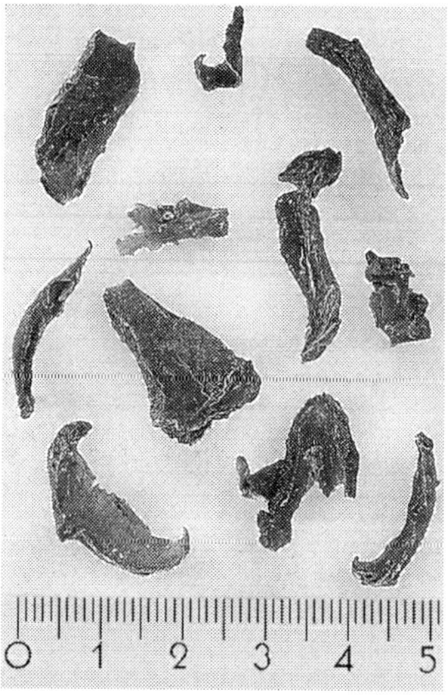

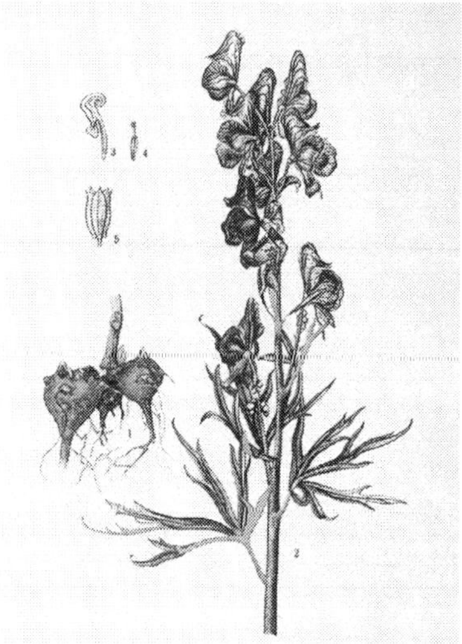

Kombinationen

- zur Erwärmung der FK Niere und Milz *oo. renalis et lienalis*, Stützung des Yang, Zerstreuung von Kälte *algor* → Zingiberis rhiz. (Ganjiang) S. 416
- Schwäche des Ursprungs-Qi *depletio qi originalis*, Kollaps des Yang qi, kalte Extremitäten, Schweiße, flacher Atem, Benommenheit, blasser Teint → Ginseng r. (Renshen) S. 726
- Nieren-Yang-Schwäche *depletio yang renale* mit Kälteaversion, Schwäche im Rücken, Schmerzen in den Beinen, Impotenz, häufige Miktion → Cinnamomi cassiae c. (Rougui) S. 402, Rehmanniae praep. r. (Shudihuang) S. 792
- Schwäche *depletio* des Yang mit spontanen Schweißen, Schüttelfrost → Atractylodis macrocephalae rhiz. (Baizhu) S. 720, Astragali r. (Huangqi) S. 718
- Kälte-Wind *algor venti* und Schwäche *depletio* des Yang → Ephedrae h. (Mahuang) S. 34, Asari h. cum r. (Xixin) S. 28

Kompatibilität

- gestört durch Scolopendra (Wugong) S. 466, Sojae s. praeparatum (Dandouchi)
- Toxizität aufgehoben durch Saposhnikoviae radix (Fangfeng) S. 46, Glycyrrhizae r. (Gancao) S. 728, Ginseng r. (Renshen) S. 726, Astragali r. (Huangqi) S. 718, Phaseoli radiati s. (Ludou), Allii macrostemi bulbus (Xiebai) S. 482, Phaseoli radiati semen (Lüdouyi) S. 460, Lonicerae fl. (Jinyinhua) S. 222, Zingiberis rhiz. (Ganjiang) S. 416
- nicht gemeinsam verwenden mit Fritillariae thunbergii bulbus (Zhebeimu) S. 662, Trichosanthis fructus (Gualou) S. 674, Bletillae tub. (Baiji) S. 598, Pinelliae rhiz. (Banxia) S. 86, Cynanchi stauntonii r. (Baiqian) S. 640

Kontraindikation Yin-Schwäche *depletio yin*

Gravidität Anwendung mit Vorsicht

Alpiniae officinari rhizoma
Gaoliangjiang

高良姜

Familie: Zingiberaceae
Stammpflanze: *Alpinia officinarum*
Variante: Galangae rhizoma
deutsch: Galgantwurzelstock
englisch: lesser galangal rhizome

Temperaturverhalten
■■□ heiß

Geschmack *Sapor*
■■□ scharf

Funktionskreis-/ Orbisbezug
■■□ Milz *lienalis*
■■□ Magen *stomachi*

Wirkrichtung
■■□ absenkend

Wirkort
Mitte, mittlerer Wärmebereich *Calorium*

Wirkung/Indikation

■■■ **Kälte *algor* zerstreuend**
epigastrische oder abdominelle Schmerzen, Übelkeit, Aufstoßen, Erbrechen, Diarrhö

■■□ **Schmerz beseitigend**
epigastrische oder abdominelle Schmerzen, krampfartige Schmerzen im Oberbauch, chronische Gastritis, Ulcus ventriculi / duodeni

■■□ **Diarrhö beendend**
abdominelle Schmerzen

Physiologische / pharmakologische Wirkung spasmolytisch, antiphlogistisch, antibakteriell; wird bei dyspeptischen Beschwerden, v.a. bei Roemheld-Syndrom, Appetitlosigkeit, Verdauungsschwäche und als Gewürz verwendet

Besonderes bei geschwächten Patienten können mögliche Nebenwirkungen durch Zusatz von Codonopsis r. und Atractylodis macrocephalae rhiz. modifiziert werden

Tagesdosis 1–8 g, Standard 3 g **Kochzeit** 20 min

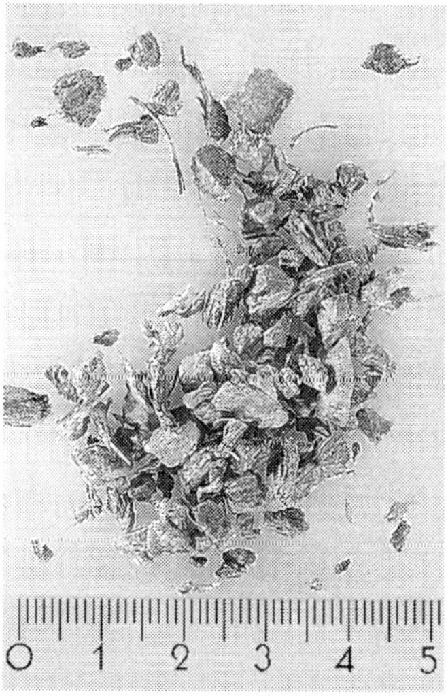

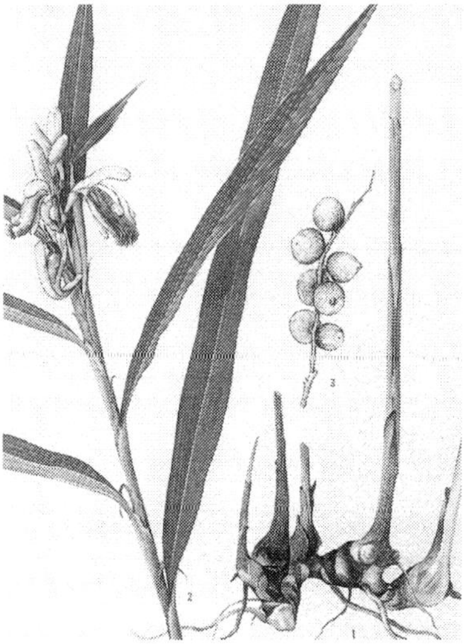

Kombinationen

- Kälte im FK Magen *algor o. stomachi* mit Schmerzen und Erbrechen → Zingiberis tosta rhiz. (Paojiang) S. 418, Cubebae fr. (Bichengqie)
- Kälte im FK Magen *algor o. stomachi* mit hochschlagendem Qi, Erbrechen klarer Flüssigkeit → Pinelliae rhiz. (Banxia) S. 86, Zingiberis viridis rhiz. (Shengjiang) S. 50
- epigastrische Schmerzen durch Kälte *algor* → Cyperi rhiz. (Xiangfu) S. 502
- Schwäche im FK Magen *depletio o. stomachi* mit Schluckauf → Codonopsis r. (Dangshen) S. 722, Poria (Fuling) S. 340

Kontraindikation Hitze *calor*, Glut *ardor* auf der Basis von Yin-Schwäche *depletio yin*

Gravidität Anwendung mit Vorsicht

Caryophylli flos 丁香
Dingxiang

Familie: Myrtaceae
Stammpflanze: *Syzigium aromaticum;* Syn: *Eugenia caryophyllata, Caryophyllus aromaticus* u.a.
deutsch: Gewürznelke, Kreidenelke
englisch: clove flower bud, spike fragrance

Temperaturverhalten
■■■ warm

Geschmack *Sapor*
■■■ scharf

Funktionskreis-/ Orbisbezug
Niere *renalis*
Milz *lienalis*
Magen *stomachi*

Wirkrichtung
■■■ absenkend

Wirkort
mittlerer Wärmebereich *Calorium*, unterer Wärmebereich *Calorium*

Wirkung/Indikation

■■■ **Kälte *algor* wärmend**
Kälte *algor* der Mitte mit hochschlagendem Qi: Übelkeit, Brechreiz, Schluckauf, Schmerzen im Abdomen, Diarrhö. Nieren-Yang *yang renale*: Impotenz, Fluor albus, Schwäche der Beine

■■□ **Feuchtigkeit *humor* umwandelnd**
Übelkeit, Brechreiz, Diarrhö, Inappatenz, Fluor albus

■■■ **Gegenläufigkeiten / Kontravektionen absenkend**
Brechreiz, Schluckauf

■■■ **Qi absenkend**
Brechreiz, Schluckauf bei Kälte im FK Magen *algor o. stomachi*

■■□ **Schmerz beseitigend**
Schmerzen im Abdomen, Blockaden-Schmerzen in den Leitbahnen (äußerliche Anwendung)

■■□ **Funktionskreis Niere *o. renalis* stützend**
Impotenz, Fluor albus, Schwäche der Beine, Frostigkeit

■■□ **mittlere Funktionskreise *orbes* harmonisierend und stützend**
Übelkeit, Brechreiz, Diarrhö, Anorexie, Frostigkeit bei Kälte-Schwäche im FK Milz *algor depletionis o. lienalis*

Physiologische / pharmakologische Wirkung antiseptisch, virostatisch, lokalanästhetisch, spasmolytisch, verdauungsfördernd (Erhöhung der Gallen- und Magensaftsekretion); in vitro antibiotisch und antimykotisch; antiparasitisch; lokal wirksam gegen Dermatomykosen, Tinea. Nelkenöl (Eugenol): Entzündungen im Mund- und Rachenbereich, zur lokalen Schmerzstillung, Antiseptikum in der Zahnheilkunde; westlich auch als Dekokt bei Flatulenz, Diarrhö, dyspeptischen Beschwerden (Gerbstoffgehalt); Gewürz.

Tagesdosis 1,5–4,5 g **Kochzeit** 3 min

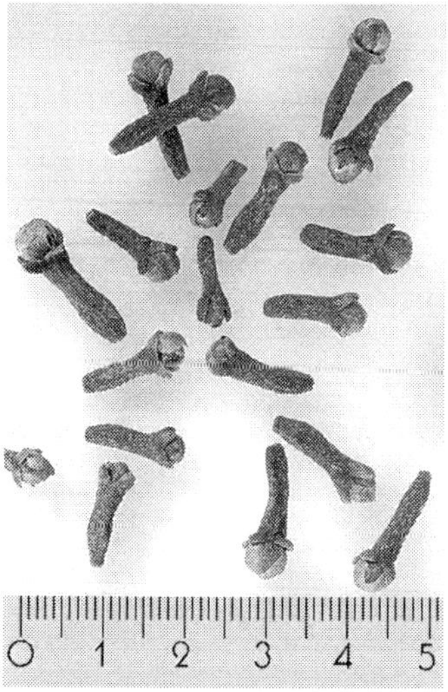

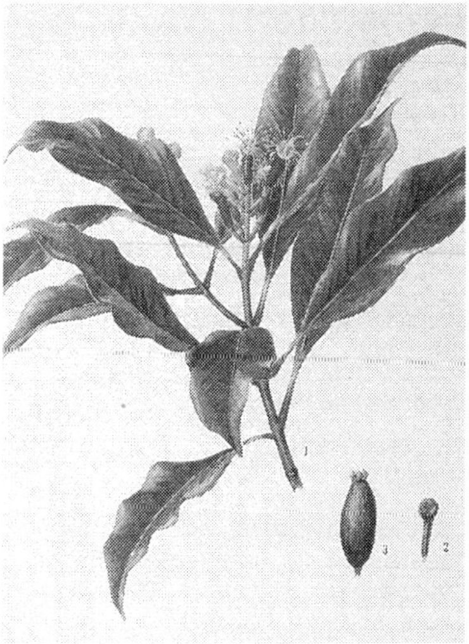

Kombinationen

- Brechreiz, Schmerzen im Abdomen, Kälte im FK Magen *algor o. stomachi* → Pinelliae rhizoma (Banxia) S. 86
- Übelkeit, Diarrhö, Inappetenz, Kälte-Schwäche in den FK Milz und Magen *algor depletionis oo. lienalis et stomachi* → Amomi xanthioidis fructus (Sharen) S. 290, Atractylodis macrocephalae rhizoma (Baizhu) S. 720
- Impotenz, Fluor albus bei Schwäche *depletio* des Nieren-Yang *yang renale* → Cinnamomi cassiae cortex (Rougui) S. 402, Morindae radix (Bajitian) S. 774, Aconiti radix lateralis praeparata (Fuzi) S. 396, Foeniculi fructus (Xiao huixiang) S. 406, Cistanchis herba (Roucongrong) S. 750

Kompatibilität beschränkt durch Curcumae longae tuber (Yujin) S. 548

Kontraindikation fieberhafte Erkrankungen, Defizienz des Yin

Gravidität Anwendung erlaubt

Toxizität selten treten allergische Reaktionen gegen Eugenol bei innerlicher oder äußerlicher Anwendung auf. Mögliche Nebenwirkungen: Schwindel, Palpitationen, Kopfschmerzen, Hautrötungen, Blutdrucksenkung, Schweiße, Blutungen im oberen Verdauungstrakt

Cinnamomi cassiae cortex 肉桂
Rougui

Familie: Laureaceae
Stammpflanze: *Cinnamomum cassia*
deutsch: Cassia-Zimtrinde
englisch: inner bark of Saigon cinnamon

Temperaturverhalten
■■■ heiß

Geschmack *Sapor*
■□□ scharf
■□□ süß

Funktionskreis-/ Orbisbezug
■■■ Niere *renalis*
■■□ Milz *lienalis*
■□□ Leber *hepaticus*

Meldearznei
Nieren-Leitbahn *s. renalis*

Wirkrichtung
■■■ tief

Wirkort
unterer Wärmebereich *Calorium*, Tiefe, Innere *intima*, das Xue

Wirkung/Indikation

■■■ **Kälte *algor* wärmend**
Bauchschmerzen, Diarrhö, Durstlosigkeit, Schweißlosigkeit, besonders der untere Wärmebereich *Calorium*

■■□ **Kälte *algor* zerstreuend**
Diarrhö, Appetitverlust, Kältegefühl

■■■ **Yang stützend**
Impotenz, Spermatorrhö, Kältegefühl und Schwächegefühl in Beinen oder Lenden, Harnträufeln

■■■ **Yang erwärmend**
kalte Extremitäten, Diarrhö, blasses Gesicht, erschöpfte Pulse *pp. depleti*, Infertilität, Amenorrhö, Dysmenorrhö

■■□ **Qi stützend und ergänzend**
Appetitverlust, Diarrhö, Schwäche *depletio* der Mitte, Qi-Schwäche *depletio qi*, Xue-Schwäche *depletio xue*

■■□ **Schmerz beseitigend**
Schmerzen in Abdomen oder Lenden, schmerzhafte Extremitäten

■□□ **Xue bewegend**
Amenorrhö, Dysmenorrhö, Infertilität

Physiologische / pharmakologische Wirkung antibakteriell, fungistatisch, antiulzerogen, motilitätsfördernd

Toxizität Überdosierung: Übelkeit, Erbrechen, Schmerzen im Abdomen, Dysurie, Anurie, Schwindel, rotes Gesicht, Sehstörungen, Taubheit der Zunge, Störung der Atmung, Dilatation der Blutgefäße des Ohres, Konvulsionen

Tagesdosis 1–3 g, Standard 1 g

Kochzeit Arzneimittel am Schluss zugeben und 10 min ziehen lassen

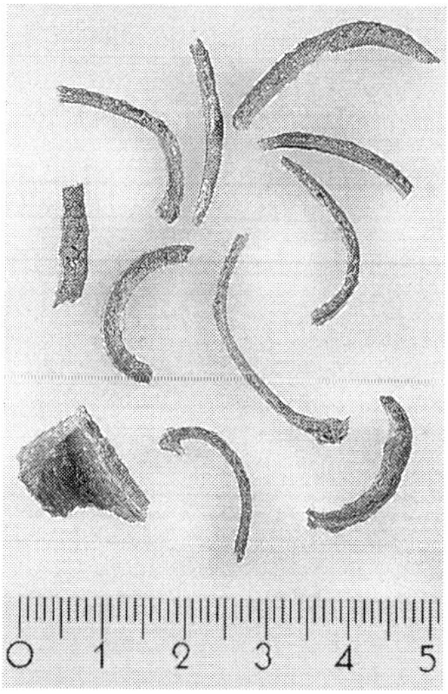

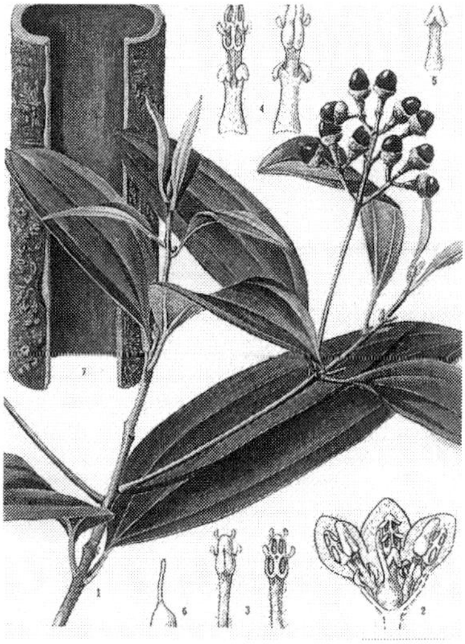

Kombinationen

- Nieren-Yang-Schwäche *depletio yang renale* mit kaltem und schmerzhaftem Abdomen, Inappetenz, Diarrhö → Aconiti r. lateralis praep. (Fuzi) S. 396, Zingiberis rhiz. (Ganjiang) S. 416
- Nieren-Yang-Schwäche *depletio yang renale* mit kalten Extremitäten, Impotenz, Harnträufeln, Diarrhö, Inappetenz → Rehmanniae praep. r. (Shudihuang) S. 792, Lycii fr. (Gouqizi) S. 812, Corni fr. (Shanzhuyu) S. 834
- Schwäche in den FK Niere und Herz *depletio oo. renalis et cardialis* mit Palpitationen, Kurzatmigkeit → Ginseng r. (Renshen) S. 726, Rehmanniae praep. r. (Shudihuang) S. 792
- Schwäche im FK Niere *depletio o. renalis* mit Dysurie, verminderter Miktion → Phellodendri c. (Huangbo) S. 186, Anemarrhenae rhiz. (Zhimu) S. 126
- Schwäche *depletio* der Leitbahn Große Troßstraße und der Aufnehmenden Leitbahn *ss. impedimentalis et respondens* mit Dysmenorrhö, Amenorrhö → Angelicae sinensis r. (Danggui) S. 780, Chuanxiong rhizoma (Chuanxiong) S. 540
- Milz-Yang-Schwäche *depletio yang lienale* mit Inappetenz, Diarrhö → Dioscoreae rhiz. (Shanyao) S. 724, Atractylodis macrocephalae rhiz. (Baizhu) S. 720, Psoraleae s. (Buguzhi) S. 776, Amomi cardamomi seu kravanh fr. (Baidoukou)

Kompatibilität

- gefördert durch Ginseng r. (Renshen) S. 726, Glycyrrhizae r. (Gancao) S. 728, Ophiopogonis r. (Maimendong) S. 814, Rhei rhiz. (Dahuang) S. 96, Scutellariae r. (Huangqin) S. 190
- gestört durch frische Zwiebeln

Kontraindikation Hitze *calor*-, Glut *ardor*-Zeichen bei Yin-Schwäche *depletio yin*

Gravidität Anwendung verboten

Evodiae fructus 吴茱萸
Wuzhuyu

Familie: Rutaceae
Stammpflanze: *Evodia rutaecarpa*, u.a.
deutsch: Stink-Eschenfrüchte
englisch: evodia fruit

Temperaturverhalten
■■■ heiß

Geschmack *Sapor*
■□□ scharf, bitter

Funktionskreis-/ Orbisbezug
■■■ Magen *stomachi*
■■□ Milz *lienalis*
■■■ Leber *hepaticus*
■■□ Niere *renalis*

Meldearznei
Leber-Leitbahn *s. hepatica*

Wirkrichtung
■■□ absenkend

Wirkort
Mitte, mittlerer Wärmebereich *Calorium*

Wirkung/Indikation

■■■ **Kälte *algor* wärmend**
Schmerzen in Leibesmitte, Abdomen oder Unterbauch, Übelkeit, blasser Zungenkörper, schwächliche Pulse *pp. invalidi*

■■■ **Kälte *algor* zerstreuend**
hernienähnliche Schmerzen im Verlauf der Leber-Leitbahn s. *hepatica*, Kälte-Schleim *algor pituitae* im Bereich der Magen-Leitbahn s. *stomachi*, Kopfschmerzen, epigastrische Schmerzen, Brechreiz, Diarrhö aufgrund Kälte-Schwäche *depletio algoris* in der Mitte, Dysmenorrhö

■■■ **Schmerz beseitigend**
Oberbauchschmerzen, Schmerzen im Verlauf der Leber-Leitbahn s. *hepatica*, Kopfschmerz, besonders Schädeldach, krampfartige Schmerzen in der Magenregion

■■□ **Gegenläufigkeit / Kontravektion absenkend**
Disharmonie der Leber- und Magen-Leitbahn *ss. hepatica et stomachi*, Flankenschmerzen, Übelkeit, Brechreiz, Aufstoßen, saitenförmige und schnelle Pulse *pp. chordales et celeri*, roter Zungenkörper

■□□ **entgiftend und desinfizierend**
Wurmerkrankungen

■■□ **kalten Schleim *pituita algida* umwandelnd**
kalter Schleim *pituita algida* in den Leitbahnen Leber und Magen *ss. hepatica et stomachi*, Diarrhö aufgrund von kaltem Schleim *pituita algida* in der Mitte

■■■ **Qi absenkend**
Leber-Qi *qi hepaticum* absenkend bei hochschlagendem Qi *hepaticum* wegen Kälte *algor* in der Leber-Leitbahn *s. hepatica*, Migräne, Hypertension

Physiologische / pharmakologische Wirkung in vitro antibiotisch, analgetisch, Uterus stimulierend, antihypertensiv

Tagesdosis 3 – 10 g, Standard 3 g **Kochzeit** 20 min

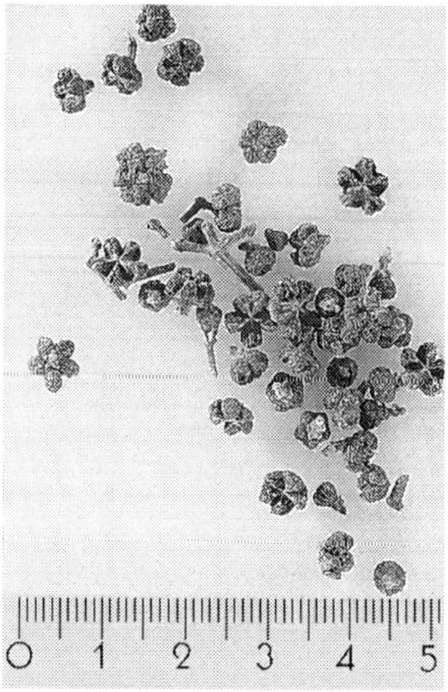

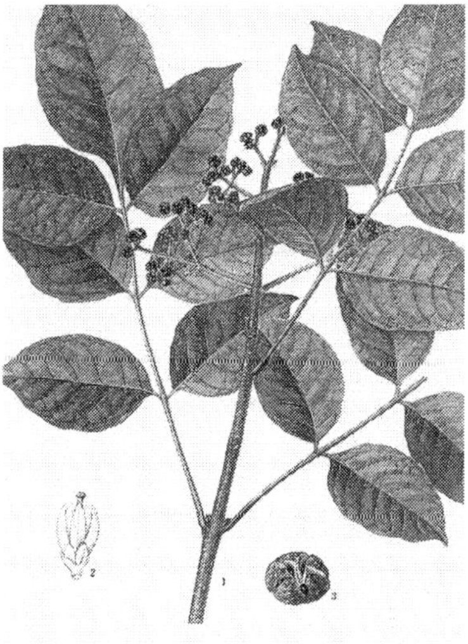

Kombinationen

- Kälte *algor* im mittleren und unterem Calorium, epigastrische Schmerzen, Brechreiz, Kopfschmerzen → Zingiberis viridis rhiz. (Shengjiang) S. 50
- Kälte im FK Magen *algor o. stomachi* mit abdominellen Schmerzen, Brechreiz, Erbrechen saurer Flüssigkeit → Zingiberis rhiz. (Ganjiang) S. 416, Pinelliae rhiz. (Banxia) S. 86
- Kälte *algor* mit Hernien → Linderae r. (Wuyao) S. 506, Foeniculi fr. (Xiao huixiang) S. 406
- Disharmonie zwischen FK Leber *o. hepaticus* und FK Magen *o. stomachi* mit Brechreiz, epigastrischen Schmerzen, Erbrechen saurer Flüssigkeit → Coptidis rhiz. (Huanglian) S. 178
- Milz- und Nieren-Yang-Schwäche *depletio yang lienale et renale* mit morgendlicher Diarrhö → Schisandrae fr. (Wuweizi) S. 862, Psoraleae s. (Buguzhi) S. 776
- kalte Feuchtigkeit *humor algidus*, Beschwerden in den Beinen → Chaenomelis fr. (Mugua) S. 362

Kompatibilität

- gestört durch Salviae miltiorrhizae r. (Danshen) S. 580, Kreide
- Toxizität gemindert durch Glycyrrhizae r. (Gancao) S. 728
- Toxizität aufgehoben durch Fluoritum (Zishiying) S. 428

Kontraindikation Hitze *calor* und Glut *ardor* bei Yin-Schwäche *depletio yin*

Gravidität Anwendung verboten

Toxizität Vorbehandlung reduziert die Toxität stark. Keine Langzeitanwendung (stark trocknend und damit das Qi schädigend). Hohe Dosen haben einen stimulierenden Effekt auf das ZNS und können zu Sehstörungen bis zu Halluzinationen führen. Überdosierung: starke Schmerzen im Abdomen, Diarrhö, Haarausfall, Kopfschmerzen, Exantheme, trockener Hals.

Foeniculi fructus 小茴香
Xiao huixiang

Familie: Apiaceae
Stammpflanze: *Foeniculum vulgare*
deutsch: Fenchelsamen
englisch: fennel fruit

Temperaturverhalten
■■■ warm

Geschmack *Sapor*
■■□ scharf
■□□ aromatisch

Wirkrichtung
■■□ absenkend

Wirkort
unterer und mittlerer Wärmebereich *Calorium*, Leitbahnen

Funktionskreis-/ Orbisbezug
■■■ Leber *hepaticus*
■■□ Niere *renalis*
■□□ Milz *lienalis*
■□□ Magen *stomachi*

Wirkung/Indikation

■■□ **Qi bewegend und regulierend**
unterer Wärmebereich *Calorium*, Leber-Leitbahn *s. hepatica*, Hernien, lanzinierende Schmerzen im Unterbauch, Schmerzen im Skrotum, Appetit steigernd

■■■ **Schmerz beseitigend**
Schmerzen im Unterbauch, Schmerzen im Verlauf der Leber-Leitbahn *s. hepatica*, Blockaden oder Schmerzen durch Kälte *algor*

■■□ **Kälte *algor* wärmend**
Blockaden im unteren Wärmebereich *Calorium*, lanzinierende Schmerzen, Kältegefühl in Abdomen oder im Unterbauch, Aufstoßen, Appetitverlust, Verdauungsstörungen, Schmerzen im Abdomen

■■■ **Leitbahnen erwärmend**
Blockaden in der Leber-Leitbahn *s. hepatica*, Blockaden durch Kälte *algor*, Stagnationen im unteren Wärmebereich *Calorium*, lanzinierende Schmerzen

Physiologische/pharmakologische Wirkung Fenchel wirkt expektorierend, spasmolytisch, karminativ und kann bei leichten krampfartigen Magen-Darm-Beschwerden, Völlegefühl, Blähungen, Husten, Bronchitis, Hernien, Hydrozele eingesetzt werden. Tierexperimentell wurde eine mögliche Beeinträchtigung der Wirkung von Ciprofloxacin beobachtet.

Toxizität sehr selten wurden allergische Reaktionen nach Aufnahme von Fenchel beobachtet. Kreuzreaktionen bei Patienten mit Sellerieallergie erscheinen möglich.

Tagesdosis 3–9 g, Standard 3 g **Kochzeit** 20 min

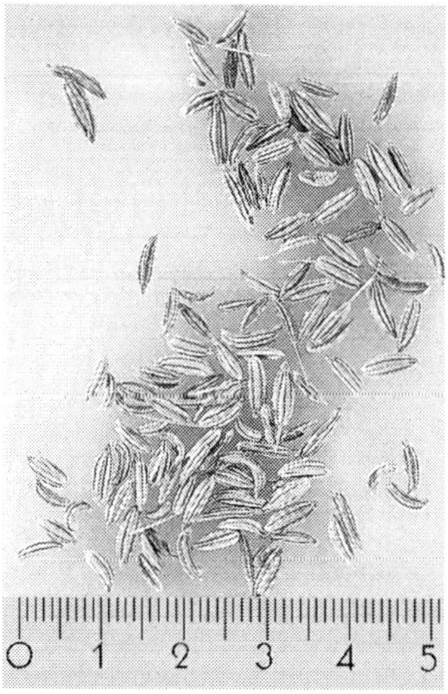

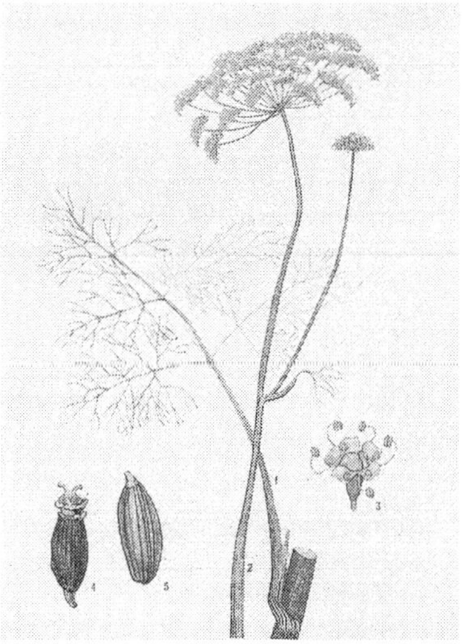

Kompatibilität
- scharf lokalisierte Schmerzen im Abdomen, die sich durch Kälte verschlechtern → Cinnamomi cassiae c. (Rougui) S. 402, Linderae r. (Wuyao) S. 506
- Kälte *algor* mit Schmerzen im Abdomen, in den Hodenbereich ziehende Schmerzen, Prolaps → Litchi s. (Lizhihe) S. 510
- Kälte im FK Magen *algor o. stomachi* → Zingiberis viridis rhiz. (Shengjiang) S. 50, Magnoliae c. (Houpo) S. 298

Kontraindikation Yin-Schwäche *depletio yin* mit Hitze *calor*-, Glut *ardor*-Symptomatik

Gravidität Anwendung mit Vorsicht

Litseae fructus
Bichengqie

蓽澄茄

Familie: Lauraceae
Stammpflanze: *Litsea cubeba*
Variante: Cubebae fructus
deutsch: Kubebenpfeffer, javanischer Pfeffer
englisch: cubeb fruit

Temperaturverhalten
■■■ warm

Geschmack *Sapor*
■■□ scharf

Funktionskreis-/ Orbisbezug
■■■ Milz *lienalis*
■■□ Magen *stomachi*
■■□ Niere *renalis*
■■□ Blase *vesicalis*

Wirkrichtung
■■□ absenkend
■□□ emporhebend

Wirkort
mittlerer und unterer Wärmebereich *Calorium*

Wirkung/Indikation

■■■ **mittlere Funktionskreise *orbes* harmonisierend und stützend**
wärmt den mittleren Wärmebereich *Calorium*: Schmerzen stillend, verdauungsfördernd, Kälte *algor*-bedingte gastrointestinale Störungen, Übelkeit, Brechreiz, Schluckauf

■■□ **Qi absenkend**
Brechreiz, Schluckauf, Schmerzen im Epigastrium

■□□ **Schmerz beseitigend**
Schmerzen in Epigastrium und Abdomen durch Kälte *algor*, Hernienschmerzen

■□□ **Funktionskreis Niere *o. renalis* stützend**
Dysurie, trüber Urin, Kälte *algor* im unteren Wärmebereich *Calorium*

■■□ **Kälte *algor* wärmend**
Dysurie, Kälte *algor* im mittleren Wärmebereich *Calorium*: Übelkeit, Brechreiz, Schmerzen im Abdomen, Kälte *algor* im unteren Wärmebereich *Calorium*, Kälte *algor*-Blockaden im Unterbauch mit stechenden Schmerzen, Hernien

■■□ **feuchte Kälte *algor humidus* ausleitend**
Dysurie, trüber, milchiger Urin, spärlicher Urin (v.a. in der Pädiatrie)

■□□ **diuretisch**
Dysurie

Physiologische/pharmakologische Wirkung enthält ätherische Öle, evtl. antiseptische Wirkung im Harn. Westlich: das Gewürz war im Europa des 16./17. Jahrhunderts ein beliebter Ersatz für den teuren Pfeffer, heute noch in Gewürzmischungen des arabischen oder indonesischen Raumes enthalten.

Tagesdosis 2–5 g **Kochzeit** 20 min

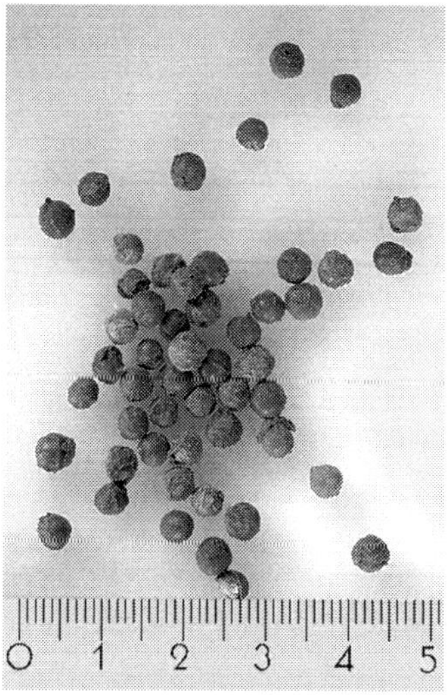

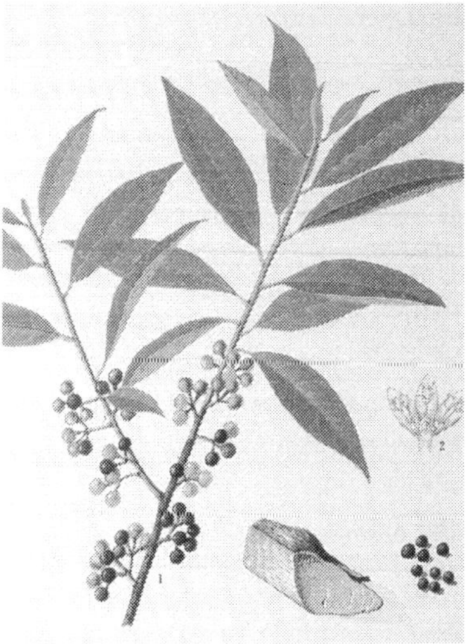

Kombinationen
- Schluckauf, verminderter Appetit → Zingiberis viridis rhizoma (Shengjiang) S. 50, Massa medicata fermentata (Shenqu) S. 700
- Übelkeit, Brechreiz → Alpiniae officinarum rhizoma (Gaoliangjiang) S. 398, Amomi fructus rotundus (Baidoukou) S. 288
- stechende Schmerzen im Unterbauch mit Hernien → Evodiae fructus (Wuzhuyu) S. 404, Cyperi rhizoma (Xiangfu(zi)) S. 502
- Dysurie → Linderae radix (Wuyao) S. 506

Kontraindikation Defizienz des Yin, Hitze *calor*- oder Glut *ardor*-Symptomatik

Gravidität Anwendung erlaubt

Besonderes durch die Schärfe wirkt die Droge zerstreuend und emporhebend

Toxizität bei Einnahme größerer Mengen u. a. Reizung von Harnwegen, Nieren- und Darmschmerzen, krampfhafter Harnverhalt, Erbrechen, Diarrhö (westlich)

Piperis longi fructus 荜拔
Biba

Familie: Piperaceae
Stammpflanze: *Piper longum*
deutsch: Früchte des langen Pfeffer
englisch: long pepper fruit

Temperaturverhalten
■■□ heiß

Wirkrichtung
■□□ absenkend

Geschmack *Sapor*
■■■ scharf

Wirkort
mittlerer Wärmebereich *Calorium*

Funktionskreis-/ Orbisbezug
■■■ Magen *stomachi*
■■□ Dickdarm *intestini crassi*

Wirkung/Indikation

■■■ **Kälte *algor* wärmend**
Kälte im FK Magen *algor o. stomachi*: Übelkeit, Brechreiz, Diarrhö, Aufstoßen, Schmerzen im Abdomen

■■■ **Kälte *algor* zerstreuend**
Schmerzen im Abdomen, Diarrhö

■■□ **mittlere Funktionskreise *orbes* harmonisierend und stützend**
Verdauungsstillstand, Übelkeit, Brechreiz

■■□ **Schmerz beseitigend**
Schmerzen im Abdomen, Zahnschmerzen (lokal als Pulver zur Massage)

Physiologische / pharmakologische Wirkung antibiotisch (Staphylococcus aureus, Bacillus dysenteriae, Mycobacterium tuberculosis, Salmonella Thyphi, Bacillus cereus), erweitert die Blutgefäße und führt zu Wärmegefühl in Körper und Extremitäten

Tagesdosis 1,5–4,5 g **Kochzeit** 20 min

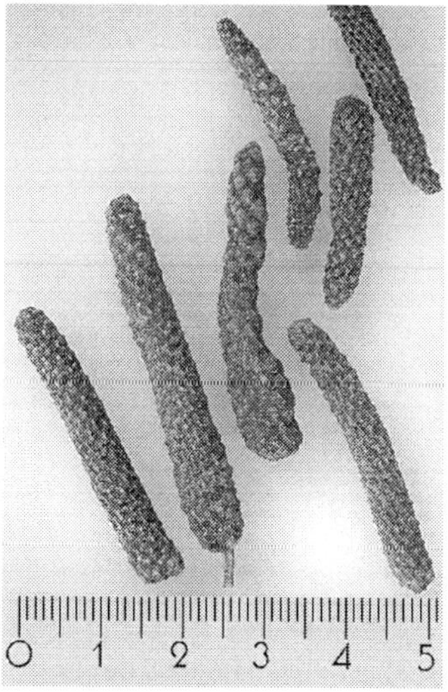

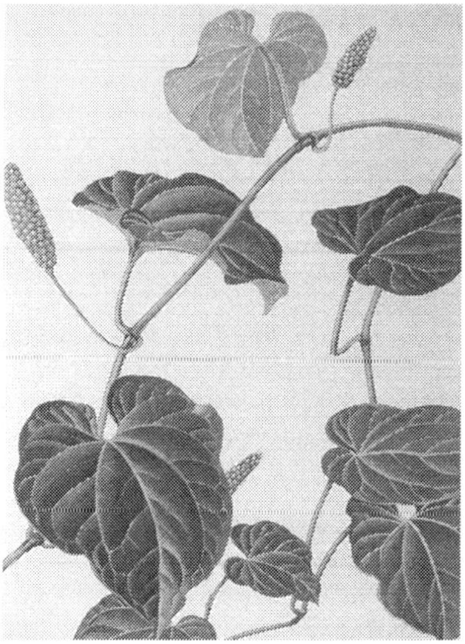

Kombinationen

- Übelkeit, Brechreiz, Diarrhö, Schmerzen im Abdomen bei Kälte im FK Magen *algor o. stomachi* → Alpiniae officinarum rhizoma (Gaoliangjiang) S. 398, Magnoliae cortex (Houpo) S. 298, Aucklandiae radix ((Chuan) Muxiang) S. 488
- Zahnschmerzen (lokale Anwendung) → Xanthii fructus (Cangerzi) S. 384
- chronische Diarrhö bei Kälte-Schwäche *algor depletionis* → Chebulae fructus (Hezi) S. 832, Zingiberis rhizoma (Ganjiang) S. 416, Cinnamomi cassiae cortex (Rougui) S. 402
- Angina pectoris → Santali lignum (Tanxiang) S. 518, Borneol (Bingpian) S. 276, Asari radix (Xixin) S. 28

Kontraindikation Hitze *calor* bei Fülle *repletio* oder Schwäche *depletio*

Gravidität Anwendung erlaubt

Piperis fructus
Hujiao

胡椒

Familie: Piperaceae
Stammpflanze: *Piper nigrum*
Variante: Piperis nigri fructus
deutsch: schwarzer Pfeffer
englisch: pepper

Temperaturverhalten
■■□ heiß

Geschmack *Sapor*
■■■ scharf

Funktionskreis-/ Orbisbezug
■■■ Magen *stomachi*
■■□ Dickdarm *intestini crassi*

Wirkrichtung
■□□ absenkend

Wirkort
mittlerer Wärmebereich *Calorium*

Wirkung/Indikation

■■■ **Kälte *algor* wärmend**
Kälte im FK Magen *algor o. stomachi*: Brechreiz, Diarrhö, Schmerzen im Abdomen

■■■ **Kälte *algor* zerstreuend**
Kältegefühl

■■□ **mittlere Funktionskreise *orbes* harmonisierend und stützend**
Diarrhö, Übelkeit, Brechreiz

Physiologische / pharmakologische Wirkung das in der Droge enthaltene ätherische Öl wirkt antimikrobiell, das Säureamid Piperin cholagog; Beeinflussung des Leber- und Grundstoffwechsels; insektizide Wirkung. Der Scharfstoffgehalt (Piperin) fördert Speichel- und Magensaftsekretion. Bei uns v.a. Verwendung als Gewürz.

Besonderes lokale Anwendung des Pulvers bei kindlicher Diarrhö: 1–2 Pfefferkörner zermahlen und auf den Nabel applizieren, mit Gaze abdecken, alle 24 Std. wechseln (wärmt den mittleren Wärmebereich *Calorium*), wenn nötig 2–3-mal wiederholen, lokale Anwendung der pulverisierten Droge auch bei Zahnschmerzen. Bei Verschreibung von Tagesdosen über 30 g muss die Droge 2 Std ausgekocht werden.

Tagesdosis 1,5–4,5 g **Kochzeit** 20 min

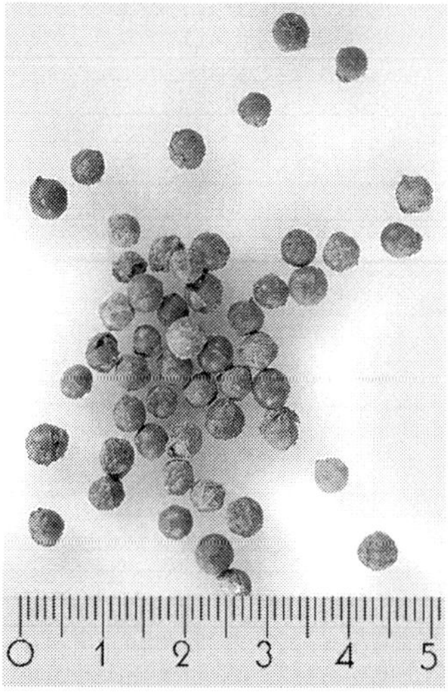

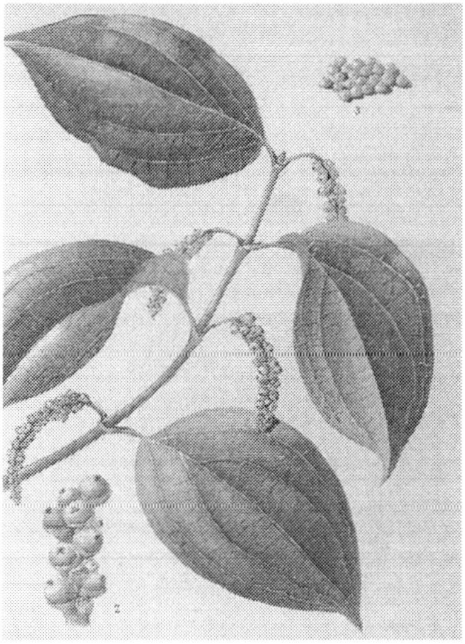

Kombinationen

- Diarrhö, Übelkeit, Brechreiz, Schmerzen im Abdomen bei Kälte im FK Magen *algor o. stomachi* → Alpiniae officinarum rhizoma (Gaoliangjiang) S. 398

Kontraindikation Defizienz des Yin mit Hitze *calor*-Zeichen

Gravidität Anwendung mit Vorsicht

Zanthoxyli pericarpium 椒 目
Huajiao

Familie:	Rutaceae
Stammpflanze:	*Zanthoxylum simulans seu bungeanum* u.a.
Variante:	Zanthoxyli fructus et pericarpium
deutsch:	Szechuanpfeffer, täuschende Stachelesche
englisch:	fruit of the szechuan pepper, chinese prickel ash, zanthoxylum

Temperaturverhalten
■■■ heiß

Geschmack *Sapor*
■■■ scharf

Funktionskreis-/ Orbisbezug
■■□ Milz *lienalis*
■■□ Magen *stomachi*
■□□ Niere *renalis*

Wirkrichtung
■□□ absenkend

Wirkort
mittlerer Wärmebereich *Calorium*

Wirkung/Indikation

■■■ **Kälte *algor* wärmend**
Kälte im mittlerer Wärmebereich *Calorium*: Kältegefühl im Abdomen, Schmerzen im Abdomen, Diarrhö, Übelkeit, Brechreiz

■■■ **Kälte *algor* zerstreuend**
Kältegefühl im Abdomen

■□□ **Schmerz beseitigend**
Schmerzen im Abdomen

■■□ **antiparasitisch**
Endoparasiten (Bandwurm, Spulwurm, Rundwurm)

■■□ **kalte Feuchtigkeit *humor algidus* trocknend**
Diarrhö, Übelkeit, Brechreiz, starke Schmerzen im Abdomen, Krämpfe im Abdomen, häufige, dringende, wässrige Stühle

Physiologische/pharmakologische Wirkung antiparasitisch, leicht diuretisch, analgetisch, antibiotisch, antidiarrhoisch. Zum Abstillen zusammen mit braunem Zucker oder auch als Kapseln (Droge pulverisieren, abkapseln, über 3–4 Tage 3-mal/tgl 400 mg einnehmen); Gewürz.

Toxizität leicht toxisches Arzneimittel, nur kurzzeitige Anwendung. Antidot ist Cannabis semen (Huomaren) mit kaltem Wasser.

Besonderes auch äußerlich als Einzelmittel zur lokalen Schmerzlinderung (in Stoff gewickelt)

Tagesdosis 1,5–6 g, Standard 3 g **Kochzeit** 20 min

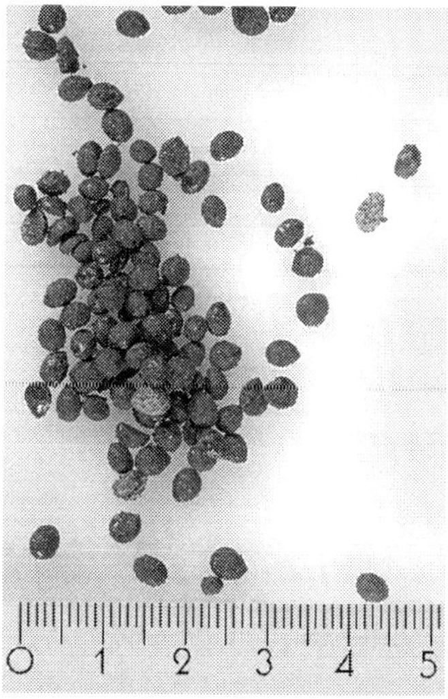

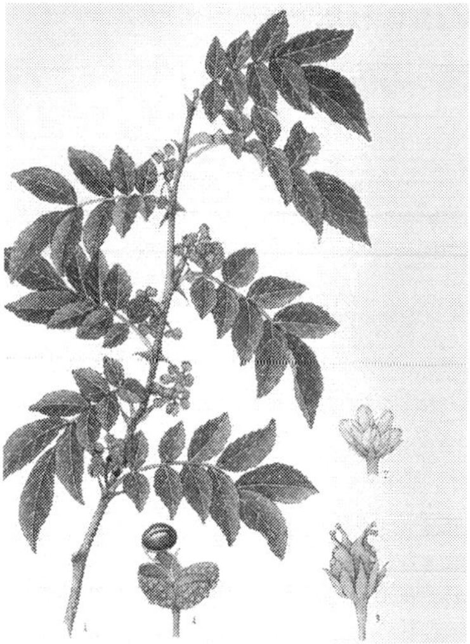

Kombinationen

- starke Schmerzen in Abdomen oder Epigastrium, Kältegefühl im Abdomen, Übelkeit, Brechreiz bei Defizienz des Yang mit Kälte *algor*-Zeichen → Zingiberis rhizoma (Ganjiang) S. 416, Ginseng radix (Renshen) S. 726
- Diarrhö durch feuchte Kälte *algor humidus* → Atractylodis rhizoma (Cangzhu) S. 292, Citri reticulatae pericarpium (Chenpi) S. 496, Aucklandiae radix ((Chuan) Muxiang) S. 488
- Schmerzen im Abdomen und Übelkeit durch Rundwürmer, v. a. bei Kälte-Schwäche *algor depletionis* → Mume fructus (Wumei) S. 850, Coptidis rhizoma (Huanglian) S. 178
- Juckreiz bei Ekzemen (äußerlich) → Sophorae flavescentis radix (Kushen) S. 192, Kochiae fructus (Difuzi) S. 322

Kompatibilität

- gefördert durch Armeniacae semen (Xingren) S. 676, Salz
- gestört durch Trichosanthis fructus et semen (Gualou) S. 674
- Giftigkeit gemildert durch Saposhnikoviae radix (Fangfeng) S. 46, Aconiti radix lateralis praeparata (Fuzi) S. 396, Realgar
- stört Farfarae flos (Kuandonghua), Aconiti radix lateralis praeparata (Fuzi) S. 396

Kontraindikation Hitze *calor* bei Defizienz des Yin

Gravidität Anwendung mit Vorsicht

Zingiberis rhizoma 干姜
Ganjiang

Familie: Zingiberaceae
Stammpflanze: *Zingiber officinale*
deutsch: Ingwerwurzelstock
englisch: dried ginger rhizome

Temperaturverhalten
■■■ warm

Geschmack *Sapor*
■■■ scharf

Funktionskreis-/ Orbisbezug
■■■ Milz *lienalis*
■■■ Magen *stomachi*
■■□ Niere *renalis*

Wirkrichtung
■■■ tief

Wirkort
Mitte, mittlerer Wärmebereich *Calorium*

■■□ Herz *cardialis*
■■□ Lunge *pulmonalis*

Wirkung/Indikation

■■■ **Yang erwärmend**
kalte Extremitäten, verschwindende Pulse *pp. evanescentes*, Kollapsneigung, innerliches Kältegefühl

■■■ **Kälte *algor* zerstreuend**
v.a. in der Mitte: Erbrechen, Diarrhö, Kältegefühl im Abdomen, Appetitverlust, Übelkeit, blasser Zungenkörper, feuchter, weißlicher Zungenbelag, Krämpfe im Abdomen

■■■ **feuchte Kälte *algor humidus* ausleitend**
Mitte: Erbrechen, Diarrhö, Übelkeit, Kältegefühl. FK Lunge *o. pulmonalis*: Husten, dünner, weißer Auswurf

■■■ **kalten Schleim *pituita algida* umwandelnd**
Husten, dünner, weißer Auswurf

■■□ **Kollapsneigung *Flexus* beseitigend**
kalte Extremitäten, Kollapsneigung, verschwindende oder schwächliche Pulse *pp. evanescentes aut invalidi*

■■□ **hämostyptisch**
Blutungen bei Kälte-Schwäche *algor depletionis*: gynäkologische Blutungen; chronisch rezidivierende Blutungen mit Kälte *algor*: kalte Extremitäten, blasses Gesicht

■■□ **Schmerz beseitigend**
krampfartige Schmerzen im Abdomen, rheumatoide Beschwerden, Bi-Syndrom

Physiologische / pharmakologische Wirkung fördert Speichel- und Magensaftsekretion und Darmperistaltik; wirkt antiemetisch, cholagog, antibiotisch, antimykotisch, antischistosomal, nematozid, hemmt die Thrombozytenaggregation. Anwendung bei dyspeptischen Beschwerden, Appetitlosigkeit, Reisekrankheit, Übelkeit, Erbrechen. Nach neuerer Forschung kann die Droge den Blutdruck erhöhen.

Tagesdosis 1–12 g, Standard 3 g **Kochzeit** 20 min

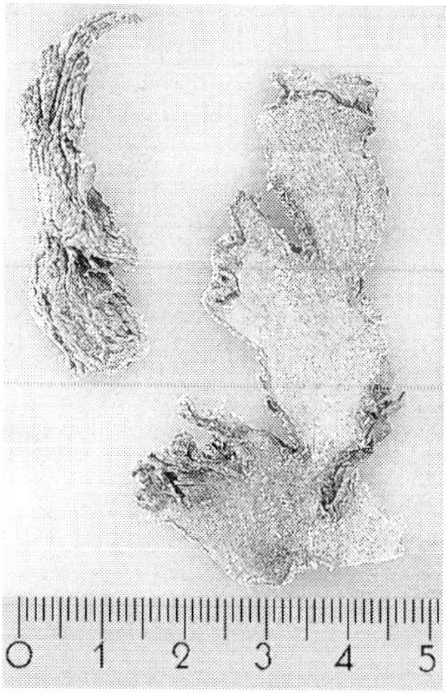

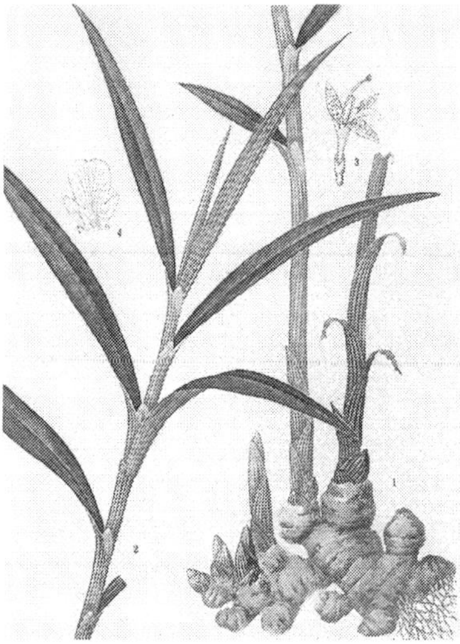

Kombinationen

- Kälte-Schwäche *algor depletionis* der Mitte, epigastrische Schmerzen, Brechreiz → Glycyrrhizae r. (Gancao) S. 728
- Kälte-Schwäche *algor depletionis* der Mitte mit Übelkeit, Brechreiz, Diarrhö, kalten Extremitäten → Aconiti r. lateralis praep. (Fuzi) S. 396
- Kälte im FK Magen *algor o. stomachi* mit abdominellen Schmerzen, Brechreiz → Alpiniae oxyphyllae fr. (Yizhiren) S. 742
- Kälte-Schleim *algor pituitae* mit Erbrechen bei Schwäche *depletio* der Mitte → Pinelliae rhiz. (Banxia) S. 86, Ginseng r. (Renshen) S. 726
- epigastrische Schmerzen, Spannungen, Dysenterie → Coptidis rhiz. (Huanglian) S. 178
- Kälte *algor*, Flüssigkeitsansammlungen, epigastrische Schmerzen und Spannungen → Magnoliae c. (Houpo) S. 298
- Schwäche im FK Milz *depletio o. lienalis* mit Diarrhö, blutigen Stühlen, Uterusblutungen → Atractylodis macrocephalae rhiz. (Baizhu) S. 720
- Kälte-Schleim im FK Lunge *algor pituitae o. pulmonalis* mit Husten und dünnem Schleim → Asari h. cum r. (Xixin) S. 28, Poria (Fuling) S. 340, Glycyrrhizae r. (Gancao) S. 728, Schisandrae fr. (Wuweizi) S. 862

Kompatibilität

- gefördert durch Zanthoxyli pericarpium (Huajiao)
- gestört durch Scutellariae r. (Huangqin) S. 190, Coptidis rhiz. (Huanglian) S. 178
- dämpft die Giftigkeit von Pinelliae rhiz. (Banxia) S. 86, Arisaematis rhiz. (Tiannanxing) S. 636, Aconiti r. lateralis praep. (Fuzi) S. 396

Kontraindikation Yin-Schwäche *depletio yin* mit Hitze *calor*-Zeichen, Blutungen mit Hitze *calor*-Zeichen

Gravidität in der westlichen Phytotherapie wird äußerste Vorsicht empfohlen

Zingiberis rhizoma praeparatum 炮姜
Paojiang

Familie:	Zingiberaceae
Stammpflanze:	*Zingiber officinale*
Variante:	Zingiberis rhizoma tosta
deutsch:	gerösteter Ingwerwurzelstock
englisch:	quick-fried ginger rhizome

Temperaturverhalten
■■□ heiß

Geschmack *Sapor*
■■□ bitter
■□□ scharf

Funktionskreis-/ Orbisbezug
■■□ Herz *cardialis*
■■□ Milz *lienalis*
■■□ Magen *stomachi*
■□□ Lunge *pulmonalis*
■■□ Dickdarm *intestini crassi*

Wirkrichtung
■■□ absenkend

Wirkort
Mitte, mittlerer und unterer Wärmebereich *Calorium*,
Tiefe, Innere *intima*, das Xue

Wirkung/Indikation

■■■ **Kälte *algor* wärmend**
Kälte *algor* in der Mitte: Diarrhö, Verdauungsstillstand, Schmerzen

■■□ **hämostyptisch**
Kälte-Schwäche *algor depletionis*: Blutungen im Mund, Nasenbluten, Darmblutungen, gynäkologische Blutungen

■■□ **Schmerz beseitigend**
Schmerzen im unteren oder mittleren Wärmebereich *Calorium*, Schmerzen durch Kälte *algor*

■■□ **Yang erwärmend**
Frösteln, kalte Extremitäten, Durstlosigkeit, blasser Zungenkörper, Schmerzen, Yang-Schwäche *depletio yang*

Tagesdosis 1 – 12 g, Standard 2 g **Kochzeit** 20 min

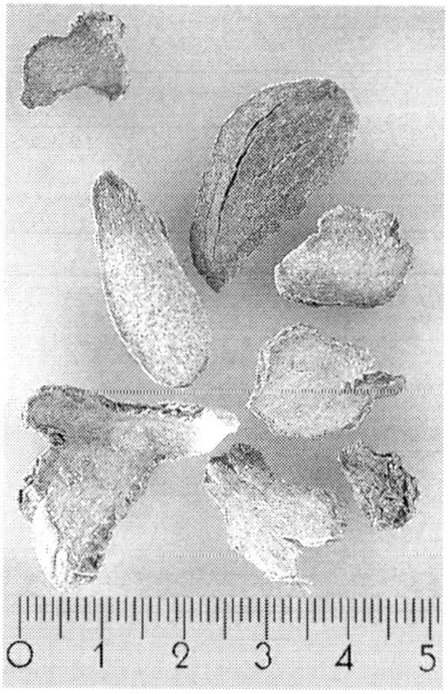

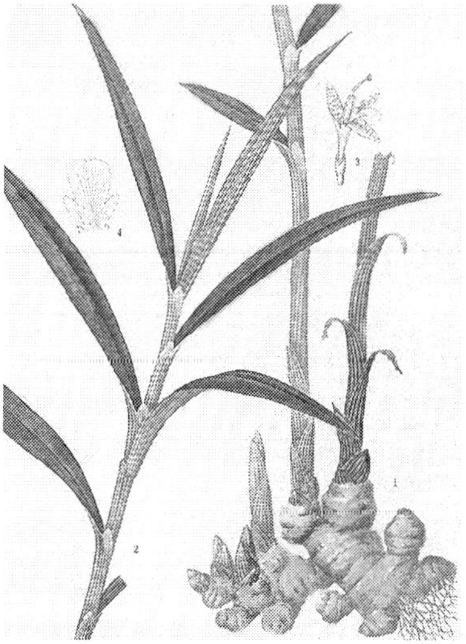

Kontraindikation Yin-Schwäche *depletio yin* mit Hitze *calor*-, Glut *ardor*-Symptomatik, Xue-Glut *ardor xue*

Gravidität in der westlichen Phytotherapie wird äußerste Vorsicht empfohlen

X Absenkende und sedierende Arzneimittel *mm. sedativa*

Xa Absenkende und den Geist beruhigende Arzneimittel *mm. sedativa deprimentia pavoris*

Übersicht

Xb Absenkende und den Geist stützende Arzneimittel *mm. sedativa sustinentia mentis*

Übersicht

Xc Absenkende und den FK Leber befriedende Arzneimittel *mm. sedativa pacantia hepatici*

Übersicht

Arzneimittelbild

Eigenschaften

Diese Arzneimittel können

- einen Fülle-Zustand *repletio* im FK Herz *o. cardialis* auf ein normales Maß zurückführen. Hierbei liegen Symptome der Überaktivität des FK Herz *o. cardialis* mit Hitze *calor*-Befunden vor: Nervosität, Schreckhaftigkeit, Ruhelosigkeit, Reizbarkeit, Schlaflosigkeit, emotionaler Stress, Krämpfe, epileptiforme Anfälle
- das Xue des Fk Herz *xue cardiale* ergänzen. Aufgrund einer Defizienz von Herz-Xue und Herz-Yin *xue et yin cardiale* kann es zu Symptomen kommen wie Nervosität, Palpitationen, Schlaflosigkeit, Angstzuständen, Schweißneigung, Schweiß im Schlaf, häufiges Erwachen
- Absenken bei hochschlagendem Leber-Yang *yang hepaticum* und Defizienz des Leber-Yin *yin hepaticum*: Schwindel, Benommenheit, Leeregefühl im Kopf, Kopfschmerzen, verschwommene Sicht, Reizbarkeit, rotes Gesicht, trockener, bitterer Mundgeschmack, Übelkeit, Brechreiz
- inneren Wind *ventus internus* beruhigen (bei Steigerung wandelt sich hochschlagendes Leber-Yang *yang hepaticum* in inneren Wind *ventus internus*): Tremor, Spasmen, Spasmen, Taubheitsgefühl in den Extremitäten, Schwindel, Gehstörungen, Verlust der Balance; bei zusätzlicher Glut *ardor* und Schleim *pituita* Blockade der Leitbahnen mit Bewusstlosigkeit, Hemiplegie, Deviation im Gesicht, Hypertonus, Glaukom, Fazialisparese

Wirkungen

Die Mittel der Gruppe X wirken auf den FK Herz *o. cardialis* (Unruhe mit Ängsten, Schlafstörungen, Palpitationen), auf den FK Leber *o. hepaticus* (Reizbarkeit, Schlaflosigkeit, traumreicher Schlaf) und auf den FK Niere *o. renalis* (Unruhezustände, Furcht, Angst).

Viele Arzneien sind mineralische Substanzen und haben aufgrund ihrer Schwere eine absenkende Natur, senken das Yang und Glut *ardor* ab, vermindern Ängste wie Magnetitum (Cishi), Fluoritum (Zishiying), Margarita concha (Zhenzhu), Succinum (Hupo), Mastodi fossilium ossis (Longgu), Ostreae concha (Muli).
Tierische Arzneien werden eingesetzt, um die Leitbahnen zu öffnen, Wind *ventus* auszuleiten und Spasmen zu erleichtern, z.B. Pheretima (Dilong), Bombyx batryticatus (Jiangcan), Scorpio (Quanxie), Scolopendra (Wugong).

Geschmacksrichtung *sapor* und Temperaturverhalten

- Kalt und salzig: Hitze *calor* und Glut *ardor* wird gemildert, das Yin erhalten, z.B. Ostreae concha (Muli), Margarita concha (Zhenzhu), Magnetitum (Cishi), Platycladi semen (Baiziren)
- Süß: stützend und befeuchtend, das Xue ergänzend, Trockenheit *ariditas* befeuchtend, z.B. Platycladi semen (Baiziren), Ziziphi spinosae semen (Suanzaoren), Albiziae cortex (Hehuanpi), Polygoni multiflori caulis (Yejiaoteng)

Vergleich der Einzelarzneimittel dieser Gruppe

Wirkkraft, um das Shen abzusenken

Magnetitum (Cishi) S. 430	■■■■■■■■■■
Margarita concha (Zhenzhu) S. 432	■■■■■■■□□□
Mastodi fossilium ossis (Longgu) S. 434	■■■■■■■□□□
Succinum (Hupo) S. 438	■■■■■■■□□□
Ostreae concha (Muli) S. 436	■■■■■□□□□□

Wirkkraft, um den FK Herz *o. cardialis* zu nähren, das Shen zu beruhigen und den Schlaf zu verbessern

Ziziphi spinosae semen (Suanzaoren) S. 454	■■■■■■■■■■
Platycladi semen (Baiziren) S. 446	■■■■■■■■■■
Polygoni multiflori caulis (Yejiaoteng) S. 450	■■■■■■■■■■
Albiziae cortex (Hehuanpi) S. 440	■■■■■■■■■□
Lilii bulbus (Baihe) S. 808	■■■■■■■□□□
Poria (Fuling) S. 340	■■■■■■□□□□
Rehmanniae radix (Shengdihuang) S. 174	■■■■■■□□□□
Ophiopogonis radix (Maimendong) S. 814	■■■■■■□□□□

Wirkkraft, um das Leber-Yang *yang hepaticum* abzusenken und das Shen zu beruhigen

Haematitum (Daizheshi) S. 84	■■■■■■■■■■
Haliotidis concha (Shijueming) S. 462	■■■■■■■■■□
Mastodi fossilium ossis (Longgu) S. 434	■■■■■■■■□□
Margarita concha (Zhenzhu) S. 432	■■■■■■■■□□
Magnetitum (Cishi) S. 430	■■■■■■□□□□
Ostreae concha (Muli) S. 436	■■■■■□□□□□
Uncariae ramulus cum uncis (Gouteng) S. 472	■■■■■□□□□□
Gastrodiae rhizoma (Tianma) S. 458	■■■□□□□□□□

Zusammenfassung

Sedierung de FK Herz *o. cardialis*, Beruhigung des Shen

Cinnabaris (Zhusha) S. 426 → äußerlich: Abszesse, Geschwüre

Magnetitum (Cishi) S. 430 → verankert das Leber-Yang *yang hepaticum*, stoppt Keuchen

Mastodi fossilium ossis (Longgu) S. 434 → verankert das Leber-Yang *yang hepaticum*, verhindert den Verlust von Körpersäften

Succinum (Hupo) S. 438 → Konvulsionen, Anfallsneigung durch heißen Schleim *pituita calida* der den FK Herz *o. cardialis* blockiert, fördert die Xue-Zirkulation, behandelt Dysurie

Nährung des FK Herz *o. cardialis*, Beruhigung des Shen

Albiziae cortex (Hehuanpi) S. 440 → löst Stagnationen des Leber-Qi *qi hepaticum*, aktiviert die Xue-Zirkulation, reduziert Schwellungen

Platycladi semen (Baiziren) S. 446 → erleichtert exzessive Sorgen, die zu einer Defizienz im FK Herz *o. cardialis* geführt haben, bei Obstipation

Ganoderma (Lingzhi) S. 444 → stillt Husten, stützt Qi und Xue

Polygalae radix (Yuanzhi) S. 448 → eliminiert Schleim *pituita*, der den FK Herz *o. cardialis* blockiert

Polygoni multiflori caulis (Yejiaoteng) S. 450 → öffnet die Leitbahnen, zerstreut Wind *ventus*

Tritici fructus (Xiaomai) S. 452 → erleichert Irritierbarkeit, fördert die Miktion

Ziziphi spinosae semen (Suanzaoren) S. 454 → nährt die FK Milz, Leber und Niere *oo. lienalis, hepaticus et renalis*, mildert Shen-Störungen durch Defizienz, stoppt Schweiße

Beruhigung von Wind *ventus* im FK Leber *o. hepaticus*, Klärung von Hitze *calor* im FK Leber *o. hepaticus*, Erleichterung von Spasmen

Gastrodiae rhizoma (Tianma) S. 458 → beruhigt Wind *ventus* im FK Leber *o. hepaticus*, stoppt Spasmen, öffnet die Leitbahnen und Kollateralen

Uncariae ramulus cum uncis (Gouteng) S. 472 → beruhigt das Leber-Yang *yang hepaticum*

Beruhigung von Wind *ventus* im FK Leber *o. hepaticus*, Lösung von tonisch-klonischen Spasmen und Konvulsionen

Bombyx batryticatus (Jiangcan) S. 456 → eliminiert Schleim *pituita*, zerstreut Hitze-Wind *calor venti*

Pheritima (Dilong) S. 464 → klärt Hitze *calor*, öffnet die Leitbahnen und Kollateralen, erleichtert Keuchen, fördert die Miktion

Scolopendra (Wugong) S. 466 → öffnet die Leitbahnen und Kollateralen zur Schmerzenlinderung, eliminiert Toxisches, zerstreut Knotenbildungen, tonisch-klonische Krämpfe

Scorpio (Quanxie) S. 468 → öffnet die Leitbahnen und Kollateralen zur Schmerzlinderung, eliminiert Toxisches, zerstreut Knotenbildungen, Tremor, Zuckungen

Beruhigung des FK Leber *o. hepaticus*, Absenkung des Yang

Cassiae semen (Juemingzi) S. 152 → klärt die Augen, erleichtert Kopfschmerzen

Haematitum (Daizheshi) S. 84 → kühlt das Xue, stoppt Blutungen, senkt hochschlagendes Magen-Qi *qi stomachi* ab

Haliotidis concha (Shijueming) S. 462 → klärt die Augen

Ostreae concha (Muli) S. 436 → erweicht Verhärtungen, beseitigt Knotenbildungen, konsolidiert das Jing / Essenz / Struktivpotential

Tribuli fructus (Baijili) S. 470 → löst Stagnationen des Leber-Qi *qi hepaticum*, zerstreut Wind *ventus* zur Klärung der Augen, erleichtert Juckreiz

Beruhigung des Leber-Yang *yang hepaticum*, Beruhigung des Shen

Margarita concha (Zhenzhu) S. 432 → fördert die Wundheilung / Gewebewachstum (äußerlich), kühlt Hitze *calor* im FK Leber *o. hepaticus*, klärt die Augen

Arzneimittel aus anderen Gruppen zur Beruhigung des Shen

Acori rhizoma (Changpu)	S. 274
Ginseng radix (Renshen)	S. 726
Jujubae fructus (Dazao)	S. 732
Lilii bulbus (Baihe)	S. 808
Longana arillus (Longyanrou)	S. 784
Nelumbinis semen (Lianzi)	S. 854
Ophiopogonis radix (Maimendong)	S. 814
Salviae miltiorrhizae radix (Danshen)	S. 580
Schisandrae fructus (Wuweizi)	S. 862
Tritici fructus levis (Fuxiaomai)	S. 866

Arzneimittel aus anderen Gruppen zur Beruhigung des FK Leber *o. hepaticus* und Ausleitung von Wind *ventus*

Bovis calculus (Niuhuang) . . . . S. 160
Chrysanthemi flos (Juhua) . . . . S. 56
Cicadae periostracum (Chantui) . . . . S. 58
Paeoniae radix lactiflora (Baishao) . . . . S. 788
Testudinis carapax (Guiban) . . . . S. 824
Trionycis carapax (Biejia) . . . . S. 826

Cinnabaris
Zhusha
朱砂

chemischer Name: Quecksilbersulfid, HgS
deutsch: Zinnober, Cinnabarit
englisch: cinnabar, vermillion sand

Temperaturverhalten
■■□ Tendenz kalt

Wirkrichtung
■■■ absenkend

Geschmack *Sapor*
■□□ süß

Wirkort
Tiefe, Innere *intima*

Funktionskreis-/ Orbisbezug
■■■ Herz *cardialis*

Wirkung/Indikation

■■■ **Yang absenkend**
Herz-Yang *yang cardiale*: Unruhe, Nervosität, Erregungszustände, Schlaflosigkeit, Epilepsie; Glut im FK Herz *ardor o. cardialis*: hohes Fieber, Bewusstlosigkeit, Palpitationen, Angstzustände, klonisch-tonische Krämpfe

■■■ **beruhigend und ausgleichend**
Unruhe, Nervosität, Schlaflosigkeit, Palpitationen

■□□ **entgiftend und desinfizierend**
Karbunkel, Ulzerationen im Mund, entzündeter Rachen, Infektionen, Geschwüre, Aphthen, Schlangenbisse

■□□ **Schleim *pituita* kanalisierend**
Wind *ventus*, Schleim *pituita*: Schwindel, pulmonaler Schleim. Schleim im FK Herz *pituita o. cardialis*: Epilepsie, klonisch-tonische Krämpfe, Bewußtlosigkeit, Fieber

Toxizität keine Langzeitanwendung oder Anwendung in höherer Dosierung. Zur Vermeidung einer Quecksilbervergiftung nicht erhitzen. Nebeneffekte: Übelkeit, Erbrechen, vermehrte Salivation, verlangsamter Puls, schmieriger Zungenbelag. Akute Überdosierung: Störungen im ZNS, Nervosität, metallischer Mundgeschmack, geschwollenes Zahnfleisch, Appetitverlust, Bauchschmerzen, Diarrhö, Tremor, Störungen der Sexualfunktion, Leber- und Nierenschäden.

Warnhinweis diese Arznei soll aufgrund ihres toxischen Potentials ausschließlich von ausgebildeten TCM-Arzneimittel-Therapeuten verschrieben und nur mit äußerster Vorsicht eingesetzt werden. Das Dosierungsspektrum ist unbedingt einzuhalten.

Besonderes nur als Pillen oder Pulver zu verwenden

Tagesdosis 0,3 – 1 g, Standard 0,3 g

Kochzeit nicht kochen, das pulverisierte Arzneimittel wird zusammen mit dem fertiggestellten Dekokt der übrigen Arzneimittel eingenommen

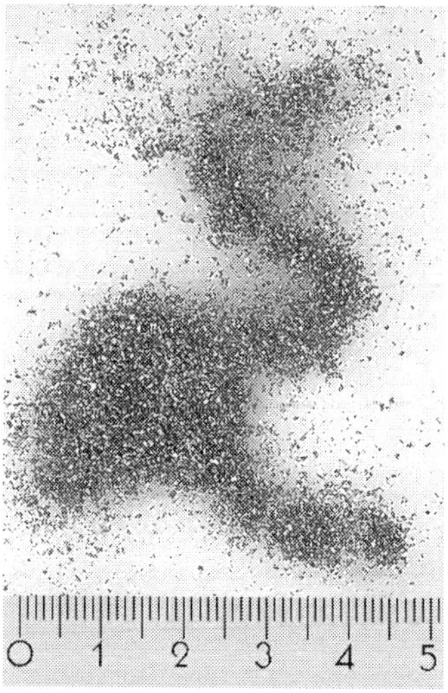

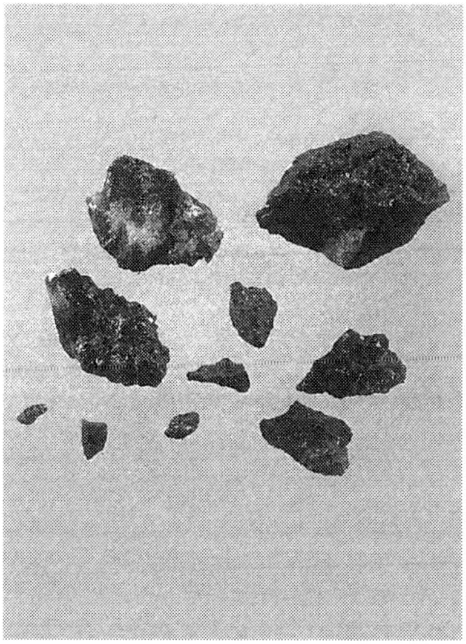

Kombinationen

- Glut im FK Herz *ardor o. cardialis* mit mentaler Unruhe → Coptidis rhiz. (Huanglian) S. 178, Glycyrrhizae r. (Gancao) S. 728
- Glut im FK Herz *ardor o. cardialis* durch Xue-Schwäche *depletio xue* → Coptidis rhiz. (Huanglian) S. 178, Glycyrrhizae r. (Gancao) S. 728, Rehmanniae r. (Shengdihuang) S. 174, Angelicae sinensis r. (Danggui) S. 780
- Xue-Schwäche *depletio xue* mit Schlaflosigkeit, Palpitationen, Angstzuständen → Angelicae sinensis r. (Danggui) S. 780, Biotae seu Platycladi s. (Baiziren) S. 446, Ziziphi spinosae s. (Suanzaoren) S. 454
- akute oder chronische Krampfneigung in der Kindheit → Bambusae concretio silicea (Tianzhuhuang) S. 656, Arisaematis rhiz. (Tiannanxing) S. 636
- Krampfanfälle → Magnetitum (Cishi) S. 430, Massa medicata fermentata (Shenqu) S. 700

Kompatibilität

- gestört durch Magnetitum (Cishi) S. 430
- beschränkt durch Blut
- Toxizität aufgehoben durch Plantaginis s. (Cheqianzi) S. 334, Pyrrosiae h. (Shiwei) S. 342, Gleditsiae spina (Zaojiaoci) S. 558, Cassiae s. (Juemingzi) S. 152, Dianthi h. (Qumai) S. 316, Arisaematis rhiz. (Tiannanxing) S. 636, Aconiti r. lateralis praep. (Fuzi) S. 396, Sanguisorbae r. (Diyu) S. 618, Mori fr. (Sangshen) S. 786, Violae h. (Zihua diding) S. 260, Mori f. (Sangye) S. 66, Lycii cortex (Digupi) S. 266, Salzwasser

Kontraindikation jede protrahierte Anwendung untersagt, cave Quecksilbervergiftung, nicht erhitzen!

Gravidität Anwendung verboten

Fluoritum
Zishiying

紫石英

chemischer Name: Calciumfluorit, CaF_2
Variante: Amethystum
deutsch: Fluorit, Flussspat
englisch: fluorite, purple stone radiance

Temperaturverhalten
■■□ warm

Geschmack *Sapor*
■■□ süß

Funktionskreis-/ Orbisbezug
■■■ Herz *cardialis*
■■□ Leber *hepaticus*
■□□ Lunge *pulmonalis*

Wirkrichtung
■■□ absenkend

Wirkort
Tiefe, Innere *intima*, unterer Wärmebereich *Calorium*

Wirkung/Indikation

■■■ **Yang absenkend**
Herz-Yang *yang cardiale*: Schlaflosigkeit, Palpitationen, Unruhe, Angstzustände, Spasmen, klonisch-tonische Krämpfe

■■■ **beruhigend und ausgleichend**
Unruhezustände, Desorientiertheit, Krämpfe, Schlafstörungen

■□□ **Kälte *algor* wärmend**
Husten, Atembeschwerden mit viel Auswurf, Kälte-Schwäche *algor depletionis*, Uterus wärmend: starke Menstruation, Infertilität

■□□ **Qi absenkend**
Husten, Atembeschwerden mit viel Auswurf

Tagesdosis 6 – 15 g, Standard 10 g

Kochzeit 30–40 min

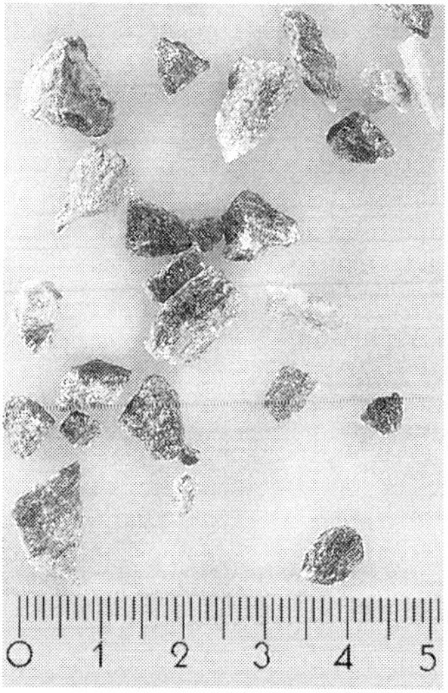

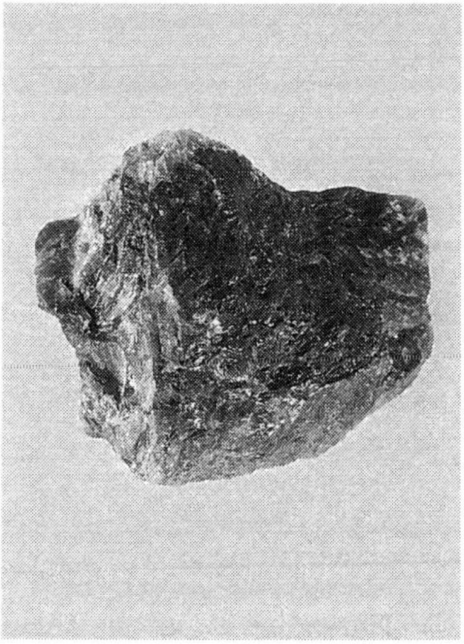

Kombinationen

- Herz-Xue-Schwäche *depletio xue* cardiale oder hochschlagendes Leber-Yang *yang hepaticum* mit Palpitationen, Angstzuständen, Schlaflosigkeit, Desorientiertheit → Poria (Fuling) S. 340, Astragali r. (Huangqi) S. 718, Angelicae sinensis r. (Danggui) S. 780
- Kälte *algor* durch Schwäche im FK Lunge *depletio o. pulmonalis* mit Husten, Keuchen, Schleimbildung; starke Uterusblutungen, Infertilität → Rehmanniae praep. r. (Shudihuang) S. 792, Asini corii colla (Ejiao) S. 782, Juglandis s. (Hutaoren) S. 772
- Schreck *pavor*-Symptomatik, Palpitationen, Angstzustände → Mastodi fossilium ossis (Longgu) S. 434, Ostreae concha (Muli) S. 436

Kompatibilität

- gestört durch Coptidis rhiz. (Huanglian) S. 178
- beschränkt durch Aconiti r. lateralis praep. (Fuzi) S. 396, Alkohol

Kontraindikation Schwäche *depletio* der Mitte

Gravidität Anwendung erlaubt

Magnetitum
Cishi

磁石

Variante: Margaritaferae concha
chemischer Name: diverse Eisenoxyde, Fe_3O_4
deutsch: Magneteisenstein, Magnetit
englisch: magnetite, magnetic stone

Temperaturverhalten
■■■ kalt

Wirkrichtung
■■■ absenkend

Geschmack *Sapor*
■□□ scharf

Wirkort
Tiefe, Innere *intima*

Funktionskreis-/ Orbisbezug
■■□ Niere *renalis*
■■□ Leber *hepaticus*

Wirkung/Indikation

■■■ **Yang absenkend**
hochschlagendes Nieren- oder Leber-Yang *yang renale* oder *yang hepaticum*: Palpitationen, Erregungszustände, Schlaflosigkeit, Epilepsie, Tremor, klonisch-tonische Krämpfe

■■■ **krampflösend**
klonisch-tonische Krämpfe, Epilepsie, Tremor, Spasmen

■■■ **beruhigend und ausgleichend**
Unruhezustände, Palpitationen, Schlaflosigkeit, Erregungszustände

■■□ **Qi absenkend**
Kurzatmigkeit, Keuchen, Asthma bei Schwäche im FK Niere *depletio o. renalis*

■■□ **Yin stützend und ergänzend**
Leber- oder Nieren-Yin-Schwäche *depletio yin hepaticum* oder *depletio yin renale*: Schwindel, Sehstörungen, Schwerhörigkeit, Tinnitus, unscharfes Sehen, Benommenheit

Tagesdosis 15–30 g, Standard 15 g

Bemerkung als Pulver oder Pillen sehr schwer verdaulich, deshalb in dieser Form keine Langzeitanwendung. Wie alle metallischen Drogen kann es die Mitte sehr belasten und verletzen, deshalb mit verdauungsfördernden, die Mitte stützenden Arzneimitteln kombinieren.

Kochzeit 30–40 min

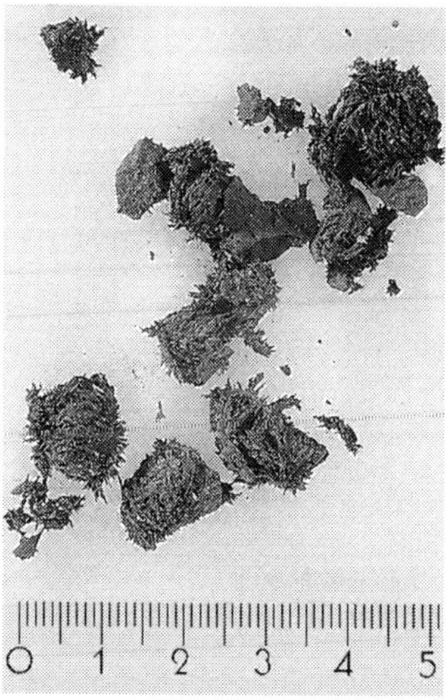

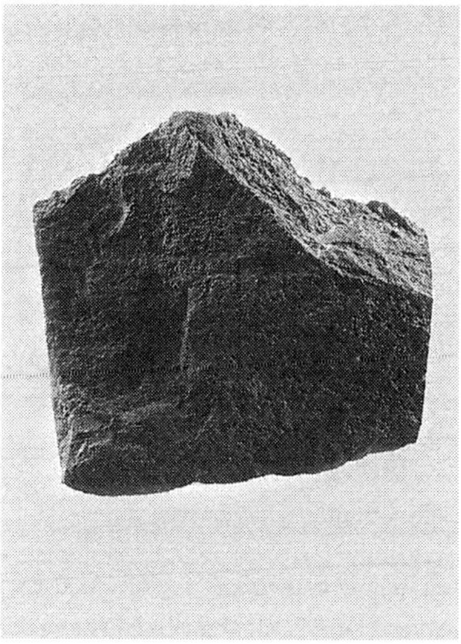

Kombinationen

- Yin-Schwäche *depletio yin* mit hochschlagendem Yang, Benommenheit, Schwindel → Mastodi fossilium ossis (Longgu) S. 434, Ostreae concha (Muli) S. 436
- Yin-Schwäche *depletio yin* mit hochschlagendem Yang, Benommenheit, Schwere des Kopfes, gerötetes Gesicht, Palpitationen → Achyranthis bidentatae r. (Niuxi) S. 532, Eucommiae c. (Duzhong) S. 768, Haliotidis concha (Shijueming) S. 462
- Tinnitus, Hörschwäche → Rehmanniae praep. r. (Shudihuang) S. 792, Corni fr. (Shanzhuyu) S. 834, Schisandrae fr. (Wuweizi) S. 862
- Schwäche in den FK Niere und Leber *depletio oo. renalis et hepaticus*, verminderte Sicht, Katarakt, Reizbarkeit → Cinnabaris (Zhusha) S. 426, Massa medicata fermentata (Shenqu) S. 700
- Nieren- und Leber-Yin-Schwäche *depletio yin renale, yin hepaticum*, Schwindel, Sehstörungen, Tinnitus, Schwerhörigkeit → Rehmanniae praep. r. (Shudihuang) S. 792, Evodiae fr. (Wuzhuyu) S. 404, Schisandrae fr. (Wuweizi)

Kompatibilität

- gefördert durch Bupleuri r. (Chaihu) S. 54
- gestört durch Moutan cortex (Mudanpi) S. 170, Illicii h.
- dämpft die Giftigkeit von Cinnabaris (Zhusha) S. 426, Eisen, Gold

Gravidität Anwendung erlaubt

Margarita concha
Zhenzhu

珍珠

zoologischer Name: *Pteria margaritifera*
Variante: Margaritaferae concha
deutsch: Schale der Perlmuschel
englisch: pearl shell

Temperaturverhalten
■■■ kalt

Wirkrichtung
■■■ absenkend

Geschmack *Sapor*
■□□ salzig
■□□ süß

Wirkort
Tiefe, Innere *intima*

Funktionskreis-/ Orbisbezug
■■■ Herz *cardialis*
■■□ Leber *hepaticus*

Wirkung/Indikation

■■■ **Yang absenkend**
Herz-Yang *yang cardiale*: Palpitationen, Tremor, klonisch-tonische Krämpfe, Epilepsie, Ängstlichkeit. Leber-Yang *yang hepaticum*: Krämpfe, Epilepsie, Schwindel, Tinnitus, Schlaflosigkeit

■■□ **Funktionskreis Herz *o. cardialis* stützend und kühlend**
Palpitationen, Angstzustände, Ängstlichkeit, Tremor

■■□ **krampflösend**
klonisch-tonische Krämpfe, Epilepsie, Spasmen

■■□ **Hitze *calor* kühlend**
FK Herz *o. cardialis*: Augen gerötet, schmerzhafter, geschwollener Rachen, unscharfes Sehen (äußerliche Anwendung als Pulver)

■□□ **Ekzeme, Verbrennungen und Geschwüre**
Ulzerationen, offene, schlechtheilende Geschwüre, Geschwüre im Mund: äußerliche Anwendung als Pulver

■■■ **beruhigend und ausgleichend**
Palpitationen, Angstzustände, Krampfneigung, Spasmen

Physiologische/pharmakologische Wirkung neuere Forschung: tägliche Anwendung des Pulvers zeigte eine Verbesserung von Gedächtnis, Energie, Konzentration, Immunsystem bei geriatrischen Patienten; neutralisiert Magensäure: saures Aufstoßen, Regurgitationen, peptische Ulcera mit Schmerzen

Tagesdosis 15–30 g, Standard 15 g

Kochzeit 30–40 min

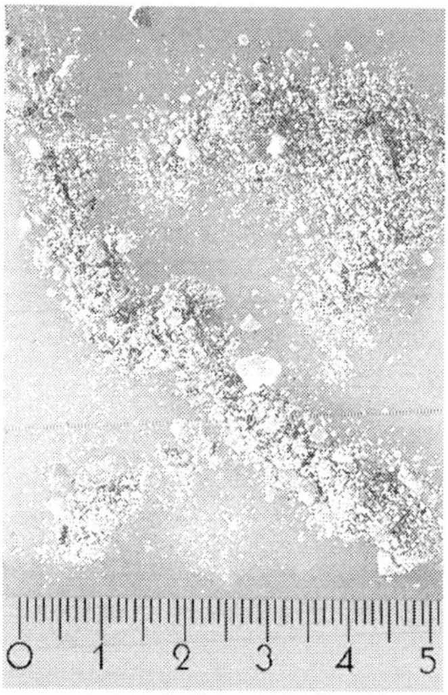

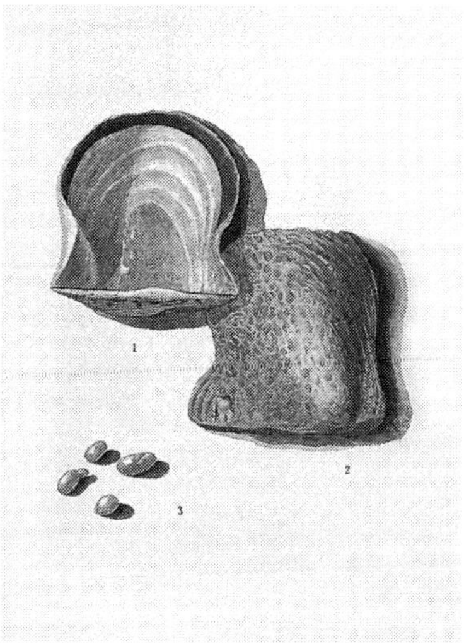

Kombinationen

- hochschlagendes Herz-Yang *yang cardiale* → Mastodi fossilium ossis (Longgu) S. 434, Ostreae concha (Muli) S. 436, Cinnabaris (Zhusha) S. 426, Arisaematis rhiz. (Tiannanxing) S. 636, Bambusae concretio silicea (Tianzhuhuang) S. 656
- Hitze im FK Leber *calor o. hepatici* → Succinum (Hupo) S. 438, Haliotidis concha (Shijueming) S. 462, Borneol (Bingpian) S. 276
- Palpitationen, Angstzustände, Krampfneigung, kindliche Spasmen → Succinum (Hupo) S. 438, Cinnabaris (Zhusha) S. 426, Arisaematis rhiz. (Tiannanxing) S. 636

Kontraindikation fehlende Hitze *calor* oder Glut *ardor*

Gravidität Anwendung erlaubt

Mastodi fossilium ossis 龙骨
Longgu

Varianten: Draconis os, Mastodi ossum sive dentium fossilia
deutsch: fossile Tierknochen, „Drachenknochen"
englisch: dragon bones, fossilezed vertebrae and bones of the extremities (usually of mammals)

Temperaturverhalten
■■□ kühl

Wirkrichtung
■■□ absenkend

Geschmack ***Sapor***
■■□ süß

Wirkort
Tiefe, Innere *intima*

Funktionskreis-/ Orbisbezug
■■■ Herz *cardialis*
■■■ Leber *hepaticus*
■■□ Niere *renalis*

Wirkung/Indikation

■■■ **Yang absenkend**
Herz-Yang *yang cardiale*: Erregungszustände, Unruhe, Schlaflosigkeit, Tobsuchtsanfälle, klonisch-tonische Krämpfe, Palpitationen, Angstzustände
Leber-Yang *yang hepaticum*: Schwindel, Tinnitus, Kopfschmerz, Schlaflosigkeit

■■■ **beruhigend und ausgleichend**
Reizbarkeit, Unruhezustände, Schlafstörungen, Palpitationen, Schweiße im Schlaf

■■■ **Funktionskreis Leber *o. hepaticus* harmonisierend und stützend**
Drehschwindel, Sehstörungen durch Leber-Yin-Schwäche *depletio yin hepaticum*

■■□ **adstringierend und sammelnd**
Spermatorrhö, Schweiße im Schlaf, spontane Schweiße, Fluor albus, gynäkologische Blutungen bei Nieren-Yin-Schwäche *depletio yin renale*

■□□ **Ekzeme, Verbrennungen und Geschwüre**
Äußerliche Anwendung: schlechtheilende, chronische Wunden oder Ulzerationen

■■■ **inneren Wind *ventus internus* besänftigend**
Schwindel, Tinnitus, Hypertonus

Toxizität falsche Anwendung kann zu brennender Dysurie führen

Tagesdosis 15–30 g, Standard 15 g

Kochzeit 30–40 min

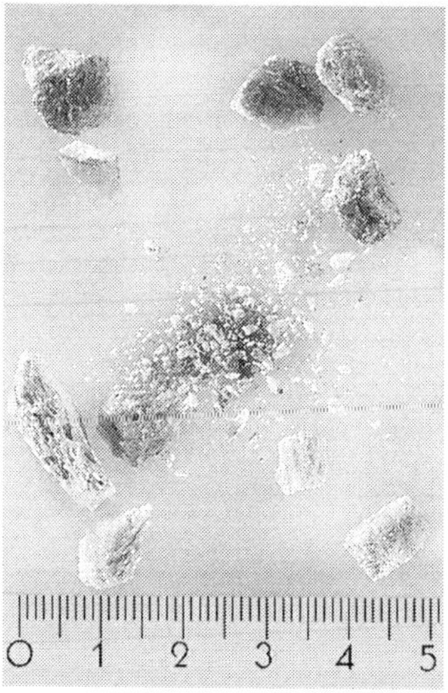

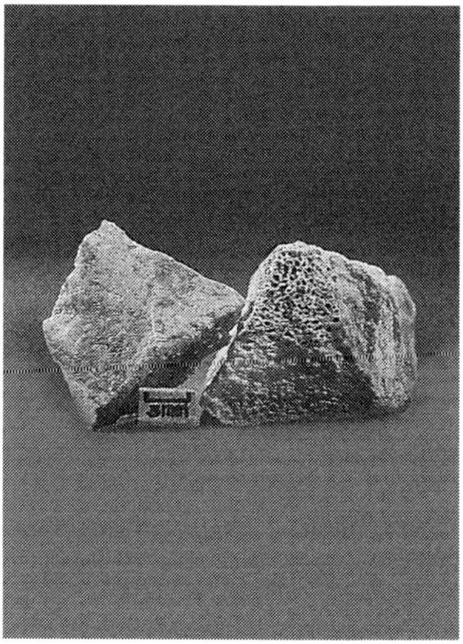

Kombinationen

- Palpitationen, Vergeßlichkeit, Schlaflosigkeit, viele Träume → Polygalae r. (Yuanzhi) S. 448, Ziziphi spinosae s. (Suanzaoren) S. 454
- Yin-Schwäche *depletio yin* mit hochschlagendem Yang, Schlaflosigkeit, Reizbarkeit, Benommenheit, verschwommene Sicht → Ostreae concha (Muli) S. 436, Achyranthis bidentatae r. (Niuxi) S. 532
- Yin-Schwäche *depletio yin* mit Schweißen im Schlaf → Corni fr. (Shanzhuyu) S. 834, Ostreae concha (Muli) S. 436
- Nieren-Yang-Schwäche *depletio yang renale* mit Spermatorrhö, Diarrhö, vaginalem Ausfluss, starken Uterusblutugen → Cinnamomi cassiae ram. (Guizhi) S. 30, Paeoniae radix lactiflora (Baishao) S. 788
- Kälte-Schwäche *algor depletionis* mit lumbalen Rückenschmerzen, Schmerzen der Extremitäten, Benommenheit, Müdigkeit → Cinnamomi cassiae ram. (Guizhi) S. 30, Paeoniae radix lactiflora (Baishao) S. 788
- Kollaps des Qi , Verlust des Yang mit profusem Schweiß → Aconiti r. lateralis praep. (Fuzi) S. 396, Ginseng r. (Renshen) S. 726
- Schwäche im FK Niere *depletio o. renalis* → Astragali s. (Shayuan jili) S. 744, Euryales s. (Qianshi) S. 838
- Nieren-Yin-Schwäche *depletio yin renale* mit Schweißen, Diarrhö, Fluor albus → Astragali r. (Huangqi) S. 718, Paeoniae radix lactiflora (Baishao) S. 788, Aconiti r. lateralis praep. (Fuzi) S. 396, Ginseng r. (Renshen) S. 726, Ostreae concha (Muli) S. 436

Kompatibilität

- gefördert durch Ginseng r. (Renshen) S. 726, Phaseoli radiati semen (Lüdouyi) S. 460
- beschränkt durch Gypsum fibrosum (Shigao) S. 136, Eisengeschirr, Fisch

Kontraindikation feuchte Hitze *calor humidus*, Fülle *repletio* (äußere Schrägläufigkeiten / Heteropathien)

Gravidität Anwendung erlaubt

Ostreae concha 牡蛎
Muli

zoologischer Name: *Ostrea gigas*, u.a.
deutsch: Austernschalen
englisch: oyster shell

Temperaturverhalten
■■□ Tendenz kalt

Geschmack *Sapor*
■■■ salzig

Funktionskreis-/ Orbisbezug
■■■ Leber *hepaticus*
■■■ Niere *renalis*
■■□ Herz *cardialis*

Wirkrichtung
■■■ absenkend

Wirkort
unterer Wärmebereich *Calorium*, Tiefe, Innere *intima*

Wirkung/Indikation

■■■ **Yang absenkend**
Herz-Yang *yang cardiale*: Erregungszustände, Palpitationen, Nervosität, Schreckhaftigkeit, Schlaflosigkeit, Angstzustände

■■■ **beruhigend und ausgleichend**
Unruhezustände, Schlaflosigkeit, Schweiße im Schlaf, nächtliche Schweiße, Arrhythmie, Tachykardie, Hyperventilationssyndrom

■■■ **Funktionskreis Leber *o. hepaticus* harmonisierend und stützend**
Schwindel, Sehstörungen, Krämpfe, Kopfschmerzen, Tinnitus

■■□ **adstringierend und sammelnd**
Nieren-Yin-Schwäche *depletio yin renale*: periodisches Fieber, Schweiße im Schlaf, gynäkologische Blutungen, Fluor albus, Spermatorrhö, spontane Schweiße

■■□ **Zusammenballung lösend**
Schwellungen des äußeren Halses, Schwellungen im Brustbereich (z.B. Parotitis, Mastitis), Lymphknotenverdickungen im Kopf-, Nacken-, Inguinalbereich

■□□ **Schmerz beseitigend**
epigastrische Schmerzen, Sodbrennen, saurer Mundgeschmack

■■□ **stoffliche Verhärtungen *concretiones* zerschlagend und lösend**
Schilddrüsenvergrößerung, Struma, Neoplasien, Tumoren

■■□ **kalten Schleim *pituita algida* umwandelnd**
Schlaflosigkeit, Reizbarkeit, Schizophrenie, manisch depressive Zustände, Psychosen, Leberzirrhose

Physiologische/pharmakologische Wirkung neuere Forschung: neutralisiert Magensäure und lindert Magenschmerzen: gastrische und duodenale Ulcera

Toxizität Überdosierung kann zu dyspeptischen Beschwerden und Obstipation führen

Tagesdosis 10–30 g, Standard 15 g

Kochzeit 30–40 min

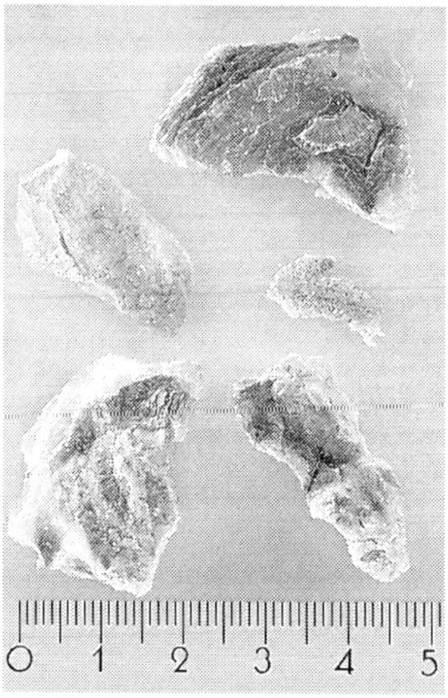

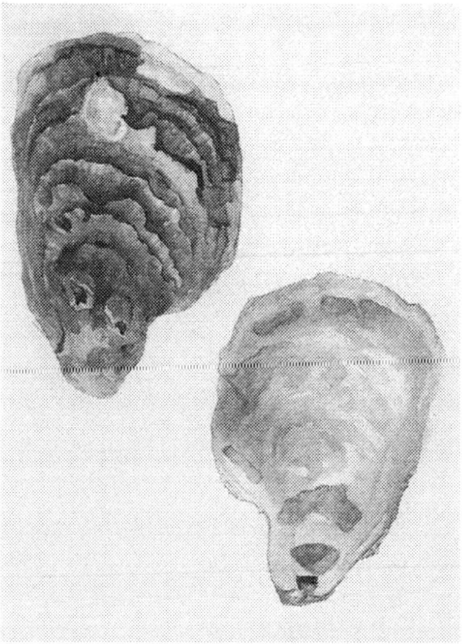

Kombinationen

- Yin-Schwäche *depletio yin* mit hochschlagendem Yang mit Kopfschmerzen, Benommenheit, Tinnitus, Palpitationen, Schlaflosigkeit, Angstzuständen → Mastodi fossilium ossis (Longgu) S. 434, Paeoniae radix lactiflora (Baishao) S. 788
- Spermatorrhö → Mastodi fossilium ossis (Longgu) S. 434, Paeoniae radix lactiflora (Baishao) S. 788, Euryales s. (Qianshi) S. 838, Nelumbinis nodus rhiz. (Oujie) S. 606
- starke Uterusblutungen, vaginaler Ausfluss → Mastodi fossilium ossis (Longgu) S. 434, Paeoniae radix lactiflora (Baishao) S. 788, Asini corii colla (Ejiao) S. 782
- spontane Schweiße, Schweiße im Schlaf → Astragali r. (Huangqi) S. 718, Tritici fr. germ. (Fuxiaomai) S. 866
- geschwollene Drüsen, jugulare oder okzipitale Lymphknotenverdickungen → Scrophulariae r. (Xuanshen) S. 176, Prunellae spica (Xiakucao) S. 146, Fritillariae thunbergii bulbus (Zhebeimu) S. 662
- hypochondrische Schmerzen, Schmerzen unter dem Rippenbogen → Bupleuri r. (Chaihu) S. 54, Salviae miltiorrhizae r. (Danshen) S. 580, Paeoniae radix rubra (Chishaoyao) S. 172

Kompatibilität

- gefördert durch Fritillariae thunbergii bulbus (Zhebeimu) S. 662, Glycyrrhizae r. (Gancao) S. 728, Achyranthis bidentatae r. (Niuxi) S. 532, Polygalae r. (Yuanzhi) S. 448, Cnidii fr. (Shechuangzi) S. 752
- gestört durch Ephedrae h. (Mahuang) S. 34, Evodiae fr. (Wuzhuyu) S. 404, Magnoliae fl. (Xinyi) S. 38, Asari h. cum r. (Xixin) S. 28
- dämpft die Giftigkeit von Salmiacum

Kontraindikation feuchte Hitze *calor humidus*, eingeschlossene äußere Schrägläufigkeiten/Heteropathien (Fülle *repletio*), fieberhafte Erkrankungen ohne Schweiße

Gravidität Anwendung erlaubt

Succinum
Hupo

琥珀

chemisch: fossiles Harz von Nadelhölzern
deutsch: Bernstein
englisch: amber

Temperaturverhalten
■□□ neutral

Geschmack *Sapor*
■□□ süß

Funktionskreis-/ Orbisbezug
■■□ Herz *cardialis*
■□□ Blase *vesicalis*
■■□ Leber *hepaticus*

Wirkrichtung
■■■ absenkend

Wirkort
Kopf und Augen, unterer Wärmebereich *Calorium*

Wirkung/Indikation

■■■ **beruhigend und ausgleichend**
Palpitationen, Schlaflosigkeit, Unruhe, Tremor, Ängstlichkeit, Träume, Vergesslichkeit, Anfallsneigung

■■□ **Funktionskreis Herz *o. cardialis* stützend und kühlend**
Palpitationen, Unruhe, Palpitationen mit Angst, Schlaflosigkeit, Träume, Vergesslichkeit

■■□ **krampflösend**
Krämpfe, Epilepsie, Konvulsionen, Krämpfe der Kinder

■■□ **diuretisch**
Harnverhalt, schmerzhafte Miktionsstörungen, Blut im Urin, verzögerte Miktion

■□□ **Schwellung zerteilend**
Geschwüre, Karbunkel, Ulzerationen der Haut, schmerzhaftes, geschwollenes Skrotum, geschwollene, schmerzhafte Vulva, schmerzhafte Schwellungen

■■□ **Stasen des Xue lösend**
Amenorrhö, Schmerzen im Unterbauch mit palpablem Tumor bei Xue-Stasen, Herzbeschwerden

■□□ **Ekzeme, Verbrennungen und Geschwüre**
Geschwüre, Karbunkel, Ulzerationen der Haut

Physiologische / pharmakologische Wirkung tierexperimentell Suppression des ZNS mit verzögerten spontanen Bewegungen und verlängerter Barbituratwirkung (Vorsicht bei Kombination mit Barbituraten oder anderen sedierenden Pharmaka, Vorsicht im Verkehr).

Besonderes nur als Pillen oder Pulver zu verwenden oder äußerliche Anwendung, nicht als Dekokt
Bernstein wurde schon immer gefälscht; dazu wurden früher Kolophonium und subfossile Harze verwendet, heute nimmt man dafür synthetische Polymere.

Tagesdosis 0,9–3 g, Standard 1 g; nicht kochen

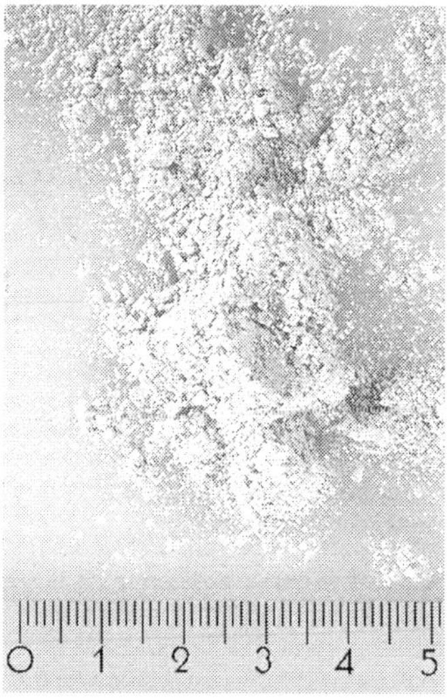

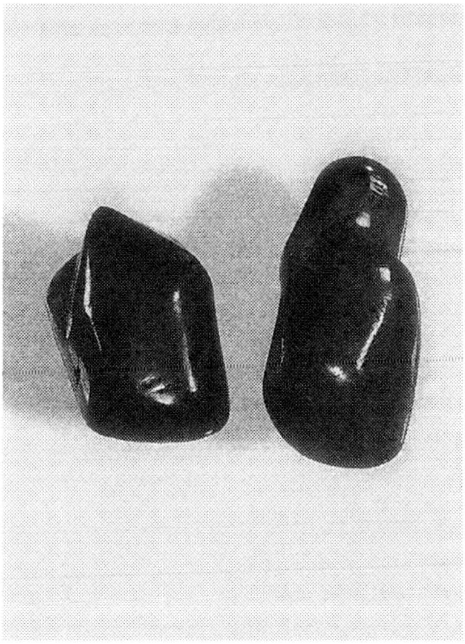

Kombinationen
- verminderte Miktion, Hämaturie → Plantaginis s. (Cheqianzi) S. 334, Clematidis armandii caul. (Chuanmutong) S. 312
- Xue-Stasen, ausbleibende Menstruation, schmerzhafte Schwellungen → Sparganii rhizoma (Sanleng) S. 584, Myrrha (Moyao) S. 570, Rhei rhiz. (Dahuang) S. 96
- Palpitationen mit Angstzuständen, Vergesslichkeit, Schlaflosigkeit, emotionale Alteration → Polygalae r. (Yuanzhi) S. 448, Acori graminei rhiz. (Shichangpu) S. 274, Ziziphi spinosae s. (Suanzaoren) S. 454
- kindliche Konvulsionen, Schlaflosigkeit → Cinnabaris (Zhusha) S. 426
- Krampfanfälle → Uncariae ramulus cum uncis (Gouteng) S. 472, Scorpio (Quanxie) S. 468
- koronare Herzerkrankung → Notoginseng r. (Sanqi) S. 610
- schmerzhafte dysurische Beschwerden, Hämaturie, Harnverhalt, Konkremente → Lygodii spora (Haijinsha) S. 326, Lysimachiae h. (Jinqiancao) S. 328, Clematidis armandii caul. (Chuanmutong) S. 312

Kontraindikation Yin-Schwäche *depletio yin*, Hitze *calor*

Gravidität Anwendung erlaubt

Albiziae cortex 合欢皮
Hehuanpi

Familie: Mimosaceae
Stammpflanze: *Albizia julibrissin*, u. a.
deutsch: Seidenakazienrinde
englisch: mimosa tree bark, collective happiness bark

Temperaturverhalten
■□□ neutral

Geschmack *Sapor*
■■□ süß

Wirkrichtung
■■□ absenkend

Wirkort
Tiefe, Innere *intima*, Haut

Funktionskreis-/ Orbisbezug
■■□ Herz *cardialis*
■■□ Leber *hepaticus*
■□□ Milz *lienalis*
■□□ Lunge *pulmonalis*

Wirkung/Indikation

■■□ **beruhigend und ausgleichend**
Schlaflosigkeit, Reizbarkeit, Unruhezustände, Erregungszustände, Angstzustände

■■□ **Xue ergänzend**
Erregungszustände, Angstzustände, Schlaflosigkeit

■□□ **Schmerz beseitigend**
posttraumatische Schmerzen oder Schwellungen, schmerzhafte, geschwollene Wunden, Frakturen

■□□ **Schwellung zerteilend**
posttraumatische Schwellungen, Schwellungen bei Frakturen und Wunden, Ulzerationen, Abszesse

■□□ **Verletzungen, Hämatome und Wunden**
Schwellungen, Frakturen, Wunden, Ulzerationen, Abszesse

■□□ **Ekzeme, Verbrennungen und Geschwüre**
thorakale Ulzerationen, eitriger Auswurf, Abszesse

■■□ **Qi bewegend**
Leber-Qi *qi hepaticum* bewegend: Depression, Schlaflosigkeit, Traurigkeit, Verzagtheit, verminderter Appetit

Physiologische/pharmakologische Wirkung stimuliert Uteruskontraktionen, sedierend, hypnotisch (Vorsicht bei Kombination mit Barbituraten oder anderen sedierenden Pharmaka, Vorsicht im Verkehr)

Toxizität tierexperimentell in sehr hoher Überdosierung eines Inhaltsstoffes (Albitocin): letal, möglicherweise durch Leber- und Nierenzytotoxizität

Tagesdosis 10–15 g, Standard 10 g **Kochzeit** 20 min

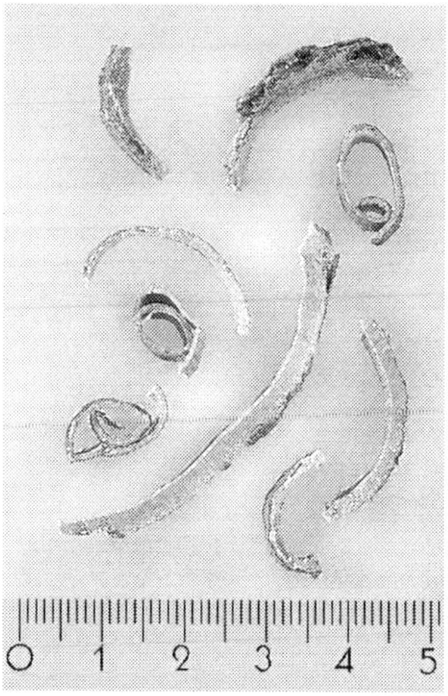

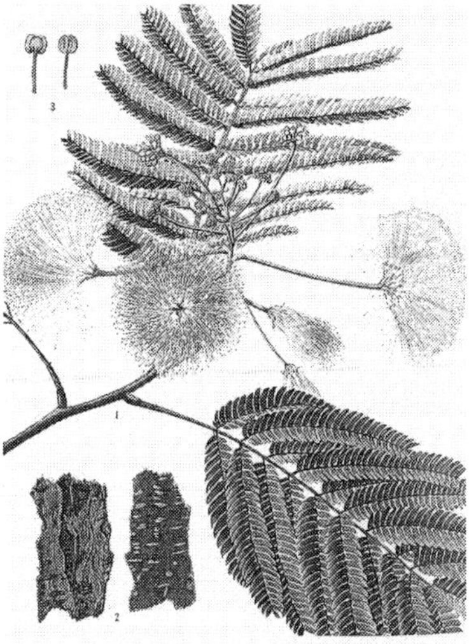

Kombinationen

- Schlaflosigkeit, Depression, Reizbarkeit → Salviae miltiorrhizae r. (Danshen) S. 580, Polygoni multiflori caul. (Yejiaoteng) S. 450, Biotae seu Platycladi s. (Baiziren) S. 446, Mastodi fossilium ossis (Longgu) S. 434
- posttraumatische Schwellungen, Schmerzen, degenerative Erkrankungen von Gelenken und Muskulatur → Olibanum (Ruxiang) S. 572, Myrrha (Moyao) S. 570, Angelicae sinensis r. (Danggui) S. 780, Paeoniae radix rubra (Chishaoyao) S. 172, Persicae s. (Taoren) S. 574
- feuchte Hitze im FK Lunge *calor humidus o. pulmonalis* mit Lungenabszessen, Ulzerationen im Thoraxbereich, eitrigem Auswurf → Benincasae s. (Dongguazi) S. 310, Houttuyniae h. cum radice (Yuxingcao), Persicae s. (Taoren) S. 574
- stoffliche Verhärtungen *concretiones* und Abszesse → Taraxaci h. cum radice (Pugongying) S. 256, Gleditsiae spina (Zaojiaoci) S. 558

Gravidität Anwendung verboten

Albiziae flos
Hehuanhua

合欢花

Familie: Mimosaceae
Stammpflanze: *Albizia julibrissin*, u. a.
deutsch: Seidenakazienblüten
englisch: mimosa tree flowers

Temperaturverhalten
■□□ neutral

Geschmack *Sapor*
■□□ bitter, süß

Wirkrichtung
■□□ absenkend

Wirkort
Tiefe, Innere *intima*

Funktionskreis-/ Orbisbezug
■■□ Herz *cardialis*
■□□ Leber *hepaticus*
■□□ Magen *stomachi*

Wirkung/Indikation

■□□ **Qi bewegend und regulierend**
Magen-Qi *qi stomachi*: epigastrische Schmerzen, Klumpengefühl im Abdomen, Aufstoßen, Verdauungsstörungen, Druckgefühl in der Brust. Leber-Qi *qi hepaticum*: Oberbauchsymptomatik, epigastrische Schmerzen, Angstzustände, Erregungszustände, Unruhezustände

■■□ **beruhigend und ausgleichend**
Erregungszustände, Angstzustände, Schlaflosigkeit, Unruhezustände

■□□ **Xue ergänzend**
Angstzustände, Schlaflosigkeit, Gedächtnisstörungen, Reizbarkeit

■□□ **Yin stützend und ergänzend**
Schlaflosigkeit, Gedächtnisstörungen, Reizbarkeit, Erregungszustände, Angstzustände

Tagesdosis 3–9 g, Standard 5 g

Kochzeit Blüten am Schluss zugeben, kurz aufkochen und 3 min ziehen lassen

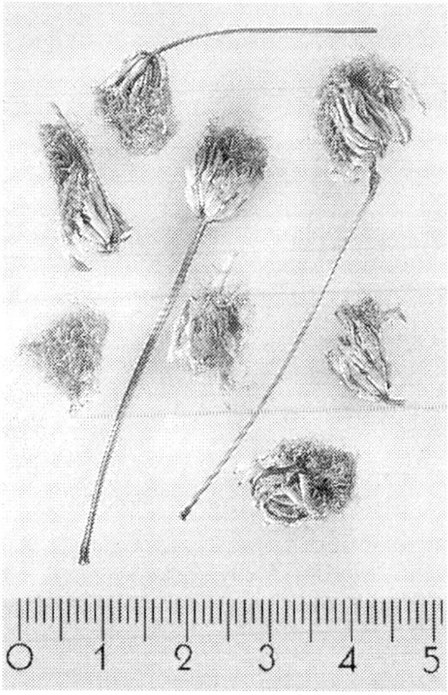

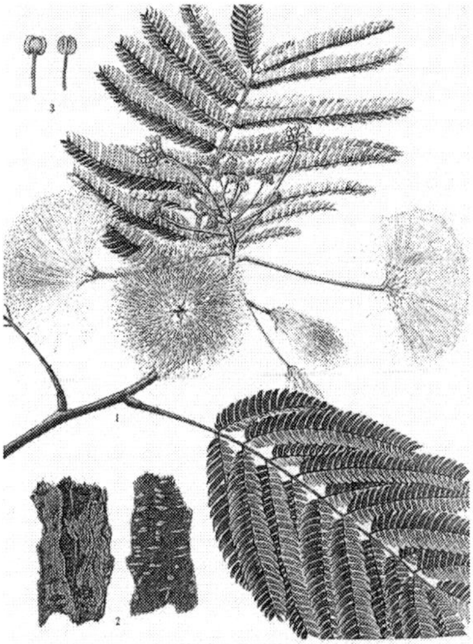

Gravidität Anwendung erlaubt

Ganoderma
Lingzhi

灵芝

Familie: Polyporaceae
Stammpflanze: *Ganoderma lucidum, Ganoderma sinensis,* u.a.
Variante: reishi (japanisch)
deutsch: Ganoderma
englisch: lucid ganoderma, spiritual mushroom

Temperaturverhalten
■□□ neutral

Geschmack *Sapor*
■□□ süß

Funktionskreis-/ Orbisbezug
■■□ Herz *cardialis*
■■□ Leber *hepaticus*
■■□ Lunge *pulmonalis*

Wirkrichtung
■□□ absenkend

Wirkort
Tiefe, Innere *intima*
Lunge

Wirkung/Indikation

■■□ **FK Herz *o. cardialis* stützend und kühlend**
unruhiges shen, Schlaflosigkeit, Vergesslichkeit, Müdigkeit, Palpitationen, Ängste

■■□ **beruhigend und ausgleichend**
Schlaflosigkeit, Palpitationen, Unruhe

■□□ **Husten stillend**
Husten bei Erkältungen, Husten mit viel Schleim

■□□ **Keuchen stillend**
Dyspnoe, asthmatische Beschwerden

■□□ **Schleim *pituita* kanalisierend**
Husten mit viel Schleim, asthmatische Beschwerden

■■□ **Qi stützend und ergänzend**
Herz- und Milz-Qi *qi cardiale et lienale*: Schlaflosigkeit, Vergesslichkeit, Inappetenz, kalte Extremitäten. Lungen-Qi *qi pulmonale*: Kurzatmigkeit, bei Husten, Keuchen, asthmatischen Beschwerden zur Schleimumwandlung

■□□ **Xue ergänzend**
Müdigkeit, Benommenheit, Schwäche im Rückenbereich, Reizbarkeit mit trockenem Mund

Toxizität seltene Nebenwirkungen: Vertigo, trockener Mund und Nase, Nausea, Epistaxis, Obstipation oder auch Diarrhö. Schwerwiegende allergische Reaktionen auf Injektionen mit Ganoderma sind vorgekommen

Besonderes die Droge stammt meist aus Kulturen, da sie wild nur noch selten zu finden ist

Tagesdosis 3–15 g Dekokt ; 1,5–3 g Pillen, Pulver

Kochzeit 20 min

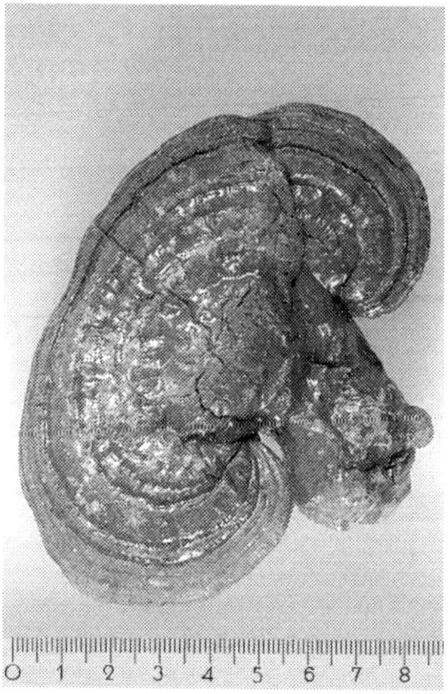

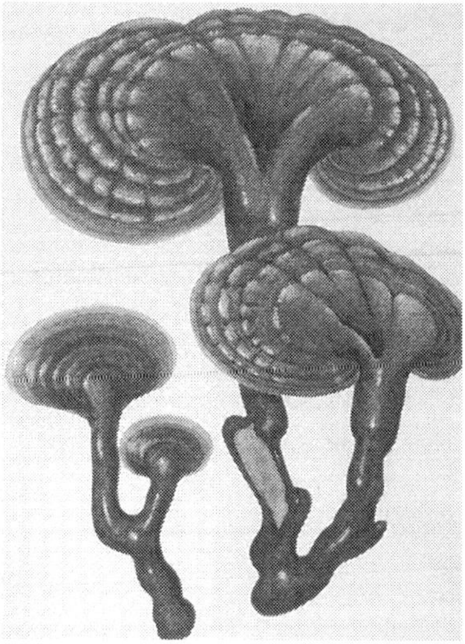

Kombinationen

- Schlaflosigkeit → Angelicae sinensis radix (Danggui) S. 780, Ziziphi spinosae semen (Suanzaoren) S. 454, Platycladi semen (Baiziren) S. 446, Longan arillus (Longyanrou) S. 784
- Asthma, Husten → Codonopsis radix (Dangshen) S. 722, Schisandrae fructus (Wuweizi) S. 862, Zingiberis rhizoma (Ganjiang) S. 416, Pinelliae rhizoma (Banxia) S. 86
- Stützung des Xue und des Qi → Corni fructus (Shanzhuyu) S. 834, Ginseng radix (Renshen) S. 726, Rehmanniae radix (Shengdihuang) S. 174

Gravidität Anwendung erlaubt

Physiologische / pharmakologische Wirkung immunstimulierend und antineoplastisch mit Erhöhung von Monocyten, Lymphozyten, Macrophagen, Cytokinen, Interleukin, Tumor-Nekrose-Faktor, Interferon; positiv inotrop, blutdrucksenkend, Widerstand der Herzmuskulatur gegenüber Hypoxie erhöhend; antibiotisch, hepatoprotektiv, antidiabetogen, antitussiv, sedierend, analgetisch, antiasthmatisch; neuerdings bei Neurasthenie, Hyperlipidämie, Leukopenie, chronischen Hepatopathien, Hypertonie, Angina pectoris eingesetzt

Platycladi semen
Baiziren

柏子仁

Familie: Cupressaceae
Stammpflanzen: *Biota orientalis*, *Platycladus orientalis*, u.a.
Variante: Biotae semen
deutsch: Lebensbaumsamen, orientalische Thujasamen
englisch: arbor-vitae seed

Temperaturverhalten
■■□ neutral

Geschmack *Sapor*
■■□ süß

Funktionskreis-/ Orbisbezug
■■■ Herz *cardialis*
■■□ Leber *hepaticus*
■□□ Niere *renalis*
■□□ Milz *lienalis*

Wirkrichtung
■■□ absenkend

Wirkort
Tiefe, Innere *intima*

Wirkung/Indikation

■■■ **Yin stützend und ergänzend**
Herz-Yin *yin cardiale*: Schlafstörungen, Palpitationen, Angstzustände, Unruhezustände, Vergesslichkeit

■■□ **Yang absenkend**
Unruhe, Schlafstörungen, Palpitationen

■■□ **laxierend**
Befeuchtung der FK Dünn- und Dickdarm *oo. intestinorum*: Obstipation bei Yin-Schwäche *depletio yin*. Säftemangel im Senium oder postpartal

■□□ **adstringierend und sammelnd**
Yin-Schwäche *depletio yin*: Schweiße im Schlaf

■■□ **Xue ergänzend**
Herz-Xue *xue cardiale*: Schlaflosigkeit, Ruhelosigkeit, Palpitationen, Reizbarkeit, Angstzustände, vermehrte Schweiße

Physiologische/pharmakologische Wirkung befeuchtet mild den Darm und lindert Obstipation. Inhaltsstoffe u.a. Saponine, Öle

Tagesdosis 10–15 g, Standard 10 g **Kochzeit** 20 min

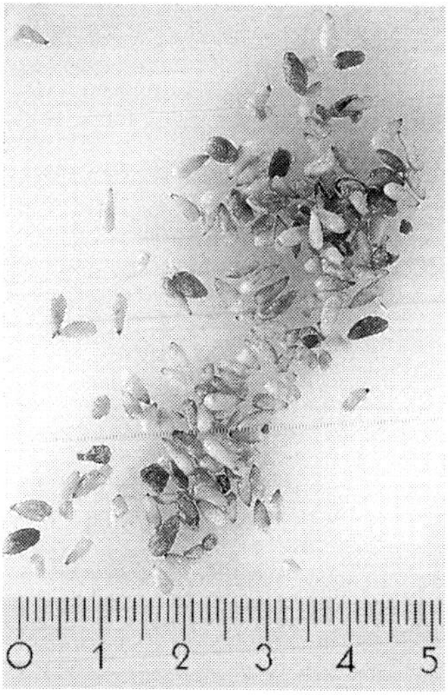

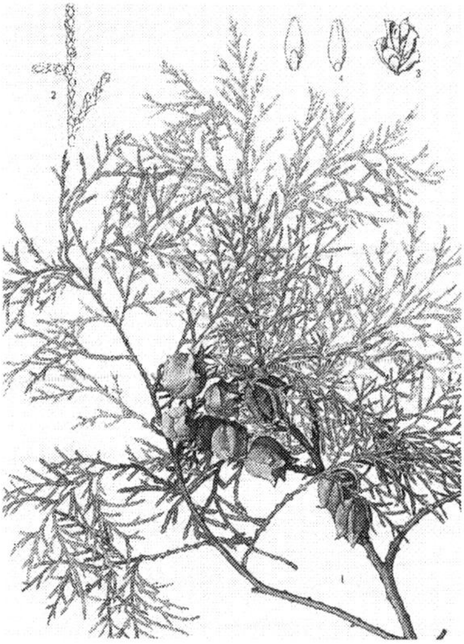

Kombinationen

- Herz-Xue-Schwäche *depletio xue cardiale* mit Palpitationen, Schlaflosigkeit → Polygalae r. (Yuanzhi) S. 448, Ziziphi spinosae s. (Suanzaoren) S. 454
- Xue-Schwäche *depletio xue* mit Obstipation bei älteren Patienten oder post partum → Cannabis s. (Huomaren) S. 100, Juglandis s. (Hutaoren) S. 772
- Yin-Schwäche *depletio yin* mit Schweiße im Schlaf → Schisandrae fr. (Wuweizi) S. 862, Ostreae concha (Muli) S. 436

Kompatibilität

- gefördert durch Cinnamomi cassiae c. (Rougui) S. 402, Ostreae concha (Muli) S. 436
- beschränkt durch Chrysanthemi fl. (Juhua) S. 56, Massa medicata fermentata (Shenqu) S. 700

Kontraindikation Diarrhö, viel Schleim

Gravidität Anwendung erlaubt

Polygalae radix
Yuanzhi

远志

Familie: Polygalaceae
Stammpflanze: *Polygala tenuifolia*
deutsch: Kreuzblumenwurzel, Senegawurzel
englisch: Chinese senega root, profound will

Temperaturverhalten
■□□ warm

Geschmack *Sapor*
■■□ bitter
■■□ scharf

Wirkrichtung
■□□ absenkend

Wirkort
Tiefe, Innere *intima*, Lunge

Funktionskreis-/ Orbisbezug
■■□ Herz *cardialis*
■■□ Lunge *pulmonalis*
■□□ Niere *renalis*

Wirkung/Indikation

■□□ **Yang absenkend**
Herz-Yang *yang cardiale*: Palpitationen, Schlafstörungen, Unruhezustände, Angstzustände, Desorientiertheit, Vergesslichkeit

■■□ **Schleim *pituita* kanalisierend**
verminderte Präsenz, Bewusstlosigkeit, Desorientiertheit, Krämpfe, Husten mit viel Schleim

■□□ **Energiebahnen und Sinne öffnend**
Krampfneigung, Desorientiertheit, die Herz-Leitbahn *s. cardialis* öffnend, Sinne öffnend

■□□ **Schwellung zerteilend**
Schwellungen, Geschwüre im Frühstadium (auch äußerliche Anwendung)

Physiologische/pharmakologische Wirkung die enthaltenen Saponine wirken sekretolytisch und expektorierend, die Droge wirkt diuretisch (auch wenn keine Dokumentation über Wechselwirkungen mit westlichen Diuretika vorliegt, ist eine verstärkte Wirkung auf den Elektrolyt- und Wasserhaushalt möglich) antibiotisch; Einsatz bei Bronchitis. Tierexperimentell: Uterus stimulierend (oral, i.v.), sedierend; in vitro: lindert möglicherweise zusammen mit anderen Drogen die die Lernfähigkeit und das Gedächtnis beeinträchtigende Wirkung des Alkohols.

Toxizität Vorsicht bei Patienten mit Ulzera oder Gastritis. Durch die enthaltenen Saponine ist eine leichte Nausea möglich. Die westlich verwandte Polygala senega kann bei längerer Anwendung Magen-Darm-Reizungen durch Saponine verursachen. Bei Überdosierung sind Brechreiz, Diarrhö, Magenbeschwerden, Übelkeit möglich.

Tagesdosis 3–10 g, Standard 3 g **Kochzeit** 20 min

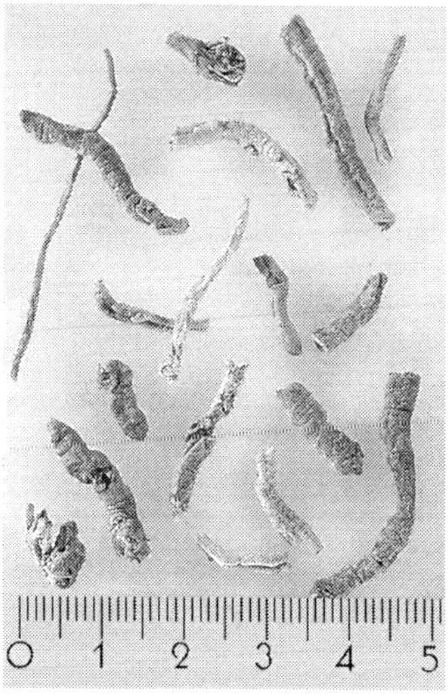

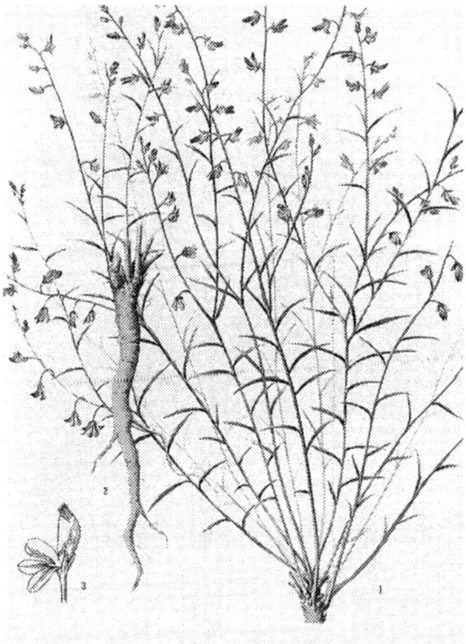

Kombinationen

- Herz-Xue-Schwäche *depletio xue cardiale* oder Stagnation des Qi mit Reizbarkeit, Desorientiertheit, Palpitationen, Angstzuständen, Schlaflosigkeit → Poria (Fuling) S. 340, Ziziphi spinosae s. (Suanzaoren) S. 454
- Kälte-Schleim *algor pituitae* mit Keuchen, Husten, schleimigem Auswurf → Fritillariae thunbergii bulbus (Zhebeimu) S. 662, Pinelliae rhiz. (Banxia) S. 86, Armeniacae semen (Xingren) S. 676, Asteris r. (Ziwan) S. 678
- Schleim *pituita*-Blockaden der Sinnesöffnungen mit Desorientiertheit, verminderter Präsenz, Palpitationen → Curcumae longae tub. (Yujin) S. 548, Acori graminei rhiz. (Shichangpu) S. 274, Acori calami rhiz. (Shuichangpu) S. 272 Poria (Fuling) S. 340
- Verstopfungen der Sinnesöffnungen des FK Herz *o. cardialis* durch Schleim *pituita* mit Krampfneigung, Anfallsneigung → Scorpio (Quanxie) S. 468, Gastrodiae rhiz. (Tianma) S. 458

Kompatibilität

- gefördert durch Poria (Fuling) S. 340, Mastodi fossilium ossis (Longgu) S. 434, Abutili seu Malvae s. (Dongkuizi) S. 330
- beschränkt durch Margarita concha (Zhenzhu) S. 432, Veratri nigri r. et rhiz. (Lilu)

Kontraindikation Yin-Schwäche *depletio yin* mit Hitze *calor*-, Glut *ardor*-Zeichen

Gravidität Anwendung mit Vorsicht

Polygoni multiflori caulis 夜交藤
Yejiaoteng

Familie: Polygonaceae
Stammpflanze: *Polygonum multiflorum*
deutsch: vielblütiger Knöterichstängel
englisch: vine to pass through the night

Temperaturverhalten
■□□ neutral

Geschmack *Sapor*
■■□ süß
■□□ bitter

Wirkrichtung
■□□ absenkend

Wirkort
Tiefe, Innere *intima*, Leitbahnen

Funktionskreis-/ Orbisbezug
■■□ Herz *cardialis*
■□□ Leber *hepaticus*

Wirkung/Indikation

■□□ **Juckreiz beseitigend**
äußerliche Anwendung: Juckreiz und Exantheme (Bäder)

■■□ **Yang absenkend**
Erregungszustände, Angstzustände, Schlaflosigkeit

■□□ **Energiebahnen und Sinne öffnend**
Parästhesien, Juckreiz, Xue-Schwäche *depletio xue*, Schwäche im FK Leber *depletio o. hepaticus*, die Netzleitbahnen *reticulares* durchgängigmachend

■□□ **Xue ergänzend**
Unruhezustände, Reizbarkeit, Schlaflosigkeit, Erregungszustände, Taubheitsgefühl, Schmerzen der Extremitäten

■□□ **Schmerz beseitigend**
diffuse Schmerzen, Taubheitsgefühl, Parästhesien bei Xue-Schwäche *depletio xue*

■■□ **beruhigend und ausgleichend**
Erregungszustände, Reizbarkeit, Schlaflosigkeit

Tagesdosis 15–30 g, Standard 15 g **Kochzeit** 20 min

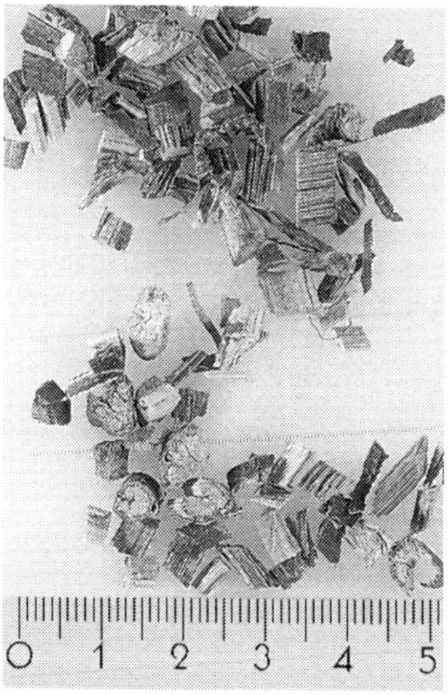

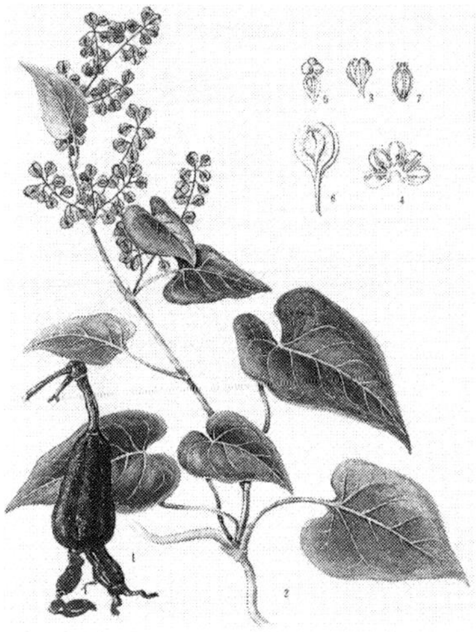

Kombinationen

- Herz-Xue-Schwäche *depletio xue cardiale* mit Schlaflosigkeit, Albträumen → Ziziphi spinosae s. (Suanzaoren) S. 454, Biotae seu Platycladi s. (Baiziren) S. 446
- Xue-Schwäche *depletio xue* mit Parästhesien, muskulärer Schwäche, Taubheitsgefühl, Wundheitsgefühl → Angelicae sinensis r. (Danggui) S. 780, Salviae miltiorrhizae r. (Danshen) S. 580, Spatholobi caulis et radix (Jixueteng) S. 586

Gravidität Anwendung erlaubt

Tritici fructus
Xiaomai

小麦

Familie: Poaceae
Stammpflanze: *Triticum aestivum*
Variante: Tritici aestivi levis semen
deutsch: Weizenkörner
englisch: light wheat grain, floating little wheat

Temperaturverhalten
■□□ neutral

Wirkrichtung
■□□ absenkend

Geschmack *Sapor*
■■□ süß

Wirkort
Tiefe, Innere *intima*

Funktionskreis-/ Orbisbezug
■■■ Herz *cardialis*

Wirkung/Indikation

■■□ **Yin stützend und ergänzend**
Schwäche im FK Herz *depletio o. cardialis*: Erregungszustände, Angstzustände, Schlaflosigkeit

■□□ **Yang absenkend**
Unruhezustände, Schlafstörungen, Palpitationen

Tagesdosis 15–30 g, Standard 15 g **Kochzeit** 20 min

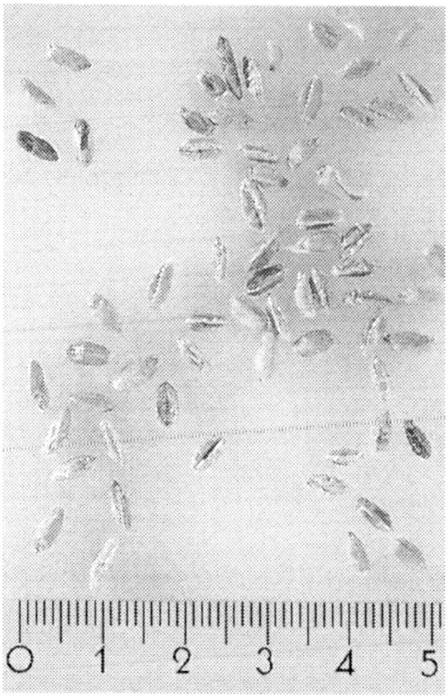

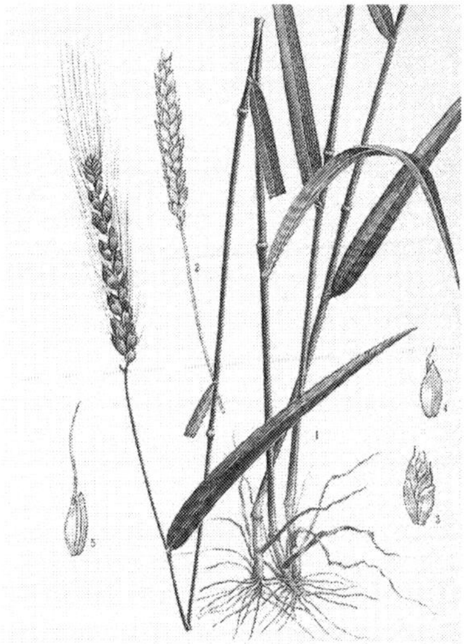

Kombinationen Schwäche im FK Herz *depletio o. cardialis* mit Erregungszuständen, Angstzuständen, Schlaflosigkeit → Glycyrrhizae r. (Gancao) S. 728, Ziziphi spinosae s. (Suanzaoren) S. 454

Gravidität Anwendung erlaubt

Ziziphi spinosae semen 酸枣仁
Suanzaoren

Familie: Ramnaceae
Stammpflanze: *Zizyphus spinosa,* u.a.
deutsch: Stacheljujubensamen, wilde Dornkirschensamen
englisch: sour jujube seed, sour date seed

Temperaturverhalten
■■□ neutral

Geschmack *Sapor*
■■□ süß
■■□ sauer

Wirkrichtung
■■■ absenkend

Wirkort
Tiefe, Inneres *intima*

Funktionskreis-/ Orbisbezug
■■□ Herz *cardialis*
■■■ Leber *hepaticus*
■□□ Gallenblase *felleus*
■□□ Milz *lienalis*

Wirkung/Indikation

■■□ **Yin ergänzend**
Herz-Yin *yin cardiale*: Schlaflosigkeit, Palpitationen, Ängstlichkeit, Schweiße bei Schwäche *depletio*

■■□ **adstringierend und sammelnd**
spontane Schweiße, Schweiße im Schlaf

■□□ **Yang absenkend**
Schlaflosigkeit, Palpitationen

■■□ **Xue ergänzend**
Leber-Xue *xue hepaticum*, Herz-Xue *xue cardiale*: Ruhelosigkeit, Reizbarkeit, unruhiger Schlaf, traumreicher Schlaf, Albträume

Physiologische / pharmakologische Wirkung
Inhaltsstoffe: u.a. Saponine, Alkaloide, Flavone, Vitamin C; sedierend (Vorsicht bei Kombination mit Barbituraten oder anderen sedierenden Pharmaka, Vorsicht im Verkehr), mildert die Wirkung von Coffein, hypnotisch, tierexperimentell negativ chronotrop, positiv inotrop, stimulierend auf die Uterusmuskulatur und Kontraktionen fördernd, analgetisch, antipyretisch; einsetzbar bei Hypertonie, Insomnie, Irritabilität.

Tagesdosis 10–15 g, Standard 10 g **Kochzeit** 20 min

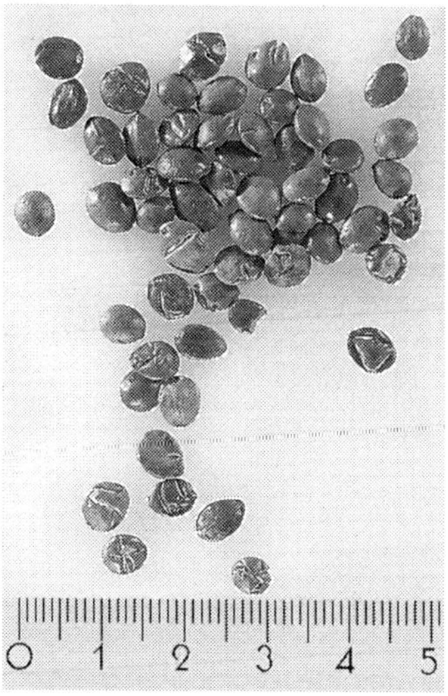

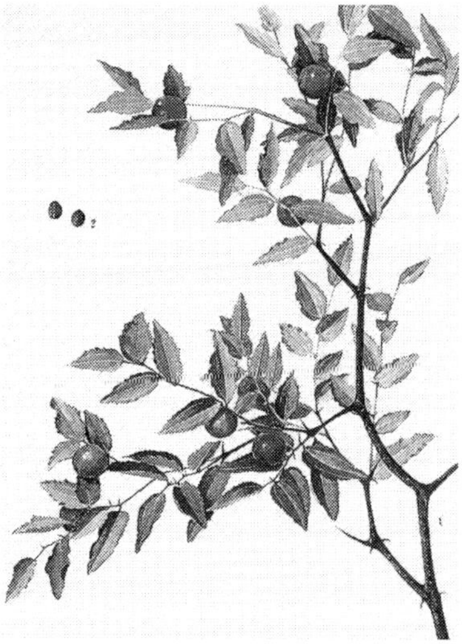

Kombinationen

- Herz-Xue- und Herz-Yin-Schwäche *depletio xue cardiale* und *yin cardiale* mit Reizbarkeit, Schlaflosigkeit, Palpitationen, Angstzuständen → Paeoniae radix lactiflora (Baishao) S. 788, Angelicae sinensis r. (Danggui) S. 780, Polygoni multiflori r. (Heshouwu) S. 790
- Leber-Yin-Schwäche *depletio yin hepaticum* und Hitze *calor* bzw. Glut *ardor* mit Reizbarkeit, Schlaflosigkeit → Anemarrhenae rhiz. (Zhimu) S. 126, Poria (Fuling) S. 340
- Milz-Qi-Schwäche *depletio qi lienale* und Herz-Xue-Schwäche *depletio xue cardiale* → Codonopsis r. (Dangshen) S. 722, Poria (Fuling) S. 340, Longan arillus (Longyanrou) S. 784
- spontane Schweiße, Schweiße während des Schlafs → Schisandrae fr. (Wuweizi) S. 862, Angelicae sinensis r. (Danggui) S. 780, Ostreae concha (Muli) S. 436, Tritici fr. germ. (Fuxiaomai) S. 866
- Herz-Yin-Schwäche *depletio yin cardiale* mit Palpitationen, Schlaflosigkeit → Poria (Fuling) S. 340, Biotae seu Platycladi s. (Baiziren) S. 446, Salviae miltiorrhizae r. (Danshen) S. 580, Rehmanniae praep. r. (Shudihuang) S. 792

Kompatibilität gestört durch Stephaniae r. (Fangji) S. 344

Kontraindikation starke Diarrhö, Hitze-Fülle *repletiver calor*

Gravidität Anwendung mit Vorsicht

Bombyx batryticatus
Jiangcan

僵蚕

zoologischer Name: *Bombyx mori,* mit Beauveria bassiana infiziert
Variante: Bombyx cum Batryte
deutsch: durch einen Pilz mumifizierte Seidenraupen
englisch: body of silkworm

Temperaturverhalten
■□□ neutral

Geschmack *Sapor*
■■□ scharf
■□□ salzig

Wirkrichtung
■□□ absenkend

Wirkort
Kopf und Augen, Haut, Leitbahnen

Funktionskreis-/ Orbisbezug
■■■ Leber *hepaticus*
■■□ Lunge *pulmonalis*
■□□ Magen *stomachi*

Wirkung/Indikation

■■■ **Wind *ventus* ausleitend**
Kopfschmerzen, Juckreiz, gerötete, juckende, geschwollene Augen

■■□ **Hitze bei Wind *calor venti* ausleitend**
Kopfschmerzen, gerötete, schmerzhafte Augen, geschwollener Rachen, Stimmverlust, infektiöse Kinderkrankheiten

■■□ **feuchten Wind *ventus humidus* ausleitend**
Schwellungen des äußeren Halses, Lymphknotenschwellungen, Parotitis

■□□ **heißen Schleim *pituita calida* umwandelnd**
Lymphknotenschwellungen, Schwellungen des Halses, der Drüsen, Zuckungen, Krämpfe

■□□ **krampflösend**
Krämpfe, Zuckungen, Fazialisparese

■□□ **beruhigend und ausgleichend**
Spasmen, klonisch-tonische Krämpfe im Kindesalter

■■□ **Juckreiz beseitigend**
durch äußere Affektionen, juckende Hautausschläge, Reizbarkeit, gestörter Schlaf

■■□ **Leitbahnen öffnend**
Taubheitsgefühl, Spasmen, Fazialisparese

Physiologische / pharmakologische Wirkung mild antibiotisch, tierexperimentell sedierend (im alkoholischen Extrakt die Wirkung von Phenobarbital verstärkend), antikonvulsiv

Tagesdosis 3 – 10 g, Standard 5 g **Kochzeit** 20 min

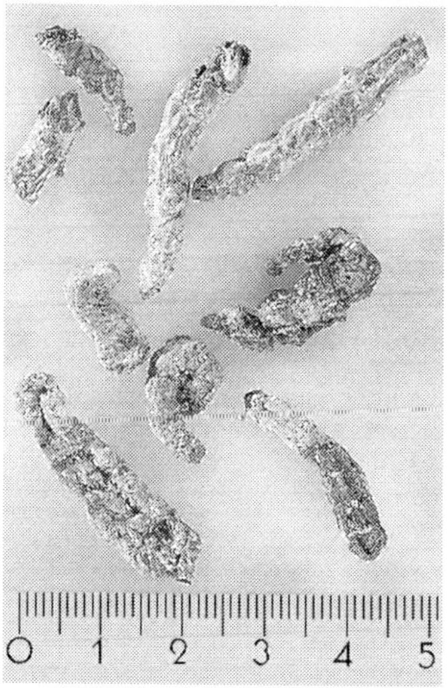

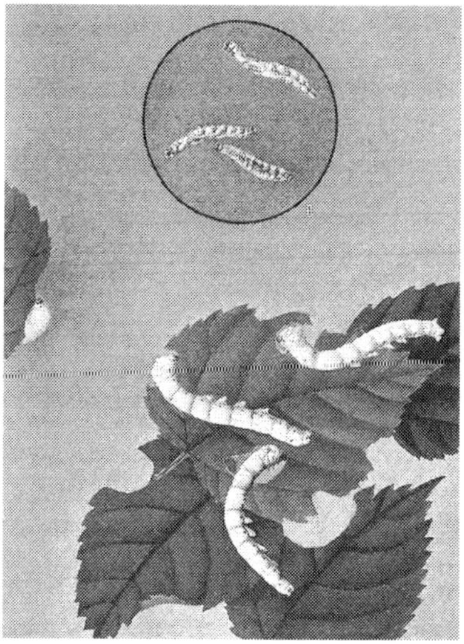

Kombinationen

- Hitze-Schleim *calor pituitae* mit Krampfanfällen, epileptiformen Anfällen → Coptidis rhiz. (Huanglian) S. 178, Arisaematis rhiz. (Tiannanxing) S. 636
- Schwäche *depletio* der Mitte mit Krampfanfällen in der Kindheit, chronischer Diarrhö → Codonopsis r. (Dangshen) S. 722, Atractylodis macrocephalae rhiz. (Baizhu) S. 720, Gastrodiae rhiz. (Tianma) S. 458
- epileptische Anfälle → Cicadae periostracum (Chantui) S. 58, Scorpio (Quanxie) S. 468, Scolopendra (Wugong) S. 466
- Kopfschmerzen mit geröteten Augen → Mori ram. (Sangzhi) S. 372, Chrysanthemi fl. (Juhua) S. 56, Schizonepetae h. (Jingjie) S. 48
- Hitze-Wind *calor venti* mit Heiserkeit, gerötetem, geschwollenem Rachen → Platycodi r. (Jiegeng) S. 648, Glycyrrhizae r. (Gancao) S. 728, Menthae h. (Bohe) S. 64, Mori ram. (Sangzhi) S. 372, Chrysanthemi fl. (Juhua) S. 56, Scrophulariae r. (Xuanshen) S. 176, Forsythiae fr. (Lianqiao) S. 206
- Schleim *pituita*-Verknotungen, Lymphknoten-, Drüsenschwellungen → Prunellae spica (Xiakucao) S. 146, Fritillariae thunbergii bulbus (Zhebeimu) S. 662, Ostreae concha (Muli) S. 436
- juckende Haut mit Wind *ventus*-Exanthemen → Cicadae periostracum (Chantui) S. 58, Saposhnikoviae radix (Fangfeng) S. 46, Moutan cortex (Mudanpi) S. 170

Kompatibilität gestört durch Platycodi r. (Jiegeng) S. 648, Poria (Fuling) S. 340, Dioscoreae hypoglaucae rhiz. (Bixie) S. 318, Mantidis ootheca (Sangpiaoxiao) S. 848

Gravidität Anwendung erlaubt

Gastrodiae rhizoma
Tianma

天麻

Familie: Orchidaceae
Stammpflanze: *Gastrodia elata*
deutsch: Himmelshanfwurzelstock
englisch: gastrodia rhizome, heavenly hemp

Temperaturverhalten
■■□ Tendenz warm

Geschmack *Sapor*
■■□ süß

Funktionskreis-/ Orbisbezug
■■■ Leber *hepaticus*

Wirkrichtung
■■■ absenkend

Wirkort
Tiefe, Innere *intima*, Kopf und Augen, Leitbahnen

Wirkung/Indikation

■■■ **inneren Wind *ventus internus* besänftigend**
Kopfschmerzen, Schwindel, Hemiplegie, Taubheitsgefühl der Extremitäten

■■■ **Hitze bei Wind *calor venti* ausleitend**
Krämpfe, fiebrige Erkrankungen, Opisthotonus, Krampfneigung

■■■ **beruhigend und ausgleichend**
Kopfschmerzen, Schwindel, Unruhezustände

■□□ **Energiebahnen und Sinne öffnend**
Kopfschmerzen, Schwindel, Migräne, Hemiplegie, Hemiplegie durch Wind *ventus* oder Schleim *pituita*

■□□ **Schmerz beseitigend**
Kopfschmerzen, rheumatoide Schmerzen, Sensibilitätsverlust, auch durch Kälte-Schwäche *algor depletionis*

■■□ **krampflösend** epileptiforme Symptomatik, Krämpfe, Opisthotonus, Tetanie, Apoplexfolgen

■■□ **Schleim bei Wind *pituita venti* ausleitend**
Krämpfe, Taubheit, Schweregefühl, Schmerzen in den Extremitäten, Fazialisparese, Spasmen, Epilepsie, Hemiplegie, Migräne, Neuralgien, rheumatoide Beschwerden

Physiologische/pharmakologische Wirkung antikonvulsiv, sedierend (Vorsicht bei Kombination mit Barbituraten oder anderen sedierenden Pharmaka, Vorsicht im Verkehr), Risiko von Herzischämien oder -infarkten verringernd; einsetzbar bei Hypertonie, Kopfschmerzen, Nervenschmerzen wie Trigeminusneuralgien (i.m.). Inhaltsstoffe u. a. Alkaloide, Vitamin A.

Toxizität Nebeneffekte (ab etwa 10 g): Exantheme, Ekzeme, Haarverlust. Überdosierung: Kopfschmerzen, Übelkeit, Gesichtsrötung, Schwindelgefühl, verzögerte Lichtreaktion der Pupille, thorakales Druckgefühl

Bemerkung wegen seiner starken Wirkung auf verschiedene Wind *ventus*-Arten auch genannt: das Arzneimittel des sich niederlassenden (absenkenden) Windes

Tagesdosis 3–10 g, Standard 3 g **Kochzeit** 20 min

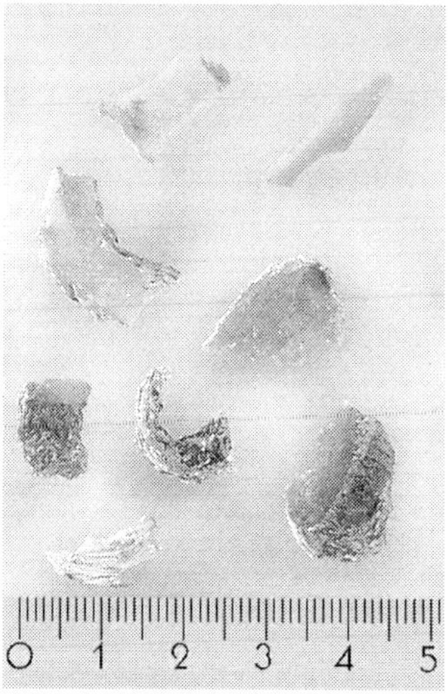

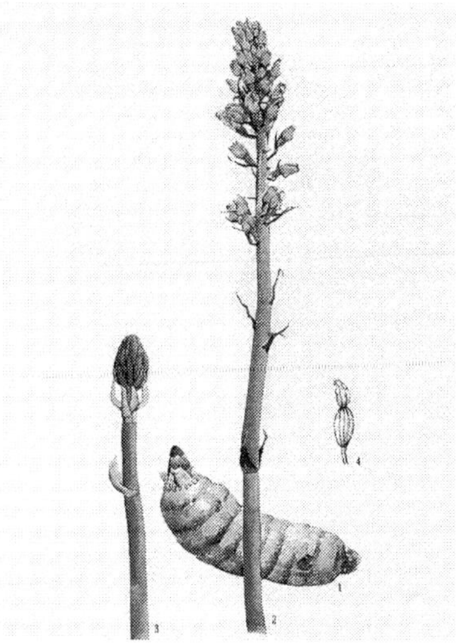

Kombinationen

- hochschlagendes Leber-Yang *yang hepaticum* mit Kopfschmerzen, Benommenheit → Uncariae ramulus cum uncis (Gouteng) S. 472, Scutellariae r. (Huangqin) S. 190, Achyranthis bidentatae r. (Niuxi) S. 532
- hochschlagendes Leber-Yang *yang hepaticum* mit Anfallsneigung → Uncariae ramulus cum uncis (Gouteng) S. 472, Scutellariae r. (Huangqin) S. 190, Achyranthis bidentatae r. (Niuxi) S. 532, Scorpio (Quanxie) S. 468
- Krampfneigung in der Kindheit → Ginseng r. (Renshen) S. 726, Atractylodis macrocephalae rhiz. (Baizhu) S. 720, Bombyx batryticatus (Jiangcan) S. 456
- Feuchtigkeit-Schleim *humor pituitae* mit Benommenheit, Schwindel → Pinelliae rhiz. (Banxia) S. 86, Atractylodis macrocephalae rhiz. (Baizhu) S. 720
- Tetanus, Opisthotonus → Arisaematis rhiz. (Tiannanxing) S. 636, Typhonii rhizoma praeparatum (Baifuzi) S. 652
- Taubheitsgefühl, Schwäche der Extremitäten → Achyranthis bidentatae r. (Niuxi) S. 532, Taxilli herba (Sangjisheng) S. 822
- Stasen des Xue, schmerzhafte Blockaden → Scorpio (Quanxie) S. 468, Olibanum (Ruxiang) S. 572
- schmerzhafte Blockaden, Feuchtigkeit *humor* → Gentianae macrophyllae r. (Qinjiao) S. 370, Notopterygii rhiz. (Qianghuo) S. 42
- Wind im FK Leber *ventus o. hepatici* mit Schwindel, unscharfer Sicht → Uncariae ramulus cum uncis (Gouteng) S. 472, Haliotidis concha (Shijueming) S. 462
- Blockaden, Kälte *algor*, Schwäche *depletio*, rheumatoide Schmerzen, Sensibilitätsverlust → Angelicae sinensis r. (Danggui) S. 780, Achyranthis bidentatae r. (Niuxi) S. 532

Gravidität Anwendung mit Vorsicht

Glycinis testa
Lüdouyi

稆豆衣

Familie: Fabaceae
Stammpflanze: *Glycine max*
deutsch: Sojabohnenschalen
englisch: soy bean peel

Temperaturverhalten
■□□ neutral

Geschmack *Sapor*
■■□ süß

Funktionskreis-/ Orbisbezug
■■■ Leber *hepaticus*
■■□ Niere *renalis*

Wirkrichtung
■■□ absenkend

Wirkort
Kopf und Augen, Tiefe, Innere *intima*

Wirkung/Indikation

■□□ **Xue haltend**
Xue-Schwäche *depletio xue*, hochschlagendes Leber-Yang *yang hepaticum*: Kopfschmerzen, Schwindel

■■□ **Yang absenkend**
Xue-Schwäche *depletio xue*, Yin-Schwäche *depletio yin*: Kopfschmerzen, Schwindel, Sehstörungen

■□□ **inneren Wind *ventus internus* besänftigend**
Schwindel, Kopfdruck

■■□ **adstringierend und sammelnd**
Schweiße im Schlaf

■■□ **Hitze durch Schwäche *calor depletionis* beseitigend**
Schweiße im Schlaf

■□□ **Schmerz beseitigend**
Kopfschmerzen, Trigeminusneuralgie, Neuralgien bei Xue-Schwäche *depletio xue*

Tagesdosis 3 – 10 g, Standard 6 g **Kochzeit** 20 min

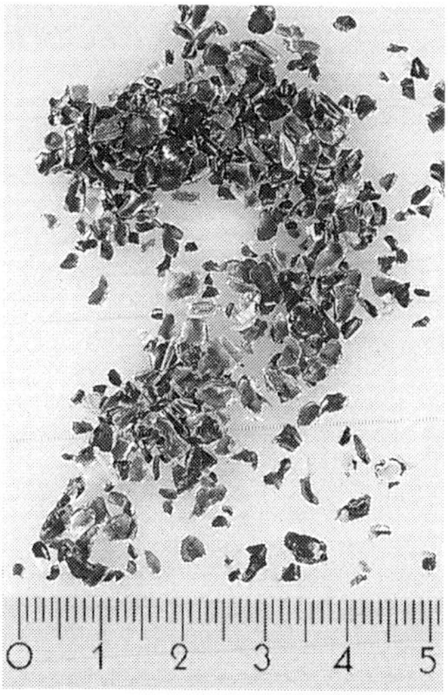

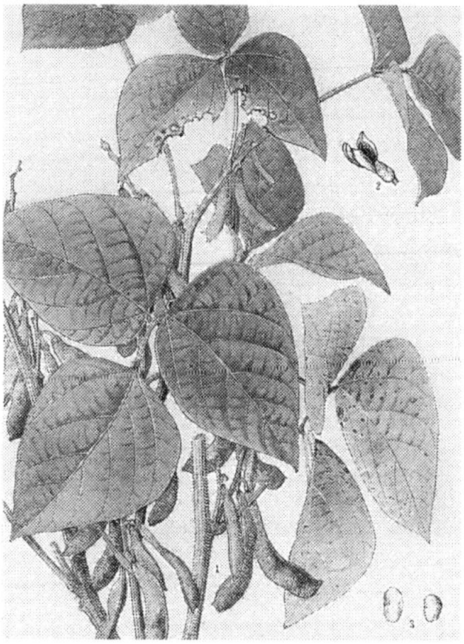

Kombinationen

- hochschlagendes Leber-Yang *yang hepaticum* durch Xue-Schwäche *depletio xue* mit Kopfschmerzen, Neuralgien, Trigeminusneuralgie, Schwindel, Sehstörungen → Ligustri fr. (Nüzhenzi) S. 806, Lycii cortex (Digupi) S. 266, Chrysanthemi fl. (Juhua) S. 56
- Schwäche *depletio* des wahren Yin *yin merum* (Nieren-Yin *yin renale*) mit Hitze-Schwäche *calor depletionis* mit Schweiße im Schlaf → Lycii cortex (Digupi) S. 266

Kompatibilität dämpft die Giftigkeit von Aconiti r. lateralis praep. (Fuzi) S. 396

Gravidität Anwendung erlaubt

Haliotidis concha 石决明
Shijueming

zoologischer Name: *Haliotis diversicolor*, u.a.
deutsch: Abalonenschalen, Seeohrenschalen
englisch: abalone shell, stone sense brightness

Temperaturverhalten
■■□ kühl

Geschmack *Sapor*
■■■ salzig

Funktionskreis-/Orbisbezug
■■■ Leber *hepaticus*
■■□ Niere *renalis*

Wirkrichtung
■■■ absenkend

Wirkort
unterer Wärmebereich *Calorium*, Tiefe, Innere *intima*, Augen

Wirkung/Indikation

■■■ **Yang absenkend**
hochschlagendes Leber-Yang *yang hepaticum*: Kopfschmerzen, Schwindel, unscharfes Sehen

■■■ **Hitze *calor* kühlend**
gerötete, schmerzhafte, geschwollene Augen

■■□ **Augen und Kopf klärend**
gerötete, lichtempfindliche Augen, unscharfes Sehen, Pterygium, Optikusatrophie, Glaukom, Katarakt, Konjunktivitis

■■■ **inneren Wind *ventus internus* besänftigend**
Kopfschmerz, Benommenheit, unscharfe Sicht, Reizbarkeit, Schlafstörungen, Taubheitsgefühl in Fingern und Extremitäten, Hypertonus

Physiologische/pharmakologische Wirkung neutralisiert Magensäure, lindert sauren Reflux, Magenschmerzen und blutende Ulcera

Tagesdosis 10–30 g, Standard 15 g

Kochzeit 30–40 min

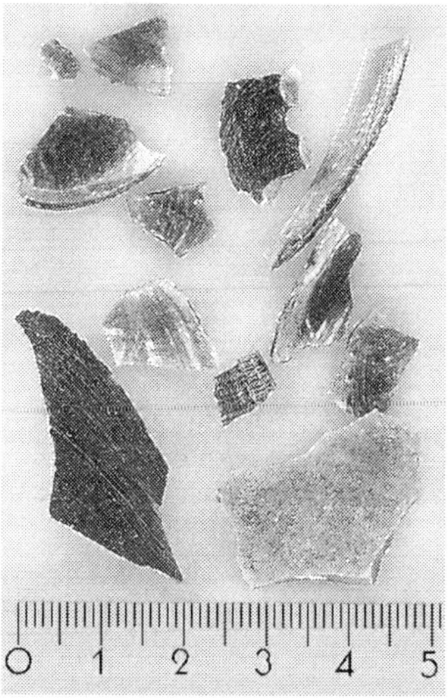

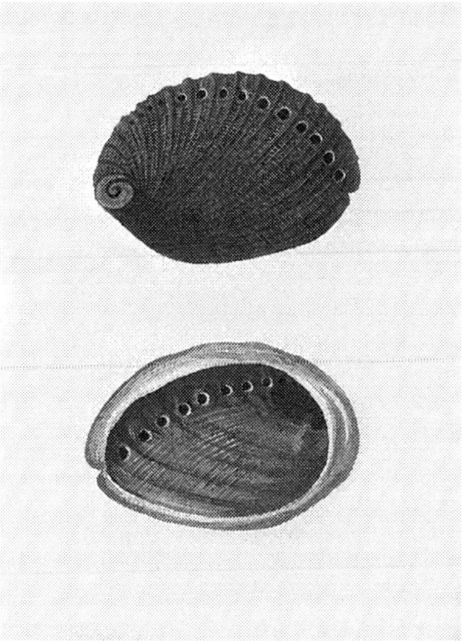

Kombinationen

- Yin-Schwäche *depletio yin*, hochschlagendes Yang mit Kopfschmerzen, Benommenheit → Ostreae concha (Muli) S. 436
- hochschlagendes Leber-Yang *yang hepaticum* mit Kopfschmerzen, Benommenheit → Prunellae spica (Xiakucao) S. 146, Uncariae ramulus cum uncis (Gouteng) S. 472
- hochschlagendes Leber-Yang *yang hepaticum* mit Kopfschmerzen, Benommenheit, Schwindel, Yin-Schwäche *depletio yin* → Ostreae concha (Muli) S. 436, Rehmanniae praep. r. (Shudihuang) S. 792, Paeoniae radix lactiflora (Baishao) S. 788
- hochschlagende Glut im FK Leber *ardor o. hepatici* mit geröteten, geschwollenen, schmerzhaften Augen → Chrysanthemi fl. (Juhua) S. 56, Mori f. (Sangye) S. 66
- Leber- und Nieren-Yin-Schwäche *depletio yin hepatici et renale* → Rehmanniae praep. r. (Shudihuang) S. 792, Corni fr. (Shanzhuyu) S. 834
- Sehschwäche, Nachtblindheit → Cicadae periostracum (Chantui) S. 58
- Hitze-Wind *calor venti* mit Augenaffektionen, Pterygium → Buddlejae fl. (Mimenghua) S. 150

Kompatibilität gestört durch Inulae flos (Xuanfuhua) S. 644

Kontraindikation Schwäche *depletio* der Mitte, Fehlen von Hitze *calor* oder Fülle *repletio*

Gravidität Anwendung erlaubt

Pheretima
Dilong

地龙

Variante: Lumbricus
zoologischer Name: *Pheretima aspergillum*, u. a.
deutsch: Regenwurm
englisch: earthworm, earth dragon

Temperaturverhalten
■□□ kalt

Wirkrichtung
■□□ absenkend

Geschmack *Sapor*
■■□ salzig

Wirkort
Leitbahnen

Funktionskreis-/ Orbisbezug
■■□ Leber *hepaticus*
■□□ Milz *lienalis*
■□□ Magen *stomachi*
■□□ Niere *renalis*
■□□ Lunge *pulmonalis*

Wirkung/Indikation

■■□ **Hitze *calor* kühlend**
Hitze im FK Leber *calor o. hepatici*: hohes Fieber, Fieberkrämpfe, Tremor, Reizbarkeit, Krampfneigung

■■■ **inneren Wind *ventus internus* besänftigend**
Krämpfe, Krampfneigung, Apoplexfolgen, Spasmen, Tremor

■■□ **Feuchtigkeit bei Wind *humor venti* ausleitend**
rheumatoide Schmerzen in Gliedern und Gelenken, Parästhesien, Apoplexfolgen

■■□ **krampflösend**
Krämpfe, Zuckungen, Hemiplegie

■□□ **diuretisch**
schmerzhafte Blasendysfunktion, Ödemneigung

■□□ **Keuchen stillend**
Atemnot, Keuchen bei Hitze im FK Lunge *calor o. pulmonalis*

■■□ **Leitbahnen öffnend**
rheumatoide Arthritis, Bi-Syndrom, Spasmen, Fazialisparese, Hemiplegie, Schmerzen

■■□ **Schmerz beseitigend**
rheumatoide Symptomatik, schmerzhafte Spasmen

Physiologische/pharmakologische Wirkung nach neuerer Forschung bei Hypertonie mit hochschlagendem Yang und bei Schizophrenie eingesetzt, Uteruskontraktionen auslösend, antikonvulsiv, antipyretisch

Toxizität allergische Reaktionen wurden nach Injektionen beobachtet

Tagesdosis 3–10 g, Standard 3 g **Kochzeit** 20 min

Bemerkung durch Kälte *algor* und salzigen Geschmack *sapor* wird Leber-Hitze *calor hepatici* abgesenkt, gleichzeitig Leitbahnen geöffnet und Qi entfaltet

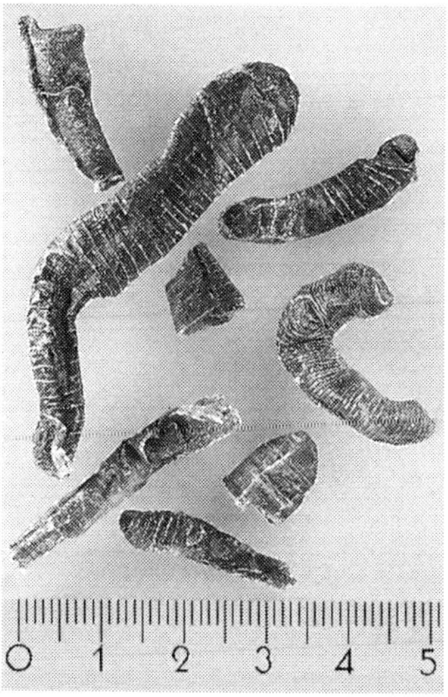

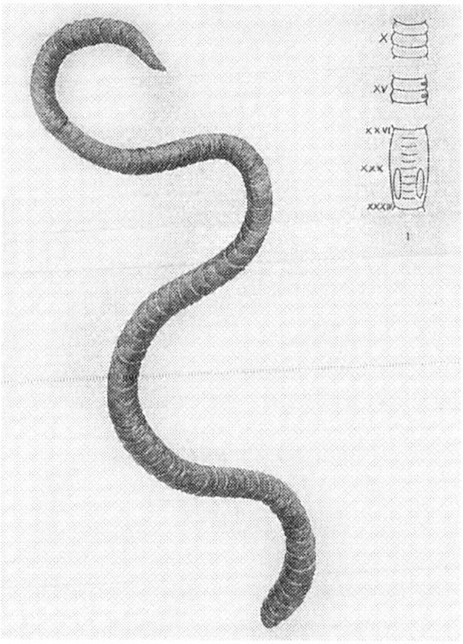

Kombinationen

- Wärmekrankheiten *morbi temperati* mit hohem Fieber, Krampfneigung, epileptischen Anfällen → Uncariae ramulus cum uncis (Gouteng) S. 472, Bombyx batryticatus (Jiangcan) S. 456
- Hitze im FK Lunge *calor o. pulmonalis* mit Husten, Keuchen → Ephedrae h. (Mahuang) S. 34, Armeniacae semen (Xingren) S. 676, Scutellariae r. (Huangqin) S. 190
- Husten und Keuchen (als Pulver) → Sepiae endoconcha (Haipiaoxiao) S. 864, Bambusae concretio silicea (Tianzhuhuang) S. 656
- schmerzhafte Blockaden, schmerzhafte, geschwollene, gerötete Gelenke → Mori ram. (Sangzhi) S. 372, Lonicerae caulis (Rendongteng) S. 220, Paeoniae radix rubra (Chishaoyao) S. 172
- schmerzhafte Feuchtigkeit-Wind *humor venti*-Blockaden, rheumatische Beschwerden, Parästhesien, Paresen, Hemiplegie → Aconiti r. lateralis praep. (Fuzi) S. 396, Arisaematis rhiz. (Tiannanxing) S. 636
- Hemiplegie durch Präapoplex *vento percussio*, Apoplexie → Astragali r. (Huangqi) S. 718, Angelicae sinensis r. (Danggui) S. 780, Paeoniae radix rubra (Chishaoyao) S. 172
- lumbale Rückenschmerzen, posttraumatische Schmerzen der Beine → Angelicae sinensis r. (Danggui) S. 780, Cinnamomi cassiae c. (Rougui) S. 402
- hochschlagendes Leber-Yang *yang hepaticum* mit Hypertonus, innerer Wind *ventus internus* → Salviae miltiorrhizae r. (Danshen) S. 580, Magnetitum (Cishi) S. 430

Kompatibilität

- beschränkt durch Zwiebeln
- gestört durch Salz

Kontraindikation Schwäche *depletio* der Mitte, fehlende Hitze-Fülle *calor repletionis*

Gravidität Anwendung mit Vorsicht

Scolopendra
Wugong

蜈蚣

zoologischer Name: *Scolopendra subspinipes*
deutsch: Hundertfüßler
englisch: centipede, scolopendra

Temperaturverhalten
■■□ warm

Geschmack *Sapor*
■■■ scharf

Funktionskreis-/ Orbisbezug
■■■ Leber *hepaticus*

Wirkrichtung
■■□ absenkend

Wirkort
Tiefe, Innere *intima*, Oberfläche *extima*, Leitbahnen

Wirkung/Indikation

■■■ **inneren Wind *ventus internus* besänftigend**
Krampfneigung, Zuckungen, epileptiforme Symptomatik, Tetanie, Krämpfe der Kinder, Opisthotonus, Apoplexie

■■■ **krampflösend**
klonisch-tonische Krämpfe, Spasmen, Zuckungen

■■■ **entgiftend und desinfizierend**
Karbunkel, schlechtheilende Wunden, Geschwüre, Schlangenbisse (lokale Anwendung)

■■□ **Feuchtigkeit bei Wind *humor venti* ausleitend**
Geschwüre, infizierte Wunden, Lymphknotenverdickungen, rheumatoide Schmerzen

■■□ **feuchte Hitze *calor humidus* ausleitend**
schlechtheilende Wunden, Geschwüre

■□□ **Wind *ventus* ausleitend**
Krampfneigung, Zuckungen, Schmerzen, Schmerzen der Extremitäten, v. a. der Arme, Kopfschmerzen

■■■ **Schmerz beseitigend**
rheumatoide Arthritis, Bi-Syndrom, spastische Schmerzen

■■□ **Kälte *algor* zerstreuend**
starke Spasmen auf der Basis von innerer Kälte *algor internus*, Schmerzen, rheumatoide Symptomatik

Physiologische/pharmakologische Wirkung in vitro antimykotisch, antitumorös, antibiotisch. In niedriger Dosierung stimulierende Wirkung auf die Herzmuskulatur, in hoher lähmende und Atmung hemmende. Kann bei Diphtherie eingesetzt werden.

Toxizität möglicherweise können allergische Reaktionen bis zu Schock auftreten. Überdosierung: Übelkeit, Erbrechen, Schmerzen im Abdomen, Diarrhö, Lethargie, Palpitationen, verlangsamter Herzschlag, Dyspnoe bis zu Blutdruckabfall und Bewusstseinsverlust. Dosierungsspektrum einhalten

Tagesdosis 1–3 g, Standard 2 g

Kochzeit wird als Pulver mit dem Dekokt eingenommen

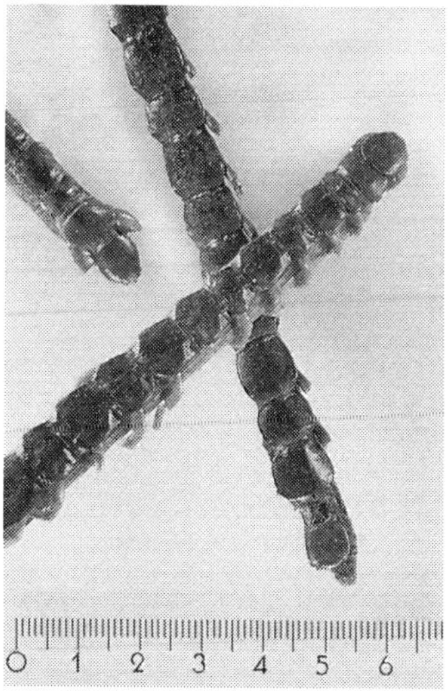

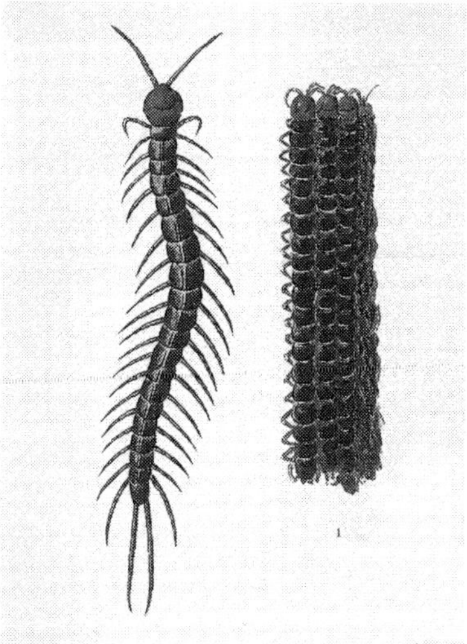

Kombinationen

- innerer Wind *ventus internus* mit Spasmen, Kontrakturen, Opisthotonus, akuten oder chronischen Krämpfen im Kindesalter, Tetanus, Fazialisparese → Scorpio (Quanxie) S. 468, Bombyx batryticatus (Jiangcan) S. 456, Uncariae ramulus cum uncis (Gouteng) S. 472
- Schlangenbisse, Geschwüre, Verwundungen (als Pflaster mit Bienenwachs) → Glycyrrhizae r. (Gancao) S. 728
- Ulzerationen an den Füßen, Gangränbildung (äußerliche Anwendung) → schwarzer Tee
- schmerzhafte Blockaden, stechende Kopfschmerzen → Gastrodiae rhiz. (Tianma) S. 458, Bombyx batryticatus (Jiangcan) S. 456, Chuanxiong rhizoma (Chuanxiong) S. 540

Kompatibilität Toxizität aufgehoben durch Kochsalz, Mori cortex (Sangbaipi) S. 688

Kontraindikation Xue-Schwäche *depletio xue*

Gravidität Anwendung verboten

Scorpio
Quanxie

全蝎

zoologischer Name: *Scorpio martensi*
Variante: Buthus
deutsch: Skorpion
englisch: scorpion

Temperaturverhalten
■■□ neutral

Geschmack *Sapor*
■■□ scharf
■□□ salzig
■□□ toxisch

Wirkrichtung
■■□ absenkend

Wirkort
Tiefe, Innere *intima*, Oberfläche *extima*, Leitbahnen

Funktionskreis-/ Orbisbezug
■■■ Leber *hepaticus*

Wirkung/Indikation

■■■ **inneren Wind *ventus internus* besänftigend**
Schleim-Wind *pituita venti:* Spasmen, Krämpfe der Kinder, epileptiforme Symptomatik, Hemiplegie nach Apoplex, Fazialisparese, starke Kopfschmerzen

■■■ **krampflösend**
Spasmen, klonisch-tonische Krämpfe im Kindesalter, Tetanie, Tics, Opisthotonus, epileptiforme Symptomatik

■□□ **Zusammenballung lösend**
Krämpfe durch Schleim *pituita*

■■□ **Feuchtigkeit bei Wind *humor venti* ausleitend**
Kopfschmerzen, Gliederschmerzen, Gelenkschmerzen

■■□ **feuchte Hitze *calor humidus* ausleitend**
Geschwüre, Wunden, Schwellungen (auch äußerliche Anwendung)

■■■ **Schmerz beseitigend**
krampfartige, neuralgische Schmerzen, Neuralgien im Gesicht, Trigeminusneuralgie

■■□ **Leitbahnen öffnend**
Schmerzen, Hemiplegie, chronische Arthritis, Bi-Syndrom, rheumatoide Arthritis, Spasmen, beginnende Deformationen, Steifigkeit in den Gelenken, Tremor

Physiologische/pharmakologische Wirkung antikonvulsiv, antiepileptisch, Blutdruck senkend, positiv inotrop, negativ chronotrop, tierexperimentell antineoplastisch

Toxizität bei Verwendung im üblichen Dosierungsbereich wurden keine Nebeneffekte oder toxischen Wirkungen beobachtet. Überdosierung (30–60 g): Schwindel, Fieber, Schweiße, Salivation, laufende Nase und tränende Augen, steife Zunge, Übelkeit, Krämpfe, Dyspnoe bis zu Störungen der Herzfrequenz, innere Blutungen, Lungenödem und Atemdepression.

Tagesdosis 1–3 g, Standard 2 g **Kochzeit** 20 min

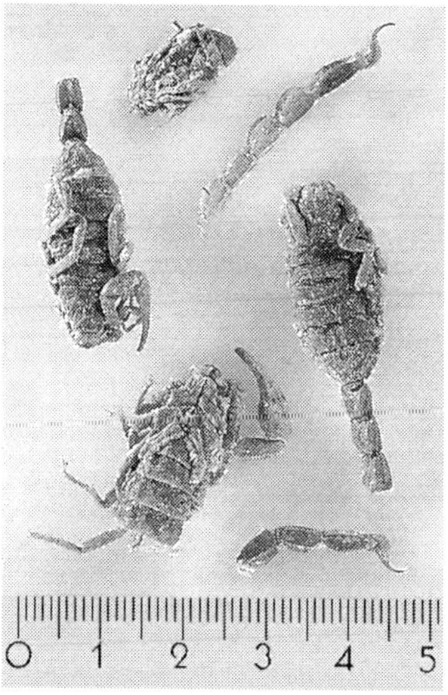

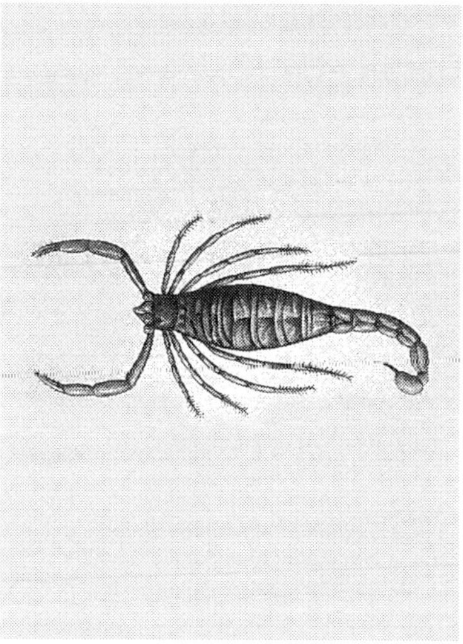

Kombinationen

- Muskelkrämpfe, Rigidität, Spasmen, Opisthotonus, Konvulsionen, epileptische Zuckungen → Scolopendra (Wugong) S. 466, Bombyx batryticatus (Jiangcan) S. 456
- Krämpfe, Konvulsionen, Spasmen mit hohem Fieber → Isatidis f. (Daqingye) S. 168, Coptidis rhiz. (Huanglian) S. 178
- Steifheit, Spasmen, Rigidität, Opisthotonus → Cicadae periostracum (Chantui) S. 58, Arisaematis rhiz. (Tiannanxing) S. 636, Cinnabaris (Zhusha) S. 426
- Fazialisparese durch Präapoplex *vento percussio* → Bombyx batryticatus (Jiangcan) S. 456, Uncariae ramulus cum uncis (Gouteng) S. 472, Gastrodiae rhiz. (Tianma) S. 458
- Geschwüre, toxische Schwellungen, Lymphknotenschwellungen, Drüsenschwellungen (äußerliche Anwendung als Pflaster mit Bienenwachs) → Gardeniae fr. (Zhizi) S. 132
- Kopfschmerzen, schmerzhafte Blockaden im ganzen Körper → Angelicae sinensis r. (Danggui) S. 780, Chuanxiong rhizoma (Chuanxiong) S. 540, Angelicae dahuricae r. (Baizhi) S. 26
- innerer Wind *ventus internus*, Hemiplegie, Präapoplex *vento percussio* → Typhonii rhizoma praeparatum (Baifuzi) S. 652, Bombyx batryticatus (Jiangcan) S. 456

Kontraindikation Xue-Schwäche *depletio xue* und dadurch entstehender Wind *ventus*

Gravidität Anwendung verboten

Tribuli fructus
Baijili

白蒺藜

Familie: Zygophyllaceae
Stammpflanze: *Tribulus terrestris*
deutsch: Burzeldornfrüchte
englisch: caltrop fruit, puncture-vine fruit

Temperaturverhalten
■■□ Tendenz warm

Geschmack *Sapor*
■■□ scharf
■□□ bitter

Funktionskreis-/ Orbisbezug
■■■ Leber *hepaticus*
■□□ Lunge *pulmonalis*

Wirkrichtung
absenkend, durch Schärfe und Wärme wird äußerer Wind *ventus externus* gleichzeitig ausgeleitet, daher auch emporhebend

Wirkort
Kopf und Augen, Haut

Wirkung/Indikation

■■□ **Yang absenkend**
Schwindel, unscharfes Sehen, Kopfschmerzen

■■□ **Wind *ventus* ausleitend**
Juckreiz, gerötete, tränende Augen (Pollinosis, Windpocken)

■■□ **beruhigend und ausgleichend**
Spannungsgefühl am Rippenbogen, stockende Laktation, Leber-Qi *qi hepaticum* erweichend

■■□ **Augen und Kopf klärend**
gerötete, tränende, geschwollene, schmerzhafte Augen

■■□ **Hitze bei Wind *calor venti* ausleitend**
Kopfschmerzen, Schwindel, gerötete, geschwollene, schmerzhafte Augen

■□□ **Schmerz beseitigend**
Spannungsgefühl am Rippenbogen, ziehende Schmerzen, Schmerzen der Mammae, stockende Laktation

■■■ **Juckreiz beseitigend**
Hitze bei Wind *calor venti*: Urticaria, Ekzeme, Neurodermitis, allergische Diathese, Windpocken, Röteln, Masern
Innerer Wind *ventus inernus* bei Defizienz des Yin: Juckreiz im Alter durch Stress, nachts nach der Menstruation, bei chronischen Hauterkrankungen, bei Wetterwechsel

Physiologische/pharmakologische Wirkung diuretisch (auch wenn keine Dokumentation über Wechselwirkungen mit westlichen Diuretika vorliegt, ist eine verstärkte Wirkung auf den Elektrolyt- und Wasserhaushalt möglich), tierexperimentell blutdrucksenkend, kann Abort auslösen.

Toxizität lokale Anwendung ist manchmal mit Exanthemen und Juckreiz verbunden. Einmalig wurde ein Fall einer anaphylaktischen Reaktion beschrieben, was aber nicht bedeuten muss, dass Tribulus höhere allergene Potenz als andere Drogen hat.

Tagesdosis 6–12 g, Standard 10 g **Kochzeit** 20 min

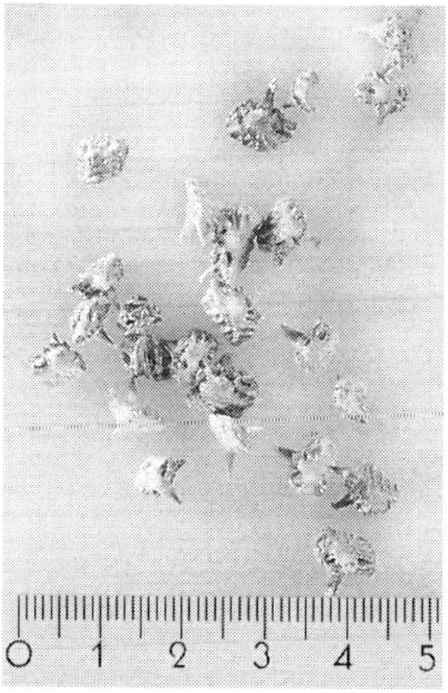

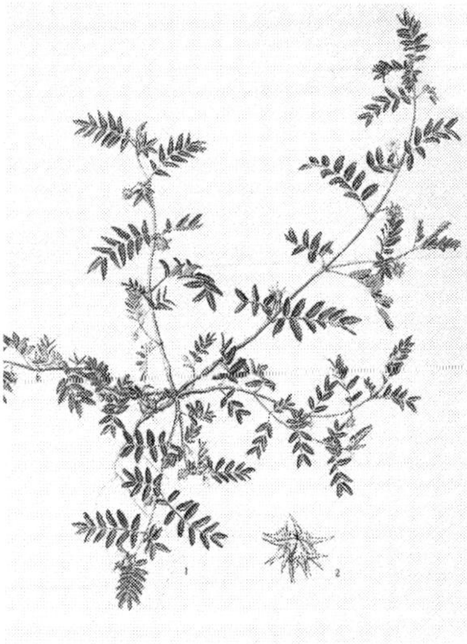

Kombinationen

- hochschlagendes Leber-Yang *yang hepaticum* mit Kopfschmerzen, Benommenheit, Schwindel → Uncariae ramulus cum uncis (Gouteng) S. 472, Achyranthis bidentatae r. (Niuxi) S. 532
- hochschlagendes Leber-Yang *yang hepaticum* mit Schwindel, verschwommener Sicht → Chrysanthemi fl. (Juhua) S. 56, Paeoniae radix lactiflora (Baishao) S. 788, Phaseoli radiati semen (Lüdouyi) S. 460
- Stagnation des Leber-Qi *qi hepaticum* mit Schmerzen und Schwellungen im Thorax- und Flankenbereich, Laktationsstörungen → Citri reticulatae viride peric. (Qingpi) S. 498, Cyperi rhiz. (Xiangfu) S. 502
- Hitze-Wind *calor venti* mit juckender Haut → Cicadae periostracum (Chantui) S. 58, Saposhnikoviae radix (Fangfeng) S. 46, Schizonepetae h. (Jingjie) S. 48
- Hitze-Wind *calor venti* in der Leber-Leitbahn *s. hepatica* mit schmerzhaften, geröteten, geschwollenen Augen → Cassiae s. (Juemingzi) S. 152, Chrysanthemi fl. (Juhua) S. 56, Viticis fr. (Manjingzi) S. 76, Celosiae s. (Qingxiangzi) S. 154

Kompatibilität gefördert durch Aconiti r. lateralis praep. (Fuzi) S. 396

Kontraindikation Schwäche *depletio* des Qi oder des Xue

Gravidität Anwendung verboten

Uncariae ramulus cum uncis 钩藤
Gouteng

Familie:	Rubiaceae
Stammpflanze:	*Uncaria rhynchophylla*, u.a.
Variante:	Gambir
deutsch:	indischer Morgensternzweig, Klimmstrauchzweig
englisch:	stems and thorns of the gambir vine, hook vine

Temperaturverhalten
■■□ Tendenz kalt

Geschmack *Sapor*
■■□ süß

Funktionskreis-/ Orbisbezug
■■■ Leber *hepaticus*
■■□ Herzbeutel *pericardialis*

Wirkrichtung
■■■ absenkend

Wirkort
Tiefe, Innere *intima*, Kopf und Augen

Wirkung/Indikation

■■□ **Hitze *calor* kühlend**
Kopfschmerzen, Reizbarkeit, gerötete Augen, Schwindel, Fieber, sowohl Hitze Fülle *calor repletionis*, als auch Hitze-Schwäche *calor depletionis*-Symptomatik

■■■ **Wind *ventus* ausleitend**
Kopfschmerzen, Schwindel

■■■ **inneren Wind *ventus internus* besänftigend**
Kopfschmerzen, Schwindel, Tremor, Krampfneigung, Reizbarkeit, Eklampsie

■■■ **beruhigend und ausgleichend**
Reizbarkeit, Krampfneigung

■■■ **krampflösend**
Tremor, Krämpfe, Taubheitsgefühl, kindliche Fieberkrämpfe

■■□ **Yang absenkend**
Kopfschmerzen, Schwindel, Krampfneigung, gerötete Augen

Physiologische/pharmakologische Wirkung antihypertensiv, antikonvulsiv, Uteruskontraktionen hemmend, ZNS-Wirkung: hemmt Coffeinwirkung ohne Verlängerung der durch Barbiturate induzierten Schlafdauer. Inhaltsstoffe je nach verwendeter Stammpflanze u.a. Alkaloide, Gerbstoffe, Flavonoide; eine Fraktion der Flavonoide soll hepatoprotektiv wirken.

Tagesdosis 6–15 g, Standard 10 g **Kochzeit** 10 min

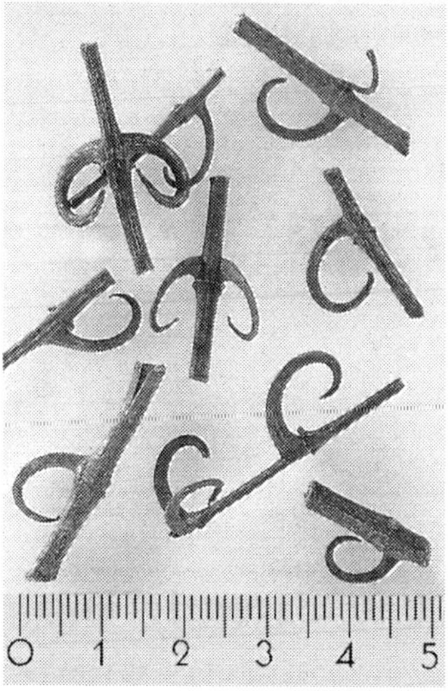

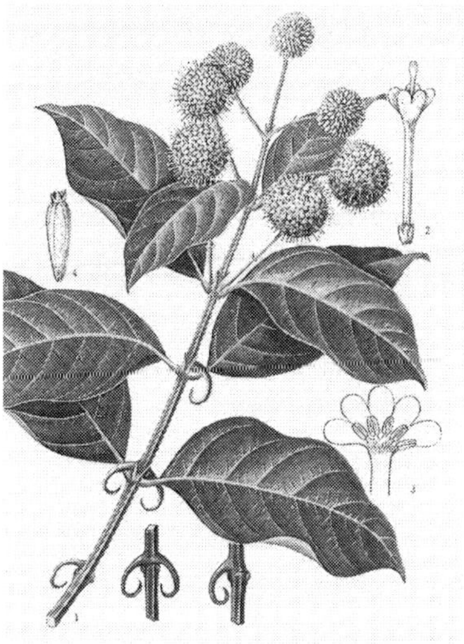

Kombinationen

- epileptische Anfälle, Krampfanfälle, hohes Fieber → Scorpio (Quanxie) S. 468
- Wind im FK Leber *ventus o. hepatici* mit Spasmen, Krämpfen, Eklampsie → Gastrodiae rhiz. (Tianma) S. 458, Scorpio (Quanxie) S. 468, Haliotidis concha (Shijueming) S. 462
- Wind im FK Leber *ventus o. hepatici* mit Benommenheit, Schwindel → Chrysanthemi fl. (Juhua) S. 56, Haliotidis concha (Shijueming) S. 462, Mori f. (Sangye) S. 66
- hochschlagendes Leber-Yang *yang hepaticum* mit Gesichtsrötung, saitenförmige Pulse *pp. chordales* → Chrysanthemi fl. (Juhua) S. 56, Haliotidis concha (Shijueming) S. 462, Mori f. (Sangye) S. 66, Gypsum fibrosum (Shigao) S. 136, Poria (Fuling) S. 340
- Hitze im FK Leber *calor o. hepatici* → Prunellae spica (Xiakucao) S. 146, Scutellariae r. (Huangqin) S. 190

Kontraindikation Fehlen von Fülle *repletio* oder Hitze *calor*

Gravidität Anwendung erlaubt

XI Den Qi-Fluss regulierende Arzneimittel *mm. regulatoria qi*

Übersicht

Arzneimittelbild

Eigenschaften

Diese Arzneimittel können den Qi-Fluss regulieren, harmonisieren oder auch zerstreuen. Deshalb sind sie bei allen Formen von Qi-Stagnationen geeignet. Qi-Stagnationen sind häufig durch emotionale Störungen, Einstauung von Kälte *algor*, Hitze *calor*, Schleim *pituita*, Zusammenballungen von Wasser und Säften oder durch Nahrungsstagnationen bedingt, aber auch durch Traumen oder Stagnationen des Xue.
Symptome: Völlegefühl, Stauungsgefühl, Spannungsgefühl, im fortgeschrittenem Stadium auch Schmerzen.

- Stagnation des Lungen-Qi *qi pulmonale*: Kurzatmigkeit, Engegefühl in der Brust, Husten, Keuchatmung

- Stagnation des Milz- und Magen-Qi *qi lienale et stomachi*: Völlegefühl, Spannungsgefühl im Abdomen, Inappetenz, Übelkeit, Brechreiz, saures Aufstoßen, Schmerzen im Abdomen
- Stagnation des Leber-Qi *qi hepaticum*: Schmerzen und Spannung im Hypochondrium, Reizbarkeit, Depression, Spannung und Schmerzen in der Mamma, Dysmenorrhö, Menstruationsstörungen, Schmerzen im Unterbauch
- Stagnation in den Leitbahnen: Steifigkeit, Schweregefühl, Taubheitsgefühl, ziehende Schmerzen in den Gliedmaßen

Geschmacksrichtung *sapor* und Temperatur

- Scharf und warm: Schärfe bewegt, Wärme aktiviert das Qi, insgesamt kommt es zu einem Antrieb der Qi-Bewegung

Kontraindikation

Vorsicht während der Schwangerschaft, bei starker Menstruation oder Blutungen. Die Schärfe kann auch zu einem Yin-Verbrauch und Konsumation der Körpersäfte führen.

Vergleich der Einzelarzneimittel dieser Gruppe

Wirkkraft, um Milz- und Magen-Qi *qi lienale et stomachi* zu regulieren

Aurantii fructus immaturus (Zhishi) S. 492	■■■■■■■■■■
Magnoliae cortex (Houpo) S. 298	■■■■■■■■□□
Amomi xanthioidis fructus (Sharen) S. 290	■■■■■■■■□□
Aucklandiae radix ([Chuan] Muxiang) S. 488	■■■■■■■■□□
Cyperi rhizoma (Xiangfu[zi]) S. 502	■■■■■■□□□□
Citri reticulatae pericarpium (Chenpi) S. 496	■■■■■■□□□□
Aurantii fructus (Zhike) S. 490	■■■■■■□□□□
Arecae pericarpium (Dafupi) S. 486	■■■■■■□□□□

Wirkkraft, um das Leber-Qi *qi hepaticum* zu regulieren

Toosendan fructus (Chuanlianzi) S. 520	■■■■■■■■■■
Citri reticulatae viride pericarpium (Qingpi) S. 498	■■■■■■■■■□
Linderae radix (Wuyao) S. 506	■■■■■■■■□□
Aucklandiae radix ([Chuan] Muxiang) S. 488	■■■■■■■■□□
Rosae flos (Meiguihua) S. 516	■■■■■■□□□□
Cyperi rhizoma (Xiangfu[zi]) S. 502	■■■■■■□□□□
Citri sarcodactylis fructus (Foshou) S. 500	■■■■■■□□□□

Übersicht zu Arzneimitteln der Citrus-Arten

Von den Stammpflanzen Citrus rubrum (Ju) und Citrus reticulata (Chen) stammen die folgenden Arzneimittel:

- Citri reticulatae pericarpium (Chenpi oder Jupi) S. 496
- Aurantii semen (Juhe) S. 494
- Citri reticulatae viride pericarpium (Qingpi) S. 498
- Citri erythrocarpae pars rubra epicarpii (Juhong): bitter, scharf, warm, absenkend, zur Elimination von Feuchtigkeit-Schleim *humor pituitae*, Husten stillend, große Menge von Sputum
- Citri reticulatae fructus retinervus (Juluo, Aurantii vascular): süß, bitter, neutral, reguliert den Qi- und Xue-Fluss in den Leitbahnen und in den Nebenleitbahnen, beseitigt Schleim *pituita* bei chronischem Husten mit Schleim, reguliert das Leber-Qi *qi hepaticum* bei menstruellem Syndrom, Mastopathie
- Citri reticulatae folium (Juye): scharf, bitter, neutral; reguliert das Leber-Qi *qi hepaticum*, beseitigt Knotenbildungen, Spannung in der Mamma, Mastopathie

Zusammenfassung

Regulation des Qi, Lösung von Schleim *pituita*

Arecae pericarpium (Dafupi) S. 486 → fördert die Diurese, erleichtert Ödeme

Aurantii fructus (Zhike) S. 490 → reguliert das Qi und verteilt es im mittleren Wärmebereich *Calorium*

Aurantii fructus immaturus (Zhishi) S. 492 → bricht Qi-Stagnationen und Akkumulationen auf, löst Schleim *pituita* und erleichtert Aufblähungen, Spannungen

Citri fructus (Xiangyuan) (dt. Zitrone) → reguliert Milz-, Magen- und Leber-Qi *qi lienale, stomachi et hepaticum*

Citri reticulatae pericarpium (Chenpi) S. 496 → reguliert Magen- und Milz-Qi *qi stomachi et lienale*, trocknet Feuchtigkeit *humor*, löst Schleim *pituita*

Citri reticulatae viride pericarpium (Qingpi) S. 498 → reguliert das Leber-Qi *qi hepaticum*, bricht Qi-Stagnationen und Akkumulationen auf

Citri sarcodactylis fructus (Foshou) S. 500 → erleichtert Stagnationen des Leber-Qi *qi hepaticum* und Husten mit profusem Schleim

Regulation des Qi, Linderung von Schmerzen

Akebiae fructus (Bayuezha) S. 480 → erleichtert Schmerzen im Hypochondrium oder bei Hernien, zerstreut Stagnationen zur Behandlung von Verdichtungen

Allii macrostemi bulbus (Xiebai) S. 482 → richtet gegenläufiges Qi wieder aus, öffnet das Yang-Qi, bei schmerzhafter Verschluss-Symptomatik im Thorax (occlusio bi, xiong bi)

Aquilariae lignum (Chenxiang) S. 484 → richtet gegenläufiges Magen- und Lungen-Qi *qi stomachi et pulmonale* wieder aus, bei Nausea, Erbrechen, Husten, Dyspnoe

Cyperi rhizoma (Xiangfu(zi)) S. 502 → reguliert das Leber-Qi *qi hepaticum* und die Menstruation, häufig in der Gynäkologie und der Geburtsheilkunde benutzt

Aucklandiae radix ([Chuan] Muxiang) S. 488 → reguliert Milz-, Magen- und Dickdarm-Qi *qi lienale, stomachi et intestini crassi*

Linderae radix (Wuyao) S. 506 → führt in den unteren Wärmebereich *Calorium*, bei Schmerzen im unteren Abdomen, häufiger Miktion

Litchi semen (Lizhihe) S. 510 → Schmerzen bei Hernien oder Schmerzen im Abdomen durch Kälte *algor*

Toosendan fructus (Chuanlianzi) S. 520 → reguliert das Leber-Qi *qi hepaticum*, eher bei Schmerzen durch Hitze *calor*, antiparasitär

Nardostachytis rhizoma (Gansong) S. 512 → reguliert das Leber-Qi *qi hepaticum*, erweckt den FK Milz *o. lienalis*

Santali lignum (Tanxiang) S. 518 → erleichtert Schmerzen im Thorax durch Kälte *algor*

Absenkung des gegenläufigen Magen-Qi *qi stomachi*, Erleichterung von Übelkeit und Erbrechen

Kaki diospyri calyx (Shidi) S. 504 → stoppt Schluckauf

Arzneimittel aus anderen Gruppen zur Regulation des Qi

Aesculi semen
Suoluozi

娑罗子

Familie: Hippocastanaceae
Stammpflanze: *Aesculus chinensis*
deutsch: chinesische Kastaniensamen
englisch: horse chestnut

Temperaturverhalten
■■□ warm

Geschmack *Sapor*
■□□ süß

Funktionskreis-/ Orbisbezug
■■□ Leber *hepaticus*
■□□ Magen *stomachi*

Wirkrichtung
■□□ absenkend

Wirkort
mittlerer Wärmebereich *Calorium*, Tiefe, Innere *intima*

Wirkung/Indikation

■■□ **Qi bewegend und regulierend**
Stase von Leber- und Magen-Qi *qi hepaticum et stomachi*: Spannung in Epigastrium, Hypochondrium, Abdomen, Spannungen in der Mamma, prämenstruelles Syndrom

■□□ **Qi absenkend**
Schmerzen und Spannungen im Epigastrium

■□□ **Schmerz beseitigend**
Schmerzen und Spannungen in Thorax, Epigastrium, Hypochondrium, Abdomen, Schmerzen in der Mamma, prämenstruelles Syndrom

Physiologische/pharmakologische Wirkung westlich (Rosskastanienextrakt): tierexperimentell antiexsudativ, gefäßabdichtend, antiödematös, venentonisierend durch Förderung des venösen Rückflusses, in Studien signifikante Besserung von Symptomen der chronischen Veneninsuffizienz (Schmerzen und Schweregefühl in den Beinen), Einsatz auch bei nächtlichen Wadenkrämpfen, Juckreiz und Beinschwellungen.

Toxizität seltene Nebenwirkungen: Taubheitsgefühl im Rachen, Nausea, trockenes Erbrechen, Benommenheit, Schweiße. Westlich für Rosskastanienextrakt: bei empfindlichen Patienten sind Schleimhautreizungen des Magen-Darm-Traktes möglich, Nierenfunktionseinschränkungen können verstärkt werden, auch Hautjucken wurde beobachtet; Überdosierung: Erbrechen, Diarrhö, starker Durst, Rötung des Gesichts, Pupillendilatation, Seh- und Bewusstseinsstörungen.

Tagesdosis 3–9 g **Kochzeit** 20 min

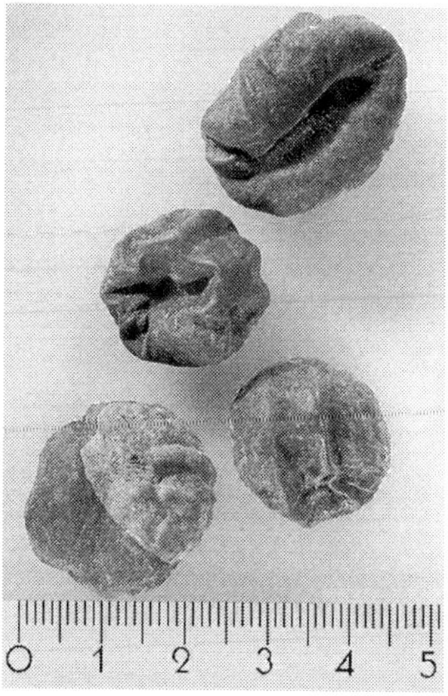

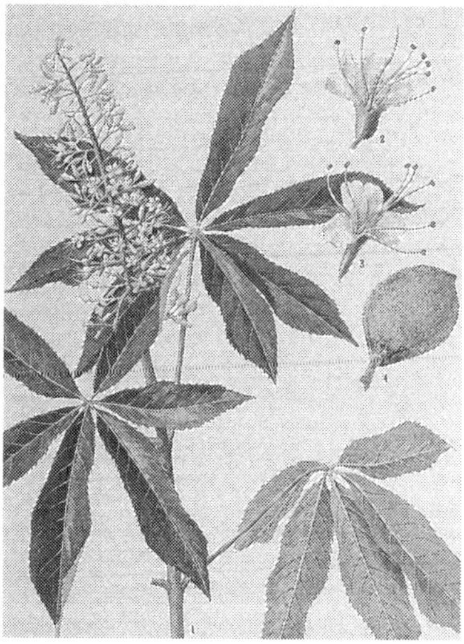

Kombinationen

- Schmerzen und Spannungen in Epigastrium, Hypochondrium, Abdomen → Akebiae fructus (Bayuezha) S. 480, Citri sarcodactylis fructus (Foshou) S. 500
- Schmerzen in der Mamma, prämenstruelles Syndrom → Liquidambaris fructus (Lulutong) S. 508, Cyperi rhizoma (Xiangfu(zi)) S. 502, Curcumae longae tuber (Yujin) S. 548

Kontraindikation Defizienz von Qi oder Yin

Gravidität Anwendung erlaubt

Akebiae fructus 八月札
Bayuezha

Familie: Lardizabalaceae
Stammpflanze: *Akebia trifoliata*, u. a.
Varianten: Payehchae radix, Payehchae fructus, Akebiae quinatae fructus
deutsch: Akebiafrüchte, Osterluzeigewächs
englisch: eight-month sticker

Temperaturverhalten
■□□ kalt

Geschmack *Sapor*
■■□ süß

Funktionskreis-/ Orbisbezug
■■■ Leber *hepaticus*
■■□ Milz *lienalis*
■■□ Magen *stomachi*

Wirkrichtung
■■□ absenkend

Wirkort
Mitte, mittlerer und unterer Wärmebereich *Calorium*

Wirkung/Indikation

■■■ **Qi bewegend und regulierend**
Schmerzen in Epigastrium, Darmbereich und an den Rippenbögen

■■■ **Schmerz beseitigend**
Schmerzen in Epigastrium und Abdomen, Hernien, Schmerzen im Verlauf der Leber-Leitbahn *s. hepatica*

■■□ **Xue bewegend**
Xue-Stasen, stoffliche Verhärtungen *concretiones*, Dysenterie, Hernien, Schmerzen im Unterbauch

■□□ **diuretisch**
Stagnationen im unteren Wärmebereich *Calorium*

■■■ **Funktionskreis Leber *o. hepaticus* harmonisierend und stützend**
Schmerzen im Leitbahnbereich und im Oberbauch, hernienähnliche Schmerzen, ins Skrotum ziehende Schmerzen, Harnkonkremente

■■□ **stoffliche Verhärtungen *concretiones* zerschlagend und lösend**
stoffliche Verhärtungen *concretiones*, tumoröse Prozesse, Knotenbildungen, tumoröse Prozesse der Mammae und im Verdauungstrakt, zervikale Lymphknotenverdickungen

Physiologische / pharmakologische Wirkung nach neuerer Forschung wirksam bei Tumoren der Mamma und des Gastrointestinal-Traktes und bei Miktionsstörungen

Tagesdosis 3–20 g, Standard 10 g **Kochzeit** 20 min

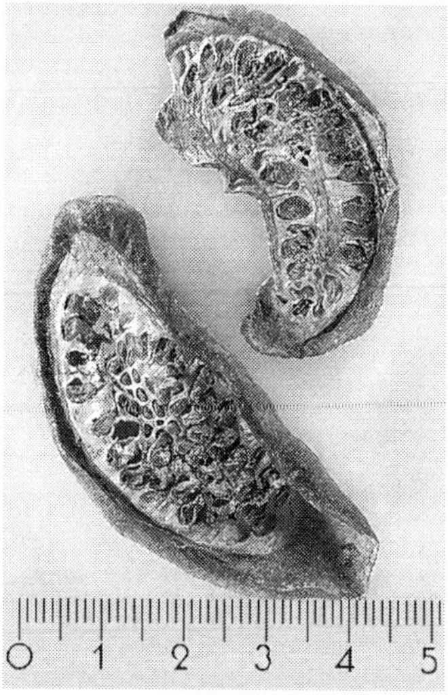

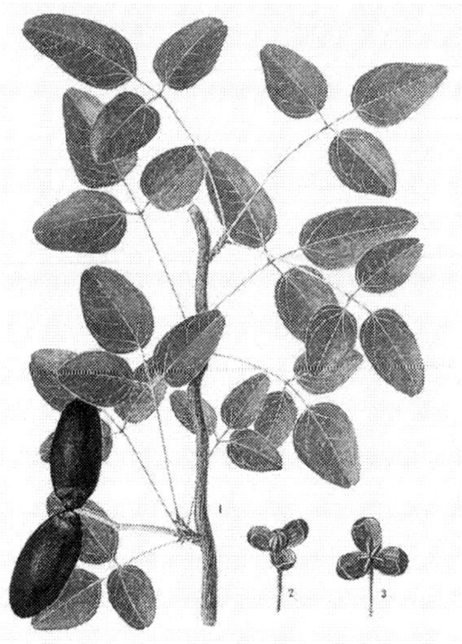

Kombinationen

- Stagnation des Leber-Qi *qi hepaticum* mit Schmerzen in Hypochondrium, Epigastrium, Hernien → Cyperi rhiz (Xiangfu) S. 502, Citri aurantii fr. (Zhike) S. 490, Meliae toosendan fr. (Chuanlianzi) S. 520, Corydalis rhiz (Yanlusuo) S. 542
- fibrozystische Mamma-Erkrankungen → Vespae nidus (Lufengfang) S. 898, Citri reticulatae pericarpium viride (Qingpi) S. 498, Vaccariae semen (Wangbuliuxing) S. 590

Kontraindikation Yin-Schwäche *depletio yin*

Gravidität Anwendung mit Vorsicht

Allii macrostemonis bulbus 薤白
Xiebai

Familie: Alliaceae
Stammpflanzen: *Allium macrostemon* oder *A. bakeri*, u.a.
Variante: Allii bulbus
deutsch: chinesische Schnittlauchknolle
englisch: bulb of Chinese chive

Temperaturverhalten
■□□ warm

Geschmack *Sapor*
■□□ scharf
■□□ bitter

Funktionskreis-/ Orbisbezug
■■□ Lunge *pulmonalis*
■□□ Dickdarm *intestini crassi*
■□□ Magen *stomachi*

Wirkrichtung
■□□ absenkend

Wirkort
Verdauungstrakt, oberer Wärmebereich *Calorium*

Wirkung/Indikation

■■□ **Kälte *algor* wärmend**
Schmerzen im Brustbereich, an den Rippenbögen, Diarrhö, Atembeschwerden, Husten, Keuchen, Völlegefühl im Epigastrium, Spannungsgefühl und Schmerzen im Abdomen, Qi-Stagnationen

■■□ **kalten Schleim *pituita algida* umwandelnd**
Husten, Auswurf, Herzschmerzen, Schmerzen im Brustbereich, Atembeschwerden

■□□ **Qi absenkend**
Husten, Auswurf, Atembeschwerden, Keuchen, Spannungsgefühl im Epigastrium, Stagnationen im Darmbereich mit Dysenterie

■□□ **Zusammenballung lösend**
Schleim *pituita* im Brustbereich, Herzbeschwerden, Atembeschwerden, Völlegefühl im Epigastrium, Spannungsgefühl in Oberbauch und Abdomen, Verdauungsstagnationen

■■□ **Qi bewegend und regulierend**
epigastrische Schmerzen, Spannungsgefühl, Spannungsgefühl im Abdomen, Schmerzen, Herzschmerzen durch Blockaden des Qi / Xue-Flusses

■□□ **Schmerz beseitigend**
stechende Schmerzen in der Brust und an den Rippenbögen, Herzschmerzen, Schmerzen in Oberbauch und Abdomen

Physiologische / pharmakologische Wirkung antibiotisch; Cholesterin und Triglyzeride senkend; einzelne Inhaltsstoffe: antihypertensiv, diuretisch und vasokonstriktorisch, ätherisches Öl: Hemmung der Thrombozytenaggregation und Verlängerung der Blutgerinnungszeit (Vorsicht bei Kombination mit Antikoagulantien oder Thrombozytenaggregationshemmern).

Tagesdosis 5 – 15 g, Standard 6 g **Kochzeit** 20 min

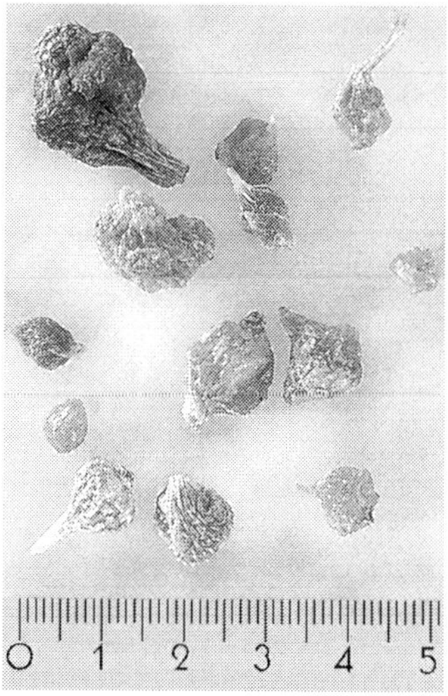

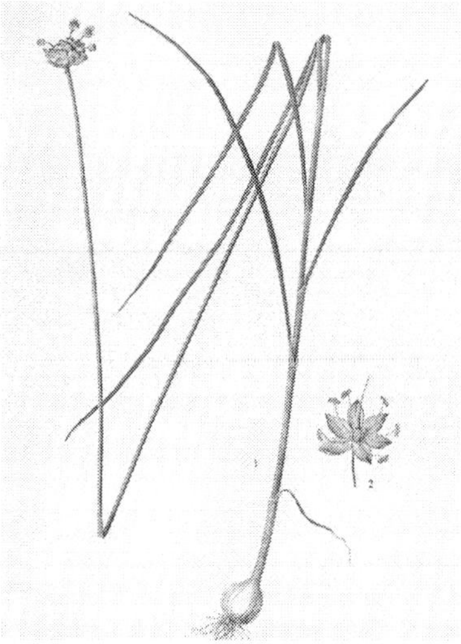

Kombinationen

- Blockaden durch kalte Feuchtigkeit *humor algidus* mit Schmerzen im Thorax → Trichosanthis fructus (Gualou) S. 674, Pinelliae rhiz. (Banxia) S. 86
- Stasen des Xue, Blockaden durch kalte Feuchtigkeit *humor algidus* mit Schmerzen im Thorax → Salviae miltiorrhizae r. (Danshen) S. 580, Carthami fl. (Honghua) S. 538, Trichosanthis fructus (Gualou) S. 674, Pinelliae rhiz. (Banxia) S. 86
- Blockaden mit Schmerzen im Thorax → Pteropi excr. (Wulingzhi) S. 588
- Qi-Stagnationen mit Dysenterie, Diarrhö → Bupleuri r. (Chaihu) S. 54, Paeoniae radix lactiflora (Baishao) S. 788
- Dysenterie, Diarrhö, blutig tingierter Stuhl, schleimiger Stuhl → Phellodendri c. (Huangbo) S. 186
- Blockaden im Thorax mit Herzschmerzen → Trichosanthis fructus (Gualou) S. 674, Corydalis rhiz. (Yanhusuo) S. 542
- Fülle im FK Lunge *repletio o. pulmonalis* mit Schmerzen im Thorax, Husten, Auswurf → Trichosanthis fructus (Gualou) S. 674, Citri aurantii fr. (Zhike) S. 490, Cinnamomi cassiae ram. (Guizhi) S. 30

Kontraindikation Schwäche *depletio* des Qi oder fehlende Stagnation

Gravidität Anwendung mit Vorsicht

Toxizität kann die Magenschleimhaut reizen

Aquilariae lignum
Chenxiang

沉香

Familie: Thymeleaceae
Stammpflanzen: *Aquilaria agallocha, A. sinensis,* u.a.
Variante: Aquilariae lignum resinatum
deutsch: chinesisches Adlerholz, Aloeholz, Seidelbastgewächs
englisch: aloeswood, sinking fragrance

Temperaturverhalten
■■□ warm

Wirkrichtung
■□□ absenkend

Geschmack *Sapor*
■■□ scharf
■■□ bitter

Wirkort
unterer und mittlerer Wärmebereich *Calorium*, Mitte

Funktionskreis-/ Orbisbezug
■■□ Milz *lienalis*
■■□ Magen *stomachi*
■■■ Niere *renalis*
■■□ Lunge *pulmonalis*

Wirkung/Indikation

■■□ **Qi bewegend und regulierend**
Spannungsgefühl, Schmerzen, Druckgefühl in Epigastrium und Abdomen

■■□ **Schmerz beseitigend**
Schmerzen, Spannungsgefühl in Brust/Abdomen, Qi-Stagnation

■■□ **Qi absenkend**
Übelkeit, Brechreiz, Aufstoßen, Schluckauf, erschwerte Atmung, Keuchen bei Kälte *algor*

■■□ **Kälte *algor* zerstreuend**
Schmerzen, Spannungsgefühl in Brust und Abdomen, Aufstoßen, Atembeschwerden

■■□ **Kälte *algor* wärmend**
Diarrhö, Harnträufeln, Impotenz

■□□ **Yang stützend**
Harnträufeln, Impotenz, asthmoide Symptomatik, Keuchen

Physiologische/pharmakologische Wirkung antimikrobiell; Inhaltsstoff: u.a. ätherische Öle, p-Methoxyzimtsäure, Agarotetrol

Besonderes der chinesische Name *Chenxiang* und der englische Name *sinking fragrance*, „sinkendes Parfüm" weisen auf die hohe Dichte des harzigen Holzes hin, das schwerer als Wasser ist. Es ist eines der kostbarsten wohlriechenden Räuchermittel, das in China, Indien und Japan in pulverisierter Form einer der wichtigsten Bestandteile zur Herstellung von Räucherstäbchen ist. Die Sekretion der hocharomatischen Harze wird durch verschiedene auf dem Baum symbiontisch lebender Pilze bewirkt. Da echtes Aloeholz sehr teuer ist, wird die Droge oft durch Nagarmotha (Cyperus scariosus, indisches Nussgras) verfälscht.

Tagesdosis 1–3 g, Standard 1 g **Kochzeit** 20 min

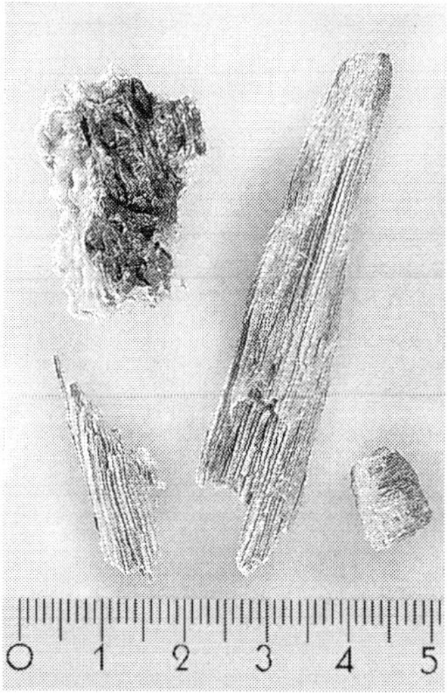

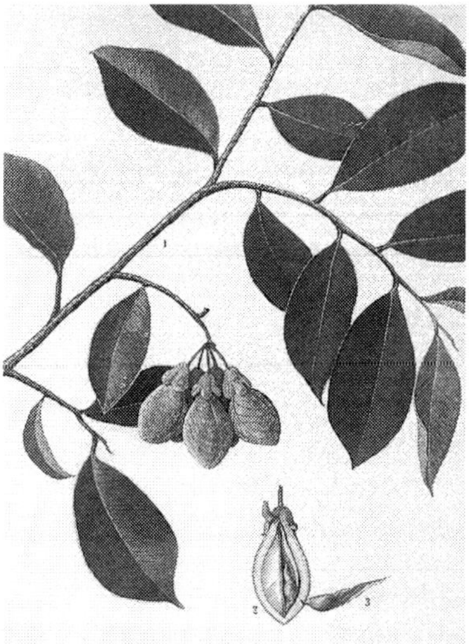

Kombinationen

- Schmerzen im unteren Abdomen, Kälte- und Spannungsgefühl im Abdomen, Ziehen im Thorax, Keuchen, Inappetenz → Linderae r. (Wuyao) S. 506
- Stagnation des Qi im FK Lunge *o. pulmonalis* oder Schwäche im FK Niere *depletio o. renalis* mit mangelnder Absenkung des Lungen-Qi *qi pulmonale* mit Keuchen → Raphani s. (Laifuzi) S. 704
- Kälte im FK Magen *algor o. stomachi* mit Schluckauf, Brechreiz, Übelkeit (auch morgens) → Perillae caul. et f. (Zisuye) S. 44
- Kälte-Schwäche im FK Niere *algor depletionis o. renalis* mit Keuchen → Psoraleae s. (Buguzhi) S. 776, Aconiti r. lateralis praep. (Fuzi) S. 396
- Schleim im FK Lunge *pituita o. pulmonalis* mit Keuchen, Schwäche *depletio* im unteren Wärmebereich *Calorium* → Perillae fr. (Zisuzi) S. 646, Peucedani r. (Qianhu) S. 668, Magnoliae c. (Houpo) S. 298
- Qi-Schwäche *depletio qi* mit Obstipation → Cistanchis h. (Roucongrong) S. 750
- Kälte-Fülle *algor repletionis* im unteren Wärmebereich *Calorium* mit abdominellen Spannungen und Schmerzen → Aucklandiae radix (Muxiang) S. 488, Linderae r. (Wuyao) S. 506, Arecae s. (Binglang) S. 872
- Kälte-Fülle *algor repletionis* der Mitte mit Aufstoßen, Keuchen → Perillae caul. et f. (Zisuye) S. 44, Citri reticulatae peric. (Chenpi) S. 496, Pinelliae rhiz. (Banxia) S. 86

Kontraindikation Prolaps aufgrund Qi-Schwäche *depletio qi*, Glut *ardor* bei Yin-Schwäche *depletio yin*

Gravidität Anwendung erlaubt

Arecae pericarpium 大腹皮
Dafupi

Familie: Arecaceae
Stammpflanze: *Areca catechu*
deutsch: Betelnussschale
englisch: betel husk, big abdomen peel

Temperaturverhalten
■□□ Tendenz warm

Geschmack *Sapor*
■■□ scharf

Funktionskreis-/ Orbisbezug
■□□ Milz *lienalis*
■■□ Magen *stomachi*
■□□ Dickdarm *intestini crassi*
■□□ Dünndarm *intestini tenuis*

Wirkrichtung
■□□ absenkend

Wirkort
Mitte, mittlerer Wärmebereich *Calorium*, Verdauungstrakt, unterer Wärmebereich *Calorium*

Wirkung/Indikation

■■□ **Qi bewegend und regulierend**
Spannungsgefühl in Epigastrium und Abdomen, Verdauungsstörungen, saures Aufstoßen, Obstipation

■■□ **Zusammenballung lösend**
aufgetriebenes Abdomen, Obstipation, Völlegefühl, Appetitverlust, Spannungs- und Druckgefühl in Abdomen und Oberbauch

■■□ **Feuchtigkeit *humor* ausleitend**
Völlegefühl, Appetitverlust, aufgetriebenes Abdomen, Aszites, Ödeme, Verdauungsschwäche, Verdauungsstagnationen

■□□ **Qi absenkend**
Völlegefühl, aufgetriebenes Abdomen, Obstipation, Spannungsgefühl in Epigastrium und Abdomen

■□□ **diuretisch**
Aszites, Ödeme, Appetitverlust, aufgetriebenes Abdomen

Physiologische/pharmakologische Wirkung tierexperimentell teratogen und toxische Effekte auf den Fetus bei Mäusen; kräftigt die Kontraktion und Spannung des Darms (als Dekokt); verstärkte extrapyramidale Nebenwirkungen wurden bei Kombination der Betelnuss mit Neuroleptika beobachtet (v.a. Depotneuroleptika mit hohen Betelnuss-Dosen über längere Zeit).

Tagesdosis 3–9 g, Standard 3 g **Kochzeit** 20 min

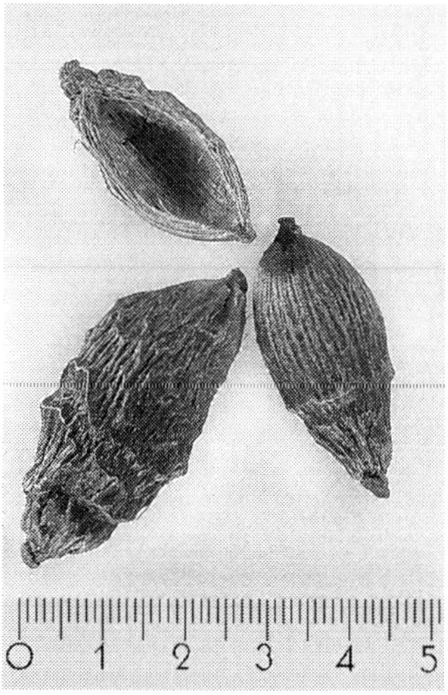

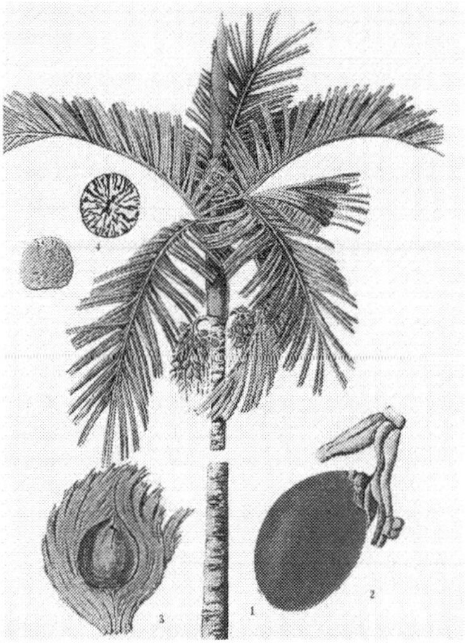

Kombinationen

- Stagnation des Qi mit Feuchtigkeit *humor* mit epigastrischen Schmerzen und Spannungen, abdominellen Spannungen, Schwierigkeiten der Darmmotilität → Magnoliae c. (Houpo) S. 298, Citri reticulatae peric. (Chenpi) S. 496
- leichte Ödeme, Gesichtsödeme → Poria (Fuling) S. 340, Zingiberis viridis c. rhizomatis
- Feuchtigkeit *humor*-Blockaden mit Ödemneigung, Aszites → Mori cortex (Sangbaipi) S. 688, Lycii cortex (Digupi) S. 266, Zingiberis viridis c. rhizomatis, Acanthopanacis c. rad. (Wujiapi) S. 356
- Fülle *repletio* im mittleren Wärmebereich *Calorium*, Stagnation des Qi mit Spannungsgefühl, Druck im Oberbauch, Inappetenz → Agastachis seu Pogostemonis h. (Huoxiang) S. 284, Poria (Fuling) S. 340, Magnoliae c. (Houpo) S. 298, Armeniacae semen (Xingren) S. 676

Kontraindikation Qi-Schwäche *depletio qi*

Gravidität Anwendung mit Vorsicht

Aucklandiae radix 木香
Muxiang

Familie: Asteraceae
Stammpflanzen: *Inula racemosa* oder *I. helenium*, *Aucklandia lappa*, *Saussurea lappa*
Varianten: Inulae racemosae radix, Saussurea radix, Aucklandiae lappae radix
deutsch: Alantwurzel
englisch: costus root, saussurea, wood fragrance

Temperaturverhalten
■■□ warm

Geschmack *Sapor*
■■□ scharf
■□□ bitter

Funktionskreis-/ Orbisbezug
■■■ Milz *lienalis*
■■□ Magen *stomachi*
■□□ Lunge *pulmonalis*
■■□ Dickdarm *intestini crassi*

Funktionskreis-/ Orbisbezug
■□□ Leber *hepaticus*
■□□ Gallenblase *felleus*

Wirkrichtung
■□□ absenkend

Wirkort
Mitte, mittlerer und unterer Wärmebereich *Calorium*

Wirkung/Indikation

■■■ **Qi bewegend und regulierend**
stockende Verdauung, Klumpengefühl, Appetitverlust, Schmerzen in Epigastrium und Abdomen, Übelkeit, Brechreiz, das Leber-Qi *qi hepaticum* überwältigt den FK Milz *orbis lienalis*, Colitis, Ulcus ventriculi/duodeni, Hepatitis

■■■ **Schmerz beseitigend**
Schmerzen in Flanken, Epigastrium und Abdomen

■■□ **Qi stützend und ergänzend**
Diarrhö, Dysenterie, Tenesmen, Schmerzen im Abdomen

■■□ **Kälte *algor* zerstreuend**
Diarrhö, abdominelle Schmerzen durch Stuhlgang

Physiologische/pharmakologische Wirkung Inhaltsstoffe: u.a. Sesquiterpene. Inula helenium wirkt expektorierend, cholagog, karminativ, diuretisch und kann bei Erkrankungen und Beschwerden im Bereich der Atemwege, des Magen-Darm-Traktes und der Niere und ableitenden Harnwege eingesetzt werden

Toxizität wegen des Gehaltes an Sesquiterpenlactonen (Saussureamine) mit den exozyklischen Methylengruppen sind Sensibilisierungen durch die Pflanze möglich

Tagesdosis 1–10 g, Standard 3 g

Kochzeit Arzneimittel am Schluss zugeben, kurz aufkochen und 3 min ziehen lassen

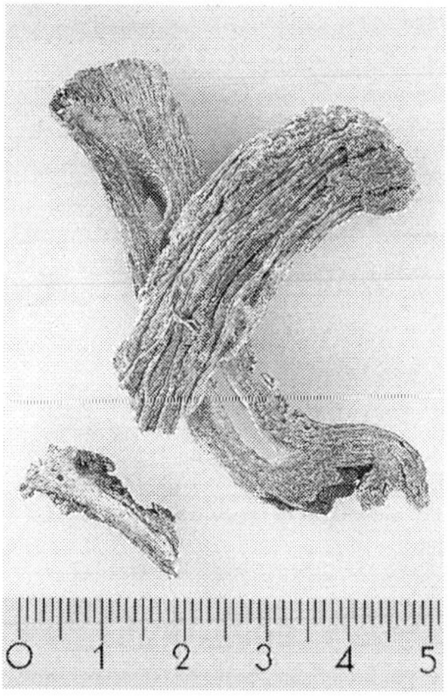

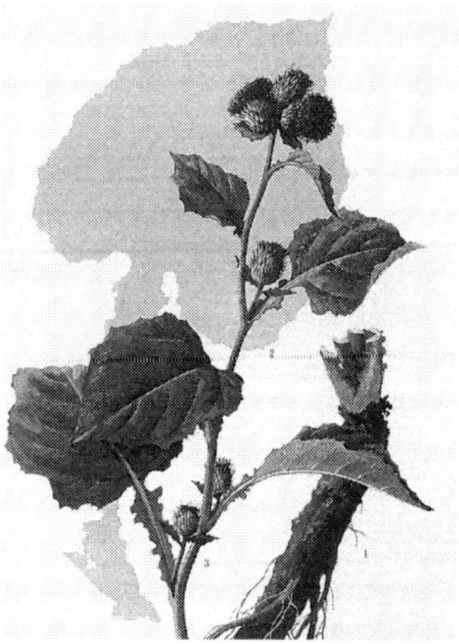

Kombinationen

- feuchte Hitze *calor humidus* durch Stagnation des Qi in den FK Magen, Dünn- und Dickdarm *oo. stomachi et intestinorum* mit epigastrischen und abdominellen Schmerzen, Spannungsgefühl, Obstipation, Dysenterie, Diarrhö (blutig oder schleimig) → Arecae s. (Binglang) S. 872, Rhei rhiz. (Dahuang) S. 96
- feuchte Hitze *calor humidus* mit Spannungen im Flankenbereich, Flankenschmerzen, bitterer Mundgeschmack → Bupleuri r. (Chaihu) S. 54, Artemisiae capillaris seu scopariae h. (Yinchenhao) S. 308
- Qi-Stagnation mit Nahrungsstagnation, epigastrischen und abdominellen Schmerzen, Inappetenz, Übelkeit, Brechreiz, Diarrhö, Tenesmen, Dysenterie → Amomi cardamomi seu kravanh fr. (Baidoukou) S. 288
- Qi-Stagnationen, stockende Verdauung, Inappetenz → Agastachis seu Pogostemonis h. (Huoxiang) S. 284, Amomi cardamomi seu kravanh fr. (Baidoukou) S. 288
- epigastrische und abdominelle Schmerzen, Inappetenz, Spannungsgefühl → Atractylodis macrocephalae rhiz. (Baizhu) S. 720
- Verdauungsstörungen, abdominelle Schmerzen, Spannungsgefühl, Rülpsen → Citri reticulatae viride peric. (Qingpi) S. 498
- Dysenterie, Tenesmen, Diarrhö, abdominelle Spannungen → Coptidis rhiz. (Huanglian) S. 178

Kontraindikation Yin-Schwäche *depletio yin*, Trockenheit *ariditas*, Schwäche im FK Lunge *depletio o. pulmonalis*

Gravidität Anwendung erlaubt

Aurantii fructus
Zhike

枳壳

Familie: Rutaceae
Stammpflanzen: *Citrus aurantium* oder *Poncirus trifoliata*, u.a.
Varianten: Citri fructus immaturus exsiccatus, Citri aurantii fructus
deutsch: Pomeranzenfrüchte
englisch: ripe fruit of bitter orange

Temperaturverhalten
■■□ Tendenz kalt

Geschmack *Sapor*
■■□ bitter
■□□ sauer

Funktionskreis-/ Orbisbezug
■■■ Milz *lienalis*
■■■ Magen *stomachi*
■■□ Lunge *pulmonalis*
■□□ Leber *hepaticus*

Wirkrichtung
■□□ absenkend

Wirkort
Mitte, mittlerer Wärmebereich *Calorium*, Lunge

Wirkung/Indikation

■■□ **Qi bewegend und regulierend**
Verdauungsstörungen, Klumpengefühl, fauliges Aufstoßen, Schmerzen in Epigastrium und Abdomen, Stagnation des Leber-Qi *qi hepaticum*, Bewegung des Qi im Thorax und im Hypochondrium, Engegefühl in der Brust, Reizbarkeit, Depression

■□□ **Qi emporhebend**
Ptosen, Magen-, Uterusprolaps

■□□ **Zusammenballung lösend**
pulmonaler Schleim, Husten, Klumpengefühl, stoffliche Verhärtungen *concretiones*, tumoröse Prozesse

■□□ **Schmerz beseitigend**
Stauungen im Pulmonalbereich mit Armschmerzen, Rückenschmerzen, Schmerzen in Flanken, Oberbauch und Abdomen

■□□ **Qi absenkend**
Obstipation, Stagnationen des Qi, Schmerzen im Abdomen

■□□ **laxierend**
Obstipation durch Stagnationen

Physiologische/pharmakologische Wirkung erhöht den Blutdruck, verringert den Sauerstoffbedarf des Herzens, fördert die Diurese, ein Inhaltsstoff entspannt und erweitert die Atemwege; antineoplastisch; Vorsicht bei Kombination mit Antikoagulantien oder Thrombozytenaggregationshemmern; einsetzbar bei Hypotonie

Toxizität Irritation Magen-Darm-Trakt, Cave: peptische Ulcera.

Tagesdosis 3–10 g, Standard 4 g **Kochzeit** 20 min

Bemerkung bewegt das Qi in erster Linie absenkend (Magen- und Lungen-Qi *stomachi et pulmonale*), stützt aber auch das Milz-Qi *qi lienale* und hebt es empor

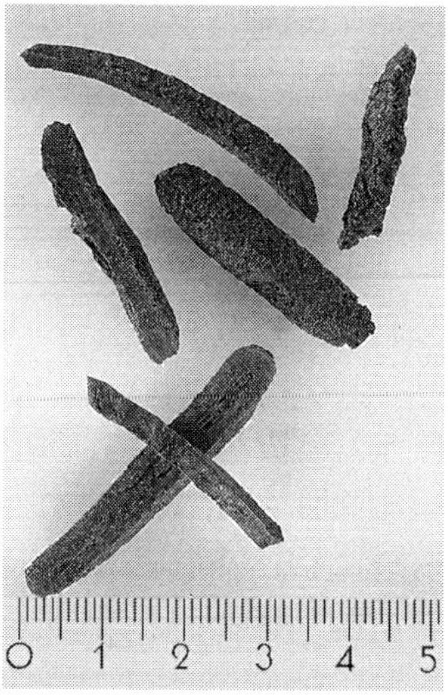

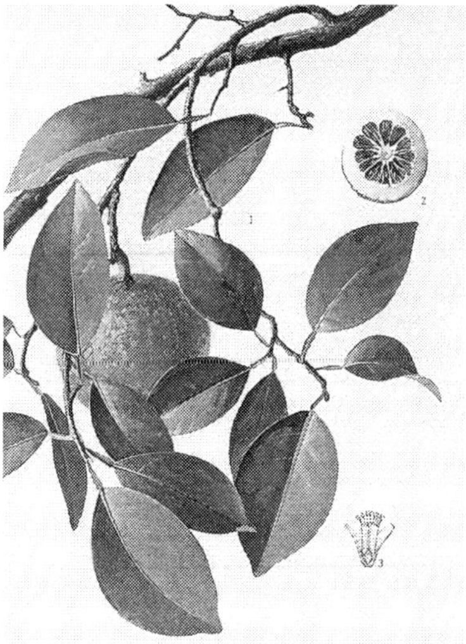

Kombinationen

- Fülle *repletio* im mittleren Wärmebereich *Calorium* mit Oberbauchschmerzen, Diarrhö → Aucklandiae radix (Muxiang) S. 488, Arecae s. (Binglang) S. 872
- Schwäche *depletio* der Mitte, Verdauungsstagnation, Spannungen in Epigastrium und Abdomen, Völlegefühl → Atractylodis macrocephalae rhiz. (Baizhu) S. 720
- Stasen des Qi und des Xue mit abdominellen Schmerzen → Paeoniae radix lactiflora (Baishao) S. 788
- feuchte Hitze *calor humidus* mit Verdauungsstillstand oder dysenterischen Beschwerden mit Diarrhö, Tenesmen → Rhei rhiz. (Dahuang) S. 96, Scutellariae r. (Huangqin) S. 190
- Kälte-Schleim *algor pituitae*-Blockaden mit Spannungen im Thorax, epigastrischen Spannungen → Allii macrostemi bulbus (Xiebai) S. 482, Cinnamomi cassiae ram. (Guizhi) S. 30
- Akkumulationen von Feuchtigkeit *humor*, Stasen des Qi, Müdigkeit, Inappetenz, Völlegefühl im Epigastrium, Spannungsgefühl → Magnoliae c. (Houpo) S. 298, Pinelliae rhiz. (Banxia) S. 86, Coptidis rhiz. (Huanglian) S. 178
- Status nach fieberhaften Erkrankungen, ziehende Spannungen, Spannungen im Epigastrium → Gardeniae fr. (Zhizi) S. 132
- feuchte Kälte *algor humidus*, Schleim *pituita* im mittleren Wärmebereich *Calorium* mit epigastrischem Klumpengefühl → Citri reticulatae peric. (Chenpi) S. 496, Zingiberis rhiz. (Ganjiang) S. 416
- feuchte Kälte *algor humidus*, Schleim *pituita* in der Mitte mit Verdauungsschwäche, Übelkeit, Völlegefühl → Trichosanthis fructus (Gualou) S. 674, Allii macrostemi bulbus (Xiebai) S. 482, Cinnamomi cassiae ram. (Guizhi) S. 30, Magnoliae c. (Houpo) S. 298

Kontraindikation Qi-Schwäche *depletio qi*, Kälte-Schwäche im FK Magen *algor depletionis o. stomachi*

Gravidität Anwendung mit Vorsicht

Aurantii fructus immaturus 枳实
Zhishi

Familie:	Rutaceae
Stammpflanzen:	*Citrus aurantium* oder *Poncirus trifoliata*, u.a.
Varianten:	Citri aurantii fructus immaturus, Aurantii sive Citri immaturus fructus
deutsch:	grüne (unreife) Pomeranzen
englisch:	immature fruit of the bitter orange

Temperaturverhalten
■■□ Tendenz kalt

Geschmack *Sapor*
■■□ bitter

Funktionskreis-/ Orbisbezug
■■□ Milz *lienalis*
■■□ Magen *stomachi*

Wirkrichtung
■■□ absenkend

Wirkort
Mitte, mittlerer Wärmebereich *Calorium*

Wirkung/Indikation

■■□ **Qi bewegend und regulierend**
Verdauungsstörungen, Klumpengefühl, gespanntes Abdomen, Schmerzen im Oberbauch, Obstipation, Diarrhö, Appetitverlust, Blähungsneigung, Dysenterie, Colon irritabile, Pleuritis, Pneumonie

■□□ **Kälte *algor* zerstreuend**
Schmerzen in Abdomen und Epigastrium, Verdauungsstörungen, Ziehen im Abdomen, Diarrhö

■□□ **Qi absenkend**
Schmerzen im Abdomen mit Obstipation durch Qi-Stagnation, Klumpengefühl, Übelkeit, Brechreiz

■□□ **Schleim *pituita* kanalisierend**
Klumpengefühl, Verdauungsstörungen, Blähungsneigung, auch mentale Symptome, Bi-Konfusion, manisch-depressives Verhalten

■□□ **Zusammenballung lösend**
Klumpengefühl, Verdauungsstörungen, Blähungsneigung, Schmerzen im Abdomen, Obstipation, Diarrhö, sehr geeignet für alle Formen von Zusammenballungen, Nahrungszusammenballungen, Schleim, Qi, Förderung der Verdauung

Physiologische/pharmakologische Wirkung tierexperimentell diuretisch (auch wenn keine Dokumentation über Wechselwirkungen mit westlichen Diuretika vorliegt, ist eine verstärkte Wirkung auf den Elektrolyt- und Wasserhaushalt möglich), stimuliert die glatte Muskulatur von Darm und Uterus, erhöht die Darmperistaltik, erhöht die Kontraktionsfähigkeit der Herzmuskulatur und den Blutdruck.

Toxizität kann den Magen-Darm-Trakt irritieren, Vorsicht bei Patienten mit peptischen Ulcera

Besonderes cave: Arzneimittel wirkt stark zerstreuend

Tagesdosis 3–9 g, Standard 3 g **Kochzeit** 20 min

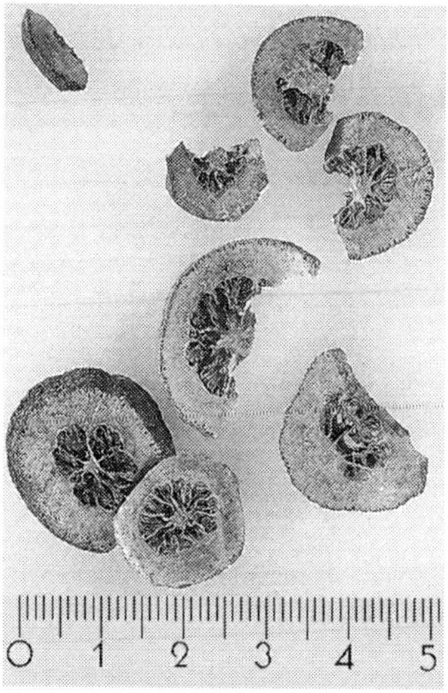

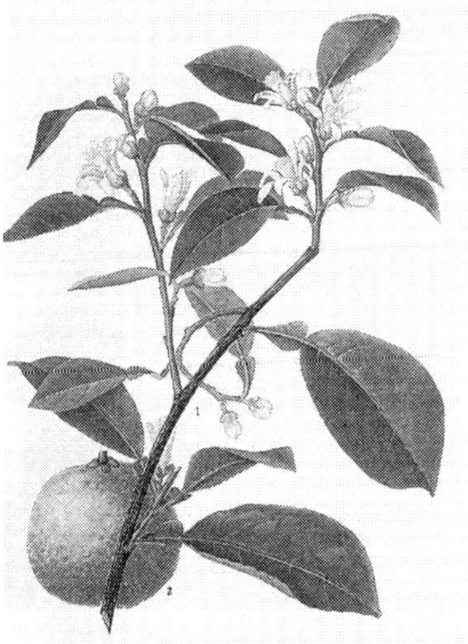

Kombinationen

- Fülle *repletio* im mittleren Wärmebereich *Calorium* mit Oberbauchschmerzen, Diarrhö → Aucklandiae radix (Muxiang) S. 488, Arecae s. (Binglang) S. 872
- Schwäche *depletio* der Mitte, Verdauungsstagnation, Spannungen in Epigastrium und Abdomen, Völlegefühl → Atractylodis macrocephalae rhiz. (Baizhu) S. 720
- Stasen des Qi und des Xue mit abdominellen Schmerzen → Paeoniae radix lactiflora (Baishao) S. 788
- feuchte Hitze *calor humidus* mit Verdauungsstillstand oder dysenterischen Beschwerden mit Diarrhö, Tenesmen → Rhei rhiz. (Dahuang) S. 96, Scutellariae r. (Huangqin) S. 190
- Kälte-Schleim *algor pituitae*-Blockaden mit Spannungen im Thorax, epigastrischen Spannungen → Allii macrostemi bulbus (Xiebai) S. 482, Cinnamomi cassiae ram. (Guizhi) S. 30
- Akkumulationen von Feuchtigkeit *humor*, Stasen des Qi, Müdigkeit, Inappetenz, Völlegefühl im Epigastrium, Spannungsgefühl → Magnoliae c. (Houpo) S. 298, Pinelliae rhiz. (Banxia) S. 86, Coptidis rhiz. (Huanglian) S. 178
- Status nach fieberhaften Erkrankungen, ziehende Spannungen, Spannungen im Epigastrium → Gardeniae fr. (Zhizi) S. 132
- feuchte Kälte *algor humidus*, Schleim *pituita* im mittleren Wärmebereich *Calorium* mit epigastrischem Klumpengefühl → Citri reticulatae peric. (Chenpi) S. 496, Zingiberis rhiz. (Ganjiang) S. 416
- feuchte Kälte *algor humidus*, Schleim *pituita* in der Mitte mit Verdauungsschwäche, Übelkeit, Völlegefühl → Trichosanthis fructus (Gualou) S. 674, Allii macrostemi bulbus (Xiebai) S. 482, Cinnamomi cassiae ram. (Guizhi) S. 30, Magnoliae c. (Houpo) S. 298

Kontraindikation Kälte-Schwäche im FK Magen *algor depletionis o. stomachi*, Vorsicht bei geschwächten Patienten

Gravidität Anwendung mit Vorsicht

Aurantii semen
Juhe

橘核

Familie: Rutaceae
Stammpflanze: *Citrus aurantium*
Variante: Citri rubrum semen, Citri aurantii semen
deutsch: Pomeranzensamen
englisch: tangerine sead

Temperaturverhalten
■□□ warm

Geschmack *Sapor*
■□□ bitter
■□□ scharf

Wirkrichtung
■□□ absenkend

Wirkort
unterer Wärmebereich *Calorium*

Funktionskreis-/ Orbisbezug
■■■ Leber *hepaticus*
■□□ Niere *renalis*

Wirkung/Indikation

■■□ **Qi bewegend und regulierend**
Schmerzen im Unterbauch, Hernien, Schwellungen des Skrotum

■■□ **Zusammenballung lösend**
Schwellungen im Unterbauch, Schwellungen im Bereich der Leber-Leitbahn *s. hepatica*, Hernien

■■□ **Schmerz beseitigend**
lanzinierende Schmerzen im Unterbauch, Hernien

■■□ **Kälte *algor* zerstreuend**
Zusammenballung von Kälte *algor* in der Leber-Leitbahn *s. hepatica*, krampfartige Schmerzen seitlich im unteren Abdomen, Dysmenorrhö, Amenorrhö, Hernie, Hydrozele

Tagesdosis 3 – 10 g, Standard 5 g **Kochzeit** 20 min

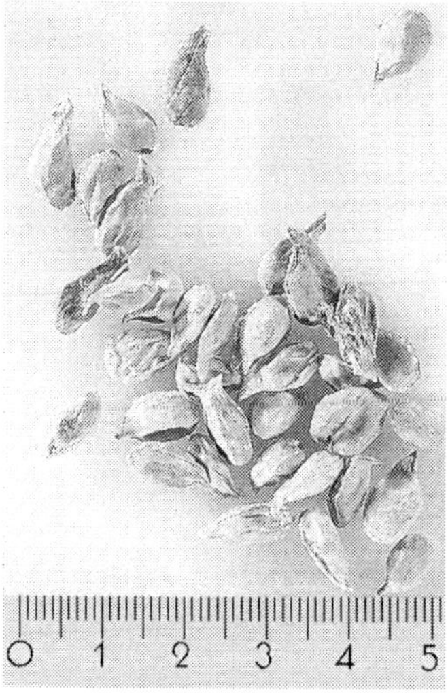

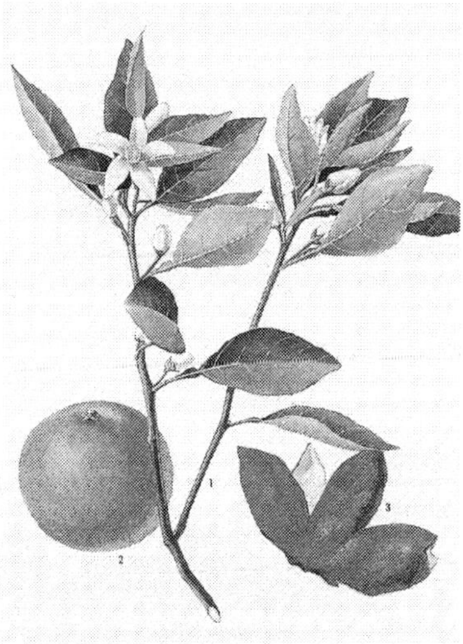

Kontraindikation Qi-Schwäche *depletio qi*

Gravidität Anwendung erlaubt

Citri reticulatae pericarpium 陈皮
Chenpi

Familie: Rutaceae
Stammpflanzen: *Citrus reticulata* oder *Citrus tangerina* u. a.
Variante: Aurantii pericarpium
deutsch: Mandarinenschalen
englisch: tangerine peel, aged peel

Temperaturverhalten
■■□ warm

Geschmack *Sapor*
■■□ scharf
■■□ bitter

Wirkrichtung
■■□ absenkend

Wirkort
Mitte, mittlerer Wärmebereich *Calorium*, Lunge

Funktionskreis-/ Orbisbezug
■■■ Milz *lienalis*
■■□ Lunge *pulmonalis*
■■■ Magen *stomachi*

Wirkung/Indikation

■■□ **Qi bewegend und regulierend**
Spannungsgefühl in Epigastrium und Abdomen, Völlegefühl, aufgetriebenes Abdomen, Übelkeit, Aufstoßen, Verdauungsstillstand, Inappetenz

■■□ **kalten Schleim *pituita algida* umwandelnd**
Husten mit viel Auswurf, thorakales Druck- und Spannungsgefühl, chronische Bronchitis, Emphysem

■■□ **Feuchtigkeit *humor* trocknend**
Oberbauchsymptomatik, Übelkeit, Brechreiz, Müdigkeit, Schwäche, Appetitverlust

■□□ **Qi stützend und ergänzend**
Schwäche, Verdauungsschwäche, Diarrhö, Appetitverlust

■□□ **Qi absenkend**
Übelkeit, Erbrechen, saures Aufstoßen

■■□ **Schleim *pituita* kanalisierend**
Schleim *pituita*, heißer Schleim *pituita calida*, der das Shen bedrängt: Halluzinationen, Selbstgespräche, Depression, Phobie, Schizophrenie, mentale Störungen, dabei Stagnation des Leber-Qi *qi hepaticum*

Physiologische / pharmakologische Wirkung erhöht die Darmperistaltik, tierexperimentell bronchodilatatorisch; auch einsetzbar bei Mastitis, chronischer Bronchitis, Cholelithiasis, lokal bei Verbrennungen

Besonderes Langzeitanwendung kann das qi originale (yuanqi) konsumieren

Tagesdosis 3 – 10 g, Standard 3 g **Kochzeit** 20 min

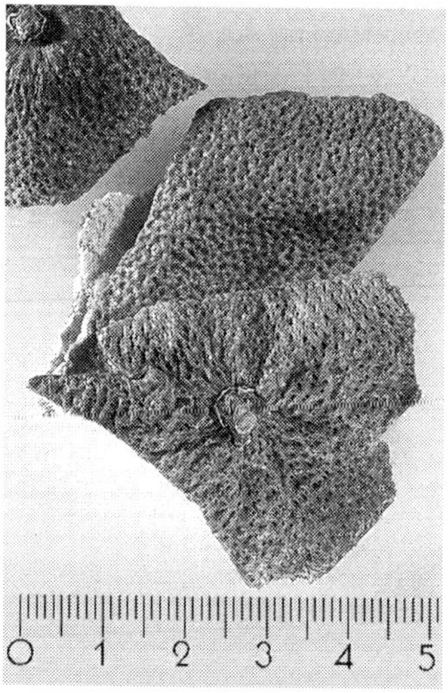

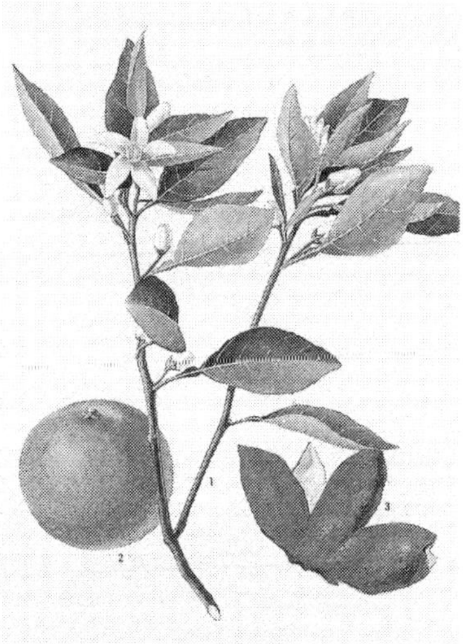

Kombinationen

- abdominelle Spannungen, Schmerzen, Völlegefühl im Abdomen → Citri aurantii fr. (Zhike) S. 490, Linderae r. (Wuyao) S. 506
- Stagnationen in der Mitte durch feuchte Kälte *algor humidus* mit epigastrischem Völlegefühl, Völlegefühl im Abdomen, abdominellen Spannungen, saurem Aufstoßen, Müdigkeit, lockeren Stühlen → Magnoliae c. (Houpo) S. 298, Atractylodis rhiz. (Cangzhu) S. 292
- Blockaden durch Feuchtigkeit-Schleim *humor pituitae* mit Ziehen im Thorax, Husten, viel weißem Auswurf, zähem Auswurf → Pinelliae rhiz. (Banxia) S. 86, Poria (Fuling) S. 340, Magnoliae c. (Houpo) S. 298
- Schwäche im FK Milz *depletio o. lienalis* mit Feuchtigkeit *humor* mit Inappetenz → Atractylodis macrocephalae rhiz. (Baizhu) S. 720
- Disharmonie des Magen-Qi *qi stomachi* mit Erbrechen, Aufstoßen → Zingiberis viridis rhiz. (Shengjiang) S. 50
- Hitze-Schleim *calor pituitae* mit Brechreiz → Bambusae in taeniam caul. (Zhuru) S. 82, Coptidis rhiz. (Huanglian) S. 178
- Überwältigung des FK Milz *o. lienalis* durch den FK Leber *o. hepaticus* mit abdominellen Schmerzen, Diarrhö → Atractylodis macrocephalae rhiz. (Baizhu) S. 720, Saposhnikoviae radix (Fangfeng) S. 46
- Schwäche *depletio* der Mitte mit Schwäche, Müdigkeit, saures Aufstoßen, Inappetenz, Verdauungsschwäche → Codonopsis r. (Dangshen) S. 722, Astragali r. (Huangqi) S. 718, Atractylodis macrocephalae rhiz. (Baizhu) S. 720

Kontraindikation Hitze *calor*, Hitze-Fülle *calor repletionis*, Yin-Schwäche *depletio yin*, trockener Husten, Hitze-Schleim *calor pituitae*, blutiges Erbrechen, blutiges Sputum

Gravidität Anwendung erlaubt

Citri reticulatae viride pericarpium 青皮
Qingpi

Familie: Rutaceae
Stammpflanzen: *Citrus reticulata* oder *Citrus tangerina*, u.a.
Variante: Aurantii immaturi pericarpium
deutsch: unreife Mandarinenschalen
englisch: immature tangerine peel, green peel

Temperaturverhalten
■■■ warm

Geschmack *Sapor*
■■■ bitter
■□□ scharf

Wirkrichtung
■■□ absenkend

Wirkort
Mitte, mittlerer Wärmebereich
Calorium

Funktionskreis-/ Orbisbezug
■■■ Leber *hepaticus*
■■■ Gallenblase *felleus*

Wirkung/Indikation

■■■ **Qi bewegend und regulierend**
Stauungen im FK Leber *o. hepaticus*: Spannungsgefühl und Schmerzen am Rippenbogen, Schmerzen der Mammae, hernienähnliche Schmerzen

■■□ **Stauungen zerstreuend**
Verdauungsblockaden, Spannungsgefühl im Epigastrium, postprandiale Stagnationen, Xue-Stasen durch Stagnationen des Qi

■□□ **Schmerz beseitigend**
Schmerzen in Oberbauch und Hypochondrium, hernienähnliche Schmerzen, Schmerzen in Thorax und Mamma

■□□ **Stasen des Xue lösend**
Schmerzen im Oberbauch, Verdauungsblockaden, abdominelle Verhärtungen

■□□ **Feuchtigkeit *humor* trocknend**
Übelkeit, Brechreiz, Fieber, Schüttelfrost

■□□ **Schleim *pituita* kanalisierend**
pulmonaler Schleim, Abszesse im Brustbereich

Physiologische / pharmakologische Wirkung nach neuerer Forschung bei Hypotonie einsetzbar; Hemmung der Kontraktionen der glatten Muskulatur von Magen, Darm und Gallenblase, tierexperimentell antitussiv, antiasthmatisch, Förderung der Expektoration; sympathomimetisch.

Besonderes Langzeitanwendung oder hohe Dosierung ist nicht empfehlenswert

Tagesdosis 3–10 g, Standard 4 g **Kochzeit** 20 min

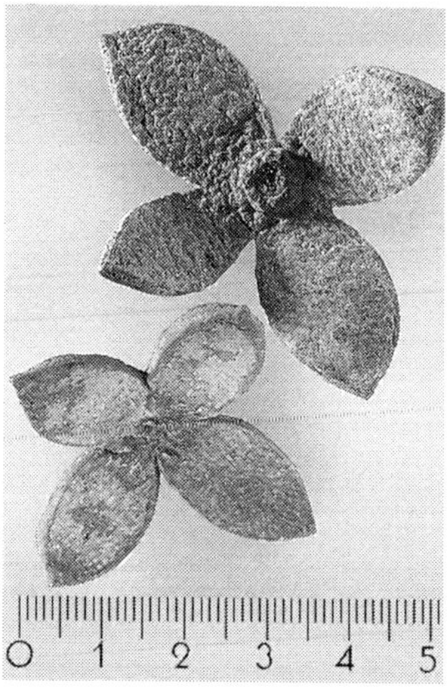

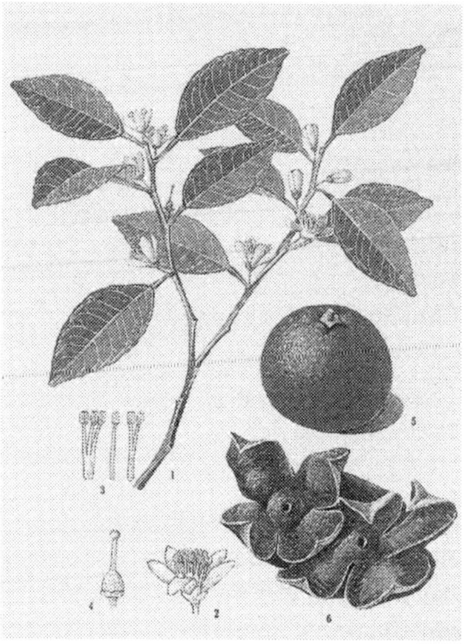

Kombinationen

- Disharmonie zwischen FK Leber *o. hepaticus* und FK Magen *o. stomachi* mit Schmerzen und Spannungen im Thorax, Flankenschmerzen → Bupleuri r. (Chaihu) S. 54, Curcumae longae tub. (Yujin) S. 548, Cyperi rhiz. (Xiangfu) S. 502
- Fülle im FK Leber *repletio o. hepatici* mit Schmerzen am Rippenbogen, Kneifen im Abdomen, ziehenden abdominellen Schmerzen → Foeniculi fr. (Xiao huixiang) S. 406, Evodiae fr. (Wuzhuyu) S. 404, Toosendan fructus (Chuanlianzi) S. 520
- Schmerzen in der Mamma, geschwollene Mamma → Cyperi rhiz. (Xiangfu) S. 502, Vaccariae s. (Wangbuliuxing) S. 590, Salviae miltiorrhizae r. (Danshen) S. 580
- epigastrische Spannungen, Verdauungsblockaden, Nahrungsstagnation → Crataegi fr. (Shanzha) S. 694, Hordei fr. germ. (Maiya) S. 698, Massa medicata fermentata (Shenqu) S. 700
- Mammaabszesse → Vaccariae s. (Wangbuliuxing) S. 590, Lonicerae fl. (Jinyinhua) S. 222, Taraxaci h. cum radice (Pugongying) S. 256
- gestaute Säfte mit Husten, thorakalen Schmerzen, Flankenschmerzen → Sinapis albae s. (Baijiezi) S. 650
- intestinaler Prolaps, Hodenschwellungen → Citri aurantii s. (Juhe) S. 494, Foeniculi fr. (Xiao huixiang) S. 406, Toosendan fructus (Chuanlianzi) S. 520
- Kälte *algor* in der Leber-Leitbahn *s. hepatica* mit Schmerzen im unteren Abdomen, ausstrahlend in den Hoden → Linderae r. (Wuyao) S. 506, Aucklandiae radix (Muxiang) S. 488, Alpiniae officinari rhiz. (Gaoliangjiang) S. 398

Kontraindikation Yin-Schwäche *depletio yin*, Qi-Schwäche *depletio qi*

Gravidität Anwendung erlaubt

Citri sarcodactylis fructus 佛手
Foshou

Familie: Rutaceae
Stammpflanzen: *Citrus medica* oder *C. sarcodactylis, C. willsonii*
Variante: Citri shangyuan fructus (Xiangyuan)
englisch: finger citrone fruit, Buddha hand

Temperaturverhalten
■■□ Tendenz warm

Geschmack *Sapor*
■■□ bitter
■□□ scharf

Wirkrichtung
■□□ absenkend

Wirkort
Mitte, mittlerer Wärmebereich *Calorium*, Lunge

Funktionskreis-/ Orbisbezug
■■■ Leber *hepaticus*
■■□ Milz *lienalis*
■■□ Magen *stomachi*
■■□ Lunge *pulmonalis*

Wirkung/Indikation

■■■ **Qi bewegend und regulierend**
Spannungsgefühl im Epigastrium, Schmerzen in Brustbereich, Hypochondrium und an den Rippenbögen, Schluckauf, Aufstoßen, Appetitverlust, Stagnation des Leber-Qi *qi hepaticum*

■■□ **Schleim *pituita* umwandelnd**
Husten mit Auswurf, Appetitverlust, Brechreiz, Spannungsgefühl im Abdomen

■■□ **Qi stützend und ergänzend**
epigastrische Schmerzen, Spannungsgefühl im Abdomen, Appetitverlust, Brechreiz

Physiologische / pharmakologische Wirkung erhöht die Durchblutung der Koronarien, reduziert das Risiko einer cardialien Ischämie, erniedrigt den Blutdruck und beugt Arrhythmien vor; tierexperimentell hemmend auf die Magen-Darmperistaltik, krampflösend.

Tagesdosis 2 – 10 g, Standard 4 g **Kochzeit** 20 min

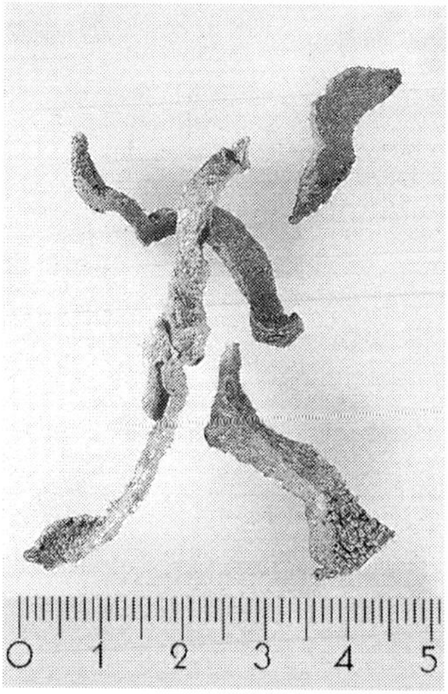

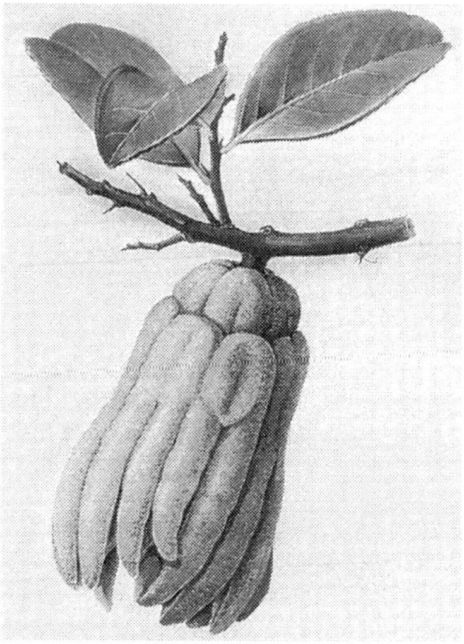

Kombinationen

- Stagnation des Leber-Qi *qi hepaticum* mit Spannungsgefühl, thorakalem Druck, Schmerzen am Rippenbogen, Schluckauf, Aufstoßen, Inappetenz → Cyperi rhiz. (Xiangfu) S. 502, Amomi cardamomi seu kravanh fr. (Baidoukou) S. 288
- Schleim im FK Lunge *pituita o. pulmonalis* mit Husten mit Auswurf → Pinelliae rhiz. (Banxia) S. 86, Poria (Fuling) S. 340, Zingiberis viridis rhiz. (Shengjiang) S. 50

Kontraindikation Hitze *calor*, Glut *ardor* bei Yin-Schwäche *depletio yin*

Gravidität Anwendung erlaubt

Cyperi rhizoma
Xiangfu

香附

Familie: Cyperaceae
Stammpflanze: *Cyperus rotundus*
deutsch: Nussgraswurzelstock
englisch: nut-grass rhizome, aromatic appendage

Temperaturverhalten
■■□ Tendenz warm

Geschmack *Sapor*
■■□ scharf
■□□ bitter
■□□ süß

Wirkrichtung
■■□ absenkend

Wirkort
Mitte, mittlerer Wärmebereich *Calorium*

Funktionskreis-/ Orbisbezug
■■■ Leber *hepaticus*
■■■ Drei Wärmebereiche *tricalorii*

Wirkung/Indikation

■■■ **Qi bewegend und regulierend**
Druck- und Klumpengefühl im Abdomen, Schmerzen im Abdomen, Dysmenorrhö, Qi-Verteilung im ganzen Körper, bei Stagnation des Leber-Qi *qi hepaticum*: Spannung im Hypochondrium, Engegefühl in der Brust, Reizbarkeit, Depression, Menstruationsstörung, Dysmenorrhö, Spannung und Schmerz in der Mamma, Infertilität, Menopausensyndrom, Hypertonus, Schlaflosigkeit, Hepatitis, Ulcus ventriculi/duodeni

■■□ **Funktionskreis Leber *o. hepaticus* harmonisierend und stützend**
abdominelle Beschwerden, Disharmonie zwischen FK Leber *o. hepaticus* und Mitte, Dysmenorrhö, Spannungsgefühl in den Mammae

■□□ **Schmerz beseitigend**
Schmerzen in Epigastrium, Abdomen und Hypochondrium, Dysmenorrhö

■□□ **Gegenläufigkeit/Kontravektion absenkend**
Schmerzen im Unterleib, Oberbauchsymptomatik

■□□ **Hitze *calor* kühlend**
Hitze im FK Leber *calor o. hepatici* infolge Stagnation des Qi: Schmerzen im Abdomen, Hypochondrium, Dysmenorrhö, Reizbarkeit

Physiologische/pharmakologische Wirkung nach neuerer Forschung enthalten die Öle eine östrogenartige Substanz; tierexperimentell wurde eine ähnliche Wirkung auf den Uterus wie durch Angelicae sinensis r. (Danggui) S. 780 (Uteruskontraktion) beobachtet. Sedierend, analgetisch, positiv inotrop und negativ choronotrop, antibiotisch. Die westlich verwandte Pflanze Cyperus articulatus wirkt antiemetisch, karminativ und sedativ.

Bemerkung wegen seiner Qi-regulierenden Leistungsfähigkeit in der Chinesischen Medizin: „erstes Arzneimittel von allen Regulatoria des Qi, erste Wahl zur Behandlung gynäkologischer Störungen".

Tagesdosis 6–15 g, Standard 10 g **Kochzeit** 20 min

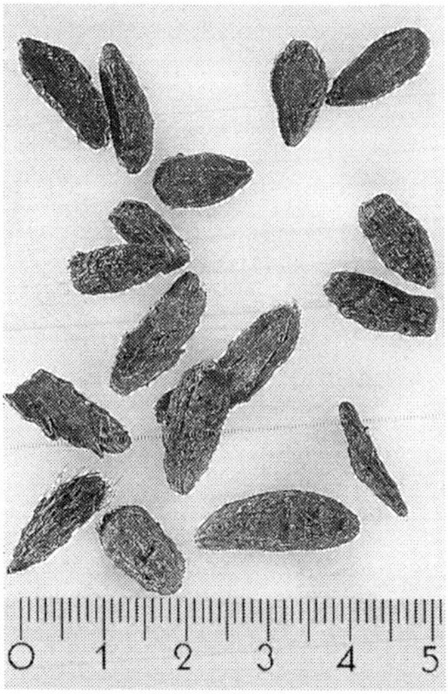

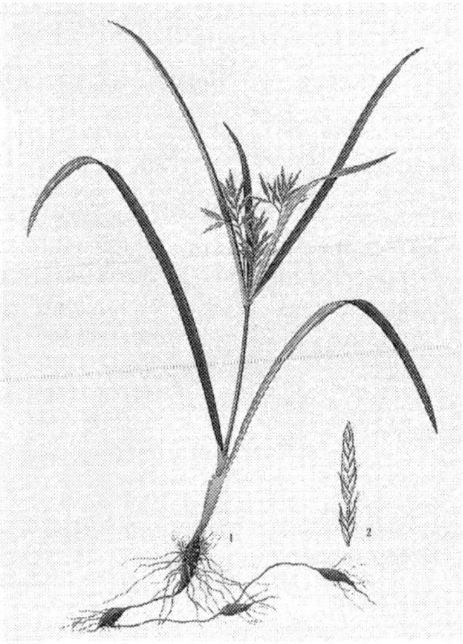

Kombinationen

- Schmerzen und Spannungen im Thorax und Flankenbereich → Bupleuri r. (Chaihu) S. 54, Paeoniae radix lactiflora (Baishao) S. 788
- Qi-Stagnationen in den FK Leber und Milz *oo. hepaticus et lienalis* mit Schmerzen und Spannungen im Epigastrium und Abdomen, Verdauungsstörungen, Brechreiz, Diarrhö → Aucklandiae radix (Muxiang) S. 488, Citri sarcodactylis fr. (Foshou) S. 500
- Qi-Blockaden in den FK Leber und Niere *oo. hepaticus et renalis*, Kälte *algor* im unteren Wärmebereich *Calorium*, Schmerzen und Spannungen im unteren Wärmebereich *Calorium*, Prolaps → Linderae r. (Wuyao) S. 506, Foeniculi fr. (Xiao huixiang) S. 406
- Kälte *algor* und Qi-Stagnationen mit epigastrischen Schmerzen → Zingiberis tosta rhiz. (Paojiang) S. 418
- Verdauungsbeschwerden, Schmerzen und Spannungsgefühl in Abdomen und Flankenbereich, Übelkeit, Brechreiz, saures Aufstoßen → Atractylodis rhiz. (Cangzhu) S. 292
- verstopfte Nase, Spannungen in Epigastrium und Abdomen → Perillae caul. et f. (Zisuye) S. 44
- Stagnationen des Qi und Stasen des Xue mit irregulärer Menstruation, Dysmenorrhö → Angelicae sinensis r. (Danggui) S. 780, Chuanxiong rhizoma (Chuanxiong) S. 540
- Spannungsgefühl in der Mamma, Verdickungen in der Mamma, Schwellungen im Mammabereich während der Menstruation → Bupleuri r. (Chaihu) S. 54, Trichosanthis fructus (Gualou) S. 674

Kompatibilität gefördert durch Chuanxiong rhizoma (Chuanxiong) S. 540, Atractylodis rhiz. (Cangzhu) S. 292

Kontraindikation Qi-Schwäche *depletio qi*, Yin-Schwäche *depletio yin*, Xue-Hitze *calor xue*

Gravidität Anwendung verboten

Kaki diospyri calyx
Shidi

柿蒂

Familie: Ebenaceae
Stammpflanze: *Diospyros kaki*
Variante: Kaki calyx
deutsch: Kaki-Blütenkelch
englisch: persimmon calyx, kaki

Temperaturverhalten
■■□ neutral

Geschmack *Sapor*
■■□ bitter

Funktionskreis-/ Orbisbezug
■■■ Magen *stomachi*

Wirkrichtung
■■■ absenkend

Wirkort
mittlerer Wärmebereich *Calorium*

Wirkung/Indikation

■■■ **Qi absenkend**
Aufstoßen, Schluckauf, Absenkung des Magen-Qi *qi stomachi*

■■■ **Gegenläufigkeiten/Kontravektionen absenkend**
Aufstoßen, Schluckauf bei Kälte im FK Magen *algor o. stomachi*

Tagesdosis 3–12 g, Standard 6 g **Kochzeit** 20 min

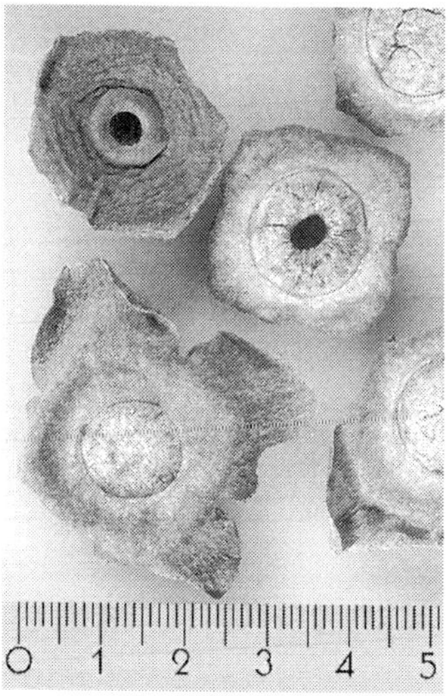

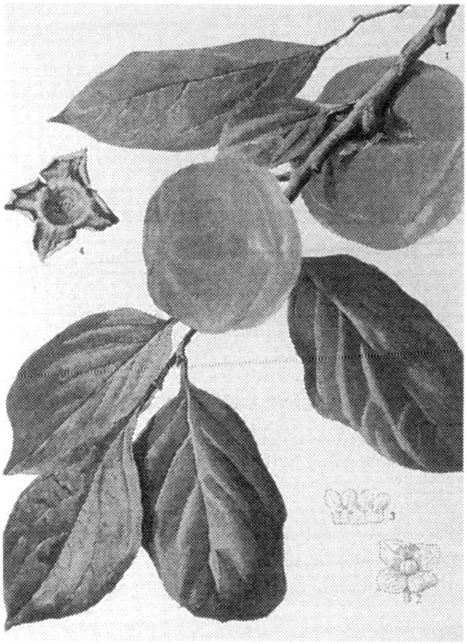

Kombinationen

- Schluckauf, Brechreiz bei Kälte im FK Magen *algor o. stomachi* → Caryophylli flos (Dingxiang) S. 400, Zingiberis viridis rhizoma (Shengjiang) S. 50
- Aufstoßen, Übelkeit, Brechreiz bei Hitze im FK Magen *calor o. stomachi* → Phragmitis rhizoma (Lugen) S. 144, Bambusae in taeniam caulis (Zhuru) S. 82

Kontraindikation keine

Gravidität Anwendung erlaubt

Linderae radix
Wuyao

乌药

Familie: Lauraceae
Stammpflanze: *Lindera strychnifolia*
deutsch: Fieberstrauchwurzel
englisch: lindera root

Temperaturverhalten
■■□ warm

Geschmack *Sapor*
■■□ scharf

Funktionskreis-/ Orbisbezug
■■□ Milz *lienalis*
■■□ Lunge *pulmonalis*
■■□ Niere *renalis*
■■□ Blase *vesicalis*
■■□ Leber *hepaticus*

Wirkrichtung
■■□ absenkend

Wirkort
Mitte, mittlerer und unterer Wärmebereich *Calorium*

Wirkung/Indikation

■■□ **Qi bewegend und regulierend**
Schmerzen in Epigastrium und Abdomen, Spannungs- und Druckgefühl in der Brust, bewegt das Leber-Qi *qi hepaticum* in der Leber-Leitbahn *s. hepatica*

■■□ **Schmerz beseitigend**
Schmerzen in Oberbauch und Abdomen, Dysmenorrhö

■□□ **Gegenläufigkeit/Kontravektion absenkend**
Schmerzen im Unterbauch, hernienähnliche Schmerzen

■■□ **Kälte *algor* zerstreuend**
Dysmenorrhö, Harnträufeln, Enuresis, erwärmt die Leber-Leitbahn *s. hepatica*, Hernie, Urininkontinenz

■■□ **Kälte *algor* wärmend**
Beschwerden und Schmerzen im Unterbauch, Enuresis

Physiologische/pharmakologische Wirkung erhöht die Magensäureproduktion und wirkt sowohl hemmend als auch fördernd auf die Kontraktion der glatten Muskulatur des Darmes; tierexperimentell Gewichtszunahme und Verkürzung der Koagulationszeit.

Toxizität in chinesischen Quellen wird empfohlen, Überdosierungen und Langzeitanwendung zu vermeiden. Klare toxikologische Daten liegen nicht vor.

Tagesdosis 3–10 g, Standard 4 g **Kochzeit** 20 min

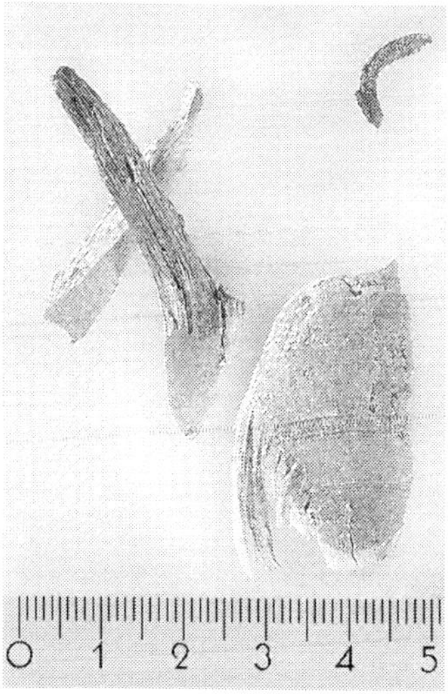

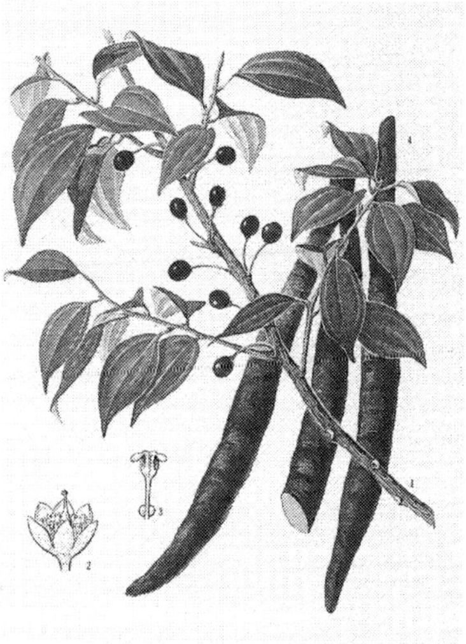

Kombinationen

- ziehende Schmerzen in Thorax und Flankenbereich → Allii macrostemi bulbus (Xiebai) S. 482, Curcumae longae tub. (Yujin) S. 548
- Kälte *algor*-Stagnationen und Stagnation des Qi mit epigastrischen und abdominellen Schmerzen → Aucklandiae radix (Muxiang) S. 488, Citri aurantii fr. (Zhike) S. 490
- Stagnation des Qi mit Dysmenorrhö → Aucklandiae radix (Muxiang) S. 488, Citri aurantii fr. (Zhike) S. 490, Cyperi rhiz. (Xiangfu) S. 502
- Kälte *algor* im unteren Wärmebereich *Calorium*, abdominelle Schmerzen, Unterbauchschmerzen → Cinnamomi cassiae c. (Rougui) S. 402
- Kälte *algor* im unteren Wärmebereich *Calorium* mit Hernien, Unterbauchschmerzen, Ziehen in den Hodenbereich → Foeniculi fr. (Xiao huixiang) S. 406, Alpiniae oxyphyllae fr. (Yizhiren) S. 742
- Schwäche in den FK Milz und Niere *depletio oo. lienalis et renalis* mit abdominellen Schmerzen, Erbrechen, Diarrhö, Hernien → Evodiae fr. (Wuzhuyu) S. 404
- Menstruationsbeschwerden → Angelicae sinensis r. (Danggui) S. 780, Cyperi rhiz. (Xiangfu) S. 502
- Wind *ventus* mit Gelenkschmerzen, Taubheitsgefühl in den Extremitäten, Kopfschmerzen, Benommenheit → Ephedrae h. (Mahuang) S. 34, Bombyx batryticatus (Jiangcan) S. 456
- Kälte-Schwäche im FK Niere *algor depletionis o. renalis* mit häufiger Miktion, Enuresis bei Kindern → Alpiniae oxyphyllae fr. (Yizhiren) S. 742, Dioscoreae rhiz. (Shanyao) S. 724
- Kälte im FK Blase *algor o. vesicalis* mit Harnträufeln, Enuresis → Dioscoreae rhiz. (Shanyao) S. 724, Amomi cardamomi seu kravanh fr. (Baidoukou) S. 288

Kontraindikation Xue-Schwäche *depletio xue*, Qi-Schwäche *depletio qi*, Hitze im Inneren *calor intimae*

Gravidität Anwendung erlaubt

Liquidambaris fructus 路路通
Lulutong

Familie: Hamamelidaceae
Stammpflanzen: *Liquidambar formosana* oder *L. taiwaniana*
Variante: Liquidambaris formosanae fructus
deutsch: Amberbaumfrüchte, Süßgummibaumfrüchte
englisch: sweetgum fruit, all roads open

Temperaturverhalten
■■□ neutral

Geschmack *Sapor*
■■□ bitter
■■□ scharf

Funktionskreis-/ Orbisbezug
■■■ Leber *hepaticus*
■■□ Magen *stomachi*

Wirkrichtung
■□□ tief

Wirkort
Mitte, mittlerer Wärmebereich *Calorium*, Leitbahnen

Wirkung/Indikation

■■■ **Qi bewegend und regulierend**
Druckgefühl und Schmerzen im Abdomen, Dysmenorrhö, Stagnationen im Leitbahnbereich

■■□ **Xue bewegend**
Dysmenorrhö, Schmerzen im Unterbauch, Obstipation

■■□ **Energiebahnen und Sinne öffnend**
Blockaden in den Leitbahnen, rheumatoide Symptomatik, Gelenkbeschwerden, lumbale Steifheit, steife Knie

■□□ **Feuchtigkeit bei Wind *humor venti* ausleitend**
rheumatoide Symptomatik, Menstruationsstörungen

■□□ **feuchte Hitze *calor humidus* ausleitend**
schmerzhafte Miktionsstörungen, Gedunsenheit, Hämorrhoiden, rheumatoide Symptomatik, Ekzeme

■□□ **diuretisch**
Ödeme, schmerzhafte Blasendysfunktion

■■■ **Leitbahnen öffnend**
rheumatoide Symptomatik, Schmerzen, Steifigkeit, Bi-Syndrom *occlusio*

■□□ **Milchfluss fördernd**
durch Öffnung aller Leitbahnen und Nebenleitbahnen

Physiologische/pharmakologische Wirkung entzündungshemmend, diuretisch, antibiotisch, tierexperimentell hepatoprotektiv. Einsetzbar bei allergischen Erkrankungen. Inhaltsstoffe: u. a. freie Zimtsäure, Vanillin, Styrol.

Besonderes Liquidambar, wörtlich „flüssiger Bernstein“, war in der Antike einer der wichtigsten Räucherstoffe. Styrax, das Harz des Amberbaumes, (s. S. 280) wurde zusammen mit Olibanum und Myrrhe als Weihrauch verwendet. Es galt auch als Mittel gegen Krätze und als Wundheilmittel bei Bronchialleiden.

Tagesdosis 3 – 10 g, Standard 4 g **Kochzeit** 20 min

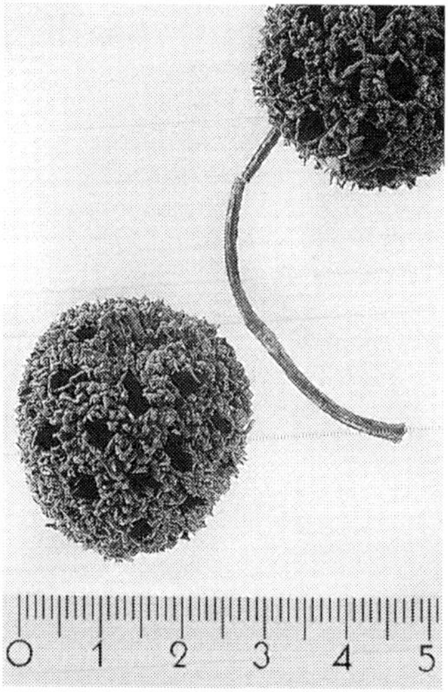

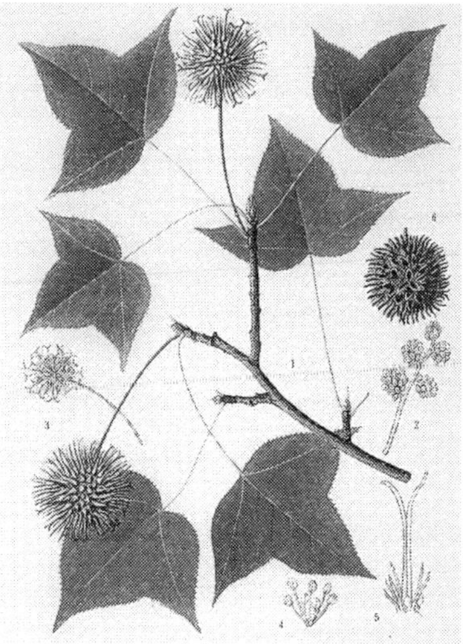

Kombinationen

- Schmerzen und Spannungen im Abdomen, Darmgeräusche → Linderae r. (Wuyao) S. 506, Aucklandiae radix (Muxiang) S. 488, Citri aurantii fr. (Zhike) S. 490
- Menstruationsbeschwerden, irreguläre, spärliche Menstruation → Cyperi rhiz. (Xiangfu) S. 502
- Schmerzen nach Traumen (als Dekokt und äußerliche Anwendung) → Paeoniae radix rubra (Chishaoyao) S. 172, Salviae miltiorrhizae r. (Danshen) S. 580
- Blockaden durch Feuchtigkeit-Wind *humor venti* mit Schmerzen in den Gelenken → Notopterygii rhiz. (Qianghuo) S. 42, Angelicae pubescentis seu Heraclei r. (Duhuo) S. 358, Spatholobi caulis et radix (Jixueteng) S. 586
- Feuchtigkeit-Wind *humor venti* mit rheumatoiden Schmerzen, Gelenkschmerzen, Gliederschmerzen, Krämpfen, Blutungen, Menstruationsstörungen, Hämorrhoiden → Angelicae sinensis r. (Danggui) S. 780, Chuanxiong rhizoma (Chuanxiong) S. 540, Angelicae pubescentis seu Heraclei r. (Duhuo) S. 358, Taxilli herba (Sangjisheng) S. 822, Cyperi rhiz. (Xiangfu) S. 502, Leonuri h. (Yimucao) S. 564
- Ödemneigung → Poria (Fuling) S. 340, Mori cortex (Sangbaipi) S. 688
- Wind *ventus*-Exantheme → Cicadae periostracum (Chantui) S. 58, Dictamni c. rad. (Baixianpi) S. 180
- allergische Rhinitis → Xanthii fr. (Cangerzi) S. 384, Magnoliae fl. (Xinyi) S. 38

Kontraindikation vor und nach der Geburt

Gravidität Anwendung verboten

Toxizität die Droge kann Palpitationen induzieren

Bemerkung chin: *Lulutong:* „Alle Leitbahnen werden geöffnet".

Litchi semen 荔枝核
Lizhihe

Familie: Sapindaceae
Stammpflanze: *Litchi sinensis*
deutsch: Litchi-Samen
englisch: leechee nut, lychee pip

Temperaturverhalten
■■□ warm

Geschmack *Sapor*
■□□ süß
■□□ adstringierend

Funktionskreis-/ Orbisbezug
■■■ Leber *hepaticus*
■□□ Magen *stomachi*

Wirkrichtung
■□□ emporhebend

Wirkort
Leitbahnen

Wirkung/Indikation

■■□ **Qi bewegend und regulierend**
stechende Schmerzen im Unterbauch, Hernien, Schwellungen, schmerzhaftes Skrotum, Rötung, Schwellung, Schmerzen der Testikel

■■□ **Kälte *algor* zerstreuend**
Schmerzen im Unterbauch, Hernien, porcellus currens (Bentun; rennendes Schweinchen)-Syndrom: emporschießende Schmerzen aus dem unteren Abdomen bis in die epigastrische Region und in die Brust

■■□ **Leitbahnen erwärmend**
v.a. Leber-Leitbahn *s. hepatica*: stechende Schmerzen im Unterbauch, Hernien, Schwellungen, schmerzhaftes Skrotum, schmerzhafte Rötung und Schwellung der Testikel

■■□ **Schmerz beseitigend**
Schmerzen im Unterbauch, Hernien, Schmerzen im Bereich von Testikel und Skrotum, Bentun-Syndrom

■□□ **Xue bewegend**
prämenstruelle Schmerzen, Schmerzen post partum, Schmerzen im Abdomen

Physiologische / pharmakologische Wirkung tierexperimentell (Mäuse)
Senkung des Blutzuckerspiegels: Vorsicht bei Kombination mit Antidiabetika (Hypoglycämie-Gefahr)

Tagesdosis 9 – 15 g, zerkleinert **Kochzeit** 20 min

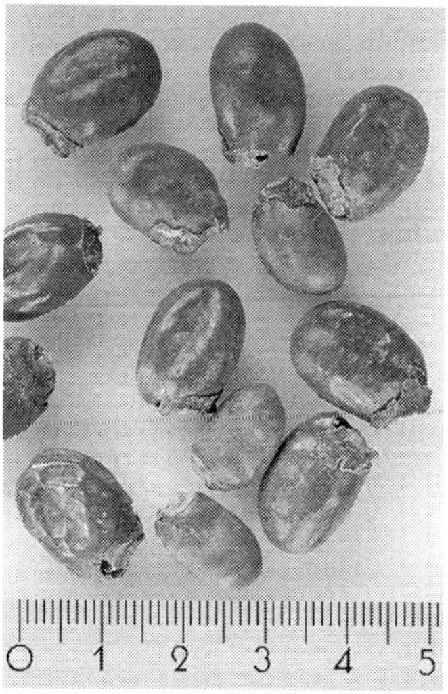

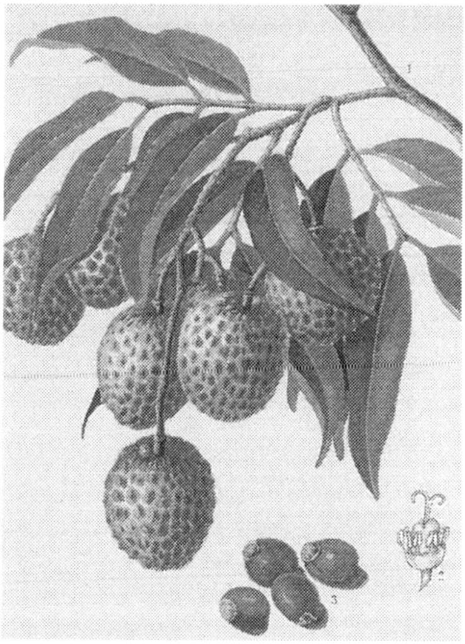

Kombinationen

- Stagnation durch Kälte *algor* in der Leber-Leitbahn *s. hepatica* → Foeniculi fructus (Xiao huixiang) S. 406, Evodiae fructus (Wuzhuyu) S. 404, Aurantii semen (Juhe) S. 494
- Schwellung, Schmerzen, Rötung der Testikel → Gentianae radix (Longdancao) S. 184, Gardeniae fructus (Zhizi) S. 132, Rhei rhizoma (Dahuang) S. 96, Toosendan fructus (Chuanlianzi) S. 520
- Schmerzen durch Kälte *algor* im Bereich der Leber-Leitbahn *s. hepatica* → Foeniculi fructus (Xiao huixiang) S. 406, Crataegi fructus (Shanzha) S. 694, Aurantii fructus immaturus (Zhishi) S. 492
- epigastrische Schmerzen durch Stagnation des Leber-Qi *qi hepaticum* → Aucklandiae radix ((Chuan) Muxiang) S. 488, Corydalis rhizoma (Yanhusuo) S. 542
- prämenstruelle Schmerzen, Schmerzen post partum → Cyperi rhizoma (Xiangfu(zi)) S. 502
- porcellus currens (Bentun; rennendes Schweinchen)-Syndrom → Toosendan fructus (Chuanlianzi) S. 520, Foeniculi fructus (Xiao huixiang) S. 406, Linderae radix (Wuyao) S. 506, Evodiae fructus (Wuzhuyu) S. 404, Cinnamomi cassiae cortex (Rougui) S. 402

Kontraindikation fehlende Blockade durch Kälte *algor* oder Feuchtigkeit *humor*

Gravidität Anwendung erlaubt

Nardostachytis rhizoma 甘松
Gansong

Familie: Valerianaceae
Stammpflanze: *Nardostachys chinensis*
deutsch: Nardostachys-Wurzelstock, Narde-Wurzelstock

Temperaturverhalten
■■□ warm

Geschmack *Sapor*
■□□ süß
■□□ scharf

Funktionskreis-/ Orbisbezug
■■□ Milz *lienalis*
■■□ Magen *stomachi*

Wirkrichtung
■□□ absenkend

Wirkort
Mitte, mittlerer Wärmebereich *Calorium*

Wirkung/Indikation

■■□ **Qi bewegend und regulierend**
epigastrische Schmerzen, Appetitverlust

■■□ **mittlere Funktionskreise *orbes* harmonisierend und stützend**
Oberbauchsymptomatik, Appetitverlust, Gegenläufigkeiten/Kontravektionen, Übelkeit, Brechreiz

■■□ **Stauungen zerstreuend**
Schmerzen im Oberbauch

■■□ **Schmerz beseitigend**
Schmerzen im Oberbauch, Schmerzen durch Fülle *repletio* in der Mitte

■□□ **Kälte *algor* zerstreuend**
epigastrische Schmerzen durch Kälte *algor*, Kälte im FK Magen *algor o. stomachi*, Appetitverlust, Durstlosigkeit

Physiologische/pharmakologische Wirkung nach neuerer Forschung bei Arrhythmien einsetzbar

Besonderes uralte Heilpflanze Asiens, liefert ein wertvolles Duftöl. Historische Verwendung bei Übelkeit, Magenschmerzen, Blähungen, Leberleiden, Gelbsucht und Nierenleiden.

Tagesdosis 3–6 g, Standard 5 g **Kochzeit** 20 min

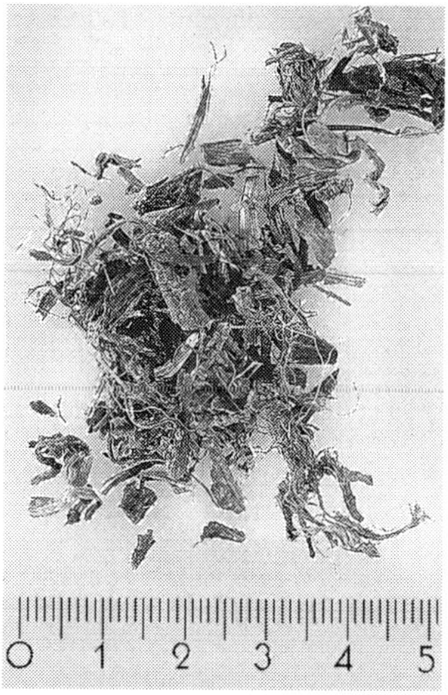

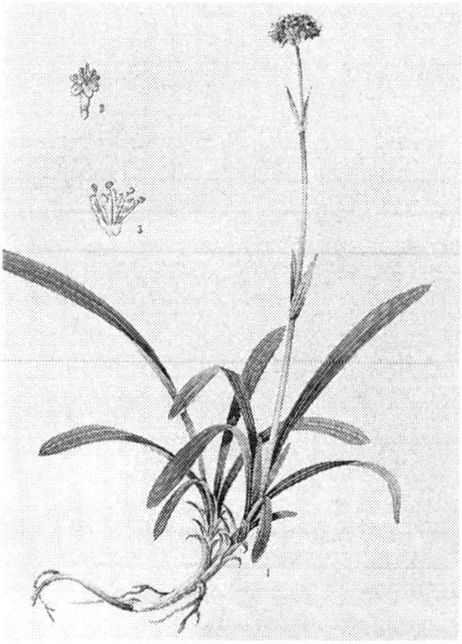

Kombinationen Kälte im FK Magen *algor o. stomachi* mit Magenschmerzen, Inappetenz, Durstlosigkeit → Toosendan fructus (Chuanlianzi) S. 520, Aucklandiae radix (Muxiang) S. 488, Corydalis rhiz. (Yanhusuo) S. 542

Kontraindikation Qi-Schwäche *depletio qi*

Gravidität Anwendung erlaubt

Ponciri fructus 枸橘
Gouju

Familie: Rutaceae
Stammpflanze: *Poncirus trifoliata*
Variante: Citri seu Ponciri immaturus fructus
deutsch: Bitterorange
englisch: immature fruit of the bitter orange

Temperaturverhalten
■□□ Tendenz kalt

Geschmack *Sapor*
■■□ bitter
■□□ scharf

Funktionskreis-/ Orbisbezug
■■■ Leber *hepaticus*
■■□ Magen *stomachi*

Wirkrichtung
■■□ absenkend

Wirkort
Mitte, mittlerer und unterer Wärmebereich *Calorium*

Wirkung/Indikation

■■■ **Qi bewegend und regulierend**
Schmerzen und Spannungsgefühl im Epigastrium, stechende Schmerzen im Unterbauch, Hernien, Appetitverlust

■■□ **Schmerz beseitigend**
Schmerzen in Epigastrium und Unterbauch, ziehende, hernienähnliche Schmerzen

■■■ **Zusammenballung lösend**
Stauungen in der Mitte, Spannungsgefühl im Epigastrium, Knotenbildungen der Mamma, Schmerzen im Unterbauch, Stagnationen

■■□ **Qi absenkend**
Appetitverlust, Obstipation, Druckgefühl im Epigastrium

Physiologische / pharmakologische Wirkung die Schale von Bitterorangen wird bei dyspeptischen Beschwerden und Appetitlosigkeit angewendet

Toxizität die Schale von Bitterorangen hat wegen der enthaltenen Furocoumarine photoxische Eigenschaften und wirkt hautsensibilisierend

Tagesdosis 10 – 15 g, Standard 10 g **Kochzeit** 20 min

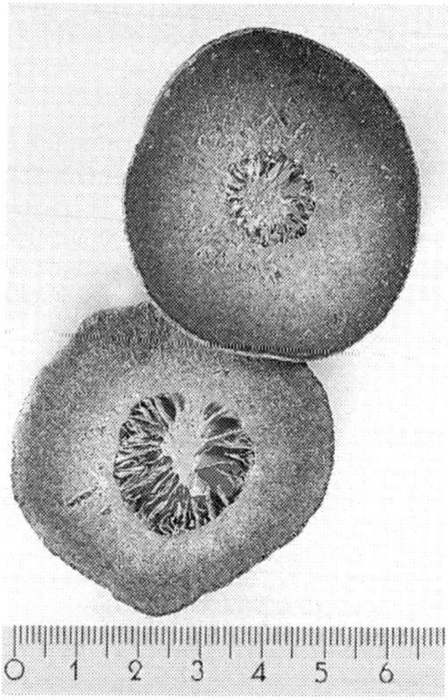

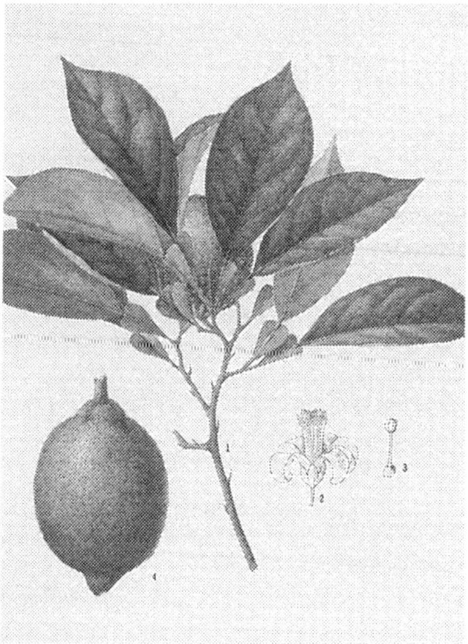

Kombinationen

- Fülle *repletio* im mittleren Wärmebereich *Calorium* mit epigastrischen Schmerzen, Unterbauchschmerzen, Hernien, Schwellungen des Skrotums, Obstipation → Crataegi fr. (Shanzha) S. 694, Massa medicata fermentata (Shenqu) S. 700, Cyperi rhiz. (Xiangfu) S. 502, Rhei rhiz. (Dahuang) S. 96, Raphani s. (Laifuzi) S. 704
- Fülle im FK Leber *repletio o. hepatici* mit Stauungen in der Mamma, Knotenbildungen → Taraxaci h. cum radice (Pugongying) S. 256, Cervi cornu (Lurong) S. 746
- Stagnation des Qi im unteren Wärmebereich *Calorium* mit ziehenden Unterbauchschmerzen, Hernien → Foeniculi fr. (Xiao huixiang) S. 406, Citri aurantii s. (Juhe) S. 494, Toosendan fructus (Chuanlianzi) S. 520

Kontraindikation Fehlen von Fülle *repletio*

Gravidität Anwendung mit Vorsicht

Rosae flos 玫瑰花
Meiguihua

Familie: Rosaceae
Stammpflanze: *Rosa rugosa*
deutsch: chinesische Rosenblüten
englisch: young flower of Chinese rose

Temperaturverhalten
■■□ warm

Geschmack *Sapor*
■■□ süß
■□□ bitter

Wirkrichtung
■□□ emporhebend

Wirkort
Mitte, mittlerer und unterer Wärmebereich *Calorium*

Funktionskreis-/ Orbisbezug
■■■ Leber *hepaticus*
■■□ Milz *lienalis*
■□□ Galle *felleus*
■□□ Drei Wärmebereiche tricalorii

Wirkung/Indikation

■■□ **Qi bewegend und regulierend**
Schmerzen und Spannungsgefühl in Brustbereich, Flanken und Epigastrium, Appetitverlust, Dysmenorrhö

■□□ **Xue regulierend**
Dysmenorrhö, Xue-Stasen

■■□ **Funktionskreis Leber *o. hepaticus* harmonisierend und stützend**
Schmerzen in Epigastrium und Flanken, Aufstoßen, Appetitverlust, Menstruationsstörungen, depressive Symptomatik, bewegt das Qi und das Xue im FK Leber *o. hepaticus*, bei stagnierendem Leber-Qi *qi hepaticum* mit Völlegefühl im Thorax, epigastrische Beschwerden, Schmerzen im Hypochondrium, Reizbarkeit, Inappetenz, gynäkologische Störungen

Physiologische/pharmakologische Wirkung die westlich verwandte Pflanze Rosae caninae flos (Heckenrose) wurde früher als Heilwein gegen Schmerzen eingenommen

Toxizität Antidot bei Antimonvergiftungen

Tagesdosis 1–5 g, Standard 3 g

Kochzeit Blüten am Schluss zugeben, kurz aufkochen und 3 min ziehen lassen

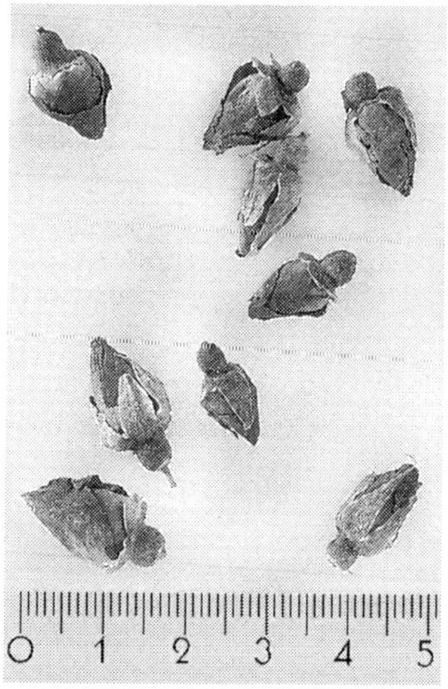

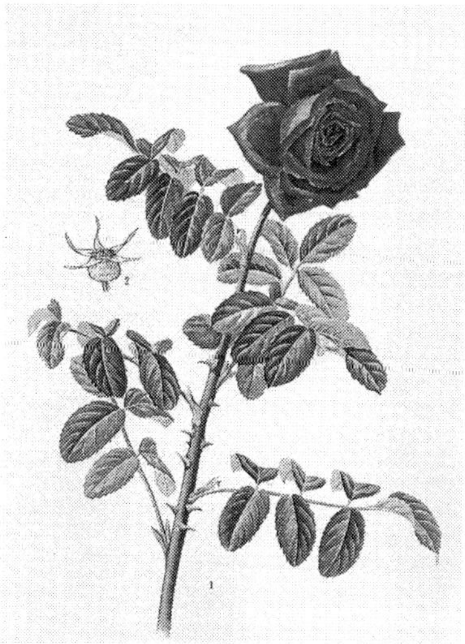

Kombinationen

- Stagnation des Leber-Qi *qi hepaticum* mit Flankenschmerzen, epigastrischen Schmerzen → Cyperi rhiz. (Xiangfu) S. 502, Toosendan fructus (Chuanlianzi) S. 520
- Menstruationsstörungen → Angelicae sinensis r. (Danggui) S. 780, Lycopi h. (Zelan) S. 566, Chuanxiong rhizoma (Chuanxiong) S. 540
- leichte Menorrhagien → Leonuri h. (Yimucao) S. 564
- schmerzhafte Stasen des Xue nach Traumen → Spatholobi caulis et radix (Jixueteng) S. 586, Corydalis rhiz. (Yanhusuo) S. 542

Gravidität Anwendung erlaubt

Santali albi lignum
Tanxiang

檀香

Familie: Santalaceae
Stammpflanze: *Santalum album*
deutsch: (weißes) Sandelholz, geschältes Kernholz des Sandelbaumes
englisch: heartwood of sandalwood, santalum

Temperaturverhalten
■■□ warm

Geschmack *Sapor*
■■□ scharf
■■□ aromatisch

Funktionskreis-/ Orbisbezug
■■□ Lunge *pulmonalis*
■■□ Milz *lienalis*
■■□ Magen *stomachi*

Wirkrichtung
■□□ emporhebend

Wirkort
oberer und mittlerer Wärmebereich *Calorium*

Wirkung/Indikation

■■■ **Qi bewegend und regulierend**
Stauungsgefühl im Thoraxbereich, Engegefühl, Stauung im Abdomen, pektanginöse Beschwerden

■■□ **Schmerz beseitigend**
Schmerzen im Thorax, Schmerzen im Abdomen, Angina pectoris

■□□ **Kälte *algor* zerstreuend**
Stauung oder Schmerzen im Thorax- oder Abdomenbereich

Physiologische/pharmakologische Wirkung das ätherische Öl des Sandelholzes wirkt harndesinfizierend: Anwendung bei entzündlichen Erkrankungen der ableitenden Harnwege. Vereinzelte Quelle: abortive Eigenschaften

Toxizität die Droge hat geringes Sensibilisierungspotential. Bei Einnahme kommt es gelegentlich zu Hautjucken, Übelkeit, Magen- und Darmbeschwerden und Hämaturie. In höheren Dosen und bei längerer Anwendung können nierentoxische Wirkungen auftreten. Westlich wird von einer Anwendung bei Erkrankungen des Nierenparenchyms abgeraten.

Tagesdosis 1,5–9 g, Standard 6 g

Kochzeit erst gegen Ende der Abkochung zugeben, längeres Erhitzen mindert die Wirkung

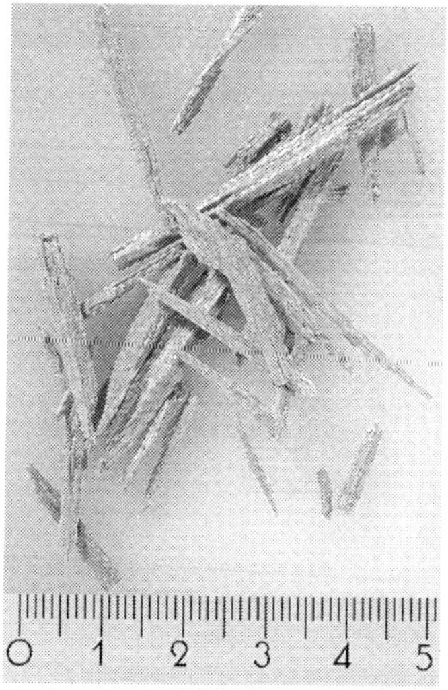

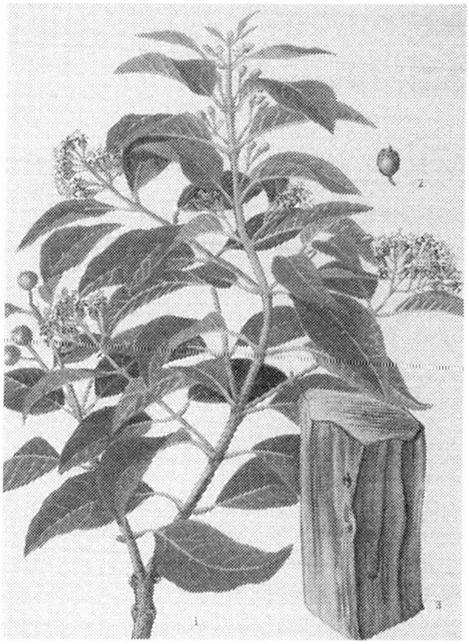

Kombinationen

- Schmerzen im Thorax bei Angina pectoris → Salviae miltiorrhizae radix (Danshen) S. 580, Asari radix (Xixin) S. 28
- Schmerzen im Abdomen durch Qi-Stagnation → Amomi xanthioidis fructus (Sharen) S. 290, Amomi fructus rotundus (Baidoukou) S. 288, Caryophylli flos (Dingxiang) S. 400, Linderae radix (Wuyao) S. 506, Agastachis seu Pogostemonis herba (Huoxiang) S. 284

Kontraindikation Defizienz des Yin mit Hitze *calor* oder Glut *ardor*

Gravidität Anwendung mit Vorsicht

Toosendan fructus 川楝子
Chuanlianzi

Familie:	Meliaceae
Stammpflanze:	*Melia toosendan*
Variante:	Meliae toosendan fructus
deutsch:	chinesische Holunderfrüchte, Paternosterbaum-Früchte
englisch:	Sichuan pagoda tree fruit

Temperaturverhalten
■■□ kalt

Wirkrichtung
■■□ absenkend

Geschmack *Sapor*
■■■ bitter
■□□ toxisch

Wirkort
Mitte, mittlerer Wärmebereich
Calorium

Funktionskreis-/ Orbisbezug
■■■ Leber *hepaticus*
■□□ Herzbeutel *pericardialis*
■■□ Dünndarm *intestini tenuis*
■□□ Magen *stomachi*
■□□ Blase *vesicalis*

Wirkung/Indikation

■■■ **Qi bewegend und regulierend**
Schmerzen in Abdomen, Epigastrium und Flanken, hernienähnliche Schmerzen, stagnierendes Leber-Qi *qi hepaticum*: Reizbarkeit, Spannung

■■□ **Glut *ardor* ausleitend**
hochschlagende Glut *ardor*: stechende Schmerzen, Schmerzen im Kopfbereich (Migräne)

■□□ **Feuchtigkeit *humor* trocknend**
abdominelle Beschwerden, Oberbauchsymptomatik

■■■ **Schmerz beseitigend**
Schmerzen in Abdomen, Epigastrium und Hypochondrium, Schmerzen nach Endoparasiten, Kopfschmerzen (Migräne)

■■□ **entgiftend und desinfizierend**
Endoparasiten, Wurmerkrankungen, Hautparasiten (äußerlich)

■■□ **Wärme *calor* kühlend**
Hitze im FK Leber *calor o. hepatici*: Kopfschmerz, rote Augen, rote Zunge, gelber Zungenbelag, Spannung im Hypochondrium, Schlaflosigkeit

■■□ **Qi absenkend**
hochschlagendes Leber-Qi *qi hepaticum* und Leber-Glut *ardor hepatici*: Reizbarkeit, Schmerzen, Spannung, Schlaflosigkeit, Kopfschmerz, roter Zungenkörper, rote Augen

Physiologische/pharmakologische Wirkung antibiotisch, anthelmintisch

Tagesdosis 3–12 g, Standard 6 g **Kochzeit** 20 min

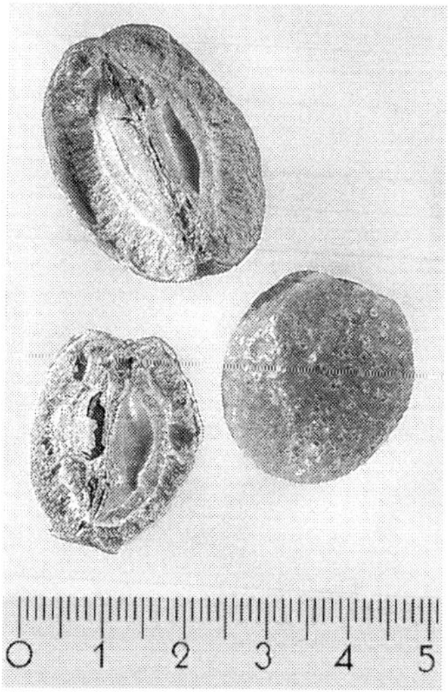

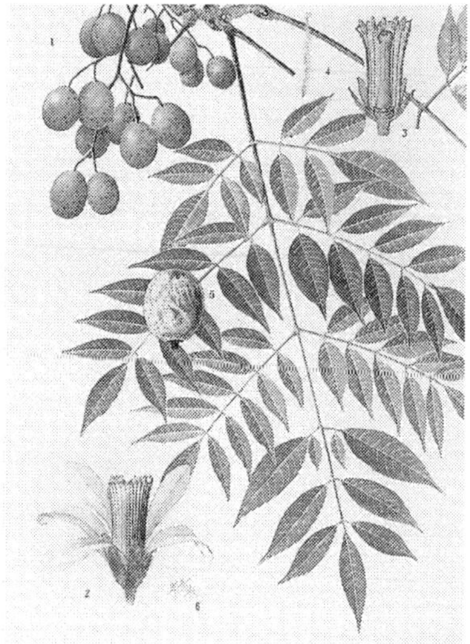

Kombinationen

- Hitze *calor* oder Glut *ardor* im FK Leber *o. hepaticus* mit epigastrischen und hypochondrischen Schmerzen, Hernienschmerzen, Menstruationsbeschwerden, Reizbarkeit → Corydalis rhiz. (Yanhusuo) S. 542
- Kälte *algor*-Blockaden mit Hernienbeschwerden → Foeniculi fr. (Xiao huixiang) S. 406, Evodiae fr. (Wuzhuyu) S. 404
- intestinale Parasiten mit Schmerzen → Arecae s. (Binglang) S. 872
- hochschlagende Glut *ardor* mit stechenden abdominellen Schmerzen → Corydalis rhiz. (Yanhusuo) S. 542, Aucklandiae radix (Muxiang) S. 488, Foeniculi fr. (Xiao huixiang) S. 406, Citri reticulatae viride peric. (Qingpi) S. 498

Kontraindikation Kälte-Schwäche *algor depletionis* der Mitte

Gravidität Anwendung erlaubt

Toxizität keine Langzeitanwendung. Keine hohen Dosierungen verordnen, leicht toxisch: abdominelle Beschwerden, spontane Schweiße, Schwäche und Taubheitsgefühl in den Extremitäten, Brustenge. Überdosierung kann führen zu Übelkeit, Brechreiz, Diarrhö, Dyspnoe, Arrythmien; wegen bitteren Geschmacks und Toxizität, Cave: Magen-Yin *yin stomachi*

XII Den Xue-Fluss regulierende Arzneimittel *mm. regulatoria xue*

XIIa Den Xue-Fluss regulierende Arzneimittel *mm. animantia xue*

Übersicht

Arzneimittelbild

Eigenschaften

Diese Arzneimittel werden zur Behandlung von Xue-Stagnationen eingesetzt:

- leichte Form der Stagnation: das Xue fließt verlangsamt und ohne therapeutische Maßnahmen kann es zu einer Stagnation kommen
- schwere Form: Komplikationen durch Schleim *pituita*, Hitze *calor* oder Kälte *algor* mit Entstehung von Verdickungen, soliden Massen und einer Blockade der Xue-Zirkulation

Auslösende Faktoren sind:

- Hitze *calor*: konsumiert die Säfte, führt zu Eindickung der Säfte, dann Verlangsamung des Xue-Flusses
- Kälte *algor*: kontrahiert das Xue, führt zu einer Verlangsamung des Xue-Flusses
- Qi-Stagnation (emotionale Einstauung z. B. bei Stress, Angst, Depressionen): führt zu einer Stagnation des Xue-Flusses
- Traumen, Verletzungen, Frakturen: Wind *ventus*, Feuchtigkeit *humor*, Kälte *algor* führen zu einer Blockierung der Leitbahnen (Bi-Syndrom, *occlusio* bi) und zu einer Stagnation des Xue
- Zusammenballungen von Säften, Schleim *pituita*, Nahrung, parasitäre Akkumulationen: bewirken eine Stagnation des Xue
- Defizienz des Qi und des Xue: fehlender Antrieb, mangelnde Zirkulation des Xue

Hauptsymptomatik: lokale scharfe Schmerzen, tief und kolikartig, die sich nachts verschlechtern, in schweren Fällen Zusammenballungen, gewebliche Verdichtungen bis zu Tumorbildungen
häufige Symptome: dunkler Teint, livide Lippen und Nägel, trockene Haut, Amenorrhö, psychische Störungen, brüchige Nägel und Haare, Zungenkörper zyanotisch, purpurn, Flecken, saitenförmige Pulse *pp. chordales*

Geschmacksrichtung *sapor* und Temperaturverhalten

- Scharf, aromatisch, leicht warm: Schärfe bewegt, Aromatisches löst Verschleimungen *pituita* und reicht in tiefere Schichten, Wärme verstärkt die warmen und aromatischen Eigenschaften. Scharf und leicht warm sind z.B. Chuanxiong rhizoma (Chuanxiong), Carthami flos (Honghua), Spatholobi caulis et radix (Jixueteng), Corydalis rhizoma (Yanhusuo), Pteropi seu Trogopteri faeces (Wulingzhi), Curcumae zedoariae rhizoma (Ezhu), Olibanum (Ruxiang)
- Scharf, bitter und leicht kühl: Schärfe bewegt das Xue, Bitteres und Kühles klären Glut *ardor*, so wird das Xue vor Konsumierung durch Hitze *calor*- oder auch Glut *ardor*-Prozesse geschützt, z. B. Salviae miltiorrhizae radix (Danshen), Curcumae longae tuber (Yujin), Leonuri herba (Yimucao), Paeoniae radix rubra (Chishaoyao)
- Scharf, bitter und salzig: Schärfe zerstreut, Bitteres und Salzige erweichen, lösen und zerstreuen Zusammenballungen des Xue, harte, tumoröse Verdichtungen, z. B. Sparganii rhizoma (Sanleng), Curcumae zedoariae rhizoma (Ezhu), Myrrha (Moyao), Arcae concha (Walengzi), Hirudo (Shuizhi), Eupolyphaga (Dibiechong)

Wirkungen

Verschiedene Stärkegrade zur Bewegung des Xue und Lösung von Stasen des Xue:

- Stützung und Bewegung des Xue: Chuanxiong rhizoma (Chuanxiong), Salviae miltiorrhizae radix (Danshen), Rosae flos (Meiguihua), Corydalis rhizoma (Yanhusuo), Carthami flos (Honghua)
- Zerstreuung und Verteilung von Zusammenballungen bei Stasen des Xue: Pteropi seu Trogopteri faeces (Wulingzhi), Salviae miltiorrhizae radix (Danshen), Curcumae longae tuber (Yujin), Lycopi herba (Zelan), Leonuri herba (Yimucao)
- Öffnung der Leitbahnen und Kollateralen, Lösung von Zusammenballungen, chronisches Bi-Syndrom *occlusio bi*: Vaccariae semen (Wangbuliuxing), Liquidambaris fructus (Lulutong)
- Aufbrechen und Ausleitung von Zusammenballungen, Stagnationen, Verdichtungen, Verhärtungen, Tumoren: Persicae semen (Taoren), Olibanum (Ruxiang), Myrrha (Moyao), Sparganii rhizoma (Sanleng), Curcumae zedoariae rhizoma (Ezhu)
- Erweichung von Hartem, Auflösung von Zusammenballungen, Stasen des Xue und von Schleim *pituita*, Feuchtigkeit *humor*, Kälte *algor*, Hitze *calor*, Toxischem: Ostreae concha (Muli), Arcae concha (Walengzi), Hirudo (Shuizhi), Eupolyphaga (Dibiechong)
- Linderung von Schmerzen: Corydalis rhizoma (Yanhusuo), Chuanxiong rhizoma (Chuanxiong), Pteropi seu Trogopteri faeces (Wulingzhi), Typhae pollen (Puhuang)
- Äußerliche Anwendung bei Traumen, Stagnationen des Xue mit Schmerzen, Schwellungen, Blutungen als Lotionen, Salben, Tinkturen: Persicae semen (Taoren), Carthami flos (Honghua), Olibanum (Ruxiang), Chuanxiong rhizoma (Chuanxiong), Salviae miltiorrhizae radix (Danshen)
- Bi-Syndrom (Wind *ventus*, Feuchtigkeit *humor*, Kälte *algor*, Hitze *calor*) mit Blockade des Qi- und des Xue-Flusses: Chuanxiong rhizoma (Chuanxiong), Achyranthis bidentatae radix ((Huai) Niuxi), Curcumae longae rhizoma (Jianghuang)

Kontraindikation

Schwangerschaft, Blutungen, starke Menstruation. Cave bei Stase des Xue durch Defizienz der Mitte, Defizienz des Qi

Vergleich der Einzelarzneimittel dieser Gruppe

Wirkkraft, um das Xue zu bewegen, Schmerzen zu stillen (warmes Temperaturverhalten)

Olibanum (Ruxiang) S. 572	■■■■■■■■■■
Myrrha (Moyao) S. 570	■■■■■■■■■■
Notoginseng radix (Sanqi) S. 610	■■■■■■■■■■
Corydalis rhizoma (Yanhusuo) S. 542	■■■■■■■■■□
Chuanxiong rhizoma (Chuanxiong) S. 540	■■■■■■■■□□
Ligustici rhizoma (Chuanxiong) S. 540	■■■■■■■■□□
Carthami flos (Honghua) S. 538	■■■■■■■■□□
Typhae pollen (Puhuang) S. 626	■■■■■■■□□□
Trogopteri faeces (Wulingzhi) S. 588	■■■■■■■□□□
Curcumae longae rhizoma (Jianghuang) S. 546	■■■■■■■□□□
Achyranthis bidentatae radix ([Huai] Niuxi) S. 532	■■■■■■■□□□
Rosae flos (Meiguihua) S. 516	■■■■■■□□□□
Spatholobi caulis et radix (Jixueteng) S. 586	■■■■■■□□□□
Lycopi herba (Zelan) S. 566	■■■■■■□□□□

Wirkkraft, um Stasen des Xue aufzubrechen

Hirudo (Shuizhi) S. 560	■■■■■■■■■□
Eupolyphaga (Tubiechong) S. 556	■■■■■■■■□□
Sparganii rhizoma (Sanleng) S. 584	■■■■■■■□□□
Curcumae zedoariae rhizoma (Ezhu) S. 550	■■■■■■■□□□
Olibanum (Ruxiang) S. 572	■■■■■□□□□□
Myrrha (Moyao) S. 570	■■■■■□□□□□
Persicae semen (Taoren) S. 574	■■■■■□□□□□

Wirkkraft, um die Kollateralen zu öffnen

Scolopendra (Wugong) S. 466	■■■■■■■■■■
Scorpio (Quanxie) S. 468	■■■■■■■■■□
Pheritima (Dilong) S. 464	■■■■■■■□□□
Manitis squama (Chuanshanjia) S. 568	■■■■■■■□□□
Angelicae sinensis radix (Danggui) S. 780 (äußerste Wurzel)	■■■■■□□□□□
Liquidambaris fructus (Lulutong) S. 508	■■■■■□□□□□
Vaccariae semen (Wangbuliuxing) S. 590	■■■■■□□□□□
Spatholobi caulis et radix (Jixueteng) S. 586	■■■□□□□□□□

Wirkkraft, um den Xue-Fluss zu verbessern (kaltes Temperaturverhalten)

Campsitis flos (Lingxiaohua) S. 536	■■■■■■■■■■■
Curcumae longae tuber (Yujin) S. 548	■■■■■■■■■■■
Leonuri herba (Yimucao) S. 564	■■■■■■■■■□□
Paeoniae radix rubra (Chishaoyao) S. 172	■■■■■■■■■□□
Salviae miltiorrhizae radix (Danshen) S. 580	■■■■■■■■■□□
Rubiae radix (Qiancaogen) S. 616	■■■■■■■□□□□
Moutan cortex (Mudanpi) S. 170	■■■■■■■□□□□

Zusammenfassung

Aktivierung der Qi- und Xue-Zirkulation

Corydalis rhizoma (Yanhusuo) S. 542 → starke Aktivierung des Qi- und Xue-Flusses, im ganzen Körper Schmerzen effektiv lindernd

Curcumae longae rhizoma (Jianghuang) S. 546 → bricht und eliminiert Xue-Stasen

Curcumae longae tuber (Yujin) S. 548 → erweicht den FK Leber *o. hepaticus*, reguliert den FK Gallenblase *o. felleus*, löst Schleim *pituita*, kühlt das Xue

Chuanxiong rhizoma (Chuanxiong) S. 540 → aktiviert die Xue-Zirkulation, treibt Wind *ventus* aus, erleichtert Schmerzen

Liquidambaris fructus (Lulutong) S. 508 → fördert die Miktion, erleichtert Schmerzen

Aktivierung der Xue-Zirkulation, Linderung von Schmerzen

Myrrha (Moyao) S. 570 → traumatische Verletzungen mit Xue-Stagnation

Olibanum (Ruxiang) S. 572 → traumatische Verletzungen mit Qi-Stagnation

Polygoni cuspidati rhizoma (Huzhang) S. 576 → eliminiert Xue-Stasen, klärt Hitze *calor* und Toxine, zerstreut feuchte Hitze *calor humidus*

Pteropi seu Trogopteri faeces (Wulingzhi) S. 588 → eliminiert Xue-Stasen, erleichtert Schmerzen durch Xue-Stasen, gynäkologische Störungen

Pyritum (Zirantong) S. 578 → eliminiert Xue-Stasen, Schmerzen durch Traumen

Aktivierung der Xue-Zirkulation, Elimination von Xue-Stasen

Achyranthis bidentatae radix ((Huai) Niuxi) S. 532 → stützt den FK Niere *o. renalis*, bewegt das Xue

Carthami flos (Honghua) S. 538 → gynäkologische Störungen, Akkumulationen, Gelenkschmerzen, dermatologische Störungen

Leonuri herba (Yimucao) S. 564 → fördert die Diurese, bei gynäkologischen Störungen

Lycopi herba (Zelan) S. 566 → fördert die Diurese

Persicae semen (Taoren) S. 574 → gynäkologische Störungen, traumatische Verletzungen, Lungen- und Darmabszesse, chronische Obstipation

Salviae miltiorrhizae radix (Danshen) S. 580 → kardiovaskuläre Störungen, gynäkologische Störungen, Akkumulationen, traumatische Verletzungen, Unruhe des Shen
Verbenae herba (Mabiancao) S. 592 → klärt Hitze *calor*, eliminiert Toxine, fördert die Diurese, reduziert Schwellungen, Malaria
Vespertilli faeces (Yemingsha) S. 156 → klärt den FK Leber *o. hepaticus* und die Augen

Aktivierung der Xue-Zirkulation, Öffnung der Leitbahnen und Kollateralen

Artemisiae anomalae herba (Liujinu) S. 534 → reguliert die Menstruation
Manitis squama (Chuanshanjia) S. 568 → fördert die Laktation, dermatologische Störungen
Spatholobi caulis et radix (Jixueteng) S. 586 → aktiviert die Xue-Zirkulation, stützt das Xue, Bi-Syndrom (*occlusio*)
Sappan lignum (Sumu) S. 582 → gynäkologische Störungen, Störungen durch traumatische Verletzungen
Vaccariae semen (Wangbuliuxing) S. 590 → fördert die Laktation

Aufbrechung und Elimination von Xue-Stasen

Curcumae zedoariae rhizoma (Ezhu) S. 550 → löst mehr Qi-Stagnation
Eupolyphaga (Tubiechong) S. 556 → chronische traumatische Verletzungen
Hirudo (Shuizhi) S. 560 → bricht Xue-Stasen stark auf
Sparganii rhizoma (Sanleng) S. 584 → löst mehr Xue-Stagnation

Arzneimittel aus anderen Gruppen zur Bewegung des Xue und Beseitigung von Stasen

Angelicae sinensis radix (Danggui) .... S. 780
Cinnamomi cassiae ramulus (Guizhi) .... S. 30
Crataegi fructus (Shanzha) .... S. 694
Moutan cortex (Mudanpi) .... S. 170
Notoginseng radix (Sanqi) .... S. 610
Paeoniae radix rubra (Chishaoyao) .... S. 172
Rhei rhizoma (Dahuang) .... S. 96
Rubiae radix (Qiancaogen) .... S. 616
Typhae pollen (Puhuang) .... S. 626

XIIb Das Xue haltende Arzneimittel *mm. continentia xue*

Übersicht

Arzneimittelbild

Eigenschaften, Wirkungen

Diese Arzneimittel werden vor allem bei akuten Blutungen verwendet.
Die Xue-Zirkulation soll aufrechterhalten bleiben und gleichzeitig dennoch Blutungen gestoppt werden.
Bei Blutungen, die durch eine Obstruktion oder durch eine Zusammenballung des Xue, wie z. B. bei einer Menorrhagie, entstehen, z. B. Notoginseng radix (Sanqi), Rubiae radix (Qiancaogen), Typhae pollen (Puhuang), Crinis carbonisatus (Xueyutang).

Geschmacksrichtung *sapor* und Temperaturverhalten

- Sauer oder adstringierend: das Xue wird gehalten, die Arzneien wirken eher symptomatisch und gelten auch als Erste-Hife-Mittel, z. B. Bletillae rhizoma (Baiji), Nelumbinis nodus rhizomatis (Oujie), Ophicalcitum (Huaruishi), Terra flava usta (Zaoxintu)
- Kalt und bitter: Hitze *calor* wird gekühlt, Bitteres mindert Glut *ardor*, z. B. Cirsii japonici herba seu radix (Daji), Cephalanopli seu Cirsii herba (Xiaoji), Platycladi cacumen (Cebaiye), Sophorae flos (Huaihuami), Sanguisorbae radix (Diyu), Imperatae rhizoma (Baimaogen)

Vergleich der Einzelarzneimittel dieser Gruppe

Wirkkraft, um Blutungen im Bereich der FK Magen, Dick- und Dünndarm *oo. stomachi et intestinorum* zu stoppen

Notoginseng radix (Sanqi) S. 610	■■■■■■■■■■
Terra flava usta (Zaoxintu) S. 624	■■■■■■■■□□
Sophorae flos (Huaihuami) S. 620	■■■■■■□□□□
Sanguisorbae radix (Diyu) S. 618	■■■■■■□□□□
Nelumbinis nodus rhizomatis (Oujie) S. 606	■■■■■■□□□□

Wirkkraft, um Blutungen im Urogenital-Trakt zu stoppen

Cirsii japonici herba seu radix (Daji) S. 602	■■■■■■■■■■
Cephalanopli seu Cirsii herba (Xiaoji) S. 600	■■■■■■■■■□
Imperatae rhizoma (Baimaogen) S. 164	■■■■■■■■□□
Rehmanniae radix (Shengdihuang) S. 174	■■■■■■■■□□

Wirkkraft, um Blutungen im Bereich des Uterus zu stoppen

Terra flava usta (Zaoxintu) S. 624	■■■■■■■■■■
Sepiae endoconcha (Haipiaoxiao) S. 864	■■■■■■■■■■
Ecliptae herba (Hanliancao) S. 802	■■■■■■■■□□
Rehmanniae radix (Shengdihuang) S. 174	■■■■■■■□□□
Asini corii gelatinum (Ejiao) S. 782	■■■■■■■□□□
Typhae pollen (Puhuang) S. 626	■■■■■■■□□□

Zusammenfassung

Kühlung des Xue, um Blutungen zu stoppen

Cephalanopli seu Cirsii herba (Xiaoji) S. 600 → stoppt Blutungen, erleichtert dysurische Beschwerden

Cirsii japonici herba seu radix (Daji) S. 602 → stoppt Blutungen, löst Xue-Stasen, reduziert Schwellungen

Imperatae rhizoma (Baimaogen) S. 164 → klärt Hitze *calor* in den FK Lunge und Magen *oo. stomachi et pulmonalis*, fördert die Miktion

Platycladi cacumen (Cebaiye) S. 614 → leitet Schleim *pituita* aus, erleichtert Husten

Sanguisorbae radix (Diyu) S. 618 → stoppt Blutungen im unteren Wärmebereich *Calorium*

Sophorae flos (Huaihuami) S. 620 → klärt Hitze *calor* im FK Leber *o. hepaticus*, senkt den Blutdruck

Stabilisierung und Konsolidierung des Xue, Stoppen von Blutungen

Agrimoniae herba (Xianhecao) S. 594 → antiparasitisch

Bletillae rhizoma (Baiji) S. 598 → stoppt Blutungen in den FK Lunge und Magen *oo. stomachi et pulmonalis*, reduziert Schwellungen und fördert die Wundheilung

Nelumbinis nodus rhizomatis (Oujie) S. 606 → beseitigt Xue-Stasen (unbehandelte Form)

Förderung der Xue-Zirkulation, Beseitigung von Xue-Stasen, Stoppen von Blutungen

Crinis carbonisatus (Xueyutang) S. 604 → fördert die Miktion, geeignet bei blutiger Dysurie

Nelumbinis receptaculum (Lianfang) S. 608 → abnormale Menstruationsblutungen, Hämaturie

Notoginseng radix (Sanqi) S. 610 → starke Blutungen stoppend, erleichtert Schmerzen

Ophicalcitum (Huaruishi) S. 612 → konsolidiert einen Verlust von Xue

Rubiae radix (Qiancaogen) S. 616 → bewegt das Xue und fördert eine normale Menstruation

Typhae pollen (Puhuang S. 616 → fördert die Miktion, bewegt Xue-Stasen im Abdomen

Erwärmung des Körpers, um Blutungen zu stoppen

Artemisiae argyi folium (Aiye) S. 596 → erwärmt die Leitbahnen, um Blutungen zu stoppen, zerstreut Kälte *algor*, erleichtert Schmerzen

Terra flava usta (Zaoxintu) S. 624 → wärmt den FK Milz *o. lienalis*, um Blutungen zu stoppen, erleichtert Nausea und Erbrechen

Arzneimittel aus anderen Gruppen zur Beendigung von Blutungen

Asini corii colla (Ejiao) . . . . S. 782
Dryopteridis rhizoma (Guanzhong) . . . . S. 878
Ecliptae herba (Hanliancao) . . . . S. 802
Equiseti hiemalis herba (Muzei) . . . . S. 62
Gardeniae fructus (Zhizi) (geröstet) . . . . S. 132
Haematitum (Daizheshi) . . . . S. 84
Indigo naturalis (Qingdai) . . . . S. 166
Mastodi fossilium ossis (Longgu) . . . . S. 434
Moutan cortex (Mudanpi) . . . . S. 170
Mume fructus (Wumei) (geröstet) . . . . S. 850
Rehmanniae radix (Shengdihuang) . . . . S. 174
Rhei rhizoma (Dahuang) . . . . S. 96
Schizonepetae herba (Jingjie) (geröstet) . . . . S. 48
Sepiae endoconcha (Haipiaoxiao) . . . . S. 864
Trogopterori faeces (Wulingzhi) . . . . S. 588
Zingiberis rhizoma praeparatum (Paojiang) . . . . S. 418

Achyranthis bidentatae radix 牛膝
Niuxi

Familie: Amarantaceae
Stammpflanze: *Achyranthes bidentata*
Variante: Cyathulae radix
deutsch: Ochsenkniewurzel
englisch: achyranthes root, ox knee

Temperaturverhalten
■■□ neutral

Geschmack *Sapor*
■■□ bitter
■■□ sauer

Wirkrichtung
■■□ absenkend

Wirkort
unterer Wärmebereich *Calorium*

Funktionskreis-/ Orbisbezug
■■■ Leber *hepaticus*
■■□ Niere *renalis*

Wirkung/Indikation

■■■ **Xue bewegend**
stockende Menstruation, Amenorrhö, Dysmenorrhö

■■□ **Stasen des Xue lösend**
Hämatome, Schwellungen nach stumpfen Traumen

■■■ **Bewegungsapparat kräftigend**
Schmerzen in Lenden und Knie, Kraftlosigkeit bei Schwäche in den FK Leber und Niere *depletio oo. hepatici et renalis*

■■□ **Glut *ardor* kühlend**
Nasenbluten, Zahnfleischbluten, Zahnschmerzen, Schwindel, Kopfschmerzen, unscharfes Sehen (hochschlagendes Leber-Yang *yang hepaticum*)

■■□ **Hitze *calor* kühlend**
schmerzhafte Miktionsstörungen, Blut im Urin, Fluor albus

■■□ **Yin stützend und ergänzend**
Stützung von Leber- und Nieren-Yin *yin renale et hepaticum*, Ausleitung von Glut *ardor*, hochschlagendes Leber-Yang *yang hepaticum*, Blutungen bei Glut *ardor*, Schwindel, Kopfschmerzen, Hypertonie

■■□ **Yang absenkend**
Kopfschmerz, Schwindel, Hypertension, cerebrovaskulärer Insult, menopausale Beschwerden

Physiologische/pharmakologische Wirkung analgetisch, entzündungshemmend, mild und nicht anhaltend blutdrucksenkend, Uteruskontraktionen stimulierend (erhöht das Abortrisiko), erniedrigt die Befruchtungsrate

Tagesdosis 3–15 g, Standard 10 g **Kochzeit** 20 min

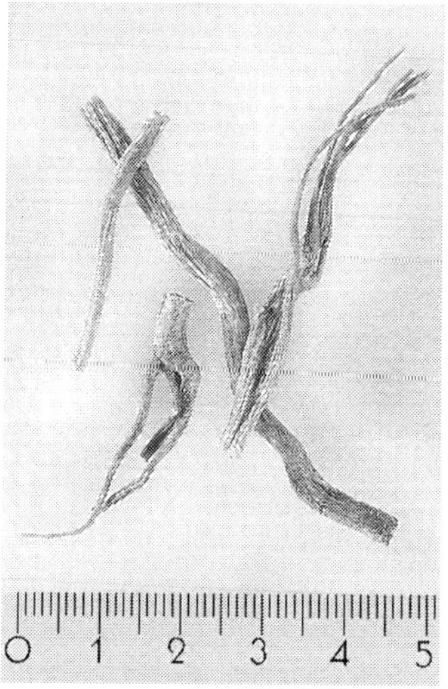

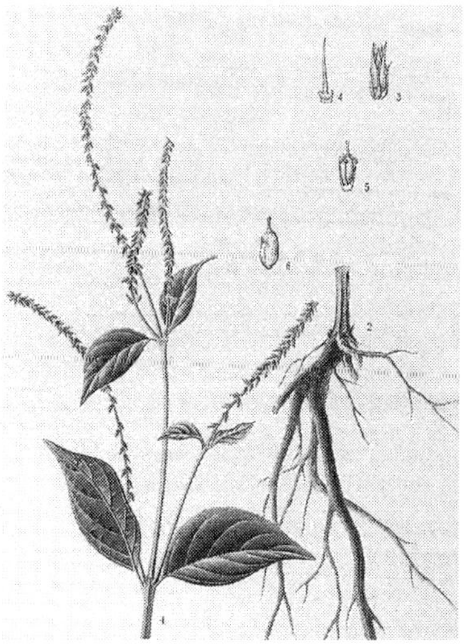

Kombinationen

- Stasen des Xue mit verzögerter Menstruation, Amenorrhö, Dysmenorrhö → Carthami fl. (Honghua) S. 538, Angelicae sinensis r. (Danggui) S. 780, Cinnamomi cassiae c. (Rougui) S. 402
- Stasen des Xue mit gestörter, stockender Menstruation, Hämatomen, Verletzungen → Corydalis rhiz. (Yanhusuo) S. 542, Carthami fl. (Honghua) S. 538, Persicae s. (Taoren) S. 574, Angelicae sinensis r. (Danggui) S. 780
- Schmerzen, Schwellungen, Ulzerationen der Zähne, des Gaumen, der Zunge → Gypsum fibrosum (Shigao) S. 136
- Dysurie, schmerzhafte Miktion durch Hitze *calor* induziert → Angelicae sinensis r. (Danggui) S. 780, Scutellariae r. (Huangqin) S. 190
- hochschlagendes Leber-Yang *yang hepaticum* mit Kopfschmerzen, Benommenheit, verschwommener Sicht → Uncariae ramulus cum uncis (Gouteng) S. 472, Taxilli herba (Sangjisheng) S. 822
- Hitze *calor* bei Schwäche *depletio* des Yin mit Schmerzen oder Schwellungen des Zahnfleisches → Rehmanniae r. (Shengdihuang) S. 174
- Schwäche in den FK Leber und Niere *depletio oo. hepaticus et renalis* mit Schmerzen in den Lenden, Schwäche der unteren Extremität → Taxilli herba (Sangjisheng) S. 822, Eucommiae c. (Duzhong) S. 768, Cibotii rhiz. (Gouji) S. 748, Chaenomelis fr. (Mugua) S. 362
- Glut *ardor* bei Yin-Schwäche *depletio yin* mit Blutungen aus Nase oder Mund, Zahnfleischbluten → Biotae f. (cacumen) (Cebaiye), Imperatae rhiz. (Baimaogen) S. 164, Cephalanopli h. (Xiaoji) S. 600

Kompatibilität gestört durch Cynanchi stauntonii r. (Baiqian) S. 640, Sambuci nigri r.

Kontraindikation Diarrhö bei Milz-Schwäche *depletio lienale*; Schwäche *depletio* des Qi, starker Lochienfluss

Gravidität Anwendung verboten

Artemisiae anomalae herba 刘寄奴
Liujinu

Familie: Asteraceae
Stammpflanze: *Artemisia anomala*
deutsch: Kraut der Artemisia anomala (Beifuß-Art)
englisch: anomalous artemisia, anomala

Temperaturverhalten
■■□ warm

Geschmack *Sapor*
■■■ bitter

Funktionskreis-/ Orbisbezug
■■□ Herz *cardialis*
■□□ Milz *lienalis*

Wirkrichtung
■□□ absenkend

Wirkort
unterer Wärmebereich *Calorium*, Tiefe, Innere *intima*

Wirkung/Indikation

■■□ **Stasen des Xue lösend**
stockende, schmerzhafte Menstruation, auch postpartum, Amenorrhö, Schmerzen im Abdomen

■■□ **Zusammenballungen lösend**
Stase des Xue, Frakturen, Kontusionen, Hämatome, Verrenkungen, Hepatomegalie

■■□ **Verletzungen, Hämatome und Wunden**
Frakturen, Kontusionen, Hämatome, Stauungen, Traumen, Schwellungen

■■□ **Schmerz beseitigend**
Schmerzen im Unterbauch, postpartum, Schmerzen im Abdomen durch Xue-Stase, Frakturen, Kontusionen, Verrenkungen, entzündete schmerzhafte Wunden (auch äußerliche Anwendung)

■□□ **Verdauungsblockaden lösend**
Spannungen und Schmerzen in Epigastrium und Abdomen, Verdauungsstörungen

■□□ **Leitbahnen öffnend**
Amenorrhö, Schmerzen im Abdomen, Schmerzen postpartum, posttraumatische Schmerzen, Stagnationen, Hämatome, Schwellungen

Physiologische / pharmakologische Wirkung antibiotisch

Tagesdosis 3 – 15 g **Kochzeit** 20 min

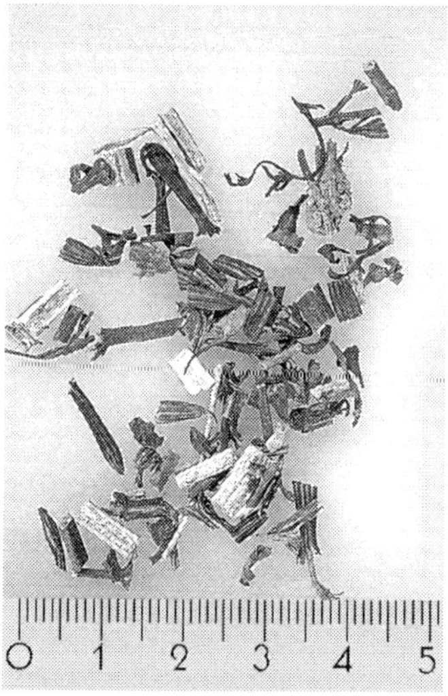

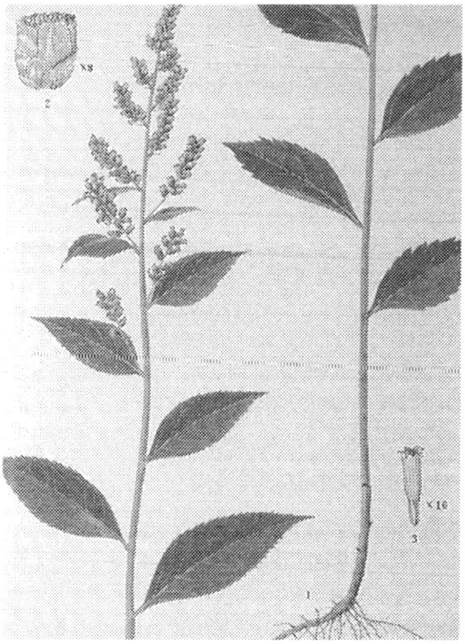

Kombinationen

- traumatische Verletzungen (auch äußerliche Anwendung) → Angelicae sinensis radix (Danggui) S. 780, Persicae semen (Taoren) S. 574, Carthami flos (Honghua) S. 538
- äußere Verletzungen mit starken Schmerzen und Xue-Stase → Corydalis rhizoma (Yanhusuo) S. 542, Drynariae rhizoma (Gusuibu) S. 764
- Hepatomegalie → Bupleuri radix (Chaihu) S. 54, Scutellariae radix (Huangqin) S. 190, Gleditsiae spina (Zaojiaoci) S. 558, Polygoni cuspidati rhizoma (Huzhang) S. 576, Tribuli fructus (Baijili) S. 470, Carthami flos (Honghua) S. 538, Alismatis rhizoma (Zexie) S. 306, Arecae semen (Binglang) S. 872, Rubiae radix (Qiancaogen) S. 616
- Amenorrhö, Dysmenorrhö → Angelicae sinensis radix (Danggui) S. 780, Paeoniae radix rubra (Chishaoyao) S. 172
- uterine Blutungen mit Schmerzen im Abdomen bei Defizienz des Qi → Astragali radix (Huangqi) S. 718, Codonopsis radix (Dangshen) S. 722
- Spannungen, Völlegefühl im Abdomen, Nahrungsstagnation → Crataegi fructus (Shanzha) S. 694, Hordei fructus germinatus (Maiya) S. 698, Gigeriae galli endothelium corneum (Jineijin) S. 696, Aurantii fructus immaturus (Zhishi) S. 492, Magnoliae cortex (Houpo) S. 298

Kontraindikation keine

Gravidität Anwendung verboten

Campsitis flos
Lingxiaohua

凌霄花

Familie: Bignoniaceae
Stammpflanzen: *Campsis grandiflora, C. radicans*
deutsch: Trompetenblumen-Blüten
englisch: trumpetcreeper flower

Temperaturverhalten
■□□ Tendenz kalt

Geschmack *Sapor*
■■□ scharf

Funktionskreis-/ Orbisbezug
■■□ Leber *hepaticus*
■□□ Herzbeutel *pericardialis*

Wirkrichtung
■□□ emporhebend

Wirkort
unterer Wärmebereich *Calorium*, Haut

Wirkung/Indikation

■■□ **Xue kühlend**
Ekzeme, Exantheme

■■□ **Wind *ventus* ausleitend**
juckende Exantheme

■■□ **Stasen des Xue lösend**
Dysmenorrhö, postpartale Beschwerden, postpartale Schwellung der Brust

■■□ **Feuchtigkeit bei Wind *humor venti* ausleitend**
juckende Exantheme, Ekzeme, Geschwüre

■■□ **Ekzeme, Verbrennungen und Geschwüre**
juckende Exantheme, Ekzeme

■■□ **Juckreiz beseitigend**
juckende Exantheme, Juckreiz am ganzen Körper, Verschlimmerung bei Wärme

Tagesdosis 3–9 g, Standard 5 g

Kochzeit Blüten am Schluss zugeben, kurz aufkochen und 3 min ziehen lassen

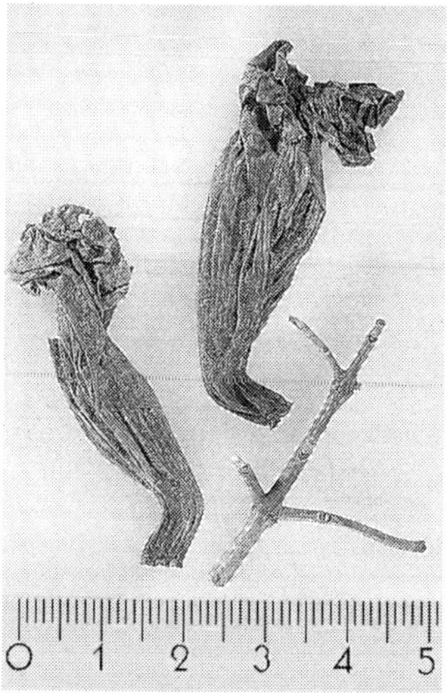

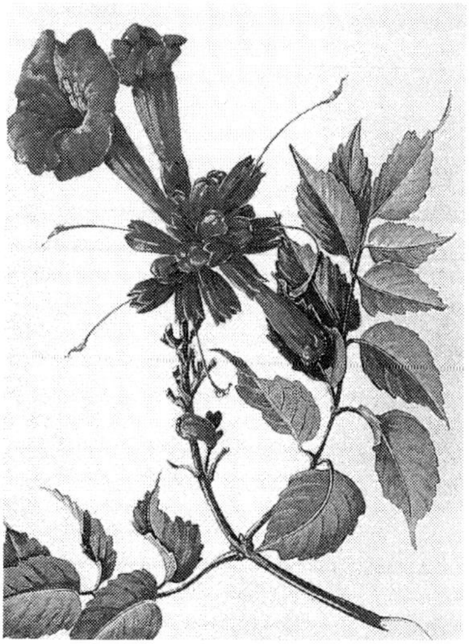

Kombinationen

- Stasen des Xue mit Menstruationsstörungen, Dysmenorrhö, Schmerzen post partum → Angelicae sinensis r. (Danggui) S. 780, Carthami fl. (Honghua) S. 538, Paeoniae radix rubra (Chishaoyao) S. 172
- Feuchtigkeit-Wind *humor venti* mit juckenden Ausschlägen, Ekzemen → Sulfur (Liuhuang), Alumen (Mingfan) S. 888, Coptidis rhiz. (Huanglian) S. 178, Arisaematis rhiz. (Tiannanxing) S. 636

Kontraindikation Schwäche *depletio*

Gravidität Anwendung verboten

Carthami flos 红花
Honghua

Familie: Asteraceae
Stammpflanze: *Carthamus tinctorius*
deutsch: Saflorblüten, wilder Safran, Färberdistel
englisch: safflower flower, red flower

Temperaturverhalten
■□□ warm

Geschmack *Sapor*
■■□ scharf

Funktionskreis-/ Orbisbezug
■■■ Herz *cardialis*
■■■ Leber *hepaticus*

Wirkrichtung
■□□ tief

Wirkort
unterer Wärmebereich *Calorium*, Leitbahnen

Wirkung/Indikation

■■■ **Xue bewegend**
Menstruationsstörungen, Dysmenorrhö, postpartale Blutungen, Schmerzen im Abdomen, starker Lochienfluss, tumoröse Prozesse im Abdomen, Gliederschmerzen, Spannungsgefühl in den Extremitäten

■■■ **Stasen des Xue lösend**
Wunden, schmerzhafte Hautaffektionen, Karbunkel, Erytheme, tumoröse Prozesse im Abdomen, Amenorrhö, Infertilität

■■□ **Schmerz beseitigend**
Schmerzen im Abdomen, Gliederschmerzen, Dysmenorrhö

■□□ **Xue kühlend**
Blutungen aus allen Körperöffnungen, schlechtheilende Wunden, Erytheme, Furunkel, Karbunkel

■□□ **Ekzeme, Verbrennungen und Geschwüre**
Wunden, schmerzhafte Geschwüre, Karbunkel, Erytheme

■■□ **Verletzungen, Hämatome und Wunden**
Ödeme, Schwellungen (lokale und systemische Anwendung)

Physiologische/pharmakologische Wirkung niedrige Dosis positiv inotrop, höhere Dosis negativ inotrop und chronotrop, tierexperimentell Hemmung der Thrombozytenaggregation und Thrombenbildung (Vorsicht bei Kombination mit Antikoagulantien oder Thrombozytenaggregationshemmern), Uteruskontraktionen vermehrend. Nach neuerer Forschung bei koronarer Herzkrankheit und in der Traumatologie bei Schwellungen und Hämatomen sowie cerebraler Thrombenbildung eingesetzt.

Besonderes Fälschungs- und Ersatzmittel für Safran

Toxizität wegen Blutungsgefahr Dosierung nicht über die empfohlene Höchstmenge verordnen

Tagesdosis 3–10 g, Standard 5 g

Kochzeit Blüten am Schluss zugeben, kurz aufkochen und 3 min ziehen lassen

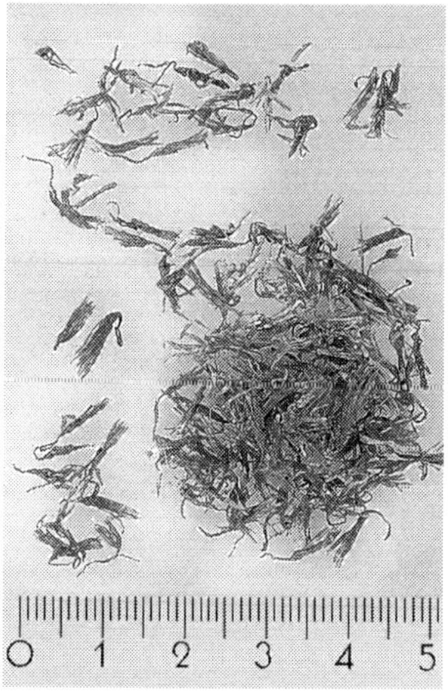

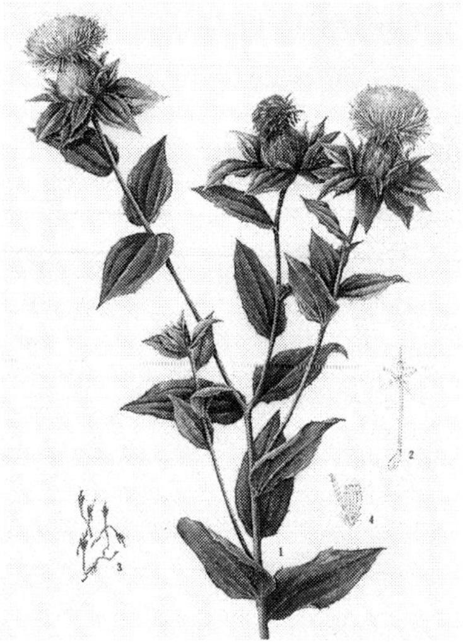

Kombinationen

- Stasen des Xue, Stagnation des Qi mit Schmerzen in Thorax und Abdomen → Chuanxiong rhizoma (Chuanxiong) S. 540
- Stasen des Xue mit abdominellen Schmerzen, verstärkten Lochien post partum → Leonuri h. (Yimucao) S. 564
- Schmerzen nach Traumen, Schwellungen → Angelicae sinensis r. (Danggui) S. 780
- Schmerzen, Schwellungen, Thrombenbildungen, Status nach Operationen, Schmerzen post partum → Persicae s. (Taoren) S. 574, Angelicae sinensis r. (Danggui) S. 780, Paeoniae radix lactiflora (Baishao) S. 788, Sparganii rhizoma (Sanleng) S. 584, Aucklandiae radix (Muxiang) S. 488
- schmerzhafte, gerötete, geschwollene Augen → Rehmanniae r. (Shengdihuang) S. 174, Paeoniae radix rubra (Chishaoyao) S. 172, Forsythiae fr. (Lianqiao) S. 206
- Karbunkel, stoffliche Verhärtungen *concretiones*, toxische Schwellungen → Arnebiae/Lithospermi radix (Zicao) S. 158
- Xue-Hitze *calor xue* mit schlechtheilenden Wunden, Gliederschmerzen → Arctii fr. (Niubangzi) S. 52, Arnebiae/Lithospermi radix (Zicao) S. 158, Isatidis f. (Daqingye) S. 168, Forsythiae fr. (Lianqiao) S. 206, Coptidis rhiz. (Huanglian) S. 178, Puerariae r. (Gegen) S. 68

Kontraindikation überstarker Lochienfluss

Gravidität Anwendung verboten

Chuanxiong rhizoma 川芎
Chuanxiong

Familie: Apiaceae
Stammpflanzen: *Ligusticum chuanxiong, Ligusticum wallichii*
Varianten: Ligustici chuanxiong rhizoma
deutsch: Szechuanliebstöckel-Wurzelstock
englisch: Szechuan lovage root

Temperaturverhalten
■■■ warm

Geschmack *Sapor*
■■□ scharf

Funktionskreis-/ Orbisbezug
■■■ Leber *hepaticus*
■■□ Gallenblase *felleus*
■■■ Herzbeutel *pericardialis*

Meldearznei
Leberleitbahn s. *hepatica*

Wirkrichtung
■■■ emporhebend

Wirkort
Leitbahnen, Kopf und Augen

Wirkung/Indikation

■■■ **Xue bewegend**
Xue-Stasen, Dysmenorrhö, Amenorrhö, Hämatome, Verätzungen

■■□ **Qi bewegend und regulierend**
Schmerzen in Flanken und Hypochondrium

■■□ **Wind *ventus* ausleitend**
Kopfschmerzen durch äußeren Wind *ventus externus*, Benommenheit, Schwindel, Hautaffektionen

■■■ **Schmerz beseitigend**
Kopfschmerzen im Stirn-, Schläfenbereich bei Wind *ventus*, Hitze *calor*, Kälte *algor*, Schwäche *depletio*, Bi-Syndrom *occlusio*

■■□ **Feuchtigkeit bei Wind *humor venti* ausleitend**
rheumatoide Symptomatik der Gelenke

■■□ **Hitze bei Wind *calor venti* ausleitend**
Kopfschmerzen

Physiologische/pharmakologische Wirkung in vitro antibiotisch und antimykotisch (Dermatomykosen); tierexperimentell: Hemmung der Thrombozytenaggregation (Vorsicht bei Kombination mit Antikoagulantien oder Thrombozytenaggregationshemmern), sedierend, erweitert Blutgefäße, in niedrigen Dosen milde Kontraktion der glatten Muskulatur fördernd, in hohen hemmend, abortiv, gegen Radiation schützend. Die westlich verwandte Pflanze Levisticum officinalis (Liebstöckel) wirkt schwach diuretisch, spasmolytisch und kann bei entzündlichen Erkrankungen der ableitenden Harnwege eingesetzt werden.

Toxizität bei Überdosierung sind Erbrechen und Schwindel möglich

Tagesdosis 1 – 10 g, Standard 3 g **Kochzeit** 20 min

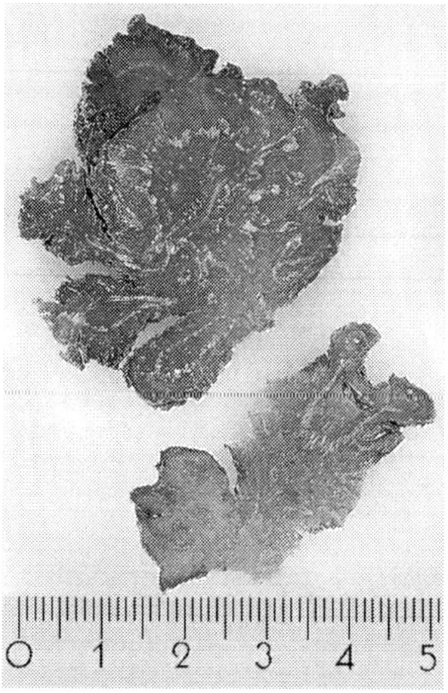

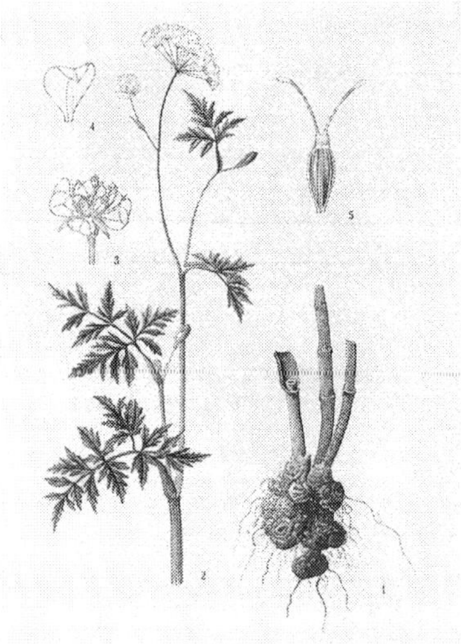

Kombinationen
- Kälte-Wind *algor venti* mit Kopfschmerzen → Saposhnikoviae radix (Fangfeng) S. 46, Schizonepetae h. (Jingjie) S. 48
- Hitze-Wind *calor venti* mit Kopfschmerzen → Angelicae dahuricae r. (Baizhi) S. 26, Asari h. cum r. (Xixin) S. 28
- Feuchtigkeit-Wind *humor venti* mit Kopfschmerzen → Notopterygii rhiz. (Qianghuo) S. 42, Bombyx batryticatus (Jiangcan) S. 456
- Feuchtigkeit-Wind *humor venti* und Stagnation des Qi, Blockaden des Xue in den Leitbahnen mit Gliederschmerzen, Gelenkschmerzen, Paralyse → Angelicae sinensis r. (Danggui) S. 780, Angelicae pubescentis seu Heraclei r. (Duhuo) S. 358
- Xue-Schwäche *depletio xue* mit Menstruationsstörungen, Dysmenorrhö, Amenorrhö, verspäteter und spärlicher Menstruation → Angelicae sinensis r. (Danggui) S. 780
- Stasen des Xue post partum → Leonuri h. (Yimucao) S. 564, Persicae s. (Taoren) S. 574
- Hämatome, Traumen → Olibanum (Ruxiang) S. 572, Myrrha (Moyao) S. 570

Kompatibilität
- gefördert durch Angelicae sinensis r. (Danggui) S. 780
- beschränkt durch Coptidis rhiz. (Huanglian) S. 178
- gestört durch Talcum (Huashi) S. 346, Corni fr. (Shanzhuyu) S. 834, Astragali r. (Huangqi) S. 718
- nicht gemeinsam verwenden mit Veratri nigri rhiz. (Lilu) S. 80

Kontraindikation Glut *ardor*-Kopfschmerzen bei Schwäche *depletio* des Yin, starker Lochienfluss, Kopfschmerz bei hochschlagendem Leber-Yang *yang hepaticum*, Schwäche *depletio* des Qi, starke Menstruationsblutung

Gravidität Anwendung verboten

Corydalidis rhizoma 延胡索
Yanhusuo

Familie:	Papaveraceae
Stammpflanzen:	*Corydalis yanhusuo, Corydalis ambigua, Corydalis amurensis,* u. a.
Varianten:	Corydalis tuber, Corydalis yanhusuo rhizoma
deutsch:	Lärchenspornwurzelstock
englisch:	corydalis rhizome

Temperaturverhalten
■■□ warm

Geschmack *Sapor*
■■□ scharf
■□□ bitter

Funktionskreis-/ Orbisbezug
■■■ Leber *hepaticus*
■□□ Milz *lienalis*
■□□ Magen *stomachi*
■□□ Lunge *pulmonalis*

Wirkrichtung
■□□ oberflächlich

Wirkort
unterer Wärmebereich *Calorium*, Leitbahnen

Wirkung/Indikation

■■■ **Xue bewegend**
Schmerzen im Brustbereich, Schmerzen in Abdomen, Unterbauch und nach Traumen, Dysmenorrhö

■■■ **Schmerz beseitigend**
Qi-Bewegung und Xue-Bewegung nach Traumen, Dysmenorrhö, Schmerzen im Brustbereich, Schmerzen in Epigastrium und Abdomen, hernienähnliche Schmerzen

■■■ **Stasen des Xue lösend**
Dysmenorrhö, Schmerzen nach stumpfen Traumen, Verletzungen

■■□ **Qi bewegend und regulierend**
Schmerzen im Brust- und Flankenbereich, Schmerzen in Epigastrium und Abdomen, hernienähnliche Schmerzen

Physiologische / pharmakologische Wirkung die isolierten Inhaltsstoffe wirken analgetisch, tierexperimentell hypnotisch, sedativ, antiulzerogen. Inhaltsstoffe: u. a. Alkaloide (Corydalin, Corybulbin; Apomorphin-Typ, Berberin-Typ)

Tagesdosis 3 – 10 g, Standard 5 g **Kochzeit** 20 min

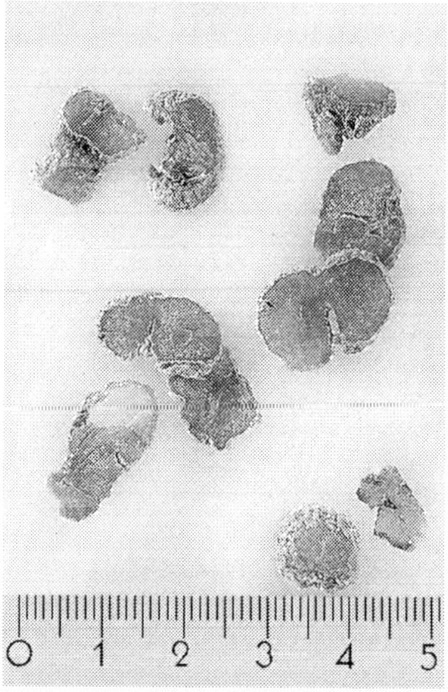

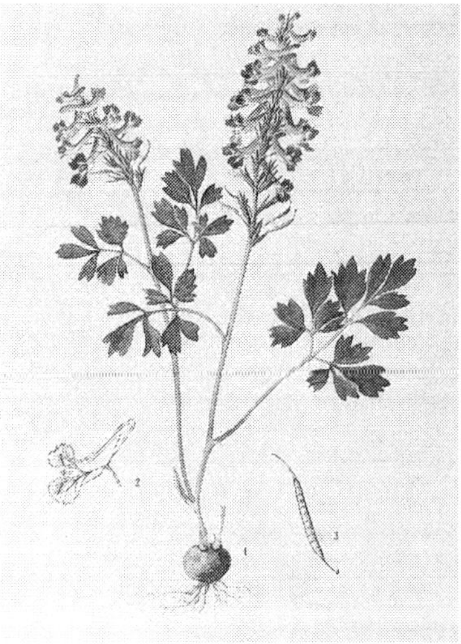

Kombinationen

- Stasen des Xue mit Schmerzen in Thorax und Abdomen → Pteropi excr. (Wulingzhi) S. 588
- Stasen des Xue und Stagnation des Qi mit Dysmenorrhö → Cyperi rhiz. (Xiangfu) S. 502
- Stasen des Xue mit Gliederschmerzen, Kopfschmerzen → Chuanxiong rhizoma (Chuanxiong) S. 540
- Stasen des Xue mit Schmerzen in Thorax und Abdomen, Dysmenorrhö, nach Verletzungen → Myrrha (Moyao) S. 570, Olibanum (Ruxiang) S. 572, Pteropi excr. (Wulingzhi) S. 588
- Blockaden des Qi und des Xue durch Kälte *algor* mit Schmerzen im Abdomen, Hernien → Foeniculi fr. (Xiao huixiang) S. 406
- Dysmenorrhö und Schmerzen in den Extremitäten → Cinnamomi cassiae c. (Rougui) S. 402
- Schmerzen in den Flanken, im oberen rechten Quadranten → Toosendan fructus (Chuanlianzi) S. 520

Kontraindikation Fehlen von Fülle *repletio*

Gravidität Anwendung verboten

Croci stigma
Fanhonghua

番红花

Familie: Iridaceae
Stammpflanze: *Crocus sativus*
deutsch: Safran (Blütennarben des Krokus)
englisch: saffron

Temperaturverhalten
■□□ kalt

Geschmack *Sapor*
■■□ süß

Funktionskreis-/ Orbisbezug
■■□ Herz *cardialis*
■■□ Leber *hepaticus*

Wirkrichtung
■□□ tief

Wirkort
unterer Wärmebereich *Calorium*, Haut

Wirkung/Indikation

■■□ **Xue regulierend**
Menstruationsbeschwerden, Komplikationen postpartum

■■□ **Stasen des Xue lösend**
Amenorrhö, Palpitationen, Angstzustände, ziehende Sensationen im Thorax, emotionale Dysregulation

■□□ **Xue kühlend**
hohes Fieber, Exantheme

■□□ **FK Herz *o. cardialis* stützend und kühlend**
Schlafstörungen, Insomnia, Palpitationen, Angstzustände

Physiologische / pharmakologische Wirkung in kleinen Mengen Anregung der Magensaftsekretion, in großen Mengen Anregung der glatten Uterusmuskulatur (in situ)

Toxizität bei Überdosierung oder mißbräuchlicher Anwendung hoher Dosen als Abortivum können tödliche Vergiftungen auftreten (abortive Dosis etwa 10 g, letale Dosis etwa 12–20 g). Vergiftungssymptome: Erbrechen, Uterusblutungen, Darmkoliken, blutige Durchfälle, Hämaturie, schwere Purpura, Blutungen in Nasen-, Lippen- und Lidhaut, Schwindelanfälle, Benommenheit, Gelbfärbung der Haut- und Schleimhäute (durch Einlagerung der Apocarotinoide) und zentrale Lähmung.

Besonderes sehr teures Gewürz, als Ersatz wird Carthami flos benutzt, das im Vergleich aber schwächer wirkt

Tagesdosis 1,5–6 g

Kochzeit 2-mal getrennt kurz auskochen und die Flüssigkeit zum übrigen Dekokt geben oder Safran selbst einnehmen

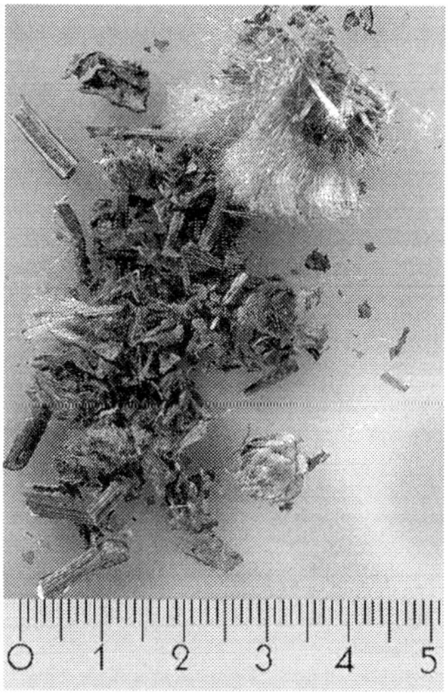

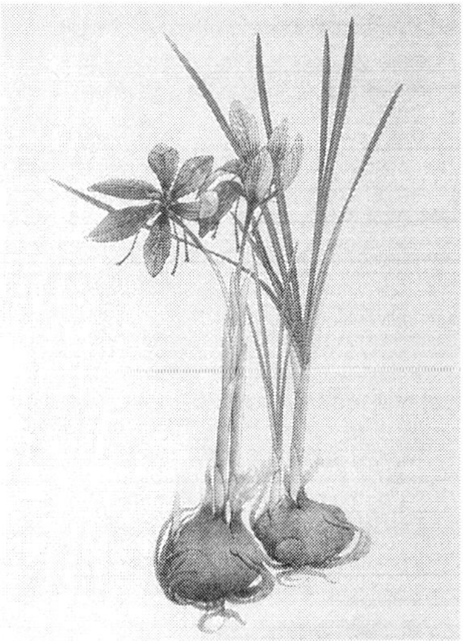

Kombinationen

- Amenorrhö → Leonuri herba (Yimucao) S. 564, Salviae miltiorrhizae radix (Danshen) S. 580
- schwacher Lochienfluss → Angelicae sinensis radix (Danggui) S. 780, Paeoniae radix rubra (Chishaoyao) S. 172
- ziehende Schmerzen im Thorax, emotionale Dysregulation → Curcumae longae tuber (Yujin) S. 548
- fehlender Ausbruch von Masernexanthemen → Arnebiae/Lithospermi radix (Zicao) S. 158, Paeoniae radix rubra (Chishaoyao) S. 172

Kontraindikation keine außer Schwangerschaft

Gravidität Anwendung verboten

Curcumae longae rhizoma 姜黄
Jianghuang

Familie: Zingiberaceae
Stammpflanzen: *Curcuma longa, C. rotunda*
deutsch: Gelbwurz-Wurzelstock, Curcumawurzel
englisch: turmeric rhizome, ginger yellow

Temperaturverhalten
■■□ warm

Geschmack *Sapor*
■■□ scharf
■□□ bitter

Wirkrichtung
■■□ absenkend

Wirkort
Mitte, mittlerer Wärmebereich *Calorium*, Leitbahnen

Funktionskreis-/ Orbisbezug
■■□ Milz *lienalis*
■■□ Magen *stomachi*
■■□ Leber *hepaticus*

Wirkung/Indikation

■■□ **Xue regulierend**
Amenorrhö, Dysmenorrhö durch Kälte *algor* und Xue-Stasen, Schmerzen in Brustbereich und Abdomen, Stagnationen in der Brust

■■□ **Qi bewegend und regulierend**
Schmerzen in Epigastrium, Abdomen und an den Rippenbögen, stockende Menstruation

■■□ **Qi absenkend**
epigastrische Schmerzen, abdominelle Schmerzen, Stagnation des Qi

■■□ **Feuchtigkeit bei Wind *humor venti* ausleitend**
Muskelbeschwerden, Gelenkbeschwerden, rheumatoide Symptomatik v. a. im Schulterbereich

■■□ **Stasen des Xue lösend**
posttraumatische Schwellungen und Schmerzen

■■□ **Schmerz beseitigend**
Muskel- und Gelenkbeschwerden v. a. im Schulterbereich, Schmerzen in Epigastrium und Hypochondrium, Dysmenorrhö

Physiologische / pharmakologische Wirkung analgetisch, antihepatotoxisch, antihyperlipidämisch, antiphlogistisch, antioxidativ (auch antitumoral), antifertil (Uteruskontraktionen stimulierend), cholagog, Hemmung der Thrombozytenaggregation, (Vorsicht bei Kombination mit Antikoagulantien oder Thrombozytenaggregationshemmern). Äußerlich bei septischen Wunden, eiternden Augenentzündungen, entzündlichen Hauterkrankungen, Prellungen, Blutsaugerbissen, Entzündungen der Mundschleimhaut.

Toxizität bei längerem Gebrauch oder bei Überdosierung können Magenbeschwerden auftreten. Nicht angewendet werden soll die Droge bei Verschluss der Gallenwege.

Tagesdosis 3 – 10 g, Standard 5 g **Kochzeit** 20 min

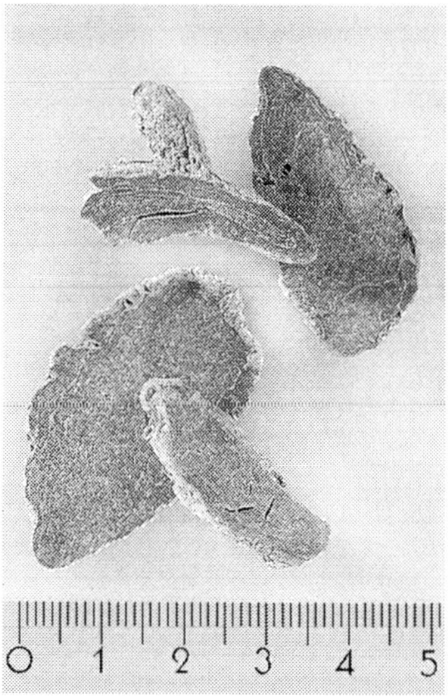

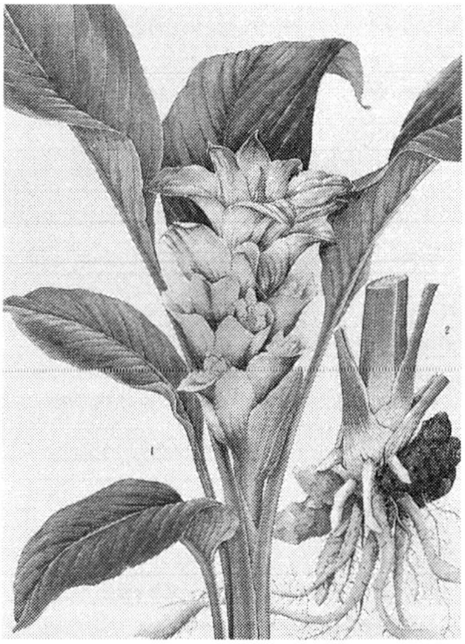

Kombinationen

- Stasen des Xue mit Dysmenorrhö, Schmerzen post partum → Cinnamomi cassiae c. (Rougui) S. 402
- Stasen des Xue durch Kälte *algor* ohne Schmerzen, durch Kälte-Wind *algor venti*: Schulterschmerzen → Cinnamomi cassiae ram. (Guizhi) S. 30, Astragali r. (Huangqi) S. 718
- Blockaden durch Feuchtigkeit-Wind *humor venti* mit Schmerzen, Schmerzen der Schulter → Notopterygii rhiz. (Qianghuo) S. 42, Saposhnikoviae radix (Fangfeng) S. 46, Angelicae sinensis r. (Danggui) S. 780
- Spannungen, Schmerzen in Thorax und Flanken → Curcumae longae tub. (Yujin) S. 548
- Hitze-Fülle *calor repletionis* der Mitte mit Schmerzen am Rippenbogen, Schmerzen im Abdomen, stockende Menstruation → Carthami fl. (Honghua) S. 538, Paeoniae radix lactiflora (Baishao) S. 788, Corydalis rhiz. (Yanhusuo) S. 542
- Feuchtigkeit-Wind *humor venti* mit Muskelschmerzen, Gelenkschmerzen, Schulterschmerzen → Notopterygii rhiz. (Qianghuo) S. 42, Atractylodis macrocephalae rhiz. (Baizhu) S. 720, Erythrinae c. (Haitongpi) S. 368

Kontraindikation jede Schwäche *depletio*, besonders bei fehlender Stagnation des Qi oder des Xue

Gravidität Anwendung verboten

Curcumae longae tuber
Yujin

郁金

Familie: Zingiberaceae
Stammpflanze: *Curcuma longa*, u.a.
Variante: Curcumarum tuber et radix, Curcumae radix
deutsch: Gelbwurzknollen, Curcumaknollen
englisch: turmeric tuber, constrained metal

Temperaturverhalten
■■□ kalt

Geschmack *Sapor*
■■□ scharf
■□□ bitter
■□□ aromatisch

Wirkrichtung
■■□ tief

Wirkort
Tiefe, Innere *intima*, Leitbahnen, mittlerer und unterer Wärmebereich *Calorium*

Funktionskreis-/ Orbisbezug
■■□ Herz *cardialis*
■■□ Lunge *pulmonalis*
■■■ Leber *hepaticus*

Wirkung/Indikation

■■■ **Xue bewegend**
posttraumatische Schmerzen, Klumpengefühl im Abdomen

■■□ **Stasen des Xue lösend**
Schmerzen und Klumpengefühl im Abdomen

■■■ **Qi bewegend und regulierend**
Schmerzen in Hypochondrium, Brustbereich und Abdomen, Dysmenorrhö, Stagnationen des Leber-Qi *qi hepaticum*, depressive Symptomatik, prämenstruelles Syndrom, Leber-, Gallenbeschwerden

■■□ **Hitze *calor* kühlend**
Hitze im FK Herz *calor o. cardialis*: Blutungen, heißer Schleim, Sinnesorgane, Ängstlichkeit, Agitiertheit, Krämpfe, Bewusstseinstrübung

■■□ **Xue kühlend**
Blutungsneigung

■■□ **feuchte Hitze *calor humidus* ausleitend**
Ikterus, Kopfschmerz, Engegefühl in der Brust bzw. im Thorax, Inappetenz, Gallenfluss erleichternd

Physiologische/pharmakologische Wirkung antihepatotoxisch, antihyperlipidämisch, erhöht Magensäure- und Gallenproduktion, Hemmung der Thrombozytenaggregation (Vorsicht bei Kombination mit Antikoagulantien oder Thrombozytenaggregationshemmern); vgl. auch Curcumae longae rhiz. (Jianghuang) S. 546. Nach neuerer Forschung bei Atherosklerose und Hepatitis wirksam.

Tagesdosis 3–10 g, Standard 5 g **Kochzeit** 20 min

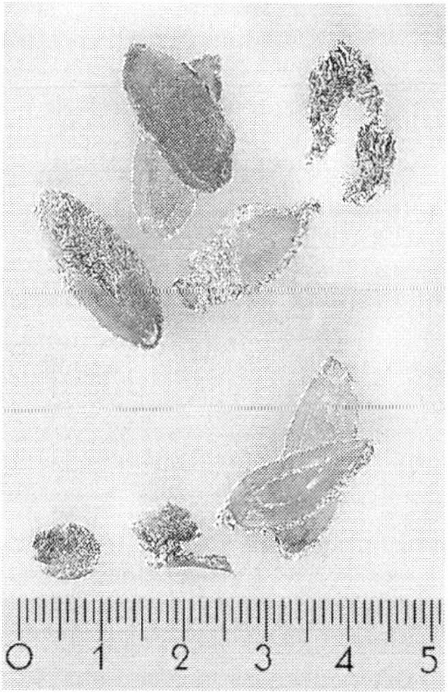

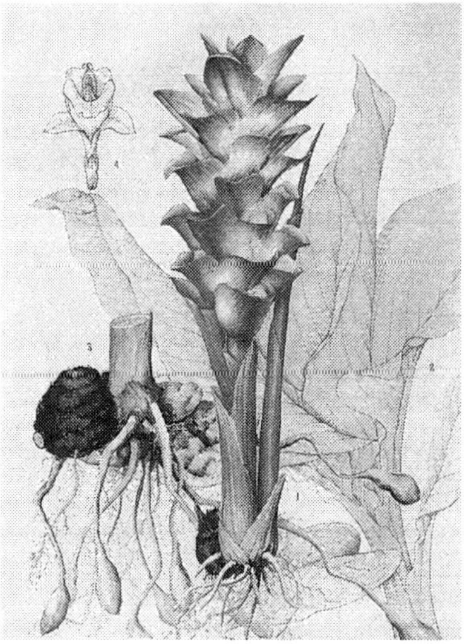

Kombinationen

- Schmerzen in Flanken oder Abdomen während der Menstruation → Cyperi rhiz. (Xiangfu) S. 502, Angelicae sinensis r. (Danggui) S. 780, Paeoniae radix lactiflora (Baishao) S. 788
- Stasen des Xue durch Stagnationen des Leber-Qi *qi hepaticum* mit Schmerzen in den Flanken, Dysmenorrhö → Bupleuri r. (Chaihu) S. 54
- Stasen des Xue, Xue-Hitze *calor xue* oder Xue-Glut *ardor xue* mit Blutungen unter der Haut, zyanotischen Flecken, Nasenbluten → Moutan cortex (Mudanpi) S. 170, Achyranthis bidentatae r. (Niuxi) S. 532
- Blockaden des Xue, Xue-Hitze *calor xue* mit Schmerzen im Thorax → Salviae miltiorrhizae r. (Danshen) S. 580
- feuchte Hitze *calor humidus* mit Schmerzen in den Flanken, Ikterus, Spannungen im Thorax, vermindertem Urin → Artemisiae capillaris seu scopariae h. (Yinchenhao) S. 308, Gardeniae fr. (Zhizi) S. 132
- Schleim *pituita*-Blockaden mit Krampfanfällen → Alumen (Mingfan)
- Dysurie, schmerzhafte Miktion, Urolithiasis → Lysimachiae h. (Jinqiancao) S. 328
- Feuchtigkeit *humor*-Infektionen, Klumpengefühl in der Leibesmitte, Krampfneigung → Acori calami rhiz. (Shuichangpu) S. 272, Alumen (Mingfan) S. 888
- Xue-Hitze *calor xue*, Hitze im FK Leber *calor o. hepatici* mit Blutungen aus verschiedenen Körperöffnungen → Moutan cortex (Mudanpi) S. 170, Rehmanniae r. (Shengdihuang) S. 174, Gardeniae fr. (Zhizi) S. 132

Kompatibilität nicht gemeinsam verwenden mit Caryophylli fl. (Dingxiang)

Kontraindikation fehlende Stagnation des Qi oder Stasen des Xue, Yin-Schwäche *depletio yin* nach Blutverlust

Gravidität Anwendung verboten

Curcumae zedoariae rhizoma 莪术
Ezhu

Familie: Zingiberaceae
Stammpflanze: *Curcuma zedoaria*, u.a.
Varianten: Zedoariae rhizoma, Curcumae Ezhu rhizoma
deutsch: Zitwerwurzelstock
englisch: zedoary rhizome

Temperaturverhalten
■■□ warm

Geschmack *Sapor*
■■□ scharf
■□□ bitter

Wirkrichtung
■□□ tief

Wirkort
unterer und mittlerer Wärmebereich *Calorium*, Mitte

Funktionskreis-/ Orbisbezug
■■■ Leber *hepaticus*
■■□ Milz *lienalis*

Wirkung/Indikation

■■■ **Stasen des Xue lösend**
Dysmenorrhö, Amenorrhö, stockende Menstruation, Stauungen im Unterleib, tumoröse Prozesse in Abdomen und Epigastrium

■■□ **Qi bewegend und regulierend**
Schmerzen in Abdomen, Epigastrium und Unterbauch, Dysmenorrhö, Verdauungsstillstand, Blähungsneigung

■■□ **Schmerz beseitigend**
Schmerzen im Abdomen durch Qi- oder Xue-Stasen, Verdauungsstillstand

■■□ **Stauungen zerstreuend**
Stauungen, v.a. im Unterleib, tumoröse Prozesse, aufgetriebenes Abdomen

■■■ **stoffliche Verhärtungen *concretiones* zerschlagend und lösend**
tumoröse Prozesse im Abdomen durch Xue-Stasen

■■□ **Xue regulierend**
Hepatosplenomegalie, Leberzirrhose, neoplastische Symptomatik, Dysmenorrhö

Physiologische / pharmakologische Wirkung in vitro antibiotisch; tierexperimentell wurde eine choleretische, schwach antazide, spasmolytische Wirkung und Verlängerung der Darmtransitzeit, verstärkte Thrombozytenaggregation und Hemmung von Thromben (Vorsicht bei Kombination mit Antikoagulantien oder Thrombozytenaggregationshemmern) beobachtet. Der Ethanolextrakt wirkt stark fungizid. Eine antitumoröse Wirkung wurde nachgewiesen. Anwendung in der Onkologie, zur Verbesserung der Gastrointestinal-Motilität (Blähungen) und bei dyspetischen Beschwerden.

Tagesdosis 3 – 10 g, Standard 6 g **Kochzeit** 20 min

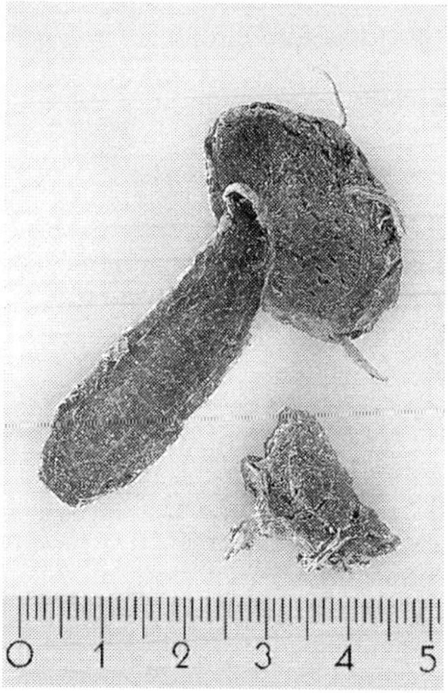

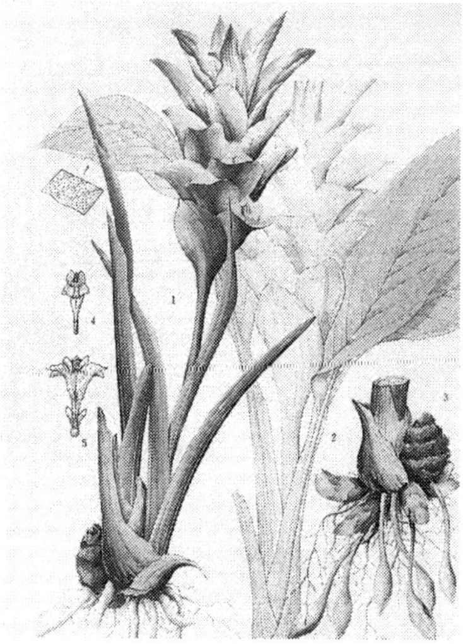

Kombinationen

- Nahrungsstagnation, abdominelles Völlegefühl, Schmerzen im Abdomen → Aucklandiae radix (Muxiang) S. 488
- Schwäche *depletio* der Mitte mit Nahrungsstagnation, Spannungen und Schmerzen im Abdomen → Aucklandiae radix (Muxiang) S. 488, Astragali r. (Huangqi) S. 718, Codonopsis r. (Dangshen) S. 722
- Stagnation des Qi mit Schmerzen oder Völlegefühl im Thorax, Schmerzen und Völlegefühl im Abdomen → Citri reticulatae viride peric. (Qingpi) S. 498
- Stasen des Xue, Stagnation des Qi mit Menstruationsstörungen, Dysmenorrhö, Amenorrhö, stoffliche Verhärtungen *concretiones* im Abdomen, abdominelle Tumoren, Depression, saitenförmige Pulse *pp. chordales* → Angelicae sinensis r. (Danggui) S. 780, Paeoniae radix rubra (Chishaoyao) S. 172, Chuanxiong rhizoma (Chuanxiong) S. 540
- Hepatosplenomegalie, palpable Tumoren im Epigastrium, abdominelle Tumoren, tumoröse Verdickungen unter dem Rippenbogen, Schmerzen, Spannungen → Sparganii rhizoma (Sanleng) S. 584
- Hepatosplenomegalie, abdominelle Tumoren mit Hitze *calor* → Sparganii rhizoma (Sanleng) S. 584, Gardeniae fr. (Zhizi) S. 132, Rehmanniae r. (Shengdihuang) S. 174

Kompatibilität gefördert durch Alkohol, Essig

Kontraindikation Schwäche *depletio* des Xue und des Qi, starke Menstruationsblutung, starker Lochienfluss

Gravidität Anwendung verboten

Daemonoropsis resina 血竭
Xuejie

Familie:	Arecaceae
Stammpflanze:	*Daemonorops draco*
Variante:	Draconis sanguis, Draconis resina
deutsch:	Harz des Drachenblutbaumes
englisch:	dragon's blood, resinous secretion

Temperaturverhalten
■□□ neutral

Geschmack *Sapor*
■□□ süß
■□□ salzig

Funktionskreis-/ Orbisbezug
■■□ Herz *cardialis*
■■□ Leber *hepaticus*

Wirkrichtung
■□□ absenkend

Wirkort
Haut, Leitbahnen

Wirkung/Indikation

■■□ **Xue bewegend**
Frakturen, Kontusionen, Verrenkungen, Verstauchungen

■■□ **Stasen des Xue lösend**
Schwellungen, Schmerzen akut und chronisch, Amenorrhö, Menstruationsbeschwerden, äußerliche Verletzungen, Traumen

■■□ **Schmerz beseitigend**
offene Verletzungen, innere Traumen, Xue-Stasen mit Schmerzen, Menstruationsbeschwerden, Frakturen, Kontusionen, Verrenkungen, Verstauchungen

■■■ **Verletzungen, Hämatome und Wunden**
schwerheilende, hartnäckig blutende Wunden, Verbesserung der Heilung (äußerliche Anwendung, auch als Einzelmittel)

■■□ **hämostyptisch**
Blutungen bei äußerlichen Verletzungen (äußerliche Anwendung, auch als Einzelmittel), akute und chronische Ulzerationen, fördert die Entstehung von neuem Gewebe

Physiologische / pharmakologische Wirkung adstringierend, antibiotisch (Dermatophyten), fungizid

Toxizität Überdosierung ist zu vermeiden aufgrund allergischer Reaktionen bei innerlicher Anwendung und auch bei Exposition gegenüber dem Pulver: generalisierter Juckreiz, Quaddeln, Hautausschläge, Quincke-Ödem an Händen und Füßen.

Tagesdosis 1 – 1,5 g

Kochzeit in Pillen oder meist äußerlich als Puder, Pulver, Paste oder Pflaster, nicht abkochen

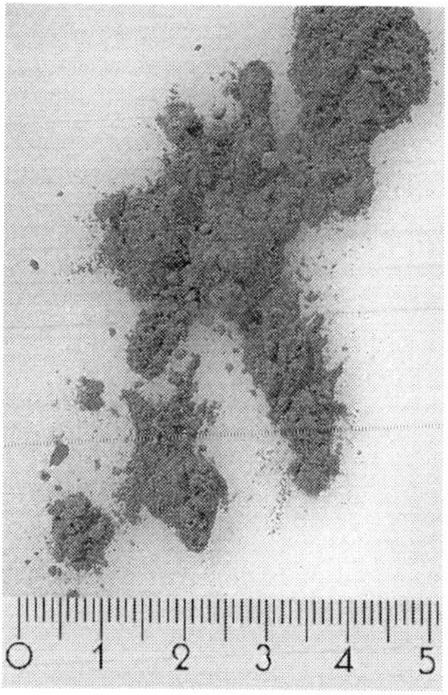

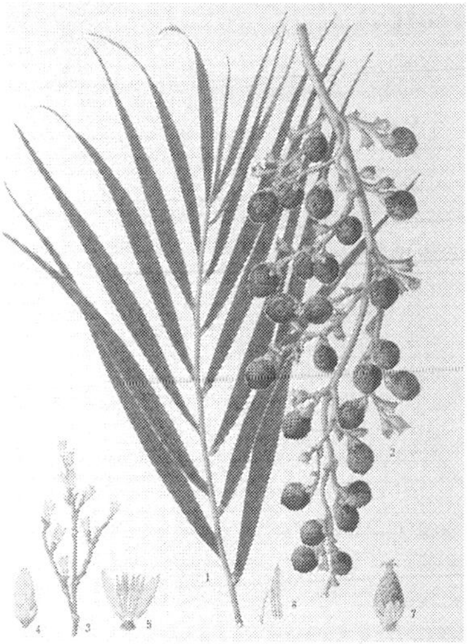

Kombinationen

- verletzungsinduzierter Schmerz und Schwellungen, Hämorrhagie → Olibanum (Ruxiang) S. 572, Myrrha (Moyao) S. 570
- Amenorrhö, Menstruationsschmerzen mit Tumorbildung im Unterbauch → Myrrha (Moyao) S. 570, Talcum (Huashi) S. 346, Moutan cortex (Mudanpi) S. 170
- äußere Verletzungen mit starken Schmerzen → Angelicae sinensis radix (Danggui) S. 780, Myrrha (Moyao) S. 570, Paeoniae radix rubra (Chishaoyao) S. 172, Angelicae dahuricae radix (Baizhi) S. 26, Cinnamomi cassiae cortex (Rougui) S. 402
- schlechtheilende Ulzera → Typhae pollen (Puhuang) S. 626

Kontraindikation fehlende Xue-Stase; während der Menstruation nur äußerlich zu verwenden

Gravidität Anwendung verboten (bei innerlicher Anwendung)

Dalbergiae odoriferae lignum 降香
Jianxiang

Familie: Fabaceae
Stammpflanze: *Dalbergia odorifera*
Variante: Dalbergiae lignum, Acronychiae lignum
deutsch: Gelber Palisander (Rosenholzart)
englisch: dalbergia heartwood, scented rosewood

Temperaturverhalten
■■□ warm

Geschmack *Sapor*
■■□ scharf

Funktionskreis-/ Orbisbezug
■■■ Leber *hepaticus*
■□□ Milz *lienalis*
■■□ Herz *cardialis*

Wirkrichtung
■□□ emporhebend

Wirkort
Leitbahnen, mittlerer Wärmebereich *Calorium*

Wirkung/Indikation

■■■ **Stasen des Xue lösend**
Schmerzen, Blutungen bei Stase des Xue, Schmerzen in Thorax, Hypochondrium, traumatische Verletzungen, Sportverletzungen (innerliche und äußerliche Anwendung), Hämatome, Thrombosen

■■■ **Xue bewegend**
Traumen, Frakturen, Kontusionen, Verrenkungen (äußerliche Anwendung)

■■□ **Qi bewegend und regulierend**
Schmerzen in Epigastrium, Abdomen, Thorax

■■□ **Schmerz beseitigend**
Traumen, Frakturen, Kontusionen, Verrenkungen, Schmerzen im Abdomen, Schmerzen im Epigastrium, Schmerzen im Thorax

■■□ **hämostyptisch**
innere Verletzungen, Traumen, Frakturen, Kontusionen, äußere Verletzungen, Sportverletzungen, schmerzhafte, entzündete, blutende Wunden

■■□ **mittlere Funktionskreise *orbes* harmonisierend und stützend**
Übelkeit, Brechreiz, Schmerzen im Abdomen

■■□ **Verletzungen, Hämatome und Wunden**
Traumen, Frakturen, Verrenkungen, Kontusionen, Hämatome (innere und äußere Anwendung)

Physiologische/pharmakologische Wirkung Verlängerung der Thrombinzeit, entzündungshemmend

Tagesdosis 3–6 g im Dekokt, 1–2 g als Pulver

Kochzeit 20 min

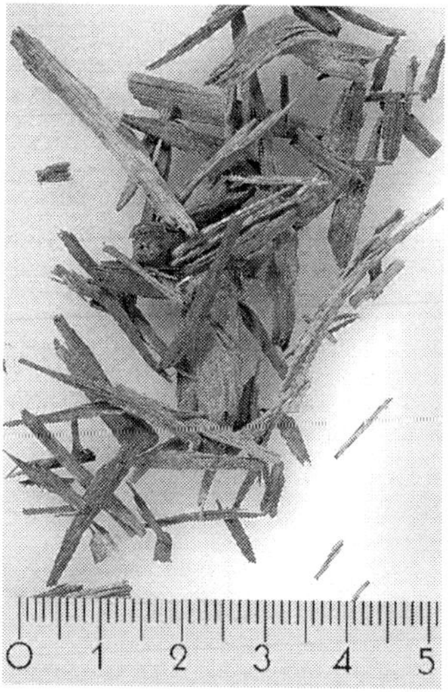

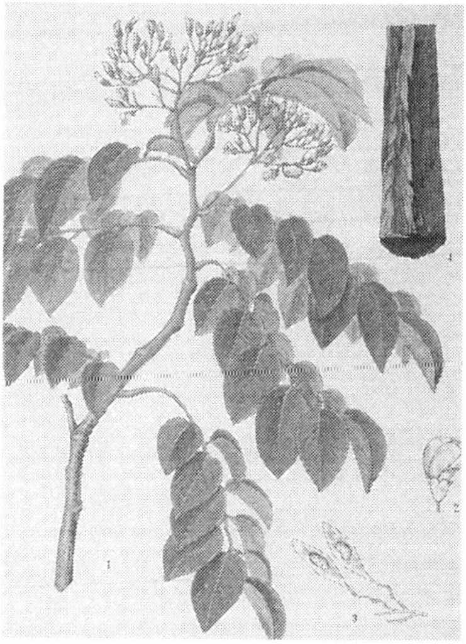

Kombinationen

- Schmerzen in Thorax, Hypochondrium durch Xue-Stasen, Qi-Stagnationen → Curcumae longae tuber (Yujin) S. 548, Persicae semen (Taoren) S. 574, Trichosanthis fructus et semen (Gualou) S. 674
- Sportverletzungen, äußere Traumen → Olibanum (Ruxiang) S. 572, Myrrha (Moyao) S. 570
- Angina pectoris → Salviae miltiorrhizae radix (Danshen) S. 580
- Übelkeit, Brechreiz → Agastachis seu Pogostemonis herba (Huoxiang) S. 284, Aucklandiae radix ((Chuan) Muxiang) S. 488

Kontraindikation fehlende Xue-Stase, Blutungen durch Glut *ardor* oder Defizienz des Yin

Gravidität Anwendung erlaubt

Eupolyphaga
Tubiechong

土鳖虫

Familie: Blattidae
Stammpflanze: *Eupolyphaga sinensis, Steleophaga planyi*
Variante: Steleophaga
deutsch: Kakerlake
englisch: ground beetle, wingless cockroach, eupolyphaga

Temperaturverhalten
■□□ kalt

Geschmack *Sapor*
■■□ salzig

Funktionskreis-/ Orbisbezug
■■■ Leber *hepaticus*
■□□ Herz *cardialis*
■□□ Milz *lienalis*

Wirkrichtung
■■□ tief

Wirkort
Tiefe, Innere *intima*, Leitbahnen

Wirkung/Indikation

■■■ **Stasen des Xue lösend**
Amenorrhö, Schmerzen im Abdomen postpartum, tastbare Verhärtungen im Abdomen, Zustand nach Traumen, taube, geschwollene Zunge

■■□ **Xue bewegend**
Menstruationsstörungen, Verspannungen, Verhärtungen, Hämatome, Zustand nach Verletzungen

■■□ **stoffliche Verhärtungen *concretiones* zerschlagend und lösend**
Myome, Neoplasien, tastbare Verhärtungen im Abdomen

■■□ **Verletzungen, Hämatome und Wunden**
Zustand nach Traumen, Zustand nach Verletzungen, Kontusionen, Frakturen, fördert die Heilung von Sehnen und Knochen

Physiologische / pharmakologische Wirkung tierexperimentell Hemmung der Thrombozytenaggregation, Vorsicht bei Kombination mit Antikoagulantien oder Thrombozytenaggregationshemmern

Toxizität sehr starke Droge zum Aufbrechen von Xue-Stasen, die das Qi verletzen kann: bei Bedarf mit tonifizierenden Drogen kombinieren. Leicht toxisch: Sinusbradycardie und allergische Reaktionen sind möglich. Nebeneffekte: Schwächegefühl, Nausea, Schwindel, Irritationen des Verdauungstraktes. Lokale Anwendung: Kontaktdermatitis.

Tagesdosis 3 – 10 g im Dekokt, 1 – 1,5 g als Pulver

Kochzeit 20 min

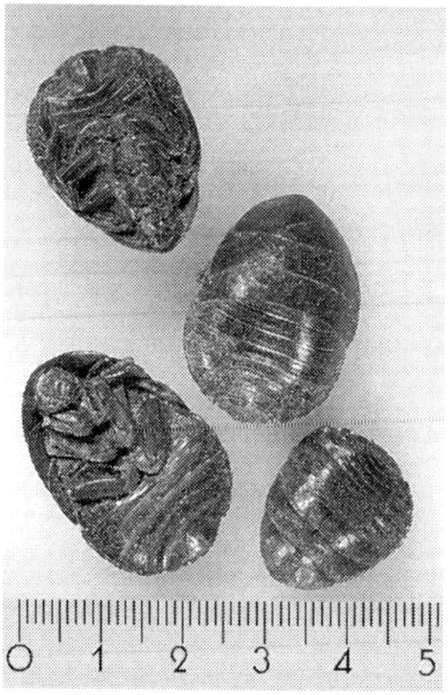

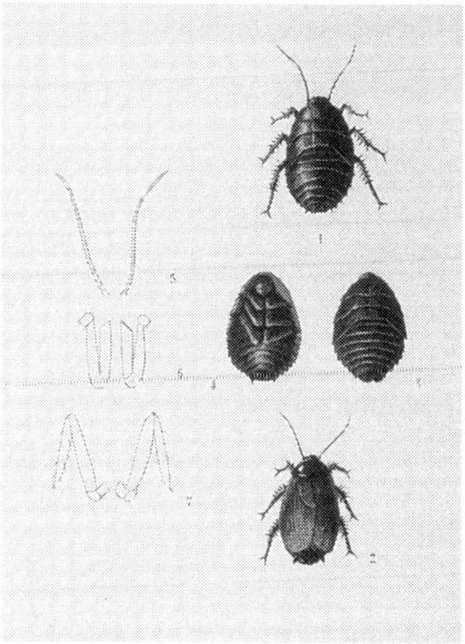

Kombinationen

- Amenorrhö, tastbare Verhärtungen → Rhei rhizoma (Dahuang) S. 96, Hirudo (Shuizhi) S. 560, Tabanus (Mengchong)
- Dysmenorrhö, Schmerzen postpartum → Rhei rhizoma (Dahuang) S. 96, Persicae semen (Taoren) S. 574
- tastbare Verhärtungen im Abdomen → Sparganii rhizoma (Sanleng) S. 584, Moutan cortex (Mudanpi) S. 170
- Hepatomegalie mit Schmerzen, Wundheitsgefühl im Epigastrium → Curcumae longae tuber (Yujin) S. 548, Notoginseng radix (Sanqi), Gigeriae galli endothelium corneum (Jineijin) S. 696
- Amenorrhö, Schmerzen, tastbare Verhärtungen → Typhae pollen (Puhuang) S. 626, Pteropi excrementum (Wulingzhi) S. 588
- Verletzungen, Frakturen → Pyritum (Zirantong) S. 578, Myrrha (Moyao) S. 570, Olibanum (Ruxiang) S. 572

Kontraindikation fehlende Stase des Xue

Gravidität Anwendung verboten

Gleditsiae spina 皂角刺
Zaojiaoci

Familie: Fabaceae
Stammpflanze: *Gleditsia sinensis*
deutsch: Seifenbohnendornen, Schotenbaumdornen
englisch: spine of honeylocust

Temperaturverhalten
■□□ warm

Wirkrichtung
■□□ emporhebend

Geschmack *Sapor*
■■□ scharf

Wirkort
Haut

Funktionskreis-/ Orbisbezug
■■□ Leber *hepaticus*
■□□ Magen *stomachi*

Wirkung/Indikation
■□□ **Xue bewegend**
Schwellungen, Ödembildung
■■□ **Schwellung zerteilend**
Schwellungen, Geschwüre im Frühstadium, Eiterbildung
■□□ **feuchte Hitze *calor humidus* ausleitend**
Schwellungen, Geschwüre
■□□ **feuchten Wind *ventus humidus* ausleitend**
Geschwüre, Psoriasis
■□□ **entgiftend und desinfizierend**
Schwellungen, Geschwüre, Eiterbildung, Parasiten, Wurmerkrankungen
■■□ **Ekzeme, Verbrennungen und Geschwüre**
Schwellungen, Geschwüre im Frühstadium, Eiterbildung, Psoriasis

Physiologische / pharmakologische Wirkung möglicherweise bildet die Droge mit anderen Wirkstoffen größere und schlechter lösliche Komplexe, deshalb Vorsicht bei Kombination mit anderen Pharmaka, deren Aufnahme behindert werden könnte

Tagesdosis 3 – 10 g, Standard 6 g **Kochzeit** 20 min

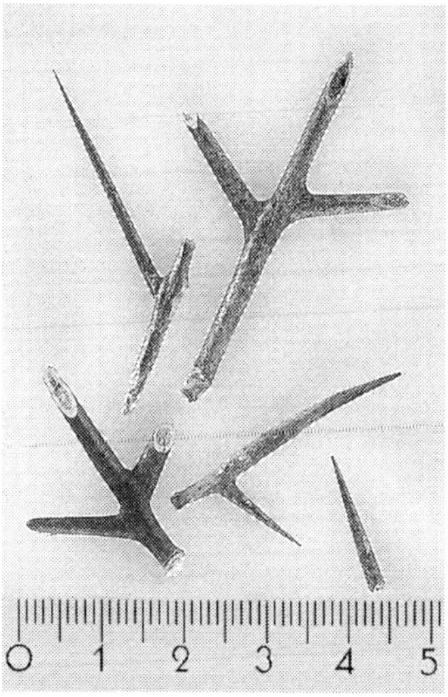

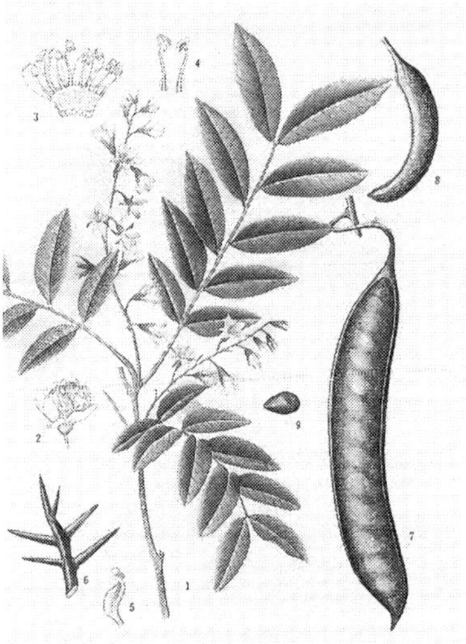

Kombinationen

- feuchte Hitze *calor humidus* mit Schwellungen, Geschwüren → Lonicerae fl. (Jinyinhua) S. 222, Glycyrrhizae r. (Gancao) S. 728
- feuchte Hitze *calor humidus* mit eiternden Geschwüren → Olibanum (Ruxiang) S. 572, Astragali r. (Huangqi) S. 718
- nicht geöffnete Abszessbildung, zur Erleichterung des eitrigen Ausflusses Angelicae dahuricae radix (Baizhi) S. 26

Kontraindikation eröffnete Eiterungen

Gravidität Anwendung verboten

Hirudo
Shuizhi

水蛭

Familie: Hirudinidae
Stammpflanze: *Whitmania pigra, Hirudo nipponica* u.a.
deutsch: Blutegel
englisch: leech

Temperaturverhalten
■■□ neutral

Geschmack *Sapor*
■■□ salzig
■□□ bitter

Wirkrichtung
■□□ tief

Wirkort
unterer Wärmebereich *Calorium*

Funktionskreis-/ Orbisbezug
■■■ Leber *hepaticus*
■□□ Blase *vesicalis*

Wirkung/Indikation

■■■ **Stasen des Xue lösend**
Amenorrhö, Zusammenballungen im Abdomen, fixierte Tumore

■■■ **Xue bewegend**
Amenorrhö bei Stasen des Xue, Tumorbildungen, Verdichtungen im Unterbauch, Hämatome, Stasen, Obstipation, Schmerzen im Unterbauch

■■□ **Zusammenballungen lösend**
Tumorbildungen im Unterbauch, Zusammenballungen, Stasen des Xue, Hämatome. St.n. traumatischen Verletzungen

■■□ **Verletzungen, Hämatome und Wunden**
posttraumatische Verletzungen (innere und äußere Anwendung)

Physiologische / pharmakologische Wirkung antikoagulierend, Vorsicht bei Kombination mit Antikoagulantien oder Thrombozytenaggregationshemmern, Senkung des Cholesterin- und Lipidspiegels

Toxizität leicht toxisch; Überdosierung: Nausea, Erbrechen, Metrorrhagie bis zu gastrointestinalen Blutungen, abdominellen Schmerzen, Hämaturie und Koma

Besonderes starkes Xue-Stasen aufbrechendes Mittel, deshalb sollte bei Bedarf Qi stützende Arzneien kombiniert werden, um einer möglichen Verletzung des Qi vorzubeugen, durch Prozessierung wird die Toxizität minimiert, der Geruch und die Aufnahme verbessert.

Tagesdosis 3 – 6 g im Dekokt, 0,3 – 0,6 g in Pillen oder Pulvern

Kochzeit 20 min

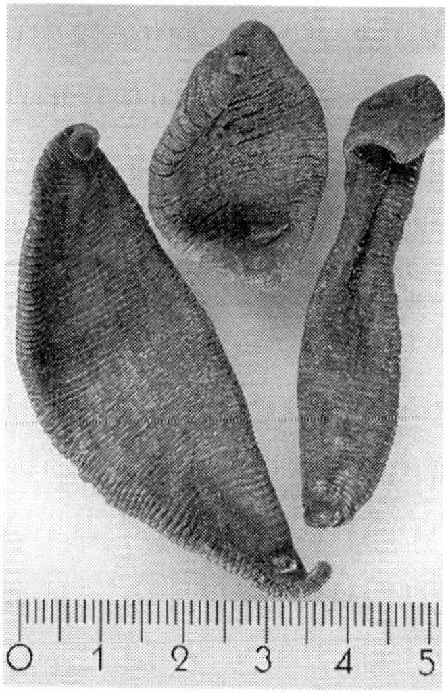

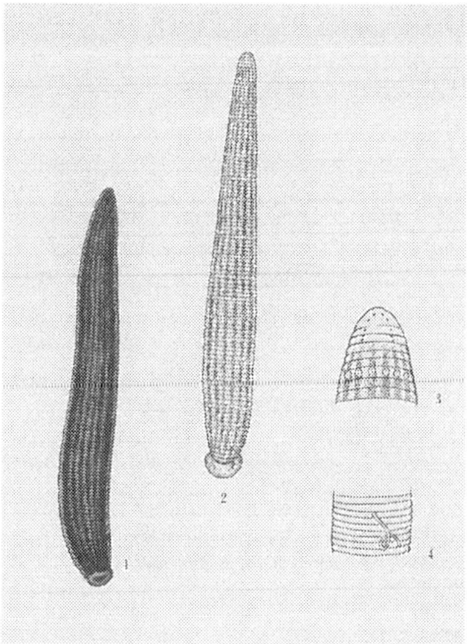

Kombinationen

- Amenorrhö, Tumorbildungen im Unterbauch, Stasen des Xue → Persicae semen (Taoren) S. 574, Rhei rhizoma (Dahuang) S. 96, Tabanus (Mengchong)
- Amenorrhö, Stasen des Xue bei Schwäche *depletio* → Ginseng radix (Renshen) S. 726, Rehmanniae radix praeparata (Shudihuang) S. 792
- äußere Verletzungen mit starken Schmerzen, Quetschungen, Schmerzen in Thorax und Abdomen, Anurie, Obstipation → Rhei rhizoma (Dahuang) S. 96, Pharbitidis semen (Qianniuzi)
- palpable, fixierte abdominelle Verdichtungen → Sparganii rhizoma (Sanleng) S. 584, Curcumae zedoariae rhizoma (Ezhu) S. 550, Angelicae sinensis radix (Danggui) S. 780
- Schmerzen, Schwellungen durch Verletzungen → Notoginseng radix (Sanqi) S. 610
- palpable Verdichtungen im Rachenbereich, z. B. Ösphagus-Karzinom → Sargassum (Haizao) S. 670

Kompatibilität gestört durch Kochsalz, Kalk

Kontraindikation fehlende Xue-Stase

Gravidität Anwendung verboten

Ilicis pubescentis radix 毛冬青
Maodongqing

Familie: Aquifoliaceae
Stammpflanze: *Ilex pubescens*
deutsch: langstielige Stechpalme
englisch: hairy holly root

Temperaturverhalten
■■□ kühl

Geschmack *Sapor*
■■□ bitter
■□□ scharf
■□□ adstringierend

Funktionskreis-/ Orbisbezug
■■□ Herz *cardialis*
■□□ Milz *lienalis*
■□□ Lunge *pulmonalis*

Wirkrichtung
■□□ tief

Wirkort
Leitbahnen

Wirkung/Indikation

■■□ **Xue bewegend**
pektanginöse Beschwerden, Hemiplegie bei Xue-Stasen

■□□ **Leitbahnen öffnend**
Schmerzen im Thorax, Hemiplegie

■■□ **Hitze *calor* kühlend**
schmerzhafter, geschwollener Rachen, Hitze im FK Lunge *calor o. pulmonalis*

■■□ **entgiftend und desinfizierend**
schmerzhafter, geschwollener Rachen durch Infektionen

Physiologische/pharmakologische Wirkung antibiotisch, antiasthmatisch, antitussiv, expektorierend, Blutgefäße erweiternd, Durchblutung der Koronarien erhöhend, antikoagulierend (Vorsicht bei Kombination mit Antikoagulantien oder Thrombozytenaggregationshemmern), tierexperimentell positiv inotrop, antiarrhythmisch.

Toxizität in einer Stude wurden nach 2-wöchiger Einnahme folgende Nebenwirkungen beobachtet: verminderter Appetit, Brechreiz, trockener Rachen, epigastrische Schmerzen, an den oberen Extremitäten kleine subdermale Blutungen

Tagesdosis 15–30 g **Kochzeit** 20 min

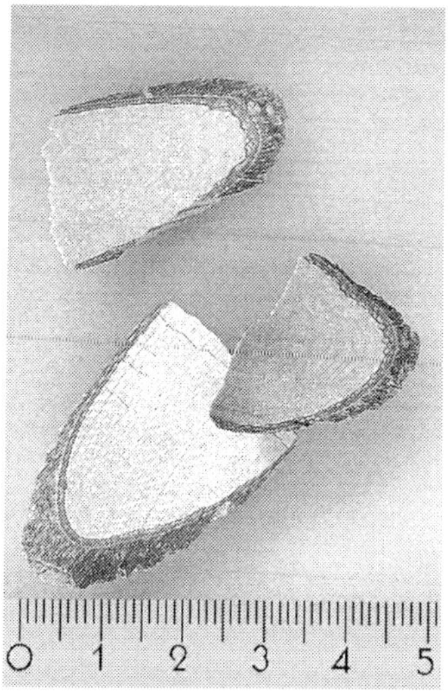

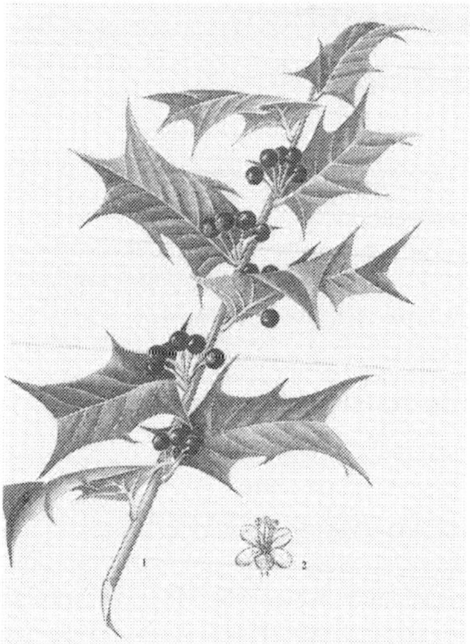

Kombinationen

- Schmerzen im Thorax, Hemiplegie, Xue-Stasen → Salviae miltiorrhizae radix (Danshen) S. 580, Carthami flos (Honghua) S. 538, Persicae semen (Taoren) S. 574
- Husten, Hitze im FK Lunge *calor o. pulmonalis* → Scutellariae radix (Huangqin) S. 190, Trichosanthis fructus et semen (Gualou) S. 674
- schmerzhafter, geschwollener Rachen → Lasiospherae (Mabo) S. 218

Kontraindikation Kälte-Schwäche *algor depletionis*

Gravidität Anwendung erlaubt

Leonuri herba 益母草
Yimucao

Familie:	Labiatae
Stammpflanze:	*Leonurus heterophyllus*
deutsch:	chinesisches Mutterkraut, Löwenschwanzkraut
englisch:	Chinese motherwort, benefit mother herb

Temperaturverhalten
■■■ Tendenz kalt

Geschmack *Sapor*
■□□ scharf
■□□ bitter

Funktionskreis-/ Orbisbezug
■■■ Herzbeutel *pericardialis*
■■■ Leber *hepaticus*

Funktionskreis-/ Orbisbezug
■□□ Herz *cardialis*
■□□ Niere *renalis*

Wirkrichtung
■□□ absenkend

Wirkort
unterer Wärmebereich *Calorium*

Wirkung/Indikation

■■■ **Xue regulierend**
Dysmenorrhö, Menstruationsstörungen, postpartale Schmerzen, Hypertonie

■■■ **Xue bewegend**
tumoröse Prozesse im unteren Wärmebereich *Calorium*, Infertilität durch Xue-Stasen

■■□ **Xue kühlend**
gynäkologische Beschwerden, Entzündungen im Beckenbereich, Ovarialzysten, Endometriose, Adnexitis, Salpingitis, Uterus myomatosus, Menorrhagie

■■□ **Stasen des Xue lösend**
gynäkologische Beschwerden, Schmerzen im Abdomen, tumoröse Prozesse in Abdomen und Unterbauch

■■□ **diuretisch**
spärlicher Urin, akute oder chronische Flüssigkeitsansammlungen, Ödemneigung, Blut im Urin

■□□ **feuchte Hitze *calor humidus* ausleitend**
schmerzhafte Blasendysfunktion, spärlicher, rötlicher Urin

Physiologische/pharmakologische Wirkung Uterus stimulierend, Hemmung der Thrombozytenaggregation (Alkohol-Extrakt), Vorsicht bei Kombination mit Antikoagulantien oder Thrombozytenaggregationshemmern. In hohen Dosen (bis zu 60 g) zur Behandlung von Ödemen bei Glomerulonephritis. Gemäss neuerer Forschung wird die Droge zur Verbesserung der Uteruskontraktion post partum eingesetzt.
Die westlich verwandte Pflanze Leonurus cardiaca wird eingesetzt als Herzstärkungsmittel, bei nervösen Herzstörungen, Angstzuständen, nervöser Atemnot.

Toxizität tierexperimentell wurden Spontanaborte ausgelöst

Tagesdosis 10–30 g, Standard 10 g **Kochzeit** 20 min

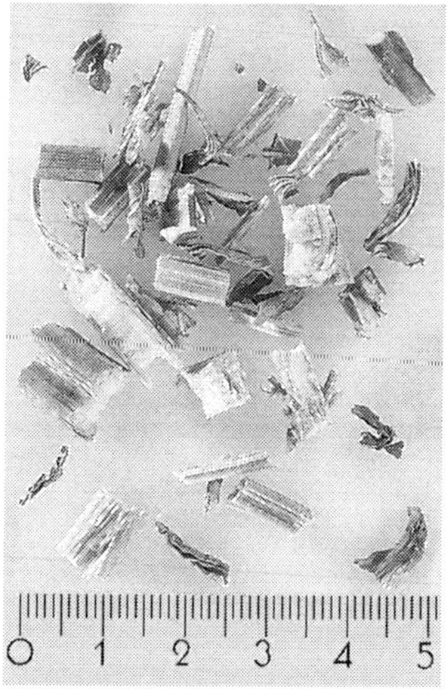

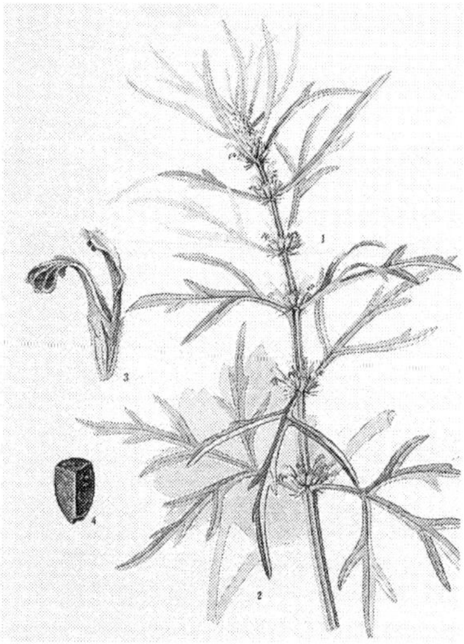

Kombinationen

- Stasen des Xue mit Menstruationsstörungen, verminderte Miktion, Spannungen im Unterleib, Schmerzen, Infertilität → Paeoniae radix rubra (Chishaoyao) S. 172, Angelicae sinensis r. (Danggui) S. 780, Aucklandiae radix (Muxiang) S. 488
- Stasen des Xue mit Dysmenorrhö, Schmerzen im Unterleib post partum → Paeoniae radix rubra (Chishaoyao) S. 172, Angelicae sinensis r. (Danggui) S. 780, Aucklandiae radix (Muxiang) S. 488, Chuanxiong rhizoma (Chuanxiong) S. 540, Cyperi rhiz. (Xiangfu) S. 502
- Stasen des Xue mit Ödemneigung, Ödeme bei Nephritis → Imperatae rhiz. (Baimaogen) S. 164
- überstarke Lochien → Typhae pollen (Puhuang) S. 626
- Urolithiasis, blutiger Urin → Polygonati rhiz. (Huangjing) S. 738, Pyrrosiae h. (Shiwei) S. 342, Abutili seu Malvae s. (Dongkuizi) S. 330
- feuchte Hitze *calor humidus* mit spärlichem Urin, Ödemneigung → Poria (Fuling) S. 340, Imperatae rhiz. (Baimaogen) S. 164, Plantaginis s. (Cheqianzi) S. 334, Atractylodis macrocephalae rhiz. (Baizhu) S. 720, Mori cortex (Sangbaipi) S. 688

Kontraindikation Schwäche *depletio* des Yin oder des Xue

Gravidität Anwendung verboten

Lycopi herba
Zelan

泽兰

Familie: Labiatae
Stammpflanzen: *Lycopus lucidus, Eupatorium fortunei*, u.a.
deutsch: Wolfstrappkraut
englisch: bugleweed, marsh orchid

Temperaturverhalten
■■□ Tendenz warm

Geschmack *Sapor*
■■□ scharf
■□□ bitter
■□□ aromatisch

Wirkrichtung
■□□ tief

Wirkort
unterer Wärmebereich *Calorium*

Funktionskreis-/ Orbisbezug
■■■ Leber *hepaticus*
■■□ Milz *lienalis*

Wirkung/Indikation

■■■ **Xue bewegend**
Menstruationsstörungen, postpartale Beschwerden

■■□ **Stasen des Xue lösend**
Hämatome, entzündete Verletzungen, Geschwüre

■■□ **Stauungen zerstreuend**
Menstruationsstörungen, Xue-Stasen: Hämatome, Abszesse

■■□ **Qi bewegend und regulierend**
Stagnation des Leber-Qi *qi hepaticum*, Menopausensyndrom, Menstruationsstörungen, prämenstruelles Syndrom, Depression, Hepatitis

■□□ **diuretisch**
spärlicher Urin, schmerzhafte Blasendysfunktion, Ödemneigung

■□□ **Feuchtigkeit *humor* ausleitend**
Ödemneigung, Miktionsstörungen, chronische Infekte des ableitenden Harnsystems

■□□ **Ekzeme, Verbrennungen und Geschwüre**
Schmerzen, Schwellungen, Verletzungen durch Traumen, Abszesse, auch äußerliche Anwendung

Physiologische/pharmakologische Wirkung mild diuretisch (auch wenn keine Dokumentation über Wechselwirkungen mit westlichen Diuretika vorliegt, ist eine verstärkte Wirkung auf den Elektrolyt- und Wasserhaushalt möglich). Inhaltsstoffe: u.a. Glycoside, Flavonoide, Saponine. Die westlich verwandte Droge Lycopi europaei herba wird als Fertigarzneimittel bei leichteren Hyperthyreosen, thyreogen bedingten Kreislaufstörungen, prämenstrueller Mastodynie angewendet.

Tagesdosis 3–10 g, Standard 5 g **Kochzeit** 20 min

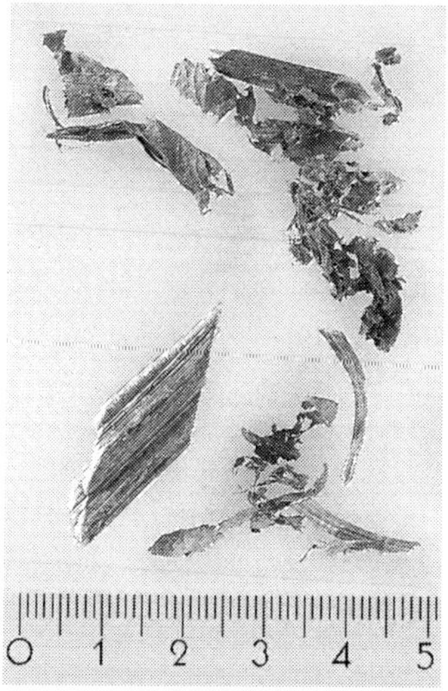

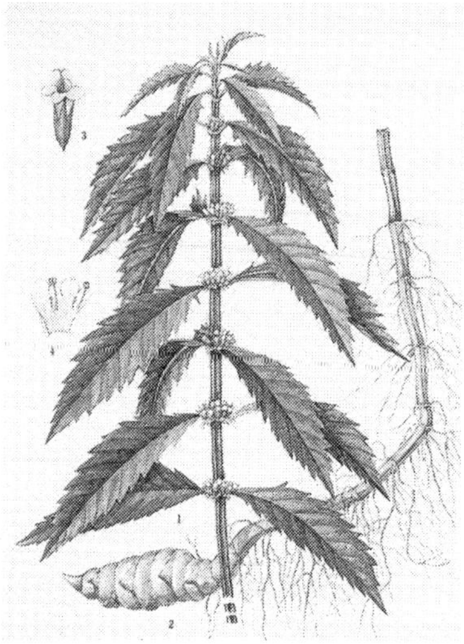

Kombinationen

- Amenorrhö, Dysmenorrhö, posttraumatische Schmerzen → Chuanxiong rhizoma (Chuanxiong) S. 540
- Schwellungen oder Schmerzen durch Traumen → Salviae miltiorrhizae r. (Danshen) S. 580
- Hitze *calor*, Ödeme → Imperatae rhiz. (Baimaogen) S. 164
- Ödeme post partum → Stephaniae r. (Fangji) S. 344
- Abszesse, Schwellungen, Schmerzen → Angelicae sinensis r. (Danggui) S. 780, Lonicerae fl. (Jinyinhua) S. 222, Glycyrrhizae r. (Gancao) S. 728
- Menstruationsstörungen, Beschwerden post partum, Dysmenorrhö → Angelicae sinensis r. (Danggui) S. 780, Salviae miltiorrhizae r. (Danshen) S. 580, Paeoniae radix lactiflora (Baishao) S. 788
- Verletzungen, Hämatome, Stasen, Stauungen, Entzündungen → Chuanxiong rhizoma (Chuanxiong) S. 540, Persicae s. (Taoren) S. 574, Carthami fl. (Honghua) S. 538

Kompatibilität gefördert durch Stephaniae r. (Fangji) S. 344

Kontraindikation fehlende Stase des Xue

Gravidität Anwendung verboten

Manitis squama
Chuanshanjia

穿山甲

Familie: Manidae
Zoologischer Name: *Manis pentadacytla*
deutsch: Schuppen des Gürteltiers
englisch: pangolin scales

Temperaturverhalten
■□□ kühl

Wirkrichtung
■■□ tief

Geschmack ***Sapor***
■■□ salzig

Wirkort
Tiefe, Innere *intima*, Leitbahnen

Funktionskreis-/ Orbisbezug
■■□ Leber *hepaticus*
■■□ Magen *stomachi*

Wirkung/Indikation

■■■ **Xue bewegend**
Amenorrhö, Massen im Abdomen, Dysmenorrhö, verminderte Laktation

■■■ **Stasen des Xue lösend**
Amenorrhö, Dysmenorrhö

■■■ **Milchfluss fördernd**
verminderte Laktation

■■■ **Leitbahnen öffnend**
Amenorrhö, Dysmenorrhö, verminderte Laktation, Schwellungen, Abszesse, Gliederschmerzen, Gelenkschmerzen, Steifheit und Spasmen der Extremitäten

■■□ **Feuchtigkeit bei Wind** ***humor venti*** **ausleitend**
Gliederschmerzen, Gelenkschmerzen, Muskelschmerzern, Steifheit und Spasmen der Extremitäten

■■□ **Schwellungen zerteilend**
Abszesse, Geschwüre, Knotenbildung, harte Schwellungen, eitrige Geschwüre, Ulzerationen

■■□ **Ekzeme, Verbrennungen und Geschwüre**
Abszesse, Geschwüre, Knotenbildung, Ulzerationen, Schwellungen (im Anfangsstadium oder zur Eröffnung und Ausleitung von Eiter, z.B. bei Mastitis), auch lokal als Packung: Mastitis

Physiologische/pharmakologische Wirkung immunstimulierend (Erhöhung der Leukozyten), tierexperimentell Verlängerung der Blutgerinnungszeit, antiphlogistisch

Toxizität allergische Reaktionen wurden beobachtet: Exantheme, Juckreiz. Ein einzelner Fall von Leberfunktionsstörungen wurde nach einmaliger Einnahme einer Dosis von 15–20 g dokumentiert.

Besonderes diese Droge kann nur durch Tötung der Tiere erhalten werden, das Gürteltier steht unter Artenschutz. Ersatzdrogen sind:, Gleditsiae spina zur Eröffnug von Geschwüren, Vaccariae semen zur Förderung der Laktation, Eupolyphaga oder Arcae concha zur Lösung von abdominellen Massen.

Tagesdosis 3–9 g im Dekokt **Kochzeit** 20 min

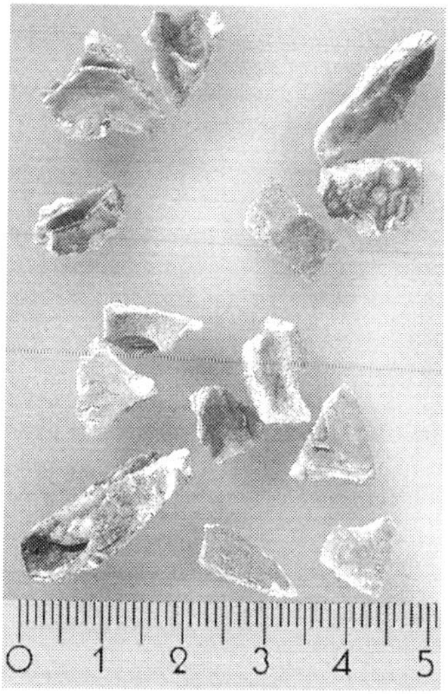

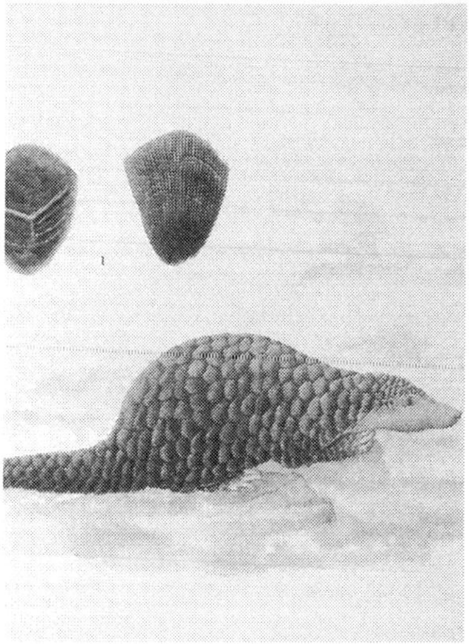

Kombinationen

- Amenorrhö → Angelicae sinensis radix (Danggui) S. 780, Carthami flos (Honghua) S. 538, Chuanxiong rhizoma (Chuanxiong) S. 540
- Tumore, Massen im Abdomen → Sparganii rhizoma (Sanleng) S. 584, Curcumae zedoariae rhizoma (Ezhu) S. 550
- verminderte Laktation → Vaccariae semen (Wangbuliuxing) S. 590
- eitrige Geschwüre → Astragali radix (Huangqi) S. 718, Gleditsiae spina (Zaojiaoci) S. 558, Angelicae sinensis radix (Danggui) S. 780
- Geschwüre ohne Eiter → Angelicae dahuricae radix (Baizhi) S. 26, Taraxaci herba cum radice (Pugongying) S. 256, Violae herba (Zihua diding) S. 260
- Lymphknotenschwellung, Struma, Stagnation durch Schleim *pituita* → Scrophulariae radix (Xuanshen) S. 176, Fritillariae thunbergii bulbus (Zhebeimu) S. 662, Prunellae spica (Xiakucao) S. 146
- Gelenk- oder Gliederschmerzen, Feuchtigkeit-Wind *humor venti* in den Leitbahnen → Angelicae sinensis radix (Danggui) S. 780, Notopterygii rhizoma (Qianghuo) S. 42, Chuanxiong rhizoma (Chuanxiong) S. 540, Saposhnikoviae radix (Fangfeng) S. 46

Kontraindikation offene, eitrige Geschwüre oder Karbunkel

Gravidität Anwendung verboten

Myrrha
Moyao

没药

Familie: Burseraceae
Stammpflanze: *Commiphora myrrha,* u. a.
deutsch: Myrrhe, Gummiharz des Myrrhebaumes
englisch: myrrh

Temperaturverhalten
■■□ neutral

Geschmack *Sapor*
■■□ bitter
■□□ scharf
■□□ aromatisch

Funktionskreis-/ Orbisbezug
■■□ Leber *hepaticus*

Wirkrichtung
■□□ absenkend

Wirkort
unterer Wärmebereich *Calorium,* Leitbahnen

Wirkung/Indikation

■■■ **Xue bewegend**
Schwellungen durch Xue-Stasen, Schmerzen, posttraumatische Schmerzen, Schmerzen in Brustbereich, Abdomen und Unterleib, Dysmenorrhö, entzündete Wunden

■■□ **Schmerz beseitigend**
posttraumatische Schmerzen, Schmerzen im Unterleib, Dysmenorrhö, entzündete Wunden, Karbunkel, Schwellungen

■■□ **Stasen des Xue lösend**
Schmerzen in Brustbereich, Abdomen und Unterleib, Dysmenorrhö, Schwellungen, Stagnationen, Xue-Stasen durch Traumen

■■□ **Schwellung zerteilend**
traumatische Schwellungen, Karbunkel, Geschwüre, Schwellungen im Abdomen, Tumorbildung

■■□ **Feuchtigkeit bei Wind *humor venti* ausleitend**
Gelenkschmerzen

■■□ **feuchte Hitze *calor humidus* ausleitend**
schlechtheilende Wunden, Geschwüre, Karbunkel (auch äußerliche Anwendung)

Physiologische / pharmakologische Wirkung cholestrinsenkend, analgetisch, stimuliert die Gastrointestinal-Motilität, in vitro antimykotisch (Dermatomykosen). Inhaltsstoffe: u. a. ätherische Öle aus Pinen, Limonen, Cumin- und Zimtaldehyd, m-Cresol, Myrrholsäure, Eugenol.
Myrrhe wird im Westen nur als Tinktur verwendet und wirkt adstringierend, desinfizierend, granulationsfördernd: lokal bei leichter Entzündung der Mund- und Rachenschleimhaut, Druckstellen durch Zahnprothesen, Laryngitis, Pharyngitis, Tracheitis.

Hinweis erzeugt leicht Übelkeit und Brechreiz, Vorsicht bei magenempfindlichen Patienten, besser als Pillen oder Kapseln anzuwenden

Tagesdosis 3–9 g, Standard 5 g **Kochzeit** 20 min

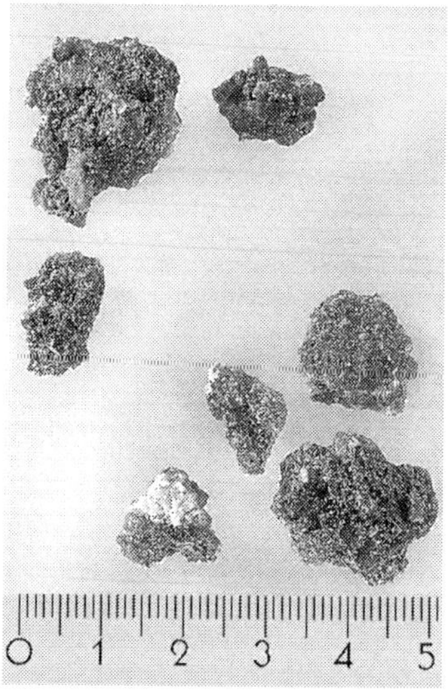

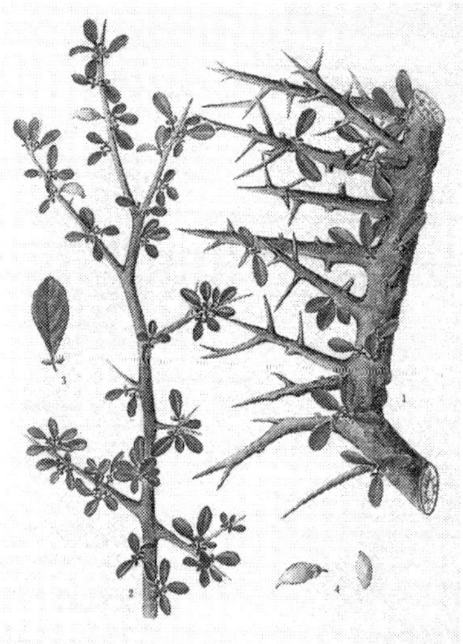

Kombinationen

- Blockaden des Qi und des Xue mit epigastrischen oder abdominellen Schmerzen → Corydalis rhiz. (Yanhusuo) S. 542, Pteropi excr. (Wulingzhi) S. 588, Cyperi rhiz. (Xiangfu) S. 502
- Stasen des Xue mit Schmerzen in Thorax und Abdomen, Amenorrhö, Dysmenorrhö → Carthami fl. (Honghua) S. 538

Kontraindikation starke Menstruation, nur bei gegebenem Befund (Hitze *calor*, Feuchtigkeit *humor*, Stagnation des Xue) anzuwenden

Gravidität Anwendung verboten

Besonderes Die Myrrhe bzw. die verschiedenen Myrrhearten waren im Altertum neben Olibanum die wichtigsten Räucherstoffe, die auch in der antiken Medizin angewendet wurden. In Ägypten wurde Myrrhe zusammen mit anderen Räucherstoffen zur Einbalsamierung der Mumien gebraucht.

Olibanum
Ruxiang

乳香

Familie: Burseraceae
Stammpflanzen: *Boswellia carterii*, u.a. oder *Pistacia lentisus*
Varianten: Olibanum gummi, Mastix
deutsch: Weihrauch, Mastix
englisch: frankincense, fragrant milk

Temperaturverhalten
■■□ warm

Geschmack *Sapor*
■■□ bitter
■□□ scharf
■□□ aromatisch

Wirkrichtung
■■□ emporhebend

Wirkort
unterer Wärmebereich *Calorium*, Leitbahnen

Funktionskreis-/ Orbisbezug
■■□ Herz *cardialis*
■■□ Leber *hepaticus*
■□□ Milz *lienalis*

Wirkung/Indikation

■■■ **Xue bewegend**
Schmerzen durch Xue-Stasen, nach Traumen, Dysmenorrhö, Amenorrhö, Verletzungen, Schmerzen in Abdomen, Unterleib, Brustbereich und Epigastrium, Schwellungen

■■□ **Qi bewegend und regulierend**
Lösung und Entspannung des Bewegungsapparates, Muskeln und Sehnen, Steifheit von Gelenken und Muskulatur

■■□ **Schmerz beseitigend**
Dysmenorrhö, Schmerzen in Abdomen, Unterleib, Brustbereich und Epigastrium, Gelenk- und Gliederschmerzen

■■□ **Feuchtigkeit bei Wind *humor venti* ausleitend**
Gelenkschmerzen, Gliederschmerzen, Krämpfe, Rigidität

■■□ **Verletzungen, Hämatome und Wunden**
Hämatome, Karbunkel, Geschwüre, Wunden bei Xue-Stasen

■■□ **feuchte Hitze *calor humidus* ausleitend**
Geschwüre, schlechtheilende Wunden, traumatische Verletzungen, Entzündungen in Gaumen, Mund und Rachen (auch lokale Anwendung)

■■□ **Schwellung zerteilend**
Hämatome, Xue-Stasen, schmerzhafte Schwellungen

Physiologische/pharmakologische Wirkung früher als mildes Carminativum verwendet. Die Boswelliasäure zeigt in vitro antimikrobielle Aktivität. Die enthaltenen Schleimstoffe, Triterpene und ätherischen Öle können eine Verwendung bei Erkrankungen der Luftwege und zur Wundheilung erklären. Inhaltsstoffe: u.a. ätherische Öle. Entgegen hartnäckiger Gerüchte entsteht beim Verbrennen kein THC (Tetrahydrocannabinol).

Toxizität bei magenempfindlichen Patienten kann der bittere Geschmack Nausea und Erbrechen verursachen

Tagesdosis 3–9 g, Standard 5 g **Kochzeit** 20 min

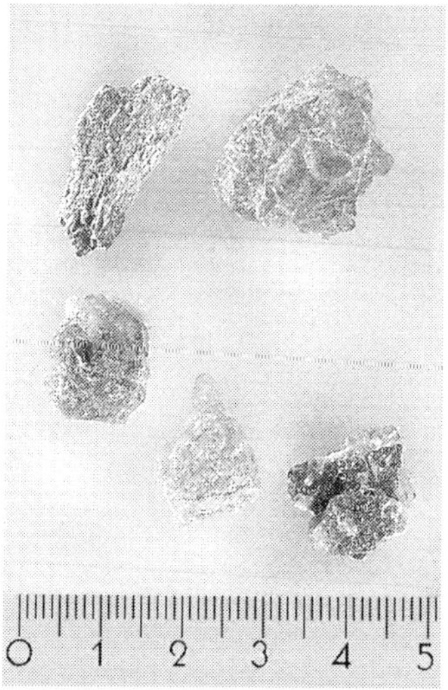

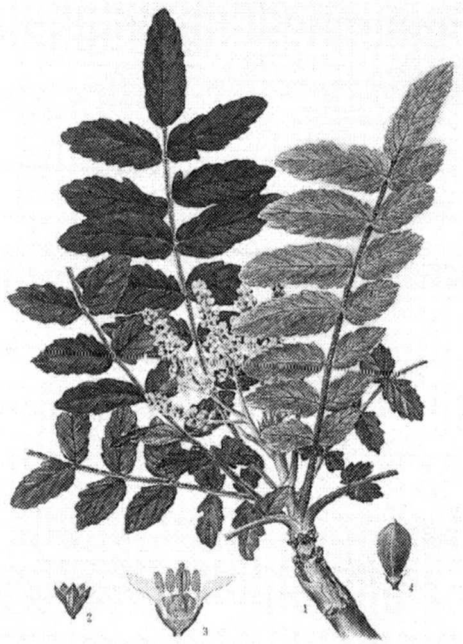

Kombinationen

- Stasen des Xue mit Blockaden der Leitbahnen: posttraumatische Schmerzen → Myrrha (Moyao) S. 570
- Stasen des Xue durch Hitze *calor* mit Dysmenorrhö, Amenorrhö, Schmerzen in Abdomen oder Unterleib → Myrrha (Moyao) S. 570, Cyperi rhiz. (Xiangfu) S. 502, Corydalis rhiz. (Yanhusuo) S. 542, Angelicae sinensis r. (Danggui) S. 780
- Präapoplex *vento percussio*, Spasmen, Rigidität oder kalte Feuchtigkeit *humor algidus* mit schmerzhaften Blockaden → Pheretima (Dilong) S. 464, Aconiti r. lateralis praep. (Fuzi) S. 396
- Schmerzen in den Flanken, akute Distorsion → Achyranthis bidentatae r. (Niuxi) S. 532

Kontraindikation fehlende Stase des Xue, Fehlen von Hitze *calor* oder Feuchtigkeit *humor*

Gravidität Anwendung verboten

Besonderes Olibanum, der echte Weihrauch, ist das goldgelbe, wohlduftende Harz des strauchartigen Weihrauchbaumes Boswellia carterii, der v.a. in Arabien und Somalia gedeiht. Olibanum (arabisch luban) wird dort seit mindestens 4000 Jahren gewonnen und war im Altertum das begehrteste Räucherharz. Olibanum ist *der* klassische Weihrauch, sein Duft ist das, was man „weihrauchartig" nennt. Olibanumharze wurden bereits in der Antike zur Herstellung von Kosmetika und Parfümen benutzt. In Mitteleuropa wurde das Harz hauptsächlich durch die katholische Kirche bekannt. Mastix, das Harz aus der Rinde des Mastixbaumes Pistacia lentisus, wird in Griechenland zum Harzen des Weins und Aromatisieren des Ouzo verwendet. In der griechisch-orthodoxen Kirche spielt es als Duftstoff eine wichtige Rolle.

Persicae semen
Taoren

桃仁

Familie:	Rosaceae
Stammpflanze:	*Prunus persica*
Variante:	Pruni persicae semen
deutsch:	Pfirsichsamen
englisch:	peach kernel

Temperaturverhalten
■■□ neutral

Geschmack *Sapor*
■■□ bitter
■□□ süß

Wirkrichtung
■□□ tief

Wirkort
unterer Wärmebereich *Calorium*

Funktionskreis-/ Orbisbezug
■■□ Herz *cardialis*
■■□ Leber *hepaticus*
■■□ Dickdarm *intestini crassi*
■□□ Lunge *pulmonalis*

Wirkung/Indikation

■■□ **Xue bewegend**
Menstruationsstörungen, Hämorrhoiden

■■□ **Stasen des Xue lösend**
Schmerzen im Abdomen, traumatische Verletzungen, Abszesse in der Lunge und intestinal, tumoröse Prozesse im Unterbauch (Myome, Hyperämie, Schwellungen)

■■□ **laxierend**
Obstipation bei Trockenheit *ariditas*

■□□ **Schwellung zerteilend**
Entzündungen, Ulzerationen, Hyperämie, Schwellungen, Beulen, Wunden, Myome, Thorax und Unterleib

■■□ **Ekzeme, Verbrennungen und Geschwüre**
Ulzerationen im Unterleib, pulmonal und intestinal; Schwellungen, Wunden, Entzündungen, Abszesse

■■□ **feuchte Hitze *calor humidus* ausleitend**
Entzündungen, Ulzerationen, Husten, eitriger Auswurf

Physiologische / pharmakologische Wirkung fördert die Menstruation, abortiv, entzündungshemmend, antiallergisch, antitussiv, antiparasitär. Alkoholische Extrakte wirken leicht antikoagulierend, Vorsicht bei Kombination mit Antikoagulantien oder Thrombozytenaggregationshemmern.
Inhaltsstoffe: u. a. Amygdalin, Emulsin

Toxizität wegen des enthaltenen Amygdalins mittelstark toxisch; vergleiche auch Toxizität von Armeniacae semen (Xingren) S. 676

Tagesdosis 3 – 10 g, Standard 6 g **Kochzeit** 20 min

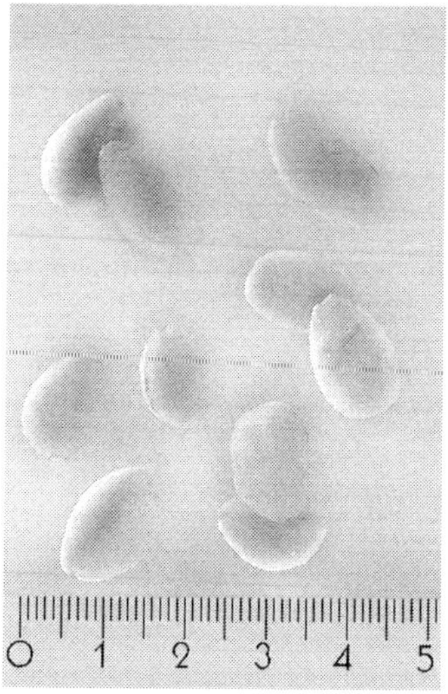

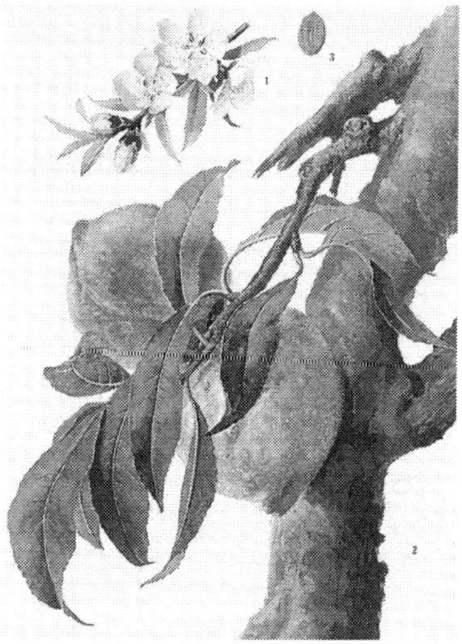

Kombinationen

- Schmerzen nach Traumen, Stasen des Xue mit Dysmenorrhö, Amenorrhö, Schmerzen im Abdomen → Carthami fl. (Honghua) S. 538, Angelicae sinensis r. (Danggui) S. 780, Paeoniae radix rubra (Chishaoyao) S. 172
- Schmerzen, Schwellungen, intestinale Abszesse, Obstipation, Traumen → Rhei rhiz. (Dahuang) S. 96, Natrii sulfas (Mangxiao) S. 94
- Lungenabszesse → Coicis s. (Yiyiren) S. 314, Benincasae s. (Dongguazi) S. 310
- Schwäche *depletio* oder Stagnation des Qi und der Säfte mit Obstipation → Armeniacae semen (Xingren) S. 676, Cannabis s. (Huomaren) S. 100
- Stasen des Xue mit Hitze *calor*, stoffliche Verhärtungen *concretiones*, Qi-Zusammenballungen *congelationes*, Stasen im Unterleib, Myome, Ulzerationen, Thrombenbildungen, Schwellungen, Neoplasmen → Angelicae sinensis r. (Danggui) S. 780, Corydalis rhiz. (Yanhusuo) S. 542, Carthami fl. (Honghua) S. 538, Achyranthis bidentatae r. (Niuxi) S. 532
- feuchte Hitze *calor humidus* mit Entzündungen, Ulzerationen in Thorax oder Unterleib, Husten, eitriger Auswurf → Phragmitis rhiz. (Lugen) S. 144, Natrii sulfas (Mangxiao) S. 94, Moutan cortex (Mudanpi) S. 170, Sargentodoxae caul. (Hongteng) S. 242
- Trockenheit im FK Dickdarm *ariditas o. intestini crassi*, Obstipation → Cannabis s. (Huomaren) S. 100, Biotae seu Platycladi s. (Baiziren) S. 446, Angelicae sinensis r. (Danggui) S. 780, Armeniacae semen (Xingren) S. 676

Kompatibilität gefördert durch Cyperi rhiz. (Xiangfu) S. 502

Gravidität Anwendung verboten

Polygoni cuspidati rhizoma 虎杖
Huzhang

Familie: Polygonaceae
Stammpflanze: *Polygonum cuspidatum*
Variante: Polygoni cuspidati radix
deutsch: Rhizom des Japan-Staudenknöterich (spitzblättriger Knöterich)
englisch: bushy knotweed rhizome, giant knotweed

Temperaturverhalten
■□□ kalt

Geschmack *Sapor*
■■□ bitter

Funktionskreis-/ Orbisbezug
■■□ Leber *hepaticus*
■■□ Gallenblase *felleus*
■□□ Milz *lienalis*
■□□ Lunge *pulmonalis*

Wirkrichtung
■□□ absenkend

Wirkort
unterer Wärmebereich *Calorium*

Wirkung/Indikation

■■□ **Xue bewegend**
Amenorrhö, Schmerzen während der Menstruation, Schmerzen im Abdomen, Sportverletzungen, Traumen

■■□ **Schmerz beseitigend**
traumatische Verletzungen, Sportverletzungen, Schmerzen während der Menstruation

■■□ **feuchten Wind *ventus humidus* ausleitend**
rheumatoide Beschwerden, Bi-Syndrom *occlusio*, Schmerzen in den Leitbahnen, Schmerzen in den Extremitäten, Sportverletzungen

■■□ **feuchte Hitze *calor humidus* ausleitend**
Ikterus, Gallensteine, Fluor albus, Leukorrhö, schmerzhafte Miktion, trüber Urin

■□□ **Schleim *pituita* umwandelnd**
Husten mit gelbem Sputum

■■□ **Hitze *calor* kühlend**
Infektionen der Haut, Karbunkel, Furunkel, Abszesse

■■□ **entgiftend und desinfizierend**
Infektionen der Haut durch Schlangenbisse oder Toxine, entzündete Wunden (innerliche und äußerliche Anwendung)

Physiologische / pharmakologische Wirkung antibiotisch, antipyretisch, antiphlogistisch, analgetisch, antidiabetisch durch Senkung des Blutzuckerspiegels: Vorsicht bei Kombination mit Antidiabetika (Hypoglycämie-Gefahr), hämostyptisch, hepatoprotektiv (Senkung von GOT / GPT), antineoplastisch.

Toxizität milde Nebenwirkungen: trockener Mund, bitterer Mundgeschmack, Nausea, Erbrechen, Schmerzen im Abdomen, Diarrhö

Tagesdosis 9 – 15 g **Kochzeit** 20 min

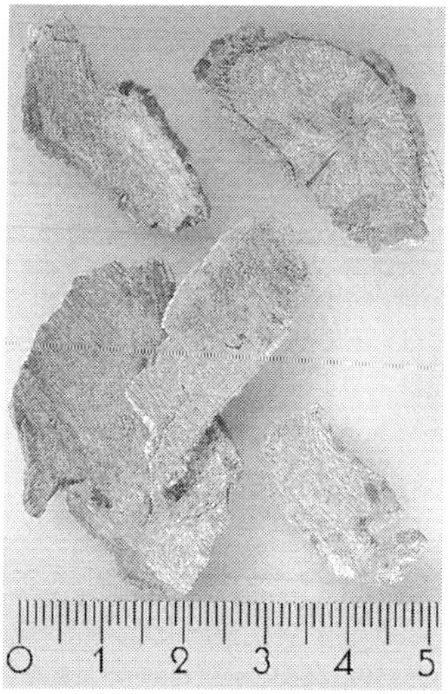

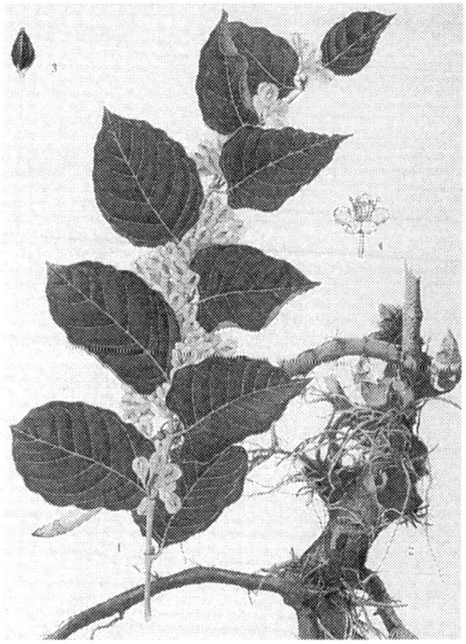

Kombinationen

- Schmerzen während der Menstruation, Stase des Xue → Leonuri herba (Yimucao) S. 564, Salviae miltiorrhizae radix (Danshen) S. 580
- rheumatoide Beschwerden → Spatholobi caulis et radix (Jixueteng) S. 586
- traumatische Verletzungen, Sportverletzungen → Olibanum (Ruxiang) S. 572, Myrrha (Moyao) S. 570, Carthami flos (Honghua) S. 538
- posttraumatische Schmerzen → Angelicae sinensis radix (Danggui) S. 780, Carthami flos (Honghua) S. 538
- Ikterus → Artemisiae scopariae herba (Yinchenhao) S. 308, Lysimachiae herba (Jinqiancao) S. 328
- vaginaler Ausfluss → Coicis semen (Yiyiren) S. 314, Dioscoreae hypoglaucae rhizoma (Bixie) S. 318
- Gallensteine → Aucklandiae radix ((Chuan) Muxiang) S. 488, Aurantii fructus (Zhike) S. 490
- Gallen- oder Nierensteine → Lysimachiae herba (Jinqiancao) S. 328
- toxische Infektionen → Lonicerae flos (Jinyinhua) S. 222, Forsythiae fructus (Lianqiao) S. 206
- Verbrennungen → die frische Droge mit Sesamöl lokal anwenden
- Husten mit gelbem Sputum → Eriobotryae folium (Pipaye) S. 682, Scutellariae radix (Huangqin) S. 190, Lonicerae flos (Jinyinhua) S. 222

Kontraindikation keine außer Gravidität

Gravidität Anwendung verboten

Pyritum
Zirantong

自然铜

Familie: Sulfidmineral (v.a. Eisensulfid)
deutsch: Pyrit, Katzengold, Eisenkies, Schwefelkies
englisch: pyrite

Temperaturverhalten
■□□ neutral

Geschmack *Sapor*
■■□ scharf

Funktionskreis-/ Orbisbezug
■■■ Leber *hepaticus*

Wirkrichtung
■□□ emporhebend

Wirkort
Leitbahnen, Bewegungsapparat

Wirkung/Indikation

■■□ **Stasen des Xue lösend**
äußere Verletzungen, Frakturen, Schwellungen

■■□ **Schmerz beseitigend**
Schwellungen, Schmerzen, Entzündungen, Verstauchung, Kontusion, Hämatome, Frakturen

■■□ **Schwellungen zerteilend**
Verletzungen, Entzündungen, Verstauchung, Kontusion, Hämatome, Frakturen

■■■ **Verletzungen, Hämatome und Wunden**
Schwellungen, Verstauchung, Verrenkungen, Kontusion, Hämatome, Frakturen, Xue-Stasen

Physiologische/pharmakologische Wirkung fördert die Knochen- und Wundheilung

Besonderes eine der am meisten gebrauchten Arzneien in der Traumatologie in China; innerliche und äußerliche Anwendung

Tagesdosis 10–15 g im Dekokt, 0,3 g in Pulver oder Pille

Kochzeit 30–40 min als Dekokt, häufig aber als Pulver oder in Pillen

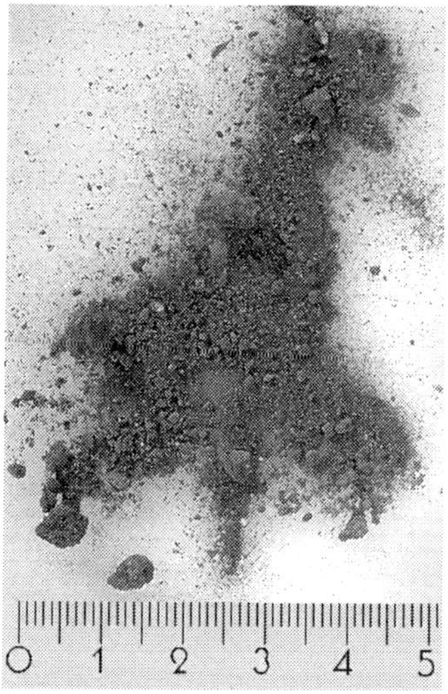

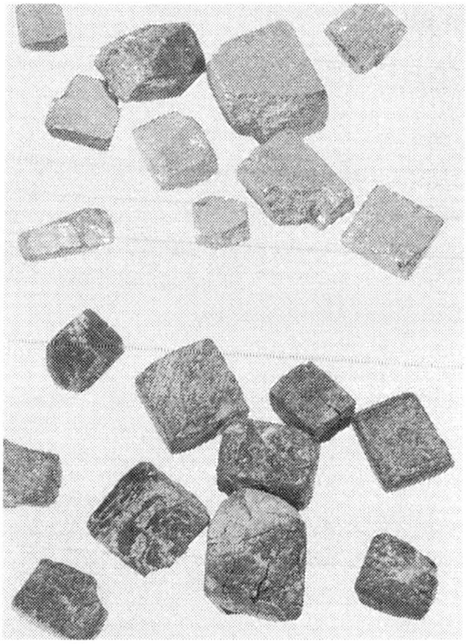

Kombinationen

- Traumen, äußere Verletzungen → Sappan lignum (Sumu) S. 582, Olibanum (Ruxiang) S. 572, Myrrha (Moyao) S. 570, Daemonoropsis resina (Xuejie) S. 552
- Frakturen mit starken Schmerzen und Schwellungen → Angelicae sinensis radix (Danggui) S. 780, Notopterygii rhizoma (Qianghuo) S. 42, Drynariae rhizoma (Gusuibu) S. 764, Olibanum (Ruxiang) S. 572
- Schmerzen durch Xue-Stasen → Lycopi herba (Zelan) S. 566, Paeoniae radix rubra (Chishaoyao) S. 172
- Schmerzen und Schwellungen: äußerliche Waschung oder als Pille (Traumapille Diedawan) oder als Dekokt → Olibanum (Ruxiang) S. 572, Myrrha (Moyao) S. 570

Kontraindikation Defizienz des Xue, fehlende Xue-Stase

Gravidität Anwendung erlaubt

Salviae miltiorrhizae radix
Danshen

丹参

Familie: Labiatae
Stammpflanze: *Salvia miltiorrhiza*, u.a.
deutsch: Rotwurzelsalbei-Wurzel
englisch: salvia root, cinnabar root

Temperaturverhalten
■■■ Tendenz kalt

Geschmack *Sapor*
■■□ bitter

Funktionskreis-/ Orbisbezug
■■■ Herz *cardialis*
■■■ Herzbeutel *pericardialis*
■■□ Leber *hepaticus*

Wirkrichtung
■■■ absenkend

Wirkort
Tiefe, Innere *intima*, unterer Wärmebereich *Calorium*

Wirkung/Indikation

■■■ **Xue bewegend**
Dysmenorrhö, Amenorrhö, Stagnationen, Xue-Stasen, Schmerzen in Epigastrium und Hypochondrium

■■■ **Stasen des Xue lösend**
tumoröse Prozesse, Blutungen, Xue-Verdichtungen (Myome)

■■□ **Hitze *calor* kühlend**
Wärmekrankheiten *morbi temperati* mit Exanthemen, Geschwüren

■■□ **Xue kühlend**
Geschwüre, Blutungsneigung (z.B. postpartale Blutungen), Palpitationen, Schlafstörungen

■■□ **beruhigend und ausgleichend**
Schwäche in den FK Herz und Niere *depletio oo. cardialis et renalis*: Palpitationen, Angstzustände, Schlaflosigkeit, Unruhezustände, Reizbarkeit

■□□ **Schmerz beseitigend**
Dysmenorrhö, Schmerzen im Epigastrium, Hypochondrium

Physiologische/pharmakologische Wirkung antithrombotisch, tierexperimentell Hemmung der Thrombozytenaggregation, Vorsicht bei Kombination mit Antikoagulantien oder Thrombozytenaggregationshemmern, antihypertensiv, antimikrobiell, antipyretisch/antiinflammatorisch und hepatoprotektiv, Verbesserung der peripheren Durchblutung, Senkung des Gefäßwiderstandes, sedativ. In vitro: digoxin-ähnliche Wirkung, deshalb Vorsicht bei Kombination mit Digoxin-haltigen Pharmaka, auch wenn noch keine Wechselwirkungen erforscht wurden. Nach neuerer Forschung bei Angina pectoris und Thrombangitis obliterans.
Die westlich verwandte Droge Salviae officinalis folium (Salbei) kann äußerlich bei Entzündungen des Mund- und Rachenraumes als Adstringens und Antiphlogistikum, innerlich bei dyspeptischen Beschwerden und Schweißneigung angewendet werden.

Tagesdosis 3–15 g, Standard 10 g **Kochzeit** 20 min

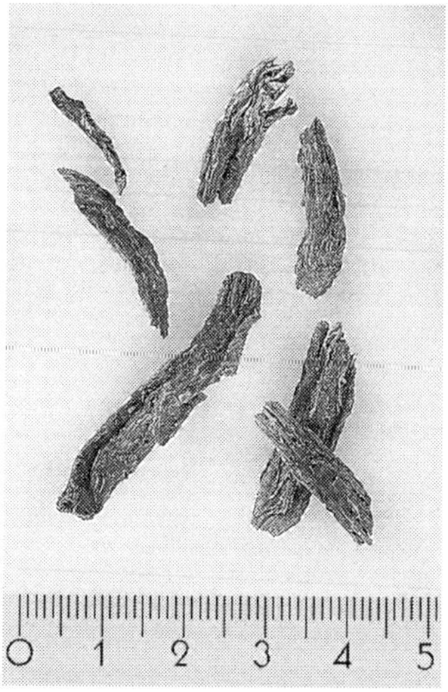

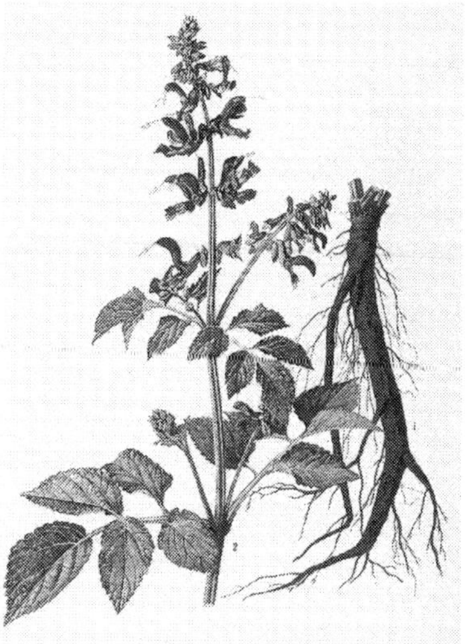

Kombinationen

- Menstruationsstörungen, starke Lochien → Angelicae sinensis r. (Danggui) S. 780
- Stasen des Xue mit Schmerzen und Schwellungen → Olibanum (Ruxiang) S. 572
- Xue-Hitze *calor xue* durch Stasen mit schmerzhafter Menstruation, Stauungen, stoffliche Verhärtungen *concretiones*, stechende Unterleibsschmerzen → Persicae s. (Taoren) S. 574, Carthami fl. (Honghua) S. 538, Moutan cortex (Mudanpi) S. 170, Angelicae sinensis r. (Danggui) S. 780, Leonuri h. (Yimucao) S. 564
- Stagnation des Qi, Stasen des Xue mit Schmerzen im Thorax, epigastrischen und abdominellen Schmerzen → Santali albi lignum (Tanxiang), Amomi xanthioidis fr. (Sharen) S. 290
- fieberhafte Infektionskrankheiten, hohes Fieber, Reizbarkeit, subkutane Blutungen, Exantheme, Geschwüre → Moutan cortex (Mudanpi) S. 170, Rehmanniae r. (Shengdihuang) S. 174
- fieberhafte Infektionskrankheiten, Exantheme, Ausschläge, Geschwüre → Lonicerae fl. (Jinyinhua) S. 222, Forsythiae fr. (Lianqiao) S. 206
- Herz-Yang-Schwäche *depletio yang cardiale* mit Palpitationen, Angstzuständen, Schlaflosigkeit → Ziziphi spinosae s. (Suanzaoren) S. 454, Biotae seu Platycladi s. (Baiziren) S. 446
- Mammaabszesse, Verwundungen, Schwellungen der Haut, Abszesse, Ulzerationen → Trichosanthis fructus (Gualou) S. 674

Kompatibilität

- nicht gemeinsam verwenden mit Veratri nigri r. et rhiz. (Lilu)
- beschränkt durch Salzwasser

Kontraindikation fehlende Stagnation des Xue

Gravidität Anwendung verboten

Sappan lignum 苏木
Sumu

Familie: Caesalpiniaceae
Stammpflanze: *Caesalpinia sappan*
deutsch: Japanholz
englisch: sappan wood

Temperaturverhalten
■□□ neutral

Geschmack *Sapor*
■■□ süß
■□□ salzig
■□□ scharf

Wirkrichtung
■□□ tief

Wirkort
Leitbahnen, unterer Wärmebereich *Calorium*

Funktionskreis-/ Orbisbezug
■■□ Herz *cardialis*
■■□ Leber *hepaticus*
■□□ Milz *lienalis*

Wirkung/Indikation

■■□ **Xue bewegend**
Amenorrhö, Schmerzen im Abdomen, Schmerzen postpartum, Schwellungen und Schmerzen nach Verletzungen, Frakturen, Kontusionen, Hämatome

■■□ **Stasen des Xue lösend**
Amenorrhö, Schmerzen postpartum, Stauungen

■■□ **Schwellungen zerteilend**
Verletzungen, Frakturen, Kontusionen, Prellungen, Verrenkungen, Hämatome

■■□ **Leitbahnen öffnend**
Schmerzen im unteren Abdomen, Schmerzen postpartum, Schmerzen nach Verletzungen, Frakturen, Kontusionen, Hämatome

■■□ **Schmerz beseitigend**
Schmerzen im unteren Abdomen, Schmerzen im Abdomen, im Thorax, Schmerzen nach Verletzungen

■■□ **Verletzungen, Hämatome und Wunden**
Frakturen, Kontusionen, Hämatome, Stauungen, Traumen, Schwellungen

■□□ **hämostyptisch**
starke Blutungen postpartum

Physiologische/pharmakologische Wirkung entzündungshemmend, antibiotisch, tierexperimentell positiv inotrop, sedierend, hypnotisch, antineoplastisch

Besonderes nicht in eisenhaltigen Töpfen auskochen (striktes Verbot)!

Tagesdosis 3–10 g **Kochzeit** 20 min

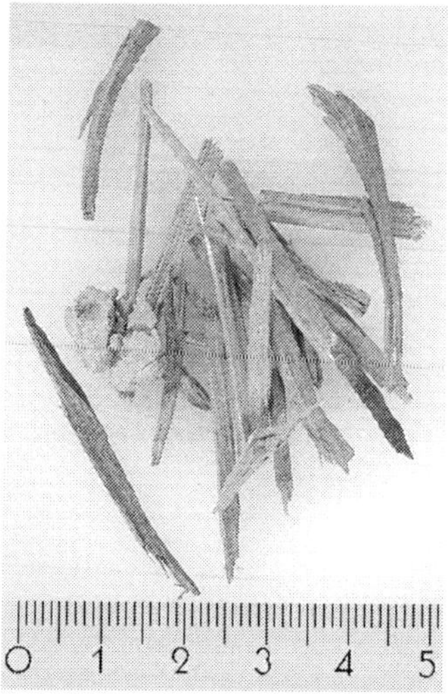

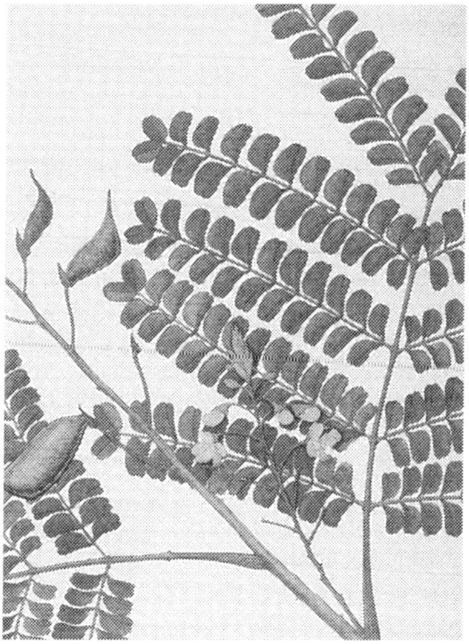

Kombinationen

- innere und äußere Traumen → Olibanum (Ruxiang) S. 572, Myrrha (Moyao) S. 570, Daemonoropsis resina (Xuejie) S. 552
- Schmerzen im Abdomen, im Thorax → Trichosanthis fructus et semen (Gualou) S. 674, Allii macrostemi bulbus (Xiebai) S. 482, Santali lignum (Tanxiang) S. 518, Pteropi seu Trogopteri faeces (Wulingzhi) S. 588, Carthami flos (Honghua) S. 538, Typhae pollen (Puhuang) S. 626, Polygalae radix (Yuanzhi) S. 448, Arecae semen (Binglang) S. 872
- Schmerzen im Abdomen mit Qi- und Xue-Stase → Curcumae zedoariae rhizoma (Ezhu) S. 550
- Schwellungen und Schmerzen durch Traumen (äußerliche Anwendung) → Artemisiae anomalae herba (Liujinu) S. 534, Liquidambaris fructus (Lulutong) S. 508
- starke Blutungen postpartum mit Benommenheit, Schwindel, verschwommener Sicht, Kurzatmigkeit → Codonopsis radix (Dangshen) S. 722, Ophiopogonis radix (Maimendong) S. 814

Kontraindikation starke Menstruationsblutung

Gravidität Anwendung verboten

Sparganii rhizoma 三棱
Sanleng

Familie: Sparganiaceae
Stammpflanzen: *Scirpus flabiatilis* oder *Sparganium stoloniferum*
Varianten: Sparganii tuber, Scirpi rhizoma
deutsch: astiger Igelkolbenwurzelstock
englisch: bur-reed rhizome, three edges

Temperaturverhalten
■■□ neutral

Geschmack *Sapor*
■■□ bitter
■■□ scharf

Wirkrichtung
■■□ tief

Wirkort
unterer Wärmebereich *Calorium*

Funktionskreis-/ Orbisbezug
■■■ Leber *hepaticus*
■■□ Milz *lienalis*

Wirkung/Indikation

■■■ **Stasen des Xue lösend**
Amenorrhö, Dysmenorrhö, postpartale Schmerzen, tumoröse Prozesse im Abdomen, Stauungen im Unterleib, Hyperämie, Thrombosen

■■■ **Zusammenballungen lösend**
Hepatosplenomegalie, Leberzirrhose, tumoröse Prozesse

■■□ **Qi bewegend und regulierend**
Schmerzen im Abdomen, stockende Verdauung, Blähungsneigung, aufgetriebenes Abdomen

■■□ **Schmerz beseitigend**
Schmerzen im Abdomen durch Stagnationen

■■■ **Stauungen zerstreuend**
Schmerzen und Stagnationen im Unterleib, Beschwerden im Abdomen

■■■ **stoffliche Verhärtungen *concretiones* zerschlagend und lösend**
tumoröse Prozesse in Abdomen und Unterleib, Myome

Physiologische / pharmakologische Wirkung antineoplastisch, glatte Darmmuskulatur stimulierend, Hemmung der Thrombozytenaggregation, Vorsicht bei Kombination mit Antikoagulantien oder Thrombozytenaggregationshemmern. Anwendung in der Onkologie mit Curcumae longae rhiz. (Jianghuang) S. 546

Tagesdosis 3 – 10 g, Standard 6 g **Kochzeit** 20 min

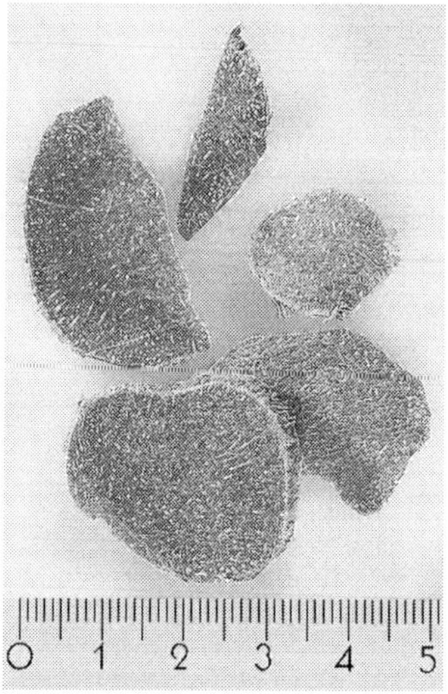

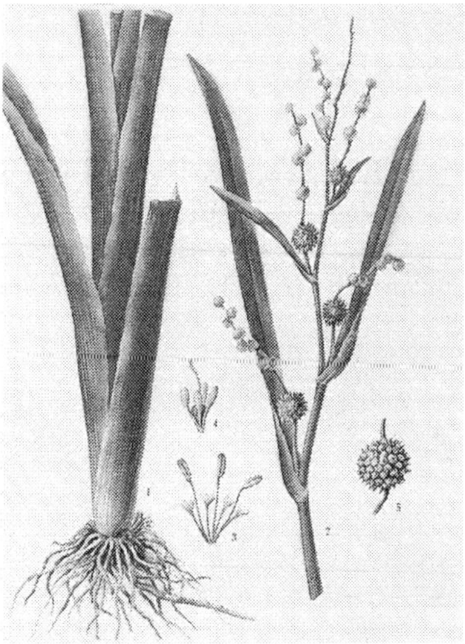

Kombinationen

- Stasen des Xue mit Amenorrhö, Schmerzen im Abdomen post partum, stoffliche Verhärtungen *concretiones* im Abdomen, Tumorbildung → Curcumae zedoariae rhiz. (Ezhu) S. 550, Angelicae sinensis r. (Danggui) S. 780, Carthami fl. (Honghua) S. 538, Persicae s. (Taoren) S. 574
- Stasen des Xue mit stockender Menstruation, Schmerzen im Unterleib, Thrombosen → Curcumae zedoariae rhiz. (Ezhu) S. 550, Angelicae sinensis r. (Danggui) S. 780, Carthami fl. (Honghua) S. 538, Persicae s. (Taoren) S. 574, Curcumae longae tub. (Yujin) S. 548
- Schmerzen durch Nahrungsstagnation → Aucklandiae radix (Muxiang) S. 488, Arecae s. (Binglang) S. 872, Citri reticulatae viride peric. (Qingpi) S. 498, Massa medicata fermentata (Shenqu) S. 700

Kontraindikation starker Lochienfluss

Gravidität Anwendung verboten

Spatholobi caulis et radix 鸡血藤
Jixueteng

Familie: Fabaceae
Stammpflanzen: *Millettia dielsiana* oder *Spatholobus suberectus*, u.a.
Varianten: Jixueteng radix et caulis, Millettiae caulis et radix
deutsch: Spatholobus-Wurzel und Stängel, Hülsenfrüchtler
englisch: millettia root and vine, chicken blood vine

Temperaturverhalten
■□□ warm

Geschmack *Sapor*
■■□ süß
■□□ bitter

Wirkrichtung
■□□ absenkend

Wirkort
Leitbahnen

Funktionskreis-/ Orbisbezug
■■□ Leber *hepaticus*
■□□ Niere *renalis*
■■□ Herz *cardialis*
■□□ Milz *lienalis*

Wirkung/Indikation

■■■ **Xue regulierend**
Dysmenorrhö, Amenorrhö, Schmerzen im Abdomen

■□□ **Xue ergänzend**
Xue-Schwäche *depletio xue*: Dysmenorrhö, Amenorrhö, Taubheitsgefühl, Schwäche im Bewegungsapparat

■■■ **Xue bewegend**
Menstruationsstörungen, Schmerzen in Unterleib und Bewegungsapparat, Parästhesien, Schwäche der Extremitäten, Paralysen und Schwindel, auch nach Apoplexie

■■■ **Energiebahnen und Sinne öffnend**
Schwäche und Taubheitsgefühl der Extremitäten, Apoplexfolgen, Steifheit, Krampfneigung der Extremitäten, chronische Arthritis, rheumatoide Beschwerden, vaskuläre neurologische Erkrankungen

■■□ **Feuchtigkeit bei Wind *humor venti* ausleitend**
Schmerzen und Steifheit der Extremitäten, Taubheitsgefühl, Gelenkschmerzen, steife Gelenke

■□□ **Qi bewegend und regulierend**
Leitbahnen durchgängigmachend, Schwäche der Extremitäten, Taubheitsgefühl, Schwindel

Physiologische / pharmakologische Wirkung tierexperimentell sedierend, Blutdruck senkend, Uterus stimulierend. Wird bei Leukopenie durch Radiatio oder Chemotherapie und bei aplastischer Anämie empfohlen.

Besonderes die Droge wird häufig durch Sargentodoxae cuneatae caulis (Hongteng) ersetzt, wobei die Wirkung nicht vollständig identisch ist und deshalb davon abgesehen werden sollte

Tagesdosis 10–15 g, Standard 10 g **Kochzeit** 20 min

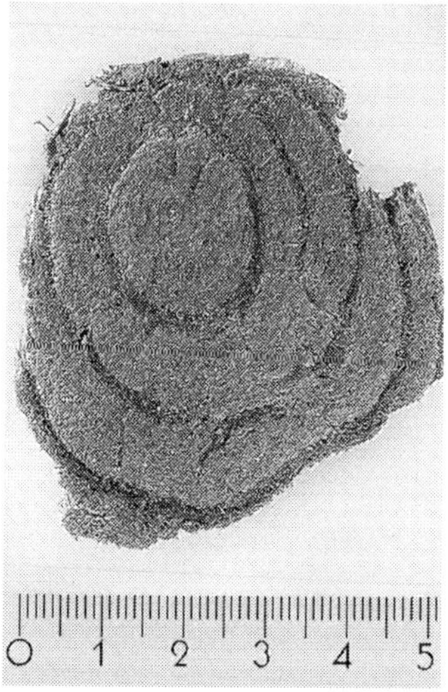

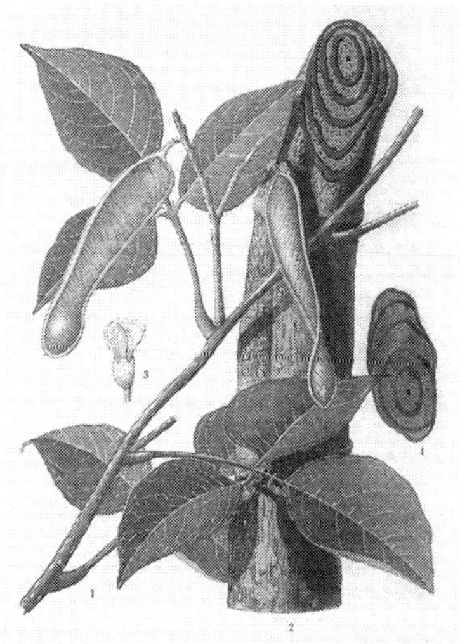

Kombinationen

- Xue-Schwäche *depletio xue* mit irregulärer Menstruation, Amenorrhö, Schmerzen im Abdomen → Rehmanniae praep. r. (Shudihuang) S. 792, Chuanxiong rhizoma (Chuanxiong) S. 540, Angelicae sinensis r. (Danggui) S. 780
- Blockaden durch Feuchtigkeit-Wind *humor venti* zusammen mit Xue-Schwäche *depletio xue* mit chronischen Schmerzen, Taubheit, Parästhesien der Gelenke und Extremitäten → Angelicae sinensis r. (Danggui) S. 780, Achyranthis bidentatae r. (Niuxi) S. 532
- Schwäche oder Taubheit der Extremitäten, Paralyse, Schwindel bei Präapoplex *vento percussio*, Apoplexie → Salviae miltiorrhizae r. (Danshen) S. 580, Eucommiae c. (Duzhong) S. 768
- Leukopenie nach radiatio oder Chemotherapie → Angelicae sinensis r. (Danggui) S. 780, Rehmanniae praep. r. (Shudihuang) S. 792, Paeoniae radix lactiflora (Baishao) S. 788

Kontraindikation erhöhte Temperatur bei Yin-Schwäche *depletio yin*

Gravidität Anwendung verboten

Trogopterori faeces 五灵脂
Wulingzhi

Familie: Petauristidae
zoologischer Name: Pteropus pselaphon, Trogopterus xanthippes u. a.
Variante: Pteropi excrementum
deutsch: Flughörnchenexkremente
englisch: flying squirrel feces, pteropus

Temperaturverhalten
■■□ warm

Geschmack *Sapor*
■□□ bitter
■□□ süß

Wirkrichtung
■□□ absenkend

Wirkort
unterer Wärmebereich *Calorium*, Leitbahnen

Funktionskreis-/ Orbisbezug
■■■ Leber *hepaticus*
■□□ Milz *lienalis*

Wirkung/Indikation

■■□ **Xue bewegend**
Schmerzen, Menstruationsstörungen, postpartale Beschwerden, Amenorrhö, Dysmenorrhö, epigastrische Schmerzen

■■□ **Schmerz beseitigend**
Schmerzen, postpartale Schmerzen im Abdomen, Schmerzen durch Stasen, epigastrische Schmerzen

■■□ **Stasen des Xue lösend**
Amenorrhö, Dysmenorrhö, Schmerzen, postpartale Schmerzen im Abdomen, epigastrische Schmerzen, gynäkologische Blutungen, starker Lochienfluss bei Xue-Stasen

■□□ **Xue haltend**
Xue-Stasen, Blutungen, gynäkologische Blutungen

■□□ **mittlere Funktionskreise *orbes* harmonisierend und stützend**
kindliche Dystrophie mit Spannungsgefühl

Physiologische/pharmakologische Wirkung antibiotisch (Dermatophyten, Mycobacterium tuberculosis), glatte Muskulatur entkrampfend, einsetzbar bei viraler Hepatitis, Infertilität durch Hyperplasie des Endometriums

Tagesdosis 3–9 g, Standard 6 g **Kochzeit** 20 min

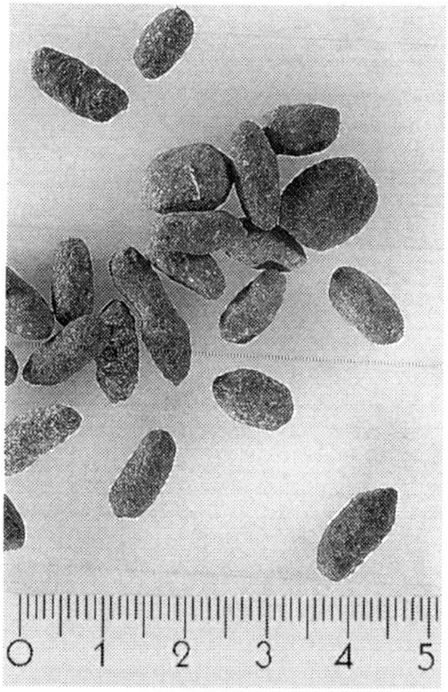

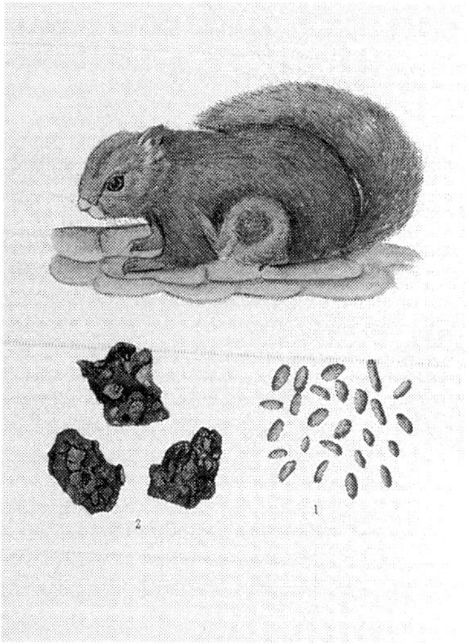

Kombinationen

- Menstruationsstörungen, Dysmenorrhö durch Xue-Stasen → Corydalis rhiz. (Yanhusuo) S. 542, Leonuri h. (Yimucao) S. 564
- Lochienfluss post partum, abdominelle Schmerzen → Typhae pollen (Puhuang) S. 626
- bohrende Schmerzen in Thorax und Epigastrium durch Xue-Stasen → Typhae pollen (Puhuang) S. 626
- Schmerzen im mittleren und unteren Wärmebereich *Calorium* durch Kälte *algor* aufgrund Xue-Schwäche *depletio xue* und Xue-Stasen → Zingiberis tosta rhiz. (Paojiang) S. 418
- kindliche Ernährungsstörungen → Quisqualis fr. (Shijunzi) S. 880, Picrorrhizae rhiz. (Huhuanglian) S. 188
- Schmerzen im Epigastrium → Cyperi rhiz. (Xiangfu) S. 502
- starke gynäkologische Blutungen aufgrund von Xue-Stasen → Asini corii colla (Ejiao) S. 782, Angelicae sinensis r. (Danggui) S. 780

Kompatibilität gestört durch Ginseng r. (Renshen) S. 726

Kontraindikation Qi-Schwäche *depletio qi* der Mitte

Gravidität Anwendung verboten

Vaccariae semen 王不留行
Wangbuliuxing

Familie: Caryophyllaceae
Stammpflanzen: *Vaccaria segetalis, Ficus pumila, Hypericum sampsoni,* u.a.
deutsch: Vaccaria-Samen
englisch: vaccaria seeds, king who does not stay but departs

Temperaturverhalten
■■□ neutral

Geschmack *Sapor*
■■□ bitter

Funktionskreis-/ Orbisbezug
■■■ Leber *hepaticus*
■□□ Magen *stomachi*

Wirkrichtung
■□□ emporhebend

Wirkort
unterer Wärmebereich *Calorium*, Leitbahnen

Wirkung/Indikation

■■■ **Xue bewegend**
stockende Menstruation, stockende Laktation, Amenorrhö, cerebrovaskuläre Insuffizienz, neurologische Störungen

■■□ **Leitbahnen öffnend**
Bi-Syndrom, rheumatoide Symptomatik, chronische Schmerzen, Steifheit, Taubheitsgefühl in den Extremitäten, Migräne

■■□ **Qi bewegend und regulierend**
Schmerzen, Migräne, Taubheitsgefühl in den Extremitäten

■■□ **Geburt fördernd**
verzögerte Wehen

■■□ **Milchfluss fördernd**
stockende Laktation

■■□ **Schwellung zerteilend**
schmerzhafte Schwellungen, Schwellungen der Mammae oder der Testikel

Physiologische/pharmakologische Wirkung tierexperimentell Stimulation der Uterusmuskulatur. Neuere Forschung: geröstet und pulverisiert als Paste zusammen mit Sesamöl bei Herpes zoster (offene Stellen aussparen)

Toxizität ein Fall von erhöhter Photosensibilität mit Dermatitis nach langer Sonneneinstrahlung wurde mit der Droge in Zusammenhang gebracht

Besonderes in der Ohrakupunktur werden Vaccaria-Samen als Dauerstimulans benutzt

Tagesdosis 3–9 g, Standard 6 g **Kochzeit** 20 min

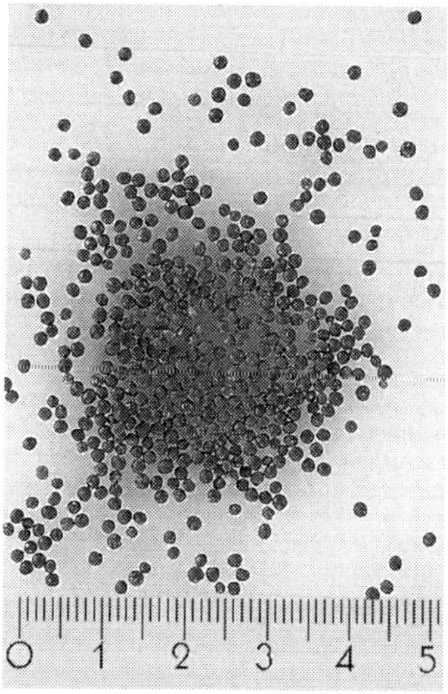

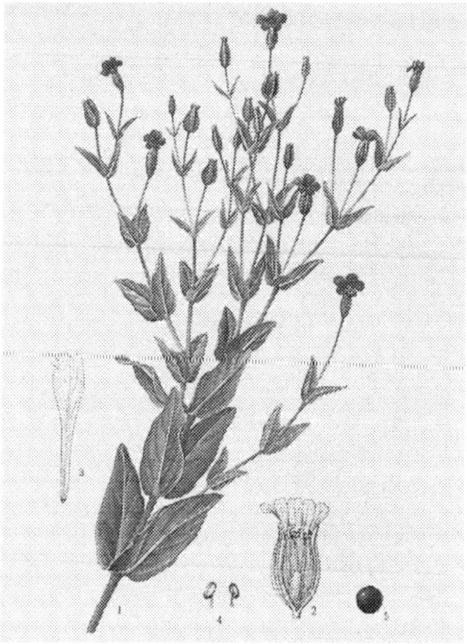

Kombinationen

- stockende Menstruation → Angelicae sinensis r. (Danggui) S. 780, Chuanxiong rhizoma (Chuanxiong) S. 540, Persicae s. (Taoren) S. 574, Carthami fl. (Honghua) S. 538
- stockende Laktation → Manitis squama, Tetrapanacis medulla (Tongcao) S. 348
- mangelnde Laktation → Liquidambaris fr. (Lulutong) S. 508, Tetrapanacis medulla (Tongcao) S. 348, Astragali r. (Huangqi) S. 718
- Brustabszesse → Manitis squama
- Brustabszesse → Taraxaci h. cum radice (Pugongying) S. 256
- Mumps mit Orchitis → Toosendan fructus (Chuanlianzi) S. 520, Isatidis r. (Banlangen) S. 216

Gravidität Anwendung verboten

Verbenae herba 马鞭草
Mabiancao

Familie: Verbenaceae
Stammpflanze: *Verbena officinalis*
deutsch: Eisenkraut
englisch: vervain

Temperaturverhalten
■■□ Tendenz kalt

Geschmack *Sapor*
■■■ bitter

Funktionskreis-/ Orbisbezug
■■■ Leber *hepaticus*
■■□ Milz *lienalis*

Wirkrichtung
■■□ tief

Wirkort
unterer Wärmebereich *Calorium*, Tiefe, Innere *intima*

Wirkung/Indikation

■■□ **Xue bewegend**
Dysmenorrhö, Verspannungen, Verletzungen, Gelenkbeschwerden, Gedunsenheit

■■■ **stoffliche Verhärtungen *concretiones* zerschlagend und lösend**
tumoröse Prozesse, Myome, Muskelschmerzen

■■□ **Xue kühlend**
Gedunsenheit, spärlicher, dunkler Urin, Parasiten

■■□ **feuchte Hitze *calor humidus* ausleitend**
schmerzhafte Blasendysfunktion, Blut im Urin, Beinödeme, Gelenkschmerzen

■■□ **Stauungen zerstreuend**
Gedunsenheit, Ödemneigung, Aszites, Gelenkbeschwerden, Dysmenorrhö

■■■ **Stasen des Xue lösend**
Myome, Amenorrhö, Dysmenorrhö, tumoröse Prozesse

■□□ **diuretisch**
Ödeme, Aszites, Gedunsenheit

Physiologische/pharmakologische Wirkung die Droge wirkt schwach antiödematös, zytotoxisch und antitumorös. Das enthaltene Verbenalin hat antitussive, laktationsfördernde und sekretolytische Eigenschaften. Tierexperimentell wirkt die Droge antiphlogistisch, analgetisch (Ethanolextrakt), hämostyptisch.
Inhaltsstoffe u. a. Iridoidglycoside, Tannine, Vitamin A

Tagesdosis 10–30 g, Standard 10 g **Kochzeit** 20 min

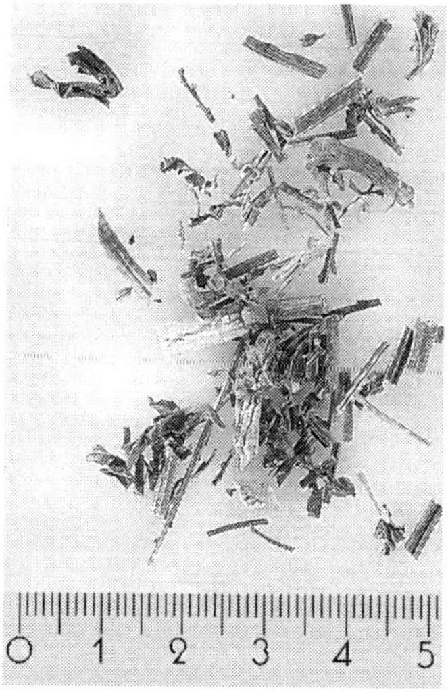

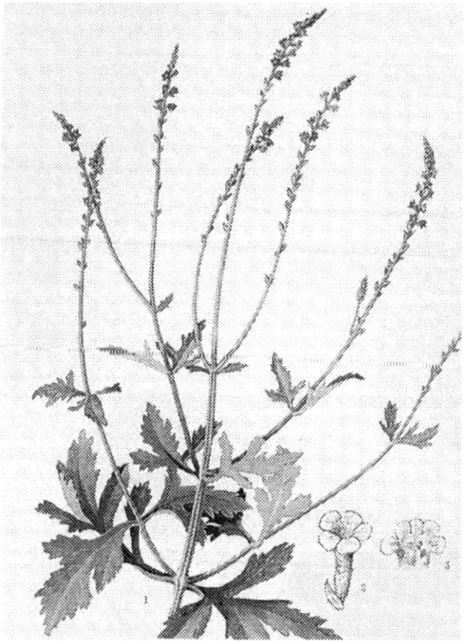

Kombinationen

- Stasen des Xue, Hitze-Fülle *calor repletionis*, stoffliche Verhärtungen *concretiones*, Qi-Zusammenballungen *congelationes*, Neoplasmen, Myome, Myalgien, Verletzungen → Carthami fl. (Honghua) S. 538, Leonuri h. (Yimucao) S. 564, Cyperi rhiz. (Xiangfu) S. 502, Sparganii rhizoma (Sanleng) S. 584, Curcumae zedoariae rhiz. (Ezhu) S. 550
- Xue-Hitze *calor xue* und feuchte Hitze *calor humidus* mit Gedunsenheit, dunklem Urin, Ödemneigung → Achyranthis bidentatae r. (Niuxi) S. 532, Chaenomelis fr. (Mugua) S. 362, Plantaginis s. (Cheqianzi) S. 334

Gravidität Anwendung verboten

Agrimoniae herba 仙鶴草
Xianhecao

Familie: Rosaceae
Stammpflanze: *Agrimonia pilosa*
deutsch: Odermennigkraut, Fingerkraut
englisch: agrimony, immortal crane herb

Temperaturverhalten
■■□ kühl

Geschmack *Sapor*
■■■ bitter

Funktionskreis-/ Orbisbezug
■■■ Leber *hepaticus*
■■■ Lunge *pulmonalis*
■■□ Milz *lienalis*

Wirkrichtung
■□□ tief

Wirkort
Tiefe, Innere *intima*, oberer Wärmebereich *Calorium*

Wirkung/Indikation

■■■ **Xue haltend**
Blutungen aus allen Körperöffnungen, blutende Wunden

■■■ **hämostyptisch**
blutiges Erbrechen, Husten mit Blut, Nasenbluten, Zahnfleischbluten, Blut im Urin, gynäkologische Blutungen

■■■ **Xue kühlend**
Blutungen, blutende Wunden

■□□ **entgiftend und desinfizierend**
rektale Anwendung bei Diarrhö, Wurmerkrankungen

Physiologische / pharmakologische Wirkung adstringierend, hämostyptisch; Anwendung bei Gastroenteritis, Leber- und Gallenleiden, Entzündungen der Mund- und Rachenschleimhaut, lokal bei oberflächlichen Entzündungen der Haut (ulcus varicosum); als Puder zur Blutungsstillung bei Operationen, Traumen.
Inhaltsstoffe: u. a. Saponine, Tannine, Vitamin K (Vorsicht bei Kombination mit antikoagulierenden Pharmaka)

Toxizität die Droge kann Nausea und Erbrechen, flush und Palpitationen verursachen

Tagesdosis 10–15 g, Standard 10 g **Kochzeit** 20 min

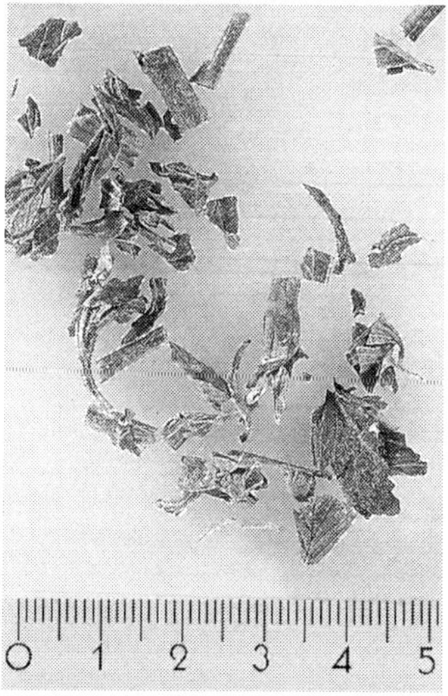

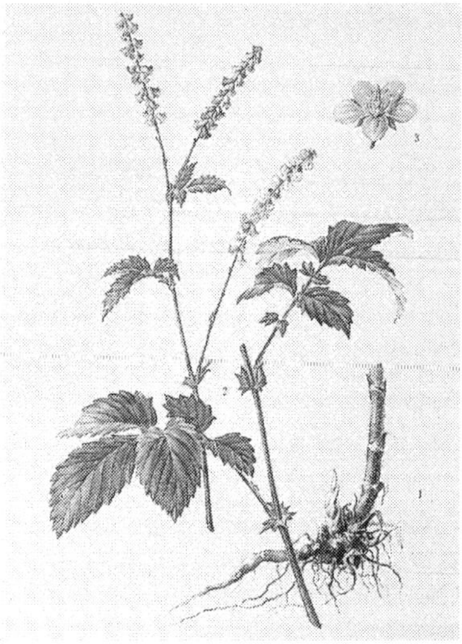

Kombinationen

- starke Uterusblutungen, Blut im Stuhl, Schmerzen im Oberbauch, Schmerzen im Abdomen, ulcus ventriculi *duodeni* → Sepiae endoconcha (Haipiaoxiao) S. 864
- Blut im Stuhl → Sophorae fl. (Huaihuami) S. 620
- blutiger Urin → Imperatae rhiz. (Baimaogen) S. 164
- Nasenbluten → Nelumbinis nodus rhiz. (Oujie) S. 606
- Xue-Hitze *calor xue*, Blutungen aus den Körperöffnungen, Wunden → Ecliptae h. (Hanliancao) S. 802, Rubiae r. (Qiancaogen) S. 616, Biotae f. (cacumen) (Cebaiye), Cirsii japonici h. (Daji), Cephalanopli h. (Xiaoji) S. 600

Kontraindikation Übelkeit und Erbrechen

Gravidität Anwendung erlaubt

Artemisiae argyi folium
Aiye

艾叶

Familie: Asteraceae
Stammpflanze: *Artemisia argyi*
deutsch: Beifußblätter
englisch: mugwort leaf, artemisia

Temperaturverhalten
■■□ warm

Geschmack *Sapor*
■■□ bitter
■□□ scharf

Wirkrichtung
■□□ tief

Wirkort
unterer Wärmebereich *Calorium*, Uterus

Funktionskreis-/ Orbisbezug
■■□ Milz *lienalis*
■■□ Leber *hepaticus*
■□□ Niere *renalis*

Wirkung/Indikation

■■□ **Leitbahnen erwärmend**
Blutungen stillend, v.a. gynäkologische Blutungen bei Defizienz oder Kälte *algor*, instabile Schwangerschaft durch Defizienz und Kälte *algor*, Schmerzen im Abdomen, Dysmenorrhö, Kältegefühl und Schmerzen im unteren Abdomen

■■□ **hämostyptisch**
gynäkologische Blutungen, Blutungen während der Schwangerschaft, Epistaxis, blutiger Auswurf, blutiges Erbrechen

■■□ **Kälte *algor* zerstreuend**
Infertilität, instabile Schwangerschaft, Schmerzen im mittleren und unteren Abdomen, Dysmenorrhö

■■□ **Schmerz beseitigend**
Schmerzen im mittleren und unteren Abdomen, Dysmenorrhö, Schmerzen auf der Basis von Kälte-Schwäche *algor depletionis*

■□□ **Feuchtigkeit *humor* ausleitend**
innere und äußerliche Anwendung bei Ekzemen, Juckreiz; Husten, Keuchatmung, Schleim

■■□ **Unruhe des Fetus**
instabile Schwangerschaft auf der Basis von Kälte-Schwäche *algor depletionis*

■■□ **Uterus erwärmend**
verstärkte, verlängerte Menstruationsblutung auf der Basis von Kälte-Schwäche *algor depletionis*, Infertilität, Frühgeburtsbestrebungen

■□□ **Juckreiz beseitigend**
innere und äußerliche Anwendung bei Ekzemen

Besonderes Verwendung als Moxa-Kraut, wichtig auch in der Gynäkologie zur Behandlung von kalter Feuchtigkeit *humor algidus* und von Schmerzen durch Kälte *algor*

Tagesdosis 3–9 g, Standard 6 g **Kochzeit** 3 min

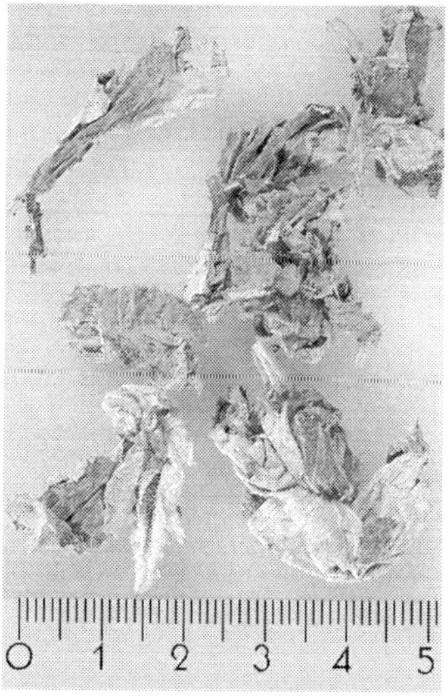

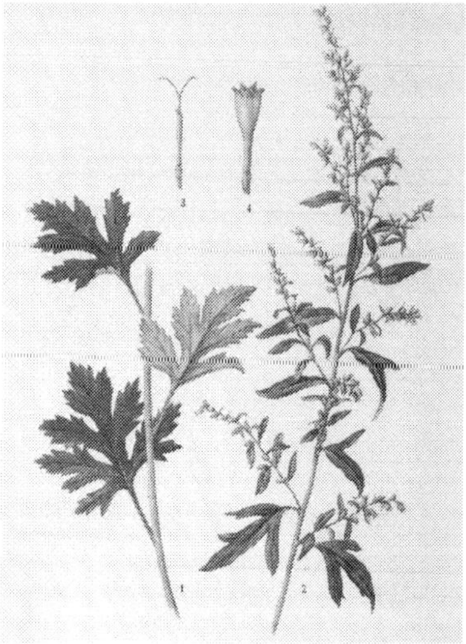

Kombinationen

- verlängerte Menstruationsblutung → Zingiberis rhizoma (Ganjiang) S. 416
- Nasenbluten, blutiges Erbrechen → Rehmanniae radix (Shengdihuang) S. 174, Platycladi cacumen (Cebaiye) S. 614
- Schmerzen im Abdomen durch Kälte-Schwäche *algor depletionis* → Cyperi rhizoma (Xiangfu(zi)) S. 502
- starke Kälte-Schwäche *algor depletionis* des Uterus → Evodiae fructus (Wuzhuyu) S. 404
- Ekzeme → Kochiae fructus (Difuzi) S. 322, Dictamni cortex (Baixianpi) S. 180
- starke Menstruationsblutung, Unruhe des Fetus, drohender Abort → Asini corii colla (Ejiao) S. 782, Angelicae sinensis radix (Danggui) S. 780, Paeoniae radix lactiflora (Baishaoyao) S. 788

Kontraindikation Vorsicht bei Hitze *calor* auf der Basis einer Defizienz des Yin

Gravidität Anwendung erlaubt

Physiologische/pharmakologische Wirkung hämostyptisch, in vitro antibiotisch (Staphylococcus, Shigella, Streptococcus, Salmonella typhi et paratyphi)

Toxizität Als Nebeneffekte bei zu hoher Dosierung können Symptome wie trockener Mund, Nausea, Erbrechen, Magenbeschwerden, Diarrhoe und Schwindelgefühl auftreten. Überdosierungen (20–30 g) bewirken innerhalb von 1–4 Std. ähnliche Symptome, bei wiederholter Gabe sogar Tremor, Tinnitus, Halluzinationen, Taubheitsgefühl, Spasmen oder Konvulsionen und Hepatomegalie, Gefriertrocknen oder Verkohlen reduzieren die toxischen Effekte. Sehr hohe Überdosierungen führen zu Blutungen während der Schwangerschaft und zu Aborten.

Bletillae rhizoma 白芨
Baiji

Familie: Orchidaceae
Stammpflanze: *Bletilla tuber*
Variante: Bletillae tuber
deutsch: Bletilla-Knolle, Orchideengewächs
englisch: bletilla rhizome

Temperaturverhalten
■■□ Tendenz kalt

Geschmack *Sapor*
■■□ bitter
■□□ süß

Wirkrichtung
■□□ tief

Wirkort
Haut

Funktionskreis-/ Orbisbezug
■■□ Leber *hepaticus*
■■□ Lunge *pulmonalis*
■■□ Magen *stomachi*

Wirkung/Indikation

■■■ **Xue haltend**
blutiges Erbrechen, blutiger Auswurf, Nasenbluten

■■■ **hämostyptisch**
traumatische Verletzungen, blutende Wunden

■■□ **Xue kühlend**
blutende Verletzungen, Wunden, blutiger Auswurf, Nasenbluten

■■□ **Hitze *calor* kühlend**
Geschwüre, Schrunden an Händen und Füßen, pulmonale Ulzerationen

■■□ **feuchte Hitze *calor humidus* ausleitend**
schlechtheilende, blutende Ulzerationen, pulmonale Ulzerationen bei Bronchitis oder Emphysem

■■□ **Ekzeme, Verbrennungen und Geschwüre**
chronische, schlechtheilende, blutende oder pulmonale Ulzerationen

Physiologische / pharmakologische Wirkung hämostyptisch, fördert die Wundheilung; Anwendung bei blutenden Ulzera, Tuberkulose, Bronchiektasien, Verbrennungen. Inhaltsstoffe: u. a. Glucose, Öle, Schleim

Tagesdosis 3 – 10 g, Standard 5 g **Kochzeit** 20 min

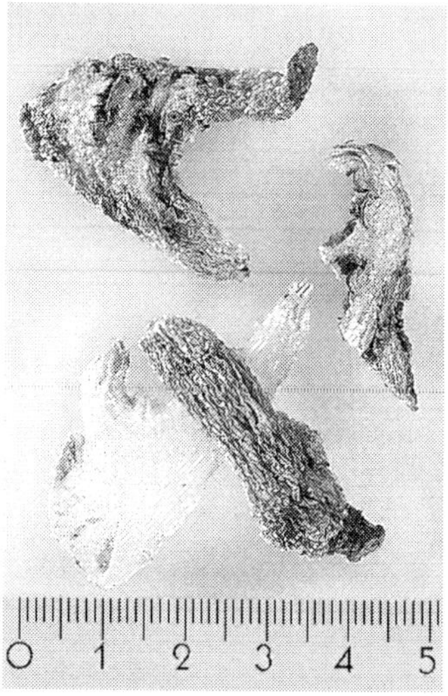

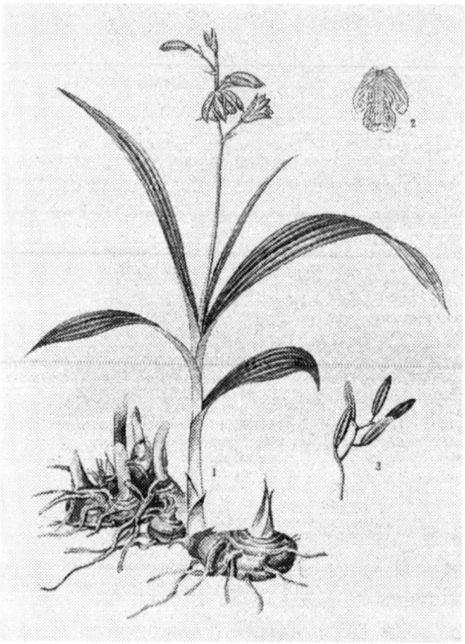

Kombinationen
- Schwäche *depletio* des Yin mit blutigem Auswurf → Stemonae r. (Baibu) S. 690
- Husten, blutiger Auswurf → Eriobotryae f. (Pipaye) S. 682
- Lungenabszesse, Emphysem, Bronchitis, blutiger Auswurf → Fritillariae thunbergii bulbus (Zhebeimu) S. 662
- Xue-Hitze *calor xue* mit blutigem Auswurf, Nasenbluten, blutenden Wunden → Asini corii colla (Ejiao) S. 782, Nelumbinis nodus rhiz. (Oujie) S. 606, Rehmanniae r. (Shengdihuang) S. 174
- blutende Wunden, Risse, Schürfungen, Geschwüre → Olibanum (Ruxiang) S. 572, Lonicerae fl. (Jinyinhua) S. 222, Fritillariae thunbergii bulbus (Zhebeimu) S. 662, Trichosanthis r. (Tianhuafen) S. 148
- blutende Wunden, Risse, Schrunden an Händen und Füßen (lokale Anwendung) → Gypsum fibrosum (Shigao) S. 136

Kompatibilität
- gefördert durch Fluoritum (Zishiying) S. 428
- beschränkt durch Armeniacae semen (Xingren) S. 676, Pruni japonicae s. (Yuliren)
- nicht gemeinsam verwenden mit Aconiti r. lateralis praep. (Fuzi) S. 396

Kontraindikation frühes Stadium von Lungenabszessen, Glut in den FK Lunge und Magen *ardor oo. pulmonalis et stomachi*

Gravidität Anwendung erlaubt

Cirsii herba
Xiaoji

小薊

Familie: Asteraceae
Stammpflanze: *Cirsium setosum (Cephalanoplos setosum)*
Variante: Cephalanopli herba
deutsch: Kratzdistel-Kraut
englisch: small thistle

Temperaturverhalten
■■□ kühl

Geschmack *Sapor*
■■□ süß

Funktionskreis-/ Orbisbezug
■■□ Leber *hepaticus*
■■□ Milz *lienalis*

Wirkrichtung
■■□ tief

Wirkort
unterer Wärmebereich *Calorium*

Wirkung/Indikation

■■□ **Xue haltend**
Blutungen aus den Körperöffnungen, Nasenbluten, blutiges Erbrechen, Blut im Urin, Blut im Stuhl, gynäkologische Blutungen

■■□ **Xue kühlend**
Blutungen aus den Körperöffnungen, Nasenbluten, blutiges Erbrechen, Blut im Urin, Blut im Stuhl, gynäkologische Blutungen

■■□ **hämostyptisch**
Blutungen aus den Körperöffnungen, Nasenbluten, blutiges Erbrechen, Blut im Urin, Blut im Stuhl, gynäkologische Blutungen

■■□ **feuchte Hitze *calor humidus* ausleitend**
Schwellungen, Geschwüre, Hepatitis, Nephritis, Cystitis, Pyelonephritis, Hyperlipidämie

■□□ **Schwellung zerteilend**
Geschwüre, Entzündungen, Hepatitis, Nephritis, Hypertonie

■□□ **Ekzeme, Verbrennungen und Geschwüre**
Schwellungen, Geschwüre, Ulzerationen, Karbunkel (äußerliche Anwendung)

Besonderes pharmokodynamisch verwandt mit Cirsii japonici herba seu radix (Daji) S. 602, häufig gemeinsam verwendet

Tagesdosis 9–15 g, Standard 10 g **Kochzeit** 20 min

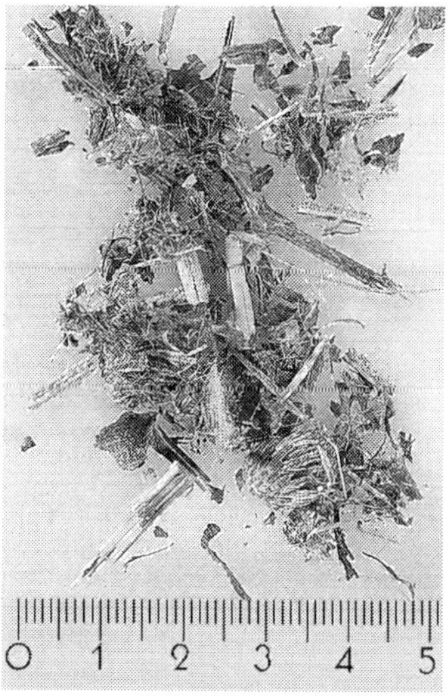

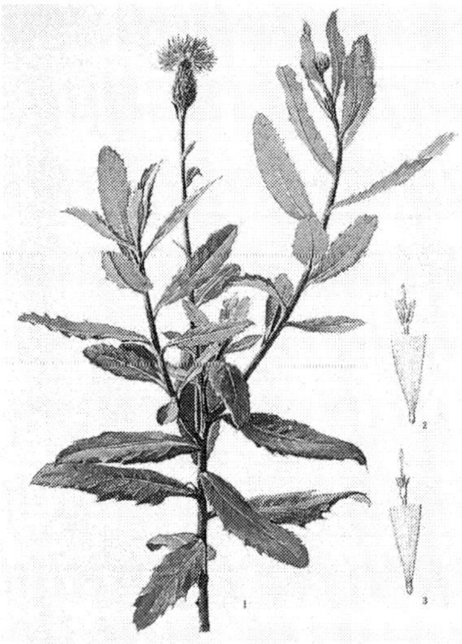

Kombinationen

- Blutungen aus verschiedenen Körperöffnungen → Typhae pollen (Puhuang) S. 626, Cirsii japonici h. (Daji)
- Hämorrhagien aufgrund von Glut *ardor* → Cirsii japonici h. (Daji)
- Hypertension → Plantaginis s. (Cheqianzi) S. 334, Cirsii japonici h. (Daji)

Kontraindikation Kälte-Schwäche *algor depletionis* der Mitte

Gravidität Anwendung erlaubt

Cirsii japonici herba seu radix 大薊
Daji

Familie:	Asteraceae
Stammpflanze:	*Cirsium japonicum*
Variante:	Cirsii herba
deutsch:	japanisches Distelkraut
englisch:	large thistle, Japanese cirsium, Japanese thistle

Temperaturverhalten
■■□ kühl

Geschmack *Sapor*
■■□ süß
■□□ bitter

Wirkrichtung
■■□ absenkend

Wirkort
unterer Wärmebereich *Calorium*, Tiefe, Innere *intima*

Funktionskreis-/ Orbisbezug
■■□ Leber *hepaticus*
■□□ Milz *lienalis*
■□□ Herz *cardialis*

Wirkung/Indikation

■■□ **Xue kühlend**
Blutungen bei Hitze *calor* oder Glut *ardor* des Xue, Hämoptyse, Epistaxis, Metrorrhagie, Blut im Urin

■■■ **hämostyptisch**
Nasenbluten, blutiges Erbrechen, Blut im Stuhl, Blut im Urin, Uterusblutungen

■■□ **Schwellungen zerteilend**
Karbunkel, Geschwüre, Schwellungen (gepressten Saft der Droge trinken oder lokal als Paste)

■□□ **Stasen des Xue lösend**
Geschwüre, Schwellungen mit hartnäckigem Eiter

■■□ **Ekzeme, Verbrennungen und Geschwüre**
Schwellungen, Abszesse (toxisch und durch Stagnation des Xue), intestinale Abszesse, Lungenabszess

■■□ **Ikterus beseitigend**
feuchte Hitze *calor humidus* aus den FK Leber und Gallenblase *oo. hepaticus et felleus*

■■□ **feuchte Hitze *calor humidus* ausleitend**
Schwellungen, Geschwüre, Karbunkel, Ikterus

■■□ **Hypertonus absenkend**
Hypertension bei Hitze *calor* oder Glut *ardor* im FK Leber *o. hepaticus*

Besonderes sehr gut geeignet zur Erleichterung von blutigem Erbrechen, blutigem Husten oder Blut im Urin

Tagesdosis 9–15 g **Kochzeit** 20 min

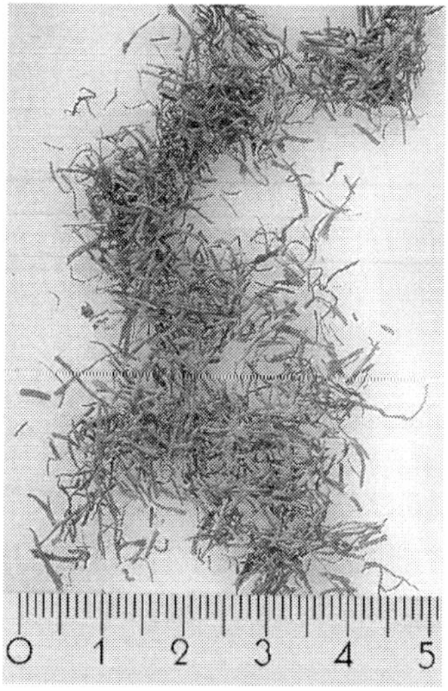

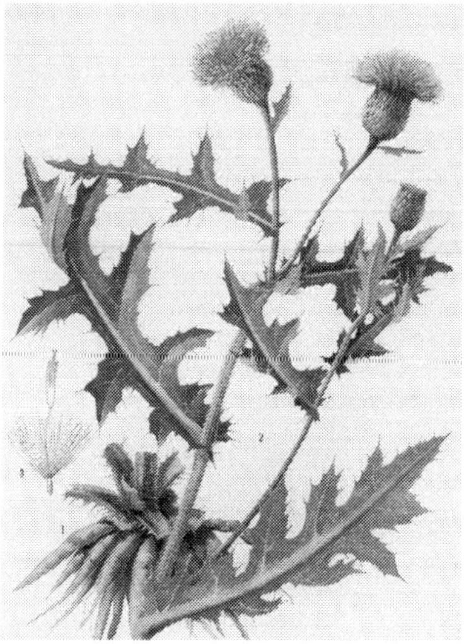

Kombinationen

- blutiges Erbrechen → Rehmanniae radix (Shengdihuang) S. 174, Zingiberis rhizoma (Ganjiang) S. 416
- Blut im Urin, Menstruationsblutungen → Typhae pollen (Puhuang) S. 626, Cirsii herba (Xiaoji) S. 600, Nelumbinis nodus rhizomatis (Oujie) S. 606
- innere Abszesse, z. B. intestinal → Achyranthis bidentatae radix ((Huai) Niuxi) S. 532, Sanguisorbae radix (Diyu) S. 618, Lonicerae flos (Jinyinhua) S. 222
- Ikterus → Artemisiae scopariae herba (Yinchenhao) S. 308, Polygoni cuspidati rhizoma (Huzhang) S. 576
- Hypertension bei Hitze *calor* oder Glut *ardor* im FK Leber *o. hepaticus* → Plantaginis semen (Cheqianzi) S. 334 als tägliches Getränk, oder mit Prunellae spica (Xiakucao) S. 146, Sigesbeckiae herba (Xixiancao) S. 378

Kontraindikation Kälte-Schwäche *algor depletionis* im FK Milz und Magen *oo. lienalis et stomachi*, Vorsicht bei fehlender Xue-Stase

Gravidität Anwendung mit Vorsicht

Physiologische/pharmakologische Wirkung hämostatisch durch Verkürzung der Blutungszeit (Anwendung bei Blut im Urin, blutenden Ulcus ventriculi *duodeni*); leicht antihypertensiv; antiödematös bei Nephritis. Lokal als Paste bei traumatischen Blutungen oder bei intramuskulären Knoten. Enthält Vitamin K und kann Antikoagulantien behindern, deshalb nur mit Vorsicht in Kombination anwenden.

Toxizität Nebeneffekte: Nausea und Erbrechen oder andere Magenbeschwerden.

Crinis carbonisatus 血余炭
Xueyutang

Familie:	Hominidae
Stammpflanze:	Homo sapiens
deutsch:	verkohltes Menschenhaar
englisch:	charred human hair

Temperaturverhalten
■□□ neutral

Geschmack *Sapor*
■■□ bitter

Funktionskreis-/ Orbisbezug
■■□ Leber *hepaticus*
■□□ Magen *stomachi*
■□□ Herz *cardialis*
■□□ Niere *renalis*

Wirkrichtung
■■□ tief

Wirkort
Tiefe, Innere *intima*, unterer Wärmebereich *Calorium*

Wirkung/Indikation

■■■ **hämostyptisch**
Blutungen aller Art wie Nasenbluten, blutiges Erbrechen, blutiger Auswurf, Blut im Urin, verstärkte Uterusblutungen

■□□ **Stasen des Xue lösend**
Blutungen aller Art

■□□ **Yin stützend und ergänzend**
Schwäche *depletio* mit spärlichem oder ausbleibendem Urin, Hitze-Schwäche *calor* depletionis mit Blut im Urin

■■□ **diuretisch**
Miktionsstörungen, spärlicher Urin

■□□ **Ekzeme, Verbrennungen und Geschwüre**
äußerliche Anwendung: Geschwüre oder Verbrennungen mit beginnender Ulzeration

Physiologische/pharmakologische Wirkung hämostatisch, antibiotisch (Staphylococcus aureus, Salmonella typhi, Bacillus dysenteriae)

Toxizität allergische Reaktionen sind möglich, beginnend mit Exanthemen an den Extremitäten bis zu Nausea und Vomitus

Besonderes stoppt alle Blutungen ohne eine Stagnation des Xue zu erzeugen, deshalb innerlich und äußerlich anwendbar; lokal gut bei schlecht heilenden Wunden

Tagesdosis 4,5–9 g, Standard 6 g **Kochzeit** 20 min

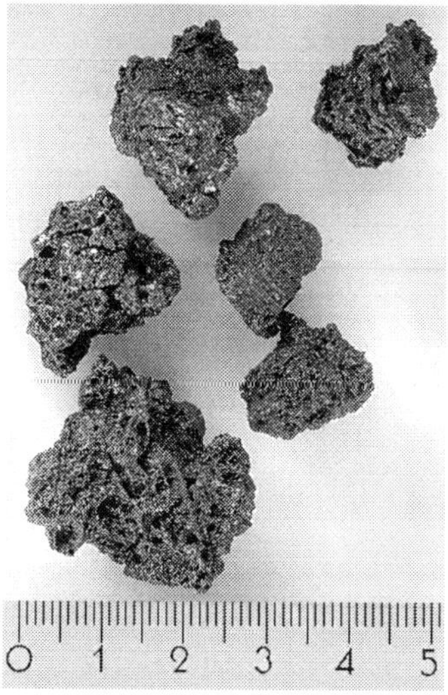

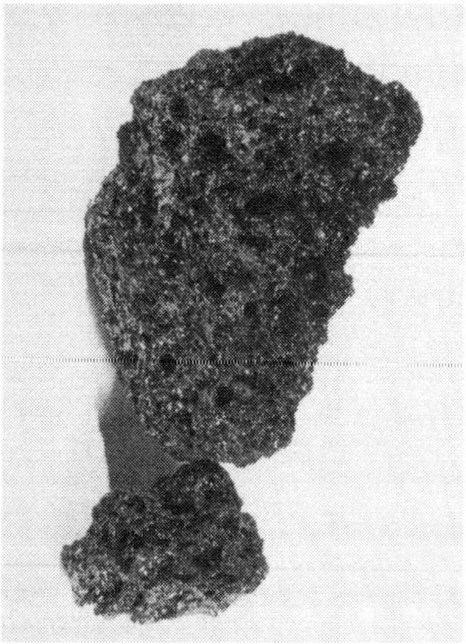

Kombinationen

- Zahnfleischbluten → pulverisiert lokal als Einzelmittel
- Nasenbluten → pulverisiert lokal und frischer Saft von Nelumbinis nodus rhizomatis (Oujie) S. 606
- blutiges Erbrechen → Ophicalcitum (Huaruishi) S. 612, Notoginseng radix (Sanqi) S. 610
- blutige Dysurie → Cirsii herba (Xiaoji) S. 600, Imperatae rhizoma (Baimaogen) S. 164, Clematidis armandii caulis (Chuanmutong) S. 312
- starke Blutungen bei Schwäche *depletio* → Angelicae sinensis radix (Danggui) S. 780, Leonuri herba (Yimucao) S. 564
- brennende Miktion → Talcum (Huashi) S. 346, Plantaginis semen (Cheqianzi) S. 334
- Nephrolithiasis → Plantaginis herba (Cheqiancao) S. 334, Lygodii spora (Haijinsha) S. 326, Gigeriae galli endothelium corneum (Jineijin) S. 696, Lysimachiae herba (Jinqiancao) S. 328

Kontraindikation Schwäche *depletio* im FK Magen *o. stomachi*

Gravidität Anwendung erlaubt

Nelumbinis nodus rhizomatis 藕节
Oujie

Familie: Nelumbonaceae
Stammpflanze: *Nelumbo nucifera*
Variante: Loti nodus rhizomatis
deutsch: Nodien des Lotoswurzelstock
englisch: node of the lotus rhizome

Temperaturverhalten
■□□ neutral

Geschmack *Sapor*
■□□ süß

Wirkrichtung
■□□ emporhebend

Wirkort
oberer Wärmebereich *Calorium*

Funktionskreis-/ Orbisbezug
■■□ Leber *hepaticus*
■□□ Lunge *pulmonalis*
■□□ Magen *stomachi*

Wirkung/Indikation

■□□ **Xue haltend**
Blutungen bei Hitze im FK Lunge *calor o. pulmonalis* oder Hitze im FK Magen *calor* o. stomachi, blutiges Erbrechen, Husten mit Blut, Nasenbluten

■□□ **hämostyptisch**
Blutungen

■□□ **Stasen des Xue lösend**
Stauungen zerteilend, adstringierend

■□□ **Xue kühlend**
blutiges Erbrechen, Nasenbluten, blutiger Auswurf, Husten mit Blut

Physiologische / pharmakologische Wirkung Inhaltsstoffe: u. a. Asparagin, Tannin

Besonderes mildes Regulans bei Xue-Stasen, mildes Hämostyptikum

Tagesdosis 9 – 15 g, Standard 10 g **Kochzeit** 20 min

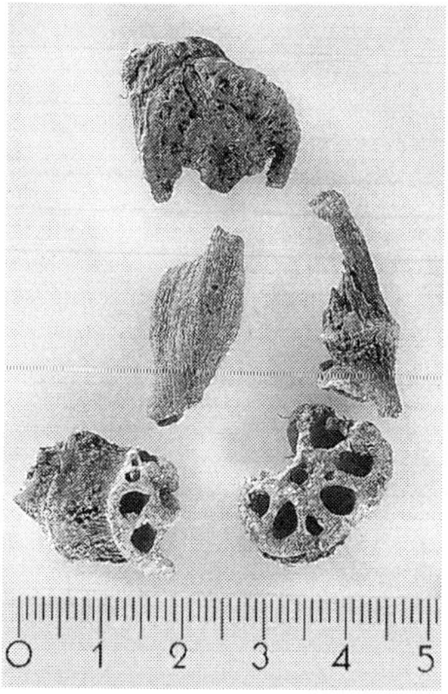

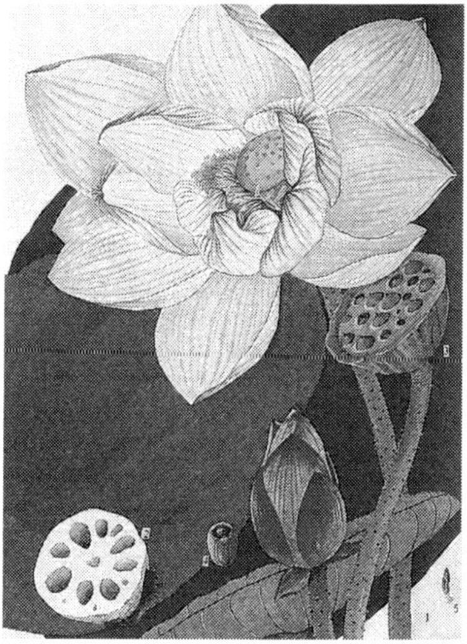

Kombinationen

- Xue-Hitze *calor xue*: blutiges Erbrechen, Nasenbluten → Bletillae tub. (Baiji) S. 598, Rubiae r. (Qiancaogen) S. 616
- Hitze im FK Lunge *calor o. pulmonalis* mit blutigem Auswurf, Husten → Rehmanniae r. (Shengdihuang) S. 174, Asini corii colla (Ejiao) S. 782, Fritillariae thunbergii bulbus (Zhebeimu) S. 662

Gravidität Anwendung erlaubt

Bemerkung Verwendung von anderen Teilen von Nelumbo (Lotus) s. S. 141

Nelumbinis receptaculum 莲房
Lianfang

Familie:	Nelumbonaceae
Stammpflanze:	*Nelumbo nucifera*
Variante:	Nelumbinis pedunculus
deutsch:	Blütenboden der Lotosblume
englisch:	lotus receptacle, lotus peduncle

Temperaturverhalten
■□□ warm

Geschmack *Sapor*
■■□ bitter
■■□ adstringierend

Wirkrichtung
■□□ tief

Wirkort
mittlerer und unterer Wärmebereich *Calorium*

Funktionskreis-/ Orbisbezug
■■□ Leber *hepaticus*
■■□ Milz *lienalis*
■□□ Niere *renalis*

Wirkung/Indikation

■□□ **Stasen des Xue lösend**
starke Uterusblutungen (hält gleichzeitg das Xue), haftende Plazenta, Hämorrhoiden, verstärkter Lochienfluss

■□□ **hämostyptisch**
Blutungen aller Art, starke Menstruationsblutung, Blut im Urin, blutende Hämorrhoiden

■□□ **Xue haltend**
starke Menstruationsblutung, Blut im Urin, blutende Hämorrhoiden

■□□ **Feuchtigkeit *humor* ausleitend**
kindliche Diarrhö, Ekzeme, Exantheme

■□□ **Sommerhitze *aestus* ausleitend**
Diarrhö

Physiologische / pharmakologische Wirkung hämostatisch (die verkohlte Droge hat dabei einen stärkeren Effekt als die frische)

Tagesdosis 5–10 g, Standard 6 g **Kochzeit** 20 min

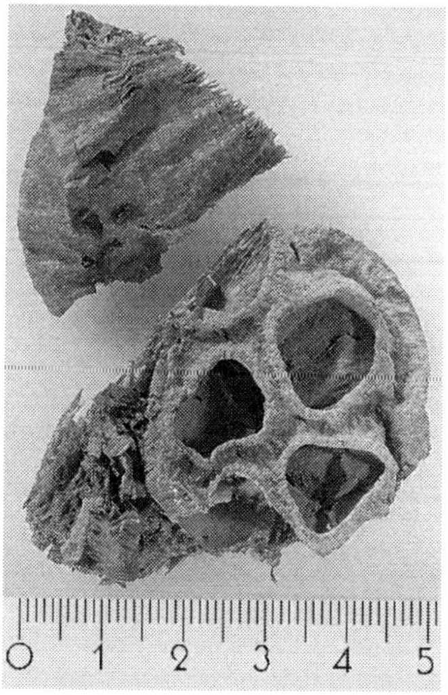

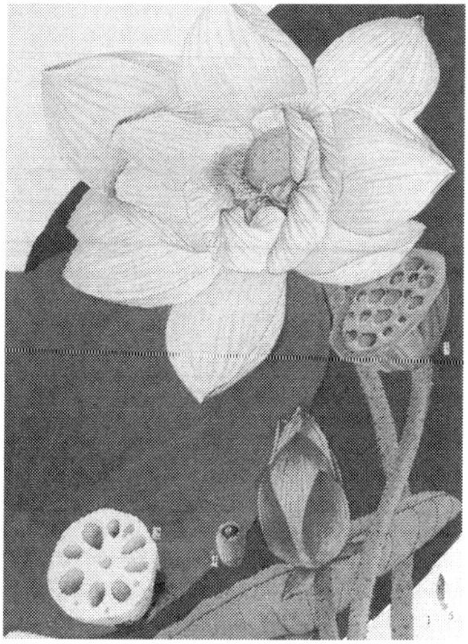

Kombinationen starke Menstruationsblutung, Blut im Urin → Leonuri herba (Yimucao) S. 564

Kontraindikation keine

Gravidität Anwendung erlaubt

Folgende Teile an Lotos (Nelumbo) werden verwendet:

- Nelumbinis folium (*Heye*) Lotosblatt
- Nelumbinis plumula (Loti embryo) (*Lianzixin*) Keimling des Lotossamen S. 142
- Nelumbinis nodus rhizomatis (*Oujie)* Nodien des Lotoswurzelstockes S. 606
- Nelumbinis semen (*Lianzi*) Lotossamen S. 854
- Nelumbinis ramulus (*Lianhegeng*) Lotosästchen, ähnliche Wirkung wie Folium, bei Sommerhitze-*aestus*-Symptomatik, bewegt das Qi im pulmonalen und thorakalen Bereich, ist bitter und neutral und kann Feuchtigkeit *humor* trocknen
- Nelumbinis stamen (*Lianxu*) Lotosfäden S. 854
- Nelumbinis receptaculum (*Lianfang*) indische Lotosblume, Blütenboden, erwähnt bei Nelumbinis nodus rhizomatis S. 608

Notoginseng radix 三七
Sanqi

Familie: Araliaceae
Stammpflanze: *Panax notoginseng*
Variante: Pseudoginseng radix
deutsch: Notoginseng-Wurzel
englisch: notoginseng root, pseudoginseng root

Temperaturverhalten
■□□ warm

Geschmack *Sapor*
■■□ süß
■□□ bitter

Funktionskreis-/ Orbisbezug
■■□ Leber *hepaticus*
■□□ Magen *stomachi*

Wirkrichtung
■□□ absenkend

Wirkort
Leitbahnen

Wirkung/Indikation

■■■ **Xue haltend**
Hämatemesis, Hämoptyse, Epistaxis, starke Menstruationsblutung, starke Blutungen post partum, äußere traumatisch bedingte Blutungen, Blut im Stuhl, Blut im Urin

■■■ **hämostyptisch**
innere und äußere Blutungen, Nasenbluten, blutiges Erbrechen, Blut im Stuhl, Blut im Urin

■■□ **Verletzungen, Hämatome und Wunden**
äußere Verletzungen, v.a. begleitet durch Infektionen

■■□ **Stasen des Xue lösend**
Schwellungen, Hämatome, Verletzungen, innere Blutungen, Frakturen, Kontusion, Verrenkungen

■■□ **Schwellungen zerteilend**
Stagnation des Xue, Frakturen, Kontusion, Traumen

■■□ **Schmerz beseitigend**
traumatische Verletzungen, Schwellungen nach Frakturen, Kontusion, Verrenkungen, thorakale Schmerzen, Schmerzen im Abdomen, Gelenkschmerzen

Besonderes diese Arznei kann durch die Xue bewegende Wirkung Blutungen stoppen ohne eine Xue-Stase zu erzeugen; wegen der hohen Kosten oft in Pillen oder Pulvern eingesetzt.

Tagesdosis 3–9 g im Dekokt, 1–1,5 g als Pulver/Pillen bis zu 3-mal täglich

Kochzeit 20 min

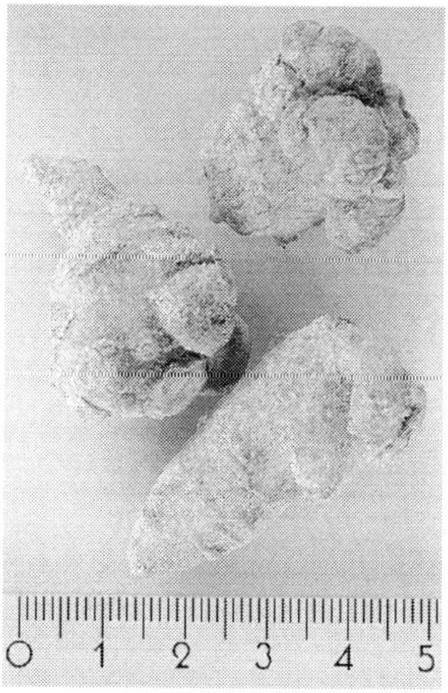

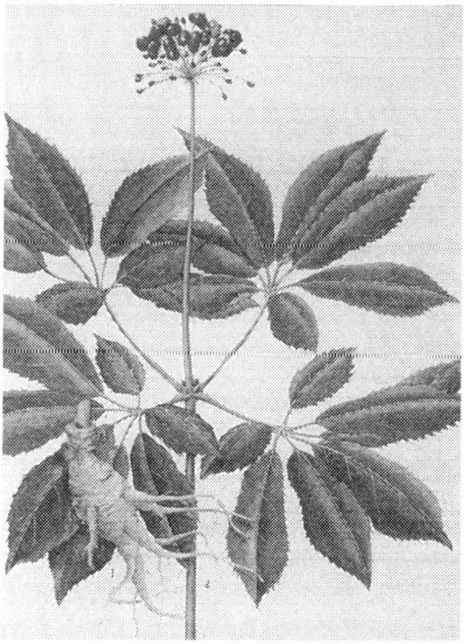

Kombinationen

- blutiges Erbrechen, Aushusten von Blut, Nasenbluten → Bletillae rhizoma (Baiji) S. 598
- Nasenbluten, Hämatemesis, Blut im Urin → Ophicalcitum (Huaruishi) S. 612, Crinis carbonisatus (Xueyutang) S. 604
- starke Menstruationsblutung, starke Blutungen post partum → Dekokt der Vier Bestandteile (Siwutang, Angelicae sinensis r. Paeoniae radix lactiflora, Rehmanniae r., Ligustici rhiz.)
- offene Geschwüre äußerlich → Olibanum (Ruxiang) S. 572, Myrrha (Moyao) S. 570
- Schwäche *depletio* des Xue, Hitze *calor* oder Glut *ardor* des Xue

Gravidität Anwendung mit Vorsicht

Physiologische / pharmakologische Wirkung hämostatisch (Verkürzung der Prothrombinzeit), Hemmung der Thrombozyten-Aggregation, immunstimulierend, stimulierend und beruhigend auf das ZNS; Vorsicht bei Kombination mit Antikoagulantien oder Thrombozyten-Aggregationshemmer (Wechselwirkungen wurden bisher noch nicht beschrieben)

Toxizität in seltenen Fällen kann es zu Nausea, Erbrechen, Hämorrhagien, Epistaxis, Zahnfleischbluten und Menorrhagien kommen, diese Symptome verschwinden aber möglicherweise bei anhaltender Therapie. Schluckbeschwerden (Ösophagitis), retrosternale Schmerzen und Herzbrennen werden auch berichtet. Einzeldosen von 5 g könnten zu AV-Block führen. Allergische Reaktionen (Exantheme) bei Anwendung als Pulver oder Pillen.

Ophicalcitum
Huaruishi

花蕊石

Familie: Mineral
Variante: Dolomitum
deutsch: Ophicalcit
englisch: ophicalcite

Temperaturverhalten
■□□ neutral

Geschmack *Sapor*
■■□ sauer
■■□ adstringierend

Funktionskreis-/ Orbisbezug
■■■ Leber *hepaticus*

Wirkrichtung
■□□ absenkend

Wirkort
Leitbahnen, Verdauungstrakt

Wirkung/Indikation

■■□ **Stasen des Xue lösend**
Hämoptyse, Hämatemesis

■■□ **Xue haltend**
Hämatemesis, Blutungen im Gastrointestinal-Trakt, posttraumatische Blutungen

■■□ **hämostyptisch**
Wunden, traumatische Verletzungen, Hämatemesis, Husten mit blutigem Sputum: innerliche und äußerliche Anwendung

Physiologische / pharmakologische Wirkung tierexperimentell hämostyptisch

Besonderes die Droge ist ein natürliches Gestein aus Schwefelgruben und besteht v.a. aus Calciumcarbonat

Tagesdosis 9 – 15 g im Dekokt, 1 – 1,5 g als Pulver

Kochzeit 30 – 40 min

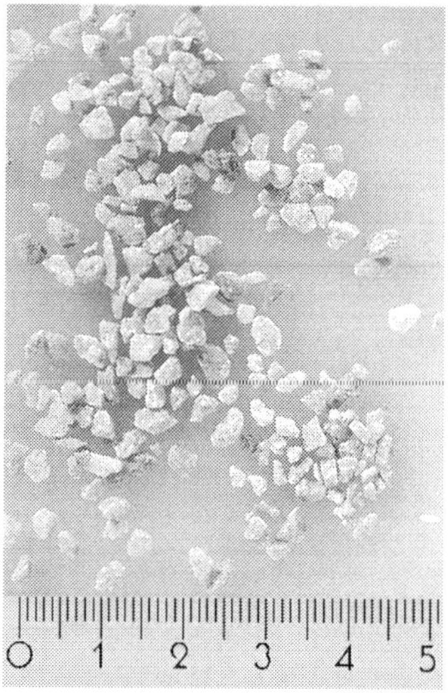

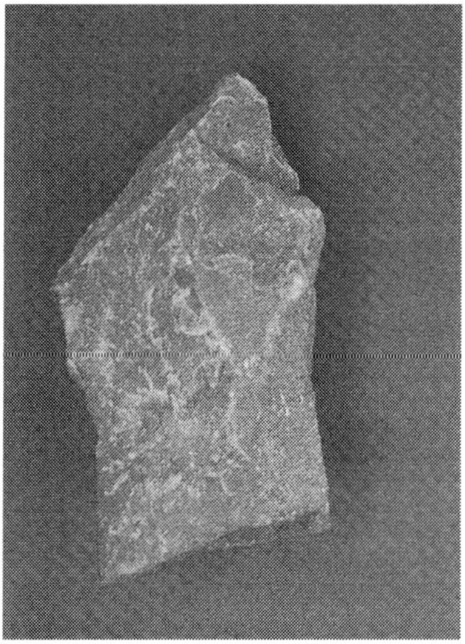

Kombinationen

- innere und äußere Blutungen → Notoginseng radix (Sanqi) S. 610, Crinis carbonisatus (Xueyutang) S. 604
- blutiges Sputum → Bletillae rhizoma (Baiji) S. 598

Kontraindikation fehlende Hitze *calor*, fehlende Fülle *repletio*

Gravidität Anwendung verboten

Platycladi cacumen 侧柏叶
Cebaiye

Familie: Cupressaceae
Stammpflanze: *Platycladus orientalis*
Variante: Biotae folium et ramulus, Biotae cacumen
deutsch: Spitzen der Blätter und beblätterten Zweige des Lebensbaumes
englisch: Oriental arborvitae leafy twig, Chinese arborvitae biota

Temperaturverhalten
■□□ kühl

Geschmack *Sapor*
■■□ bitter
■□□ adstringierend

Wirkrichtung
■■□ tief

Wirkort
Tiefe, Innere *intima*

Funktionskreis-/ Orbisbezug
■■□ Lunge *pulmonalis*
■□□ Leber *hepaticus*
■■□ Dickdarm *intestini crassi*

Wirkung/Indikation

■■□ **Xue kühlend**
Blutungen aller Art, blutiger Auswurf, Nasenbluten, Blut im Stuhl, Blut im Urin, starke Menstruationsblutung

■■□ **hämostyptisch**
innere Blutungen wie blutiges Erbrechen, blutiger Auswurf, starke Menstruationsblutung, Blut im Urin, äußere Blutungen durch Traumata, Blutungen bei Defizienz oder Kälte *algor*, Zahnfleischbluten, dysenterische Blutungen

■■□ **Schleim *pituita* kanalisierend**
Zusammenballungen von Hitze-Schleim *calor pituitae*

■□□ **Husten stillend**
Hitze *calor* im FK Lunge *o. pulmonalis* mit Husten, Schleimansammlungen, Sputum mit Blut

■□□ **Ekzeme, Verbrennungen und Geschwüre**
äußerliche Anwendung im frühen Stadium von Verbrennungen, Haarverlust

Physiologische/pharmakologische Wirkung hämostatisch, antibiotisch, tierexperimentell antitussiv, expektorativ, sedativ, antihypertensiv

Toxizität Überdosierung oder Langzeitanwendung kann zu Schwindel, Nausea und Inappetenz führen

Besonderes bei Kälte-Schwäche *algor depletionis* der Mitte kann die Droge zu Diarrhö führen, bei Blutungen durch Xue-Stasen kann es schwierig werden, diese zu zerstreuen

Tagesdosis 6–15 g, Standard 9 g **Kochzeit** 20 min

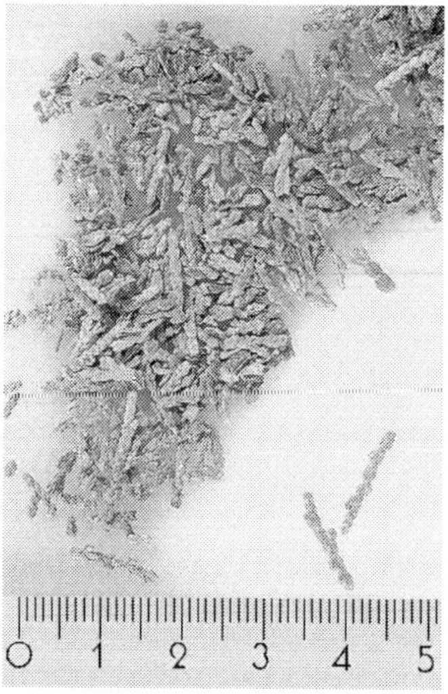

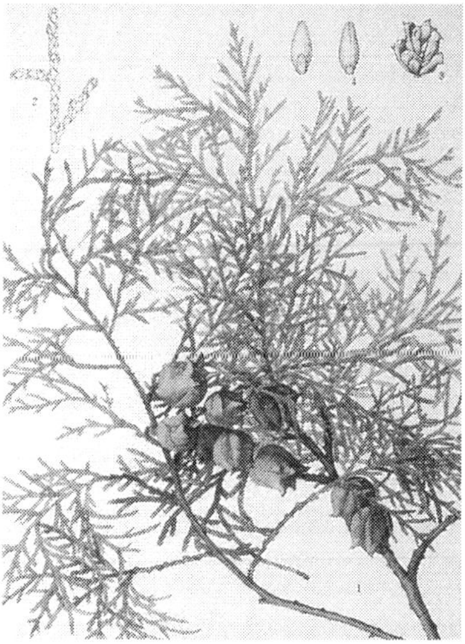

Kombinationen

- Hämatemesis, Epistaxis, Hämaturie → Cirsii japonici herba sive radix (Daji) S. 108, Imperatae rhizoma (Baimaogen) S. 164
- starke Menstruationsblutung → Paeoniae radix lactiflora (Baishaoyao) S. 788
- Blutungen aller Art, anhaltende Blutungen → Agrimoniae herba (Xianhecao) S. 594, Typhae pollen (Puhuang) S. 626, Nelumbinis nodus rhizomatis (Oujie) S. 606, Rehmanniae radix (Shengdihuang) S. 174
- starke Uterusblutungen → Typhae pollen (Puhuang) S. 626
- Blutungen bei Kälte-Schwäche *algor depletionis* → Artemisiae argygi folium (Aiye) S. 596, Zingiberis rhizoma (Ganjiang) S. 416
- chronischer Husten mit Hitze *calor* → Jujubae fructus (Dazao) S. 732

Kontraindikation Kälte-Schwäche *algor depletionis* der Mitte, Vorsicht bei Blutungen durch Xue-Stase

Gravidität Anwendung erlaubt

Rubiae radix 茜草根
Qiancaogen

Familie: Rubiaceae
Stammpflanze: *Rubia cordifolia*
deutsch: ostindische Krappwurzel, Färberröte
englisch: madder root

Temperaturverhalten
■■■ kalt

Geschmack *Sapor*
■■■ bitter

Wirkrichtung
■■■ tief

Wirkort
Tiefe, Innere *intima*

Funktionskreis-/ Orbisbezug
■■■ Leber *hepaticus*
■□□ Herz *cardialis*

Wirkung/Indikation

■■■ **Xue haltend**
Blutungen, spontane Blutungen, blutiges Erbrechen, Nasenbluten, blutiger Auswurf, Blut im Stuhl, Blut im Urin

■■■ **Xue kühlend**
Blutungen durch Xue-Hitze *calor xue*

■■■ **hämostyptisch**
Blutungen, Blutungen durch Xue-Hitze *calor xue*

■□□ **Stasen des Xue lösend**
stockende Menstruation, haftende Plazenta, Schwellungen, Geschwüre im Frühstadium, posttraumatische Schmerzen, Gelenkschmerzen, Prellungen, Zerrungen

Physiologische/pharmakologische Wirkung tierexperimentell hämostyptisch, antibiotisch, antitussiv, krampflösend, Stimulation der Leukozten; wirkt post partum stimulierend auf den Uterus. Inhaltsstoffe: u. a. die Anthrazenderivate Rubiadine wie Purpurin, Alizarin.

Toxizität Rubia cordifolia ist chemisch der Rubia tinctoria, die wegen der enthaltenen Anthrazenderivate Rubiadin und Lucidin in Deutschland verboten ist, sehr verwandt. Diese Inhaltsstoffe wirken als isolierte Substanzen kanzerogen und mutagen. Zur chinesischen Droge Rubia cordifolia gibt es bisher keine Nebenwirkungsmeldungen. Es wird empfohlen, die Arznei nur über kurze Zeit anzuwenden.

Tagesdosis 3–10 g, Standard 6 g **Kochzeit** 20 min

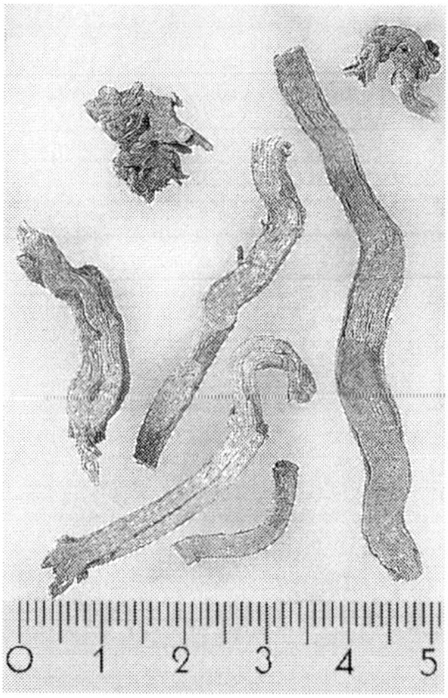

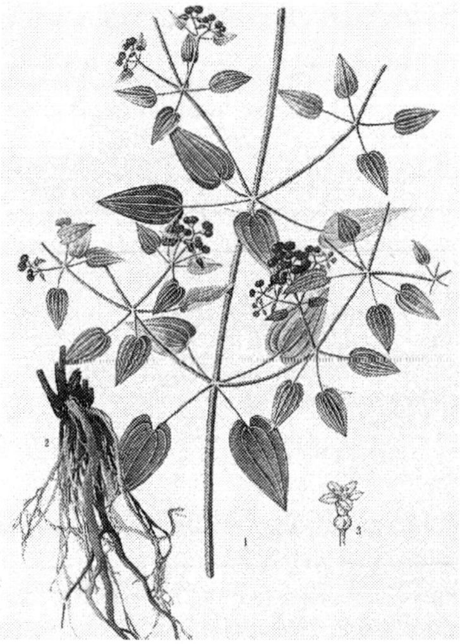

Kombinationen

- blutige dysenterische Beschwerden → Coptidis rhiz. (Huanglian) S. 178, Scutellariae r. (Huangqin) S. 190
- Schwäche *depletio* des Qi: starke Uterusblutungen → Sepiae endoconcha (Haipiaoxiao) S. 864, Astragali r. (Huangqi) S. 718
- Hitze oder Glut *calor* oder *ardor*: Nasenbluten, Blutungen → Rehmanniae r. (Shengdihuang) S. 174, Bletillae tub. (Baiji) S. 598
- Xue-Hitze *calor xue* mit Amenorrhö → Salviae miltiorrhizae r. (Danshen) S. 580
- Xue-Hitze *calor xue* mit spontan einsetzenden Blutungen, Blutungen aller Art → Gardeniae fr. (Zhizi) S. 132, Rehmanniae r. (Shengdihuang) S. 174, Sanguisorbae r. (Diyu) S. 618
- vaginaler blutiger Ausfluss → Mastodi fossilium ossis (Longgu) S. 434
- posttraumatische Stasen des Xue → Paeoniae radix rubra (Chishaoyao) S. 172, Lycopi h. (Zelan) S. 566
- Hitze im FK Leber *calor o. hepatici* mit verzögerter Menstruation, Geschwüren im frühem Stadium → Persicae s. (Taoren) S. 574, Angelicae sinensis r. (Danggui) S. 780, Carthami fl. (Honghua) S. 538, Paeoniae radix rubra (Chishaoyao) S. 172, Moutan cortex (Mudanpi) S. 170

Kontraindikation Kälte-Schwäche *algor depletionis* der Mitte, fehlende Hitze *calor* und / oder Fülle *repletio*

Gravidität Anwendung mit Vorsicht

Sanguisorbae radix
Diyu

地榆

Familie: Rosaceae
Stammpflanze: *Sanguisorba officinalis*
deutsch: Wiesenknopfwurzel, Blutkrautwurzel
englisch: burnet-bloodwort root

Temperaturverhalten
■■□ Tendenz kalt

Wirkrichtung
■■□ absenkend

Geschmack *Sapor*
■■□ bitter
■□□ sauer

Wirkort
Haut, unterer Wärmebereich
Calorium

Funktionskreis-/ Orbisbezug
■■■ Leber *hepaticus*
■■□ Dickdarm *intestini crassi*
■■□ Magen *stomachi*

Wirkung/Indikation

■■■ **Xue haltend**
Blut im Stuhl, Blut im Urin, blutende Hämorrhoiden, gynäkologische Blutungen, Menorrhagie

■■■ **hämostyptisch**
Blut im Stuhl, dysenterische Blutungen, Blutungen, gynäkologische Blutungen, blutiges Erbrechen, Nasenbluten

■■□ **feuchte Hitze *calor humidus* ausleitend**
dysenterische Blutungen, Blut im Stuhl, Blutungen im Darmbereich, Hautläsionen, Colitis

■■□ **Xue kühlend**
Blutungen, Ulzerationen

■■□ **Glut *ardor* ausleitend**
blutende Hämorrhoiden, Blut im Stuhl, Blutungen im Darmbereich, Verbrennungen, großflächige Hautläsionen

■■□ **Ekzeme, Verbrennungen und Geschwüre**
Verbrennungen, großflächige Hautläsionen, Ulzerationen (auch äußerliche Anwendung)

Physiologische/pharmakologische Wirkung in vitro antibakteriell, antimykotisch (Dermatomykosen), Anwendung bei Ekzemen. Möglicherweise behindert die Droge die Resorption von Ciprofloxacin, deshalb scheint ein zeitlicher Abstand zwischen Einnahmen der Droge und diesem Antibiotikum empfehlenswert.
Für die westlich verwandte Droge Sanguisorbae herba (Kraut) wird historisch eine adstringierende und blutstillende Wirkung beschrieben.

Toxizität tierexperimentell in sehr hoher Dosierung Erhöhung des Fettgehaltes der Leberzellen

Tagesdosis 3–15 g, Standard 10 g **Kochzeit** 20 min

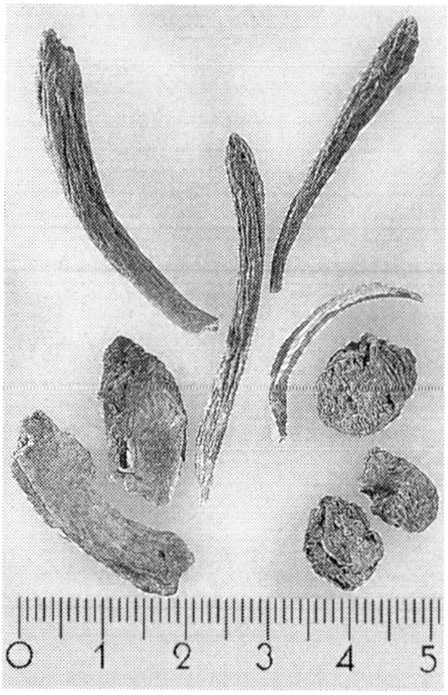

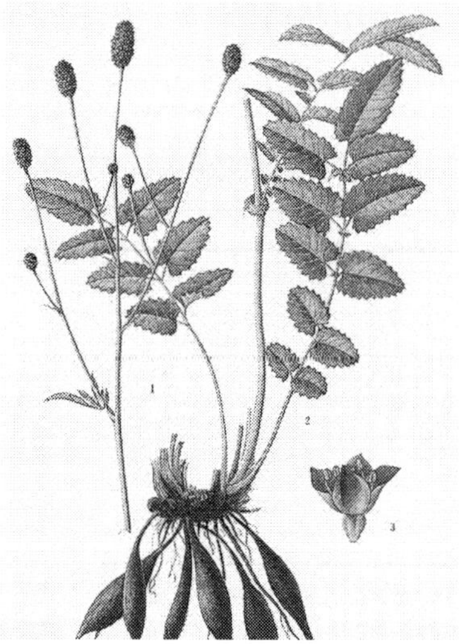

Kombinationen
- Hitze *calor* im unteren Wärmebereich *Calorium*: blutende Hämorrhoiden, Blut im Stuhl, Blut im Urin → Sophorae fl. (Huaihuami) S. 620
- feuchte Hitze *calor humidus* im unteren Wärmebereich *Calorium*: Blutungen → Rubiae r. (Qiancaogen) S. 616
- feuchte Hitze *calor humidus*: Verletzungen der Haut, Ekzeme (lokale Anwendung als Pflaster) → Phellodendri c. (Huangbo) S. 186
- feuchte Hitze *calor humidus*: vaginaler Ausfluss. Blut im Stuhl, blutige Dysenterie, blutende Hämorrhoiden → Pruni mume fr. (Wumei) S. 850

Kompatibilität
- gestört durch Ophiopogonis r. (Maimendong) S. 814
- dämpft die Giftigkeit von Cinnabaris (Zhusha) S. 426, Sulfur (Liuhuang)

Kontraindikation Kälte *algor* oder Xue-Schwäche *depletio xue*, Verdacht auf Stasen, Stauungen

Gravidität Anwendung erlaubt

Sophorae flos 槐花米
Huaihuami

Familie: Fabaceae
Stammpflanze: *Sophora japonica*
Variante: Sophorae japonicae flos immaturus
deutsch: Schnurbaumblüten, Pagodenbaumblüten
englisch: pagodatree flower

Temperaturverhalten
■■□ Tendenz kalt

Geschmack *Sapor*
■■□ bitter

Funktionskreis-/ Orbisbezug
■■■ Leber *hepaticus*
■■□ Dickdarm *intestini crassi*

Wirkrichtung
■■□ absenkend

Wirkort
unterer Wärmebereich *Calorium*

Wirkung/Indikation

■■□ **Xue kühlend**
Blut im Stuhl, Blut im Urin, gynäkologische Blutungen, blutende Hämorrhoiden

■■■ **Xue haltend**
Blutungen aus den unteren Körperöffnungen, blutiger Auswurf, Nasenbluten

■■■ **hämostyptisch**
Blut im Stuhl

■■□ **Hitze *calor* kühlend**
Hitze im FK Leber *calor o. hepatici*: gerötete Augen, Schwindel

■■□ **Yang absenkend**
gerötete Augen, Schwindel, Kopfschmerzen, Hypertonie

■■□ **feuchte Hitze *calor humidus* ausleitend**
Blutungen im Darmbereich, Hämorrhoiden, dysenterische Blutungen

Physiologische/pharmakologische Wirkung Hämostyptikum bei hämorrhagischen Erkrankungen, Antihypertensivum. Isolierte Inhaltsstoffe zeigten folgende Effekte: Reduzierung der Kapillarpermeabilität und der Arthus-Reaktion, antiinflammatorisch, Verbesserung der Koronardurchblutung, Relaxation der Bronchial- und Intestinalmuskulatur, Hemmung der Thrombozytenaggregation. Inhaltsstoffe: u. a. Rutin, Quercetin

Toxizität in vereinzelten Quellen wurde auf einen Fall einer anaphylaktischen Reaktion bei Kindern hingewiesen

Tagesdosis 10–15 g, Standard 10 g

Kochzeit Blüten am Schluss zugeben, kurz aufkochen und 3 min ziehen lassen

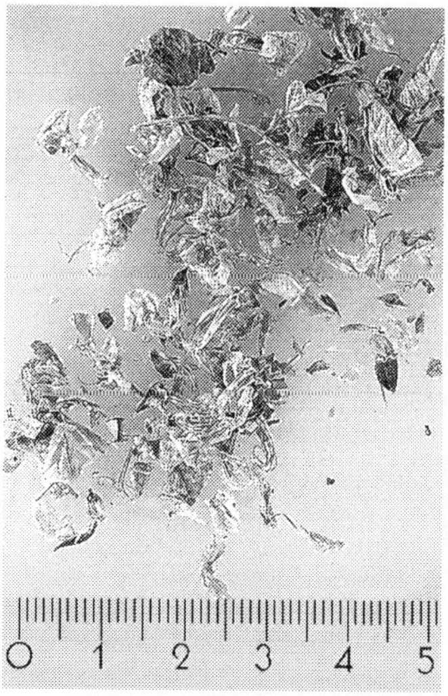

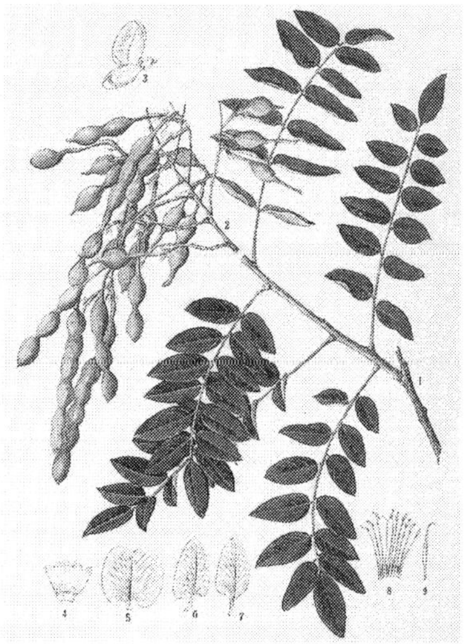

Kombinationen

- Blut im Stuhl, Blut im Urin, Uterusblutungen, Nasenbluten → Biotae f. (cacumen) (Cebaiye)
- Wind in den FK Dünn- und Dickdarm *ventus oo. intestinorum* mit blutigem Stuhl → Schizonepetae h. (Jingjie) S. 48, Citri aurantii fr. (Zhike) S. 490
- hochschlagende Glut im FK Leber *ardor o. hepatici* mit Benommenheit, Schlaflosigkeit → Sigesbeckiae herba (Xixiancao) S. 378
- Hitze *calor* im unteren Wärmebereich *Calorium* mit Blut im Stuhl, Blut im Urin, blutenden Hämorrhoiden → Agrimoniae h. (Xianhecao) S. 594, Imperatae rhiz. (Baimaogen) S. 164, Biotae f. (cacumen) (Cebaiye)

Kontraindikation Kälte-Schwäche *algor depletionis* der Mitte, Fehlen von Hitze *calor* oder Fülle *repletio*

Gravidität Anwendung erlaubt

Sophorae fructus
Huaijiao

槐角

Familie: Fabaceae
Stammpflanze: *Sophora japonica*
Variante: Sophorae flavescentis semen
deutsch: Pagodenbaumfrüchte, Schnurbaumfrüchte
englisch: sophora fruit

Temperaturverhalten
■■□ kalt

Geschmack *Sapor*
■■□ bitter

Funktionskreis-/ Orbisbezug
■■□ Leber *hepaticus*
■■□ Dickdarm *intestini crassi*
■■□ Gallenblase *felleus*

Wirkrichtung
■■□ absenkend

Wirkort
Tiefe, Innere *intima*

Wirkung/Indikation

■■□ **Glut *ardor* kühlend**
Hitze *calor* oder Glut *ardor* in den FK Dick- und Dünndarm *oo. intestinorum*: blutende Hämorrhoiden, Blut im Stuhl, Entzündungen im Intestinalbereich. Hitze *calor* im FK Leber *o. hepaticus*: gerötete Augen, Benommenheit, Kopfschmerzen, Schwindel, Hypertonus

■■□ **hämostyptisch**
Blut im Stuhl, blutende Hämorrhoiden

■□□ **FK Leber *o. hepaticus* harmonisierend und stützend**
Kühlung und Ausleitung von Hitze *calor* im FK Leber *o. hepaticus*: gerötete Augen, Benommenheit, Kopfschmerzen, Schwindel

■■□ **Augen und Kopf klärend**
gerötete Augen, Kopfschmerzen, Schwindel, Hypertonus

■■□ **Hypertonus absenkend**
hochschlagende Glut *ardor* im FK Leber *o. hepaticus*: Benommenheit, Kopfschmerzen, Hypertonus

■■□ **Yang absenkend**
gerötete Augen, Benommenheit

Physiologische/pharmakologische Wirkung hämostyptisch, antihypertensiv

Toxizität in der klassischen Literatur werden Aborte beschrieben

Besonderes Sophorae fructus ist im Vergleich mit Sophorae flos in der hämostyptischen Wirkung schwächer, aber stärker in der Ausleitung von Hitze *calor* oder Glut *ardor*

Tagesdosis 9–15 g **Kochzeit** 20 min

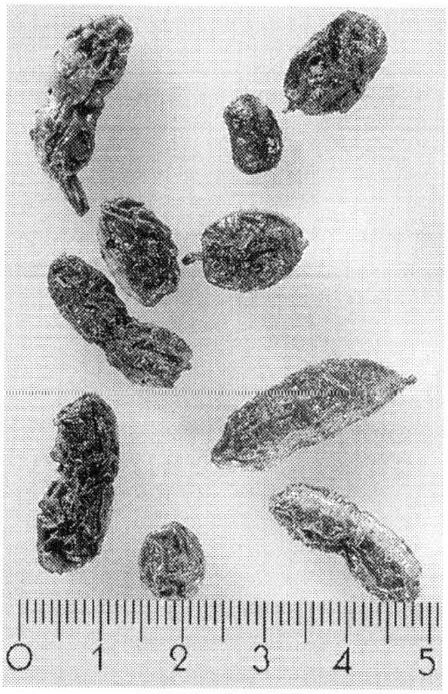

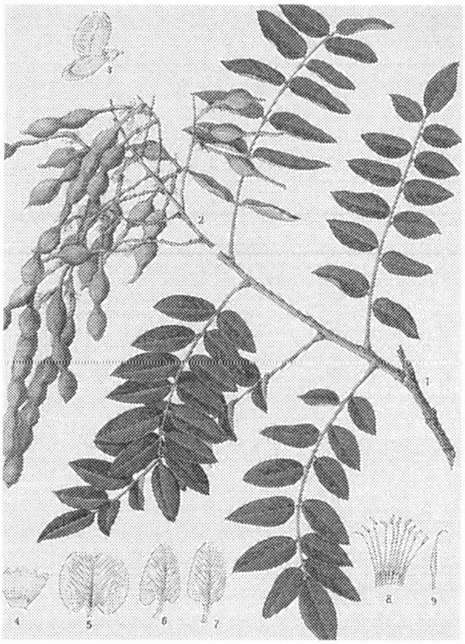

Kombinationen

- blutende, entzündete Hämorrhoiden, blutende schmerzhaft geschwollene Abszesse → Sanguisorbae radix (Diyu) S. 618, Scutellariae radix (Huangqin) S. 190, Angelicae sinensis radix (Danggui) S. 780
- hochschlagende Glut *ardor* im FK Leber *o. hepaticus* mit Hypertonus, geröteten Augen, Kopfschmerzen und Schwindel → Scutellariae radix (Huangqin) S. 190, Cassiae semen (Juemingzi) S. 152, Prunellae spica (Xiakucao) S. 146

Kontraindikation Kälte-Schwäche *algor depletionis* in den FK Milz und Magen *oo. lienalis et stomachi*

Gravidität Anwendung verboten

Terra flava usta 灶心土
Zaoxintu

Familie: Mineralien
deutsch: gebrannte gelbe Lehmerde
englisch: oven earth, ignited yellow earth

Temperaturverhalten
■■□ warm

Geschmack *Sapor*
■■□ scharf

Funktionskreis-/ Orbisbezug
■■□ Milz *lienalis*
■■□ Magen *stomachi*

Wirkrichtung
■■□ absenkend

Wirkort
■■□ mittlerer Wärmebereich *Calorium*

Wirkung/Indikation

■■□ **mittlere Funktionskreise *orbes* harmonisierend und stützend**
Defizienz und Kälte *algor* der Mitte: kalte Extremitäten, blasser Zungenkörper, Diarrhö

■■□ **Kälte *algor* wärmend**
wärmt das Xue, Blutungen bei Defizienz und Kälte *algor* der Mitte, kalte Extremitäten, blasser Zungenkörper, Diarrhö

■■□ **Xue haltend**
Blutungen durch Kälte-Schwäche *algor depletionis*: Hämatemesis, Epistaxis, Blut im Stuhl oder Blut nach Defäkation

■■□ **hämostyptisch**
Blutungen, v.a. im Bereich des Gastrointestinal-Traktes

■■□ **Brechreiz stillend**
Übelkeit, Brechreiz, Schwangerschaftserbrechen

■■□ **Gegenläufigkeiten/Kontravektionen absenkend**
Übelkeit, Brechreiz, Hyperemesis gravidarum

■■□ **Diarrhö beendend**
Diarrhö durch Defizienz des FK Milz *o. lienalis*

■□□ **Ekzeme, Verbrennungen und Geschwüre**
Geschwüre, Schwellungen, Erysipel, Ulzerationen (äußerliche Anwendung)

Physiologische/pharmakologische Wirkung antiemetisch

Besonderes der gebrannte Lehm wurde aus der Mitte der Feuerstelle entnommen, wo er oft jahrelang der Glut und den Verbrennungsgasen ausgesetzt war; diese Arznei enthält v.a. Aluminiumsilikat, Aluminium und Eisenoxyde

Tagesdosis 15–30 g

Kochzeit 30–40 min, im Dekokt in ein Tuch verpackt

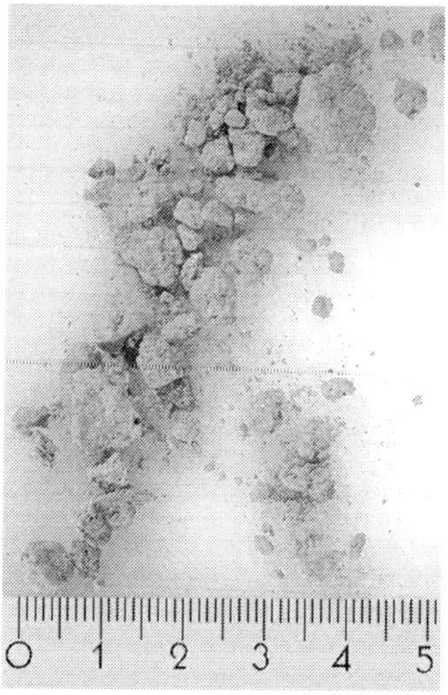

Kombinationen

- Hämatemesis, Epistaxis → Honig (Fengmi) S. 730
- Blut im Stuhl → Zingiberis rhizoma (Ganjiang) S. 416, Asini corii gelatinum (Ejiao) S. 782, Scutellariae radix (Huangqin) S. 190
- chronisch Blut im Stuhl bei Kälte-Schwäche *algor depletionis* → Cinnamomi cassiae cortex (Rougui) S. 402, Artemisiae argyi folium (Aiye) S. 596, Angelicae sinensis radix (Danggui) S. 780
- morgendliche Übelkeit bei Kälte-Schwäche *algor depletionis* → Zingiberis viridis rhizoma (Shengjiang) S. 50, Bambusae in taeniam caulis (Zhuru) S. 82
- Diarrhö bei Defizienz der Mitte → Halloysitum rubrum (Chishizhi) S. 844
- Nausea, Brechreiz, Hyperemesis gravidarum → Pinelliae rhizoma (Banxia) S. 86, Zingiberis rhizoma (Ganjiang) S. 416
- Hyperemesis gravidarum → Agastachis seu Pogostemonis herba (Huoxiang) S. 284, Bambusae in taeniam caulis (Zhuru) S. 82, Zingiberis viridis rhizoma (Shengjiang) S. 50

Kontraindikation Hitze *calor*, Defizienz des Yin; fehlende Kälte *algor*, fehlende Defizienz des Yang

Gravidität Anwendung erlaubt

Typhae pollen
Puhuang

蒲黄

Familie: Typhaceae
Stammpflanze: *Typha angustifolia*
deutsch: Rundkolbenpollen, Rohrkolbenpollen
englisch: cattail pollen

Temperaturverhalten
■■□ neutral

Geschmack *Sapor*
■■□ süß
■□□ scharf

Funktionskreis-/ Orbisbezug
■■■ Leber *hepaticus*
■■□ Herzbeutel *pericardialis*
■□□ Herz *cardialis*
■□□ Milz *lienalis*

Wirkrichtung
■□□ tief

Wirkort
unterer Wärmebereich *Calorium*, Tiefe, Innere *intima*

Wirkung/Indikation

■■■ **Xue haltend**
Blutungen aus allen Körperöffnungen, gynäkologische Blutungen, blutende Wunden, Menstruationsstörungen, Dysmenorrhö, abdominelle Schmerzen nach der Geburt

■■■ **hämostyptisch**
adstringierend: blutiges Erbrechen, Nasenbluten, Blut im Urin, Blut im Stuhl, blutiger Auswurf, subkutane und innerliche Blutungen

■□□ **Xue kühlend**
Blutungen durch Xue-Hitze *calor xue*

■■□ **Xue bewegend**
Stauungen

■■□ **Stasen des Xue lösend**
Schmerzen im Brustbereich, Dysmenorrhö, postpartale Schmerzen

■□□ **diuretisch**
Miktionsstörungen, Stasen im unteren Wärmebereich *Calorium*

Physiologische / pharmakologische Wirkung hämostyptisch, Hemmung der Thrombozytenaggregation, Vorsicht bei Kombination mit Antikoagulantien oder Thrombozytenaggregationshemmern, antihypertensiv, lipidsenkend, entzündungshemmend. Nach neuerer Forschung Anwendung bei Angina pectoris; tierexperimentell wurde eine Stimulation des Uterus, v. a. post partum beobachtet.

Toxizität tierexperimentell wurden allergische Reaktionen beobachtet (Schweine), ebenso Verminderung von Leukozyten und Erythrozyten (Mäuse)

Tagesdosis 6–12 g, Standard 6 g

Kochzeit 20 min in einem Tuch abkochen

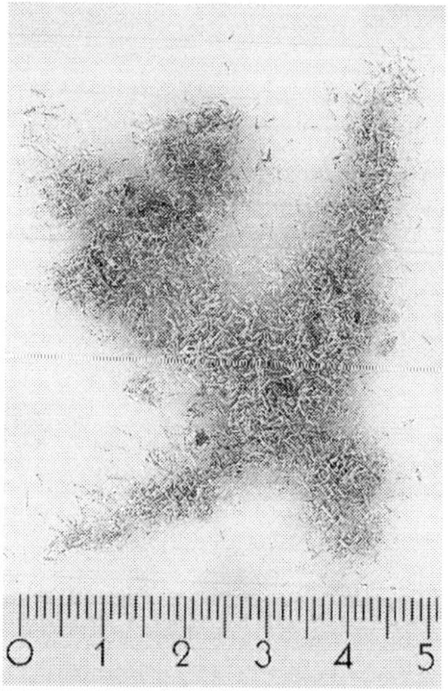

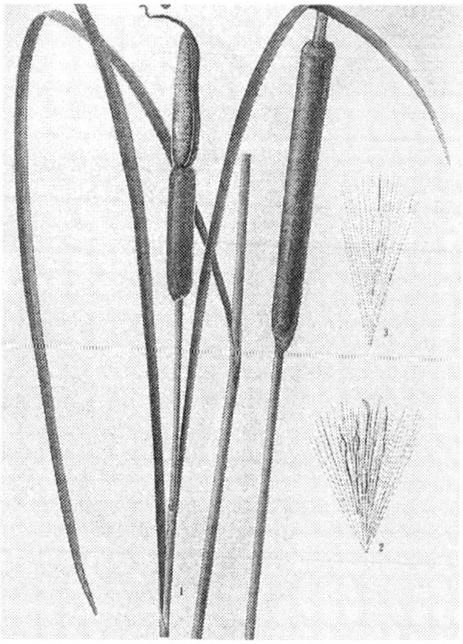

Kombinationen

- feuchte Hitze im FK Blase *calor humidus o. vesicalis* mit blutigem Urin, schmerzhafter Miktion, chronische blutige Stühle bei Schwäche in den FK Milz und Niere *depletio oo. lienalis et renalis* → Cephalanopli h. (Xiaoji) S. 600
- Schmerzen im Abdomen, ziehende Schmerzen, überstarke Lochien → Zingiberis rhiz. (Ganjiang) S. 416
- Stasen des Xue mit Schmerzen in Thorax und Abdomen, Menstruationsstörungen, starke Lochien → Pteropi excr. (Wulingzhi) S. 588
- äußere Blutungen nach Traumen (lokale Anwendung) → Sepiae endoconcha (Haipiaoxiao) S. 864
- Wunden mit Schmerzen, Schwellungen (lokale Anwendung) → Honig
- Xue-Hitze *calor xue*, Blutungen → Agrimoniae h. (Xianhecao) S. 594, Rubiae r. (Qiancaogen) S. 616, Ecliptae h. (Hanliancao) S. 802, Biotae f. (cacumen) (Cebaiye)

Gravidität Anwendung verboten

XIII Schleim *pituita* umwandelnde Arzneimittel *mm. transformatoria pituitae*

XIIIa Kalten Schleim *pituita* umwandelnde Arzneimittel *mm. transformatoria pituitae algidae*

Übersicht

XIIIb Kühlende und heißen Schleim *pituita* umwandelnde Arzneimittel *mm. frigida transformatoria pituitae calidae*

Übersicht

XIIIc Husten und Keuchen stillende Arzneimittel *mm. tussostatica*

Übersicht

Arzneimittelbild

Eigenschaften

Diese Arzneimittel können bei folgenden Situationen, in denen Schleim *pituita* entstehen kann, rezeptiert werden:

- Wenn Kälte *algor* die Säfte und das Wasser kondensiert
- Hitze *calor* konsumiert die Säfte und das Wasser
- Eine Qi-Stagnation verlangsamt den Fluss der Säfte und des Wassers oder bringt sie sogar zum Stillstand, dann kommt es zu Akkumulationen, die zu Schleim *pituita* verdichtet werden können
- durch die Kraft des Qi kann dieser Schleim *pituita* im ganzen Körper verteilt werden und es entsteht **sichtbarer Schleim** (häufig im FK Lunge *o. pulmonalis*) mit Symptomen wie Husten, Keuchen, Asthma; oder **unsichtbarer Schleim** mit Symptomen wie Übelkeit, Brechreiz, Inappetenz (FK Magen *o. stomachi*), kontravektiv aufsteigendes Qi, Störungen des Sensoriums, der Körperöffnungen *Orifizien* mit Schwindel, Benommenheit, Tinnitus, Schweregefühl im Kopf; Palpitationen, Unruhe, Schweiße, Depressionen, Delirium, Manie, Apoplex, Epilepsie (FK Herz *o. cardialis*); Blockade der Zirkulation von Qi und Xue mit der Folge von lokalen Beschwerden (Leitbahnen und Kollaterale)
- in Zusammenhang mit anderen pathogenen Faktoren können über längere Zeit Zusammenballungen, Verdichtungen oder auch Tumoren entstehen

Funktionskreisbezug

- FK Lunge, Dick- und Dünndarm *oo. pulmonalis et intestinorum*: tussostatisch, Schleim *pituita* beseitigend: Platycodi radix (Jiegeng), Fritillariae bulbus (Beimu), Eriobotryae folium (Pipaye), Peucedani radix (Qianhu), Cynanchi stauntonii radix (Baiqian), Asteris radix (Ziwan), Farfarae flos (Kuandonghua)
- FK Herz, Leber, Gallenblase, Magen, Blase *oo. cardialis, hepaticus, felleus, stomachi, vesicalis* mit unsichtbarem Schleim *pituita* in diesen Leitbahnen: Bambusae in taeniam caulis (Zhuru), Aurantii fructus

immaturus (Zhishi), Micae lapis aureus (Jinmengshin), Sargassum (Haizao), Eckloniae thallus (Kunbu), Meretricis / Cyclinae concha (Haigeke)

Geschmacksrichtung *sapor* und Temperaturverhalten

- Scharf und bitter: Schärfe verteilt und hebt empor, zerteilt festen Schleim *pituita*; Bitteres trocknet, senkt ab und eliminiert Schleim *pituita*
- Salzig: erweicht Verhärtungen, wird häufig zur Zerstreuung von unsichtbarem Schleim *pituita* bei Verdichtungen und Verhärtungen (z. B. Lymphadenitis, Lymphknotenverhärtungen, Tumore) verwendet, z. B. Fritillariae bulbus (Beimu), Sargassum (Haizao), Eckloniae thallus (Kunbu), Arcae concha (Walengzi), Micae lapis aureus (Jinmengshin)
- Kalt: heißer Schleim *pituita calida* mit dickem, grünem, zähem Schleim, ist schwer zu expektorieren, mentale Verwirrtheit, roter Zungenkörper, gelber klebriger Belag, schlüpfrige und schnelle Pulse *pp. lubrici et celeri*, z. B. Bambusae concretio silicea (Tianzhuhuang), Mori cortex (Sangbaipi), Fritillariae bulbus (Beimu), Trichosanthis fructus et semen (Gualou)
- Warm: kalter Schleim *pituita algida* mit reichlich weißlichem, wässrigem Sputum, z. B. Pinelliae rhizoma (Banxia), Armeniacae semen (Xingren), Perillae fructus (Zisuzi), Arisaematis rhizoma (Tiannanxing), Typhonii rhizoma praeparatum (Baifuzi), Sinapis albae semen (Baijiezi)

Vergleich der Einzelarzneimittel dieser Gruppe

Wirkkraft, um Husten zu lindern

Mori cortex (Sangbaipi) S. 688	■■■■■■■■■■
Fritillariae bulbus (Beimu) S. 660	■■■■■■■■■□
Armeniacae semen (Xingren) S. 676	■■■■■■■■■□
Platycodi radix (Jiegeng) S. 648	■■■■■■■■■□
Eriobotryae folium (Pipaye) S. 682	■■■■■■■■■□
Peucedani radix (Qianhu) S. 668	■■■■■■■■■□
Cynanchi stauntonii radix (Baiqian) S. 640	■■■■■■■■■□
Farfarae flos (Kuandonghua) S. 684	■■■■■■■■■□
Asteris radix (Ziwan) S. 678	■■■■■■■□□□
Stemonae radix (Baibu) S. 690	■■■■■■■□□□
Mori folium (Sangye) S. 66	■■■■■■□□□□

Wirkkraft, um das Lungen-Qi *qi pulmonale* abzusenken und Keuchen beseitigen

Lepidii/Descurainiae semen (Tinglizi) S. 686	■■■■■■■■■■
Gypsum fibrosum (Shigao) S. 136	■■■■■■■■■■
Mori cortex (Sangbaipi) S. 688	■■■■■■■■□□
Perillae fructus (Zisuzi) S. 646	■■■■■■■■□□
Inulae flos (Xuanfuhua) S. 644	■■■■■■■■□□
Aurantii fructus immaturus (Zhishi) S. 492	■■■■■■■■□□
Pinelliae rhizoma (Banxia) S. 86	■■■■■■■□□□
Cynanchi stauntonii radix (Baiqian) S. 640	■■■■■■■□□□
Armeniacae semen (Xingren) S. 676	■■■■■■■□□□

Wirkkraft, um Schleim *pituita* zu beseitigen, Husten zu lindern mit warmem Temperaturverhalten

Sinapis albae semen (Baijiezi) S. 650	■■■■■■■■■■
Inulae flos (Xuanfuhua) S. 644	■■■■■■■■□□
Perillae fructus (Zisuzi) S. 646	■■■■■■■■□□
Arisaematis rhizoma (Tiannanxing) S. 636	■■■■■■■■□□
Pinelliae rhizoma (Banxia) S. 86	■■■■■■■□□□
Cynanchi stauntonii radix (Baiqian) S. 640	■■■■■■■□□□
Asteris radix (Ziwan) S. 678	■■■■■■■□□□
Armeniacae semen (Xingren) S. 676	■■■■■■■□□□

Wirkkraft, um Schleim *pituita* zu beseitigen, Husten zu lindern mit kaltem Temperaturverhalten

Lepidii/Descurainiae semen (Tinglizi) S. 686	■■■■■■■■■■
Fritillariae bulbus (Beimu) S. 660	■■■■■■■■□□
Trichosanthis fructus (Gualou) S. 674	■■■■■■■■□□
Bambusae concretio silicea (Tianzhuhuang) S. 656	■■■■■■□□□□
Bambusae caulis in taeniam (Zhuru) S. 82	■■■■■■□□□□
Eriobotryae folium (Pipaye) S. 682	■■■■■■□□□□

Wirkkraft, um dickes Sputum zu lösen

Arcae concha (Walengzi) S. 654	■■■■■■■■■■
Meretricis/Cyclinae concha (Haigeke) S. 664	■■■■■■■■■□
Trichosanthis fructus (Gualou) S. 674	■■■■■■■□□□
Eriobotryae folium (Pipaye) S. 682	■■■■■■□□□□
Fritillariae bulbus (Beimu) S. 660	■■■■■■□□□□

Wirkkraft, um Schleim *pituita* auszuleiten und Verhärtungen zu erweichen

Arcae concha (Walengzi) S. 654	■■■■■■■■■■
Ostreae concha (Muli) S. 436	■■■■■■■■□□
Sargassum (Haizao) S. 670	■■■■■■■□□□
Eckloniae thallus (Kunbu) S. 658	■■■■■■■□□□
Prunellae spica (Xiakucao) S. 146	■■■■■■□□□□
Scrophulariae radix (Xuanshen) S. 176	■■■■■■□□□□
Fritillariae bulbus (Beimu) S. 660	■■■■■■□□□□

Wirkkraft, um unsichtbaren Wind-Schleim *ventus pituitae* auszuleiten

Typhonii rhizoma praeparatum (Baifuzi) S. 652	■■■■■■■■■■
Sinapis albae semen (Baijiezi)S. 650	■■■■■■■■□□
Arisaematis rhizoma (Tiannanxing) S. 636	■■■■■■■□□□
Gastrodiae rhizoma (Tianma) S. 458	■■■■■■■□□□
Pinelliae rhizoma (Banxia) S. 86	■■■■■■□□□□
Bambusae concretio silicea (Tianzhuhuang) S. 656	■■■■■■□□□□
Bombyx batryticatus (Jiangcan) S. 456	■■■■■□□□□□

Wirkkraft, um unsichtbaren Schleim *pituita* auszuleiten und die Sinne zu öffnen

Typhonii rhizoma praeparatum (Baifuzi) S. 652	■■■■■■■■■■
Sinapis albae semen (Baijiezi) S. 650	■■■■■■■■■■
Gleditsiae fructus (Zaojiao) S. 642	■■■■■■■■■■
Micae lapis aureus (Jinmengshin) S. 666	■■■■■■■■■■
Curcumae longae tuber (Yujin) S. 548	■■■■■■■■□□
Bambusae caulis in taeniam (Zhuru) S. 82	■■■■■■□□□□
Acori rhizoma (Changpu) S. 274	■■■■■■□□□□
Polygalae radix (Yuanzhi) S. 448	■■■■■■□□□□

Zusammenfassung

Trocknung von Feuchtigkeit *humor*, Lösung von Schleim *pituita*

Arisaematis rhizoma (Tiannanxing) S. 636 → zerstreut Wind *ventus*, löst Spasmen

Gleditsiae fructus (Zaojiao) S. 642 → öffnet das Sensorium, zerstreut Verhärtungen und Verdichtungen

Gleditsiae spina (Zaojiaoci) S. 558 → eliminiert Toxine, leitet Eiter aus, fördert die Xue-Zirkulation, reduziert Schwellungen

Pinelliae rhizoma (Banxia) S. 86 → beseitigt Nausea, Erbrechen

Sinapis albae semen (Baijiezi) S. 650 → wärmt den FK Lunge *o. pulmonalis* und löst so Schleim *pituita*, verteilt das Qi, öffnet die Leitbahnen, lindert Schmerzen

Typhonii rhizoma praeparatum (Baifuzi) S. 652 → eliminiert Toxine, beseitigt Verhärtungen

Lösung von Schleim *pituita*, Linderung von Husten

Cynanchi stauntonii radix (Baiqian) S. 640 → beruhigt den FK Lunge *o. pulmonalis*, zerstreut Kälte-Wind *algor venti*

Fritillariae bulbus (Beimu) S. 660 → stillt chronischen Husten, befeuchtet den FK Lunge *o. pulmonalis*

Fritillariae thunbergii bulbus (Zhebeimu) S. 662 → eliminiert Toxine, kühlt Hitze *calor*, beseitigt Stagnationen

Inulae flos (Xuanfuhua) S. 644 → senkt Magen- und Lungen-Qi *qi stomachi et pulmonale* ab

Peucedani radix (Qianhu) S. 668 → zerstreut Hitze-Wind *calor venti*

Platycodi radix (Jiegeng) S. 648 → belüftet den FK Lunge *o. pulmonalis*, löst den Rachen, leitet Eiter aus

Klärung von Hitze *calor*, Lösung von Schleim *pituita*

Bambusae concretio silicea (Tianzhuhuang) S. 656 → beendet Krampfneigungen

Bambusae caulis in taeniam (Zhuru) S. 82 → kühlt Hitze *calor*, löst Schleim *pituita* in den FK Lunge und Magen *oo. pulmonalis et stomachi*

Eckloniae thallus (Kunbu) S. 658 → erweicht Verhärtungen und Verdichtungen

Meretricis/Cyclinae concha (Haigeke) S. 664 → erweicht Verhärtungen, neutralisiert die Magensäure

Micae lapis aureus (Jinmengshin) S. 666 → beseitigt hartnäckigen Schleim *pituita*, verankert den FK Leber *o. hepaticus*, stoppt Tremor

Sargassum (Haizao) S. 670 erweicht Verhärtungen und Verdichtungen

Trichosanthis fructus (Gualou) S. 674 → reguliert das Lungen-Qi *qi pulmonale*, löst und weitet den Thorax, befeuchtet den Darmbereich

Stützung des FK Lunge *o. pulmonalis*

Sterculiae lychnophorae semen (Pangdahai) S. 672 → kühlt und belüftet den FK Lunge *o. pulmonalis*, befeuchtet den Darmbereich, stärkt die Stimme

Erleichterung von Husten und Keuchen

Armeniacae semen (Xingren) S. 676 → erleichtert Keuchen, befeuchtet den FK Lunge *o. pulmonalis* und den Darmbereich

Asteris radix (Ziwan) S. 678 → befeuchtet Trockenheit *ariditas*, löst Schleim *pituita*

Eriobotryae folium (Pipaye) S. 682 → senkt das Magen-Qi *qi stomachi* ab, löst Schleim *pituita*

Gingko semen (Baiguo) S. 840 → erleichtert Keuchen, konsolidiert das Jing/Essenz/Struktivpotential

Perillae fructus (Zisuzi) S. 646 → senkt das Lungen-Qi *qi pulmonale* ab, löst Schleim *pituita*, erleichtert Dyspnoe

Stemonae radix (Baibu) S. 690 → antiparasitär

Farfarae flos (Kuandonghua) S. 684 → befeuchtet Trockenheit *ariditas*, löst Schleim *pituita*

Senkung des Lungen-Qi *qi pulmonale*, Stillung von Dyspnoe, Steigerung der Miktion, Reduktion von Schwellungen

Lepidii/Descurainiae semen (Tinglizi) S. 686 → leitet gestautes Wasser (Ödeme) aus dem Thoraxbereich aus

Mori cortex (Sangbaipi) S. 688 → starke Klärung des FK Lunge *o. pulmonalis*

Arzneimittel aus anderen Gruppen zur Lösung von Schleim *pituita* und Erleichterung von Husten und Keuchen

Adenophorae radix (Nanshashen) . . . . S. 794
Asari radix (Xixin) . . . . S. 28
Chebulae fructus (Hezi) . . . . S. 832
Citri reticulatae pericarpium (Chenpi) . . . . S. 496
Ephedrae herba (Mahuang) . . . . S. 34
Gecko (Gejie) . . . . S. 770
Glycyrrhizae radix (Gancao) . . . . S. 728
Juglandis semen (Hutaoren) . . . . S. 772
Mume fructus (Wumei) . . . . S. 850
Polygalae radix (Yuanzhi) . . . . S. 448
Raphani semen (Laifuzi) . . . . S. 704
Schisandrae fructus (Wuweizi) . . . . S. 862
Zingiberis rhizoma (Ganjiang) . . . . S. 416

Arisaematis rhizoma 天南星
Tiannanxing

Familie: Araceae
Präparierte Form: Zhi tian nan xing
Stammpflanze: *Arisaema consanguineum*, u.a.
deutsch: Feuerkolbenwurzelstock
englisch: jack-in-the-pulpit rhizome, star of the southern

Temperaturverhalten
■■□ warm

Geschmack *Sapor*
■■□ bitter
■□□ scharf

Wirkrichtung
■□□ emporhebend

Wirkort
Tiefe, Innere *intima*, Leitbahnen

Funktionskreis-/ Orbisbezug
■■■ Lunge *pulmonalis*
■■□ Leber *hepaticus*
■■□ Milz *lienalis*

Wirkung/Indikation

■■■ **kalten Schleim *pituita* algida umwandelnd**
hartnäckiger, chronischer Schleim, Husten

■■□ **Feuchtigkeit *humor* trocknend**
Schleim, Druck- und Spannungsgefühl in der Brust

■■□ **inneren Wind *ventus internus* besänftigend**
Fazialisparese, Apoplexfolgen, Hemiplegie, Paresen, Paralysen, Krampfneigung, Opisthotonus

■■□ **krampflösend**
Spasmen, Zuckungen, klonisch-tonische Krämpfe

■■□ **Feuchtigkeit bei Wind *humor venti* ausleitend**
Schwellungen, Gliederschmerzen, Gelenkschmerzen

■■□ **Schwellung zerteilend**
auch äußerliche Anwendung: Geschwüre, Ulzerationen, Karbunkel, traumatische Schwellungen

■■□ **Schleim und Wind *pituta venti* ausleitend**
Krämpfe, Taubheitsgefühl, Schweregefühl und Schmerzen in den Extremitäten, Fazialisparese, Spasmen, Epilepsie, Hemiplegie, Migräne, Neuralgie, Arthritis

Physiologische/pharmakologische Wirkung antikonvulsiv, sedierend (Vorsicht bei Kombination mit Barbituraten oder anderen sedierenden Pharmaka, Vorsicht im Verkehr), in vitro antitumorös, wird nach neuerer Forschung in der Onkologie angewendet.

Toxizität Durch Vorbehandlung, Abkochung und durch Ingwer wird die Toxizität der unpräparierten Droge (z.B. Irritationen von Zunge und Mundhöhle) vermindert.

Tagesdosis 2–10 g, Standard 5 g **Kochzeit** 20 min

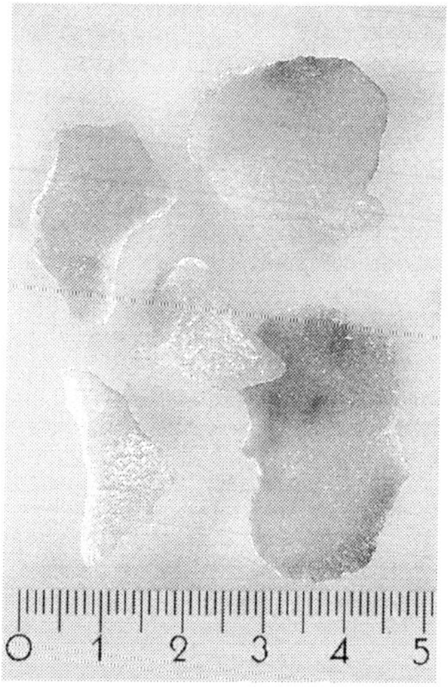

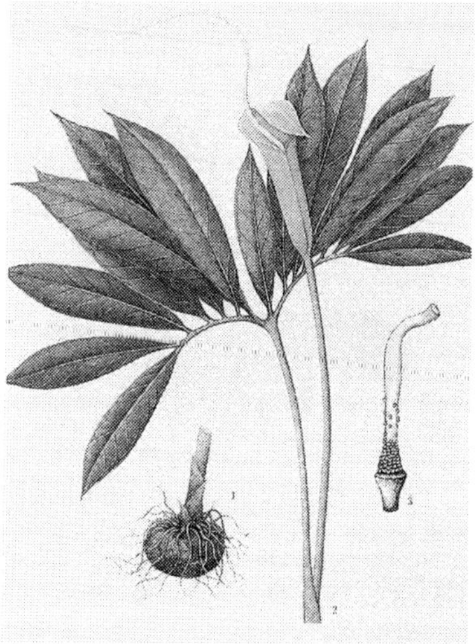

Kombinationen

- Blockaden durch Feuchtigkeit-Schleim *humor pituitae*: schwer zu expektorierender Auswurf, Spannungen und Völlegefühl im Thorax, Husten → Pinelliae rhiz. (Banxia) S. 86, Citri reticulatae peric. (Chenpi) S. 496, Citri aurantii fr. (Zhike) S. 490
- Hitze im FK Lunge *calor o. pulmonalis* mit gelbem zähem Schleim, Husten → Scutellariae r. (Huangqin) S. 190, Trichosanthis fructus (Gualou) S. 674
- Schleim-Wind *pituita* venti mit Benommenheit, Schwindel, Spastizität, Krampfneigung → Gastrodiae rhiz. (Tianma) S. 458
- schmerzhafte Blockaden durch Feuchtigkeit-Wind *humor venti* → Atractylodis rhiz. (Cangzhu) S. 292
- Feuchtigkeit-Wind *humor venti*, innerer Wind *ventus internus*: Spasmen, Krämpfe, epileptiforme Symptomatik, Hemiplegie, Paresen, Paralysen → Pinelliae rhiz. (Banxia) S. 86, Gastrodiae rhiz. (Tianma) S. 458, Zingiberis rhiz. (Ganjiang) S. 416, Typhonii rhizoma praeparatum (Baifuzi) S. 652, Aconiti r. lateralis praep. (Fuzi) S. 396, Saposhnikoviae radix (Fangfeng) S. 46, Notopterygii rhiz. (Qianghuo) S. 42, Angelicae dahuricae r. (Baizhi) S. 26

Kompatibilität

- gestört durch Illicii fr.
- beschränkt durch Aconiti r. lateralis praep. (Fuzi) S. 396, Zingiberis rhiz. (Ganjiang) S. 416, Zingiberis viridis rhiz. (Shengjiang) S. 50
- Toxizität aufgehoben durch Saposhnikoviae radix (Fangfeng) S. 46, Abkochen
- dämpft die Giftigkeit von Cinnabaris (Zhusha) S. 426

Kontraindikation Schwäche *depletio* des Yin, trockener Husten, Trockenheit im FK Lunge *ariditas o. pulmonalis*

Gravidität Anwendung verboten

Centipedae herba
Ebushicao

鹅不食草

Familie: Asteraceae
Stammpflanze: *Centipeda minima*
deutsch: Centipedenkraut
englisch. Centipeda herb

Temperaturverhalten
■□□ warm

Geschmack *Sapor*
■■□ scharf

Funktionskreis-/ Orbisbezug
■■■ Lunge *pulmonalis*
■□□ Leber *hepaticus*
■□□ Milz *lienalis*

Wirkrichtung
■□□ absenkend

Wirkort
Lunge, Nase

Wirkung/Indikation

■■□ **Schleim *pituita* kanalisierend**
Husten mit viel Auswurf, verstopfte Nase

■■□ **Husten stillend**
Keuchhusten, Husten mit viel Auswurf

■□□ **Schwellung zerteilend**
verstopfte Nase, Geschwüre, äußerliche Schwellungen, Infektionen durch Insektenstiche, Schlangenbisse

■■□ **entgiftend und desinfizierend**
infizierte Wunden, Geschwüre, Schwellungen durch Insektenstiche, Schlangenbisse (äußerliche Anwendung)

■□□ **Kälte *algor* zerstreuend**
Keuchhusten, Husten, Blockaden des Lungen-Qi *qi pulmonale* durch Kälte *algor*

Toxizität kann die Magenschleimhaut irritieren, deshalb Vorsicht bei magenempfindlichen Patienten. Dieser Nebeneffekt kann durch Zugabe von Bletillae rhizoma (Baiji), Fritillariae bulb. (Beimu) oder andere den Magen schützenden Drogen gemildert werden.

Tagesdosis 2–6 g, Standard 2 g **Kochzeit** 20 min

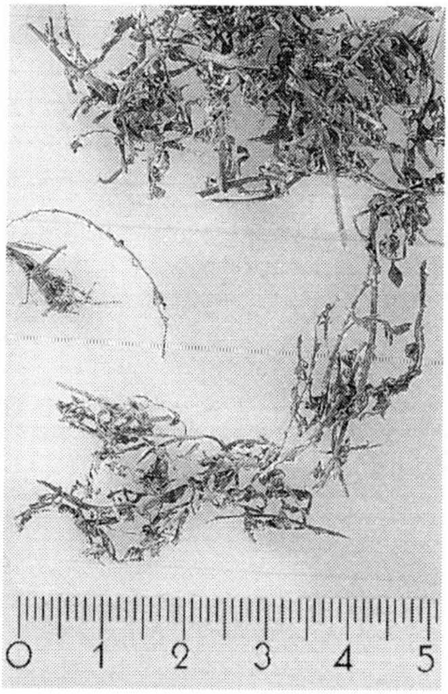

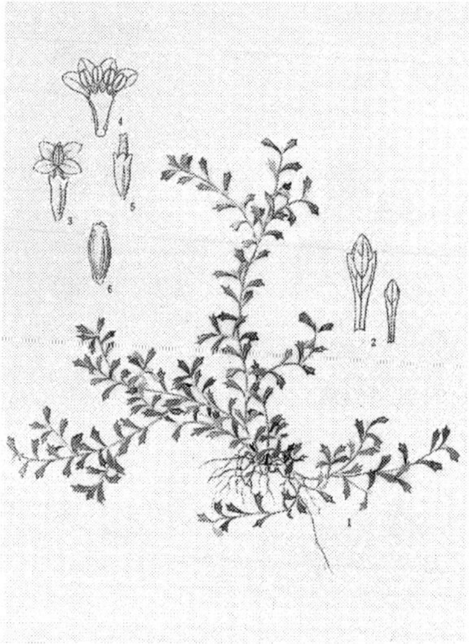

Kombinationen
- verstopfte Nase → Magnoliae fl. (Xinyi) S. 38, Xanthii fr. (Cangerzi) S. 384
- verstopfte Nase, viel Nasensekret (lokale Anwendung) → Asari h. cum r. (Xixin) S. 28, Angelicae dahuricae r. (Baizhi) S. 26, Magnoliae fl. (Xinyi) S. 38

Kontraindikation Schwäche *depletio* des Yin, Patienten mit Gastritis oder Duodenalulcera

Gravidität Anwendung erlaubt

Cynanchi stauntonii radix 白前
Baiqian

Familie: Asclepiadaceae
Stammpflanze: *Cynanchum stauntoni*, u.a.
Variante: Cynanchi baiqian radix et rhizoma
deutsch: Schwalbenwurz-Wurzel
englisch: root and rhizome of cynanchum, white before

Temperaturverhalten
■■□ Tendenz warm

Wirkrichtung
■■□ absenkend

Geschmack *Sapor*
■■□ scharf
■□□ süß

Wirkort
Lunge

Funktionskreis-/ Orbisbezug
■■■ Lunge *pulmonalis*

Wirkung/Indikation

■■□ **Qi absenkend**
Husten mit viel Auswurf, Husten mit viel Schleim, pulmonale Blockaden, Stagnationen des Lungen-Qi *qi pulmonale*, Keuchen, hechelnde Atmung

■■□ **Kälte *algor* zerstreuend**
Husten mit Auswurf, Keuchen

■■□ **Schleim *pituita* kanalisierend**
Keuchen, Husten mit viel Schleim

■■□ **Husten stillend**
Husten, Keuchen, Auswurf

■■□ **Keuchen stillend**
Keuchen bei Kälte-Fülle *algor repletionis*, Stagnationen des Lungen-Qi *qi pulmonale*

Physiologische/pharmakologische Wirkung schleimlösend durch die enthaltenen Saponine

Toxizität kann zu Irritationen des Gastrointestinaltraktes mit Nausea und Erbrechen führen, deshalb Vorsicht bei Patienten mit peptischen oder blutenden Ulcera. Trocknung mit Honig mildert diese Wirkung.

Bemerkung häufig verwendet mit Peucedani radix (die beiden qian).

Tagesdosis 3–9 g, Standard 3 g **Kochzeit** 20 min

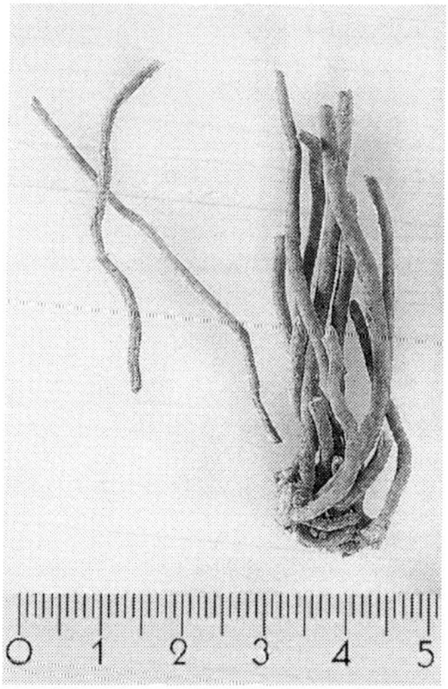

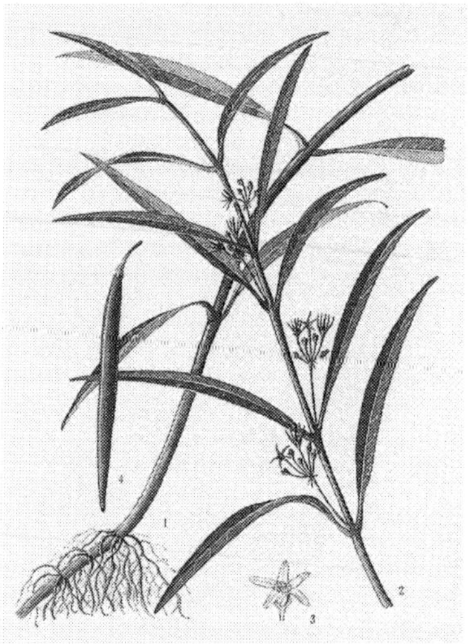

Kombinationen

- Feuchtigkeit-Schleim *humor pituitae*, Blockaden des FK Lunge *o. pulmonalis* mit Husten, Keuchen, schwer zu expektorierendem Auswurf, Atembeschwerden → Asteris r. (Ziwan) S. 678, Pinelliae rhiz. (Banxia) S. 86
- chronischer produktiver Husten → Mori cortex (Sangbaipi) S. 688
- nicht produktive Hustenanfälle, blutiger Auswurf, konsumierender Prozeß in der Lunge → Stemonae r. (Baibu) S. 690
- Kälte-Wind *algor venti*, Schleim *pituita*-Blockaden: Husten → Platycodi r. (Jiegeng) S. 648, Schizonepetae h. (Jingjie) S. 48
- Feuchtigkeit *humor*, Ödeme → Atractylodis rhiz. (Cangzhu) S. 292

Kontraindikation Schwäche *depletio* des Qi, Schwäche *depletio* des Nieren-Yang *yang renale*, so daß sich das Lungen-Qi *qi pulmonale* nicht absenken kann

Gravidität Anwendung erlaubt

Gleditsiae fructus 皂角
Zaojiao

Familie: Fabaceae
Stammpflanze: *Gleditsia sinensis*
Variante: Gleditsiae abnormalis fructus
deutsch: Seifenbohnenfrüchte, Schotenbaumfrüchte
englisch: Chinese honeylocust fruit, soap thorn

Temperaturverhalten
■■□ warm

Geschmack *Sapor*
■■□ scharf
■□□ bitter

Wirkrichtung
■■□ absenkend

Wirkort
Lunge, Leitbahnen

Funktionskreis-/ Orbisbezug
■■■ Lunge *pulmonalis*
■□□ Dickdarm *intestini crassi*

Wirkung/Indikation

■■■ **kalten Schleim *pituita algida* umwandelnd**
erschwerte Atmung, Husten, Keuchen, viel zäher Auswurf. Schleim *pituita* in den Leitbahnen: Bewußtlosigkeit, epileptiforme Symptomatik, Fazialisparese

■■□ **Feuchtigkeit *humor* ausleitend**
Schwellungen, Geschwüre, Atembeschwerden

■■□ **Energiebahnen und Sinne öffnend**
Bewußtlosigkeit, epileptiforme Symptomatik

■□□ **laxierend**
als Suppositorien bei Obstipation

■□□ **entgiftend und desinfizierend**
als Suppositorien bei Rundwürmern

■■□ **Schwellung zerteilend**
Knotenbildungen, Geschwüre (auch äußerliche Anwendung)

Physiologische / pharmakologische Wirkung möglicherweise bildet die Droge mit anderen Wirkstoffen größere und schlechter lösliche Komplexe, deshalb Vorsicht bei Kombination mit anderen Pharmaka, deren Aufnahme behindert werden könnte. Förderung der Magensaft- und Brochialsekretion, expektorierend, in vitro antibiotisch. Inhaltsstoffe u. a. Triterpensaponine.

Toxizität Überdosierung oder Langzeitanwendung kann Übelkeit und Diarrhö verursachen, deshalb nur bei akuten Zuständen verwenden. Überdosierung: Nausea, Erbrechen, Diarrhö, Irritabilität, Schwäche der Extremitäten, epigastrisches Völlegefühl bis zu ZNS- und Atem-Depression.

Bemerkung hauptsächlich als Pulver oder in Pillen verwendet.

Tagesdosis 2–6 g, Standard 3 g **Kochzeit** 20 min

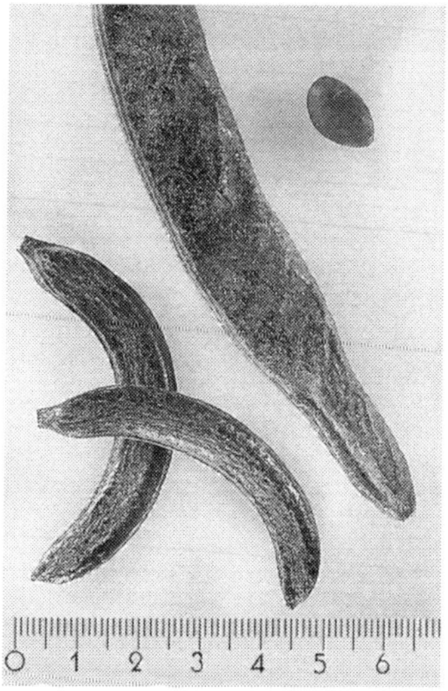

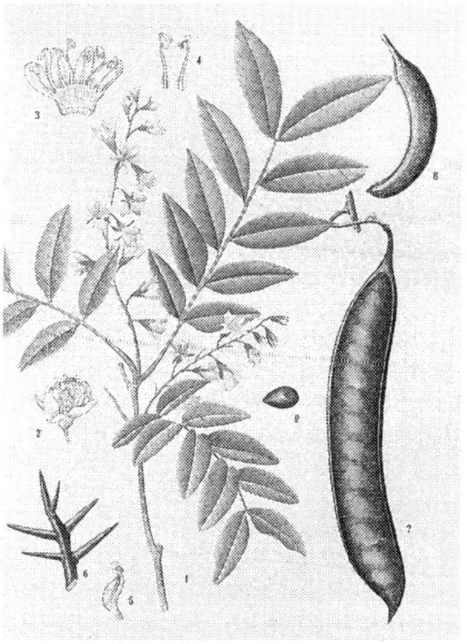

Kombinationen

- dicker, zäher Auswurf, schwer zu expektorierender Auswurf, chronische Bronchitis, Husten, Keuchen, Ziehen im Thorax → Ephedrae h. (Mahuang) S. 34
- plötzliche Bewußtlosigkeit, Kiefersperre, Atembeschwerden, blasser Teint (über die Nase als Pulver einzunehmen) → Asari h. cum r. (Xixin) S. 28
- Abszesse, Entzündungen, Geschwüre im Frühstadium → Lonicerae fl. (Jinyinhua) S. 222
- eröffnete Abszesse, Geschwüre, eitriges Sekret → Angelicae dahuricae r. (Baizhi) S. 26
- Obstipation (mit Honig als Suppositorium) → Asari h. cum r. (Xixin) S. 28
- kalter Schleim *pituita algida*: Husten, Schweratmigkeit, zäher Schleim → Pinelliae rhiz. (Banxia) S. 86, Raphani s. (Laifuzi) S. 704
- epileptische Anfälle, plötzliche Ohmnacht (über die Nase als Pulver einzunehmen) → Asari h. cum r. (Xixin) S. 28, Arisaematis rhiz. (Tiannanxing) S. 636, Pinelliae rhiz. (Banxia) S. 86, Menthae h. (Bohe) S. 64

Kompatibilität

- gefördert durch Biotae seu Platycladi s. (Baiziren) S. 446
- gestört durch Ophiopogonis r. (Maimendong) S. 814
- beschränkt durch Ginseng r. (Renshen) S. 726, Sophorae flavescentis r. (Kushen) S. 192
- dämpft die Giftigkeit von Cinnabaris (Zhusha) S. 426, Sulfur (Liuhuang), Salmiacum

Kontraindikation blutiges Erbrechen, Schwäche *depletio*-Symptomatik

Gravidität Anwendung verboten

Inulae flos
Xuanfuhua

旋覆花

Familie: Asteraceae
Stammpflanze: *Inula japonica*, u.a.
Variante: Inulae japonicae flos
deutsch: Alantblüten
englisch: inula flower; revolved, upturned flower

Temperaturverhalten
■■□ Tendenz warm

Geschmack *Sapor*
■□□ bitter
■□□ scharf

Wirkrichtung
■■■ absenkend

Wirkort
Lunge, oberer Wärmebereich *Calorium*

Funktionskreis-/ Orbisbezug
■■■ Lunge *pulmonalis*
■□□ Dickdarm *intestini crassi*
■■□ Leber *hepaticus*
■■■ Magen *stomachi*
■□□ Milz *lienalis*

Wirkung/Indikation

■■□ **Schleim *pituita* kanalisierend**
Husten, Keuchen, viel Auswurf

■■■ **Qi absenkend**
Keuchen, Atembeschwerden, asthmoide Symptomatik, viel Auswurf, Husten

■■□ **Keuchen stillend**
viel Auswurf, kontravektives/gegenläufiges Qi

■■□ **Gegenläufigkeit/Kontravektion absenkend**
Keuchen, Husten. Magen-Qi *qi stomachi*: Schluckauf, Aufstoßen, Brechreiz

■■□ **Kälte *algor* wärmend**
Kälte-Schwäche im FK Magen *algor depletionis o. stomachi*: Schluckauf, Aufstoßen

Physiologische/pharmakologische Wirkung antiasthmatisch, antitussiv, diuretisch (auch wenn keine Dokumentation über Wechselwirkungen mit westlichen Diuretika vorliegt, ist eine verstärkte Wirkung auf den Elektrolyt- und Wasserhaushalt möglich), antibiotisch, isolierte Inhaltstoffe wirken stimulierend auf die glatte Muskulatur (Peristaltik).

Toxizität nach Einnahme der Droge sind allergische Dermatitis und Diarrhö beobachtet worden; tierexperimentell bei Überdosierung Erhöhung der Atemfrequenz, Erregung, Tremor bis Konvulsionen (nach Injektionen).

Tagesdosis 3–12 g, Standard 5 g

Kochzeit Blüten am Schluss in einem Tuch zugeben, kurz aufkochen und 3 min ziehen lassen

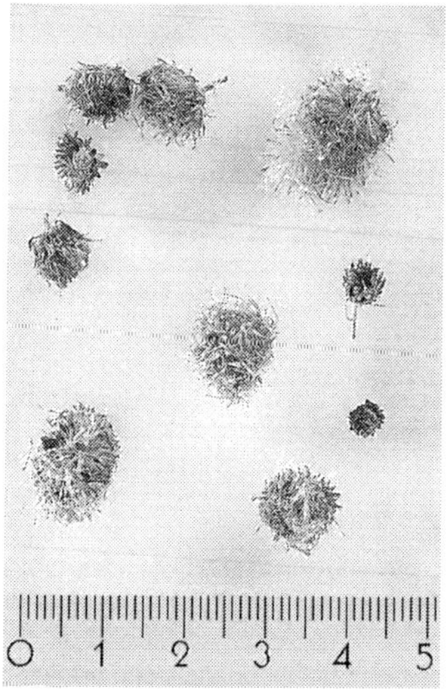

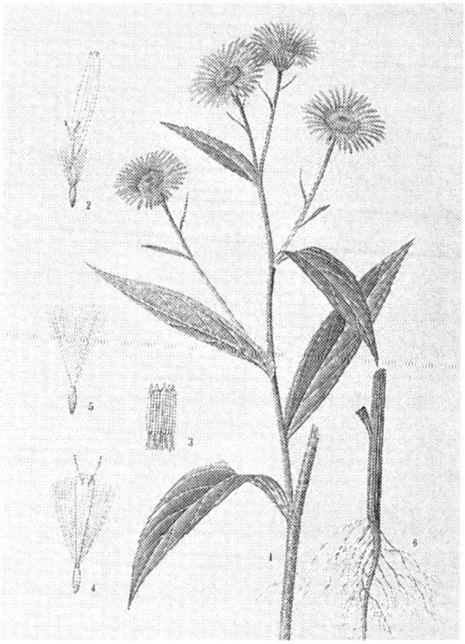

Kombinationen

- kalter Schleim *pituita algida* mit Husten, Keuchen → Pinelliae rhiz. (Banxia) S. 86, Asari h. cum r. (Xixin) S. 28
- Hitze-Schleim *calor pituitae* mit Husten, Keuchen → Platycodi r. (Jiegeng) S. 648, Mori cortex (Sangbaipi) S. 688, Rhei rhiz. (Dahuang) S. 96
- Ansammlung von Säften, Erbrechen, Husten, Keuchen, epigastrische Spannungen → Pinelliae rhiz. (Banxia) S. 86
- Fülle *repletio* des Qi: Husten, Keuchen, Auswurf → Mori cortex (Sangbaipi) S. 688, Citri reticulatae peric. (Chenpi) S. 496, Pinelliae rhiz. (Banxia) S. 86
- Schluckauf, Aufstoßen → Haematitum (Daizheshi) S. 84, Pinelliae rhiz. (Banxia) S. 86, Zingiberis viridis rhiz. (Shengjiang) S. 50

Kontraindikation Schwäche *depletio* des Yin, blutiges Sputum, Hitze-Wind *calor venti*, Trockenheit *ariditas*

Gravidität Anwendung erlaubt

Perillae fructus 紫苏子
Zisuzi

Familie: Labiatae
Stammpflanze: *Perilla frutescens*
deutsch: Schwarznesselfrüchte
englisch: purple perilla fruit, perilla seed

Temperaturverhalten
■■□ warm

Wirkrichtung
■■■ absenkend

Geschmack *Sapor*
■■□ scharf
■□□ aromatisch

Wirkort
Lunge

Funktionskreis-/ Orbisbezug
■■■ Lunge *pulmonalis*
■□□ Dickdarm *intestini crassi*

Wirkung/Indikation

■■□ **Schleim *pituita* kanalisierend**
Husten, Keuchen, Kontravektionen/Gegenläufigkeiten, schleimiger Auswurf, erschwerte Atmung

■■□ **kalten Schleim *pituita algida* umwandelnd**
Husten, Keuchen, viel schleimiger, heller Auswurf

■■■ **Qi absenkend**
Husten, Keuchen, schleimiger Auswurf, erschwerte Atmung, Engegefühl in der Brust

■■□ **Keuchen stillend**
Keuchen, schleimiger Auswurf

■■□ **Husten stillend**
Husten, schleimiger Auswurf

■□□ **laxierend**
Befeuchtung der FK Dünn- und Dickdarm *oo. intestinorum*, Obstipation

Tagesdosis 5–10 g, Standard 6 g **Kochzeit** 20 min

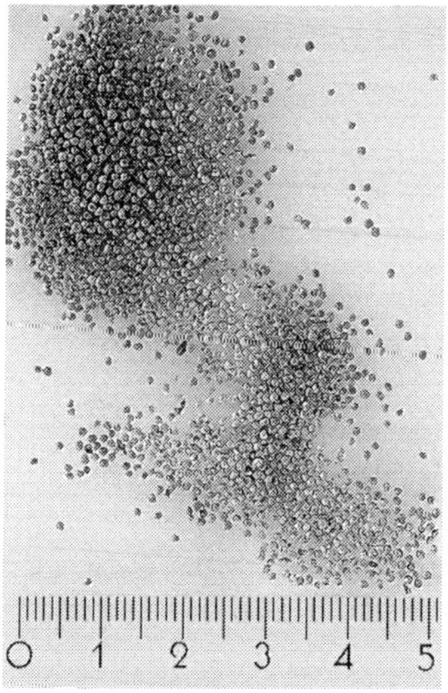

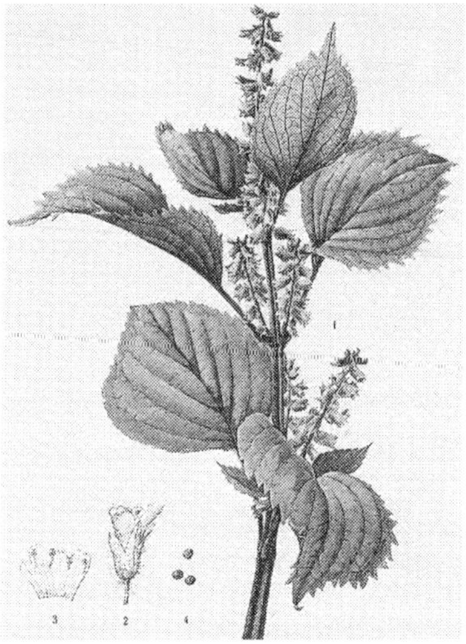

Kombinationen

- Husten, Keuchen, viel zäher Auswurf, Schleim *pituita*-Blockaden → Fritillariae thunbergii bulbus (Zhebeimu) S. 662
- Blockaden durch kalten Schleim *pituita algida*: Husten, Keuchen → Peucedani r. (Qianhu) S. 668, Magnoliae c. (Houpo) S. 298, Pinelliae rhiz. (Banxia) S. 86, Citri reticulatae peric. (Chenpi) S. 496
- hochschlagendes Qi, Schleimbefund: Husten, Keuchen → Pinelliae rhiz. (Banxia) S. 86, Cynanchi stauntonii r. (Baiqian) S. 640
- Trockenheit in den FK Dick- und Dünndarm *ariditas oo. intestinorum* mit Obstipation, Husten, hochschlagendem Lungen-Qi *qi pulmonale* → Cannabis s. (Huomaren) S. 100, Trichosanthis fructus (Gualou) S. 674, Armeniacae semen (Xingren) S. 676

Kontraindikation chronische Diarrhö

Gravidität Anwendung erlaubt

Platycodi radix
Jiegeng

桔梗

Familie: Campanulaceae
Stammpflanze: *Platycodon grandiflorum*
deutsch: Ballonblumenwurzel
englisch: root of the balloon flower

Temperaturverhalten
■□□ Tendenz warm

Geschmack *Sapor*
■■□ scharf
■□□ bitter

Funktionskreis-/ Orbisbezug
■■■ Lunge *pulmonalis*
■□□ Dickdarm *intestini crassi*
■□□ Magen *stomachi*

Meldearznei
Lungen-Leitbahn *s. pulmonalis*

Wirkrichtung
■□□ emporhebend

Wirkort
oberer Wärmebereich *Calorium*

Wirkung/Indikation

■■□ **Qi bewegend und regulierend**
FK Lunge *o. pulmonalis* entfaltend, Husten, Atembeschwerden, Kälte-Wind *algor venti*, Hitze-Wind *calor venti*

■■□ **Husten stillend**
Bronchitis, Erkältungen

■□□ **Qi emporhebend**
Obstipation, Miktionsstörungen, Ödembildung, Wasseransammlung

■■■ **Schleim *pituita* kanalisierend**
pulmonale Schleimbildung mit Husten, Kälte-Wind *algor venti*, Hitze-Wind *calor venti*, Abszesse in der Lunge

■■□ **Kälte bei Wind *algor venti* ausleitend**
Husten mit Schleim, Stimmverlust

■■□ **Hitze bei Wind *calor venti* ausleitend**
Schwellungen des inneren Halses, gelber Auswurf, Husten

■■□ **feuchte Hitze *calor humidus* ausleitend**
pulmonale Ulzerationen, eitrige Bronchitis, Pneumonie, Abszesse, eitriger Auswurf, Tonsillitis, Laryngitis, Pharyngitis

■■□ **Ekzeme, Verbrennungen und Geschwüre**
pulmonale Ulzerationen

■■□ **adstringierend/sammelnd**
die FK Dick- und Dünndarm *oo. intestinorum* aufrauhend und haltend

Physiologische/pharmakologische Wirkung Die Saponinfraktion wirkt expektorierend, hemmend auf die Magensekretion, ulkusprotektiv und -kurativ, analgetisch, antiallergisch, antipyretisch, antiphlogistisch, schwach antibakteriell.

Besonderes häufig verwendet mit Armeniacae semen, S. 676; Platycodon bewegt nach oben, Armeniacae semen bewegt das Qi nach unten.

Tagesdosis 3–10 g, Standard 6 g **Kochzeit** 20 min

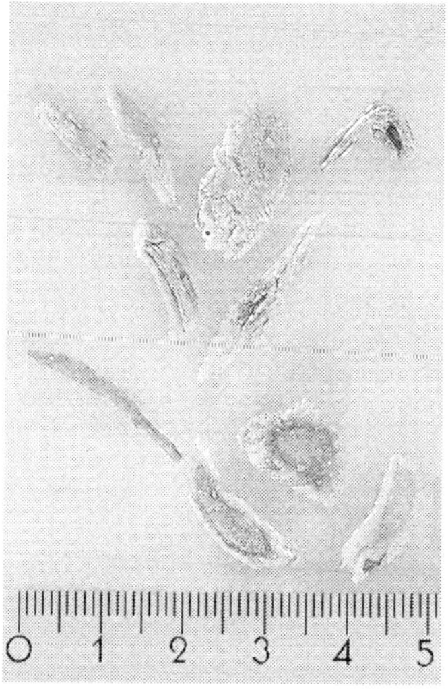

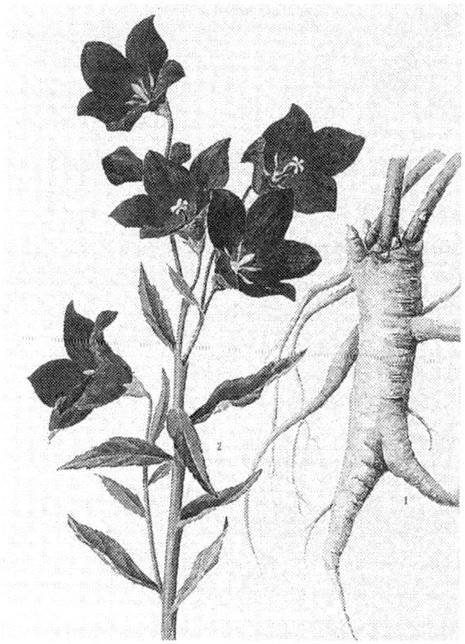

Kombinationen

- Hitze-Wind *calor venti* mit Heiserkeit, Schmerzen im Rachen, Schwellungen des Rachens → Glycyrrhizae r. (Gancao) S. 728
- Hitze-Wind *calor venti* mit Husten → Mori f. (Sangye) S. 66, Chrysanthemi fl. (Juhua) S. 56
- Hitze-Wind *calor venti* mit Husten, Heiserkeit, Schwellungen des Rachens, gelbem Auswurf → Peucedani r. (Qianhu) S. 668, Arctii fr. (Niubangzi) S. 52, Chrysanthemi fl. (Juhua) S. 56, Belamcandae rhiz. (Shegan) S. 194
- Hitze-Wind *calor venti* im oberen Wärmebereich *Calorium*: Rachenentzündungen, Angina tonsillaris → Arctii fr. (Niubangzi) S. 52, Bombyx batryticatus (Jiangcan) S. 456, Glycyrrhizae r. (Gancao) S. 728
- Kälte-Wind *algor venti* mit Husten, klarem Auswurf → Perillae caul. et f. (Zisuye) S. 44, Armeniacae semen (Xingren) S. 676
- Feuchtigkeit-Schleim *humor pituitae* oder Kälte-Wind *algor venti* mit Husten → Pinelliae rhiz. (Banxia) S. 86
- Lungenabszesse → Trichosanthis fructus (Gualou) S. 674, Coicis s. (Yiyiren) S. 314
- eröffnete Abszesse, Ulzerationen, Eiterfluss → Angelicae dahuricae r. (Baizhi) S. 26
- feuchte Hitze im FK Lunge *calor humidus o. pulmonalis*: eitrige Bronchitis, Ulzerationen, eitriger Auswurf → Coicis s. (Yiyiren) S. 314, Benincasae s. (Dongguazi) S. 310, Persicae s. (Taoren) S. 574, Phragmitis rhiz. (Lugen) S. 144, Houttuyniae h. cum radice (Yuxingcao) S. 212

Kompatibilität

- beschränkt durch Bletillae tub. (Baiji) S. 598, Gentianae macrophyllae r. (Qinjiao) S. 370
- gestört durch Schweinefleisch

Kontraindikation Schwäche *depletio* des Yin, blutiger Auswurf

Gravidität Anwendung erlaubt

Sinapis albae semen 白芥子
Baijiezi

Familie: Apiaceae
Stammpflanze: *Brassica alba*
deutsch: weißer Senfsamen
englisch: white mustard seed

Temperaturverhalten
■■□ warm

Geschmack *Sapor*
■■□ scharf

Wirkrichtung
■□□ absenkend

Wirkort
Lunge, Leitbahnen

Funktionskreis-/ Orbisbezug
■■□ Lunge *pulmonalis*
■□□ Magen *stomachi*

Wirkung/Indikation

■■□ **kalten Schleim *pituita algida* umwandelnd**
wässriger, weißlicher Schleim, Keuchen, Husten, thorakales Spannungsgefühl, Atembeschwerden

■■□ **Schleim und Wind *pituita venti* ausleitend**
Krämpfe, Taubheitsgefühl, Schweregefühl und Schmerzen in den Extremitäten, Facialisparese, Spasmen, Epilepsie, Hemiplegie, Migräne, Neuralgie, Arthritis

■□□ **Qi bewegend und regulierend**
Absenkung des Lungen-Qi *qi pulmonale*: Husten, erschwerte Atmung. Qi-Bewegung in den Leitbahnen: Knotenbildungen, Schwellungen, Schmerzen

■□□ **Zusammenballung lösend**
Schwellungen, Knotenbildungen, Schleim *pituita* in den Leitbahnen, Gelenkbeschwerden, Gliederschmerzen

■□□ **Schwellung zerteilend**
Gliederschmerzen, Gelenkbeschwerden, Schwellungen, Geschwüre bei kaltem Schleim *pituita algida*, Knotenbildungen, Schmerzen

■■□ **Schleim *pituita* kanalisierend**
Keuchen, Husten, viel Auswurf, wässriger, weißlicher Schleim

Physiologische / pharmakologische Wirkung bakteriostatisch, hautreizend, hyperämisierend; in vitro antimykotisch. Wird angewendet bei Husten, Bronchitis, Schnupfen, Rheuma, äußerlich bei Infektionen der Atemwege, chronisch-degenerativen Gelenkerkrankungen und Weichteilrheumatismus äußerlich zur lokalen Hyperämisierung der Haut in Form von Senfpflastern und Breiumschlägen.

Toxizität Keine Langzeitanwendung wegen Gefahr der Nervenschädigung (innerlich) und der Hautschädigung (äußerlich). Sensibilisierungspotential gering. Nicht für Kinder unter 6 Jahren geeignet.

Tagesdosis 3–9 g, Standard 5 g **Kochzeit** 20 min

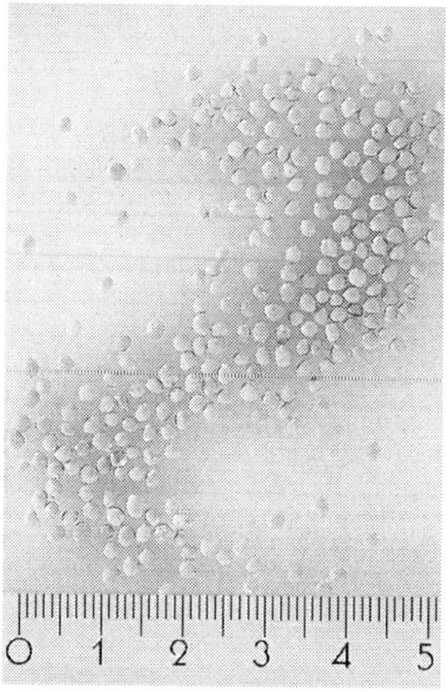

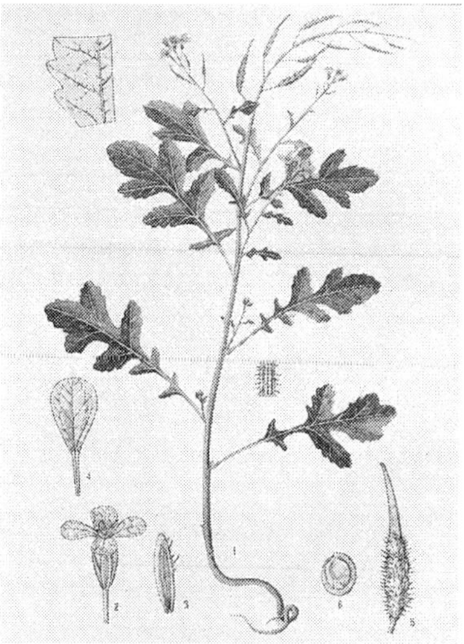

Kombinationen

- Kälte-Schleim *algor pituitae*: Husten, viel klarer Auswurf, Schmerzen und Ziehen im Thorax, Spannungen in Thorax und Flanken → Perillae fr. (Zisuzi) S. 646, Raphani s. (Laifuzi) S. 704
- Feuchtigkeit-Schleim *humor pituitae*, Blockaden in den Leitbahnen, schmerzhafte Gelenke, stoffliche Verhärtungen *concretiones*, Schwellungen → Cinnamomi cassiae c. (Rougui) S. 402, Rehmanniae praep. r. (Shudihuang) S. 792, Myrrha (Moyao) S. 570, Aucklandiae radix (Muxiang) S. 488, Glycyrrhizae r. (Gancao) S. 728, Cervi cornu (Lujiao)

Kontraindikation Husten bei Schwäche *depletio*-Symptomatik, Schwäche *depletio* des Yin mit Hitze *calor*-Zeichen

Gravidität Anwendung erlaubt

Typhonii rhizoma praeparata 白附子
Baifuzi

Familie: Araceae
Stammpflanzen: *Typhonium giganteum, Aconitum coreanum* (→ Abb.)
Variante: Aconiti coreani radix
deutsch: Typhoniumwurzelstock, Aronstabgewächs, koreanische Eisenhutwurzel (giftig)
englisch: typhonium rhizome, white appendage

Temperaturverhalten
■■■ warm

Geschmack *Sapor*
■■□ scharf
■□□ süß
■□□ toxisch

Wirkrichtung
■■□ oberflächlich

Wirkort
Leitbahnen, Kopf und Augen

Funktionskreis-/ Orbisbezug
■■■ Magen *stomachi*
■■□ Leber *hepaticus*

Wirkung/Indikation

■■■ **inneren Wind *ventus internus* besänftigend**
Paresen, Hemiplegie, Apoplexfolgen, Fazialisparese

■■■ **schädigenden Wind *ventus laedens* beseitigend**
Apoplexfolgen, Bewußtlosigkeit, Paresen, Schwindel, Kopfschmerzen

■■□ **feuchte Kälte *algor humidus* ausleitend**
Kopfschmerzen, Taubheitsgefühl, Paresen

■■□ **kalten Schleim *pituita algida* umwandelnd**
Schleim *pituita*-Blockaden in den Leitbahnen, Paresen, Apoplexfolgen, Taubheitsgefühl, Hemiplegie

■■□ **krampflösend**
Krämpfe, Apoplexfolgen

■■□ **Schleim und Wind *pituita venti* ausleitend**
Krämpfe, Taubheitsgefühl, Schweregefühl und Schmerzen in den Extremitäten, Facialisparese, Spasmen, Epilepsie, Hemiplegie, Migräne, Neuralgie, Arthritis

■■□ **Leitbahnen öffnend**
Paresen, Hemiplegie, Taubheit, Spasmen

Physiologische/pharmakologische Wirkung antibiotisch, antiarrhythmisch

Toxizität durch Erhitzen wird die Toxizität vermindert und die Wirksamkeit erhöht. Keine Langzeitanwendung, angegebene Dosierung nicht überschreiten, nur vorbehandelt einsetzen.

Besonderes Aconiti coreani r. wird in China teilweise als Typhonii r. benutzt, sollte aber nicht mit dieser vermischt oder verwechselt werden; sie hat eine ähnliche Toxizität wie Aconiti r. lateralis praep. (Fuzi) S. 396

Tagesdosis 3–5 g, Standard 3 g **Kochzeit** 20 min

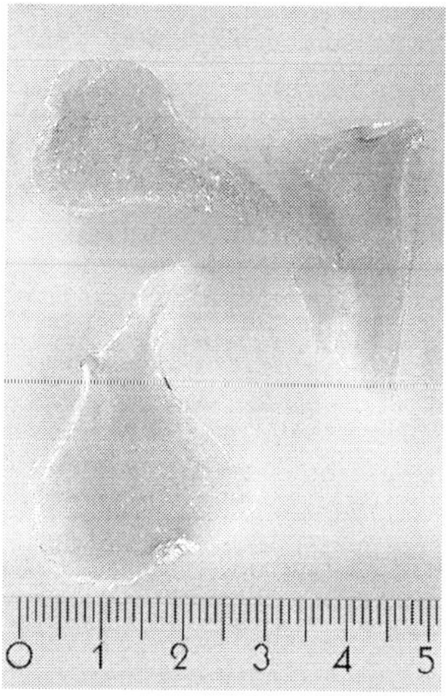

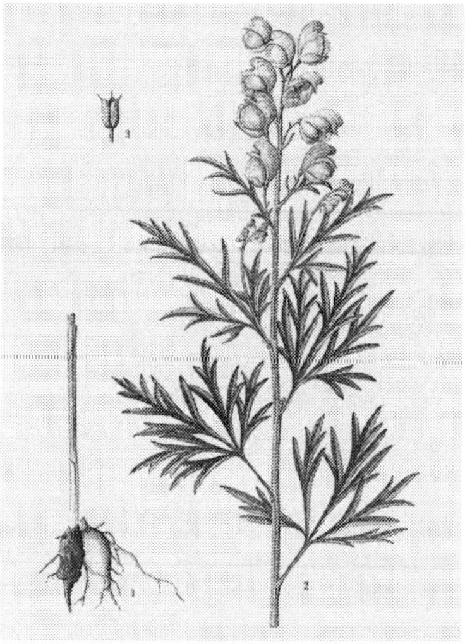

Kombinationen

- Wind-Schleim *ventus pituitae* mit Krampfneigung, Konvulsionen, epileptischen Anfällen → Arisaematis rhiz. (Tiannanxing) S. 636, Pinelliae rhiz. (Banxia) S. 86, Gastrodiae rhiz. (Tianma) S. 458
- hochschlagender Wind-Schleim *ventus pituitae* mit Kopfschmerzen → Angelicae dahuricae r. (Baizhi) S. 26, Chuanxiong rhizoma (Chuanxiong) S. 540
- Präapoplex *vento percussio*, Apoplexie, Blockaden der Leitbahnen durch Schleim *pituita* → Bombyx batryticatus (Jiangcan) S. 456, Scorpio (Quanxie) S. 468
- feuchte Kälte *algor humidus*: Kopfschmerzen, Paresen, Parästhesien → Angelicae dahuricae r. (Baizhi) S. 26, Gastrodiae rhiz. (Tianma) S. 458, Arisaematis rhiz. (Tiannanxing) S. 636, Aconiti r. lateralis praep. (Fuzi) S. 396

Kompatibilität

- Toxizität aufgehoben durch Erhitzen
- Wirksamkeit gefördert durch Erhitzen

Kontraindikation Schwäche *depletio* des Yin mit Hitze *calor*- oder Glut *ardor*-Symptomatik

Gravidität Anwendung verboten

Arcae concha
Walengzi

瓦楞子

Familie: Arcidae
Stammpflanze: *Arca inflata*, u.a.
deutsch: Arca-Muschel
englisch: cockle shell, ark shell

Temperaturverhalten
■■□ neutral

Geschmack *Sapor*
■■□ salzig
■□□ süß

Wirkrichtung
■■□ absenkend

Wirkort
oberer und mittlerer Wärmebereich *Calorium*, Mitte

Funktionskreis-/ Orbisbezug
■■□ Leber *hepaticus*
■□□ Milz *lienalis*
■□□ Magen *stomachi*
■□□ Lunge *pulmonalis*

Wirkung/Indikation

■■■ **Zusammenballung lösend**
Schwellungen des äußeren Halses, ortsfeste, harte Knoten, abdominelle Verhärtungen

■■■ **Schwellung zerteilend**
Schwellungen des Halses, Knoten, abdominelle Verhärtungen, tumoröse Prozesse

■■■ **stoffliche Verhärtungen *concretiones* zerschlagend und lösend**
ortsfeste, harte Knoten, abdominelle Verhärtungen, tumoröse Prozesse

■■□ **Schleim *pituita* kanalisierend**
Schleim, tumoröse Prozesse, Knoten, Schleim *pituita*-Zusammenballungen

■■□ **Xue bewegend**
abdominelle Verhärtungen, Knotenbildungen, Ulcus ventriculi, Xue-Stasen mit Erbrechen

■□□ **Schmerz beseitigend**
Ulcus ventriculi mit epigastrischen Schmerzen, Xue-Stasen, Erbrechen

Physiologische / pharmakologische Wirkung wurde in neueren Forschungen bei Ulcus ventriculi und duodeni als Puder zusammen mit Glycyrrhizae r. angewendet. Dabei wurden in einigen Fällen Ödeme, Hämaturie und rezidivierende Harnwegsinfektionen beobachtet.

Tagesdosis 9 – 15 g, Standard 10 g

Kochzeit 30 – 40 min

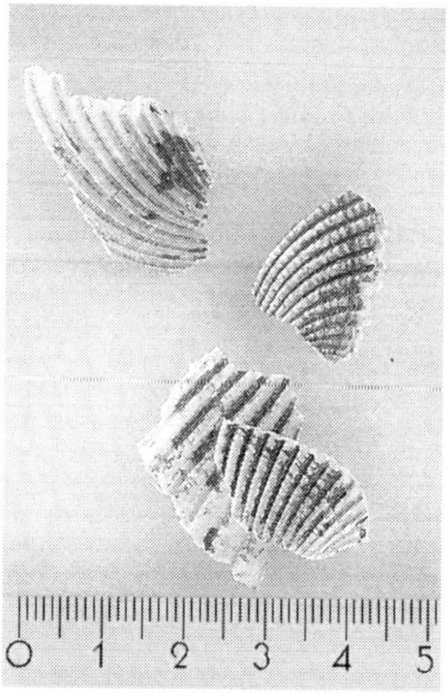

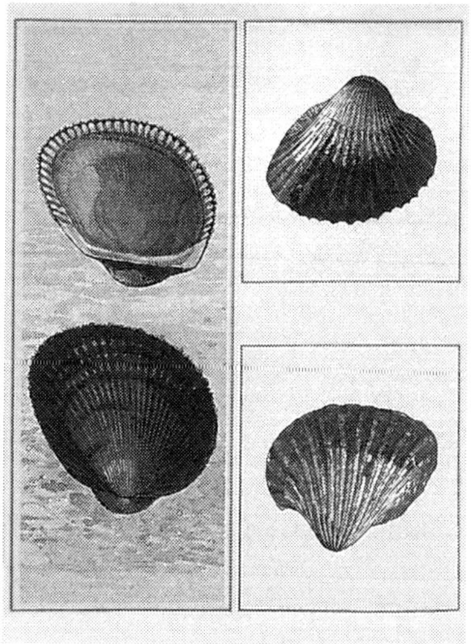

Kombinationen

- stoffliche Verhärtungen *concretiones*, Schwellungen im Halsbereich, Knotenbildungen, jugulare Lymphknotenschwellungen → Sparganii rhizoma (Sanleng) S. 584, Curcumae zedoariae rhiz. (Ezhu) S. 550, Persicae s. (Taoren) S. 574
- Schleim *pituita*-Knotenbildungen, Lymphknotenschwellungen → Sargassum (Haizao) S. 670, Eckloniae thallus (Kunbu) S. 658
- abdominelle Tumoren, stoffliche Verhärtungen *concretiones*, Neoplasmen → Sparganii rhizoma (Sanleng) S. 584, Curcumae zedoariae rhiz. (Ezhu) S. 550
- epigastrische Schmerzen mit saurem Aufstoßen → Glycyrrhizae r. (Gancao) S. 728

Gravidität Anwendung erlaubt

Bambusae concretio silicea 天竹黄
Tianzhuhuang

Familie: Gramineae
Stammpflanze: *Bambusa textilis*
deutsch: Bambuskiesel
englisch: siliceous secretions of bamboo, heavenly bamboo yellow

Temperaturverhalten
■■□ kalt

Geschmack *Sapor*
■■□ süß

Funktionskreis-/ Orbisbezug
■■□ Herz *cardialis*
■■□ Leber *hepaticus*
■□□ Gallenblase *felleus*

Wirkrichtung
■□□ absenkend

Wirkort
oberer Wärmebereich *Calorium*, Leitbahnen

Wirkung/Indikation

■■□ **Hitze *calor* kühlend**
FK Herz *o. cardialis*: Spasmen, klonisch-tonische Krämpfe durch kalten Schleim *pituita calida* in den Leitbahnen, klonisch-tonische Krämpfe bei Kindern

■□□ **heißen Schleim *pituita calida* umwandelnd**
FK Lunge *o. pulmonalis*: gelber, zäher Schleim. FK Herz *o. cardialis*: Krämpfe, Bewusstlosigkeit, Apoplexie, epileptiforme Symptomatik, Krampfneigung bei Kindern

■■□ **Schleim und Wind *pituita venti* ausleitend**
Krämpfe, Taubheitsgefühl, Schweregefühl und Schmerzen in den Extremitäten, Fazialisparese, Spasmen, Epilepsie, Hemiplegie, Migräne, Neuralgie, Arthritis

■□□ **Leitbahnen öffnend**
Krämpfe, Taubheitsgefühl, Fazialisparese, Hemiplegie

■■□ **krampflösend**
Spasmen, klonisch-tonische Krämpfe, Apoplexie, epileptiforme Symptomatik

Bemerkung häufig benutzte Arznei bei Kindern, hohes Fieber, Krampfneigung, Kurzatmigkeit, Husten, dickes Sputum, Pneumonie, Bronchitis.

Tagesdosis 3 – 12 g, Standard 8 g

Kochzeit 30 – 40 min

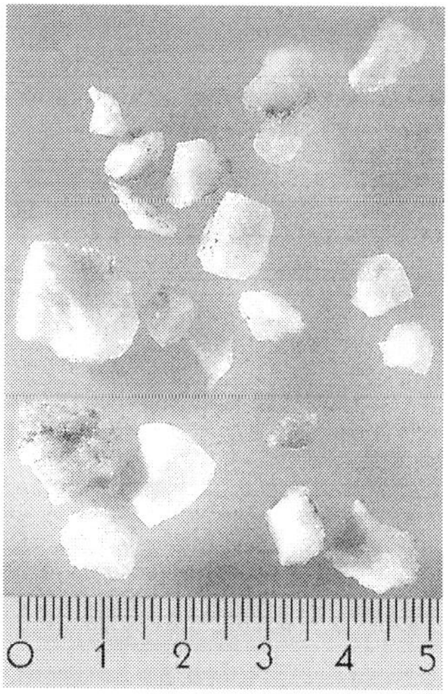

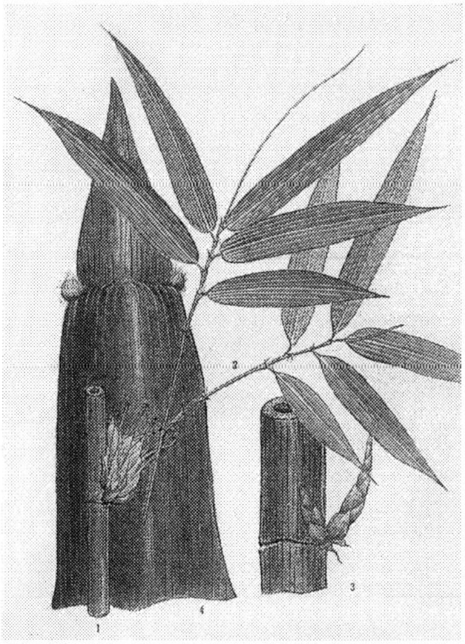

Kombinationen

- Hitze-Schleim *calor pituitae*: Husten, schwer zu expektorierender Auswurf → Pinelliae rhiz. (Banxia) S. 86
- Konvulsionen, Krampfanfälle, Spastizität, Delirium, Bewusstseinsverlust, Husten, Atembeschwerden bei Wind *ventus*, Hitze *calor* und Schleim *pituita*, kindliche Krampfanfälle → Bombyx batryticatus (Jiangcan) S. 456
- Präapoplex *vento percussio*, Schleim *pituita*-Blockade, komatöse Zustände, Hitze *calor* → Acori graminei rhiz. (Shichangpu) S. 274
- Schleim *pituita*-Blockade mit Hitze-Fülle *calor repletionis*, Präapoplex *vento percussio*, Apoplexie, Ohnmacht, Spasmen → Cinnabaris (Zhusha) S. 426, Curcumae longae tub. (Yujin) S. 548, Coptidis rhiz. (Huanglian) S. 178, Bombyx batryticatus (Jiangcan) S. 456

Gravidität Anwendung erlaubt

Eckloniae thallus 昆布
Kunbu

Familie: Araliaceae
Stammpflanze: *Laminaria japonica*, u.a.
Variante: Laminariae seu Algae thallus
deutsch: Süßtang
englisch: kelp thallus

Temperaturverhalten
■■□ kalt

Geschmack *Sapor*
■■□ salzig

Funktionskreis-/ Orbisbezug
■■□ Leber *hepaticus*
■■□ Milz *lienalis*
■■□ Magen *stomachi*
■■□ Lunge *pulmonalis*
■□□ Niere *renalis*

Wirkrichtung
■■□ tief

Wirkort
Rachen und Hals,
mittlerer Wärmebereich *Calorium*

Wirkung/Indikation

■■□ **heißen Schleim *pituita calida* umwandelnd**
Knotenbildungen, Lymphknotenverdickungen, Wucherungen, entzündliche Schwellungen, Schwellungen der Drüsen, Struma

■■■ **Verhärtung erweichend**
Struma, Schwellungen, stoffliche Verhärtungen *concretiones*, Ödeme, Ödeme der Beine, Hepatosplenomegalie, Leberzirrhose, Tumoren

■■■ **Schwellung zerteilend**
Ödeme, Schwellungen im Halsbereich

Physiologische/pharmakologische Wirkung in vitro blutdrucksenkend, tierexperimentell Senkung des Blutzuckerspiegels (Vorsicht bei Kombination mit Antidiabetika: Hypoglycämie-Gefahr) und des Lipidspiegels. Wird angewendet bei Hypothyreose, verbessert aber auch die Symptome einer Hyperthyreose. Nach neuerer Forschung wirkt der Inhaltsstoff Laminin hemmend auf die glatte Muskulatur. Historisch wurden die Stiele der Pflanze in der Chirurgie und Gynäkologie als Quellstifte verwendet.

Toxizität bei Dosen über 150 Microgramm Jodid pro Tag besteht Gefahr der Induktion oder Verschlimmerung einer Hyperthyreose. In seltenen Fällen kann es zu Überempfindlichkeitsreaktionen kommen.

Bemerkung häufig zusammen mit Sargassum S. 670 bei Struma und Lymphknotenverhärtungen verwendet.

Tagesdosis 3–15 g, Standard 8 g **Kochzeit** 20 min

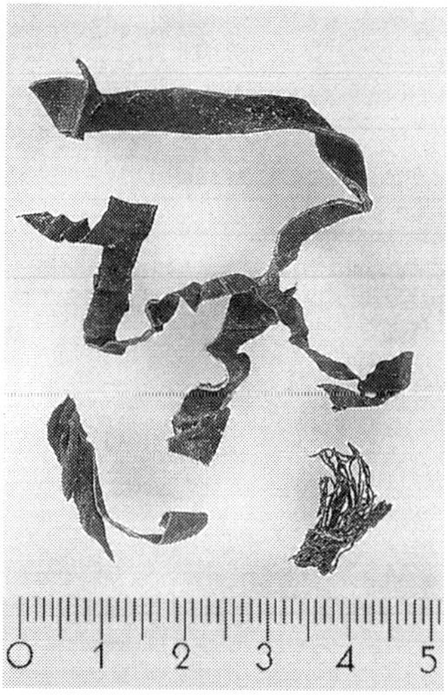

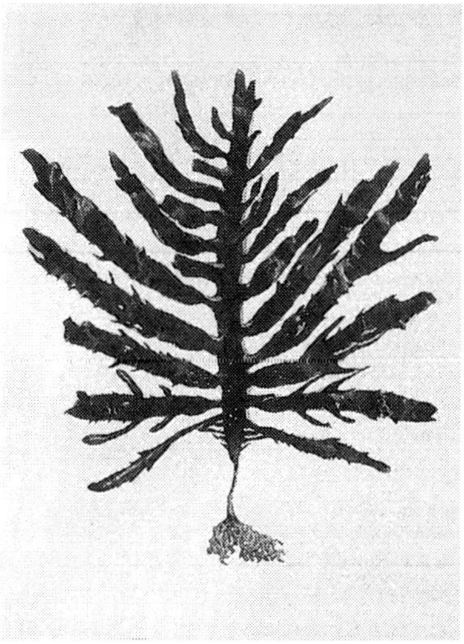

Kombinationen
Struma, Schleim *pituita*, stoffliche Verhärtungen *concretiones*, adenoide Wucherungen, Lymphknotenschwellungen → Sargassum (Haizao) S. 670

Kontraindikation Kälte-Schwäche *algor depletionis* der Mitte

Gravidität Anwendung erlaubt

Fritillariae bulbus 川贝母
Beimu

Familie: Liliaceae
Stammpflanze: *Fritillaria cirrhosa*, u.a.
Varianten: Fritillariae roylei bulbus, Fritillariae cirrhosae bulbus
deutsch: Szechuan-Schachblumenzwiebel
englisch: tendrilled fritillaria bulb, shell mother from Sichuan

Temperaturverhalten
■■□ Tendenz kalt

Geschmack *Sapor*
■■□ bitter
■□□ süß

Wirkrichtung
■■□ tief

Wirkort
Lunge, Rachen und Hals

Funktionskreis-/ Orbisbezug
■■■ Lunge *pulmonalis*
■□□ Herz *cardialis*
■□□ Drei Wärmebereiche *tricalorii*

Wirkung/Indikation

■■□ **Schleim *pituita* kanalisierend**
chronischer Husten mit wenig Auswurf, trockener Husten, Husten mit Blut, Spannungsgefühl in Brust und Epigastrium, Depressionsneigung

■■□ **Verhärtungen erweichend**
Lymphknotenschwellung, Abszesse, Ulcerationen, Knotenbildung

■□□ **Säfte ergänzend**
Bronchitis chronisch oder akut, Pneumonie, Asthma, Tuberkulose

■■□ **heißen Schleim *pituita calida* umwandelnd**
Husten mit wenig gelbem, klebrigem Auswurf

■■□ **Husten stillend**
chronischer Husten, trockener Husten, Husten mit wenig Auswurf

■□□ **Hitze *calor* kühlend**
Entzündungen: Ulzerationen des äußeren Halses, Ulzerationen der Mammae, thorakale Ulzerationen, Abszesse

■■□ **Schwellung zerteilend**
Ulzerationen, Abszesse, Lymphknotenschwellungen, offene Wunden in der oberen Körperhälfte

■□□ **Ekzeme, Verbrennungen und Geschwüre**
Ulzerationen des äußeren Halses, der Mammae, im Thorax, Abszesse

Physiologische / pharmakologische Wirkung antitussiv, Expektoration fördernd, antihypertensiv, spasmolytisch, muskelrelaxierend.

Tagesdosis 3 – 12 g, Standard 6 g, als gemahlenes Pulver 1 – 2 g.

Kochzeit nicht kochen, das fein zerstoßene Arzneimittel wird zusammen mit dem fertiggestellten Dekokt der übrigen Arzneimittel eingenommen. Damit erreicht man eine bessere Verwertung des kostbaren Arzneimittels.

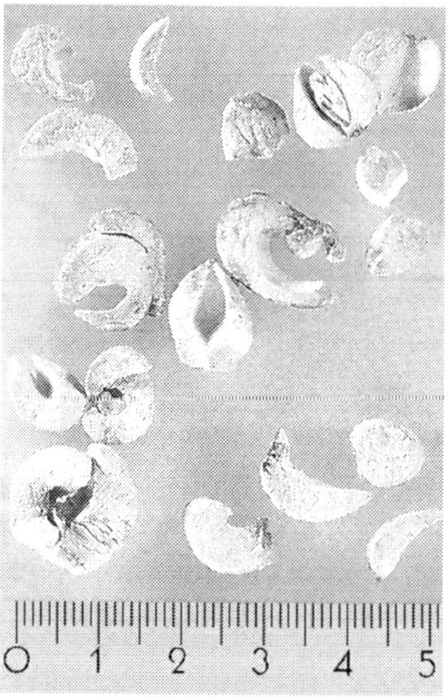

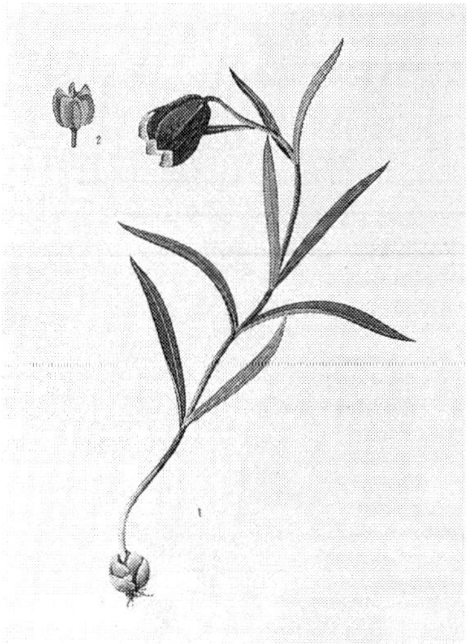

Kombinationen

- Lungen-Yin-Schwäche *depletio yin pulmonale* mit Hitze *calor* oder Glut *ardor*: Husten, wenig Schleim, schwer zu expektorierender Auswurf → Anemarrhenae rhiz. (Zhimu) S. 126
- Schwäche im FK Lunge *depletio o. pulmonalis*: chronischer Husten, wenig Auswurf, trockener Rachen → Ophiopogonis r. (Maimendong) S. 814, Asparagi r. (Tianmendong) S. 796
- Husten, Keuchen mit viel Schleim → Armeniacae semen (Xingren) S. 676
- chronischer Husten, Müdigkeit, blutiger Husten, ziehende Spannungen im Thorax, Inappetenz → Eriobotryae f. (Pipaye) S. 682, Ophiopogonis r. (Maimendong) S. 814, Polygonati odorati rhizoma (Yuzhu) S. 818
- schmerzhafte Blockaden im Thorax mit Palpitationen, Schlaflosigkeit → Polygalae r. (Yuanzhi) S. 448, Poria (Fuling) S. 340, Trichosanthis fructus (Gualou) S. 674

Kompatibilität

- nicht gemeinsam verwenden mit Aconiti r. lateralis praep. (Fuzi) S. 396
- beschränkt durch Gentianae macrophyllae r. (Qinjiao) S. 370, Illicii fr. (Tahuixiang)
- gefördert durch Magnoliae c. (Houpo) S. 298, Cynanchi stauntonii r. (Baiqian) S. 640
- gestört durch Persicae s. (Taoren) S. 574

Kontraindikation Schwäche *depletio* der Mitte, Husten bei feuchter Kälte *algor humidus*

Gravidität Anwendung erlaubt

Toxizität nur die unbehandelte Droge hat toxische Eigenschaften.

Besonderes Zur Umwandlung von kaltem Schleim *pituita calida* ist Fritillariae thunbergii bulbus (Zhebeimu) S. 662 besser geeignet.

Fritillariae thunbergii bulbus 浙贝母
Zhebeimu

Familie: Liliaceae
Stammpflanzen: *Fritillaria thunbergii* oder *F. verticillata*
deutsch: Schachblumenzwiebel
englisch: thunberg fritillaria bulb, shell mother from Zhejiang

Temperaturverhalten
■□□ kalt

Geschmack *Sapor*
■■□ bitter

Funktionskreis-/ Orbisbezug
■■■ Lunge *pulmonalis*
■□□ Drei Wärmebereiche *tricalorii*
■□□ Magen *stomachi*
■□□ Leber *hepaticus*

Wirkrichtung
■■□ absenkend

Wirkort
Lunge, Rachen und Hals

Wirkung/Indikation

■■□ **Schleim *pituita* kanalisierend**
Husten mit wenig gelbem, klebrigem Auswurf, Ulzerationen des äußeren Halses, Schwellungen, Ulzerationen der Mammae, thorakale Ulzerationen

■■■ **heißen Schleim *pituita calida* umwandelnd**
Husten mit wenig gelbem, klebrigem Auswurf, Ulzerationen des äußeren Halses, Schwellungen, Abszesse der Mammae

■■□ **Husten stillend**
Husten mit Entzündungszeichen, Auswurf

■■□ **Hitze *calor* kühlend**
Ulzerationen des äußeren Halses, Abszesse der Mammae und im Brustbereich, pulmonale Entzündungen, gelber, zäher Auswurf

■■□ **Schwellung zerteilend**
Lymphknotenverdickungen des äußeren Halses und im Nacken, Ulzerationen des äußeren Halses, Ulzerationen der Mammae, Abszesse

■□□ **Ekzeme, Verbrennungen und Geschwüre**
Ulzerationen des äußeren Halses, Abszesse der Mammae und in der Lunge

Physiologische / pharmakologische Wirkung antitussiv, in vitro in niedriger Dosierung Entspannung der Bronchialmuskulatur, in höherer Kontraktion der Bronchialmuskulatur; einsetzbar bei Magenulcera, die isolierten Inhaltsstoffe wirken pupillenerweiternd.

Toxizität nur die unbehandelte Droge hat toxische Eigenschaften; tierexperimentell zeigten isolierte Inhaltsstoffe Erniedrigung der Atemfrequenz, Mydriasis, Tremor bis Koma.

Tagesdosis 5–12 g, Standard 6 g **Kochzeit** 20 min

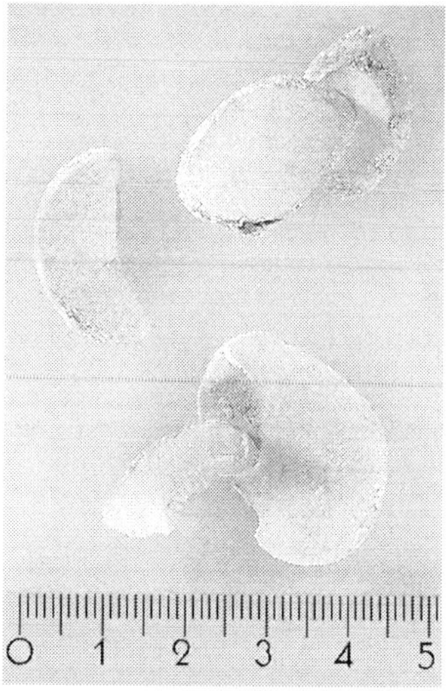

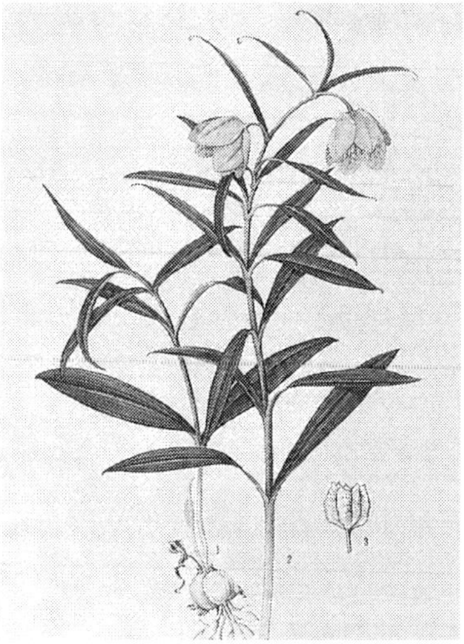

Kombinationen

- Hitze-Wind *calor venti*: Husten, trockener Mund, rauher Rachen, dicker, gelber Auswurf → Forsythiae fr. (Lianqiao) S. 206, Arctii fr. (Niubangzi) S. 52
- Glut-Schleim *ardor pituitae*: Schmerzen, Schwellungen, Abszesse, Drüsenschwellung → Scrophulariae r. (Xuanshen) S. 176, Ostreae concha (Muli) S. 436, Prunellae spica (Xiakucao) S. 146
- Knotenbildungen der Schilddrüse → Prunellae spica (Xiakucao) S. 146, Sargassum (Haizao) S. 670, Curcumae zedoariae rhiz. (Ezhu) S. 550
- epigastrische Schmerzen, saures Aufstoßen → Sepiae endoconcha (Haipiaoxiao) S. 864
- Abszesse, toxische Schwellung, Rötung, Schmerzen → Lonicerae fl. (Jinyinhua) S. 222, Taraxaci h. cum radice (Pugongying) S. 256, Chrysanthemi fl. (Juhua) S. 56
- Lungenabszesse → Coicis s. (Yiyiren) S. 314, Benincasae s. (Dongguazi) S. 310, Houttuyniae h. cum radice (Yuxingcao) S. 212

Kompatibilität

- nicht gemeinsam verwenden mit Aconiti r. lateralis praep. (Fuzi) S. 396
- beschränkt durch Gentianae macrophyllae r. (Qinjiao) S. 370, Illicii fr. (Tahuixiang)
- gefördert durch Magnoliae c. (Houpo) S. 298, Cynanchi stauntonii r. (Baiqian) S. 640
- gestört durch Persicae s. (Taoren) S. 574

Kontraindikation Schwäche *depletio* der Mitte, Husten bei feuchter Kälte *algor humidus*

Gravidität Anwendung erlaubt

Meretricis / Cyclinae concha 海蛤壳
Haigeke

Familie: Veneridae
Stammpflanzen: *Meretrix meretrix* oder *Cyclina sinensis*
deutsch: Venusmuschelschale
englisch: clam shell

Temperaturverhalten
■□□ neutral

Wirkrichtung
■■□ absenkend

Geschmack *Sapor*
■■□ salzig
■□□ bitter

Wirkort
oberer Wärmebereich *Calorium*

Funktionskreis-/ Orbisbezug
■■□ Lunge *pulmonalis*
■□□ Herz *cardialis*
■□□ Niere *renalis*
■■□ Magen *stomachi*

Wirkung/Indikation

■□□ **Hitze *calor* kühlend**
Schmerzen im Brustbereich, in den Flanken, Husten, Auswurf

■□□ **Qi absenkend**
Atembeschwerden, Husten, dicker, zäher Auswurf

■■□ **Schleim *pituita* kanalisierend**
zäher, gelber, schwerlöslicher Auswurf

■■□ **Verhärtung erweichend**
gelber, zäher Auswurf, Schwellungen des äußeren Halses, Struma, Geschwüre, Klumpenbildung, Lymphknotenverdickungen, Myome

■□□ **diuretisch**
schmerzhafte Blasendysfunktion

■■□ **Zusammenballung lösend**
Struma, Schwellungen des äußeren Halses, Lymphknotenverdickungen, adenoide Wucherungen, Knotenbildungen, Verhärtungen, Myome

■□□ **Schmerz beseitigend**
epigastrische Schmerzen, saures Aufstoßen, Übersäuerung des Magens, Ulcus ventriculi et duodeni

■■□ **Husten stillend**
trockener Husten, wenig Sputum, trockener Nasen-Rachen-Bereich, Bronchitis akut und chronisch, Pneumonie, Keuchhusten, Laryngitis, Pharyngitis

■□□ **Yin stützend und ergänzend**
trockener Husten, wenig Sputum, trockene Schleimhäute

Tagesdosis 6–15 g, Standard 10 g

Kochzeit 30–40 min

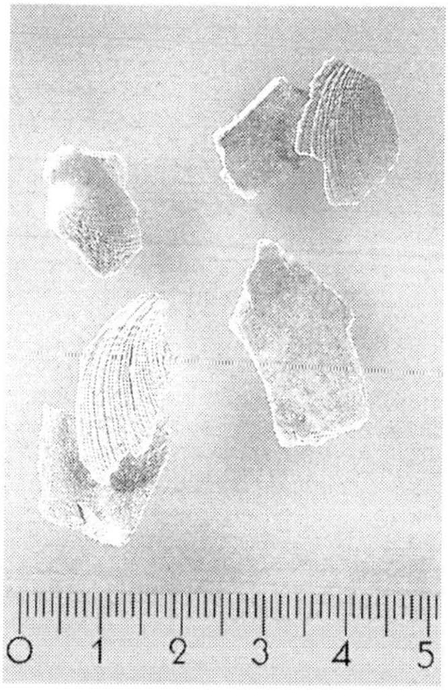

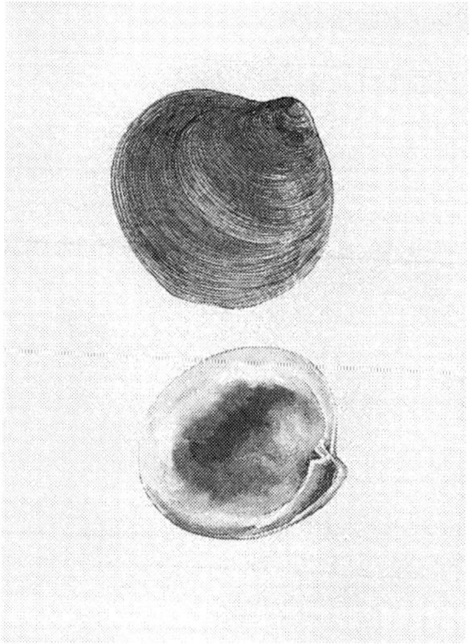

Kombinationen
- Struma, Lymphknotenschwellungen, Drüsenschwellung, stoffliche Verhärtungen *concretiones*, jugulare Knotenbildungen → Sargassum (Haizao) S. 670, Eckloniae thallus (Kunbu) S. 658, Ostreae concha (Muli) S. 436
- schmerzhafte Dysurie → Abutili seu Malvae s. (Dongkuizi) S. 330, Clematidis armandii caul. (Chuanmutong) S. 312
- vaginaler Ausfluss → Phellodendri c. (Huangbo) S. 186
- Hitze *calor* im oberen Wärmebereich *Calorium*: Schmerzen in Thorax und Flanken, Husten, zäher gelber Auswurf, Keuchen → Indigo naturalis (Qingdai) S. 166, Trichosanthis fructus (Gualou) S. 674, Peucedani r. (Qianhu) S. 668, Stemonae r. (Baibu) S. 690

Kontraindikation Schwäche *depletio* des Qi, Kälte *algor*

Gravidität Anwendung erlaubt

Micae lapis aureus (Jinmengshin) 青礞石

Familie: Mineral, Vermiculit
Variante: Phlogopitum, Micae seu Chloriti lapis
deutsch: Vermiculit (Silikat-Mineral)
englisch: vermiculite schist

Temperaturverhalten
■□□ neutral

Wirkrichtung
■■□ absenkend

Geschmack *Sapor*
■■□ salzig
■□□ süß

Wirkort
Tiefe, Innere *intima*, Lunge

Funktionskreis-/ Orbisbezug
■■□ Lunge *pulmonalis*
■■□ Leber *hepaticus*
■□□ Magen *stomachi*

Wirkung/Indikation

■■□ **Schleim *pituita* kanalisierend**
schwer zu expektorierender Schleim in der Lunge, Husten, Dyspnoe durch Schleim *pituita*-Zusammenballungen im oberen und mittleren Wärmebereich *Calorium*, Schleim *pituita*-Ansammlung in den FK Magen, Dick- und Dünndarm *oo. stomachi et intestinorum*

■■□ **Qi absenkend**
Lungen-Qi *qi pulmonale*: Husten, Keuchen. Leber-Qi *qi hepaticum*: Krampfneigung

■■□ **FK Leber *o. hepaticus* harmonisierend und stützend**
Zuckungen, Krampfneigungen, manisches Verhalten, Palpitationen

■■□ **beruhigend und ausgleichend**
Krampfneigungen, Palpitationen, Unruhe, manisches Verhalten, Ängste, hohes Fieber, Delirium, Bewusstlosigkeit, Obstipation

■■□ **krampflösend**
Krämpfe, Konvulsionen, epileptiforme Episoden

Tagesdosis 9–15 g im Dekokt, 1,5–3 g als Pulver

Kochzeit 30–40 min (in einem Tuch abkochen), meist als Pulver verwendet

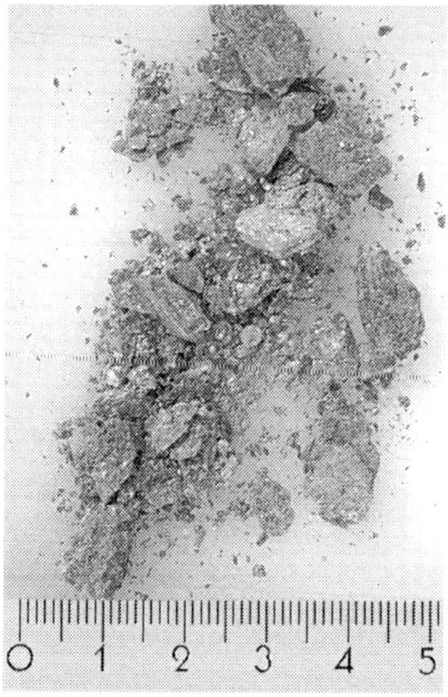

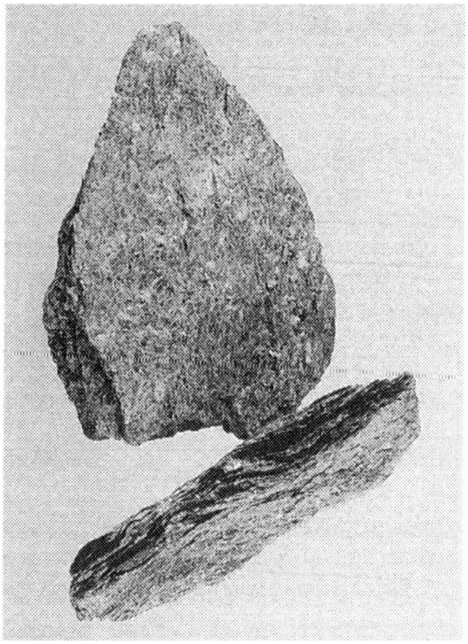

Kombinationen

- chronischer Husten mit Schleim → Rhei rhizoma (Dahuang) S. 96, Scutellariae radix (Huangqin) S. 190, Aquilariae lignum (Chenxiang) S. 484
- Spasmen, Krämpfe, Konvulsionen → pulversierter Micae lapis aureus mit Saft aus Menthae herba (Bohe) S. 64 und Honig
- Nahrungsstagnation → Aurantii fructus immaturus (Zhishi) S. 492

Kontraindikation Kinder, Defizienz von Qi und Xue, schwache Verdauung

Gravidität Anwendung verboten

Peucedani radix
Qianhu

前胡

Familie: Apiaceae
Stammpflanze: *Peucedanum praeruptorum*, u.a.
deutsch: Haarstrangwurzel
englisch: hogfennelroot, before barbarians

Temperaturverhalten
■■□ Tendenz kalt

Wirkrichtung
■■□ absenkend

Geschmack *Sapor*
■■□ scharf
■■□ bitter

Wirkort
Lunge

Funktionskreis-/ Orbisbezug
■■■ Lunge *pulmonalis*
■□□ Milz *lienalis*

Wirkung/Indikation

■■□ **Qi absenkend**
erschwerte Atmung, Keuchen, schwerlöslicher Auswurf, Husten mit Schleim

■■■ **heißen Schleim *pituita calida* umwandelnd**
zäher, gelber, schwerlöslicher Schleim

■■□ **Schleim *pituita* kanalisierend**
Keuchen, Husten mit Schleim

■□□ **Kälte bei Wind *algor venti* ausleitend**
Kälte-Wind *algor venti*: Husten, Schleim, Keuchen

■□□ **Hitze bei Wind *calor venti* ausleitend**
Hitze-Wind *calor venti*: Husten, viel Schleim

Physiologische / pharmakologische Wirkung Förderung der Expektoration, Hemmung der Thrombozytenaggregation, Vorsicht bei Kombination mit Antikoagulantien oder Thrombozytenaggregationshemmern, antibiotisch, Erhöhung der Durchblutungen der Koronarien und Senkung des Sauerstoffbedarfs des Herzens, wird auch bei Magenulcera eingesetzt.

Toxizität die enthaltenen Furocoumarine wirken photosensibilisierend.

Bemerkung häufig gemeinsam mit Cynanchi stauntonii radix (Baiqian) S. 640 verwendet bei Husten, Keuchen, Asthma, Sputum weiß oder dick, gelbgrün.

Tagesdosis 3 – 10 g, Standard 6 g **Kochzeit** 20 min

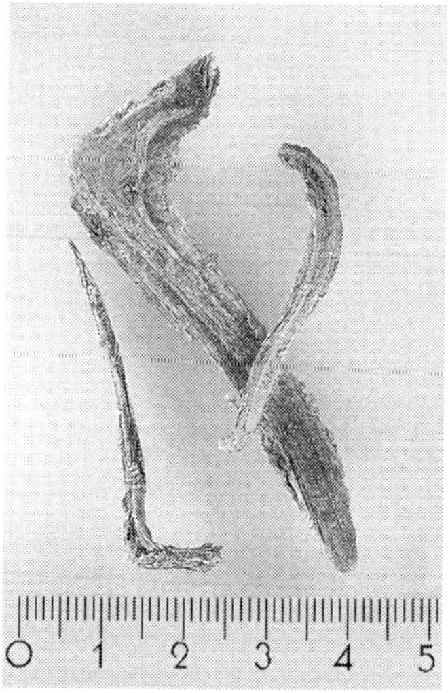

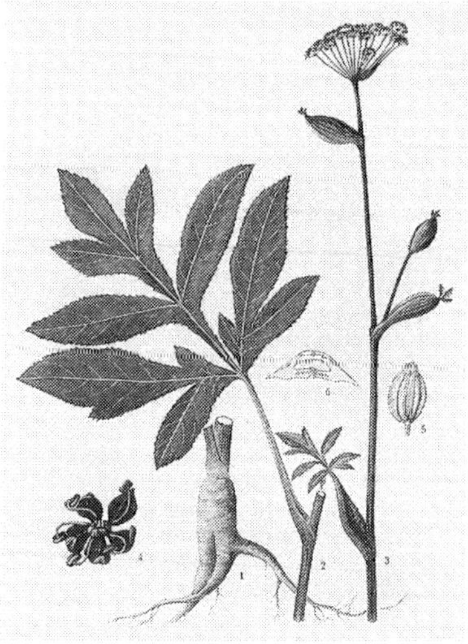

Kombinationen

- Hitze im FK Lunge *calor o. pulmonalis*: Husten, zäher Auswurf, Ziehen im Thorax, Reizbarkeit → Mori cortex (Sangbaipi) S. 688
- Fülle im FK Lunge *repletio o. pulmonalis*: Husten → Cynanchi stauntonii r. (Baiqian) S. 640
- Hitze-Wind *calor venti*: Husten, laufende Nase, Kopfschmerzen, Fieber → Platycodi r. (Jiegeng) S. 648, Menthae h. (Bohe) S. 64, Arctii fr. (Niubangzi) S. 52
- mangelnde Absenkung des Lungen-Qi *qi pulmonale*: zäher Schleim, Schweratmigkeit, Husten, Auswurf → Mori cortex (Sangbaipi) S. 688, Perillae fr. (Zisuzi) S. 646, Armeniacae semen (Xingren) S. 676

Kompatibilität

- gefördert durch Pinelliae rhiz. (Banxia) S. 86
- gestört durch Gleditsiae fr. (Zaojiao) S. 642
- beschränkt durch Veratri nigri r. et rhiz. (Lilu)

Kontraindikation Glut *ardor* infolge Schwäche *depletio* des Yin, ausgeprägte Kälte *algor*-Symptomatik

Gravidität Anwendung erlaubt

Sargassum Haizao

海藻

Familie: Sargassaceae
Stammpflanze: *Sargassum pallidum*, u.a.
Varianten: Sargassi herba, Sargassi thallus
deutsch: Meerlinsen
englisch: seaweed

Temperaturverhalten
■■□ kalt

Geschmack *Sapor*
■■□ salzig
■□□ bitter

Wirkrichtung
■■□ tief

Wirkort
Rachen und Hals

Funktionskreis-/ Orbisbezug
■■■ Leber *hepaticus*
■■□ Magen *stomachi*
■□□ Lunge *pulmonalis*
■□□ Niere *renalis*

Wirkung/Indikation

■□□ **Hitze *calor* kühlend**
heiße Schleim *pituita calida*-Verdickungen, Lymphknotenschwellungen, Geschwüre

■■□ **Schleim *pituita* kanalisierend**
Schleimansammlungen, stoffliche Verhärtungen *concretiones*: Struma, Lymphknotenschwellungen, Schwellungen der Drüsen, adenoide Wucherungen

■■□ **heißen Schleim *pituita calida* umwandelnd**
Schwellungen, Verhärtungen, Knotenbildungen, Struma, Lymphknotenverdickungen, Schwellungen der Drüsen

■■■ **Verhärtung erweichend**
Struma, Lymphknotenverdickungen, Schwellungen der Drüsen

■■□ **Schwellung zerteilend**
Struma, Lymphknotenverdickungen, Schwellungen der Drüsen, Schwellungen im unteren Wärmebereich *Calorium*, schmerzhaftes, hartes Abdomen

Physiologische / pharmakologische Wirkung wird angewendet sowohl bei Hypothyreose als auch bei Hyperthyreose. Wirkt auch antikoagulierend und antimykotisch. Inhaltsstoffe u. a. Jodid.

Toxizität bei Dosen über 150 Microgramm Jodid pro Tag besteht Gefahr der Induktion oder Verschlimmerung einer Hyperthyreose. In seltenen Fällen kann es zu Überempfindlichkeitsreaktionen kommen.

Bemerkung: häufig zusammen mit Echloniae thallus (Kunbu) S. 658 bei Struma, Lymphknotenschwellungen.

Tagesdosis 3 – 15 g, Standard 8 g **Kochzeit** 20 min

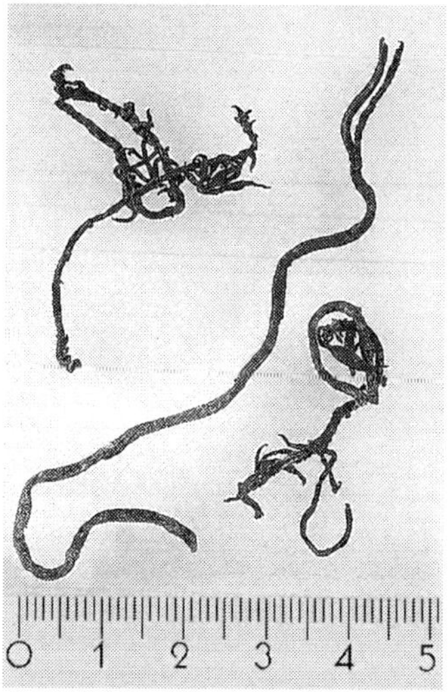

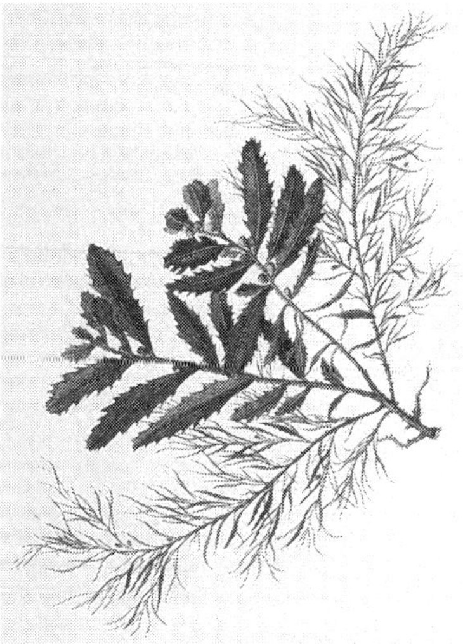

Kombinationen

- Schleim *pituita*, stoffliche Verhärtungen *concretiones*, Struma, Schwellungen, Parotitis, adenoide Wucherungen → Bombyx batryticatus (Jiangcan) S. 456, Prunellae spica (Xiakucao) S. 146, Scrophulariae r. (Xuanshen) S. 176, Eckloniae thallus (Kunbu) S. 658
- Struma, Lymphknotenschwellung, Drüsenschwellung → Glycyrrhizae r. (Gancao) S. 728

Kompatibilität nach einigen traditionellen Quellen soll die Droge inkompatibel mit Glycyrrhizae r. (Gancao) S. 728 sein.

Kontraindikation Kälte-Schwäche *algor depletionis* der Mitte

Gravidität Anwendung erlaubt

Sterculiae lychnophorae semen 胖大海
Pangdahai

Familie: Steculiaceae
Stammpflanzen: *Sterculia scaphigera* oder *S. lychnophora*
Varianten: Scaphigerae fructus, Sterculiae scaphigerae semen
deutsch: Sterkuliensamen, Stinkbaumsamen
englisch: at sterculia seed, fat big sea

Temperaturverhalten
■■□ kalt

Wirkrichtung
■□□ absenkend

Geschmack *Sapor*
■■□ süß

Wirkort
Rachen und Hals, Lunge

Funktionskreis-/ Orbisbezug
■■■ Lunge *pulmonalis*
■□□ Dickdarm *intestini crassi*

Wirkung/Indikation

■■□ **Qi bewegend und regulierend**
Schmerzen im Brustbereich, schmerzhafter Rachen, Engegefühl in der Brust

■■□ **Trockenheit *ariditas* befeuchtend**
trockener Rachen, Husten, Stimmverlust, Heiserkeit

■■□ **heißen Schleim *pituita calida* umwandelnd**
Husten mit zähem, gelbem Schleim

■□□ **Hitze *calor* kühlend**
schmerzhafter Rachen, Heiserkeit, Stimmverlust, Kopfschmerzen, Obstipation, gerötete Augen

■□□ **Exantheme herausbefördernd**
äußerliche Anwendung: Exantheme

■□□ **laxierend**
Trockenheit im FK Dickdarm *ariditas o. intestini crassi*: Obstipation, Kopfschmerzen, gerötete Augen

Physiologische/pharmakologische Wirkung kann bei akuter Tonsillitis eingesetzt werden. Erhöht die Wassermenge im Darm und fördert so die Peristaltik, antihypertensiv.

Toxizität Sterculinsäure kann giftig sein, die Daten werden noch diskutiert. Maximaldosis von 6 g/d einhalten. Überdosierung: Gleichgewichtsstörungen bis zu Atemdepression.

Tagesdosis 3–6 g **Kochzeit** 20 min

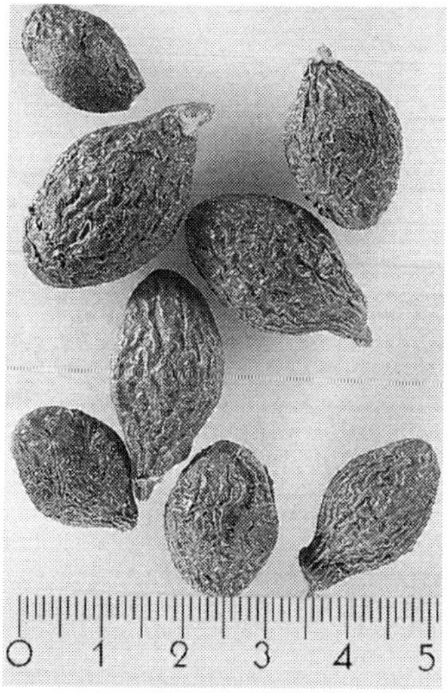

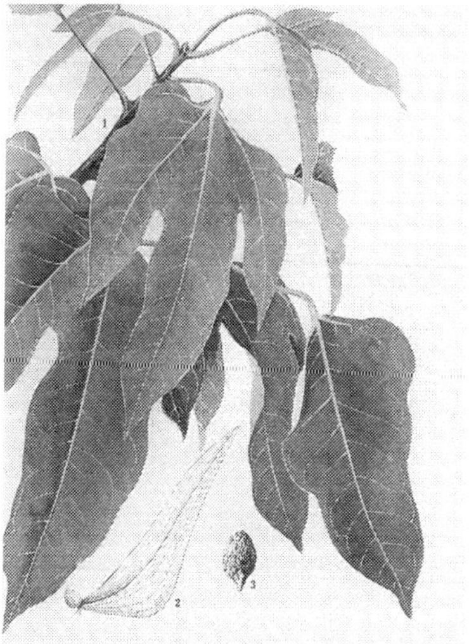

Kombinationen

- Hitze-Schleim *calor pituitae* mit Heiserkeit, Husten → Platycodi r. (Jiegeng) S. 648, Cicadae periostracum (Chantui) S. 58
- Lungen-Yin-Schwäche *depletio yin pulmonale* mit Glut *ardor*: Heiserkeit, schmerzhafter, geschwollener Rachen → Scrophulariae r. (Xuanshen) S. 176
- Hitze-Wind im FK Lunge *calor venti o. pulmonalis* mit Heiserkeit → Acori graminei rhiz. (Shichangpu) S. 274, Menthae h. (Bohe) S. 64
- Hitze im FK Lunge *calor o. pulmonalis*: Heiserkeit, Stimmverlust, schmerzhafter Rachen, Husten, Schleim → Platycodi r. (Jiegeng) S. 648, Glycyrrhizae r. (Gancao) S. 728, Cicadae periostracum (Chantui) S. 58, Menthae h. (Bohe) S. 64

Gravidität Anwendung erlaubt

Trichosanthis fructus 瓜蒌
Gualou

Familie: Cucurbitaceae
Stammpflanze: *Trichosanthes kirilowii*, u.a.
Variante: Trichosanthis fructus et semen
deutsch: Schlangenkürbisfrüchte
englisch: trichosanthes

Temperaturverhalten
■■□ kalt

Wirkrichtung
■■□ absenkend

Geschmack *Sapor*
■■□ süß
■□□ bitter

Wirkort
oberer und unterer Wärmebereich *Calorium*

Funktionskreis-/ Orbisbezug
■■■ Lunge *pulmonalis*
■■□ Magen *stomachi*
■■□ Dickdarm *intestini crassi*

Wirkung/Indikation

■■□ **Hitze *calor* kühlend**
Husten mit viel Schleim, eitriger Auswurf, zäher, gelber Schleim

■■□ **heißen Schleim *pituita calida* umwandelnd**
zäher, gelber Schleim, gelber, dicker, zäher Auswurf, eitriger Auswurf, Abszesse im Lungen- oder Brustbereich

■□□ **Husten stillend**
Husten mit zähem Auswurf

■■□ **Qi bewegend und regulierend**
Qi-Fluss im Brustbereich, Stauungen, Verknotungen, Engegefühl, Schmerzen, Schleimansammlungen, Herzbeschwerden

■■■ **Stauungen zerstreuend**
Stauungen, Schwellungen, Stagnationen im Brustbereich, pulmonale Beschwerden, Herzbeschwerden

■□□ **laxierend**
Semen: Obstipation, Hitze im FK Lunge *calor o. pulmonalis* mit trockenem Mund, Durst, Reizbarkeit; Trockenheit im FK Dickdarm *ariditas o. intestini crassi*

Physiologische / pharmakologische Wirkung die Früchte wirken in vitro antibiotisch, antineoplastisch und können nach neueren Forschungen bei koronarer Herzkrankheit und Angina pectoris eingesetzt werden. Die Samen wirken laxierend. Inhaltsstoffe u a. Saponine, Resin.

Bemerkung Trichanthis fructus kühlt stärker Hitze *calor* und wandelt Schleim um. Trichosanthis semen befeuchtet und reguliert den Darmbereich stärker.

Tagesdosis 10–20 g, Standard 10 g **Kochzeit** 20 min

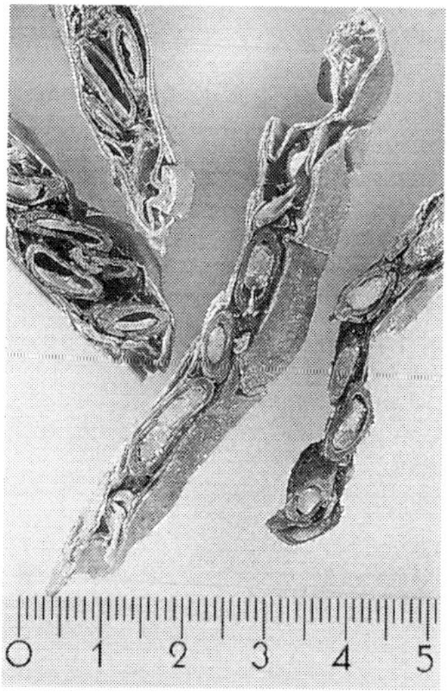

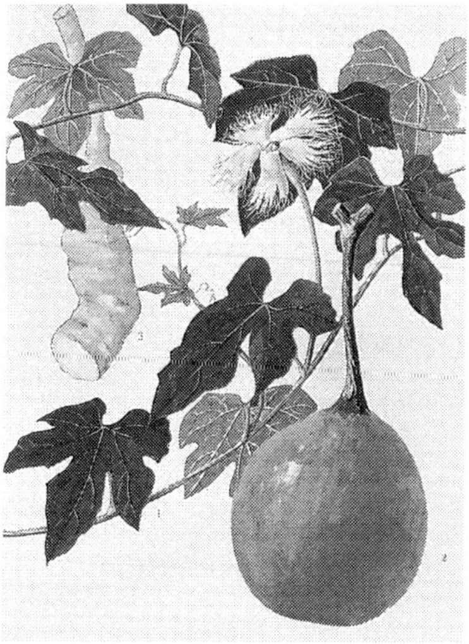

Kombinationen

- Hitze-Wind *calor venti*: trockener Husten, trockener Rachen, dicker, zäher Auswurf, schwer zu expektorierender Auswurf → Fritillariae thunbergii bulbus (Zhebeimu) S. 662, Platycodi r. (Jiegeng) S. 648, Citri reticulatae peric. (Chenpi) S. 496, Anemarrhenae rhiz. (Zhimu) S. 126, Coicis s. (Yiyiren) S. 314, Benincasae s. (Dongguazi) S. 310
- schmerzhafte Blockaden im Thorax → Allii macrostemi bulbus (Xiebai) S. 482, Pinelliae rhiz. (Banxia) S. 86
- Mammaabszesse im Frühstadium → Taraxaci h. cum radice (Pugongying) S. 256, Olibanum (Ruxiang) S. 572
- Stasen, Stauung im oberen Wärmebereich *Calorium*, Stagnationen des Qi: Schmerzen, Stiche im Thorax, Herzschmerzen, Angina pectoris, Schmerzen in der Mamma → Allii macrostemi bulbus (Xiebai) S. 482, Pinelliae rhiz. (Banxia) S. 86
- Obstipation → Cannabis s. (Huomaren) S. 100, Persicae s. (Taoren) S. 574, Biotae seu Platycladi s. (Baiziren) S. 446
- Schleim *pituita*: Husten, Schmerzen im Thorax, schwer zu expektorierender Auswurf → Pinelliae rhiz. (Banxia) S. 86, Coptidis rhiz. (Huanglian) S. 178
- intestinale Abszesse → Taraxaci h. cum radice (Pugongying) S. 256
- Mammaabszesse → Lonicerae fl. (Jinyinhua) S. 222
- Lungenabszesse → Houttuyniae h. cum radice (Yuxingcao), Platycodi r. (Jiegeng) S. 648

Kompatibilität

- nicht gemeinsam verwenden mit Aconiti r. lateralis praep. (Fuzi) S. 396
- gestört durch Zingiberis rhiz. (Ganjiang) S. 416
- beschränkt durch Achyranthis bidentatae r. (Niuxi) S. 532

Kontraindikation Kälte-Schwäche *algor depletionis* der Mitte mit kaltem Schleim *pituita algida*

Gravidität Anwendung erlaubt

Armeniacae semen 杏仁
Xingren

Familie:	Rosaceae
Stammpflanze:	*Prunus armeniaca*
Variante:	Armeniacae amarae semen, Pruni armeniacae semen
deutsch:	bittere oder armenische Aprikosensamen
englisch:	apricot seed, kernel

Temperaturverhalten
■■□ warm

Wirkrichtung
■■□ absenkend

Geschmack *Sapor*
■■□ bitter
■□□ süß

Wirkort
oberer Wärmebereich *Calorium*, Nase

Funktionskreis-/ Orbisbezug
■■■ Lunge *pulmonalis*
■■■ Dickdarm *intestini crassi*

Wirkung/Indikation

■■■ **Husten stillend**
repletiver Husten, erschwerte Atmung, trockener Husten, Asthma

■■■ **Keuchen stillend**
erschwerte Atmung, Asthma

■□□ **Schleim *pituita* umwandelnd**
Völlegefühl im Thorax, Kurzatmigkeit, Verstopfung im Nasenbereich

■■□ **Trockenheit *ariditas* befeuchtend**
trockener Husten, Obstipation

■■□ **laxierend**
Obstipation im Senium und auch postpartal

Physiologische / pharmakologische Wirkung antihypertensiv, antitussiv, antiasthmatisch, antineoplastisch. Die Pflanze wird bei chronischer Bronchitis angewendet. Das enthaltene Glycosid Amygdalin wurde als Zytostatikum propagiert.

Toxizität Überdosierung kann Schwindel, Nausea, Erbrechen, Kopfschmerzen bis hin zu Dyspnoe, Spasmen, Arrhythmien, erweiterten Pupillen und Koma auslösen. Die tödliche Dosis liegt für Erwachsene bei 50–60 Kernen und für Kinder bei 10 Kernen, deshalb Vorsicht bei der Behandlung von Kindern. Abkochen, Entfernen der äußeren Kernhülle und Zugabe von Zucker vermindern die Toxizität. Therapie bei Vergiftung: Aktivkohle, Abführen mit Ipecacuanhasirup.

Bemerkung häufig zusammen verwendet mit Platycodi r. (Jiegeng) S. 648. Armeniaca senkt das Lungen-Qi *qi pulmonale* ab, Platycodou zerstreut, gut für die Elimination von Schleim und Erleichterung von Husten.

Tagesdosis 3–10 g, Standard 6 g **Kochzeit** 20 min

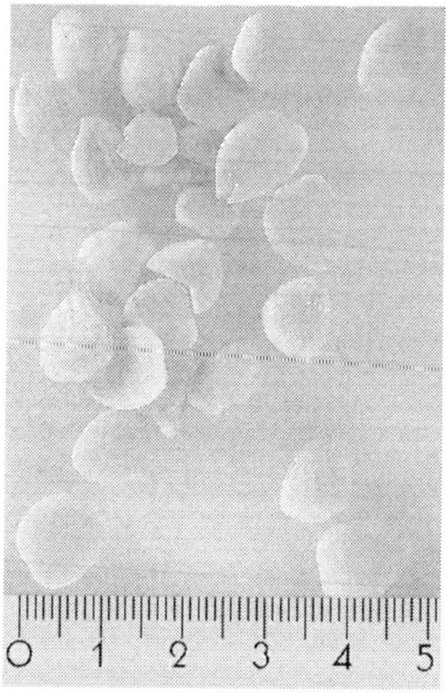

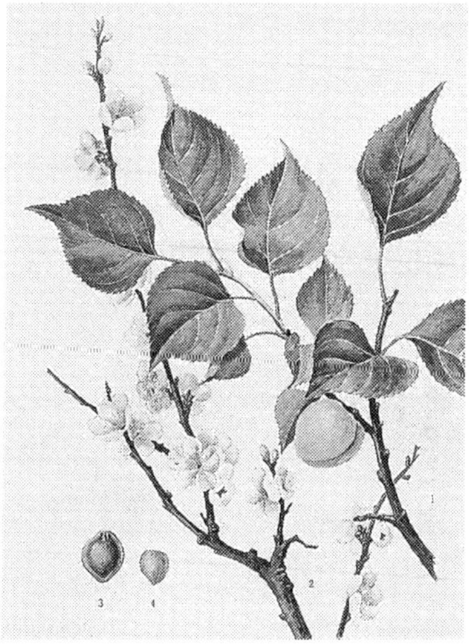

Kombinationen
- Hitze-Wind *calor venti* mit trockenem, nicht produktivem Husten → Perillae caul. et f. (Zisuye) S. 44, Mori f. (Sangye) S. 66
- Hitze im FK Lunge *calor o. pulmonalis*, Trockenheit *ariditas*, trockener Husten → Ophiopogonis r. (Maimendong) S. 814
- Fülle *repletio* mit Husten und Keuchen und Hitze im FK Lunge *calor o. pulmonalis* → Ephedrae h. (Mahuang) S. 34, Gypsum fibrosum (Shigao) S. 136
- Fülle im FK Lunge *repletio o. pulmonalis* mit Husten und Keuchen → Ephedrae h. (Mahuang) S. 34, Glycyrrhizae r. (Gancao) S. 728, Fritillariae thunbergii bulbus (Zhebeimu) S. 662, Peucedani r. (Qianhu) S. 668
- Trockenheit in den FK Dick- und Dünndarm *ariditas oo. intestinorum*, Schwäche *depletio* des Qi, Obstipation, Obstipation im Senium, Obstipation post partum → Cannabis s. (Huomaren) S. 100, Angelicae sinensis r. (Danggui) S. 780, Persicae s. (Taoren) S. 574, Rehmanniae r. (Shengdihuang) S. 174, Citri aurantii fr. (Zhike) S. 490

Kompatibilität
- gefördert durch warme Zubereitung
- gestört durch Scutellariae r. (Huangqin) S. 190, Astragali r. (Huangqi) S. 718, Puerariae r. (Gegen) S. 68
- Toxizität vermindert durch Abkochen, Zucker, Entfernen der Kernhülle

Kontraindikation Diarrhö

Gravidität Anwendung erlaubt

Asteris radix 紫菀
Ziwan

Familie: Asteraceae
Stammpflanze: *Aster tataricus*
deutsch: Asternwurzel
englisch: purple aster root

Temperaturverhalten
■□□ warm

Geschmack *Sapor*
■□□ scharf
■□□ bitter

Funktionskreis-/ Orbisbezug
■■■ Lunge *pulmonalis*

Wirkrichtung
■■□ absenkend

Wirkort
Lunge

Wirkung/Indikation

■■□ **kalten Schleim *pituita algida* umwandelnd**
schwerlöslicher Auswurf, zäher, blutiger Schleim, Kälte-Schwäche *algor depletionis* im Senium

■■□ **Husten stillend**
chronischer Husten, Husten im Senium, Befeuchtung des FK Lunge *o. pulmonalis*, Husten durch Schwäche *depletio*

■■□ **Qi absenkend**
Kontravektionen / Gegenläufigkeiten, chronischer Husten, Hüsteln, Räuspern, wenig Auswurf, Absenkung des Lungen-Qi *qi pulmonale*

■□□ **Kälte *algor* zerstreuend**
Räuspern, schwerlöslicher Auswurf, chronischer Husten im Senium

■□□ **Trockenheit *ariditas* befeuchtend**
trockener, chronischer Husten, Hüsteln

Physiologische / pharmakologische Wirkung tierexperimentell antineoplastisch, antibiotisch, Förderung der Expektoration.

Toxizität höhere Dosierung oder Langzeitanwendung wird nicht empfohlen.

Bemerkung häufig zusammen verwendet mit Farfarae flos (Kuandonghua) S. 684 und Stemonae radix (Baibu) S. 690. Asteris radix wandelt Schleim am stärksten um, Farfarae flos stillt Husten am effektivsten, Stemonae radix am besten bei chronischen Husten.

Tagesdosis 3 – 10 g, Standard 6 g **Kochzeit** 20 min

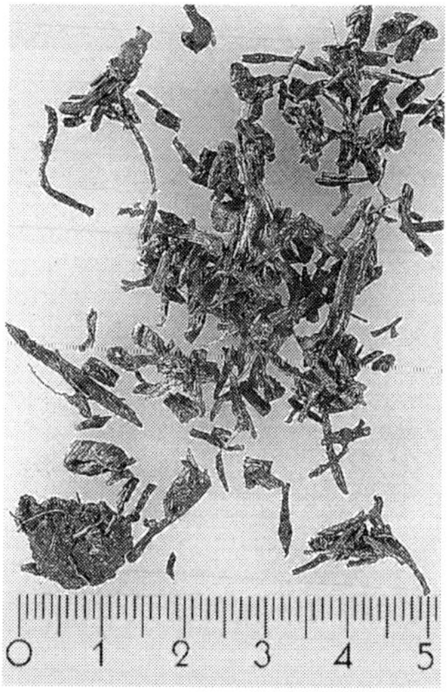

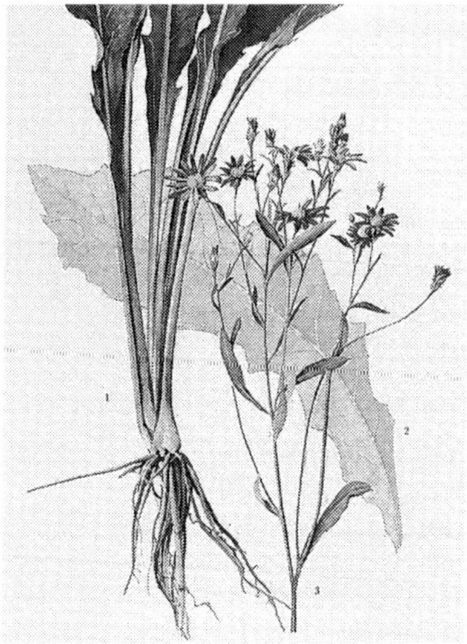

Kombinationen

- Husten, Keuchen, viel Schleim → Farfarae flos (Kuandonghua) S. 684
- akuter oder chronischer Husten, blutiger Auswurf → Stemonae r. (Baibu) S. 690
- Husten mit Schleim, Keuchen, spontane Schweiße → Schisandrae fr. (Wuweizi) S. 862
- chronischer Husten, Hitze *calor*, blutiger, eitriger Auswurf → Asparagi r. (Tianmendong) S. 796, Scutellariae r. (Huangqin) S. 190, Mori cortex (Sangbaipi) S. 688
- Schwäche im FK Lunge *depletio o. pulmonalis* mit chronischem Husten, blutigem Auswurf → Anemarrhenae rhiz. (Zhimu) S. 126, Fritillariae thunbergii bulbus (Zhebeimu) S. 662
- Lungen-Yin-Schwäche *depletio yin pulmonale*: Husten → Farfarae flos (Kuandonghua) S. 684, Fritillariae thunbergii bulbus (Zhebeimu) S. 662, Ophiopogonis r. (Maimendong) S. 814, Asini corii colla (Ejiao) S. 782, Cynanchi stauntonii r. (Baiqian) S. 640, Glycyrrhizae r. (Gancao) S. 728, Platycodi r. (Jiegeng) S. 648

Kompatibilität

- gefördert durch Farfarae flos (Kuandonghua) S. 684
- gestört durch Chuanxiong rhizoma (Chuanxiong) S. 540, Polygalae r. (Yuanzhi) S. 448, Dianthi h. (Qumai) S. 316
- beschränkt durch Artemisiae capillaris seu scopariae h. (Yinchenhao) S. 308

Kontraindikation Glut *ardor* bei Schwäche *depletio* des Yin, Hitze-Fülle *calor repletionis*

Gravidität Anwendung erlaubt

Daturae albae flos 洋金花
Yangjinhua

Familie: Solanaceae
Stammpflanze: *Datura metel*, syn. *D. alba*
deutsch: Metelapfelblüten, Stechapfelart
englisch: thorn apple flower

Temperaturverhalten
■■□ warm

Geschmack *Sapor*
■■□ scharf

Funktionskreis-/ Orbisbezug
■■■ Lunge *pulmonalis*
■■□ Milz *lienalis*
■□□ Leber *hepaticus*

Wirkrichtung
■■□ absenkend

Wirkort
Lunge, oberer Wärmebereich *Calorium*

Wirkung/Indikation
■■□ **Husten stillend** asthmoide Symptomatik, Keuchen
■■■ **Keuchen stillend** Asthma
■■□ **Feuchtigkeit bei Wind *humor venti* ausleitend** asthmoide Symptomatik, Keuchen
■■□ **Schleim *pituita* umwandelnd** asthmoide Symptomatik, Keuchen
■□□ **Schmerz beseitigend** Schmerzen in Epigastrium und Magen

Physiologische / pharmakologische Wirkung Inhaltsstoffe u. a. Alkaloide, die atropinartig an der Bronchialmuskulatur spasmolytisch wirken. Die westlich verwandte Droge Daturae stramonii folium (Stechapfelblätter) ist obsolet und wurde früher als Adjuvans bei Parkinson-Formen, Paralysis agitans und als Räuchermittel bei Asthma bronchiale (Atropin-Wirkung) eingesetzt.

Toxizität Giftpflanze; keine Anwendung bei Kindern, keine Langzeitanwendung ohne sorgfältige diagnostische Überwachung. Alle Pflanzenteile aller Stechapfelarten, vor allem die Samen und Blätter, enthalten die Tropanalkaloide L-Hyoscyamin, L-Scopolamin (Hyoscin) und Atropin. Diese Alkaloide haben stark psychoaktive, anticholinerge Wirkungen, die je nach Dosierung zu leichter Euphorisierung, aber auch zu extremen Halluzinationen, bei Überdosierung zum Tod durch Atemlähmung führen können.

Warnhinweis diese Arznei soll aufgrund ihres toxischen Potentials ausschließlich von ausgebildeten TCM-Arzneimittel-Therapeuten verschrieben und nur mit äußerster Vorsicht eingesetzt werden. Das Dosierungsspektrum ist unbedingt einzuhalten.

Besonderes Anwendung in Form von Zigaretten aus getrockneten Blüten. Wird als Lokalanästhetikum bei chirugischen Eingriffen eingesetzt.

Tagesdosis 0,3 g

Kochzeit kurz aufkochen und 3 min ziehen lassen

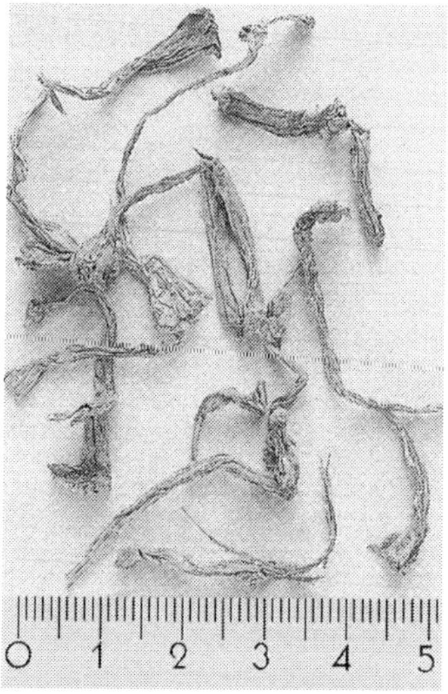

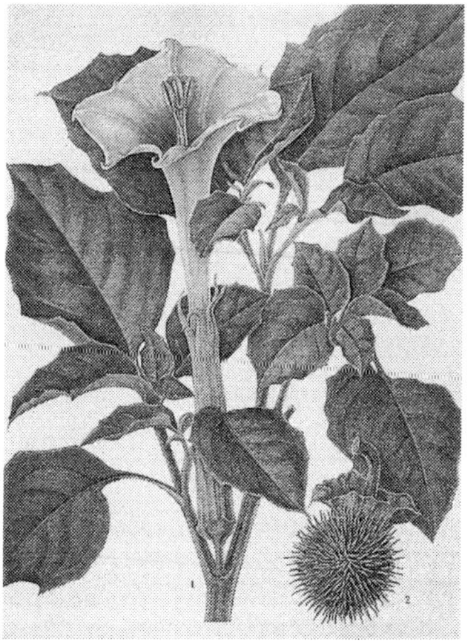

Kontraindikation bei Kindern

Gravidität Anwendung mit Vorsicht

Eriobotryae folium 枇杷叶
Pipaye

Familie: Rosaceae
Stammpflanze: *Eriobotrya japonica*
deutsch: Wollmispelblätter, Loquatblätter
englisch: loquat leaf

Temperaturverhalten
■□□ neutral, kühl

Geschmack *Sapor*
■■□ bitter

Funktionskreis-/ Orbisbezug
■■■ Lunge *pulmonalis*
■□□ Magen *stomachi*

Wirkrichtung
■■□ absenkend

Wirkort
Lunge, Mitte, mittlerer Wärmebereich *Calorium*

Wirkung/Indikation

■■□ **Schleim *pituita* kanalisierend**
geräuschvolle Atmung, Keuchen, Schleimbildung

■■□ **Qi absenkend**
Kontravektionen/Gegenläufigkeiten, Husten, Keuchen. Magen-Qi *qi stomachi*: Übelkeit, Erbrechen, Aufstoßen, Schluckauf, M. Menière, Migräne

■□□ **Hitze *calor* kühlend**
pulmonale Entzündungen: Husten, Atembeschwerden, gelber Schleim

■□□ **mittlere Funktionskreise *orbes* harmonisierend und stützend**
Stützung des FK Magen *o. stomachi*, Kontravektionen/Gegenläufigkeiten absenkend, Übelkeit, Brechreiz, Schluckauf, Aufstoßen, akute Gastritis, Hepatitis, Schwangerschaftserbrechen, Depression, Anorexie

■□□ **Husten stillend**
Husten mit Schleim, geräuschvolle Atmung

■□□ **Säfte ergänzend**
trockener Husten, Trockenheit im Nasen-Rachen-Raum, thorakaler Schmerz, wenig Sputum, Zungenkörper rot, trocken, wenig gelber Zungenbelag, Bronchitis akut oder chronisch, Infektionen des Respirationstraktes, Keuchhusten, Laryngitis, Pharyngitis

■■□ **Xue kühlend**
Hauaffektionen, Akne

Physiologische/pharmakologische Wirkung antibiotisch, antitussiv, wird eingesetzt bei chronischer Bronchitis als Expectorans.

Toxizität die Blätter sollten keine Behaarung mehr aufweisen, sonst kann es zu Irritationen des Halses kommen (Hustenreiz).

Tagesdosis 3–12 g, Standard 6 g

Kochzeit Blätter am Schluss zugeben, kurz aufkochen und 3 min ziehen lassen, falls die Droge nicht von den kleinen Härchen befreit wurde, in einem Tuch abkochen.

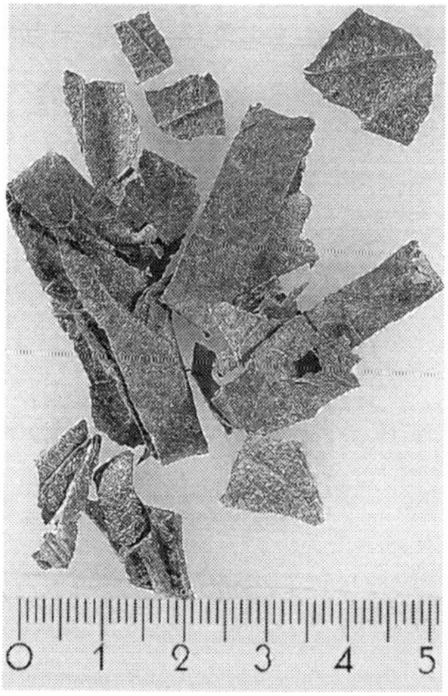

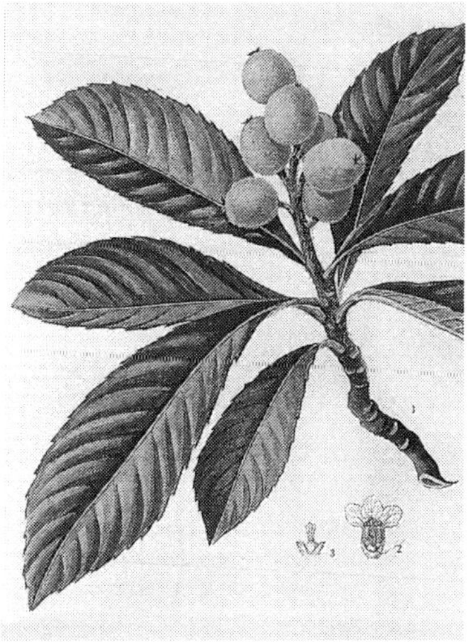

Kombinationen

- Hitze im FK Lunge *calor o. pulmonalis*: nicht produktiver Husten oder Husten mit schwer zu expektorierendem schleimigem Auswurf, Schmerzen im Thorax, trockener Rachen → Armeniacae semen (Xingren) S. 676, Mori cortex (Sangbaipi) S. 688
- verminderte Säfte durch fieberhafte Erkrankungen, Reizbarkeit, Brechreiz → Phragmitis rhiz. (Lugen) S. 144
- Hitze im FK Magen *calor o. stomachi* mit Erbrechen, Aufstoßen → Scutellariae r. (Huangqin) S. 190, Cyperi rhiz. (Xiangfu) S. 502
- Hitze *calor* mit blutigem Erbrechen → Imperatae rhiz. (Baimaogen) S. 164
- feuchte Hitze *calor humidus* der Mitte: Durst, Aufstoßen, Erbrechen → Phragmitis rhiz. (Lugen) S. 144, Ophiopogonis r. (Maimendong) S. 814, Trichosanthis r. (Tianhuafen) S. 148, Pinelliae rhiz. (Banxia) S. 86, Imperatae rhiz. (Baimaogen) S. 164, Bambusae in taeniam caul. (Zhuru) S. 82

Kontraindikation Erbrechen, Aufstoßen bei Kälte im FK Magen *algor o. stomachi*, Husten bei Kälte-Wind *algor venti*

Gravidität Anwendung erlaubt

Farfarae flos
Kuandonghua

款冬花

Familie: Astraceae
Stammpflanze: *Tussilago farfara*
Variante: Tussilaginis farfarae flos
deutsch: Huflattichblüten
englisch: coltsfoot flower, welcome winter flower

Temperaturverhalten
■■□ warm

Wirkrichtung
■■■ absenkend

Geschmack *Sapor*
■■□ scharf

Wirkort
Lunge

Funktionskreis-/ Orbisbezug
■■■ Lunge *pulmonalis*

Wirkung/Indikation

■□□ **Qi absenkend**
Husten, Keuchen, erschwerte Atmung, Schwellungen im Halsbereich

■■□ **Husten stillend**
Husten, chronischer Husten, Husten im Senium, Husten durch Kälte-Schwäche im FK Lunge *algor depletionis o. pulmonalis*

■□□ **Keuchen stillend**
erschwerte, geräuschvolle Atmung, Schwellungen des inneren Halses

■□□ **kalten Schleim *pituita algida* umwandelnd**
Schleim im Rachen, pulmonaler Schleim

■□□ **Yin stützend und ergänzend**
trockener Husten, Bronchitis, Keuchhusten, Infektionen des Respirationstraktes

Physiologische / pharmakologische Wirkung Hustenreiz lindernd (Mucilaginosum), expektorierend, antibakteriell (Pyrrolizidinalkaloide). Wird bei Asthma bronchiale angewendet. Die westlich verwandte Droge Farfarae folium wird bei Bronchitis, Asthma, Erkältungskrankheiten, Grippe, Entzündungen und Reizzuständen der Mund- und Rachenschleimhaut empfohlen.

Toxizität bei Überdosierung sind Synkopen und Apnoe möglich. An Nebenwirkungen wurden Nausea, Irritabilität und Insomnie beobachtet. Die enthaltenen Pyrrolizidinalkaloide wirken antibakteriell, karzinogen und hepatotoxisch, deshalb wird empfohlen, die Droge (Folia) nicht länger als 4 – 6 Wochen pro Jahr anzuwenden, bzw. von der Verwendung wird abgeraten. Der Gehalt der Pyrrolizidinalkaloide sollte geprüft worden sein. Die Einhaltung der behördlichen Grenzwerte kommt in einigen Ländern einem Verbot gleich. Bei Kleinkindern, in der Schwangerschaft und Stillzeit sollte die Droge nicht eingesetzt werden.

Tagesdosis 3 – 10 g, Standard 6 g

Kochzeit Blüten am Schluss zugeben, kurz aufkochen und 3 min ziehen lassen

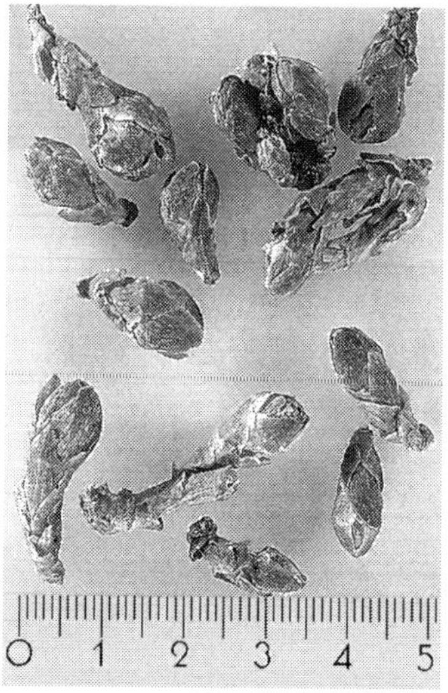

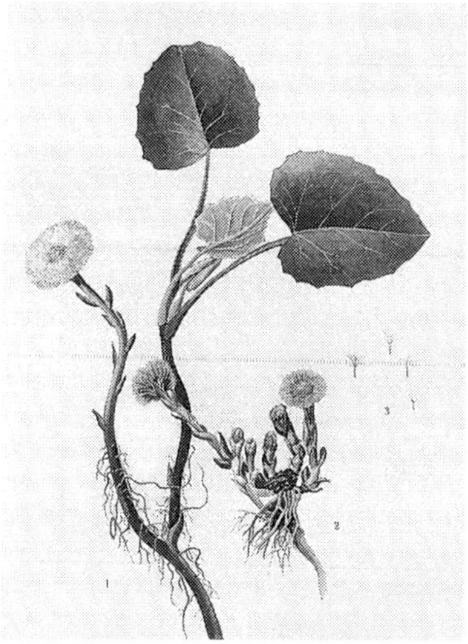

Kombinationen
- Schleim *pituita*-Blockade mit Husten, Keuchen → Armeniacae semen (Xingren) S. 676
- Säfteansammlungen mit Husten, Keuchen → Schisandrae fr. (Wuweizi) S. 862, Pinelliae rhiz. (Banxia) S. 86
- Schwäche *depletio* des Yin: trockener Husten, blutiger Auswurf → Lilii bulbus (Baihe) S. 808
- Kälte-Schwäche im FK Lunge *algor depletionis o. pulmonalis*: chronischer Husten im Senium → Asteris r. (Ziwan) S. 678

Kompatibilität
- gefördert durch Armeniacae semen (Xingren) S. 676, Asteris r. (Ziwan) S. 678
- gestört durch Scrophulariae r. (Xuanshen) S. 176, Gleditsiae fr. (Zaojiao) S. 642
- beschränkt durch Fritillariae thunbergii bulbus (Zhebeimu) S. 662, Ephedrae h. (Mahuang) S. 34, Magnoliae fl. (Xinyi) S. 38, Scutellariae r. (Huangqin) S. 190, Astragali r. (Huangqi) S. 718, Forsythiae fr. (Lianqiao) S. 206, Celosiae s. (Qingxiangzi) S. 154, Coptidis rhiz. (Huanglian) S. 178

Kontraindikation Hitze *calor*-Symptomatik mit blutig-eitrigem Auswurf

Gravidität Anwendung verboten

Bemerkung häufig zusammen mit Asteris radix (Ziwan) S. 678 und Stemonae radix (Baibu) S. 690 verordnet

Lepidii / Descurainiae semen 葶苈子
Tinglizi

Familie: Brassicaceae
Stammpflanzen: *Lepidium apetalum, Descurainia sophia, Draba nemorosa*
Variante: Drabae semen
deutsch: Felsenblümchen
englisch: descurainia seeds, lepidium seeds

Temperaturverhalten
■■□ sehr kalt

Geschmack *Sapor*
■□□ scharf
■□□ bitter

Wirkrichtung
■■■ absenkend

Wirkort
Lunge

Funktionskreis-/ Orbisbezug
■■■ Lunge *pulmonalis*
■■□ Blase *vesicalis*

Wirkung/Indikation

■■□ **Qi absenkend**
starkes Asthma, Husten mit Rasseln, Druckgefühl in der Brust

■■□ **Schleim *pituita* kanalisierend**
Schleimblockaden im Thorax, Schleimrasseln, Auswurf

■■□ **Keuchen stillend**
Schleimrasseln, Auswurf, thorakale Flüssigkeitsansammlungen

■■■ **diuretisch**
Gedunsenheit, Schwellungen im Gesicht, thorakale Flüssigkeitsansammlungen, Aszites, Miktionsstörungen

■■□ **Hitze *calor* zerstreuend**
Schleimbildung in der Brust, verminderte Miktion

Physiologische / pharmakologische Wirkung cardiotonisch mit positiv inotropem und negativ chronotropem Effekt, neuerdings bei Herzversagen mit Dyspnoe und Ödemen eingesetzt zusammen mit stützenden Arzneien; diuretisch. Vorsicht bei Kombination mit diuretischen Pharmaka (erhöhter Wasser- und Elektrolytverlust).

Toxizität Die Droge zeigt eine drastische Wirkung, deshalb sehr vorsichtige Anwendung. Bei Schwäche *depletio* nur mit Fk Milz *o. lienalis* oder Qi-stützenden Mitteln.

Tagesdosis 3–9 g, Standard 3 g **Kochzeit** 20 min

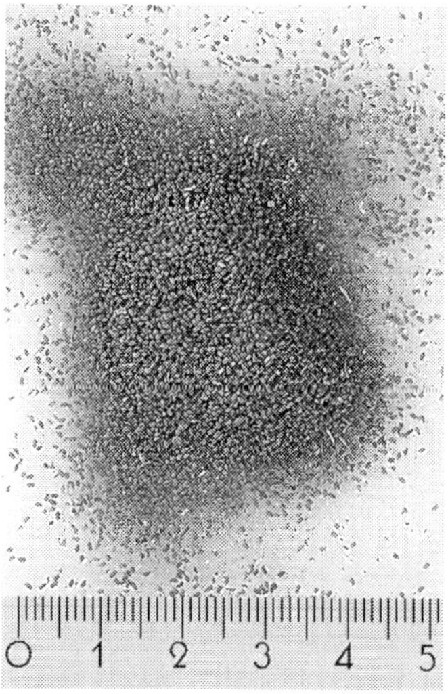

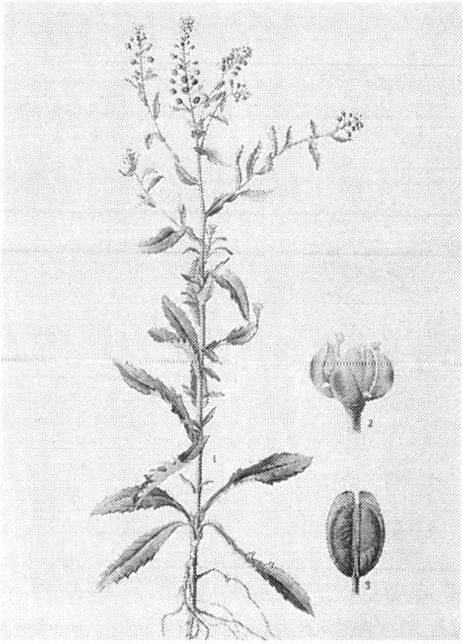

Kombinationen

- Husten, Druckgefühl im Thorax, Schleim *pituita*-Blockaden → Mori cortex (Sangbaipi) S. 688, Inulae flos (Xuanfuhua) S. 644
- Gesichtsödeme, Augenödeme, Gedunsenheit, Wasseransammlungen im Thorax → Stephaniae r. (Fangji) S. 344, Rhei rhiz. (Dahuang) S. 96

Kontraindikation Lungen-Qi-Schwäche *depletio qi pulmonale*, Ödeme aufgrund von Milz-Schwäche *depletio lienale*

Gravidität Anwendung verboten

Mori cortex
Sangbaipi

桑白皮

Familie: Moraceae
Stammpflanze: *Morus alba*
Variante: Mori cortex radicis
deutsch: Maulbeerwurzelrinde
englisch: bark of mulberry root, mulberry white bark

Temperaturverhalten
■■□ kalt

Geschmack *Sapor*
■□□ süß

Funktionskreis-/ Orbisbezug
■■□ Lunge *pulmonalis*
■□□ Milz *lienalis*
■□□ Leber *hepaticus*

Wirkrichtung
■■□ absenkend

Wirkort
Lunge, unterer Wärmebereich *Calorium*

Wirkung/Indikation

■■□ **Husten stillend**
repletiver, lauter Husten

■■□ **Keuchen stillend**
Atemnot, lautes Keuchen bei Hitze-Fülle *calor repletionis*

■■□ **Hitze *calor* zerstreuend**
pulmonale Entzündungen, Fieber, Husten, Keuchen

■■□ **feuchte Hitze *calor humidus* ausleitend**
Gedunsenheit im Gesicht, spärlicher, dunkler Urin, Ödemneigung, Schwellungen der Extremitäten, schlüpfrige Pulse *pp. lubrici*

■■□ **Schwellung zerteilend**
Gedunsenheit im Gesicht, Ödeme der Extremitäten

■■□ **diuretisch**
erschwerte Miktion, Schwellungen, Ödeme, Flüssigkeitsansammlungen, spärlicher, dunkler Urin

Physiologische / pharmakologische Wirkung diuretisch (auch wenn keine Dokumentation über Wechselwirkungen mit westlichen Diuretika vorliegt, ist eine verstärkte Wirkung auf den Elektrolyt- und Wasserhaushalt möglich), antihypertensiv, analgetisch, antibiotisch, antitussiv, sedierend, entzündungshemmend. Wird bei Hypertonie eingesetzt.

Tagesdosis 10–15 g, Standard 10 g **Kochzeit** 20 min

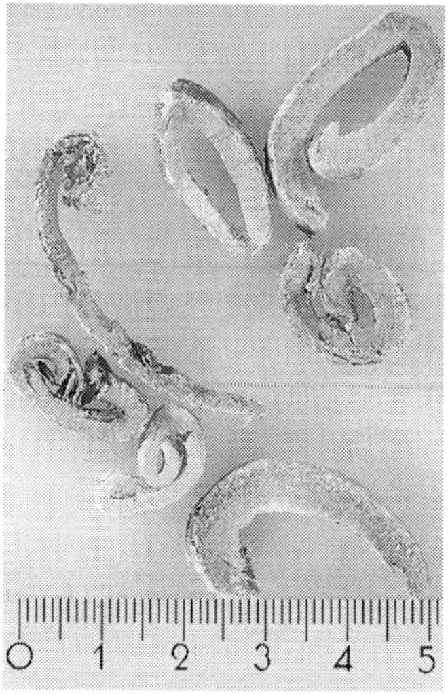

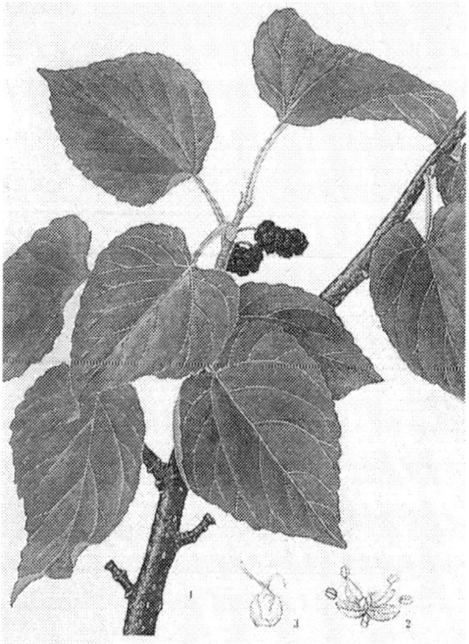

Kombinationen
- Hitze-Schleim *calor pituitae*: Husten, dicker Auswurf, Fieber, Reizbarkeit, Durst, Blockaden der Lunge → Lycii cortex (Digupi) S. 266, Glycyrrhizae r. (Gancao) S. 728, Scutellariae r. (Huangqin) S. 190
- feuchte Hitze *calor humidus*: gedunsenes Gesicht, Ödeme, spärlicher Urin → Arecae peric. (Dafupi) S. 486, Poria (Fuling) S. 340, Coicis s. (Yiyiren) S. 314, Alismatis rhiz. (Zexie) S. 306, Plantaginis s. (Cheqianzi) S. 334

Kompatibilität
- gefördert durch Dipsaci r. (Xuduan) S. 762, Cinnamomi cassiae c. (Rougui) S. 402, Cannabis s. (Huomaren) S. 100
- dämpft die Giftigkeit von Scolopendra (Wugong)

Kontraindikation fehlende Hitze *calor*, Schwäche im FK Lunge *depletio o. pulmonalis*, Husten bei Kälte-Wind *algor venti*, exzessive Miktion

Gravidität Anwendung erlaubt

Stemonae radix 百部
Baibu

Familie: Stemonaceae
Stammpflanze: *Stemona sessilifolia*, u.a.
deutsch: Stemonawurzel
englisch: stemona root, hundred parts

Temperaturverhalten
■□□ neutral

Wirkrichtung
■□□ absenkend

Geschmack *Sapor*
■□□ süß
■□□ bitter

Wirkort
Lunge

Funktionskreis-/ Orbisbezug
■■■ Lunge *pulmonalis*

Wirkung/Indikation

■■■ **Trockenheit *ariditas* befeuchtend**
anfallsweiser Husten, trockener Husten, Husten mit wenig Auswurf, chronischer Husten, Husten bei Yin-Schwäche *depletio yin*

■■□ **Husten stillend**
Husten bei Yin-Schwäche *depletio yin*, Befeuchtung des FK Lunge *o. pulmonalis*, anfallsweiser Husten, chronischer Husten

■■□ **entgiftend und desinfizierend**
Endo-, Exoparasiten, Wurmerkrankungen, äußerliche Anwendung in 70%igem Alkohol: Flöhe, Läuse, Parasiten, Trichomonaden

■■□ **antiparasitisch**
Endo-, Exoparasiten, Wurmerkrankungen, Trichomonaden

Physiologische/pharmakologische Wirkung antiparasitär, in vitro antibiotisch. Nach neuester Forschung wurde eine Wirkung auf das Atemzentrum beobachtet; wird bei Pertussis eingesetzt. Inhaltsstoffe u. a. Alkaloide, die in vitro leicht hemmend auf das Atemzentrum wirken und so Husten unterdrücken.

Toxizität Die unvorbehandelte Droge ist leicht toxisch, deshalb sollte nur die vorbehandelte Droge verwendet werden. Möglicherweise kann sehr hohe Überdosierung das Atemzentrum im Gehirn beeinflussen.

Bemerkung häufig zusammen gebraucht mit Asteris radix (Ziwan) S. 678 und Farfarae flos (Kuandonghua) S. 684. Asteris radix wandelt am stärksten Schleim um, Farfarae flos erleichtert Hustenreiz, Stemonae radix gut bei chronischem Husten.

Tagesdosis 3–9 g, Standard 3 g **Kochzeit** 20 min

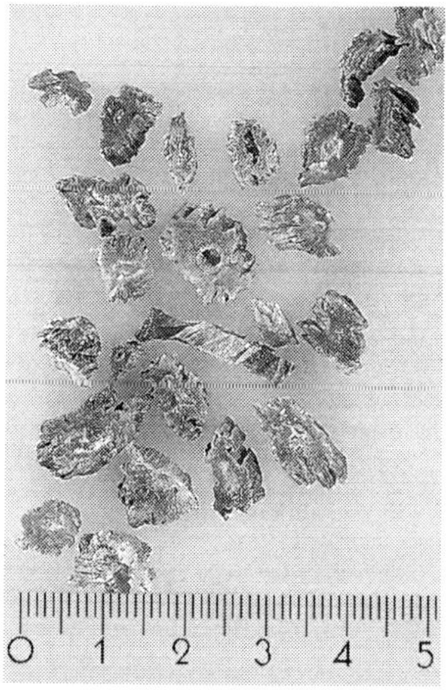

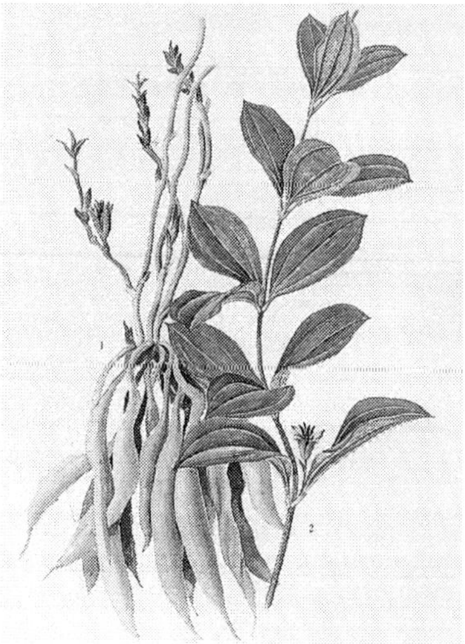

Kombinationen

- Hitze im FK Lunge *calor o. pulmonalis*, Verletzung des Qi, Schwäche *depletio* des Yin: Husten → Adenophorae r. (Nanshashen) S. 794, Glehniae r. (Beishashen) S. 804
- Blockaden des Lungen-Qi *qi pulmonale*: chronischer Husten, Keuchen → Cynanchi stauntonii r. (Baiqian) S. 640
- Hitze-Schleim *calor pituitae* mit Husten, Schmerzen im Thorax → Fritillariae thunbergii bulbus (Zhebeimu) S. 662
- Trockenheit im FK Lunge *ariditas o. pulmonalis*, Schwäche *depletio* des Yin: Husten, paroxysmaler Husten, chronischer Husten → Asteris r. (Ziwan) S. 678, Farfarae flos (Kuandonghua) S. 684, Bletillae tub. (Baiji) S. 598, Scutellariae r. (Huangqin) S. 190
- Endo- und Exoparasiten (Flöhe, Läuse) (äußerliche Anwendung) → Sophorae flavescentis r. (Kushen) S. 192

Kontraindikation Schwäche *depletio* der Mitte, Diarrhö

Gravidität Anwendung erlaubt

XIV Die Verdauung stützende Arzneimittel *mm. concoquentia et digestiva*

Übersicht

Arzneimittelbild

Eigenschaften

Diese Arzneimittel fördern die Verdauung und lösen Nahrungs-Zusammenballungen auf. Sie können angewendet werden bei:

- Kindern, wenn die FK Milz und Magen *oo. lienalis et stomachi* noch nicht vollständig entwickelt sind
- Personen mit geschwächter Konstitution oder nach chronischen Erkrankungen, in der Rekonvaleszenz
- älteren Personen, da sich die Funktion der Verdauung im Alter verlangsamt
- geänderten Lebenssituation (z. B. Reisen), in denen es zu relativen Nahrungsunverträglichkeiten kommt

Zusammenballungen des Qi in den FK Milz und Magen *oo. lienalis et stomachi* führen zu Symptomen wie Völlegefühl, Aufstoßen, Übelkeit, Brechreiz, fauliger Mundgeschmack, ziehende Schmerzen im Abdomen, Obstipation oder Diarrhö, weißlich-dicker oder auch gelblicher Zungenbelag, schlüpfrige und schnelle Pulse *pp. lubrici et celeri*.

Geschmacksrichtung *sapor* und Temperaturverhalten

- Süß und eventuell leicht scharf, sauer oder salzig
- bei leichter Wärme: verdauungsfördernde Wirkung auf die Mitte

Vergleich der Einzelarzneimittel dieser Gruppe

Wirkkraft, um die Verdauung zu fördern, v. a. bei Weizen, Reis und Früchten

Gigeriae galli endothelium corneum (Jineijin) S. 696	■■■■■■■■■■
Raphani semen (Laifuzi) S. 704	■■■■■■■■□□
Hordei fructus germinatus (Maiya) S. 698	■■■■■■□□□□
Oryzae fructus germinatus (Guya) S. 702	■■■■□□□□□□

Wirkkraft, um die Verdauung zu fördern, v.a. bei Getreide, und unerwünschte Alkoholwirkungen zu zerstreuen

Gigeriae galli endothelium corneum (Jineijin) S. 696
Massa medicata fermentata (Shenqu) S. 700
Oryzae fructus germinatus (Guya) S. 702

Wirkkraft, um die Verdauung zu fördern, v.a. bei Fleisch und Fett

Crataegi fructus (Shanzha) S. 694
Gigeriae galli endothelium corneum (Jineijin) S. 696

Zusammenfassung

Lösung von Nahrungsstagnationen, Stärkung des FK Magen *o. stomachi*

Crataegi fructus (Shanzha) S. 694 → fördert die Verdauung von Fleisch, löst Xue-Stagnationen

Gigeriae galli endothelium corneum (Jineijin) S. 696 → starke verdauungsfördernde Wirkung, konsolidiert das Jing/Essenz/Struktivpotential, beseitigt Steinbildungen

Hordei fructus germinatus (Maiya) S. 698 → fördert die Verdauung von Stärke, Kohlenhydraten, hemmt die Laktation

Massa medicata fermentata (Shenqu) S. 700 → löst schwer verdauliche Nahrung, schützt den FK Magen *o. stomachi*

Raphani semen (Laifuzi) S. 704 → erleichtert Völlegefühl und Auftreibungen, senkt das Lungen-Qi *qi pulmonale* ab, löst Schleim *pituita*

Arzneimittel aus anderen Gruppen zur Förderung der Verdauung

Arecae semen (Binglang) . . . . S. 872
Aurantii fructus immaturus (Zhishi) . . . . S. 492
Camelliae sinensis folium fermentatum (Wulongcha) . . . . S. 128
Chaenomelis fructus (Mugua) . . . . S. 362
Citri reticulatae pericarpium (Chenpi) . . . . S. 496
Citri reticulatae viride pericarpium (Qingpi) . . . . S. 498
Curcumae zedoariae rhizoma (Ezhu) . . . . S. 550
Magnoliae cortex (Houpo) . . . . S. 298

Crataegi fructus 山楂
Shanzha

Familie:	Rosaceae
Stammpflanze:	*Crataegus pinnatifida*, u.a.
deutsch:	Fiederweißdornbeeren
englisch:	hawthorn fruit, cuneata

Temperaturverhalten
■□□ Tendenz warm
■□□ neutral

Geschmack *Sapor*
■□□ sauer
■□□ süß

Wirkrichtung
■□□ absenkend

Wirkort
Mitte, mittlerer Wärmebereich *Calorium*

Funktionskreis-/ Orbisbezug
■■■ Milz *lienalis*
■■■ Magen *stomachi*
■□□ Leber *hepaticus*

Wirkung/Indikation

■■□ **Stauungen zerstreuend**
Stagnationen der Verdauung bei schweren Speisen, Bauchschmerzen, Diarrhö

■■□ **Verdauungsblockaden lösend**
Verdauungsfördernd bei Fleisch, Fett, Milch, Senkung des Cholesterinspiegels

■■□ **mittlere Funktionskreise *orbes* harmonisierend und stützend**
Verdauungsstörungen, Bauchschmerzen, Blutdrucksenkung, Cholesterinsenkung

■□□ **Stasen des Xue lösend**
beginnende Schmerzen im Brustbereich (Herzschmerzen), postpartale Schmerzen im Abdomen, Schmerzen im Unterbauch, Hernien

■□□ **Xue regulierend**
Schmerzen in Brustbereich und Unterbauch, Blutdrucksenkung, Cholesterinsenkung

■■□ **Zusammenballung lösend**
Spannungsgefühl im Abdomen, Schmerzen, Verdauungsstörungen, Xue-Stasen

■□□ **adstringierend und sammelnd**
chronische Diarrhö bei Dysenterie, Schmerzen im Abdomen, Fluor albus

Physiologische/pharmakologische Wirkung antiatherosklerotisch, cholesterinsenkend, positiv inotrop (Vorsicht bei Kombination mit Digoxinhaltigen Pharmaka), vasodilatierend, Verminderung des Sauerstoffbedarfs der Herzmuskulatur, antihypertensiv, Erhöhung der Magensäureproduktion, antibiotisch.

Tagesdosis 6–12 g, Standard 6 g **Kochzeit** 20 min

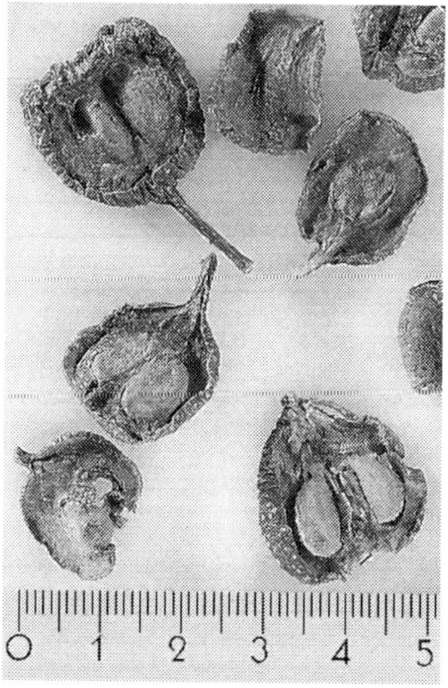

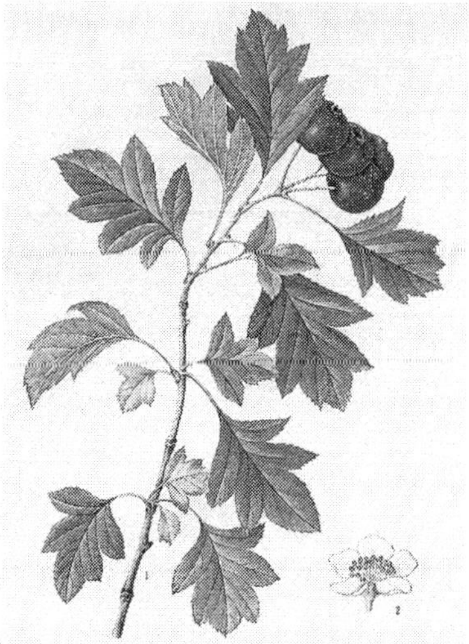

Kombinationen

- Stagnation der Verdauung, Fettgenuss, Fleischgenuss, Diarrhö, Bauchschmerzen → Hordei fr. germ. (Maiya) S. 698, Massa medicata fermentata (Shenqu) S. 700
- abdominelle Schmerzen, Lochienfluss post partum, Stasen des Xue → Angelicae sinensis r. (Danggui) S. 780, Chuanxiong rhizoma (Chuanxiong) S. 540, Leonuri h. (Yimucao) S. 564
- stechende Schmerzen im unteren Abdomen, Hernien, Schmerzen oder Schwellungen im Hodenbereich, Prolaps im Hodenbereich → Citri aurantii s. (Juhe) S. 494, Foeniculi fr. (Xiao huixiang) S. 406
- Stasen des Xue, Blutungen → Typhae pollen (Puhuang) S. 626, Rubiae r. (Qiancaogen) S. 616
- kindliche Ernährungsstörungen aufgrund unzureichendem Stillen → Hordei fr. germ. (Maiya) S. 698, Massa medicata fermentata (Shenqu) S. 700
- epigastrische und abdominelle Spannungen → Citri aurantii fr. immat. (Zhishi) S. 492
- abdominelle Spannungen oder Schmerzen, Diarrhö, Dysenterie (alle Bestandteile geröstet) → Aucklandiae radix (Muxiang) S. 488, Myristicae s. (Roudoukou) S. 852, Dolichoris lablab s. (Biandou) S. 734
- Engegefühl im Thorax, Stasen des Xue in der Herz-Leitbahn *s. cardialis* → Salviae miltiorrhizae r. (Danshen) S. 580

Kontraindikation Vorsicht bei Schwäche *depletio* der Mitte ohne Stagnationszeichen, saures Aufstoßen

Gravidität Anwendung erlaubt

Toxizität Kann die Magensäureproduktion stimulieren, deshalb Vorsicht bei Patienten mit peptischen Ulcera oder Gastritis. Keine Langzeitanwendung.

Gigeriae galli endothelium corneum 鸡内金
Jineijin

Familie: Phasiandae
zoologischer Name: Gallus domesticus
Varianten: Galli endothelium corneum, Galli corium stomachicum
deutsch: Hühnermagenendothel
englisch: chicken gizzard`s internal lining, chicken inner gold

Temperaturverhalten
■■□ neutral

Geschmack *Sapor*
■□□ süß

Funktionskreis-/ Orbisbezug
■■□ Milz *lienalis*
■■□ Magen *stomachi*
■□□ Dünndarm *intestini tenuis*
■□□ Blase *vesicalis*

Wirkrichtung
■□□ absenkend

Wirkort
Mitte, mittlerer Wärmebereich *Calorium*

Wirkung/Indikation

■■□ **Stauungen zerstreuend**
Appetitverlust, Stuhl mit unverdauter Nahrung, Verdauungsstörungen der Kinder, Verdauungsstillstand, aufgetriebenes Abdomen

■■■ **Verdauungsblockaden lösend**
stark verdauungsfördernd, besonders bei Fleisch und Fett, Getreide, Früchten, zur Entgiftung bei übermäßigem Alkoholgenuss

■□□ **Jing / Struktivpotential stützend**
häufige Miktion, Enuresis, Spermatorrhö

■□□ **adstringierend und sammelnd**
Enuresis, häufige Miktion

■□□ **stoffliche Verhärtungen *concretiones* zerschlagend und lösend**
Steinleiden: Nieren-, Harnblasen-, Gallensteine, schmerzhafte Blasendysfunktion

Physiologische / pharmakologische Wirkung Förderung der Magensaftsekretion. Inhaltsstoffe u. a. Vitamin B_1, B_2

Tagesdosis 3 – 9 g, Standard 5 g **Kochzeit** 20 min

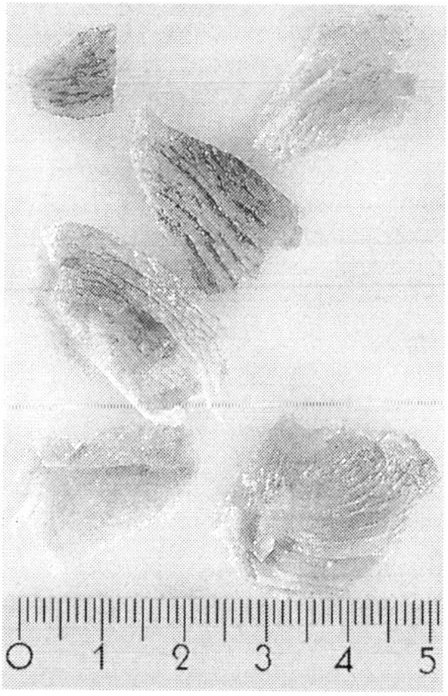

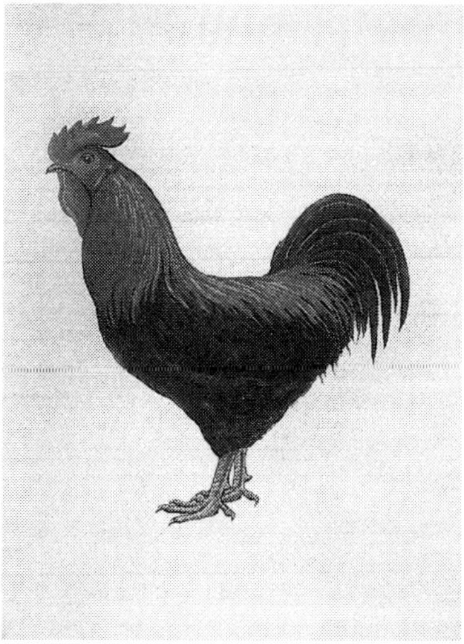

Kombinationen

- Verdauungsstörungen, Unverträglichkeiten, Völlegefühl und Spannungen in Epigastrium und Abdomen, Verdauungsstörungen im Kindesalter → Hordei fr. germ. (Maiya) S. 698, Crataegi fr. (Shanzha) S. 694
- Schwäche *depletio* der Mitte mit Inappetenz, Diarrhö → Hordei fr. germ. (Maiya) S. 698, Crataegi fr. (Shanzha) S. 694, Atractylodis macrocephalae rhiz. (Baizhu) S. 720, Codonopsis r. (Dangshen) S. 722, Dioscoreae rhiz. (Shanyao) S. 724, Dolichoris lablab s. (Biandou) S. 734
- epigastrische Schmerzen bei chronischer Hepatitis → Salviae miltiorrhizae r. (Danshen) S. 580
- Schwäche *depletio* im unteren Wärmebereich *Calorium*, Enuresis der Kinder, Polyurie der Erwachsenen → Mantidis ootheca (Sangpiaoxiao) S. 848, Ostreae concha (Muli) S. 436, Mastodi fossilium ossis (Longgu) S. 434
- Schwäche im FK Niere *depletio o. renalis* mit Spermatorrhö → Cuscutae s. (Tusizi) S. 758
- Urolithiasis, Cholelithiasis → Lysimachiae h. (Jinqiancao) S. 328

Gravidität Anwendung erlaubt

Hordei fructus germinatus 麦芽
Maiya

Familie: Gramineae
Stammpflanze: *Hordeum vulgare*
deutsch: gekeimte Gerstenkörner
englisch: barley sprout, malt

Temperaturverhalten
■□□ neutral, warm

Geschmack *Sapor*
■■□ süß
■□□ salzig

Funktionskreis-/ Orbisbezug
■■■ Milz *lienalis*
■■□ Magen *stomachi*
■□□ Leber *hepaticus*

Meldearznei
Leber-Leitbahn *s. hepatica*

Wirkrichtung
■□□ absenkend

Wirkort
Mitte, mittlerer Wärmebereich *Calorium*

Wirkung/Indikation

■■□ **mittlere Funktionskreise *orbes* harmonisierend und stützend**
stockende Verdauung, Druck und Spannungsgefühl im Oberbauch, Appetitverlust, Verdauungsstörungen durch Milch bei Kindern

■■□ **Verdauungsblockaden lösend**
bei Getreide, Früchten

■■□ **Stauungen zerstreuend**
Völlegefühl, Spannungsgefühl im Oberbauch, Verdauungsstörungen, Stagnationen, Stagnationen durch unverdaute Nahrung

■■■ **Milch zurücknehmend**
schmerzhaftes Spannungsgefühl der Mammae, Abstillen

■□□ **Qi bewegend und regulierend**
Leber-Qi *qi hepaticum*: Spannungsgefühl im Epigastrium, epigastrische Schmerzen, Aufstoßen, Appetitverlust

■□□ **Qi stützend und ergänzend**
Stützung des Mitten-Qi, Verdauungsstörungen, Appetitverlust

Physiologische/pharmakologische Wirkung verdauungsfördernd, Senkung des Blutzuckerspiegels: Vorsicht bei Kombination mit Antidiabetika (Hypoglycämie-Gefahr); nach neuerer Forschung bei chronischer Hepatitis wirksam. Die offizinelle Droge Hordei fr. stützt den Stoffwechsel und wirkt cholesterinsenkend; sie kann unterstützend bei abklingenden Krankheiten des Verdauungssystems (Diarrhö, Gastritis, entzündliche Darmerkrankungen) eingesetzt werden. Inhaltsstoffe u. a. Amylase, Maltose, Glucose, Vitamin B.

Tagesdosis 6–15 g, Standard 10 g **Kochzeit** 20 min

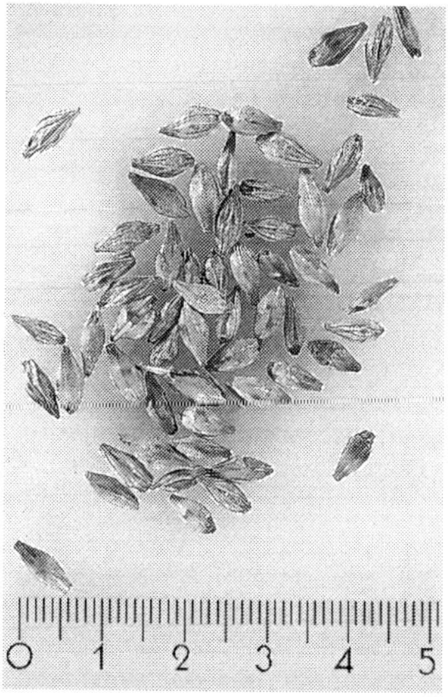

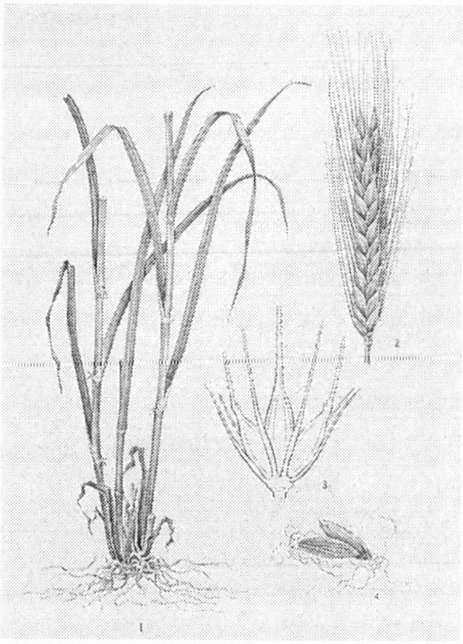

Kombinationen

- Nahrungsstagnation, Verdauungsstörungen → Massa medicata fermentata (Shenqu) S. 700
- Schwäche *depletio* der Mitte: Verdauungsstörungen → Zingiberis rhiz. (Ganjiang) S. 416
- Verdauungsstörungen, Spannungen im Abdomen → Crataegi fr. (Shanzha) S. 694, Massa medicata fermentata (Shenqu) S. 700
- Schwäche *depletio* der Mitte: Inappetenz, Schwächegefühl → Atractylodis macrocephalae rhiz. (Baizhu) S. 720, Codonopsis r. (Dangshen) S. 722
- geschwollene, empfindliche Mamma nach Abstillen → Massa medicata fermentata (Shenqu) S. 700

Gravidität Anwendung erlaubt

Massa medicata fermentata 神曲
Shenqu

Variante: Massa fermentata
deutsch: fermentierte Medizinalmischung
englisch: medicated leaven, divine fermented mass

Temperaturverhalten
■■□ warm

Geschmack *Sapor*
■□□ süß
■□□ scharf

Wirkrichtung
■□□ absenkend

Wirkort
Mitte, mittlerer Wärmebereich *Calorium*

Funktionskreis-/ Orbisbezug
■■■ Milz *lienalis*
■■■ Magen *stomachi*

Wirkung/Indikation

■■□ **Stauungen zerstreuend**
Völlegefühl, stockende Verdauung, Schmerzen im Abdomen

■■□ **mittlere Funktionskreise *orbes* harmonisierend und stützend**
Spannungsgefühl im Epigastrium, Völlegefühl im Abdomen, zur Assimilation mineralischer Arzneimittel

■■□ **Verdauungsblockaden lösend**
verdauungsfördernd bei Getreide, nach übermäßigem Alkoholgenuss, erleichtert Aufnahme mineralischer Substanzen in Rezepturen

■□□ **Qi bewegend und regulierend**
verdauungsfördernd, Völlegefühl, Schmerzen im Abdomen

■□□ **Milch zurücknehmend**
postpartum täglich 6 g mit Wein einzunehmen, bis der Milchfluss steht

Physiologische/pharmakologische Wirkung Förderung der Verdauung: Enthält zahlreiche Enzyme zur Verdauung von Stärke und Kohlenhydraten.

Besonderes Eine nicht standardisierte Präparation fermentierter Arzneimittel wie Armeniacae semen (Xingren), Phaseoli calcarati herba (Chixiaodou), Artemisia annuae seu apiaceae herba (Qinghao), Xanthii herba (Cangergao) u.a.

Tagesdosis 6–15 g, Standard 10 g **Kochzeit** 20 min

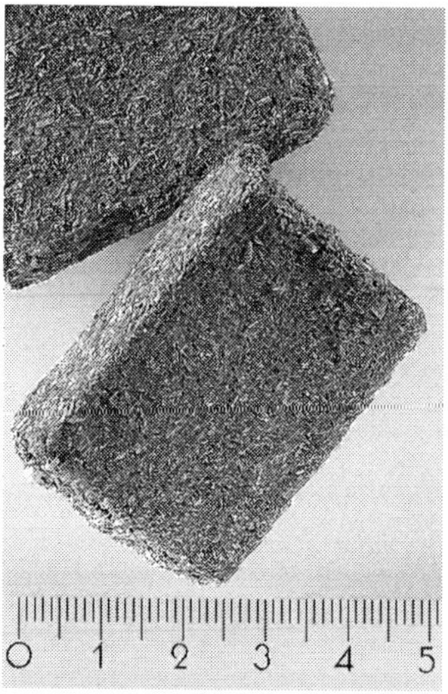

Kombinationen

- Nahrungsstagnationen, Schwäche *depletio* des Qi, Diarrhö → Atractylodis macrocephalae rhiz. (Baizhu) S. 720
- Nahrungsstagnationen, Schmerzen im Abdomen → Aucklandiae radix (Muxiang) S. 488, Amomi xanthioidis fr. (Sharen) S. 290
- Kälte *algor*-Stagnationen, Spannung im Epigastrium, Spannung im Abdomen, Inappetenz, Völlegefühl → Citri aurantii fr. (Zhike) S. 490
- Ernährungsstörungen in der Kindheit, Nahrungsstagnationen, Spannung im Abdomen → Arecae s. (Binglang) S. 872
- Verdauungsblockaden, Völlegefühl, Schmerzen im Abdomen → Crataegi fr. (Shanzha) S. 694, Hordei fr. germ. (Maiya) S. 698

Kontraindikation Glut im FK Magen *ardor o. stomachi*

Gravidität Anwendung verboten

Oryzae fructus germinatus
Guya

谷芽

Familie: Poaceae
Stammpflanze: *Oryza sativa*
Variante: Setariae germinatus fructus
deutsch: gekeimte Reiskörner
englisch: rice sprout

Temperaturverhalten
■■□ neutral

Geschmack *Sapor*
■■□ süß

Funktionskreis-/ Orbisbezug
■■■ Milz *lienalis*
■■■ Magen *stomachi*

Wirkrichtung
■□□ absenkend

Wirkort
Mitte, mittlerer Wärmebereich *Calorium*

Wirkung/Indikation

■■□ **mittlere Funktionskreise *orbes* harmonisierend und stützend**
träge Verdauung, Klumpengefühl in der Magengegend, Appetitverlust, Spannungsgefühl im Epigastrium

■□□ **Stauungen zerstreuend**
Verdauungsschwäche, Stagnationen durch unverdaute Nahrung

■□□ **Qi stützend und ergänzend**
Schwäche *depletio* der Mitte, Klumpengefühl, Appetitverlust

■■□ **Verdauungsblockaden lösend**
bei Getreidegerichten, Früchten; nicht geeignet bei übermäßigem Alkoholgenuss

Physiologische/pharmakologische Wirkung Förderung der Verdauung: Enthält zahlreiche Enzyme zur Verdauung von Stärke und Kohlenhydraten. Inhaltsstoffe: u. a. Amylase, Vitamin B. Die offizinelle Droge Oryzae fr. wird in der Rekonvalesenz nach Erkrankungen des Verdauungssystems, bei Magenbeschwerden und Diarrhö eingesetzt.

Tagesdosis 10–15 g, Standard 10 g **Kochzeit** 20 min

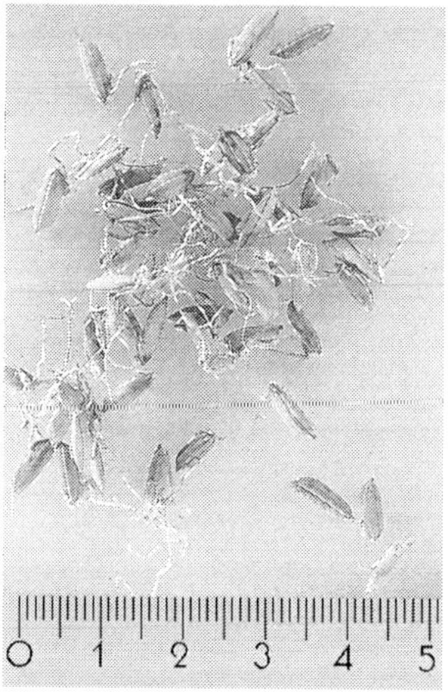

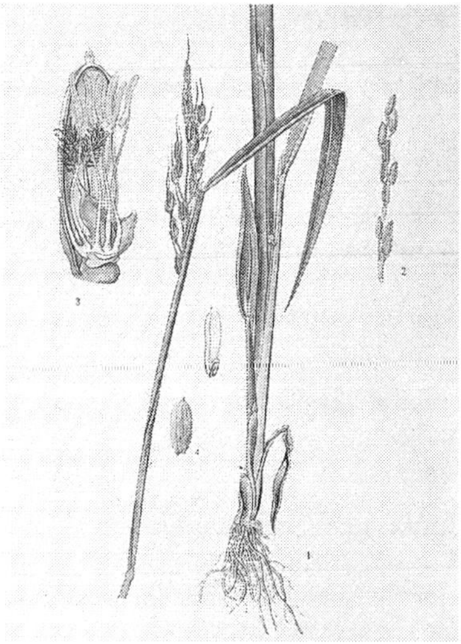

Kombinationen

- Nahrungsstagnation, Spannung in Thorax und Abdomen, Inappetenz → Citri reticulatae peric. (Chenpi) S. 496, Amomi xanthioidis fr. (Sharen) S. 290
- Schwäche *depletio* der Mitte: Inappetenz, Druckgefühl in Epigastrium und Abdomen, Verdauungsstörungen → Codonopsis r. (Dangshen) S. 722, Atractylodis macrocephalae rhiz. (Baizhu) S. 720

Kontraindikation keine

Gravidität Anwendung erlaubt

Raphani semen
Laifuzi

萊菔子

Familie: Apiaceae
Stammpflanze: *Raphanus sativus*
deutsch: Rettichsamen
englisch: radish seed

Temperaturverhalten
■■□ neutral

Geschmack *Sapor*
■■□ scharf
■□□ süß

Funktionskreis-/ Orbisbezug
■■■ Milz *lienalis*
■■■ Magen *stomachi*
■■□ Lunge *pulmonalis*

Wirkrichtung
■■□ absenkend

Wirkort
Mitte, mittlerer Wärmebereich *Calorium*, Lunge

Wirkung/Indikation

■■□ **Stauungen zerstreuend**
Völlegefühl, Übelkeit, Brechreiz, Schmerzen im Abdomen

■□□ **mittlere Funktionskreise *orbes* harmonisierend und stützend**
Stagnationen der Verdauung, Klumpengefühl, Diarrhö, Bauchschmerzen

■■□ **Qi absenkend**
Schleim, Husten, Keuchen, chronische, alte Prozesse, Hypertension

■□□ **Schleim *pituita* kanalisierend**
pulmonaler Schleim, chronischer Husten

■■■ **Verdauungsblockaden lösend**
bei Getreidegerichten, Früchten

■□□ **Schleim *pituita* umwandelnd**
chronischer, produktiver Husten, Keuchatmung, Hypertension

Physiologische / pharmakologische Wirkung in vitro antimykotisch; antihypertensiv; der enthaltene Inhaltsstoff Raphanin wirkt antibiotisch. Die offizinelle Droge Raphani r. wirkt bei Katarrh der Atemwege und bei dyspeptischen Beschwerden aufgrund von Gallenwegsdykinesien.

Toxizität Keine Langzeitanwendung wegen möglicher Konsumation des Qi

Tagesdosis 10 – 15 g, Standard 10 g **Kochzeit** 20 min

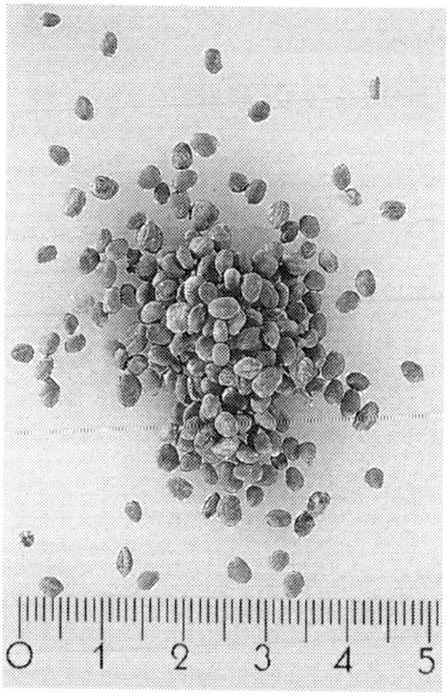

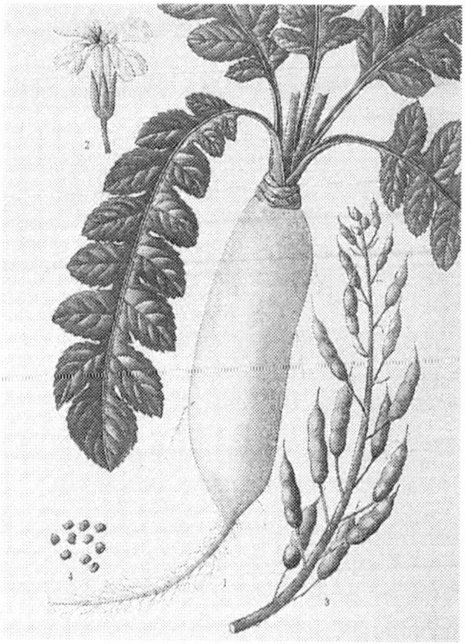

Kombinationen

- Stagnationen des Qi im FK Magen *o. stomachi* und den FK Dick- und Dünndarm *oo. intestinorum* mit abdomineller Spannung, saurem Aufstoßen, Rülpsen, Diarrhö → Crataegi fr. (Shanzha) S. 694, Massa medicata fermentata (Shenqu) S. 700, Citri reticulatae peric. (Chenpi) S. 496, Hordei fr. germ. (Maiya) S. 698
- Nahrungsstagnation, Spannung im Oberbauch, Aufstoßen, Inappetenz → Citri aurantii fr. (Zhike) S. 490
- Nahrungsstagnation, Spannungen im Oberbauch, Brechreiz → Pinelliae rhiz. (Banxia) S. 86
- feuchter Schleim *pituita humida* mit Husten und Keuchen → Pinelliae rhiz. (Banxia) S. 86
- chronischer, produktiver Husten → Armeniacae semen (Xingren) S. 676
- starke Schleim *pituita*-Belastung: chronischer Husten, Keuchen → Perillae fr. (Zisuzi) S. 646, Sinapis albae s. (Baijiezi) S. 650
- Stasen des Xue mit abdominellen Schmerzen, starken Lochien → Angelicae sinensis r. (Danggui) S. 780, Chuanxiong rhizoma (Chuanxiong) S. 540, Leonuri h. (Yimucao) S. 564
- Stasen des Xue mit Blutungen → Typhae pollen (Puhuang) S. 626, Rubiae r. (Qiancaogen) S. 616
- stechende Unterbauchschmerzen, Hernien → Citri aurantii s. (Juhe) S. 494, Foeniculi fr. (Xiao huixiang) S. 406

Kompatibilität nicht gemeinsam verwenden mit Ginseng radix (Renshen) S. 726, Rehmanniae radix praeparata (Shudihuang) S. 792, Polygoni multiflori radix praep. (Zhi heshouwu)

Kontraindikation Schwäche *depletio* des Qi

Gravidität Anwendung erlaubt

XV Die Energien ergänzende Arzneimittel *mm. supplentia*

Diese Arzneimittel werden eingesetzt, wenn es im Bereich der konstitutionellen energetischen Reserven/Orthopathie zu einer Schwächung kommt, z.B. in der Rekonvaleszenz, in der Kindheit und im Alter. Sie haben Eigenschaften des Suppletierens (*bu*), des Ernährens, des Ergänzens, des Stärkens.

Das konstitutionelle Gefüge/Orthopathie setzt sich zusammen aus:
- Jing/Essenz/Struktivpotential: Ansammlung von Potenzen für Wachstum, Fortpflanzung, Empfängnisfähigkeit und Schwangerschaft
- Yin, die Säfte, das Stoffliche, das Struktive
- Xue: Gesamtheit der struktiven, stofflichen Säfte, auch Blut, Brustmilch
- Yang: aktive spezifische Energie der Funktionskreise *orbes*
- Qi: individualspezifische aktive Energie, die vitale Dynamik, Energie für die aktiven Lebensäußerungen

XVa Stützung und Ergänzung des Qi *mm. supplentia qi*

Übersicht

Arzneimittelbild

Eigenschaften

Qi ist ein raffinierter Teil des Jing/Essenz/Struktivpotential. Das Qi treibt die Funktion der Funktionskreise *orbes* voran. Es kann ernähren, bewegen und gegen pathogene Faktoren schützen und sollte harmonisch zirkulieren.

Die Arzneien dieser Gruppe können bei einer Defizienz des Qi verwendet werden, z.B. generelle konstitutionelle Schwäche *depletio*, Kindheit, Alter, chronische Erkrankungen, Rekonvaleszenz.

Funktionskreisspezifischer Einsatz:

- Defizienz des Magen- und Milz-Qi *qi stomachi et lienale*: Inappetenz, abdominelle Spannungen, lockere Stühle, Diarrhö, Müdigkeit, Gliederschwere
- Defizienz des Lungen-Qi *qi pulmonale*: Kurzatmigkeit, leise Stimme, blasser Teint, Schweißneigung, Erkältungsanfälligkeit
- Defizienz des Herz-Qi *qi cardiale*: Palpitationen, Unruhe, Spannungen im Thorax, Schweiße, Arrhythmien
- Defizienz des Nieren-Qi *qi renale*: schwache Konstitution, verzögerte Entwicklung, asthmatische Beschwerden, Spermatorrhö, Ödeme, Enuresis, Inkontinenz, Rückenschwäche, Schwäche der Beine

Geschmacksrichtung *sapor* und Temperaturverhalten

- Süß: wirkt ernährend, befeuchtend, harmonisierend; ist neutral und erhält Yin, Yang, Qi, Xue; stützt die FK Milz und Magen *oo. lienalis et stomachi*, das Zentrum der Qi-Generierung; arbeitet an einem Ort und hat keine Tendenz zur Bewegung, es puffert in moderater Weise andere Geschmacksrichtungen
- Leicht warm: Das Qi muss sich konstant bewegen können; diese Arzneien treten in die FK Milz und Lunge *oo. lienalis et pulmonalis* ein, der FK Milz ist der Entstehungsort des Qi, der FK Lunge *o. pulmonalis* verteilt das Qi
- Bitter: trocknet und eliminiert Feuchtigkeit *humor*, stärkt die FK Milz und Magen *oo. lienalis et stomachi*

Vergleich der Einzelarzneimittel dieser Gruppe

Wirkkraft, um das Milz-Qi *qi lienale* zu stützen

Ginseng radix (Renshen) S. 726	■■■■■■■■■■
Astragali radix (Huangqi) S. 718	■■■■■■■□□□
Codonopsis radix (Dangshen) S. 722	■■■■■■□□□□
Atractylodis macrocephalae rhizoma (Baizhu) S. 720	■■■■■□□□□□
Pseudostellariae radix (Haiershen) S. 740	■■■■■□□□□□
Dioscoreae rhizoma (Shanyao) S. 724	■■■■□□□□□□
Polygonati rhizoma (Huangjing) S. 738	■■■■□□□□□□
Lablab semen album (Biandou) S. 734	■■■□□□□□□□
Poria (Fuling) S. 340	■■■□□□□□□□
Glycyrrhizae radix (Gancao) S. 728	■■■□□□□□□□
Maltose (Yitang) S. 736	■■□□□□□□□□
Jujubae fructus (Dazao) S. 732	■■□□□□□□□□
Honig (Fengmi) S. 730	■■□□□□□□□□

Wirkkraft, um das Lungen-Qi *qi pulmonale* zu stützen

Ginseng radix (Renshen) S. 726	■■■■■■■■■■
Astragali radix (Huangqi) S. 718	■■■■■■■□□□
Codonopsis radix (Dangshen) S. 722	■■■■■■□□□□
Cordyceps (Dongchong xiacao) S. 754	■■■■□□□□□□
Ophiopogonis radix (Maimendong) S. 814	■■■■□□□□□□
Lilii bulbus (Baihe) S. 808	■■■■□□□□□□
Glehniae radix (Beishashen) S. 804	■■■■□□□□□□

Zusammenfassung

Stützung von Milz- und Lungen-Qi *qi lienale et pulmonale*

Astragali radix (Huangqi) S. 718 → hebt das Yangqi, konsolidiert die Wehrenergie *qi defensivum*, verteilt Wasser und Ödeme fördert die Heilung von Geschwüren und Furunkeln

Codonopsis radix (Dangshen) S. 722 → ähnlich Ginseng, aber schwächer

Ginseng radix (Renshen) S. 726 → großes Stützungsmittel des Yuan-Qi *qi originale*, generiert Säfte, Notfallmittel bei Kollaps

Panacis quinquefolii radix (Xiyangshen) S. 816 → ähnlich Ginseng, aber kalt und stärker Säfte generierend

Pseudostellariae radix (Haiershen) S. 740 → ähnlich Ginseng, aber schwächer, geeignet bei geschwächten Patienten, die stärker stützende Arzneien nicht aufnehmen können

Stützung von Magen- und Milz-Qi *qi stomachi et lienale*

Atractylodis macrocephalae rhizoma (Baizhu) S. 720 → trocknet Feuchtigkeit *humor*, verteilt Wasser, stoppt Schwitzen, stabilisiert den Fetus

Dioscoreae rhizoma (Shanyao) S. 724 → nährt das Yin, stützt die FK Lunge und Niere *oo. pulmonalis et renalis*

Lablab semen album (Biandou) S. 734 → beseitigt Feuchtigkeit *humor*

Stützung von Magen- und Milz-Qi *qi stomachi et lienale* und Harmonisierung

Glycyrrhizae radix (Gancao) S. 728 → stützt das Herz-Qi *qi cardiale*, nährt den FK Lunge *o. pulmonalis*, senkt Hitze *calor* ab, entgiftet

Honig (Fengmi) S. 730 → nährt die FK Lunge, Dick- und Dünndarm *oo. pulmonalis et intestinorum*, kühlt Hitze *calor* und eliminiert Toxine

Jujubae fructus (Dazao) S. 732 → nährt das Xue

Maltose (Yitang) S. 736 → reduziert Schmerzen, erleichtert Husten

XVb Das Yang stützende und ergänzende Arzneimittel *mm. supplentia yang*

Übersicht

Arzneimittelbild

Eigenschaften

Da das Nieren-Yang *yang renale* die Wurzel des Yang bildet, wirken diese Arzneien in erster Linie auf diesen Bereich. Sie können v.a. bei chronischen Erkrankungen oder einer deutlich geschwächten Konstitution, älteren Patienten verwendet werden.
Defizienz des Nieren-Yang *yang renale*: Kälte und Schwächegefühl im Rücken, Kälteempfindlichkeit, häufige Miktion, Infertilität, Amenorrhö, irreguläre Menstruation, Impotenz, Enuresis, schlechte körperliche Entwicklung bei Kindern, Demenz
Ein schwaches Nieren-Yang *yang renale* ist nicht in der Lage, das Milz-Yang *yang lienale* zu erwärmen: Diarrhö, schlechte Verdauung
Defizienz des Herz-Yang *yang cardiale*: Palpitationen, Unruhe, Kurzatmigkeit, Ödeme

Geschmacksrichtung *sapor* und Temperaturverhalten

- Süß und warm: das Yang wird gestützt, das Jing / Essenz Struktivpotential stabilisiert; das Nieren-Yang *yang renale* und auch das Leber-Yin und Leber-Xue *yin et xue hepaticum* entstehen aus dem Struktivpotential, z.B. wirken stützend auf diese Bereiche Epimedii herba (Yinyanghuo), Morindae radix (Bajitian), Eucommiae cortex (Duzhong), Cibotii rhizoma (Gouji), Dipsaci radix (Xuduan), Cuscutae semen (Tusizi)

Vergleich der Einzelarzneimittel dieser Gruppe

Wirkkraft, um das Nieren-Yang *yang renale* zu kräftigen und das Jing / Essenz Struktivpotential zu stützen

Psoraleae semen (Buguzhi) S. 776	■■■■■■■■■■
Epimedii herba (Yinyanghuo) S. 766	■■■■■■■■■■
Morindae radix (Bajitian) S. 774	■■■■■■■■□□
Cnidii fructus (Shechuangzi) S. 752	■■■■■■■■□□
Cinnamomi cassiae cortex (Rougui) S. 402	■■■■■■■■□□
Cynomorii caulis (Suoyang) S. 760	■■■■■■■■□□
Astragali semen (Shayuan jili) S. 744	■■■■■■□□□□
Cistanchis herba (Roucongrong) S. 750	■■■■■■□□□□

Wirkkraft, um den FK Niere *o. renalis* zu kräftigen und den FK Blase *o. vesicalis* zu stabilisieren

Psoraleae semen (Buguzhi) S. 776	■■■■■■■■■■
Alpiniae oxyphyllae fructus (Yizhiren) S. 742	■■■■■■■■□□
Mantidis ootheca (Sangpiaoxiao) S. 848	■■■■■■■■□□
Astragali semen (Shayuan jili) S. 744	■■■■■■□□□□
Cuscutae semen (Tusizi) S. 758	■■■■■□□□□□

Wirkkraft, um den FK Niere *o. renalis* zu kräftigen und den Fetus zu beruhigen

Eucommiae cortex (Duzhong) S. 768	■■■■■■■■■■
Dipsaci radix (Xuduan) S. 762	■■■■■■■■■□
Cuscutae semen (Tusizi) S. 758	■■■■■■■■□□
Taxilli herba (Sangjisheng) S. 822	■■■■■■■■□□
Asini corii gelatinum (Ejiao) S. 782	■■■■■■■■□□

Zusammenfassung

Stützung des Nieren-Yang *yang renale*

Cervi cornu (Lurong) S. 746 → stärkstes Mittel zur Stützung des Nieren-Yang *yang renale*, füllt das Xue und das Jing / Essenz / Struktivpotential wieder auf, kräftigt Knochen und Sehnen

Stützung der FK Lunge und Niere *oo. pulmonalis et renalis*, Linderung von Husten und Keuchen

Cordyceps (Dongchong xiacao) S. 754 → stützt Nieren-Yang *yang renale* und nährt Lungen-Yin *yin pulmonale*

Gecko (Gejie) S. 770 → stoppt Keuchen

Juglandis semen (Hutaoren) S. 772 → stärkt den Rücken, befeuchtet den Darmbereich, erleichtert Obstipation

Stützung des Nieren-Yang *yang renale* zur Behandlung von Infertilität

Cistanchis herba (Roucongrong) S. 750 → befeuchtet den Darmbereich, erleichtert Obstipation, füllt das Xue und das Jing / Essenz / Struktivpotential wieder auf

Curculiginis rhizoma (Xianmao) S. 756 → zerstreut Wind *ventus*, Feuchtigkeit *humor*, Kälte *algor*, keine Langzeitanwendung

Cynomorii caulis (Suoyang) S. 760 → befeuchtet den Darmbereich, erleichtert Obstipation

Epimedii herba (Yinyanghuo) S. 766 → zerstreut Wind *ventus*, Feuchtigkeit *humor*, Kälte *algor*, fördert die Libido, keine Langzeitanwendung

Morindae radix (Bajitian) S. 774 → zerstreut Wind *ventus*, Feuchtigkeit *humor*, Kälte *algor*

Stützung der FK Leber und Niere *oo. hepaticus et renalis* zur Kräftigung von Knochen und Sehnen

Cibotii rhizoma (Gouji) S. 748 → zerstreut Wind *ventus* und Feuchtigkeit *humor*, schützt vor Verlust der Säfte

Dipsaci radix (Xuduan) S. 762 → stabilisiert die Schwangerschaft, wirkt heilend auf Knochen und Sehnen

Drynariae rhizoma (Gusuibu) S. 764 → wirkt heilend auf Knochen und Sehnen

Eucommiae cortex (Duzhong) S. 768 → stabilisiert die Schwangerschaft, beseitigt hochschlagendes Leber-Yang *yang hepaticum*

Trigonellae semen (Huluba) S. 778 → wärmt das Nieren-Yang *yang renale*, bei Hernien durch Kälte *algor*, zerstreut Wind *ventus*, Feuchtigkeit *humor*, Kälte *algor*

Erwärmung des FK Milz *o. lienalis* und Stützung des Nieren-Yang *yang renale* zur Behandlung von Diarrhö

Alpiniae oxyphyllae fructus (Yizhiren) S. 742 → wärmt den FK Milz *o. lienalis*, erhält die Säfte

Psoraleae semen (Buguzhi) S. 776 → wärmt das Nieren-Yang *yang renale*

Stützung der FK Leber und Niere *oo. hepaticus et renalis*, Konsolidierung des Jing / Essenz, Struktivpotentials

Astragali semen (Shayuan jili) S. 744 → Konsolidierung des Jing / Essenz Struktivpotentials, stützt die Augen

Cuscutae semen (Tusizi) S. 758 → Konsolidierung des Jing / Essenz Struktivpotentials, stützt die Augen, stoppt Diarrhö

XVc Das Xue haltende und ergänzende Arzneimittel *mm. supplentia xue*

Übersicht

Arzneimittelbild

Eigenschaften

Diese Arzneimittel werden bei einem Verlust des Xue durch Blutverlust, schwache Konstitution, chronische Erkrankungen, Anämie, Störungen der Menstruation, Hypotonie, oder einem Verlust des Xue nach Geburten oder Operationen verwendet.
Hauptsymptome: trockene Augen, verschwommene Sicht, steife Muskeln oder Gelenke, Taubheitsgefühl oder Parästhesien in der Muskulatur, trockene juckende Haut, Störungen der Menstruation, Müdigkeit, Palpitationen, Unruhe, Gedächtnisschwäche, Konzentrationsstörungen, Schlafstörungen, traumreicher Schlaf, blasser Teint, rissiger blasser Zungenkörper.

Geschmacksrichtung *sapor* und Temperaturverhalten

Das Xue ist ein raffiniertes Struktivpotential und bewegt sich weich und konstant, so ernährt und versorgt es die inneren Organe.

- Süß, leicht warm: Süßes ernährt, befeuchtet, harmonisiert, Wärme aktiviert, treibt voran, dynamisiert, bewegt die Funktion aller Funktionskreise *orbes*. Durch diese Charakteristik wird Xue erzeugt und das Jing / Essenz / Struktivpotential gestützt, z. B. Angelicae sinensis radix (Danggui), Polygoni multiflori radix (Heshouwu)
- Süß, kühl: stützt das Yin, die Säfte, Kühles klärt Hitze *calor*, so kann Yin, Säfte und Xue entstehen, z. B. Paeoniae radix lactiflora (Baishaoyao), Mori fructus (Sangshen)

Vergleich der Einzelarzneimittel dieser Gruppe

Wirkkraft, um das Xue zu kräftigen

Rehmanniae radix praeparata (Shudihuang) S. 792	■■■■■■■■■■
Polygoni multiflori radix (Heshouwu) S. 790	■■■■■■■■■□
Asini corii colla (Ejiao) S. 782	■■■■■■■■■□
Lycii fructus (Gouqizi) S. 812	■■■■■■■■□□
Angelicae sinensis radix (Danggui) S. 780	■■■■■■■■□□
Paeoniae radix lactiflora (Baishao) S. 788	■■■■■■■■□□
Spatholobi caulis et radix (Jixueteng) S. 586	■■■■■■■□□□
Mori fructus (Sangshen) S. 786	■■■■■□□□□□
Jujubae fructus (Dazao) S. 732	■■■■■□□□□□
Longan arillus (Longyanrou) S. 784	■■■■■□□□□□

Wirkkraft, um das Jing / Essenz / Struktivpotential und das Leber-Xue *xue hepaticum* zu stützen

Rehmanniae radix praeparata (Shudihuang) S. 792	■■■■■■■■■■
Polygoni multiflori radix (Heshouwu) S. 790	■■■■■■■■■□
Asini corii gelatinum (Ejiao) S. 782	■■■■■■■■■□
Lycii fructus (Gouqizi) S. 812	■■■■■■■■□□
Corni fructus (Shanzhuyu) S. 834	■■■■■■□□□□
Sesami semen nigrum (Heizhima) S. 820	■■■■■□□□□□
Mori fructus (Sangshen) S. 786	■■■■□□□□□□

Zusammenfassung

Stützung des Xue

Angelicae sinensis radix (Danggui) S. 780 → fördert die Zirkulation des Xue, reguliert die Menstruation, erleichtert Schmerzen, befeuchtet den Darmbereich

Asini corii gelatinum (Ejiao) S. 782 → stoppt Blutungen, nährt das Yin, die Säfte, befeuchtet Trockenheit *ariditas*

Longan arillus (Longyanrou) S. 784 → beruhigt das Shen

Paeoniae radix lactiflora (Baishaoyao) S. 788 → erweicht den FK Leber *o. hepaticus*, erleichtert muskuläre Schmerzen und Krampfe

Polygoni multiflori radix (Heshouwu) S. 790 → stützt Nieren- und Leber-Yin *yin hepaticum et renale*, nährt das Jing / Essenz / Struktiv-potential, fördert das Haarwachstum, befeuchtet den Darmbereich, eliminiert Toxine

Rehmanniae radix praeparata (Shudihuang) S. 792 → stützt Nieren- und Leber-Yin *yin hepaticum et renale*

XVd Das Yin stützende und ergänzende Arzneimittel *mm. supplentia yin*

Übersicht

Arzneimittelbild

Eigenschaften

Diese Arzneimittel werden bei einem Verlust des Yin, der Säfte, der Körperflüssigkeiten eingesetzt, z.B. bei Diabetes mellitus, Hypertonie, Asthma, klimakterisches Syndrom. Hitze *calor*-Prozesse, infektiöse Erkrankungen können das Yin konsumieren, wie z.B. bei Pneumonie, Bronchitis, Gastroenteritis. Ernährungsgewohnheiten können ebenfalls das Yin und die Körpersäfte reduzieren, wie z.B. Kaffee, Alkohol, zu viele scharfe Gerichte.
Hauptsymptomatik:

- Defizienz des Herz-Yin *yin cardiale*: Schlaflosigkeit, Reizbarkeit, Palpitationen, Schweiße im Schlaf
- Defizienz des Lungen-Yin *yin pulmonale*: trockener Husten, dickes Sputum, Durst, trockene Nase, trockener Mund
- Defizienz des Magen-Yin *yin stomachi*: trockener Mund, starker Durst, Obstipation
- Defizienz des Leber-Yin *yin hepaticum*: trockene Augen, unscharfe Sicht, Benommenheit, Tinnitus
- Defizienz des Nieren-Yin *yin renale*: Schwindel, Benommenheit, Tinnitus, Schwäche des Rückens und der Beine, latent erhöhte Temperatur, Hitzegefühl in Handflächen und Fußsohlen

Geschmacksrichtung *sapor* und Temperaturverhalten

- Süß und kalt: Süßes ergänzt, harmonisiert, Kaltes kühlt Hitze *calor* und erhält die Säfte, das Yin

Vergleich der Einzelarzneimittel dieser Gruppe

Wirkkraft, um das Lungen-Yin *yin pulmonale* zu nähren

Panacis quinquefolii radix (Xiyangshen) S. 816	■■■■■■■■■■
Asparagi radix (Tianmendong) S. 796	■■■■■■■■□□
Glehniae radix (Beishashen) S. 804	■■■■■■■□□□
Ophiopogonis radix (Maimendong) S. 814	■■■■■■■□□□
Rehmanniae radix (Shengdihuang) S. 174	■■■■■■□□□□
Trichosanthis radix (Tianhuafen) S. 148	■■■■■■□□□□
Mori fructus (Sangshen) S. 786	■■■■■■□□□□
Lilii bulbus (Baihe) S. 808	■■■■□□□□□□
Anemarrhenae rhizoma (Zhimu) S. 126	■■■■□□□□□□
Polygonati rhizoma (Huangjing) S. 738	■■■□□□□□□□
Schisandrae fructus (Wuweizi) S. 862	■■□□□□□□□□

Wirkkraft, um das Herz-Yin *yin cardiale* zu nähren

Panacis quinquefolii radix (Xiyangshen) S. 816	■■■■■■■■■■
Rehmanniae radix (Shengdihuang) S. 174	■■■■■■■■□□
Ophiopogonis radix (Maimendong) S. 814	■■■■■■■■□□
Scrophulariae radix (Xuanshen) S. 176	■■■■■■■□□□
Lilii bulbus (Baihe) S. 808	■■■■■■□□□□

Wirkkraft, um das Leber-Yin *yin hepaticum* zu nähren

Paeoniae radix lactiflora (Baishaoyao) S. 788	■■■■■■■■■■
Lycii fructus (Gouqizi) S. 812	■■■■■■■■□□
Ligustri lucidi fructus (Nüzhenzi) S. 806	■■■■■■■□□□
Corni fructus (Shanzhuyu) S. 834	■■■■■■□□□□
Mori fructus (Sangshen) S. 786	■■■■■□□□□□

Wirkkraft, um das Magen-Yin *yin stomachi* zu nähren

Dendrobii caulis (Shihu) S. 800	■■■■■■■■■■
Ophiopogonis radix (Maimendong) S. 814	■■■■■■■■■□
Rehmanniae radix (Shengdihuang) S. 174	■■■■■■■■■□
Anemarrhenae rhizoma (Zhimu) S. 126	■■■■■■■■□□
Glehniae radix (Beishashen) S. 804	■■■■■■■□□□
Polygonati rhizoma (Huangjing) S. 738	■■■■■■□□□□

Wirkkraft, um das Nieren-Yin *yin renale* zu nähren

Asparagi radix (Tianmendong) S. 796	■■■■■■■■■■
Rehmanniae radix (Shengdihuang) S. 174	■■■■■■■■□□
Anemarrhenae rhizoma (Zhimu) S. 126	■■■■■■■□□□
Lycii fructus (Gouqizi) S. 812	■■■■■■■□□□
Ligustri lucidi fructus (Nüzhenzi) S. 806	■■■■■■□□□□
Mori fructus (Sangshen) S. 786	■■■■□□□□□□

Zusammenfassung

Stützung des Lungen-Yin *yin pulmonale*, Generierung von Körpersäften

Adenophorae radix (Nanshashen) S. 794 → nährt das Magen-Yin *yin stomachi*, löst Schleim *pituita*

Asparagi radix (Tianmendong) S. 796 → nährt das Nieren-Yin *yin renale*, kühlt Hitze *calor* oder Glut *ardor* im FK Lunge *o. pulmonalis*

Dendrobii caulis (Shihu) S. 800 → nährt das Magen-Yin *yin stomachi*, stützt die Augen

Glehniae radix (Beishashen) S. 804 → nährt das Magen-Yin *yin stomachi*

Lilii bulbus (Baihe) S. 808 → nährt das Magen-Yin *yin stomachi*, kühlt den FK Herz *o. cardialis*, beruhigt das Shen

Ophiopogonis radix (Maimendong) S. 814 → nährt Herz- und Milz-Yin *yin cardiale et lienale*, beseitigt Obstipation

Polygonati odorati rhizoma (Yuzhu) S. 818 → nährt das Magen- und Lungen-Yin yin *stomachi et pulmonale*

Polygonati rhizoma (Huangjing) S. 738 → stützt den FK Milz *o. lienalis*

Stützung des Leber- und Nieren-Yin *yin hepaticum et renale*

Broussonetiae fructus (Chushizi) S. 798 → behandelt Benommenheit und verschwommene Sicht

Ecliptae herba (Hanliancao) S. 802 → nährt das Yin, kühlt das Xue, stoppt Blutungen

Ligustri lucidi fructus (Nüzhenzi) S. 806 → kühlt Hitze *calor*, klärt die Augen, erhöht die Leukozyten im Blut

Lycii fructus (Gouqizi) S. 812 → nährt den FK Leber *o. hepaticus*, stützt die Augen

Mori fructus (Sangshen) S. 786 → nährt das Lungen-Yin *yin pulmonale*, generiert Körperflüssigkeiten, stützt das Xue

Nährung des Yin, Verankerung des Yang

Amydae Carapax (Biejia) S. 826 → kühlt Hitze bei Schwäche *calor depletionis*, erweicht Verhärtungen und Knoten

Testudinis Carapax (Guiban) S. 824 → nährt das Nieren-Yin *yin renale* und kräftigt die Knochen, stoppt Blutungen

Stützung des Jing / Essenz / Struktivpotential und des Xue

Sesami semen nigrum (Heizhima) S. 820 → beseitigt Obstipation

Arzneimittel aus anderen Gruppen zur Stützung und Ergänzung

Achyranthis bidentatae radix ([Huai] Niuxi) . . . . S. 532
Aconiti radix lateralis praeparata (Fuzi) . . . . S. 396
Cinnamomi cassiae cortex (Rougui) . . . . S. 402
Coicis semen (Yiyiren) . . . . S. 314
Corni fructus (Shanzhuyu) . . . . S. 834
Nelumbinis semen (Lianzi) . . . . S. 854
Poria (Fuling) . . . . S. 340
Platycladi semen (Baiziren) . . . . S. 446
Rehmanniae radix (Shengdihuang) . . . . S. 174
Rubi fructus (Fupenzi) . . . . S. 860
Schisandrae fructus (Wuweizi) . . . . S. 862
Scrophulariae radix (Xuanshen) . . . . S. 176
Taxilli herba (Sangjisheng) . . . . S. 822
Tritici fructus (Xiaomai) . . . . S. 452
Ziziphi spinosae semen (Suanzaoren) . . . . S. 454

Astragali radix 黄芪
Huangqi

Familie: Fabaceae
Stammpflanzen: *Astragalus mongolicus*
deutsch: Tragantwurzel, Astragaluswurzel
englisch: milk-vetch root, astragalus

Temperaturverhalten
■■□ Tendenz warm

Geschmack *Sapor*
■■□ süß

Funktionskreis-/ Orbisbezug
■■■ Milz *lienalis*
■■■ Lunge *pulmonalis*

Wirkrichtung
■■■ emporhebend

Wirkort
Mitte, mittlerer Wärmebereich *Calorium*, Lunge

Wirkung/Indikation

■■■ **Qi stützend und ergänzend**
Müdigkeit, Appetitverlust, Lustlosigkeit, Verdauungsschwäche, Diarrhö

■■□ **Yang emporhebend**
Milz-Yang-Qi *yang qi lienale*: Ptosen, Uterusprolaps, Magenprolaps, Analprolaps, starke gynäkologische Blutungen

■■■ **Oberfläche *extima* festigend**
starke spontane Schweiße, Erkältungsneigung, Kurzatmigkeit

■■□ **Schweiß zurückhaltend**
spontane Schweiße bei Qi-Schwäche *depletio qi*

■□□ **entgiftend und desinfizierend**
Geschwüre, Eröffnung von unreifen Geschwüren, chronische Ulzerationen, Eiterbildung

■□□ **diuretisch**
Aszites, Ödemneigung, Gedunsenheit der Extremitäten oder des Gesichts bei Qi-Schwäche *depletio qi*

■■□ **Xue haltend**
Blutungen

Physiologische/pharmakologische Wirkung Förderung der Hämatopoese, tierexperimentell immunstimulierend, antihypertensiv (Erweiterung der peripheren Blutgefäße), hepatoprotektiv, antibiotisch, analgetisch, sedierend.

Toxizität nicht mehr im dritten Trimenon verwenden, könnte bei Langzeitanwendung die Amnionflüssigkeit durch Diurese vermindern.

Besonderes Der Tragant liefert ein harziges Gummi, es ist das wichtigste Bindemittel bei der Herstellung chinesischer Räucherstäbchen und deutscher Räucherkerzen.
Die geröstete Droge kräftigt die Mitte und hebt das Yang empor. Stützt nicht das Ursprungs-Qi *qi originale*, deshalb nicht in kritischen Situationen. Emporhebende Wirkung, Cave: Hypertonus

Tagesdosis 10–15 g, Standard 10 g **Kochzeit** 20 min

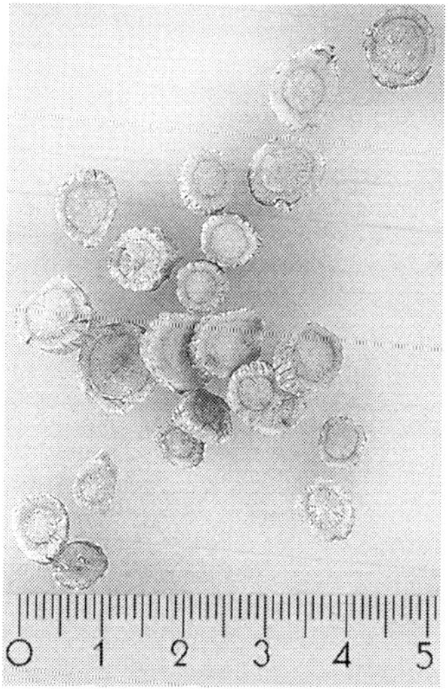

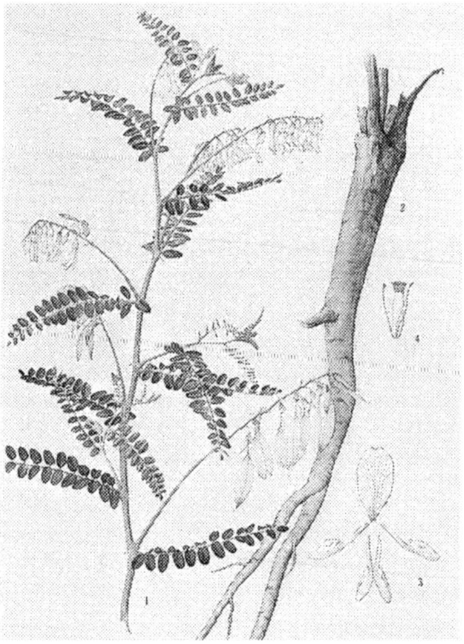

Kombinationen

- Milz-Qi-Schwäche *depletio qi lienale* mit Schwäche, lockeren Stühlen → Atractylodis macrocephalae rhiz. (Baizhu) S. 720
- Qi-Schwäche *depletio qi* und Xue-Schwäche *depletio xue* mit starken Blutungen, Müdigkeit, subfebrilen Temperaturen, Reizbarkeit, Durst, schlechtheilenden Wunden, Parästhesien, Taubheitsgefühl, schmerzhaften Qi-Blockaden → Angelicae sinensis r. (Danggui) S. 780
- abgesunkenes Milz-Qi *qi lienale*: Analprolaps, Uterusprolaps, starke Uterusblutungen → Cimicifugae rhiz. (Shengma) S. 60, Bupleuri r. (Chaihu) S. 54
- Schwäche *depletio* der Wehrenergie *qi defensivum* mit spontanen Schweißen → Saposhnikoviae radix (Fangfeng) S. 46, Atractylodis macrocephalae rhiz. (Baizhu) S. 720
- Wind *ventus*-Ödeme, Taubheitsgefühl im Gesicht, Schmerzen und Schwellungen im Gesicht, Ödemneigung, Taubheitsgefühl, Schmerzen und Schwellungen der Extremitäten, Schweiße, Windempfindlichkeit, verminderter Urin → Stephaniae r. (Fangji) S. 344, Poria (Fuling) S. 340, Cinnamomi cassiae ram. (Guizhi) S. 30
- Schweißneigung am Tag, die sich im Schlaf verschlechtert → Ostreae concha (Muli) S. 436, Tritici fr. germ. (Fuxiaomai) S. 866
- schmerzhafte Feuchtigkeit-Wind *humor venti*-Blockaden im Schulterbereich → Notopterygii rhiz. (Qianghuo) S. 42, Curcumae longae rhiz. (Jianghuang) S. 546

Kompatibilität

- gefördert durch Poria (Fuling) S. 340
- gestört durch Dictamni c. rad. (Baixianpi) S. 180

Kontraindikation Yin-Schwäche *depletio yin* mit Hitze *calor*-, Glut *ardor*-Zeichen; Fülle *repletio*, insbesondere Hitze *calor*, feuchte Hitze *calor humidus*

Gravidität Anwendung erlaubt

Atractylodis macrocephalae rhizoma 白术
Baizhu

Familie: Asteraceae
Stammpflanzen: *Atractylodes macrocephala*, *A. japonica*: byaku jutsu (japanisch)
deutsch: Atractylodeswurzelstock, Korbblütlergewächs
englisch: atractylodes (white) rhizome

Temperaturverhalten
■■□ warm

Geschmack *Sapor*
■■□ bitter
■□□ süß

Wirkrichtung
■■□ oberflächlich

Wirkort
Mitte, mittlerer Wärmebereich *Calorium*

Funktionskreis-/ Orbisbezug
■■■ Milz *lienalis*
■■□ Magen *stomachi*

Wirkung/Indikation

■■■ **Qi stützend und ergänzend**
Müdigkeit, Diarrhöneigung, Appetitverlust, Brechreiz

■■■ **mittlere Funktionskreise *orbes* harmonisierend und stützend**
Appetitverlust, Müdigkeit, gespanntes Abdomen, Diarrhöneigung

■■■ **Feuchtigkeit *humor* trocknend**
Ödemneigung, verminderte Miktion, Völlegefühl, Appetitverlust, gespanntes Abdomen, Diarrhöneigung

■■□ **diuretisch**
Gedunsenheit, verminderte Miktion

■■□ **Oberfläche *extima* festigend**
spontane Schweiße

■□□ **Unruhe des Fetus**
Frühgeburtsbestrebungen bei Hitze im Inneren *calor intimae*

Physiologische / pharmakologische Wirkung die aus dem ätherischen Öl der Droge isolierten Furanosesquiterpene zeigen antimikrobielle, hepatoprotektive, schwach analgetische, antiphlogistische, tumorhemmende und antioxidative Wirkung. Neuere Forschung: diuretisch (auch wenn keine Dokumentation über Wechselwirkungen mit westlichen Diuretika vorliegt, ist eine verstärkte Wirkung auf den Elektrolyt- und Wasserhaushalt möglich), Verlängerung der Prothrombinzeit, Hemmung der Thrombozytenaggregation, Vorsicht bei Kombination mit Antikoagulantien oder Thrombozytenaggregationshemmern; steigert die Wirkung von Omeprazol. Inhaltsstoffe u. a. Furanosesquiterpene, Vitamin A.

Toxizität Tierexperimentell wurde bei bestimmter Dosierung eine milde Lymphopenie und Anämie beobachtet.

Tagesdosis 3 – 10 g, Standard 5 g **Kochzeit** 20 min

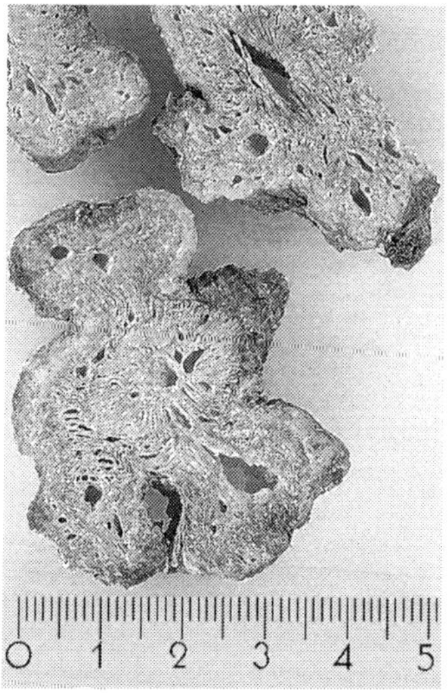

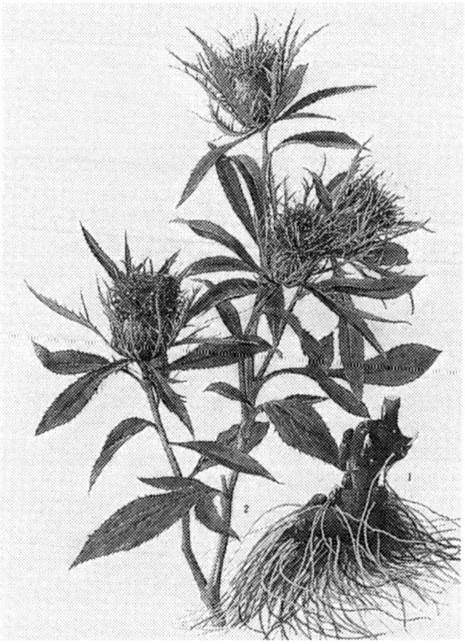

Kombinationen

- Schwäche *depletio* im mittleren Wärmebereich *Calorium* mit Kälte *algor*-Symptomatik: Schmerzen im Abdomen, Spannungsgefühl, Brechreiz, Diarrhö → Codonopsis r. (Dangshen) S. 722, Zingiberis rhiz. (Ganjiang) S. 416
- Schwäche *depletio* der Mitte mit Qi-Stagnation, Inappetenz, Schmerzen und Spannungsgefühl im Epigastrium, Völlegefühl → Citri aurantii fr. (Zhike) S. 490
- Schwäche im FK Milz *depletio o. lienalis* mit Ansammlung von Flüssigkeit, Stauung im Thorax, Ödemen → Poria (Fuling) S. 340, Cinnamomi cassiae ram. (Guizhi) S. 30
- kalte Feuchtigkeit *humor algidus*, schmerzhafte Blockaden, vaginaler Ausfluss → Atractylodis rhiz. (Cangzhu) S. 292
- spontane Schweiße → Astragali r. (Huangqi) S. 718, Tritici fr. germ. (Fuxiaomai) S. 866
- Unruhe des Fetus mit innerer Hitze *calor internus* → Scutellariae r. (Huangqin) S. 190
- Unruhe des Fetus mit Stagnation des Qi, Völlegefühl in Thorax und Abdomen → Citri reticulatae peric. (Chenpi) S. 496, Perillae ram. (Sugeng)
- Feuchtigkeit *humor* oder Schleim *pituita*, Ödemneigung → Poria (Fuling) S. 340, Cinnamomi cassiae c. (Rougui) S. 402, Arecae peric. (Dafupi) S. 486

Kompatibilität

- gefördert durch Saposhnikoviae radix (Fangfeng) S. 46, Sanguisorbae r. (Diyu) S. 618
- beschränkt durch Persicae s. (Taoren) S. 574, Pruni japonicae s. (Yuliren), Weißkohl

Kontraindikation Hitze *calor* und Glut *ardor* bei Yin-Schwäche *depletio yin*

Gravidität Anwendung erlaubt

Codonopsis radix
Dangshen

党参

Familie: Campanulaceae
Stammpflanze: *Codonopsis pilosula*
deutsch: Glockenwindenwurzel
englisch: codonopsis root, group root

Temperaturverhalten
■■□ neutral

Geschmack *Sapor*
■■□ süß

Funktionskreis-/ Orbisbezug
■■■ Milz *lienalis*
■■■ Lunge *pulmonalis*

Wirkrichtung
■■□ emporhebend

Wirkort
Mitte, mittlerer Wärmebereich *Calorium*, Lunge

Wirkung/Indikation

■■■ **Qi stützend und ergänzend**
Milz-Qi-Schwäche *depletio qi lienale*: Appetitverlust, Müdigkeit, rasche Erschöpfbarkeit, Schwäche, Diarrhöneigung, Brechreiz. Lungen-Qi-Schwäche *depletio qi pulmonale*: chronischer Husten, Atemnot, Kurzatmigkeit, vermehrter Auswurf

■□□ **Qi emporhebend**
Diarrhöneigung, Müdigkeit, Ptosen, Uterusprolaps, Analprolaps, Magenprolaps, Gedunsenheit des Gesichts

■■□ **mittlere Funktionskreise *orbes* harmonisierend und stützend**
Übelkeit, Brechreiz, Müdigkeit, Appetitverlust

■□□ **Säfte ergänzend**
fiebrige Erkrankungen, diabetische Stoffwechsellage mit Durst, Säfteverlust

Physiologische / pharmakologische Wirkung tierexperimentell adaptogen, immunstimulierend, Förderung von Erythrozyten und Makrophagen, leichte Reduzierung von Leukozyten und Lymphozyten, Verbesserung der Durchblutung. Inhaltsstoffe u. a. Saponine, Alkaloide.

Bemerkung als Substitut für Ginseng radix (Renshen) S. 726 benutzt, Dosis bis zu 6-mal so hoch. Stützt jedoch nicht das Ursprungs-Qi *qi originale* und das Herz-Qi *qi cardiale* (bei Kollaps des Yang ist Ginseng radix nötig). Wirkt „weicher“ als Ginseng radix.

Tagesdosis 3 – 15 g, Standard 8 g **Kochzeit** 20 min

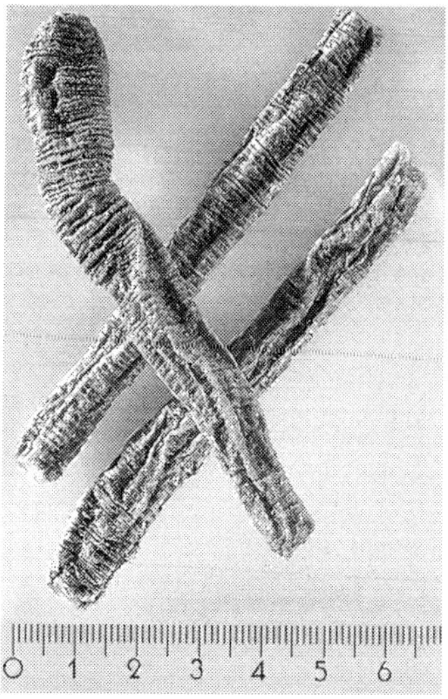

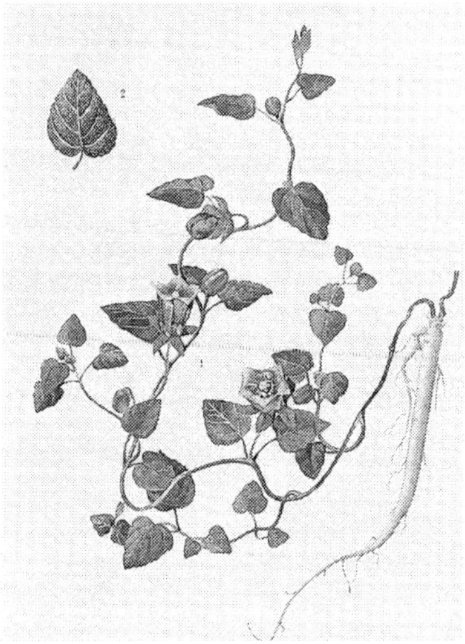

Kombinationen

- Schwäche im FK Milz *depletio o. lienalis* mit Inappetenz, lockeren Stühlen, Brechreiz → Atractylodis macrocephalae rhiz. (Baizhu) S. 720
- Schwäche in den FK Lunge und Milz *depletio oo. pulmonalis et lienalis* mit Müdigkeit, Kurzatmigkeit, Diarrhö, Inappetenz → Astragali r. (Huangqi) S. 718
- Verletzung des Qi und der Säfte mit Kurzatmigkeit und Durst → Schisandrae fr. (Wuweizi) S. 862, Ophiopogonis r. (Maimendong) S. 814
- Qi-Schwäche *depletio qi* und Xue-Schwäche *depletio xue* mit Benommenheit, Schwäche → Angelicae sinensis r. (Danggui) S. 780, Rehmanniae praep. r. (Shudihuang) S. 792

Kompatibilität nicht gemeinsam verwenden mit Veratri nigri r. et rhiz. (Lilu)

Kontraindikation feuchte Hitze *calor humidus*, hochschlagendes Leber-Yang *yang hepaticum*

Gravidität Anwendung mit Vorsicht

Dioscoreae rhizoma 山药
Shanyao

Familie:	Dioscoreaceae
Stammpflanze:	*Dioscorea opposita*
Variante:	Batatatis rhizoma, Dioscoreae oppositae rhizoma
deutsch:	Yamswurzelknollen
englisch:	Chinese yam, mountain herb

Temperaturverhalten
■■□ neutral

Geschmack *Sapor*
■■■ süß

Funktionskreis-/ Orbisbezug
■■□ Milz *lienalis*
■■□ Lunge *pulmonalis*
■□□ Niere *renalis*

Wirkrichtung
■□□ emporhebend

Wirkort
Mitte, mittlerer Wärmebereich *Calorium*, Lunge

Wirkung/Indikation

■■□ **Qi stützend und ergänzend**
Schwäche des Mitten-Qi *depletio qi medii*: Diarrhö, Müdigkeit, spontane Schweiße, Appetitverlust, Diarrhöneigung, Fluor albus, Lungen-Qi-Schwäche *depletio qi pulmonale*: chronischer Husten. Nieren-Qi *qi renale*: Spermatorrhö, Miktionsstörungen, vorzeitige Ejakulation, Leukorrhö

■■□ **mittlere Funktionskreise *orbes* harmonisierend und stützend**
Diarrhö, Müdigkeit, spontane Schweiße, Appetitverlust

■■□ **Yin stützend und ergänzend**
Lungen-Yin *yin pulmonale*: chronischer Husten, wenig Auswurf. Milz-Yin *yin lienale*: diabetische Stoffwechsellage, Durst, Säfteverlust. Nieren-Yin *yin renale*: Spermatorrhö, Miktionsstörungen, vorzeitige Ejakulation, Leukorrhö

Physiologische / pharmakologische Wirkung Inhaltsstoffe u. a. Saponine, Vitamin C

Toxizität kann manchmal abdominelles Völlegefühl oder verminderten Appetit bewirken, Zusatz von Citri reticulatae peric. (Chenpi) mildert diesen Effekt.

Tagesdosis 10–30 g, Standard 10 g **Kochzeit** 20 min

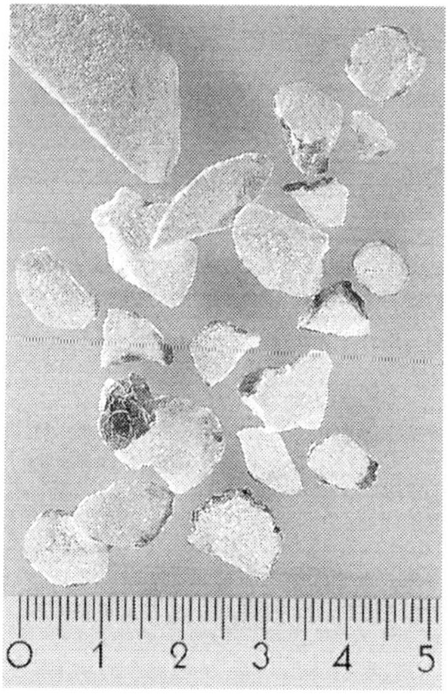
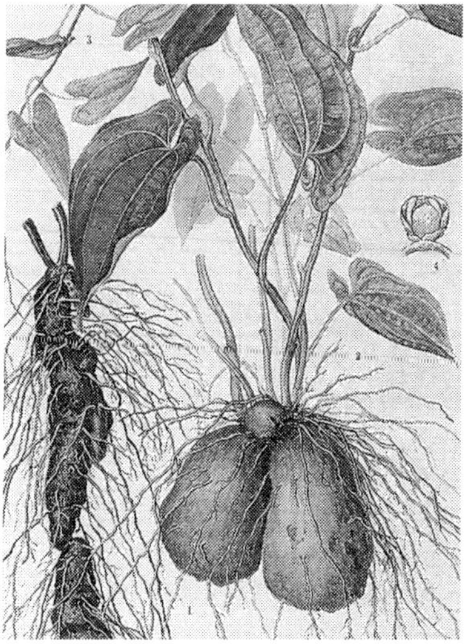

Kombinationen

- Schwäche im FK Milz *depletio o. lienalis* mit lockeren, wässrigen Stühlen → Poria (Fuling) S. 340, Atractylodis macrocephalae rhiz. (Baizhu) S. 720
- Schwäche *depletio* der Mitte mit Müdigkeit, Inappetenz, Diarrhö, Fluor albus → Codonopsis r. (Dangshen) S. 722, Atractylodis macrocephalae rhiz. (Baizhu) S. 720, Dolichoris lablab s. (Biandou) S. 734
- Schwäche in den FK Milz und Niere *depletio oo. lienalis et renalis* mit Müdigkeit, Schwäche, Inappetenz, wässrigen Stühlen → Codonopsis r. (Dangshen) S. 722
- Schwäche in den FK Lunge und Milz *depletio oo. pulmonalis et lienalis* mit Husten, dünnem, wässrigem Schleim, Inappetenz, Müdigkeit, Gewichtsverlust → Codonopsis r. (Dangshen) S. 722
- Schwäche im FK Lunge *depletio o. pulmonalis* mit Husten → Ophiopogonis r. (Maimendong) S. 814, Schisandrae fr. (Wuweizi) S. 862
- Schwäche im FK Niere *depletio o. renalis* mit Spermatorrhö, Schweißen im Schlaf → Rehmanniae praep. r. (Shudihuang) S. 792, Corni fr. (Shanzhuyu) S. 834
- Schwäche im FK Niere *depletio o. renalis* mit Spermatorrhö, Miktionsstörungen → Rehmanniae praep. r. (Shudihuang) S. 792, Corni fr. (Shanzhuyu) S. 834, Mastodi fossilium ossis (Longgu) S. 434, Amomi cardamomi seu kravanh fr. (Baidoukou) S. 288, Mantidis ootheca (Sangpiaoxiao) S. 848
- diabetische Stoffwechsellage, fieberhafte Infektionskrankheiten, Durst, Reizbarkeit → Trichosanthis r. (Tianhuafen) S. 148, Puerariae r. (Gegen) S. 68

Kompatibilität gestört durch Euphorbiae r. (Gansui)

Kontraindikation jede Art von Fülle *repletio*

Gravidität Anwendung erlaubt

Ginseng radix 人参
Renshen

Familie: Araliaceae
Stammpflanze: *Panax ginseng*
deutsch: Ginsengwurzel
englisch: ginseng root, man root

Temperaturverhalten
■□□ warm

Geschmack *Sapor*
■□□ süß
■□□ bitter

Wirkrichtung
■■■ emporhebend

Wirkort
Mitte, mittlerer Wärmebereich *Calorium*, Lunge

Funktionskreis-/ Orbisbezug
■■■ Milz *lienalis*
■■■ Lunge *pulmonalis*
■□□ Herz *cardialis*

Wirkung/Indikation

■■■ **Qi stützend und ergänzend**
Milz-Qi-Schwäche *depletio qi lienale*: zarte Pulse *pp. minuti*, große Müdigkeit, Kraftlosigkeit, Appetitverlust, Diarrhö, chronische Diarrhö, Ptosen (z.B. Analprolaps). Lungen-Qi-Schwäche *depletio qi pulmonale*: Kurzatmigkeit, Keuchen, profuse Schweiße. Stützung des Nieren-Qi *qi renale* und des Ursprungs-Qi *qi originale*

■■□ **Qi emporhebend**
Diarrhö, Ptosen, Analprolaps, Uterusprolaps, Magenprolaps

■□□ **Säfte ergänzend**
fiebrige Erkrankungen, diabetische Stoffwechsellage, Säfteverlust, hohes Fieber, profuse Schweiße

■□□ **beruhigend und ausgleichend**
Stützung des Herz-Qi *qi cardiale*: Palpitationen, Ängstlichkeit, Schlaflosigkeit, Vergeßlichkeit, Unruhezustände durch Defizienz von Qi und Xue

■■■ **mittlere Funktionskreise *orbes* harmonisierend und stützend**
Müdigkeit, Kraftlosigkeit, Appetitverlust, Diarrhöneigung

Physiologische/pharmakologische Wirkung immunstimulierend, Verbesserung des Gedächtnis. Die Droge wirkt nach neuerer Forschung herzinfarktprotektiv, cholesterinsenkend und blutzuckersenkend.

Toxizität übermäßiger Gebrauch kann zu Kopfschmerz, Schlaflosigkeit, Palpitationen, Blutdruckanstieg, Ödemen, Diarrhö führen. Überdosierung: Juckreiz, Schwindel, Fieber, Exantheme bis zu Hämorrhagien möglich, bei Frauen Schwellungen und Spannungen in den Brüsten, Blutungen in der Menopause.

Tagesdosis 1–10 g, Standard 3 g

Kochzeit um die Gingsengwurzel auszuschöpfen und die Inhaltsstoffe optimal zu extrahieren, wird sie im Wasserbad bis zu 3 h gekocht und mit dem fertiggestellten Dekokt der übrigen Arzneimittel eingenommen.

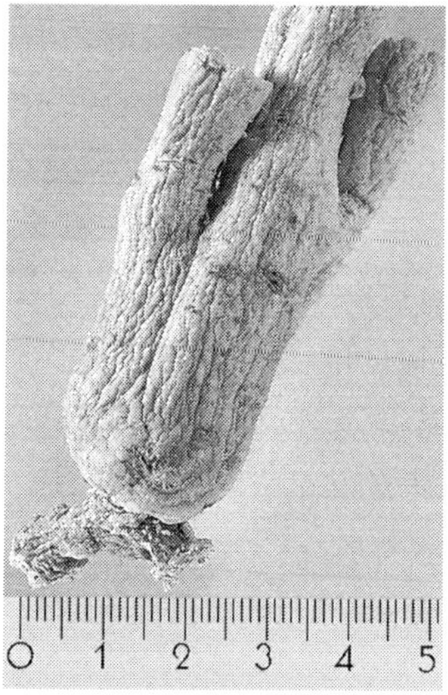

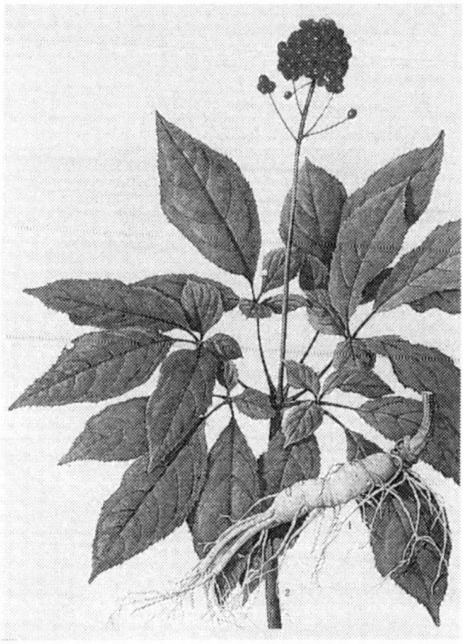

Kombinationen

- Kollaps des Qi, Schwinden des Yang mit profusem Schweiß, eiskalten Extremitäten, Kurzatmigkeit → Aconiti r. lateralis praep. (Fuzi) S. 396
- Schwäche im FK Niere *depletio o. renalis*, Unfähigkeit das Qi abzusenken, Keuchen → Juglandis s. (Hutaoren) S. 772
- Schwäche *depletio* der Mitte: Anorexie, Diarrhö, Übelkeit, Brechreiz, Spannung im Abdomen, Müdigkeit → Astragali r. (Huangqi) S. 718, Atractylodis macrocephalae rhiz. (Baizhu) S. 720, Poria (Fuling) S. 340, Dioscoreae rhiz. (Shanyao) S. 724
- Qi-Schwäche *depletio qi* und Yin-Schwäche *depletio yin* mit Kurzatmigkeit, spontanen Schweißen → Schisandrae fr. (Wuweizi) S. 862, Ophiopogonis r. (Maimendong) S. 814
- Schwäche in den FK Herz und Milz *depletio oo. cardialis et lienalis* mit Palpitationen, Kurzatmigkeit, Inappetenz, Schlaflosigkeit → Angelicae sinensis r. (Danggui) S. 780, Longan arillus (Longyanrou) S. 784, Polygalae r. (Yuanzhi) S. 448
- diabetische Stoffwechsellage, nach fieberhaften Erkrankungen → Rehmanniae r. (Shengdihuang) S. 174, Trichosanthis r. (Tianhuafen) S. 148

Kompatibilität

- gefördert durch Poria (Fuling) S. 340, Asteris r. (Ziwan) S. 678
- gestört durch Salz
- beschränkt durch Gleditsiae fr. (Zaojiao) S. 642, Pteropi excr. (Wulingzhi) S. 588, Phaseoli radiati semen (Lüdouyi) S. 460
- nicht gemeinsam verwenden mit Veratri nigri r. et rhiz. (Lilu), Rettich, grünem oder schwarzem Tee

Kontraindikation Yin-Schwäche *depletio yin* mit Hitze *calor* oder Glut *ardor*, feuchte Hitze *calor humidus*, hochschlagendes Leber-Yang *yang hepaticum* bei Hypertonus

Gravidität Anwendung erlaubt

Glycyrrhizae radix 甘草
Gancao

Familie: Fabaceae
Stammpflanze: *Glycyrrhiza uralensis*
Variante: Liquiritiae radix
deutsch: Süßholzwurzel
englisch: licorice root, sweet herb

Temperaturverhalten
■■□ neutral

Geschmack *Sapor*
■■■ süß

Funktionskreis-/ Orbisbezug
■■□ Milz *lienalis*
■■□ Lunge *pulmonalis*
■■□ Magen *stomachi*
■■□ Herz *cardialis*
■■□ Leber *hepaticus*

Wirkrichtung
■□□ emporhebend

Wirkort
Mitte, mittlerer Wärmebereich *Calorium*

Wirkung/Indikation
■■□ **Qi stützend und ergänzend**
Qi-Schwäche *depletio qi*, Xue-Schwäche *depletio xue*
■■□ **mittlere Funktionskreise *orbes* harmonisierend und stützend**
■□□ **Glut *ardor* ausleitend**
Furunkel, Karbunkel, Ulzerationen, Geschwüre, Rachenaffektionen
■■□ **Trockenheit *ariditas* befeuchtend**
Husten, Keuchen, asthmoide Symptomatik
■■□ **entgiftend und desinfizierend**
Infektionen, Intoxikationen, Geschwüre, Ulzerationen
■■□ **beruhigend und ausgleichend**
Schwäche im FK Herz *depletio o. cardialis*: Unruhezustände, Nervosität

Physiologische/pharmakologische Wirkung sekretolytisch, expektorierend, antiphlogistisch, spasmolytisch; bei Katarrh der Luftwege, Ulcus ventriculi/duodeni, chronischer Gastritis, als Ulkusprophylaktikum, Geschmackskorrigens. Wechselwirkungen mit Diuretika und möglicherweise mit Corticosteroiden, Digoxin; fördert den Metabolismus von Chloralhydrat, Barbituraten, Coffein, Nikotin, Kokain u.a.

Toxizität bei längerer Einnahme höherer Dosen (> 50 g/die) Lakritzintoxikation: mineralcorticoide Wirkung mit Natrium- und Wasserretention, Hypokaliämie, Hypertension, Ödemen, Herzbeschwerden; selten Myoglobinurie.

Besonderes die süßen Säfte wirken ausgleichend, dämpfend, den FK Leber *o. hepaticus sedierend*. Die getrocknete Droge wirkt eher Glut *ardor* ausleitend, die präparierte Droge eher die Mitte stützend.

Tagesdosis 1–15 g, Standard 3 g **Kochzeit** 20 min

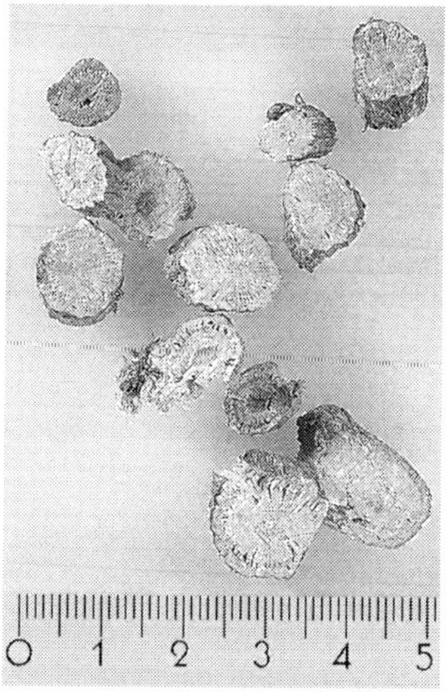

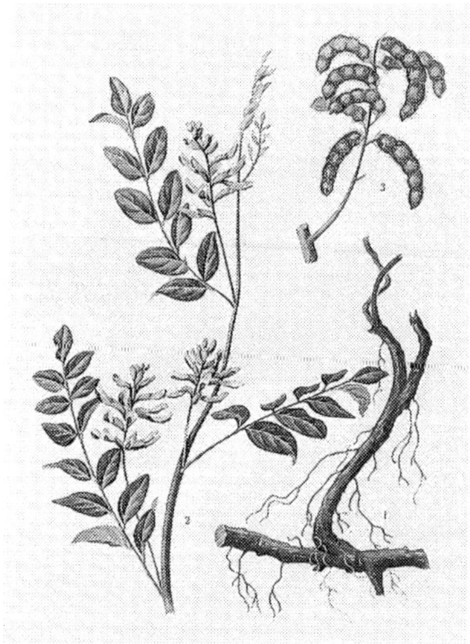

Kombinationen

- Schwäche im FK Milz *depletio o. lienalis* mit Inappetenz, lockeren Stühlen → Codonopsis r. (Dangshen) S. 722
- Kälte-Wind im FK Lunge *algor venti o. pulmonalis* mit Husten, Keuchen → Ephedrae h. (Mahuang) S. 34, Armeniacae semen (Xingren) S. 676
- Schmerzen und Schwellung des Rachens → Platycodi r. (Jiegeng) S. 648, Arctii fr. (Niubangzi) S. 52
- Exantheme durch Feuchtigkeit *humor*, Akne vulgaris → Lonicerae fl. (Jinyinhua) S. 222
- Abszesse, toxische Schwellungen → Taraxaci h. cum radice (Pugongying) S. 256
- Schmerzen im Abdomen, intestinale Spasmen, Muskelspasmen → Paeoniae radix lactiflora (Baishaoyao) S. 788
- Hitze *calor*, trockener Husten → Armeniacae semen (Xingren) S. 676, Fritillariae thunbergii bulbus (Zhebeimu) S. 662
- Magenbeschwerden, Übersäuerung → Sepiae endoconcha (Haipiaoxiao) S. 864, Arcae concha (Walengzi) S. 654
- Toxine als Antidot → Phaseoli semen (Chixiaodou) S. 332

Kompatibilität

- nicht gemeinsam verwenden mit Euphorbiae r. (Gansui), Daphnis genkwae fl. (Yuanhua) S. 110, Sargassum (Haizao) S. 670
- gefördert durch Atractylodis rhiz. (Cangzhu) S. 292, Sophorae flavescentis r. (Kushen) S. 192
- gestört durch Polygalae r. (Yuanzhi) S. 448
- beschränkt durch Schweinefleisch
- dämpft die Giftigkeit von Aconiti r. lateralis praeparata (Fuzi) S. 396, Evodiae fr. (Wuzhuyu) S. 404 und anderen toxischen Drogen

Kontraindikation Feuchtigkeit *humor*, cave: Hypertonus

Gravidität Anwendung mit Vorsicht

Honig
Fengmi

蜂蜜

deutsch: Bienenhonig
englisch: bee honey

Temperaturverhalten
■□□ neutral

Geschmack *Sapor*
■■■ süß

Wirkrichtung
■□□ absenkend

Wirkort
Mittlerer Wärmebereich *Calorium*

Funktionskreis-/ Orbisbezug
■■□ Milz *lienalis*
■■□ Lunge *pulmonalis*
■□□ Dickdarm *intestini crassi*

Wirkung/Indikation

■■□ **Qi stützend und ergänzend**
Müdigkeit, Inappetenz, Kraftlosigkeit, Kurzatmigkeit, Diarrhö

■□□ **Schmerz beseitigend**
Schmerzen im Abdomen, Schmerzen bei Hernien durch Kälte *algor*

■■□ **Trockenheit *ariditas* befeuchtend**
verminderte Körpersäfte nach Hitze *calor*-Prozessen oder im Senium, Obstipation, trockener Husten, trockener Rachen

■□□ **Husten stillend**
trockener Husten, chronischer Husten, blutig tingiertes Sputum

■□□ **FK Dick- und Dünndarm *oo. intestinorum* harmonisierend**
Obstipation, v.a. im Senium, Schmerzen im Abdomen, Dysenterie, Diarrhö

■□□ **entgiftend und desinfizierend**
Ulzerationen im Mundbereich, Geschwürsbildungen, Läsionen, Ulcus ventriculi/duodeni, Vergiftungen durch Aconiti radix

■■□ **Ekzeme, Verbrennungen und Geschwüre**
äußerliche Anwendung bei Verbrennungen, Geschwürsbildungen, Stauungen wie z.B. Mastitis

Physiologische/pharmakologische Wirkung hepatoprotektiv, antibiotisch

Toxizität bei Kindern wurden allergische Reaktionen auf natürlichen Honig beobachtet mit Urticaria und Störungen im Magen-Darm-Trakt.

Besonderes Bindemittel bei der Pillenherstellung; Honig bewirkt auch eine langsamere Freigabe der zugesetzten Drogen im Magen-Darm-Trakt mit einer besseren Absorption und damit auch einer besseren therapeutischen Wirkung.

Tagesdosis 15–30 g

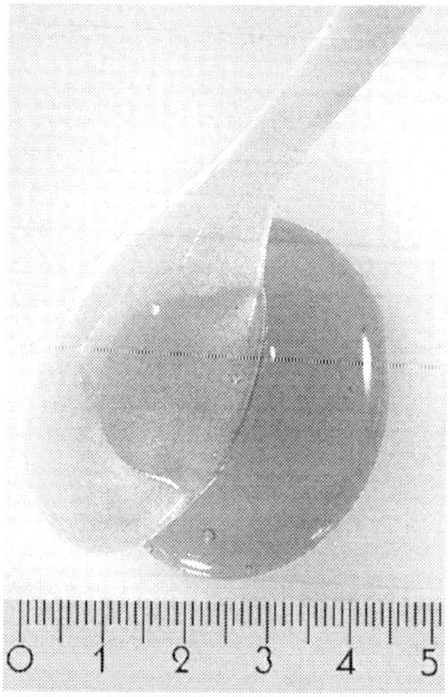

Kombinationen

- Schmerzen im Abdomen → Paeoniae radix lactiflora (Baishaoyao) S. 788, Glycyrrhizae radix (Gancao) S. 728, Cinnamomi cassiae ramulus (Guizhi) S. 30, Zingiberis rhizoma (Ganjiang) S. 416
- Schmerzen durch Kälte *algor* bei Hernien → Aconiti radix lateralis praeparata (Fuzi) S. 396
- Defizienz von Xue und Yin (Körpersäfte) → Rehmanniae radix (Shengdihuang) S. 174, Cervi cornu gelatinum (Lujiaojiao), Zingiberis rhizoma (Ganjiang) S. 416
- chronischer Husten → Zingiberis viridis rhizoma (Shengjiang) S. 50
- chronischer Husten → Perillae fructus (Zisuzi) S. 646, Zingiberis viridis rhizoma (Shengjiang) S. 50, Rehmanniae radix (Shengdihuang) S. 174, Armeniacae semen (Xingren) S. 676
- chronischer Husten mit blutig tingiertem Sputum → Ginseng radix (Renshen) S. 726, Rehmanniae radix (Shengdihuang) S. 174, Poria (Fuling) S. 340
- Obstipation bei Defizienz des Xue → Angelicae sinensis radix (Danggui) S. 780, Sesami nigri semen (Heizhima) S. 820
- Obstipation bei Defizienz des Yin → Scrophulariae radix (Xuanshen) S. 176, Anemarrhenae rhizoma (Zhimu) S. 126, Rehmanniae radix (Shengdihuang) S. 174
- Obstipation mit Stagnation des Qi → Aurantii fructus (Zhike) S. 490, Armeniacae semen (Xingren) S. 676, Aquilariae lignum (Chenxiang) S. 484

Kontraindikation Vorsicht bei Feuchtigkeit *humor*, Scheim *pituita* und bei lockeren Stühlen, Diarrhö, Klumpen- und Völlegefühl in der Leibesmitte

Gravidität Anwendung erlaubt

Jujubae fructus 大枣
Dazao

Familie: Rhamnaceae
Stammpflanze: *Zizyphus jujuba*
Variante: Ziziphi jujubae fructus
deutsch: Jujubenfrüchte, chinesische Dattelfrüchte
englisch: Chinese date, big date

Temperaturverhalten
■□□ warm

Geschmack *Sapor*
■■■ süß

Funktionskreis-/ Orbisbezug
■■□ Milz *lienalis*
■■□ Magen *stomachi*
■□□ Herz *cardialis*

Wirkrichtung
■□□ emporhebend

Wirkort
Mitte, mittlerer Wärmebereich *Calorium*

Wirkung/Indikation

■■□ **Qi stützend und ergänzend**
Müdigkeit, rasche Erschöpfbarkeit, Kurzatmigkeit

■■□ **mittlere Funktionskreise *orbes* harmonisierend und stützend**
Müdigkeit, rasche Erschöpfbarkeit

■■□ **Trockenheit *ariditas* befeuchtend**
Stützung des Yin der Mitte, des Herz-Yin *yin cardiale*: Nervosität, depressive Symptomatik, emotionale Labilität, Krampfneigung

■■□ **Säfte ergänzend**
Magen-Yin *yin stomachi*, Herz-Yin *yin cardiale*

■■□ **beruhigend und ausgleichend**
depressive Symptomatik, Nervosität, Weinerlichkeit

■□□ **Xue ergänzend**
Reizbarkeit, Labilität, Depressionsneigung, Müdigkeit

Physiologische / pharmakologische Wirkung die Droge wirkt reizlindernd, antiallergen und beruhigend. Anwendung als Nahrungs- und Stärkungsmittel, bei Appetitlosigkeit, zur Prophylaxe von Lebererkrankungen und Stressgeschwüren. Inhaltsstoffe u. a. Vitamin A, B_2, C.

Tagesdosis 3 – 10 g, Standard 3 g **Kochzeit** 20 min

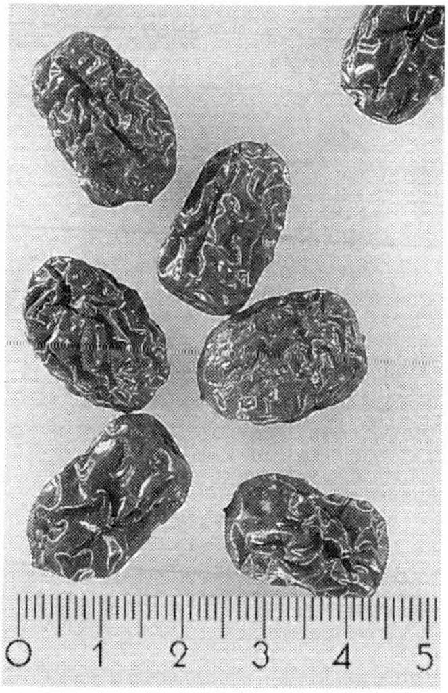

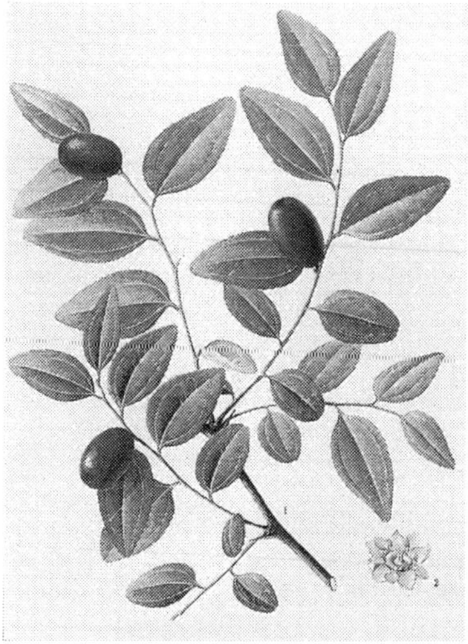

Kombinationen

- Schwäche *depletio* der Mitte mit Schwäche → Codonopsis r. (Dangshen) S. 722, Atractylodis macrocephalae rhiz. (Baizhu) S. 720
- Schwäche *depletio* des Xue und der Bauenergie → Asini corii colla (Ejiao) S. 782, Angelicae sinensis r. (Danggui) S. 780
- Nervosität, Depression, psychische Belastungen → Glycyrrhizae r. (Gancao) S. 728, Tritici fr. germ. (Fuxiaomai) S. 866
- Disharmonie von Bauenergie *qi constructivum* und Wehrenergie *qi defensivum*, Stützung und bessere Aufnahme anderer ergänzender Arzneimittel *mm. supplentia*, Regulation der Mitte → Zingiberis viridis rhiz. (Shengjiang) S. 50

Kontraindikation Fülle *repletio* der Mitte, intestinale Parasiten, Feuchtigkeit-Schleim *humor pituitae*

Gravidität Anwendung erlaubt

Lablab semen album
Biandou

扁豆

Familie:	Fabaceae
Stammpflanze:	*Dolichos lablab*
Varianten:	Lablab semen, Dolichoris lablab semen
deutsch:	Helmbohnensamen
englisch:	hyacinth bean, flat bean

Temperaturverhalten
■□□ neutral, Tendenz warm

Geschmack *Sapor*
■■□ süß

Funktionskreis-/ Orbisbezug
■■□ Milz *lienalis*
■■□ Magen *stomachi*

Wirkrichtung
■□□ emporhebend

Wirkort
Mitte, mittlerer Wärmebereich *Calorium*

Wirkung/Indikation

■■□ **mittlere Funktionskreise *orbes* harmonisierend und stützend**
chronische Diarrhö, Fluor albus

■■□ **Feuchtigkeit *humor* umwandelnd**
Diarrhö, Fluor albus, Darminfektionen (z. B. Ruhr), Alkoholabusus

■■□ **Sommerhitze *aestus* ausleitend**
Diarrhö, Erbrechen, Fieber

■□□ **entgiftend und desinfizierend**
Diarrhö, Erbrechen

■□□ **Qi stützend und ergänzend**
Verdauungsstörungen, Müdigkeit, Inappetenz, lockere Stühle, Diarrhö

Physiologische / pharmakologische Wirkung nach neuerer Forschung inhibiert die Droge Amylase und Trypsin.

Toxizität ohne Abkochung toxisch: tierexperimentell in hoher Überdosierung und ohne Abkochung Wachstumshemmung und Leberschäden.

Tagesdosis 6–30 g, Standard 10 g **Kochzeit** 20 min

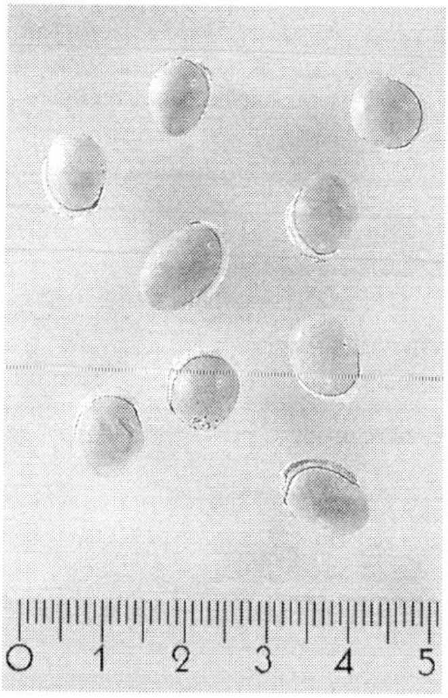

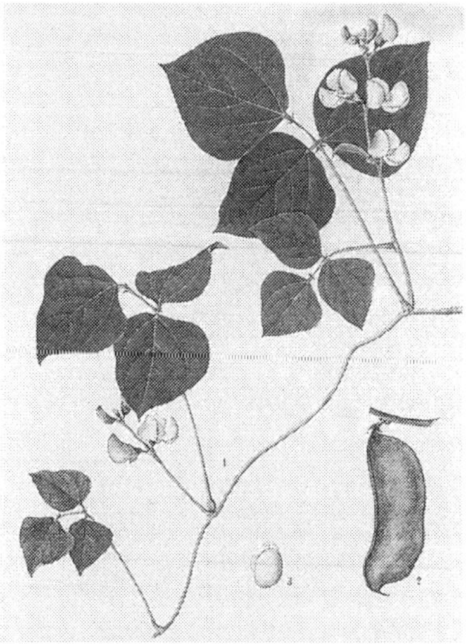

Kombinationen

- Sommerhitze *aestus* mit Feuchtigkeit *humor*, Kollapsneigung → Moslae h. (Xiangru) S. 40, Magnoliae c. (Houpo) S. 298
- Schwäche im FK Milz *depletio o. lienalis* mit Diarrhö, vaginalem Ausfluss → Atractylodis macrocephalae rhiz. (Baizhu) S. 720, Dioscoreae rhiz. (Shanyao) S. 724
- Feuchtigkeit *humor* und Sommerhitze *aestus* mit Diarrhö, Erbrechen → Nelumbinis f. (Heye) S. 140, Agastachis seu Pogostemonis h. (Huoxiang) S. 284

Kontraindikation intermittierendes Fieber und Schüttelfrost, Kälte *algor*

Gravidität Anwendung erlaubt

Maltose
Yitang

饴糖

chemischer Name: Maltose (Disaccharid)
Variante: Saccharum granorum
deutsch: Getreidezucker, Malzzucker
englisch: barley malt sugar

Temperaturverhalten
■■□ warm

Geschmack *Sapor*
■■■ süß

Funktionskreis-/ Orbisbezug
■■□ Milz *lienalis*
■■□ Magen *stomachi*
■■□ Lunge *pulmonalis*

Wirkrichtung
■□□ emporhebend

Wirkort
Mitte, mittlerer Wärmebereich *Calorium*

Wirkung/Indikation

■■□ **Qi stützend und ergänzend**
Diarrhö, Verdauungsschwäche, Schmerzen im Abdomen

■■□ **mittlere Funktionskreise *orbes* harmonisierend und stützend**
Schmerzen im Abdomen, Diarrhö, Verdauungsschwäche

■■□ **Schmerz beseitigend**
Schmerzen im Abdomen, Magenschmerzen durch Kälte *algor* mit Diarrhö

■■□ **Trockenheit *ariditas* befeuchtend**
trockener Husten, wenig Auswurf, Kurzatmigkeit, schwache Stimme

■■□ **Husten stillend**
trockener Husten, wenig Auswurf, Kurzatmigkeit

■■□ **Kälte *algor* zerstreuend**
Kälte-Schwäche *algor depletionis* der Mitte: Magenschmerzen mit Diarrhö

Tagesdosis 30–60 g, Standard 30 g

Kochzeit am Schluss der Abkochung im heißen, abgesiebten Dekokt auflösen

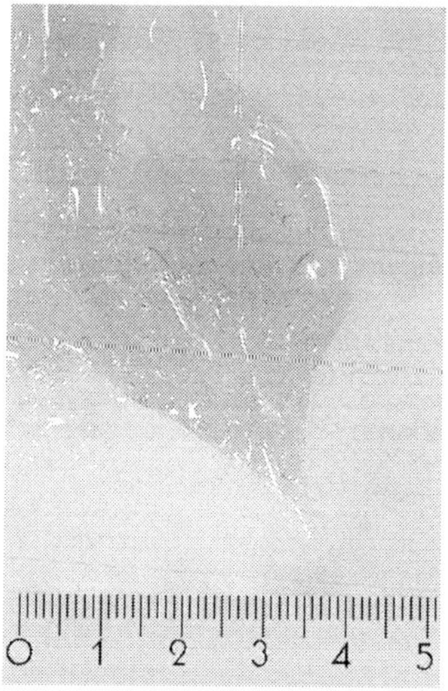

Kombinationen

- Schwäche *depletio* der Mitte, schwache Verdauung, Diarrhö → Codonopsis r. (Dangshen) S. 722, Astragali r. (Huangqi) S. 718
- Kälte-Schwäche *algor depletionis* der Mitte, epigastrische Schmerzen, Diarrhö → Cinnamomi cassiae c. (Rougui) S. 402, Paeoniae radix lactiflora (Baishaoyao) S. 788, Glycyrrhizae r. (Gancao) S. 728
- Schwäche im FK Lunge *depletio o. pulmonalis*, Husten, Kurzatmigkeit → Glehniae r. (Beishashen) S. 804, Stemonae r. (Baibu) S. 690, Armeniacae semen (Xingren) S. 676
- Kälte-Wind *algor venti* bei geschwächten Patienten mit chronischen Erkrankungen, Rekonvaleszenz nach Operationen → Cinnamomi cassiae ram. (Guizhi) S. 30, Paeoniae radix lactiflora (Baishaoyao) S. 788, Glycyrrhizae r. (Gancao) S. 728, Astragali r. (Huangqi) S. 718

Kontraindikation Feuchtigkeit *humor* und Hitze-Feuchtigkeit *calor humoris*, Brechreiz. Nicht bei kindlichen Verdauungsstörungen anwenden.

Gravidität Anwendung erlaubt

Polygonati rhizoma 黄精
Huangjing

Familie: Liliaceae
Stammpflanze: *Polygonatum sibiricum*, u.a.
deutsch: Sibirischer Weißwurz-Wurzelstock, Salomonssiegel
englisch: Siberian Solomon Seal rhizome, yellow essence

Temperaturverhalten
■■□ neutral

Geschmack *Sapor*
■■□ süß

Funktionskreis-/ Orbisbezug
■■□ Milz *lienalis*
■■□ Lunge *pulmonalis*
■■□ Niere *renalis*

Wirkrichtung
■□□ emporhebend

Wirkort
Mitte, mittlerer Wärmebereich *Calorium*

Wirkung/Indikation

■■□ **Qi stützend und ergänzend**
Milz-Qi *qi lienale*: Müdigkeit, geringe Belastbarkeit, Verdauungsschwäche. Lungen-Qi *qi pulmonale*: Husten, wenig Auswurf

■□□ **Yin stützend und ergänzend**
trockener Husten, Husten bei konsumierenden Prozessen

■□□ **Säfte ergänzend**
Säfteverlust, Trockenheit *ariditas*

■□□ **Funktionskreis Niere *o. renalis* stützend**
untere Rückenschmerz, Kopfschmerz, Schwäche der unteren Extremität

Physiologische / pharmakologische Wirkung nach neuerer Forschung wirkt die Droge antibiotisch und wird bei Tuberkulose eingesetzt; tierexperimentell Senkung des Blutzuckerspiegels und der Lipide.

Tagesdosis 6–15 g, Standard 8 g **Kochzeit** 20 min

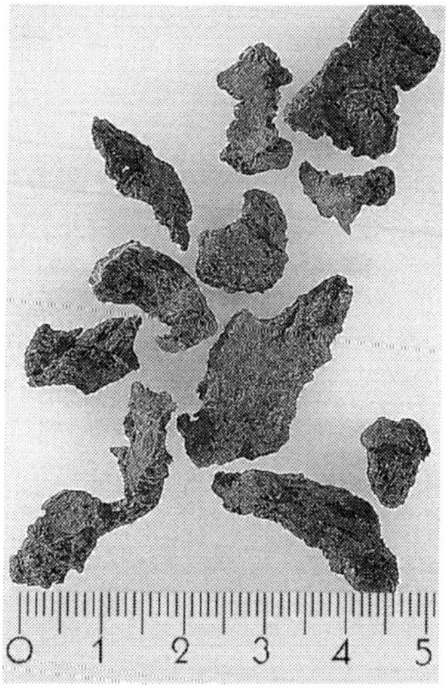

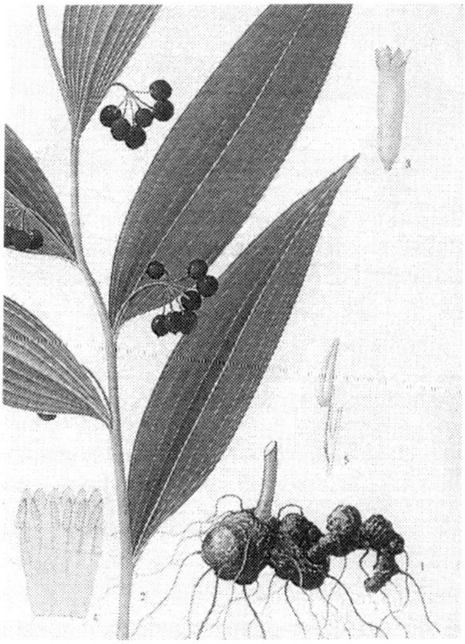

Kombinationen

- chronische, erschöpfende Erkrankungen, Abmagerung, Schwäche, Inappetenz, Müdigkeit → Ginseng r. (Renshen) S. 726
- Schwäche *depletio* des Mitten-Qi → Codonopsis r. (Dangshen) S. 722, Atractylodis macrocephalae rhiz. (Baizhu) S. 720
- Magen-Yin-Schwäche *depletio yin stomachi* → Adenophorae r. (Nanshashen) S. 794, Glehniae r. (Beishashen) S. 804, Ophiopogonis r. (Maimendong) S. 814
- Schwäche in Rücken, Knien, Debilität, Inappetenz → Lycii fr. (Gouqizi) S. 812
- Lungen-Qi- und Lungen-Yin-Schwäche *depletio qi et yin pulmonale* mit trockenem Husten → Adenophorae r. (Nanshashen) S. 794, Glehniae r. (Beishashen) S. 804, Anemarrhenae rhiz. (Zhimu) S. 126
- Schwäche in den FK Niere und Leber *depletio oo. renalis et hepatici* mit Schmerzen und lumbaler Schwäche oder der Knie → Dipsaci r. (Xuduan) S. 762
- Qi-Schwäche *depletio qi* und Xue-Schwäche *depletio xue*: Ikterus, Muskelatrophie, Schwäche, Müdigkeit → Angelicae sinensis r. (Danggui) S. 780
- diabetische Stoffwechsellage → Dioscoreae rhiz. (Shanyao) S. 724, Trichosanthis r. (Tianhuafen) S. 148, Astragali r. (Huangqi) S. 718, Lycii fr. (Gouqizi) S. 812

Kompatibilität beschränkt durch Pruni mume fr. (Wumei) S. 850

Kontraindikation Feuchtigkeit *humor*, Schleim *pituita*, Diarrhö aufgrund von Kälte *algor*

Gravidität Anwendung erlaubt

Pseudostellariae radix 孩儿参
Haiershen

Familie: Caryophyllaceae
Stammpflanze: *Pseudostellaria heterophylla*
deutsch: Sternmierenwurzel
englisch: pseudostellaria, child root

Temperaturverhalten
■■□ neutral

Geschmack *Sapor*
■■□ süß
■□□ bitter

Wirkrichtung
■□□ emporhebend

Wirkort
Mitte, mittlerer Wärmebereich *Calorium*

Funktionskreis-/ Orbisbezug
■■□ Milz *lienalis*
■■□ Lunge *pulmonalis*
■□□ Herz *cardialis*

Wirkung/Indikation

■■□ **Qi stützend und ergänzend**
Müdigkeit, Appetitverlust, spontane Schweiße, Abmagerung, Erschöpfung nach langer Krankheit

■■□ **mittlere Funktionskreise *orbes* harmonisierend und stützend**
Müdigkeit, Abgeschlagenheit, Appetitverlust

■□□ **Säfte ergänzend**
trockener Mund, Durst, Palpitationen, fiebrige Erkrankungen der Kinder (Sommerhitze *aestus*-Symptomatik)

Physiologische / pharmakologische Wirkung nach neuerer Forschung wirksam bei Neurasthenie. Inhaltsstoffe u. a. Sponine.

Tagesdosis 6–15 g, Standard 6 g **Kochzeit** 20 min

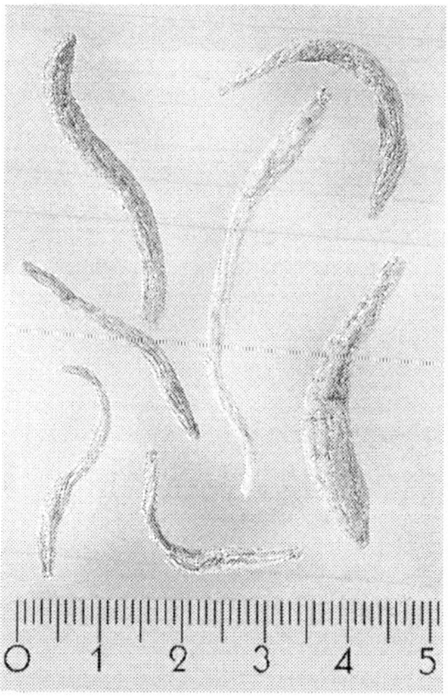

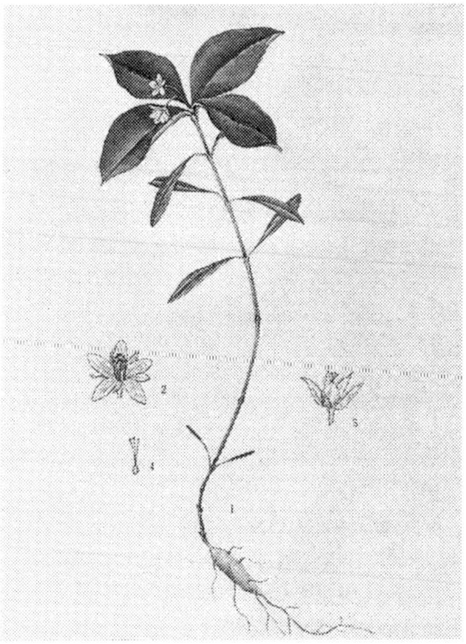

Kombinationen

- Qi-Schwäche *depletio qi*, Debilität, Reizbarkeit, Schlaflosigkeit, Schweißneigung → Schisandrae fr. (Wuweizi) S. 862, Ziziphi spinosae s. (Suanzaoren) S. 454
- Schwäche im FK Milz *depletio o. lienalis* mit Lethargie, Inappetenz → Dioscoreae rhiz. (Shanyao) S. 724, Dolichoris lablab s. (Biandou) S. 734
- Qi-Schwäche *depletio qi* und Yin-Schwäche *depletio yin* nach fieberhaften Erkrankungen → Adenophorae r. (Nanshashen) S. 794, Glehniae r. (Beishashen) S. 804, Dioscoreae rhiz. (Shanyao) S. 724, Lycii fr. (Gouqizi) S. 812

Kompatibilität nicht gemeinsam verwenden mit Veratri nigri r. et rhiz. (Lilu)

Gravidität Anwendung erlaubt

Alpiniae oxyphyllae fructus 益智仁
Yizhiren

Familie: Zingiberaceae
Stammpflanzen: *Alpinia oxyphylla* oder *Zingiber nigrum*
Variante: Alpiniae oxyphyllae fructus
englisch: alpinia oxyphylla fruit, black cardamom

Temperaturverhalten
■■□ warm

Geschmack *Sapor*
■■□ scharf

Funktionskreis-/ Orbisbezug
■■□ Milz *lienalis*
■■■ Niere *renalis*

Wirkrichtung
■■□ emporhebend

Wirkort
unterer Wärmebereich *Calorium*

Wirkung/Indikation

■■□ **Yang stützend**
Spermatorrhö, Urininkontinenz, Harnträufeln

■■□ **Jing/Struktivpotential stützend**
Spermatorrhö, Urininkontinenz, Harnträufeln

■■■ **Funktionskreis Niere *o. renalis* stützend**
Urininkontinenz, häufige Miktion, Schwäche der unteren Extremitäten

■■□ **Urin zurückhaltend**
Urininkontinenz, häufige Miktion, Harnträufeln

■■□ **Kälte *algor* wärmend**
Urininkontinenz, Kältegefühl in Hüfte oder Knie, Diarrhö, Kältegefühl im Abdomen

■□□ **Diarrhö beendend**
Diarrhö durch Kälte *algor*

Physiologische/pharmakologische Wirkung cardiotonisch, antineoplastisch

Tagesdosis 3–9 g, Standard 3 g **Kochzeit** 20 min

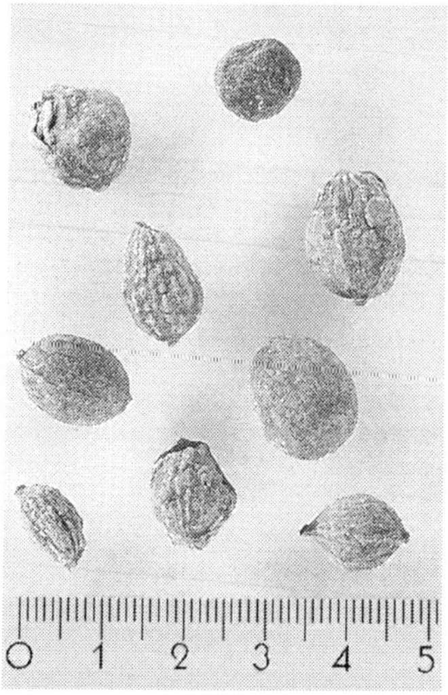

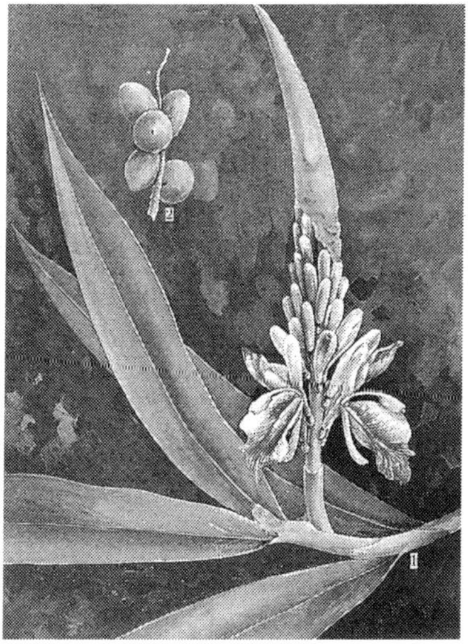

Kombinationen

- Kälte-Schwäche in den FK Milz und Niere *algor depletionis oo. lienalis et renalis* → Linderae r. (Wuyao) S. 506, Dioscoreae rhiz. (Shanyao) S. 724
- Kälte-Schwäche *algor depletionis* der Mitte → Poria (Fuling) S. 340, Dioscoreae rhiz. (Shanyao) S. 724, Pinelliae rhiz. (Banxia) S. 86
- Kälte-Schwäche *algor depletionis* der Mitte mit Kältegefühl im Abdomen, Brechreiz, Inappetenz, verstärktem Speichelfluss → Codonopsis r. (Dangshen) S. 722, Pinelliae rhiz. (Banxia) S. 86, Poria (Fuling) S. 340
- Kälte in den FK Milz und Niere *algor oo. lienalis et renalis* mit Schmerzen im Abdomen, Brechreiz, Diarrhö → Atractylodis macrocephalae rhiz. (Baizhu) S. 720, Zingiberis rhiz. (Ganjiang) S. 416
- Hitze *calor* durch Yin-Schwäche *depletio yin* zur Prophylaxe → Dioscoreae rhiz. (Shanyao) S. 724

Kontraindikation Hitze *calor*-, Glut *ardor*-Symptomatik

Gravidität Anwendung erlaubt

Astragali semen
Shayuan jili

沙苑蒺藜

Familie: Fabaceae
Stammpflanze: *Astragalus complanatus*
deutsch: Tragantsamen
englisch: flattened milkvetchseed

Temperaturverhalten
■■□ warm

Geschmack *Sapor*
■■□ süß

Funktionskreis-/ Orbisbezug
■■□ Leber *hepaticus*
■■□ Niere *renalis*

Wirkrichtung
■□□ emporhebend

Wirkort
unterer Wärmebereich *Calorium*

Wirkung/Indikation

■■■ **Yang stützend**
Impotenz, ejaculatio praecox, Harnträufeln, Tinnitus, Spermatorrhö, Fluor albus, Urininkontinenz, Schmerzen und Schwäche in Lenden oder Knie

■■□ **Jing / Struktivpotential stützend**
Sehstörungen, Schwäche in Lenden oder Knie, Tinnitus

■■□ **Funktionskreis Niere *o. renalis* stützend**
Schwäche der unteren Extremität, Urininkontinenz, Spermatorrhö

■■□ **Funktionskreis Leber *o. hepaticus* harmonisierend und stützend**
Sehstörungen, Tinnitus

■□□ **Augen und Kopf klärend**
Sehstörungen, mouches volantes, Schwäche im FK Leber *depletio o. hepaticus*, Schwäche im FK Niere *depletio o. renalis*

Tagesdosis 6–20 g, Standard 10 g **Kochzeit** 20 min

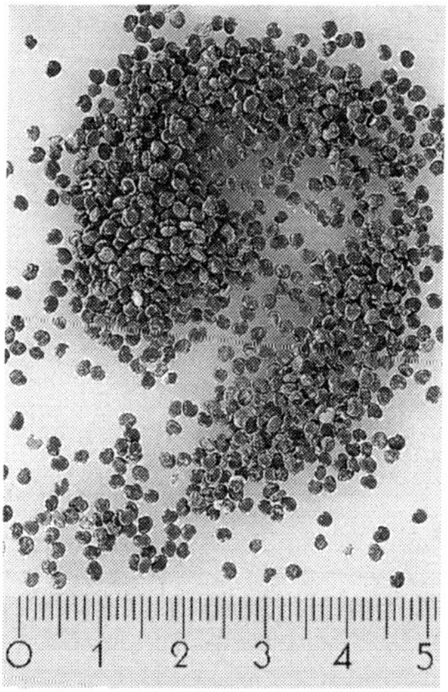

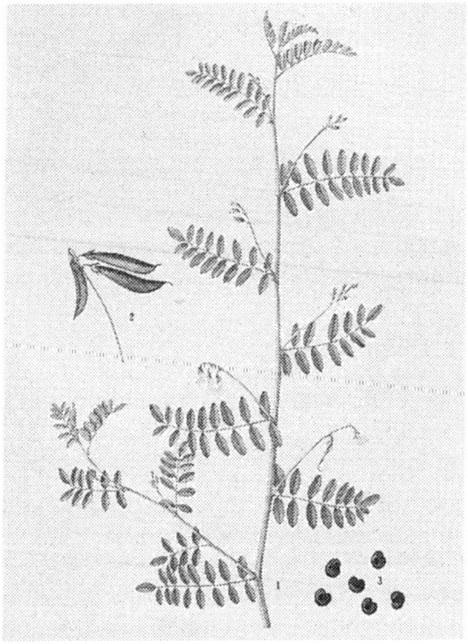

Kombinationen

- Schwäche in den FK Niere und Leber *depletio oo. renalis et hepatici* mit Impotenz, vorzeitiger Ejakulation, Enuresis, vaginalem Ausfluss → Rubi fr. (Fupenzi) S. 860
- Schwäche in den FK Niere und Leber *depletio oo. renalis et hepatici* mit Spermatorrhö, Enuresis, Müdigkeit, lumbalen Schmerzen, Inkontinenz, vaginalem Ausfluss → Euryales s. (Qianshi) S. 838, Nelumbinis s. (Lianzi) S. 854
- Spermatorrhö, auch nachts → Euryales s. (Qianshi) S. 838
- Schwäche in den FK Niere und Leber *depletio oo. renalis et hepatici*, lumbale Schmerzen → Eucommiae c. (Duzhong) S. 768
- Schwäche in den FK Niere und Leber *depletio oo. renalis et hepatici* mit verschwommener Sicht → Lycii fr. (Gouqizi) S. 812, Rehmanniae praep. r. (Shudihuang) S. 792
- Yin-Schwäche *depletio yin* mit verschwommener Sicht → Lycii fr. (Gouqizi) S. 812, Rehmanniae praep. r. (Shudihuang) S. 792, Ligustri fr. (Nüzhenzi) S. 806, Rehmanniae r. (Shengdihuang) S. 174
- Katarakt → Lycii fr. (Gouqizi) S. 812, Rehmanniae praep. r. (Shudihuang) S. 792, Acori graminei rhiz. (Shichangpu) S. 274
- Schwäche von Leber- und Nieren-Yin *depletio yin hepatici et renalis* mit verschwommener Sicht → Cassiae s. (Juemingzi) S. 152, Chrysanthemi fl. (Juhua) S. 56, Lycii fr. (Gouqizi) S. 812
- Schwäche *depletio* des Jing/Struktivpotentials → Cuscutae s. (Tusizi) S. 758, Mastodi fossilium ossis (Longgu) S. 434, Euryales s. (Qianshi) S. 838, Ostreae concha (Muli) S. 436

Kontraindikation Yin-Schwäche *depletio yin* mit Hitze *calor*-, Glut *ardor*-Symptomen, sexuelle Überaktivität

Gravidität Anwendung erlaubt

Cervi cornu
Lurong

鹿茸

Familie: Cervidae
Stammpflanze: *Cervus nippon, Cervus elaphus*
Variante: Cervi cornu pantotrichum
deutsch: Hirschhorn
englisch: deer velvet

Temperaturverhalten
■■□ warm

Geschmack *Sapor*
■■□ süß
■■□ salzig

Wirkrichtung
■□□ absenkend

Wirkort
Tiefe, Innere *intima*, unterer Wärmebereich *Calorium*

Funktionskreis-/ Orbisbezug
■■■ Niere *renalis*
■■□ Leber *hepaticus*

Wirkung/Indikation

■■■ **Funktionskreis Niere *o. renalis* stützend**
Impotenz, Spermatorrhö, nächtlicher Samenverlust, Schwäche und Wundheitsgefühl im unteren Rücken und in den Knien, Schwäche des Bewegungsapparates, Gelenkschwäche, Benommenheit, Tinnitus

■■■ **Yang stützend**
Müdigkeit, Impotenz, kalte Extremitäten, Tinnitus, Schwäche und häufige reichliche klare Miktion

■■■ **Breite Troßstraße *s. impedimentalis*, aufnehmende Leitbahn *s. respondens* harmonisierend, stützend**
Infertilität, Leukorrhö, häufige Uterusblutungen

■■□ **Gürtelleitbahn *s. zonalis* stabilisierend**
Fluor, Uterusblutungen, Infertilität

■■■ **Leitbahn der Steuerung *s. regens* stützend**
Schwäche im unteren Rücken, kalte und schwache Extremitäten, Störung in der mentalen Entwicklung bei Kindern, Wachstumsstörungen, Deformierung im Bewegungsapparat

■■■ **Bewegungsapparat kräftigend**
schwache untere Extremität, mangelnde Entwicklung von Knochen, Muskeln, Sehnen bei Kindern, verzögerte Heilung bei Frakturen

■■□ **Jing / Struktivpotential stützend**
Impotenz, Infertilität, Spermatorrhö, Benommenheit

■■□ **Xue ergänzend**
schwere Anämie, chronische Ulzerationen, bei Schwäche des Qi und des Xue, verzögerte Heilung bei Frakturen

Toxizität mögliche Nebeneffekte: gastrointestinale Blutungen mit Meläna, Schwindel, Schweiße, Unwohlsein im Epigastrium, Nausea, Tachycardie, Nierenstörungen. Allergische Reaktionen sind ebenfalls möglich: Juckreiz, Exantheme, Gesichtsödeme bis anaphylaktischem Schock. Überdosierung: Tremor, Dyspnoe, Tränenfluss, Rötung und Juckreiz der Haut, Störungen im Verdauungstrakt.

Tagesdosis 1–2 g als Pulver dem Dekokt zufügen

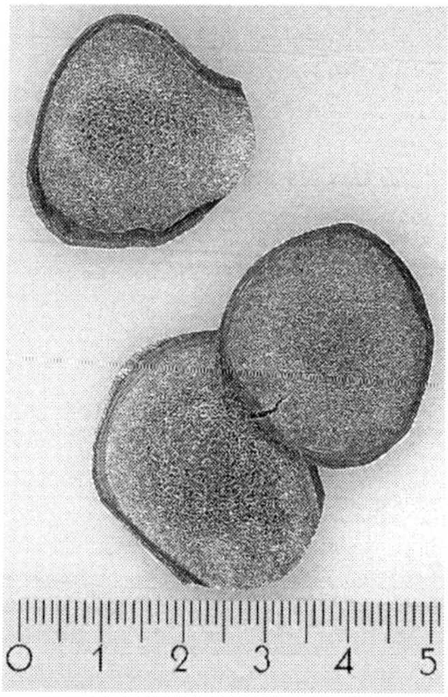

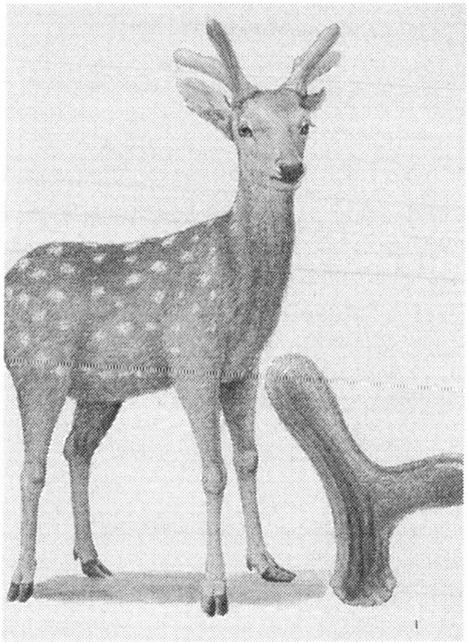

Kombinationen
- Impotenz bei Defizienz des Nieren-Yang *yang renale* → Dioscoreae rhizoma (Shanyao) S. 724
- Impotenz, Erschöpfung → Ginseng radix (Renshen) S. 726, Lycii fructus (Gouqizi) S. 812, Aconiti radix lateralis praeparata (Fuzi) S. 396
- Erschöpfung , Schwäche im unteren Rücken, schwache untere Extremität, Kälteaversion → Cuscutae semen (Tusizi) S. 758, Cistanchis herba (Roucongrong) S. 750
- gynäkologische Blutungen, klarer Fluor → Rehmanniae radix praeparata (Shudihuang) S. 792, Cistanchis herba (Roucongrong) S. 750, Sepiae endoconcha (Haipiaoxiao) S. 864
- starke Anämie → Astragali radix (Huangqi) S. 718, Codonopsis radix (Dangshen) S. 722, Angelicae sinensis radix (Danggui) S. 780
- starker vaginaler Ausfluss → Cibotii rhizoma (Gouji) S. 748
- verbesserte Heilung von Frakturen, Traumen → Acanthopanacis cortex (Wujiapi) S. 356, Drynariae rhizoma (Gusuibu) S. 764, Epimedii herba (Yinyanghuo) S. 766

Kontraindikation Hitze-Schwäche *calor depletionis*, Hitze-Schleim *calor pituitae* in den FK Lunge und Magen *oo. pulmonalis et stomachi*, Glut *ardor* im FK Magen *o. stomachi*, Blutungen durch Glut-Schwäche *ardor depletionis* des Yin

Gravidität Anwendung erlaubt

Physiologische/pharmakologische Wirkung Erhöhung des Blutzuckerspiegels (Vorsicht bei Kombination mit Antidiabetica), bei Kombination mit Acetylsalicylsäure können vermehrt Ulzera im Gastrointestinaltrakt auftreten oder verstärkt werden. In mittlerer Dosierung positiv chronotrop und inotrop, in hoher negativ chronotrop und inotrop, Erweiterung der Blutgefäße, ein Inhaltsstoff hat eine allgemein stärkende Funktion und fördert die Wund- und Knochenheilung.

Cibotii rhizoma 狗脊
Gouji

Familie: Dicksoniaceae
Stammpflanze: *Cibotium barometz*
deutsch: Cibotiumwurzelstock, Farnart
englisch: chain fern rhizoma, dog spine

Temperaturverhalten
■■□ warm

Geschmack *Sapor*
■□□ bitter
■□□ süß

Wirkrichtung
■□□ tief

Wirkort
unterer Wärmebereich *Calorium*, Leitbahn der Steuerung *s. regens*

Funktionskreis-/ Orbisbezug
■■□ Leber *hepaticus*
■■□ Niere *renalis*

Wirkung/Indikation

■■■ **Funktionskreis Leber *o. hepaticus* harmonisierend und stützend**
Kraftlosigkeit, Muskelschwäche, Schwäche und Schmerzen in Beinen, Rücken und Wirbelsäule

■■□ **Bewegungsapparat kräftigend**
Schwäche von Sehnen und Knochen, Kraftlosigkeit

■■□ **Feuchtigkeit bei Wind *humor venti* ausleitend**
rheumatoide Symptomatik, v.a. im Rücken, Schmerzen, Taubheitsgefühl, Schwellungen der unteren Extremität, Steifigkeit

■■□ **Yang stützend**
Kraftlosigkeit, Muskelschwäche, Urininkontinenz, Fluor albus

■■□ **Verhärtungen erweichend**
Steifigkeit der Muskeln und Sehnen, Rigor

Bemerkung wie in der Signaturlehre weist auch hier das Aussehen auf die Wirkung der Heilpflanze. *Gou* bedeutet Hund, und *ji* Rückgrat.

Tagesdosis 3 – 10 g, Standard 6 g **Kochzeit** 20 min

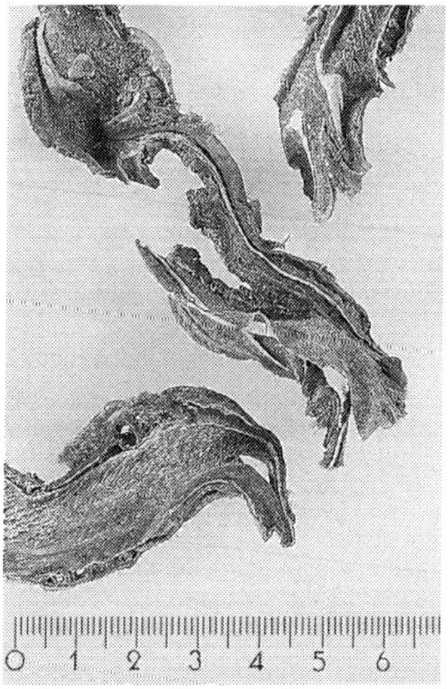

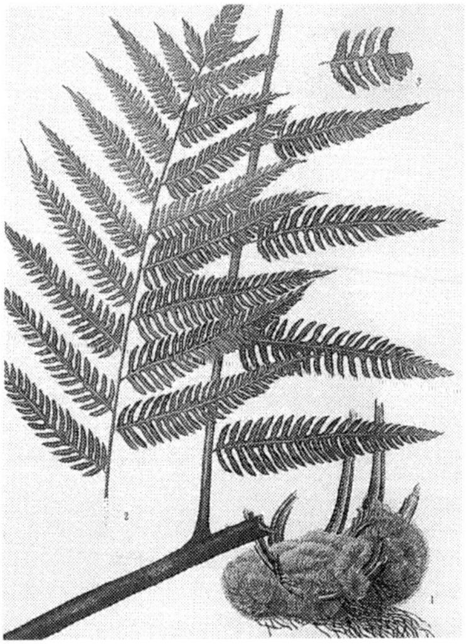

Kombinationen

- Schwäche in den FK Niere und Leber *depletio oo. renalis et hepatici*: Schmerzen, lumbale Schwäche und Steifheit, Schwäche der unteren Extremität → Eucommiae c. (Duzhong) S. 768, Achyranthis bidentatae r. (Niuxi) S. 532
- Feuchtigkeit-Wind *humor venti* mit schmerzhaften Blockaden im unteren Rücken, rheumatoide Schmerzen → Cinnamomi cassiae ram. (Guizhi) S. 30, Gentianae macrophyllae r. (Qinjiao) S. 370, Cinnamomi cassiae c. (Rougui) S. 402, Achyranthis bidentatae r. (Niuxi) S. 532, Clematidis armandii caul. (Chuanmutong) S. 312
- Schwellung der unteren Extremität, nach langen Erkrankungen → Angelicae sinensis r. (Danggui) S. 780
- Fülle im FK Niere *repletio o. renalis* mit lumbalen Schmerzen → Cuscutae s. (Tusizi) S. 758
- lumbale Schmerzen, Polyurie → Chaenomelis fr. (Mugua) S. 362, Acanthopanacis c. rad. (Wujiapi) S. 356

Kompatibilität

- gefördert durch Dioscoreae hypoglaucae rhiz. (Bixie) S. 318
- gestört durch Patriniae herba (Baijiangcao) S. 230, Cyperi rhiz. (Xiangfu) S. 502

Kontraindikation Yin-Schwäche *depletio yin* mit Hitze *calor*-, Glut *ardor*-Symptomen, Miktionsstörungen

Gravidität Anwendung erlaubt

Cistanchis herba
Roucongrong

肉苁蓉

Familie: Orobanchaceae
Stammpflanze: *Cistanche deserticola*
Variante: Cistanchis salsae caulis
deutsch: Wüstencistanchenkraut
englisch: fleshy stem of the bloomrape

Temperaturverhalten
■■□ warm

Geschmack *Sapor*
■□□ süß
■□□ salzig

Wirkrichtung
■□□ emporhebend

Wirkort
unterer Wärmebereich *Calorium*

Funktionskreis-/ Orbisbezug
■■■ Niere *renalis*
■■□ Dickdarm *intestini crassi*

Wirkung/Indikation

■■□ **Yang stützend**
Impotenz, Spermatorrhö, Urininkontinenz, Harnträufeln, Schmerzen in Lenden, Knie, Rücken mit Kältegefühl

■■□ **Jing / Struktivpotential stützend**
Impotenz, Infertilität, Urininkontinenz, Schwäche von Rücken und Knien

■■□ **Yang erwärmend**
Schmerzen in Lenden, Knie, Rücken mit Kältegefühl

■■□ **Uterus erwärmend**
Infertilität durch Kälte *algor*, gynäkologische Blutungen, Fluor albus

■■□ **Xue ergänzend**
Obstipation, Blutungsstörungen

■□□ **Trockenheit *ariditas* befeuchtend**
Obstipation, Obstipation im Senium, Obstipation nach langer Krankheit, Obstipation post partum

■□□ **laxierend**
Obstipation bei Defizienz von Qi oder Xue

Physiologische / pharmakologische Wirkung fördert die Speichelsekretion; immunstimulierend, Stimulation des endokrinen Systems, vermehrte Neurotransmitteraktivität (z.B. Norepinephrin, Dopamin, Serotonin), was möglicherweise eine Interaktion mit Sympathomimetika, MAO-Hemmern, SSRI oder trizyklischen Antidepressiva bewirkt, Förderung der Darmperistaltik, Erhöhung der Wasserresorption in den Darm, Obstipation erleichternd; tierexperimentell zeigte ein isolierter Inhaltsstoff einen atemlähmenden Effekt.
Inhaltsstoffe u. a. Alkaloide.

Tagesdosis 10 – 20 g, Standard 10 g **Kochzeit** 20 min

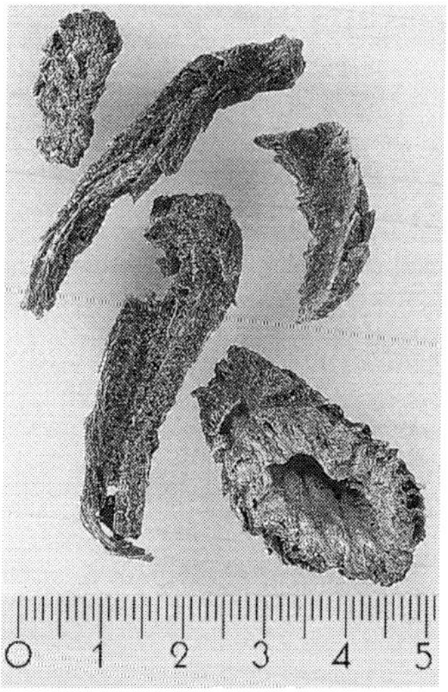

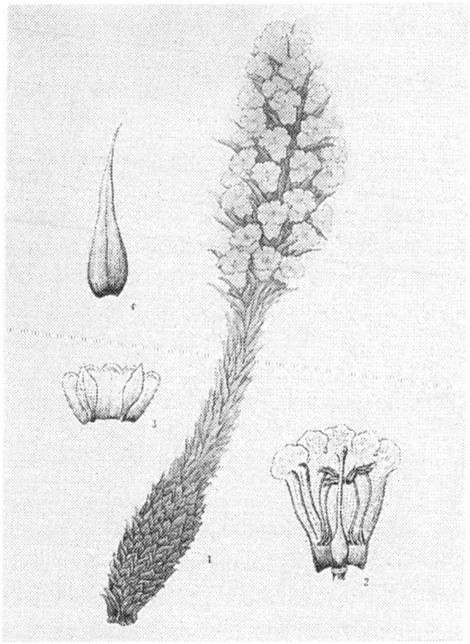

Kombinationen

- Impotenz, Kältegefühl im unteren Rücken → Cynomorii caul. (Suoyang) S. 760
- Schwäche im FK Niere *depletio o. renalis* mit Impotenz, Spermatorrhö, Schwäche der unteren Extremität und des unteren Rückens → Corni fr. (Shanzhuyu) S. 834, Cuscutae s. (Tusizi) S. 758, Schisandrae fr. (Wuweizi) S. 862
- Schwäche im FK Niere *depletio o. renalis* mit Schwäche und Schmerzen des unteren Rückens, Schwächegefühl im Bewegungsapparat und in den Knochen → Eucommiae c. (Duzhong) S. 768, Morindae r. (Bajitian) S. 774
- Schwäche im FK Niere *depletio o. renalis* mit Impotenz, Spermatorrhö vorzeitiger Ejakulation, lumbalen Schmerzen, Schmerzen der Knie, kalte Knie, lumbales Kältegefühl → Rehmanniae praep. r. (Shudihuang) S. 792, Cuscutae s. (Tusizi) S. 758, Corni fr. (Shanzhuyu) S. 834, Dipsaci r. (Xuduan) S. 762, Psoraleae s. (Buguzhi) S. 776
- Qi-Schwäche *depletio qi* und Xue-Schwäche *depletio xue* mit Obstipation bei älteren Patienten → Cannabis s. (Huomaren) S. 100, Aquilariae lignum (Chenxiang) S. 484, Biotae seu Platycladi s. (Baiziren) S. 446

Kontraindikation Yin-Schwäche *depletio yin* mit Hitze *calor-*, Glut *ardor-* Zeichen, Diarrhö bei Schwäche *depletio* der Mitte

Gravidität Anwendung erlaubt

Cnidii fructus
Shechuangzi

蛇床子

Familie: Apiaceae
Stammpflanze: *Cnidium monnieri*
deutsch: Brenndoldenfrucht
englisch: cnidium seeds, snake's bed seeds

Temperaturverhalten
■■□ warm

Geschmack *Sapor*
■□□ scharf
■□□ bitter

Funktionskreis-/ Orbisbezug
■■□ Niere *renalis*
■□□ Milz *lienalis*

Wirkrichtung
■□□ tief

Wirkort
unterer Wärmebereich *Calorium*, Lunge

Wirkung/Indikation

■■■ **Yang erwärmend**
Infertilität

■■□ **Yang stützend**
Impotenz

■■□ **Jing / Struktivpotential stützend**
Infertilität, Impotenz

■■□ **Feuchtigkeit *humor* trocknend**
Hautaffektionen: Flechten, Parasiten

■■■ **entgiftend und desinfizierend**
Flechten, Parasiten, juckende Hautläsionen, v.a. im Genitalbereich (äußerliche Anwendung)

■■□ **kalte Feuchtigkeit *humor algidus* trocknend**
Fluor, Schmerz im unteren Rückenbereich

Physiologische / pharmakologische Wirkung in vitro antimykotisch (Dermatomykosen), Anwendung bei Trichomonadenkolpitis.

Tagesdosis 3 – 10 g, Standard 6 g **Kochzeit** 20 min

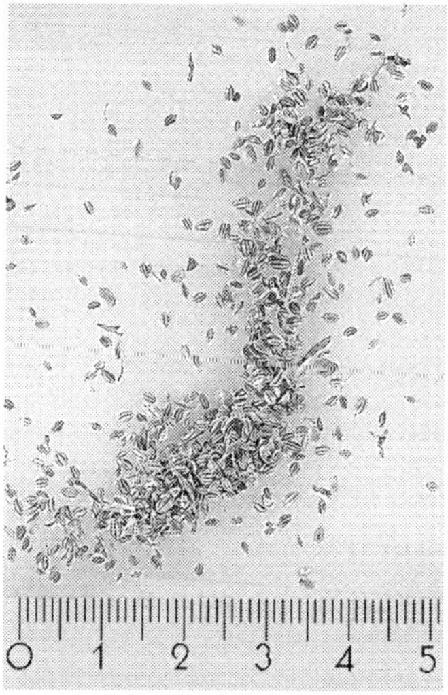

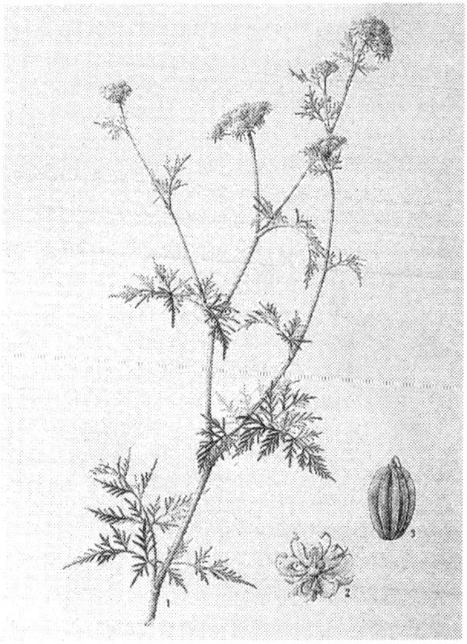

Kombinationen

- Schwäche im FK Niere *depletio o. renalis* mit Infertilität → Schisandrae fr. (Wuweizi) S. 862, Cuscutae s. (Tusizi) S. 758
- juckende, nässende Hautläsionen → Sophorae flavescentis r. (Kushen) S. 192, Stemonae r. (Baibu) S. 690
- kalte Feuchtigkeit *humor algidus*, vaginaler Ausfluss → Corni fr. (Shanzhuyu) S. 834, Cyperi rhiz. (Xiangfu) S. 502, Plantaginis s. (Cheqianzi) S. 334
- kalte Feuchtigkeit *humor algidus*, Schmerzen im unteren Rücken → Taxilli herba (Sangjisheng) S. 822, Eucommiae c. (Duzhong) S. 768, Gentianae r. (Longdancao) S. 184
- Juckreiz, Trichomonaden-Infektion (als vaginales Suppositorium zu verwenden) → Alumen (Mingfan) S. 888, Phellodendri c. (Huangbo) S. 186

Kompatibilität beschränkt durch Moutan cortex (Mudanpi) S. 170, Fritillariae thunbergii bulbus (Zhebeimu) S. 662

Kontraindikation feuchte Hitze *calor humidus* im unteren Calorium, Yin-Schwäche *depletio yin* mit Hitze *calor*-, Glut *ardor*-Zeichen

Gravidität Anwendung erlaubt

Cordyceps
Dongchong xiacao
冬虫夏草

Familie: Hypocreaceae
zoologischer Name: Cordyceps sinensis, u. a.
Variante: Cordiceps sinensis
deutsch: Pilze der Mottenlarven
englisch: Chinese caterpillar fungus, winter bug summer herb

Temperaturverhalten
■■□ warm

Geschmack *Sapor*
■■□ süß

Funktionskreis-/ Orbisbezug
■■■ Lunge *pulmonalis*
■■■ Niere *renalis*

Wirkrichtung
■□□ emporhebend

Wirkort
Lunge, unterer Wärmebereich *Calorium*

Wirkung/Indikation

■■■ **Yin stützend und ergänzend**
Husten, Keuchen, blutiger Auswurf, Schweiße im Schlaf

■■■ **Yang stützend**
Impotenz, Spermatorrhö, Schwäche, Husten, Schweiße, Frösteln

■■□ **Xue haltend**
blutiger Auswurf (Phtise)

■□□ **Schleim *pituita* kanalisierend**
Auswurf, blutiger Auswurf

Physiologische / pharmakologische Wirkung in vitro antibiotisch; Anwendung bei Tuberkulose und Pneumonie; tierexperimentell tranquillizerartige Wirkung, immunstimulierend, Lipide senkend, HDL erhöhend, antineoplastisch, bronchodilatativ, Verbesserung der Spermienzahl und -motilität; neuerdings bei Karzinomen (v.a. Lunge), Hyperlipidämie und Hypertonie eingesetzt.

Toxizität mögliche Nebeneffekte: Kopfschmerzen, Irritabilität, Ruhelosigkeit, Ödeme von Gesicht oder Extremitäten, Epistaxis, verringerte Urinmenge. Überdosierung: anfänglich allgemeine Hemmung, dann Anregung, Spasmen, Konvulsionen bis zu Atemdepression.

Bemerkung sehr teuer, häufig nicht erhältlich

Tagesdosis 3–12 g, Standard 6 g **Kochzeit** 20 min

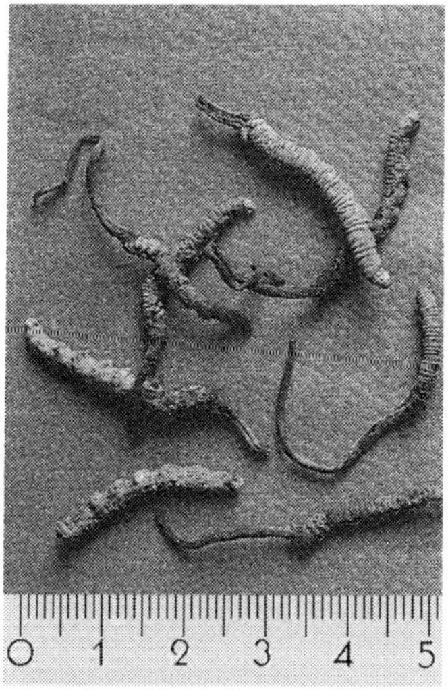

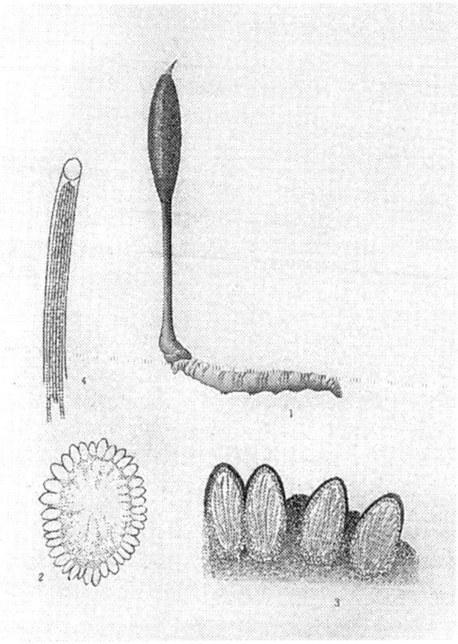

Kombinationen

- Nieren-Yang-Schwäche *depletio yang renalis* mit Schwäche des unteren Rückens und der unteren Extremität, Impotenz, Wundheitsgefühl im unteren Rücken → Eucommiae c. (Duzhong) S. 768, Epimedii h. (Yinyanghuo) S. 766, Cistanchis h. (Roucongrong) S. 750
- Lungen-Yin-Schwäche *depletio yin pulmonale* mit Husten, Keuchen, blutigem Auswurf, Schmerzen im Thorax → Adenophorae r. (Nanshashen) S. 794, Glehniae r. (Beishashen) S. 804, Fritillariae thunbergii bulbus (Zhebeimu) S. 662, Asini corii colla (Ejiao) S. 782
- Schwäche der Wehrenergie *depletio* des *qi defensivum* mit Schwäche, Benommenheit, spontaner Schweiße, verminderter Abwehr → Entenfleisch, Hühnerfleisch, Schweinefleisch, Fisch
- Schwäche im FK Lunge *depletio o. pulmonalis* mit Husten, blutigem Auswurf → Glehniae r. (Beishashen) S. 804, Ophiopogonis r. (Maimendong) S. 814, Rehmanniae praep. r. (Shudihuang) S. 792
- Schwäche im FK Niere *depletio o. renalis* mit Impotenz, Frösteln → Lycii fr. (Gouqizi) S. 812, Corni fr. (Shanzhuyu) S. 834, Dioscoreae rhiz. (Shanyao) S. 724

Kontraindikation Kälte-Wind *algor venti*

Gravidität Anwendung erlaubt

Curculiginis rhizoma
Xianmao

仙茅

Familie:	Liliaceae
Stammpflanze:	*Curculigo orchioides*
deutsch:	Rüssellilienwurzelstock
englisch:	golden eye-grass rhizome, immortal grass

Temperaturverhalten
■■□ heiß

Geschmack *Sapor*
■■□ scharf

Funktionskreis-/ Orbisbezug
■■■ Niere *renalis*
■□□ Leber *hepaticus*

Wirkrichtung
■□□ emporhebend

Wirkort
unterer Wärmebereich *Calorium*

Wirkung/Indikation

■■■ **Yang stützend**
Impotenz, Spermatorrhö, Urininkontinenz

■■■ **Yang erwärmend**
Frösteln, kalte, steife Extremitäten

■■■ **Uterus erwärmend**
Infertilität der Frau durch Kälte *algor*

■■■ **Kälte *algor* wärmend**
Frösteln, Kältegefühl, kalte Extremitäten, Schmerzen, generalisierte Schmerzen, Schwäche des Bewegungsapparats, Schwäche von Rücken oder Knie

■■□ **feuchte Kälte *algor humidus* ausleitend**
rheumatoide Symptomatik des Bewegungsapparats

■■□ **Kälte bei Wind *algor venti* ausleitend**
rheumatoide Symptomatik, Schmerzen im Bewegungsapparat

Physiologische/pharmakologische Wirkung tierexperimentell Stimulation des Immunsystems sowie der Reproduktionsorgane.

Toxizität toxische Reaktionen wie Taubheit oder Anschwellen der Zunge wurden beobachtet, deshalb sollte die Droge nicht über längere Zeit angewendet werden. (Linderung mit Dekokt aus Rhei rhiz., Coptidis rhiz., Scutellariae r.)

Tagesdosis 3 – 10 g, Standard 6 g **Kochzeit** 20 min

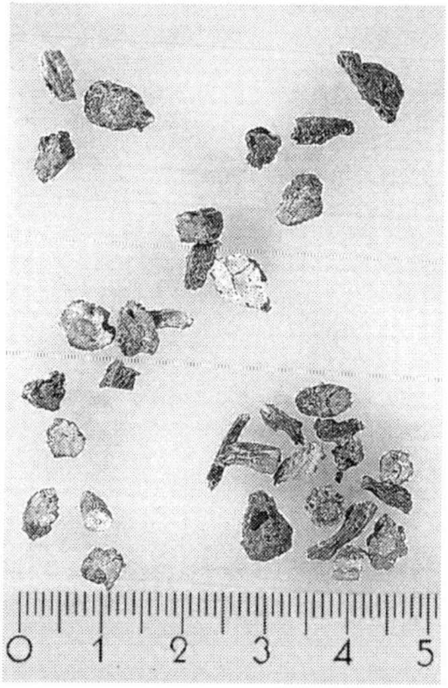

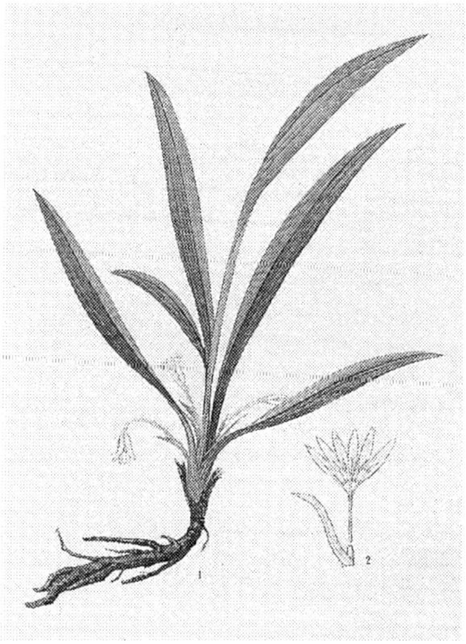

Kombinationen

- Kälte-Schwäche im FK Niere *algor depletionis o. renalis*, Frösteln, Impotenz, steife, schmerzhafte Gelenke → Epimedii h. (Yinyanghuo) S. 766
- Impotenz, Spermatorrhö, Rückenschmerzen, Schmerzen im unteren Rückenbereich, Schmerzen in den Beinen → Eucommiae c. (Duzhong) S. 768
- Schmerzen durch kalte Feuchtigkeit *humor algidus*, Kältegefühl im unteren Rücken und in den Beinen → Asari h. cum r. (Xixin) S. 28

Kontraindikation Yin-Schwäche *depletio yin* bei Hitze *calor*-, Glut *ardor*-Symptomen

Gravidität Anwendung erlaubt

Cuscutae semen 菟丝子
Tusizi

Familie: Convolvulaceae
Stammpflanze: *Cuscuta chinensis*, u. a.
deutsch: Teufelszwirnsamen
englisch: Chinese dodder seeds

Temperaturverhalten
■■□ neutral

Geschmack *Sapor*
■■□ scharf
■□□ süß

Wirkrichtung
■□□ emporhebend

Wirkort
unterer Wärmebereich *Calorium*

Funktionskreis-/ Orbisbezug
■■■ Niere *renalis*
■■□ Leber *hepaticus*
■□□ Milz *lienalis*

Wirkung/Indikation

■■□ **Yang stützend**
Impotenz, Spermatorrhö, ejaculatio praecox, Tinnitus, häufige Miktion, Harnträufeln, spärlicher oder ausbleibender Urin, Schmerzen in den Lenden, Fluor albus

■■□ **Jing / Struktivpotential stützend**
Schwindel, Benommenheit, Tinnitus, unscharfes Sehen, Sehtrübung, mouches volantes

■■□ **Unruhe des Fetus**
Frühgeburtsbestrebungen, habitueller Abort

■□□ **Qi stützend und ergänzend**
chronische Diarrhö, Appetitverlust

■□□ **Qi emporhebend**
Diarrhö, heller Stuhl

■■□ **Diarrhö beendend**
bei chronischer Diarrhö

■■□ **Augen und Kopf klärend**
unscharfe Sicht, Sehtrübung, Mouches volantes

Physiologische / pharmakologische Wirkung Inhaltsstoffe u. a. Vitamin A, Glycoside. Die westlich verwandte Droge Cuscutae epithymae herba wirkt laxierend und hepatotrop.

Besonderes wichtige Droge bei Frühgeburtsbestrebungen und drohendem Abort.

Tagesdosis 6 – 15 g, Standard 10 g **Kochzeit** 20 min

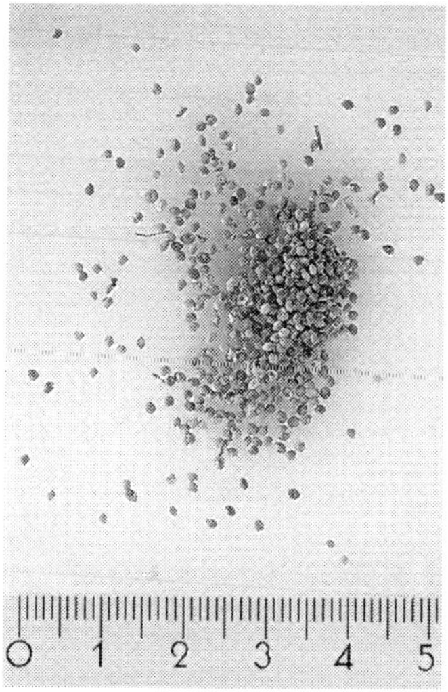

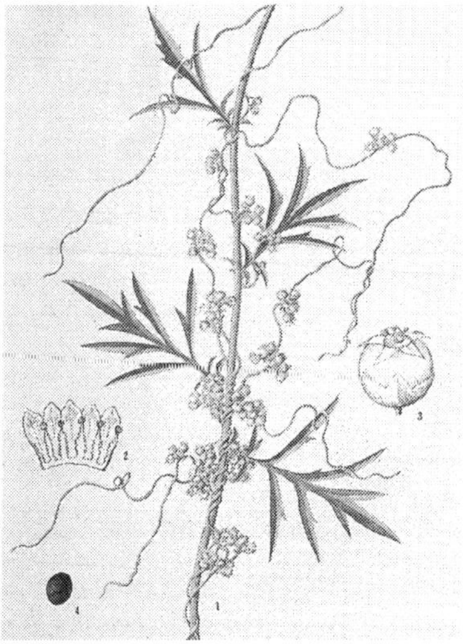

Kombinationen

- Schwäche im FK Niere *depletio o. renalis* mit Spermatorrhö, vorzeitiger Ejakulation, lumbalen Schmerzen → Psoraleae s. (Buguzhi) S. 776, Eucommiae c. (Duzhong) S. 768
- Nieren-Yin-Schwäche *depletio yin renalis* mit Spermatorrhö, vorzeitiger Ejakulation, lumbalen Schmerzen → Psoraleae s. (Buguzhi) S. 776, Eucommiae c. (Duzhong) S. 768, Corni fr. (Shanzhuyu) S. 834, Rehmanniae praep. r. (Shudihuang) S. 792
- Schwäche in den FK Milz und Niere *depletio oo. lienalis et renalis* mit Inappetenz, wässrigen, lockeren Stühlen, Diarrhö → Dioscoreae rhiz. (Shanyao) S. 724, Poria (Fuling) S. 340, Codonopsis r. (Dangshen) S. 722, Atractylodis macrocephalae rhiz. (Baizhu) S. 720, Forsythiae fr. (Lianqiao) S. 206
- Schwäche in den FK Leber und Niere *depletio oo. hepatici et renalis* mit verschwommener Sicht, Flecken im Gesichtsfeld → Plantaginis s. (Cheqianzi) S. 334, Lycii fr. (Gouqizi) S. 812, Ligustri fr. (Nüzhenzi) S. 806
- Schwäche im FK Niere *depletio o. renalis*, Unruhe des Fetus, drohender Abort → Dipsaci r. (Xuduan) S. 762, Taxilli herba (Sangjisheng) S. 822, Eucommiae c. (Duzhong) S. 768
- Schwäche im FK Niere *depletio o. renalis* mit Spermatorrhö, vorzeitiger Ejakulation, Impotenz, Harnträufeln, Tinnitus, lumbalen Schmerzen → Lycii fr. (Gouqizi) S. 812, Ligustri fr. (Nüzhenzi) S. 806, Eucommiae c. (Duzhong) S. 768, Astragali s. (Shayuan jili) S. 744

Kompatibilität gefördert durch Alkohol, Dioscoreae rhiz. (Shanyao) S. 724

Kontraindikation Schwäche im FK Niere *depletio o. renalis* mit Glut *ardor*-Zeichen, Obstipation

Gravidität Anwendung erlaubt

Cynomorii caulis 锁阳
Suoyang

Familie: Cynomoriaceae
Stammpflanze: *Cynomorium songaricum*
Variante: Cynomorii songarici herba
deutsch: Hundskolbenkraut, Feuerspornkraut
englisch: fleshy stem of cynomorium, lock yang

Temperaturverhalten
■■□ warm

Geschmack *Sapor*
■■□ süß

Funktionskreis-/ Orbisbezug
■■□ Leber *hepaticus*
■■□ Niere *renalis*
■□□ Dickdarm *intestini crassi*

Wirkrichtung
■□□ emporhebend

Wirkort
unterer Wärmebereich *Calorium*

Wirkung/Indikation

■■■ **Yang stützend**
Impotenz, Spermatorrhö, häufige Miktion, Schmerzen und Schwäche in Lenden oder Knie

■■□ **Jing / Struktivpotential stützend**
Schwäche im Bewegungsapparat, Paralysen durch Xue-Schwäche *depletio xue* oder Schwäche *depletio* des Jing / Struktivpotentials

■□□ **Xue ergänzend**
Schwäche, Atrophie des Bewegungsapparats, Paralysen, Parästhesien

■■□ **Bewegungsapparat kräftigend**
Xue-Schwäche *depletio xue*, Schwäche *depletio* des Jing / Struktivpotentials

■■□ **Trockenheit *ariditas* befeuchtend**
Obstipation durch Qi- oder Xue-Schwäche *depletio qi* oder *depletio xue*

■■□ **Yang erwärmend**
Infertilität durch Kälte *algor*

Tagesdosis 3 – 10 g, Standard 6 g **Kochzeit** 20 min

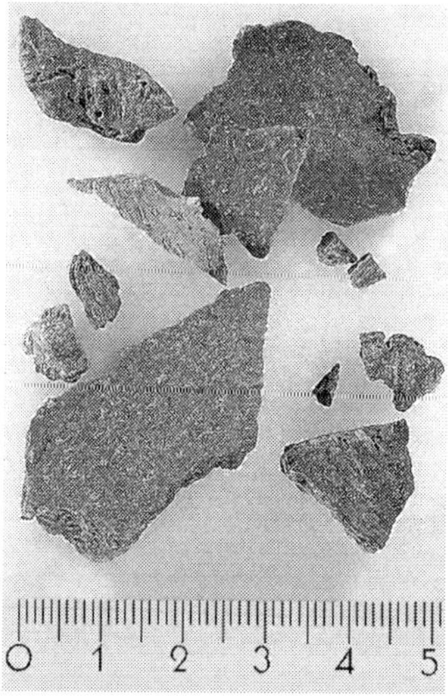

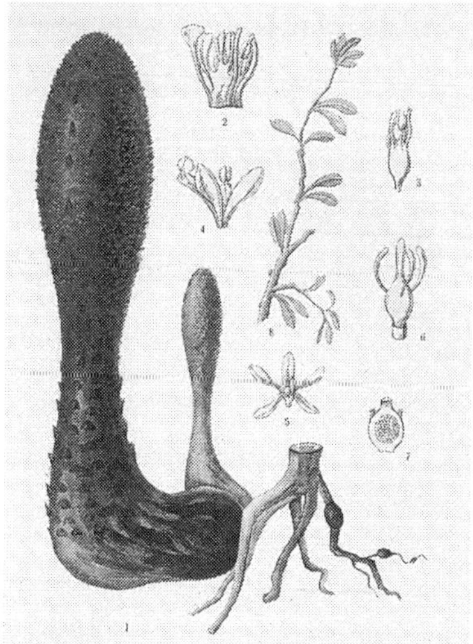

Kombinationen

- Schwäche in den FK Leber und Niere *depletio oo. hepatici et renalis* mit Schwäche, Paralyse, motorischen Störungen, Atrophie der Muskulatur → Achyranthis bidentatae r. (Niuxi) S. 532, Rehmanniae praep. r. (Shudihuang) S. 792
- Schwäche im FK Niere *depletio o. renalis* mit Impotenz, Schwäche und Schmerzen im unteren Rücken, Schwäche und Schmerzen der Knie, Spermatorrhö → Achyranthis bidentatae r. (Niuxi) S. 532, Lycii fr. (Gouqizi) S. 812, Corni fr. (Shanzhuyu) S. 834, Schisandrae fr. (Wuweizi) S. 862, Rehmanniae praep. r. (Shudihuang) S. 792
- Nieren-Yang-Schwäche *depletio yang renalis* mit Inkontinenz, Polyurie, vorzeitiger Ejakulation → Mantidis ootheca (Sangpiaoxiao) S. 848
- Trockenheit *ariditas*: Obstipation bei älteren Patienten, nach Säfteverlust → Cannabis s. (Huomaren) S. 100, Biotae seu Platycladi s. (Baiziren) S. 446

Kontraindikation Nieren-Yin-Schwäche *depletio yin renalis* mit Glut *ardor*-Zeichen

Gravidität Anwendung erlaubt

Dipsaci radix
Xuduan

续断

Familie: Dipsacaceae
Stammpflanze: *Dipsacus asper*, u.a.
deutsch: chinesische Kardenwurzel
englisch: Japanese teasel root, restore what is broken

Temperaturverhalten
■■□ Tendenz warm

Geschmack *Sapor*
■■□ bitter

Funktionskreis-/ Orbisbezug
■■■ Leber *hepaticus*
■■□ Niere *renalis*

Wirkrichtung
■■□ tief

Wirkort
unterer Wärmebereich *Calorium*, Bewegungsapparat, Aufnehmende Leitbahn *sinarteria respondens*

Wirkung/Indikation

■■■ **Yang stützend**
Schwäche, Kraftlosigkeit, einknickende Gelenke, Rückenschmerzen, Knieschmerzen, steife Gelenke

■■■ **Verletzungen, Hämatome und Wunden**
Verletzungen, Frakturen

■■■ **Bewegungsapparat kräftigend**
Kraftlosigkeit der Muskulatur, schwache Gelenke

■■□ **Funktionskreis Niere *o. renalis* stützend**
Schwäche, Kraftlosigkeit, Gehstörungen, Beinschwäche, Traumen, Frakturen

■■■ **Funktionskreis Leber *o. hepaticus* harmonisierend und stützend**
Verletzungen, Traumen, Frakturen, Rückenschmerzen, Kraftlosigkeit

■■□ **Xue ergänzend**
Sehnen und Bänder heilend, Traumen, Frakturen

■■□ **Xue bewegend**
Rückenschmerzen, Schwellungen im Rückenbereich, Schmerzen der Extremitäten, Schmerzen durch Traumen, Schwellungen der Extremitäten, v.a. posttraumatisch (auch äußerliche Anwendung)

■□□ **hämostyptisch**
gynäkologische Blutungen, Fluor albus, Blutungen während der Schwangerschaft

■■□ **Unruhe des Fetus**
Frühgeburtsbestrebungen

Physiologische/pharmakologische Wirkung die westlich verwandte Pflanze Dipsacus silvestris wird äußerlich bei kleineren Wunden, Fisteln, Flechten und auch als Einreibung bei Rheuma angewendet.

Toxizität in drei Fällen wurde die Droge mit allergischen Reaktionen der Haut in Verbindung gebracht: Rötung, Juckreiz und brennende Sensationen.

Tagesdosis 3–15 g, Standard 6 g **Kochzeit** 20 min

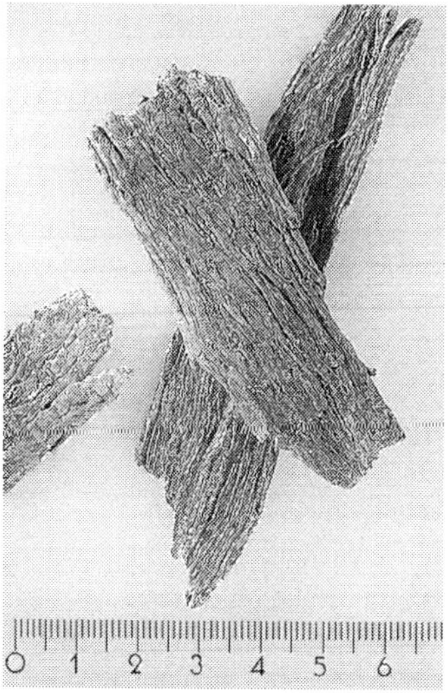

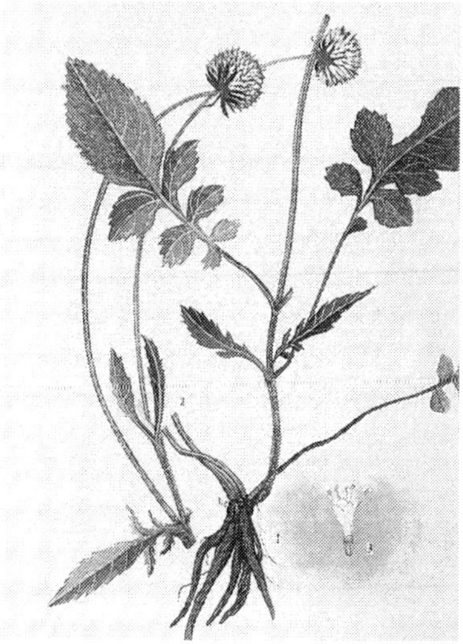

Kombinationen

- Schwäche im FK Niere *depletio o. renalis*, Blockaden durch feuchte Kälte *algor humidus* im unteren Wärmebereich *Calorium*, lumbale Schmerzen, Schmerzen der Beine, Schwäche des Bewegungsapparates, Kontrakturen, Einknicken der Gelenke, drohender Abort, Frühgeburtsbestrebungen → Eucommiae c. (Duzhong) S. 768, Dioscoreae hypoglaucae rhiz. (Bixie) S. 318
- Hitze-Schwäche im FK Leber *calor depletionis o. hepatici*, starke gynäkologische Blutungen, starke Lochien, Blutungen während der Schwangerschaft → Artemisiae argyi f. (Aiye) S. 596, Astragali r. (Huangqi) S. 718, Angelicae sinensis r. (Danggui) S. 780, Eucommiae c. (Duzhong) S. 768, Asini corii colla (Ejiao) S. 782, Rehmanniae r. (Shengdihuang) S. 174
- habitueller Abort → Taxilli herba (Sangjisheng) S. 822, Cuscutae s. (Tusizi) S. 758, Asini corii colla (Ejiao) S. 782
- Verstauchungen, Verrenkungen, Frakturen → Drynariae rhiz. (Gusuibu) S. 764, Eupolyphaga (Tubiechong) S. 556, Pyritum (Zirantong) S. 578
- Mammageschwüre, Ulzerationen → Taraxaci h. cum radice (Pugongying) S. 256

Kompatibilität gefördert durch Rehmanniae praep. r. (Shudihuang) S. 792

Gravidität Anwendung erlaubt

Besonderes Hinweis zum Namen: Chinesisch *xu* bedeutet ergänzen, hinzufügen, *duan* bedeutet brechen. Direkter Hinweis für die Verwendung von Dipsaci radix bei Traumen, Verletzungen, Frakturen.

Drynariae rhizoma
Gusuibu

骨碎补

Familie: Polypodiaceae
Stammpflanze: *Drynaria fortunei*, u.a.
deutsch: Drynariawurzelstock
englisch: drynaria rhizome, mender of shattered bones

Temperaturverhalten
■■□ warm

Geschmack *Sapor*
■□□ bitter

Funktionskreis-/ Orbisbezug
■■■ Niere *renalis*
■■□ Leber *hepaticus*

Wirkrichtung
■■□ tief

Wirkort
Tiefe, Innere *intima*, unterer Wärmebereich *Calorium*

■□□ Herz *cardialis*

Wirkung/Indikation

■■■ **Yang stützend**
Schwäche in Rücken oder Knie, Diarrhö, Tinnitus, Zahnschmerzen, Zahnfleischbluten, Polyurie, Taubheit, wärmt die Pforte der Lebenslosen *porta fortunae* (mingmen)

■■■ **Verletzungen, Hämatome und Wunden**
Frakturen, Wunden, Prellungen, Zerrungen, Verletzungen von Sehnen oder Knochen

■■□ **Bewegungsapparat kräftigend**
Verletzungen des Bewegungsapparats: Frakturen, Verletzungen von Sehnen und Bändern

■■□ **feuchten Wind *ventus humidus* ausleitend**
Prellungen, Zerrungen, Verletzungen

■■□ **Funktionskreis Leber *o. hepaticus* harmonisierend und stützend**
Prellungen, Zerrungen, Kontusionen, Verrenkungen

■■■ **Funktionskreis Niere *o. renalis* stützend**
Frakturen, Verletzungen, Sehnen und Knochen, Schwäche der unteren Extremität, Diarrhö, Tinnitus

■■□ **Xue bewegend**
Prellungen, Zerrungen, Verletzungen, Frakturen, lokale Anwendung zum Wachstum der Haare bei Alopezie

■■□ **Schmerz beseitigend**
Traumen, Verletzungen, Sehnen, Knochen, Frakturen

Physiologische / pharmakologische Wirkung Erhöhung der Calciumabsorption in die Knochen, zur Prävention oder auch Therapie von Hypercholesterinämie, tierexperimentell bei Osteoarthritis; Behandlung von Streptomycin-Nebenwirkungen (Tinnitus, Haarverlust, Kopfschmerzen, Schwindel).

Toxizität Überdosierung (250 g innerhalb von 2 Tagen): trockener Mund, übermäßiges Reden, Palpitationen, Angst, Engegefühl im Thorax.

Tagesdosis 3 – 15 g, Standard 3 g **Kochzeit** 20 min

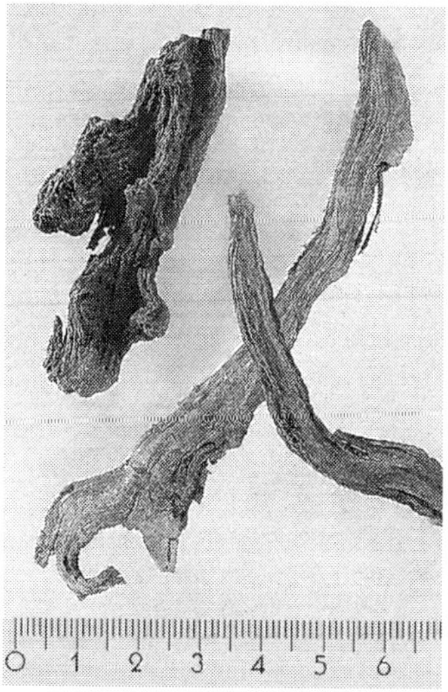

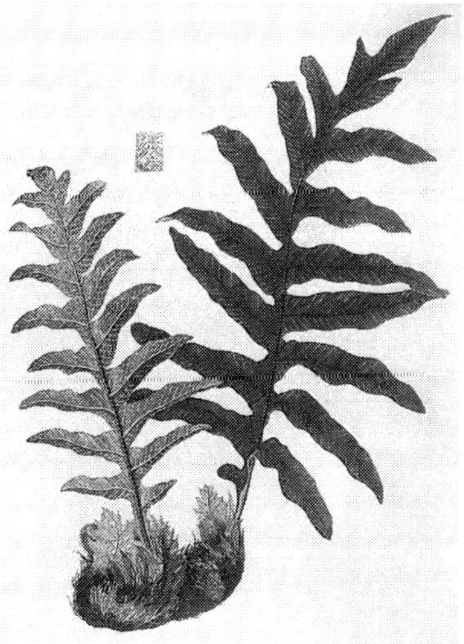

Kombinationen

- Schwäche im FK Niere *depletio o. renalis* mit hartnäckigen Rückenschmerzen, Schmerzen der unteren Extremität → Psoraleae s. (Buguzhi) S. 776, Achyranthis bidentatae r. (Niuxi) S. 532
- Schwäche im FK Niere *depletio o. renalis* mit Schwerhörigkeit, Tinnitus, chronischer Diarrhö → Dioscoreae rhiz. (Shanyao) S. 724, Psoraleae s. (Buguzhi) S. 776
- Nieren-Yin-Schwäche *depletio yin renalis*, hochschlagendes Yang, Zahnschmerzen, Zahnausfall → Asari h. cum r. (Xixin) S. 28, Rehmanniae praep. r. (Shudihuang) S. 792
- Rötung und Schwellung des Zahnfleisches, Schmerzen der Zähne und des Zahnfleisches → Lycii cortex (Digupi) S. 266, Dendrobii caul. (Shihu) S. 800
- Muskelverletzungen, Sehnenverletzungen, Knochenverletzungen durch Traumen, Prellungen, Zerrungen, Frakturen, Schmerzen → Dipsaci r. (Xuduan) S. 762, Olibanum (Ruxiang) S. 572, Myrrha (Moyao) S. 570, Pyritum (Zirantong) S. 578

Kontraindikation Yin-Schwäche *depletio yin*

Gravidität Anwendung erlaubt

Besonderes Chinesischer Name: *gu* = Knochen, *sui* = Brechen, *bu* = suppletio. Namensbedeutung, hinweisend auf Knochen und Sehnen heilend, Dipsaci radix *(Xuduan)* Sehnen und Bänder heilend.

Epimedii herba 淫羊藿
Yinyanghuo

Familie: Berberidaceae
Stammpflanze: *Epimedium grandiflorum*, u. a.
deutsch: Elfenblumenkraut
englisch: aerial part of epimedium, licentious goat wort

Temperaturverhalten
■■□ warm

Geschmack *Sapor*
■□□ scharf
■□□ süß

Wirkrichtung
■■□ emporhebend

Wirkort
unterer Wärmebereich *Calorium*

Funktionskreis-/ Orbisbezug
■■■ Niere *renalis*
■■□ Leber *hepaticus*

Wirkung/Indikation

■■■ **Yang stützend**
Impotenz, Spermatorrhö, ejaculatio praecox, häufige Miktion, Vergeßlichkeit, lumbale Schmerzen mit Kältegefühl, Schwäche und Schmerzen von Lenden und Knie, kalte Extremitäten, Frösteln

■■■ **Jing / Struktivpotential stützend**
Impotenz, lumbale Schmerzen, Libidoverlust

■■□ **feuchte Kälte *algor humidus* ausleitend**
rheumatoide Symptomatik der Extremitäten, Krämpfe, Paresen, Parästhesien

■■□ **Feuchtigkeit bei Wind *humor venti* ausleitend**
rheumatoide Symptomatik, Krämpfe, Gelenkbeschwerden, Taubheitsgefühl

■□□ **Yin stützend und ergänzend**
Stützung von Nieren- oder Leber-Yin *yin renale, yin hepaticum*: Rückenschmerzen, Schwindel, Benommenheit, Dysmenorrhö, Absenkung von hochschlagendem Leber-Yang *yang hepaticum*

Physiologische / pharmakologische Wirkung Erhöhung der sexuellen Aktivität und der Spermienproduktion, gemäßigter androgenähnlicher Effekt auf Testes und Prostata; antitussiv, antiasthmatisch, Förderung der Expektoration, antihypertensiv. Niedrige Dosierung führt zu einer Erhöhung, hohe Dosierung zu einer Hemmung der Urinproduktion. Inhaltsstoffe u. a. Tannin, Vitamin E.

Toxizität keine Langzeitanwendung, da die Droge das Yin schädigen und zu Schwindel, Übelkeit, trockenem Mund, Durst, Nasenbluten führen kann. Tierexperimentell wurden Hyperreflexie und leichte Krämpfe beobachtet, bei sehr hohen Dosen Atemstillstand.

Tagesdosis 9 – 15 g, Standard 6 g **Kochzeit** 20 min

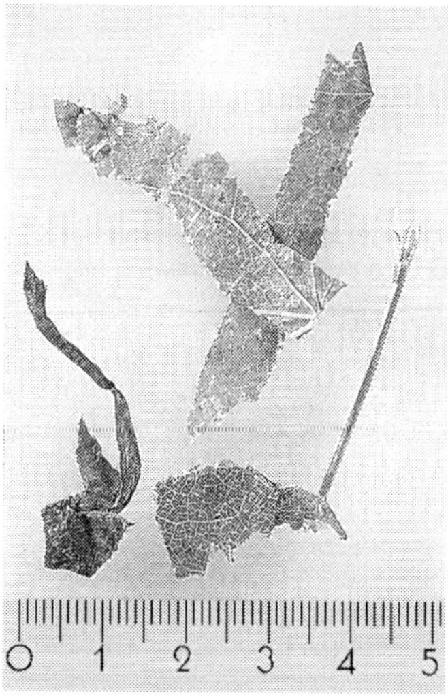

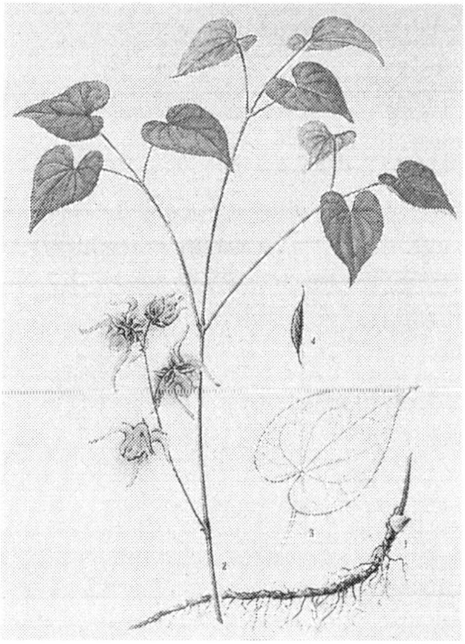

Kombinationen

- Schwäche im FK Niere *depletio o. renalis* mit Impotenz, Infertilität → Schisandrae fr. (Wuweizi) S. 862, Lycii fr. (Gouqizi) S. 812, Astragali s. (Shayuan jili) S. 744
- schmerzhafte Blockaden, Paralyse, Schmerzen in der unteren Extremität, muskuläre Kontrakturen, Taubheitsgefühl in den Extremitäten → Taxilli herba (Sangjisheng) S. 822
- Menopausen-Beschwerden, Rückenschmerzen, gestörter Schlaf, ausbleibende Menstruation, Benommenheit, Schwäche von Leber- und Nieren-Yin *depletio yin hepatici et renalis*, hochschlagendes Leber-Yang *yang hepaticum* → Curculiginis rhiz. (Xianmao) S. 756, Phellodendri c. (Huangbo) S. 186, Anemarrhenae rhiz. (Zhimu) S. 126
- Nieren-Yang-Schwäche *depletio yang renalis* mit Impotenz, Spermatorrhö vorzeitiger Ejakulation, Rückenschmerzen, kalten Extremitäten → Curculiginis rhiz. (Xianmao) S. 756, Corni fr. (Shanzhuyu) S. 834, Cistanchis h. (Roucongrong) S. 750, Eucommiae c. (Duzhong) S. 768, Morindae r. (Bajitian) S. 774, Cibotii rhiz. (Gouji) S. 748
- kalte Feuchtigkeit *humor algidus*, Blockaden durch Feuchtigkeit-Wind *humor venti*, rheumatoide Beschwerden, Spasmen, Paresen, Taubheitsgefühl → Clematidis r. (Weilingxian) S. 364, Morindae r. (Bajitian) S. 774, Cinnamomi cassiae c. (Rougui) S. 402, Angelicae sinensis r. (Danggui) S. 780, Chuanxiong rhizoma (Chuanxiong) S. 540

Kompatibilität gefördert durch Dioscoreae rhiz. (Shanyao) S. 724, Alkohol

Kontraindikation starke sexuelle Erregbarkeit, Hitze- oder Glut-Schwäche *calor depletionis, ardor depletionis*

Gravidität Anwendung erlaubt

Eucommiae cortex 杜仲
Duzhong

Familie: Eucommiaceae
Stammpflanze: *Eucommia ulmoides*, u.a.
deutsch: chinesische Guttapercharinde
englisch: eucommia bark

Temperaturverhalten
■■□ warm

Geschmack *Sapor*
■■□ süß
■□□ bitter

Wirkrichtung
■□□ absenkend

Wirkort
unterer Wärmebereich *Calorium*

Funktionskreis-/ Orbisbezug
■■□ Leber *hepaticus*
■■□ Niere *renalis*

Wirkung/Indikation

■■□ **Yang stützend**
Schwäche des Bewegungsapparats, Kraftlosigkeit, Schwindel, Impotenz, Harnträufeln, Spermatorrhö, Schmerzen in Rücken und Knie, Müdigkeit

■□□ **Yang absenkend**
Benommenheit, Kopfschmerz, Hypertonus, Schwindel

■■□ **Bewegungsapparat kräftigend**
Muskelschwäche, schwache Gelenke

■■□ **Funktionskreis Leber *o. hepaticus* harmonisierend und stützend**
Stützung des Qi- und des Xue-Flusses: Schwäche von Sehnen und Knochen, Muskelschwäche

■■■ **Unruhe des Fetus**
Frühgeburtsbestrebungen, Rückenschmerzen, Schwangerschaftsbeschwerden

■□□ **Qi bewegend und regulierend**
erleichtert den Qi-Fluss, Stützung der Zirkulation

■□□ **Xue bewegend**
Rückenschmerzen, Knieschwäche, Schmerzen im Bewegungsapparat, Blutungsneigung, Blutungen während der Schwangerschaft (wirkt auch Xue haltend)

Physiologische/pharmakologische Wirkung nach neuerer Forschung kann die Droge bei Hypertonie eingesetzt werden; tierexperimentell diuretisch, Stimulation des Immunsystems, sedierend, entzündungshemmend, antibiotisch, antihypertensiv. Inhaltsstoffe u.a. Alkaloide, Glycoside, Vitamin C.

Toxizität in sehr hoher Dosierung leicht sedierend

Tagesdosis 6–15 g, Standard 6 g **Kochzeit** 20 min

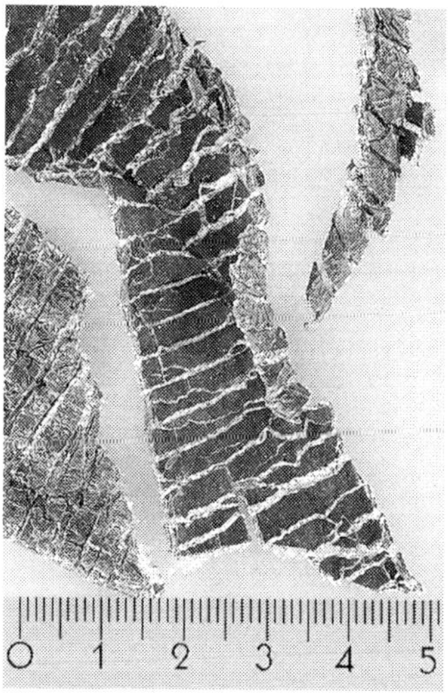

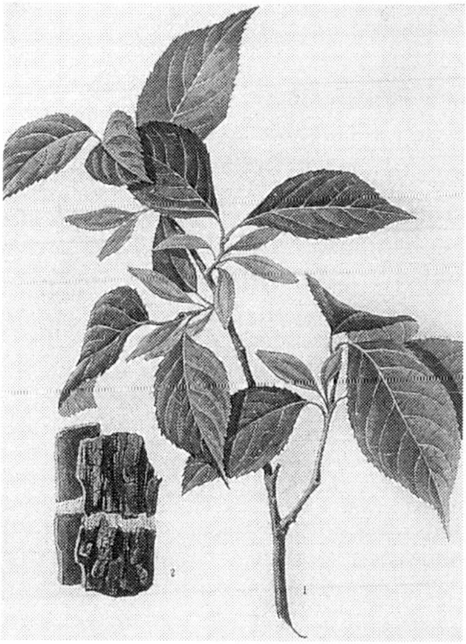

Kombinationen

- Nieren-Yang-Schwäche *depletio yang renalis*, lumbale Schmerzen, Keuchen → Psoraleae s. (Buguzhi) S. 776, Juglandis s. (Hutaoren) S. 772
- Kälte-Schwäche im FK Niere *algor depletionis o. renalis* mit Impotenz, Polyurie → Corni fr. (Shanzhuyu) S. 834, Cuscutae s. (Tusizi) S. 758
- Schwäche im FK Niere *depletio o. renalis* mit lumbalen Schmerzen, drohendem Abort, Unruhe des Fetus, vorzeitigen Wehen → Dipsaci r. (Xuduan) S. 762, Cuscutae s. (Tusizi) S. 758, Taxilli herba (Sangjisheng) S. 822, Atractylodis macrocephalae rhiz. (Baizhu) S. 720
- habitueller Abort → Dipsaci r. (Xuduan) S. 762, Dioscoreae rhiz. (Shanyao) S. 724
- feuchte Kälte *algor humidus* mit Kältegefühl und lumbalem Schwellungsgefühl → Cinnamomi cassiae ram. (Guizhi) S. 30, Angelicae dahuricae r. (Baizhi) S. 26, Gentianae macrophyllae r. (Qinjiao) S. 370
- hochschlagendes Leber-Yang *yang hepaticum* mit Benommenheit, Kopfschmerzen → Paeoniae radix lactiflora (Baishaoyao) S. 788, Prunellae spica (Xiakucao) S. 146
- Schwäche in den FK Niere und Leber *depletio oo. renalis et hepatici* mit Muskelschwäche, Gelenkschwäche, Kraftlosigkeit, Schwindel, Impotenz, Harnträufeln → Dipsaci r. (Xuduan) S. 762, Cibotii rhiz. (Gouji) S. 748, Psoraleae s. (Buguzhi) S. 776, Juglandis s. (Hutaoren) S. 772, Cuscutae s. (Tusizi) S. 758, Ligustri fr. (Nüzhenzi) S. 806

Kompatibilität beschränkt durch Scrophulariae r. (Xuanshen) S. 176

Kontraindikation Yin-Schwäche *depletio yin* mit Hitze *calor*-, Glut *ardor*-Zeichen

Gravidität Anwendung erlaubt

Gecko
Gejie

蛤蚧

Familie: Gekkonidae
Zoologischer Name: *Gekko gekko*
deutsch: Gecko
englisch: gecko

Temperaturverhalten
■□□ neutral

Geschmack *Sapor*
■■□ salzig

Funktionskreis-/ Orbisbezug
■■■ Lunge *pulmonalis*
■■□ Niere *renalis*

Wirkrichtung
■■□ absenkend

Wirkort
Tiefe, Innere *intima*

Wirkung/Indikation

■■■ **Qi stützend und ergänzend**
Lungen-Qi *qi pulmonale*: chronischer Husten, Atemnot, Kurzatmigkeit, spontane Schweiße. Nieren-Qi *qi renale*: Asthma, Schwäche in Rücken und Knien, chronische Atembeschwerden

■■□ **Husten stillend**
chronischer Husten, blutiges Sputum, Keuchen

■■□ **FK Niere *o. renalis* stützend**
Atembeschwerden, verkürzte Einatmung, spontane Schweiße, Ödemneigung, Schwäche in Rücken und Knien, Impotenz

■■■ **Yang stützend**
Impotenz, morgendliche Diarrhö, gehäufte Miktion

■■□ **Jing / Struktivpotential stützend**
Schwäche in Rücken und Knien, mangelnde Ernährung der Sehnen, Muskeln und Bänder

■□□ **Xue ergänzend**
mangelnde Ernährung des Bewegungsapparates, Defizienz des Leber-Xue *xue hepaticum*

Physiologische / pharmakologische Wirkung tierexperimentell Förderung der Reproduktionsfähigkeit, immunstimulierend; der alkoholische Extrakt wirkt antiasthmatisch, bronchospamolytisch; eine Erhöhung der adrenocorticalen Hormone wird mit der Droge in Verbindung gebracht.

Tagesdosis 3 – 7 g, als Pulver 1 – 2 g **Kochzeit** 20 min

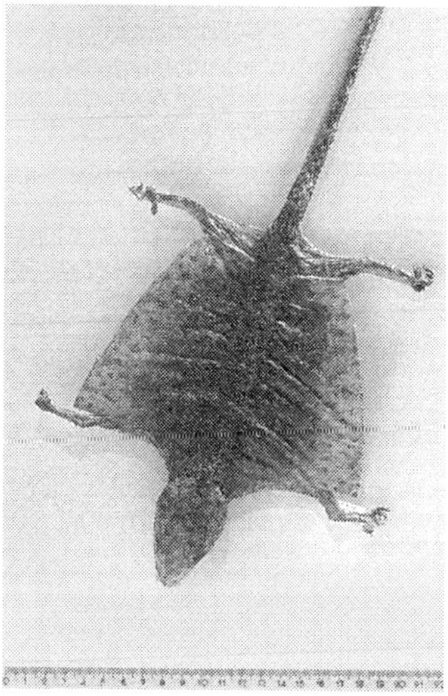

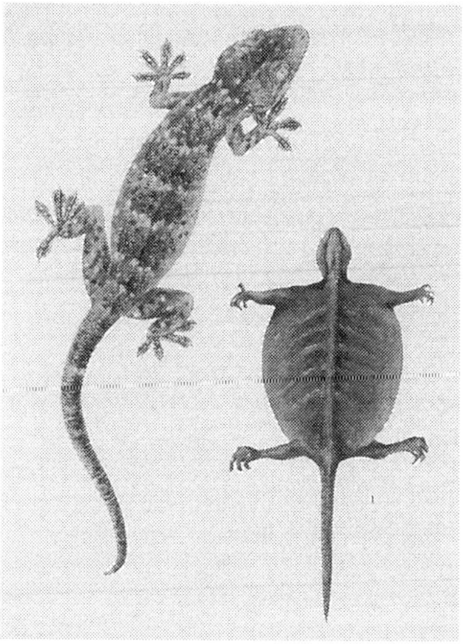

Kombinationen

- chronische Atemwegsbeschwerden bei Defizienz und Kälte *algor*-Zeichen → Ginseng radix (Renshen) S. 726, Psoraleae semen (Buguzhi) S. 776, Juglandis semen (Hutaoren) S. 772
- chronische Atemwegsbeschwerden bei Defizienz des Yin → Panacis quinquefolii radix (Xiyangshen) S. 816, Picrorhizae rhizoma (Huhuanglian) S. 188, Scrophulariae radix (Xuanshen) S. 176, Rehmanniae radix praeparata (Shudihuang) S. 792
- Defizienz des Nieren-Yang *yang renale*: Impotenz → Epimedii herba (Yinyanghuo) S. 766, Cervi cornu pantotrichum (Lurong), Dioscoreae rhizoma (Shanyao) S. 724
- frühmorgendliche Diarrhö → Psoraleae semen (Buguzhi) S. 776, Myristicae semen (Roudoukou) S. 852, Schisandrae fructus (Wuweizi) S. 862

Kontraindikation Husten und Keuchen durch Kälte-Wind *algor venti* oder Hitze-Wind *calor venti*

Gravidität Anwendung erlaubt

Juglandis semen
Hutaoren

胡桃仁

Familie: Juglandaceae
Stammpflanze: *Juglans regia*
deutsch: Walnuss, Baumnuss
englisch: walnut nut, barbarian peach pit

Temperaturverhalten
■■□ warm

Geschmack *Sapor*
■■□ süß

Funktionskreis-/ Orbisbezug
■■□ Niere *renalis*
■□□ Lunge *pulmonalis*
■□□ Dickdarm *intestini crassi*

Wirkrichtung
■□□ tief

Wirkort
unterer Wärmebereich *Calorium*, Lunge, Tiefe, Innere *intima*

Wirkung/Indikation

■■□ **Yang stützend**
Schwäche un Schmerzen von Lenden und Knie, Kältegefühl im Rücken, Rückenschmerzen, Spermatorrhö, häufige Miktion

■□□ **Qi stützend und ergänzend**
Lungen-Qi *qi pulmonale*: chronischer Husten, Atemnot, Keuchen

■■□ **Trockenheit *ariditas* befeuchtend**
Obstipation, Säftemangel, Säftemangel im Senium

■■□ **laxierend**
Obstipationsneigung im Senium, Obstipationsneigung bei fiebrigen Erkrankungen

Physiologische/pharmakologische Wirkung tierexperimentell antikoagulierend und thrombolytisch: Vorsicht bei Kombination mit Antikoagulantien oder Thrombozytenaggregationshemmern. Anwendung als Pulver bei verschiedenen dermatologischen Erkrankungen und innerlich bei Nierensteinen. Die westlich verwandte Droge Juglandis folium ist ein Adstringens und wird äußerlich bei übermäßiger Schweißabsonderung (Hände, Füße) und leichten Entzündungen der Haut angewendet.

Besonderes Die Droge unterstützt die Anbindung des Nieren-Qi *qi renale* an das Lungen-Qi *qi pulmonale*.

Tagesdosis 3–30 g, Standard 6 g **Kochzeit** 20 min

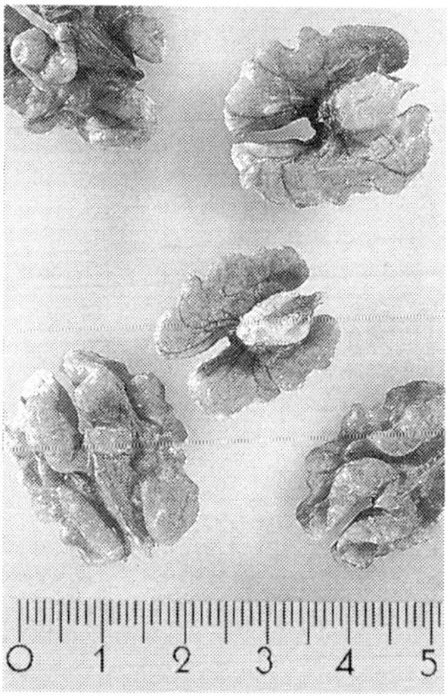

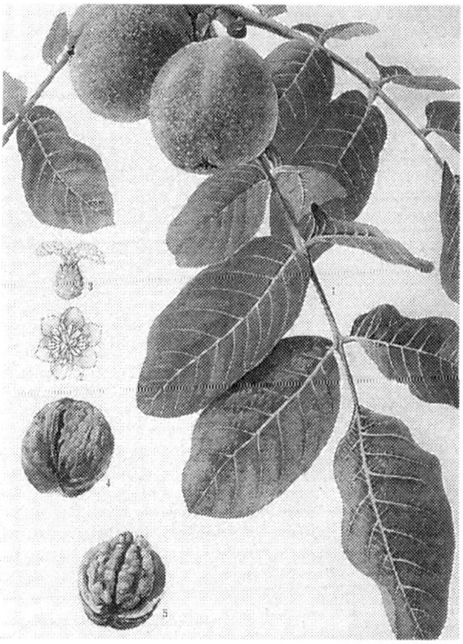

Kombinationen

- Schwäche im FK Niere *depletio o. renalis* mit lumbalen Schmerzen und Schwäche der unteren Extremität → Eucommiae c. (Duzhong) S. 768, Psoraleae s. (Buguzhi) S. 776
- Schwäche im FK Niere *depletio o. renalis* mit Rückenschmerzen, Urolithiasis → Lysimachiae h. (Jinqiancao) S. 328, Lygodii spora (Haijinsha) S. 326
- Schwäche in den FK Lunge und Niere *depletio oo. pulmonalis et renalis* mit Keuchen → Ginseng r. (Renshen) S. 726, Psoraleae s. (Buguzhi) S. 776
- Kälte-Schwäche *algor depletionis* mit chronischem Husten: Juglandis s. in Honig gebacken mit warmem Wasser
- Verlust der Säfte im Bereich der FK Dick- und Dünndarm *oo. intestinorum* mit Obstipation (besonders im Senium) → Cannabis s. (Huomaren) S. 100, Cistanchis h. (Roucongrong) S. 750

Kompatibilität gestört durch starken Tee

Kontraindikation Hitze-Schleim *calor pituitae* oder Glut-Schleim *ardor pituitae* mit Husten, Yin-Schwäche *depletio yin* mit Hitze *calor*-, Glut *ardor*-Zeichen, Diarrhö

Gravidität Anwendung erlaubt

Morindae radix 巴戟天
Bajitian

Familie: Rubiaceae
Stammpflanze: *Morinda officinalis*
deutsch: Morindawurzel
englisch: morinda root

Temperaturverhalten
■■□ Tendenz warm

Geschmack *Sapor*
■□□ scharf
■□□ süß

Wirkrichtung
■□□ emporhebend

Wirkort
unterer Wärmebereich *Calorium*

Funktionskreis-/ Orbisbezug
■■■ Niere *renalis*
■■□ Leber *hepaticus*

Wirkung/Indikation

■■■ **Yang stützend**
Nieren-Yang *yang renale*: Impotenz, ejaculatio praecox, häufige Miktion, Urininkontinenz, Schmerzen in den Lenden, Schwäche der Beine

■■□ **Bewegungsapparat kräftigend**
Rückenschmerzen, Muskelatrophie, Schwäche von Beinen und Lenden

■■□ **feuchte Kälte *algor humidus* ausleitend**
rheumatoide Symptomatik, v.a. im Bein-, Rücken- oder Hüftbereich

■□□ **Wind *ventus* ausleitend**
rheumatoide Symptomatik im unteren Körperbereich

■■□ **Yang erwärmend**
Infertilität

■□□ **Jing / Struktivpotential stützend**
Impotenz, Infertilität, Inkontinenz, Menstruationsstörungen, Kältegefühl, Schmerzen im unteren Abdomen, Schwäche und Schmerzen im Lendenbereich

Physiologische / pharmakologische Wirkung Erhöhung des Corticosteroidspiegels im Plasma durch Stimulation der Hypophyse und der Nebennierenrinde.

Tagesdosis 9–15 g, Standard 10 g **Kochzeit** 20 min

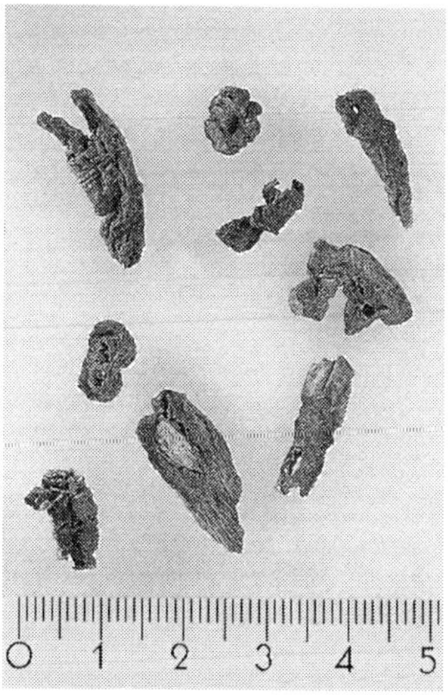

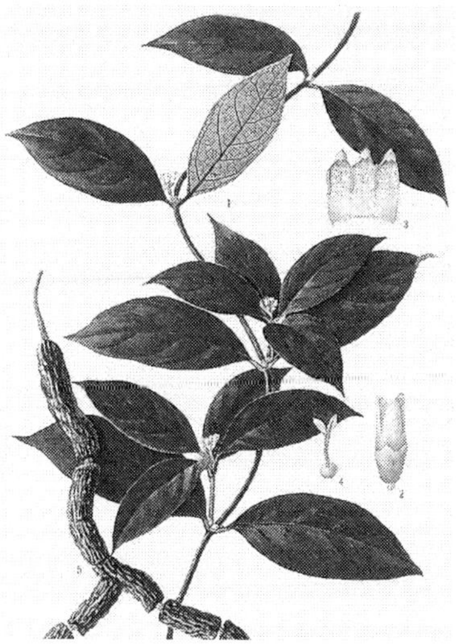

Kombinationen
- Nieren-Yang-Schwäche *depletio yang renalis*: Impotenz, Spermatorrhö, vorzeitige Ejakulation → Cuscutae s. (Tusizi) S. 758, Cistanchis h. (Roucongrong) S. 750
- Impotenz, Infertilität → Ginseng r. (Renshen) S. 726, Dioscoreae rhiz. (Shanyao) S. 724
- Nieren-Yang-Schwäche *depletio yang renalis* mit Inkontinenz, Polyurie → Psoraleae s. (Buguzhi) S. 776, Rubi fr. (Fupenzi) S. 860, Alpiniae oxyphyllae fr. (Yizhiren) S. 742
- Schwäche im FK Niere *depletio o. renalis*: Schmerzen, Schwellungen, muskuläre Schwäche, Atrophie der unteren Extremität → Eucommiae c. (Duzhong) S. 768, Achyranthis bidentatae r. (Niuxi) S. 532, Dipsaci r. (Xuduan) S. 762
- kalte Feuchtigkeit *humor algidus*: rheumatoide Schmerzen in den Beinen → Aconiti r. lateralis praep. (Fuzi) S. 396, Cibotii rhiz. (Gouji) S. 748

Kompatibilität
- gefördert durch Rubi fr. (Fupenzi) S. 860
- gestört durch Salviae miltiorrhizae r. (Danshen) S. 580

Kontraindikation Yin-Schwäche *depletio yin*, feuchte Hitze *calor humidus*, Miktionsstörungen auf der Basis von feuchter Hitze *calor humidus*

Gravidität Anwendung erlaubt

Psoraleae semen 补骨脂
Buguzhi

Familie: Fabaceae
Stammpflanze: *Psoralea corylifolia*
Variante: Psoraleae corylifoliae fructus
deutsch: Asphaltkleesamen, Harzkleesamen
englisch: psoralea fruit, tonify bone rasin

Temperaturverhalten
■■■ warm

Geschmack *Sapor*
■■□ scharf
■□□ bitter

Wirkrichtung
■■□ emporhebend

Wirkort
unterer und mittlerer Wärmebereich *Calorium*, Mitte

Funktionskreis-/ Orbisbezug
■■■ Niere *renalis*
■■□ Milz *lienalis*

Wirkung/Indikation

■■■ **Yang stützend**
Nieren-Yang *yang renale*: kalte Extremitäten, Impotenz, ejaculatio praecox, Schmerzen in den Lenden, Urininkontinenz, Spermatorrhö, häufige Miktion

■■■ **Jing / Struktivpotential stützend**
Impotenz, Enuresis, vorzeitige Ejakulation, Polyurie, Kältegefühl, Schmerzen im unteren Rückenbereich, Schwäche der unteren Extremität, asthmoide Symptomatik

■■■ **Funktionskreis Niere *o. renalis* stützend**
Impotenz, Infertilität, Urininkontinenz, Polyurie

■■■ **Urin zurückhaltend**
Urininkontinenz, Polyurie, Enuresis

■■□ **Qi stützend und ergänzend**
Kurzatmigkeit, rasche Erschöpfbarkeit, Diarrhö, Spannungsgefühl im Abdomen

■■□ **Qi emporhebend**
Diarrhö, Erschöpfbarkeit

Physiologische / pharmakologische Wirkung antibiotisch, antiasthmatisch, immunstimulierend, antineoplastisch (Psoralen), uterusrelaxierend, Darmmuskulatur stimulierend. Inhaltsstoffe u. a. Psoralen, ein photosensibilisierendes Furanocumarin, das in der Dermatologie zusammen mit UVA als photoaktivierte Chemotherapie bei Psoriasis, Vitiligo und Mycosis fungoides eingesetzt wird (PUVA). Neuere Forschung: Alopezie, Menorrhagie.

Tagesdosis 3 – 10 g, Standard 6 g **Kochzeit** 20 min

Bemerkung Äußerlicher Gebrauch als Tinktur bei Vitiligo

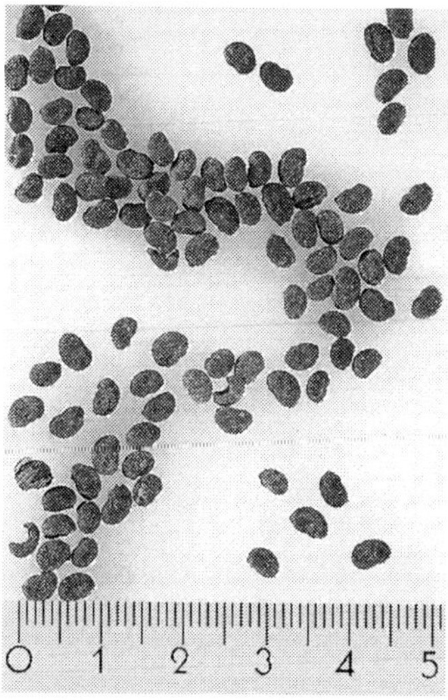

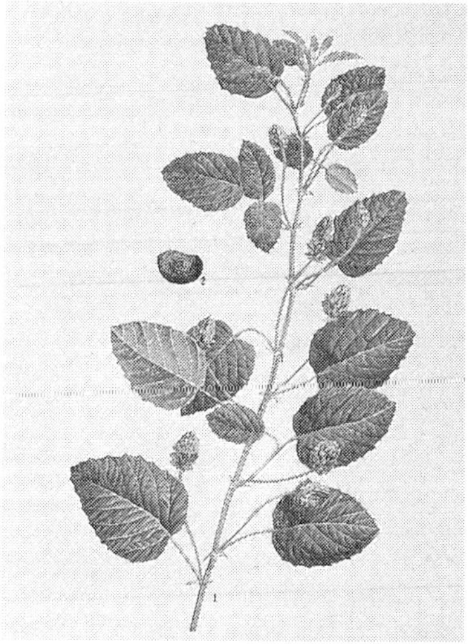

Kombinationen

- Impotenz → Juglandis s. (Hutaoren) S. 772, Aquilariae lignum (Chenxiang) S. 484
- morgendliche Diarrhö, nach dem Erwachen, abdominelle Schmerzen, durch Entleerung erleichtert, weißer Zungenbelag → Myristicae s. (Roudoukou) S. 852, Schisandrae fr. (Wuweizi) S. 862, Evodiae fr. (Wuzhuyu) S. 404
- Nieren-Yang-Schwäche *depletio yang renalis* mit Polyurie (tags und nachts) → Cuscutae s. (Tusizi) S. 758, Alpiniae oxyphyllae fr. (Yizhiren) S. 742
- Nieren-Yang-Schwäche *depletio yang renalis*: lumbale Schmerzen, vorzeitige Ejakulation, Husten, Keuchen → Juglandis s. (Hutaoren) S. 772
- Schwäche im FK Niere *depletio o. renalis*: kalte Extremitäten, Impotenz, Spermatorrhö, Schmerzen der Lenden, Polyurie, Enuresis → Epimedii h. (Yinyanghuo) S. 766, Cuscutae s. (Tusizi) S. 758, Dipsaci r. (Xuduan) S. 762, Cibotii rhiz. (Gouji) S. 748
- Schwäche des Mitten-Qi *depletio qi* medii mit Diarrhö → Cistanchis h. (Roucongrong) S. 750

Kompatibilität

- gefördert durch Juglandis s. (Hutaoren) S. 772, Lini s. (Yamazi) S. 810
- gestört durch Glycyrrhizae r. (Gancao) S. 728

Kontraindikation Yin-Schwäche *depletio yin* mit Hitze *calor* oder Glut *ardor*, Obstipation

Gravidität Anwendung mit Vorsicht

Toxizität die Droge enthält Furocoumarine, die phototoxisch wirken können. Tierexperimentell wurde in sehr hoher Dosierung eine teratogene Wirkung beobachtet. Keine Langzeitanwendung. Gelegentlich wurde die Droge mit allergischen Reaktionen in Verbindung gebracht.

Trigonellae semen 胡芦巴
Huluba

Familie: Fabaceae
Stammpflanze: *Trigonella foenum-graecum*
Variante: Foenugraeci semen, Trigonellae foeni-graeci semen
deutsch: Bockshornkleesamen
englisch: fenugreek seed

Temperaturverhalten
■■■ warm

Geschmack *Sapor*
■■□ bitter

Funktionskreis-/ Orbisbezug
■■■ Niere *renalis*
■■□ Leber *hepaticus*

Wirkrichtung
■■□ tief

Wirkort
unterer Wärmebereich *Calorium*, Leitbahnen

Wirkung/Indikation

■■■ **Yang erwärmend**
Stagnationen im unteren Wärmebereich *Calorium*, Akkumulationen von Kälte *algor*, Qi-Blockaden

■■■ **Kälte *algor* zerstreuend**
Schmerzen in Abdomen oder Flanken, Hernien, lanzinierende Schmerzen

■■□ **Schmerz beseitigend**
Schmerzen im Unterbauch, Hernien, in die Beine ziehende Schmerzen, Blockaden durch Kälte *algor*

■■□ **feuchte Kälte *algor humidus* ausleitend**
in die Beine ziehende Schmerzen

Physiologische / pharmakologische Wirkung die Droge kann äußerlich bei lokalen Entzündungen, Furunkeln, Geschwüren und innerlich bei Appetitlosigkeit angewendet werden. Sie wirkt blutzucker- und cholesterinsenkend, nach neuerer Forschung laktationsfördernd und ist schleimhaltig. In der indischen Küche wird sie als Gewürz verwendet. Fördert den Menstruationsfluss.

Toxizität ein Inhaltsstoff hat sedierende Wirkung auf das ZNS: tierexperimentell führte Überdosierung zu Atemdepression und Herzstillstand. Bei wiederholter äußerlicher Anwendung der Droge ist eine Sensibilisierung möglich.

Tagesdosis 3 – 10 g, Standard 6 g **Kochzeit** 20 min

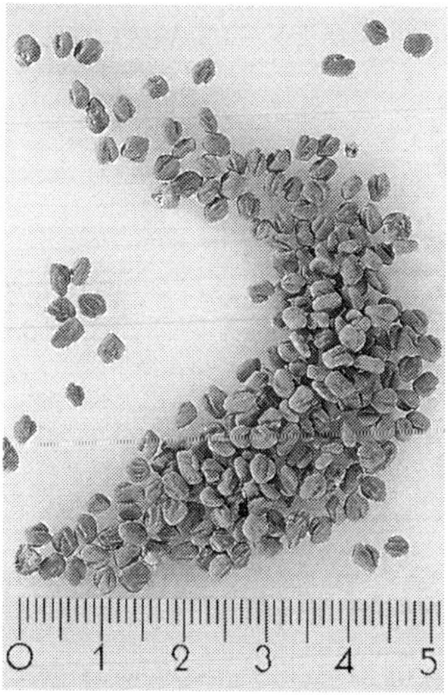

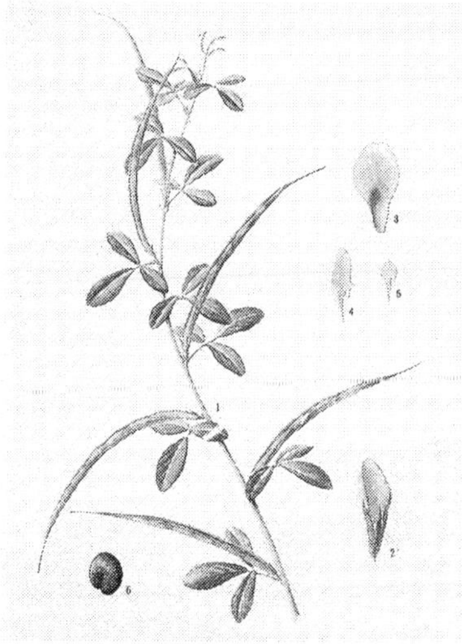

Kombinationen

- Nieren-Yang-Schwäche *depletio yang renalis* mit Schmerzen und Kältegefühl im unteren Rücken, Schmerzen und Kältegefühl der unteren Extremität, Schmerzen und Kältegefühl im Unterbauch → Aconiti r. lateralis praep. (Fuzi) S. 396, Psoraleae s. (Buguzhi) S. 776
- Kälte *algor*, Hernien im Unterbauch, die bis in den Hodenbereich ausstrahlen, Kontraktionen im Skrotumbereich, Dysmenorrhö → Foeniculi fr. (Xiao huixiang) S. 406, Evodiae fr. (Wuzhuyu) S. 404
- feuchte Kälte *algor humidus*: Taubheitsgefühl und Schwellung der Beine, Schweregefühl, Kältegefühl, durch Kälte verschlechterte Schmerzen → Chaenomelis fr. (Mugua) S. 362, Spatholobi caulis et radix (Jixueteng) S. 586, Psoraleae s. (Buguzhi) S. 776
- Schwäche im FK Niere *depletio o. renalis* mit Spermatorrhö, Rückenschmerzen, verminderter Sexualfunktion → Rubi fr. (Fupenzi) S. 860, Polygonati rhiz. (Huangjing) S. 738

Kontraindikation Yin-Schwäche *depletio yin* mit Hitze *calor*-, Glut *ardor*-Zeichen

Gravidität Anwendung mit Vorsicht

Angelicae sinensis radix
Danggui

当归

Familie: Apiaceae
Stammpflanze: *Angelica sinensis*
deutsch: chinesische Engelwurz-Wurzel
englisch: Chinese angelica root, state of return

Temperaturverhalten
■■□ warm

Geschmack *Sapor*
■■□ scharf
■□□ süß

Wirkrichtung
■□□ emporhebend

Wirkort
unterer Wärmebereich *Calorium*, Leitbahnen

Funktionskreis-/ Orbisbezug
■■■ Leber *hepaticus*
■■□ Herz *cardialis*
■■□ Milz *lienalis*

Wirkung/Indikation

■■□ **Xue ergänzend**
Menstruationsstörungen: stockende Menstruation, verfrühte Menstruation, Dysmenorrhö, Amenorrhö; blasses, aschfahles Gesicht, Tinnitus, verschwommenes oder unscharfes Sehen, Palpitationen

■■■ **Xue bewegend**
Stasen, Schwellungen, Hämatome, Menstruationsstörungen wie Amenorrhö oder Dysmenorrhö; nach Verletzungen, Stürze, Karbunkel mit Xue-Stagnation

■■□ **Feuchtigkeit bei Wind *humor venti* ausleitend**
rheumatoide Symptomatik, Gelenkschmerzen, Muskelschmerzen, Stauungen, Stagnationen

■□□ **Trockenheit *ariditas* befeuchtend**
Trockenheit in den FK Dick- und Dünndarm *ariditas oo. intestinorum*, Xue-Schwäche *depletio xue*

■□□ **laxierend**
Obstipation durch Trockenheit *ariditas*

Physiologische/pharmakologische Wirkung wirkt sowohl stimulierend als auch hemmend auf die Uterusmuskulatur: je nachdem ob die Muskulatur entspannt oder kontrahiert ist, wirkt die Droge antagonistisch auf den Uterus; tierexperimentell negativ chronotrop und positiv inotrop, antiarrhythmisch, Arterioskleroserisiko senkend, Hemmung der Thrombozytenaggregation ähnlich Aspirin (Vorsicht bei Kombination mit Antikoagulantien oder Thrombozytenaggregationshemmern); immunstimulierend, hepatoprotektiv, leicht sedierend, Lösung von Bronchialspasmen, analgetisch, entzündungshemmend, antibiotisch.

Besonderes in klassischen Rezepturen wird die Droge auch während der Schwangerschaft zur Stabilisierung und bei Defizienz des Xue zur Ergänzung eingesetzt, das Risiko-Nutzen-Verhältnis ist abzuwägen.

Tagesdosis 3–10 g, Standard 6 g **Kochzeit** 20 min

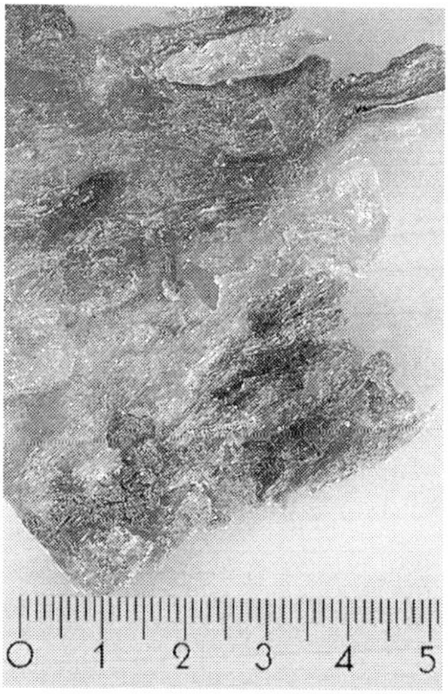

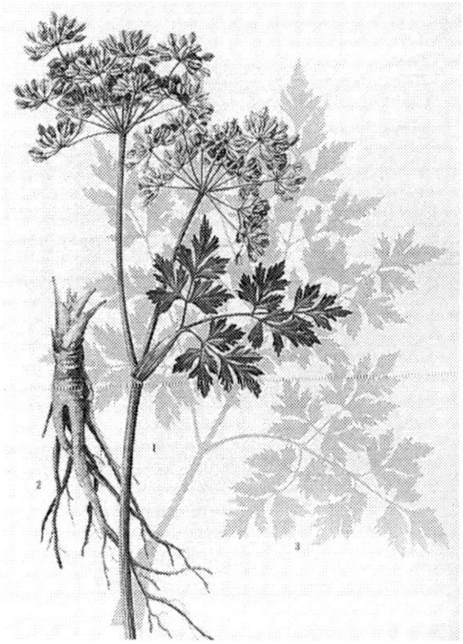

Kombinationen

- Xue-Schwäche *depletio xue*, Stase des Xue mit Menstruationsstörungen, Amenorrhö, Dysmenorrhö → Paeoniae radix lactiflora (Baishaoyao) S. 788, Rehmanniae praep. r. (Shudihuang) S. 792, Chuanxiong rhizoma (Chuanxiong) S. 540
- Xue-Schwäche *depletio xue*, starke gynäkologische Blutungen → Asini corii colla (Ejiao) S. 782, Rehmanniae r. (Shengdihuang) S. 174, Artemisiae argyi f. (Aiye)
- Stasen des Xue mit Amenorrhö, Schmerzen, Schwellungen → Persicae s. (Taoren) S. 574, Carthami fl. (Honghua) S. 538
- Dysmenorrhö → Cyperi rhiz. (Xiangfu) S. 502, Corydalis rhiz. (Yanhusuo) S. 542
- Stasen des Xue in den Extremitäten mit Schmerzen → Salviae miltiorrhizae r. (Danshen) S. 580, Myrrha (Moyao) S. 570
- Kälte *algor*-Symptomatik, Dysmenorrhö, Amenorrhö → Cinnamomi cassiae ram. (Guizhi) S. 30, Gentianae macrophyllae r. (Qinjiao) S. 370
- schmerzhafte Feuchtigkeit-Wind *humor venti*-Blockade, rheumatoide Beschwerden → Cinnamomi cassiae ram. (Guizhi) S. 30, Gentianae macrophyllae r. (Qinjiao) S. 370

Kompatibilität beschränkt durch Bistortae rhiz., Acori calami rhiz. (Shuichangpu) S. 272, Sargassum (Haizao) S. 670, Moutan cortex (Mudanpi) S. 170, Buddlejae fl. (Mimenghua) S. 150, Zingiberis viridis rhiz. (Shengjiang) S. 50

Kontraindikation Feuchtigkeit *humor* der Mitte, Völlegefühl, Diarrhö, Yin-Schwäche *depletio yin* mit Hitze *calor*-, Glut *ardor*-Symptomatik

Gravidität Anwendung mit Vorsicht (siehe Besonderes)

Toxizität Überdosierung: Müdigkeit, Schwindelgefühl, Juckreiz, Magen- und Bauchschmerzen. Nach Langzeitanwendung in hoher Dosierung wurde eine leichte Erhöhung der Cytochrom P450-Aktivität beobachtet.

Asini corii colla
Ejiao

阿胶

Familie: Equidae
zoologischer Name: Equus asinus
Varianten: Gelatina nigra (Asini), Corii asini gelatinum
deutsch: aus Eselhaut gewonnene schwarze Gelatine
englisch: ass-hide glue, donkey-hide gelatin

Temperaturverhalten
■■□ neutral

Geschmack *Sapor*
■■□ süß

Wirkrichtung
■□□ emporhebend

Wirkort
Haut, Lunge

Funktionskreis-/ Orbisbezug
■■■ Lunge *pulmonalis*
■■□ Leber *hepaticus*
■■□ Niere *renalis*

Wirkung/Indikation

■■■ **Xue ergänzend**
Schwindel, Benommenheit, blaßes Gesicht, Palpitationen, kann das Hämoglobin erhöhen

■■□ **Yin stützend und ergänzend**
Lungen-Yin *yin pulmonale*: trockener Husten, blutiger Auswurf, fiebrige Erkrankungen mit Unruhe, Schlaflosigkeit, Hitzegefühl im Kopf, drohender innerer Wind *ventus internus*, bei konsumierenden Prozessen, Neoplastien

■□□ **hämostyptisch**
blutiger Auswurf, Blut im Stuhl, starke gynäkologische Blutungen

■■□ **Jing / Struktivpotential stützend**
Schwindel, Benommenheit, Insomnia, verschwommene Sicht, Gedächtnisstörungen

Physiologische / pharmakologische Wirkung tierexperimentell Erhöhung von Erythrozyten und Hämoglobin, Erhöhung der Calciumabsorption; einsetzbar bei Leukopenie, Anämie, Frühgeburtsbestrebungen, chronischen Ulzerationen der Beine (lokal).

Bemerkung Einziges Arzneimittel, das das Xue suppletiert und Blutungen stoppt, deshalb wichtig bei gynäkologischen Blutungen.

Tagesdosis 3 – 15 g, Standard 8 g

Kochzeit am Schluss der Abkochung im heißen, abgesiebten Dekokt auflösen

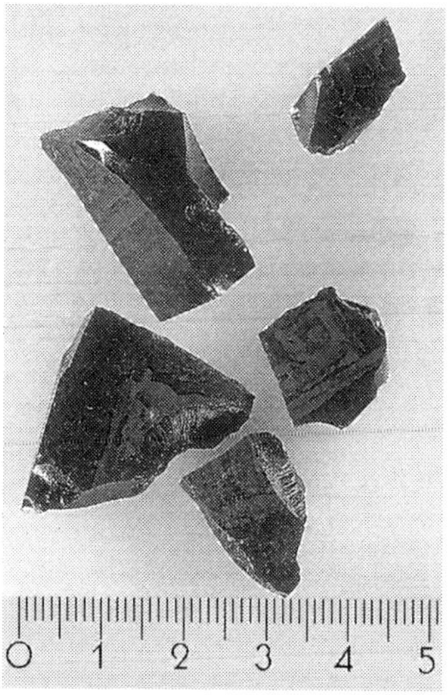

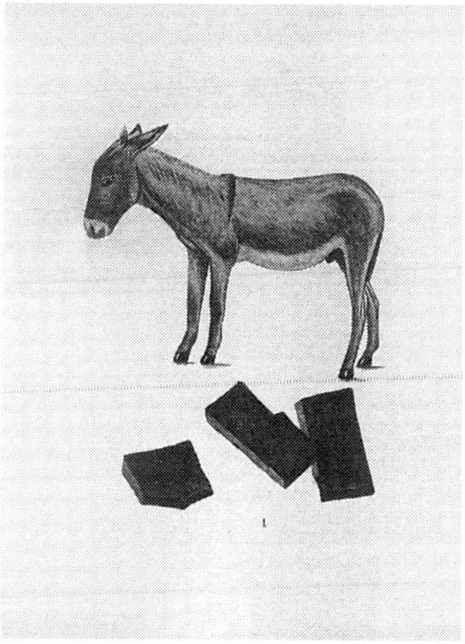

Kombinationen

- Xue-Schwäche *depletio xue* mit Schwindel, Palpitationen, Benommenheit → Codonopsis r. (Dangshen) S. 722, Angelicae sinensis r. (Danggui) S. 780
- starke Menstruationsblutungen → Paeoniae radix lactiflora (Baishaoyao) S. 788, Artemisiae argyi f. (Aiye) S. 596
- Yin-Schwäche *depletio yin* mit Reizbarkeit, Schlaflosigkeit, nach langen fieberhaften Erkrankungen → Scutellariae r. (Huangqin) S. 190, Paeoniae radix lactiflora (Baishaoyao) S. 788
- Xue-Hitze *calor xue* mit Hämatemesis, Nasenbluten → Rehmanniae r. (Shengdihuang) S. 174
- akute Blutungen zum Stoppen → Typhae pollen (Puhuang) S. 626
- Lungen-Yin-Schwäche *depletio yin pulmonale* mit trockenem Husten, blutig tingiertem Auswurf → Ophiopogonis r. (Maimendong) S. 814, Adenophorae r. (Nanshashen) S. 794, Glehniae r. (Beishashen) S. 804
- Säfteschädigung durch Hitze *calor*, trockener Husten → Armeniacae semen (Xingren) S. 676, Arctii fr. (Niubangzi) S. 52
- Yin-Schwäche *depletio yin*, drohender innerer Wind *ventus internus*, Präapoplex *vento percussio*, Unruhe, Hitzegefühl im Kopf → Uncariae ramulus cum uncis (Gouteng) S. 472, Ostreae concha (Muli) S. 436, Paeoniae radix lactiflora (Baishaoyao) S. 788, Coptidis rhiz. (Huanglian) S. 178

Kompatibilität

- gefördert durch Dioscoreae rhiz. (Shanyao) S. 724, Hitzeanwendung
- gestört durch Rhei rhiz. (Dahuang) S. 96

Kontraindikation Oberflächen *extima*-Befunde (Kälte *algor*, Hitze-Wind *calor venti*), Schwäche *depletio* der Mitte, Stasen

Gravidität Anwendung erlaubt

Longanae arillus 龙眼肉
Longyanrou

Familie:	Sapindaceae
Stammpflanze:	*Dimocarpus longan*
Variante:	Euphoriae loganae arillus, Euphoriae fructus
deutsch:	Longanenfrucht
englisch:	flesh of the longan fruit, dragon eye flesh

Temperaturverhalten
■■□ warm

Geschmack *Sapor*
■■□ süß

Funktionskreis-/ Orbisbezug
■■□ Herz *cardialis*
■■□ Milz *lienalis*

Wirkrichtung
■□□ emporhebend

Wirkort
Mitte, mittlerer Wärmebereich *Calorium*, Tiefe, Innere *intima*

Wirkung/Indikation

■■□ **Xue ergänzend**
Schlaflosigkeit, Vergesslichkeit, Unruhe, Palpitationen, Angstzustände, Schreckhaftigkeit, spontane Schweiße

■■□ **Yin stützend und ergänzend**
Schlaflosigkeit, Vergesslichkeit, Angstzustände, Schwindel

■□□ **Qi stützend und ergänzend**
Erschöpfung, schwache Konstitution, verminderter Appetit, Diarrhö, Schwellungsneigung, postpartale Schwäche

■□□ **beruhigend und ausgleichend**
Angstzustände, Schreckhaftigkeit, Schlaflosigkeit, Unruhe, Schweiße

Physiologische / pharmakologische Wirkung Roborans. Die frische Furcht ist reich an Vitamin C, die getrocknete an Eisen. Inhaltsstoffe u. a. Glucose, Saccharose,Vitamin B, Phosphor, Calcium.

Bemerkung vergleiche auch Lycii fructus (Gouqizi) S. 812

Tagesdosis 6 – 15 g, Standard 10 g **Kochzeit** 20 min

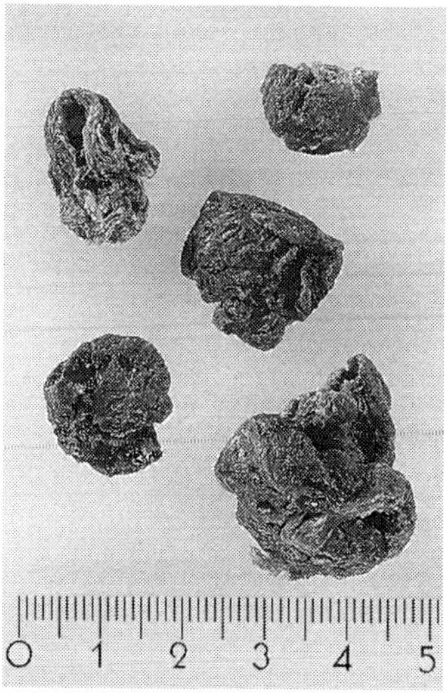

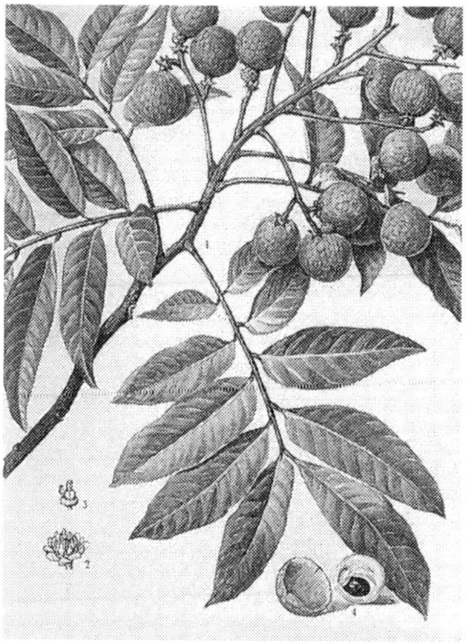

Kombinationen

- Herz-Xue-Schwäche *depletio xue cardiale*, Milz-Qi-Schwäche *depletio qi lienale* mit Palpitationen, Schlaflosigkeit → Angelicae sinensis r. (Danggui) S. 780, Ginseng r. (Renshen) S. 726, Ziziphi spinosae s. (Suanzaoren) S. 454
- Herz-Xue-Schwäche *depletio xue cardiale* und Herz-Qi-Schwäche *depletio qi cardiale* mit Vergesslichkeit, Benommenheit, Müdigkeit → Acori graminei rhiz. (Shichangpu) S. 274
- Schlaflosigkeit, Erregbarkeit (milde Formen) → Lilii bulbus (Baihe) S. 808
- Qi-Schwäche *depletio qi* und Xue-Schwäche *depletio xue* → mit weißem Zucker gekocht
- Schwäche in den FK Herz und Milz *depletio oo. cardialis et lienalis* mit Schlaflosigkeit, Vergeßlichkeit, Angstzuständen, Schreckhaftigkeit, spontaner Schweiße → Ziziphi spinosae s. (Suanzaoren) S. 454, Polygalae r. (Yuanzhi) S. 448, Poria (Fuling) S. 340, Atractylodis macrocephalae rhiz. (Baizhu) S. 720

Kontraindikation Feuchtigkeit *humor*, Schleim pituita der Mitte, Hitze *calor* oder Glut *ardor* der Mitte

Gravidität Anwendung erlaubt

Mori fructus
Sangshen

桑椹

Familie: Moraceae
Stammpflanze: *Morus alba*
deutsch: Maulbeerfrüchte
englisch: mulberry fruit-spike

Temperaturverhalten
■■□ kalt

Geschmack *Sapor*
■■□ süß

Funktionskreis-/ Orbisbezug
■■□ Leber *hepaticus*
■■□ Niere *renalis*
■■□ Herz *cardialis*

Wirkrichtung
■■□ absenkend

Wirkort
unterer Wärmebereich *Calorium*, Tiefe, Innere *intima*

Wirkung/Indikation

■■□ **Xue ergänzend**
Schwindel, Benommenheit, Schlaflosigkeit, Amenorrhö

■■□ **Yin stützend und ergänzend**
früh ergrauendes Haar, Schwerhörigkeit, Sehschwäche, diabetische Stoffwechsellage, Tinnitus, Schwindel

■■□ **Trockenheit *ariditas* befeuchtend**
Obstipation

■■□ **laxierend**
Obstipation durch Trockenheit *ariditas*

■□□ **Feuchtigkeit bei Wind *humor venti* ausleitend**
Gelenkschmerzen, Parästhesien

Physiologische / pharmakologische Wirkung Inhaltsstoffe u. a. Carotine, Vitamin C, B_2, B_1,Tannin. Die westlich verwandte Pflanze Morus nigrus lindert Husten, Bronchitis, Obstipation.

Tagesdosis 10 – 15 g, Standard 10 g **Kochzeit** 20 min

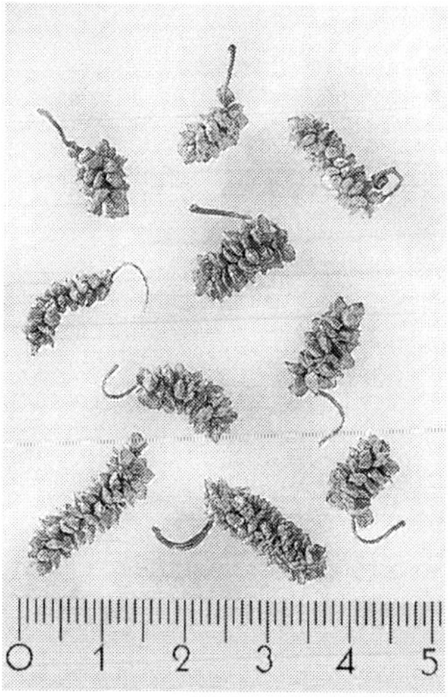

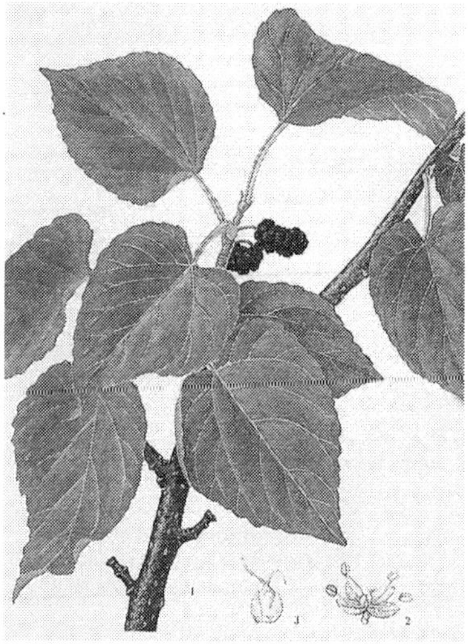

Kombinationen

- Yin-Schwäche *depletio yin*, diabetische Stoffwechsellage, Benommenheit, Schwindel, Tinnitus → Spatholobi caulis et radix (Jixueteng) S. 586
- Schwäche in den FK Leber und Niere *depletio oo. hepatici et renalis*, früh ergrauende Haare, Obstipation im Senium, Obstipation post partum → Paeoniae radix lactiflora (Baishaoyao) S. 788, Ecliptae h. (Hanliancao) S. 802, Ligustri fr. (Nüzhenzi) S. 806
- Yin-Schwäche *depletio yin* und Xue-Schwäche *depletio xue* mit Benommenheit, Schwindel, verschwommener Sicht, Schlaflosigkeit → Rehmanniae r. (Shengdihuang) S. 174, Rehmanniae praep. r. (Shudihuang) S. 792
- Xue-Schwäche *depletio xue*, Säfteverlust mit trockenem Mund, trockenem Rachen, Reizbarkeit → Ophiopogonis r. (Maimendong) S. 814, Trichosanthis r. (Tianhuafen) S. 148
- Yin-Schwäche *depletio yin* und Xue-Schwäche *depletio xue* → Sesami s. (Heizhima) S. 820, Cannabis s. (Huomaren) S. 100
- Yin-Schwäche *depletio yin* und Xue-Schwäche *depletio xue* mit blassem Teint, ausbleibender Menstruation, Schwindel, Schlaflosigkeit, diabetischer Stoffwechsellage → Rehmanniae praep. r. (Shudihuang) S. 792, Paeoniae radix lactiflora (Baishaoyao) S. 788

Kompatibilität dämpft die Giftigkeit von Cinnabaris (Zhusha) S. 426

Kontraindikation Diarrhö bei Schwäche *depletio* der Mitte, Nieren-Yin-Schwäche *depletio yin renalis* mit Hitze *calor*, Glut *ardor*-Symptomatik

Gravidität Anwendung erlaubt

Paeoniae radix lactiflora 白芍
Baishao

Familie: Ranunculaceae
Stammpflanze: *Paeonia lactiflora*
Variante: Paeoniae radix alba, Paeoniae lactiflorae radix
deutsch: weiße Pfingstrosenwurzel
englisch: white peony root

Temperaturverhalten
■□□ neutral, Tendenz kalt

Geschmack *Sapor*
■□□ bitter
■□□ sauer

Funktionskreis-/ Orbisbezug
■■■ Leber *hepaticus*
■□□ Milz *lienalis*

Meldearznei
Milz-Leitbahn s. *lienalis*

Wirkrichtung
■■□ absenkend

Wirkort
unterer Wärmebereich *Calorium*, Tiefe, Innere *intima*

Wirkung/Indikation

■■■ **Xue ergänzend**
Dysmenorrhö, starke Menstruation, Fluor albus

■□□ **Jing / Struktivpotential stützend**
Fluor albus, Spermatorrhö, Schweiße im Schlaf, spontane Schweiße

■■■ **Funktionskreis Leber *o. hepaticus* harmonisierend und stützend**
Schmerzen an den Rippenbögen, im Bauch, Dysenterie, Kopfschmerzen, Benommenheit, Schwindel, erweicht den FK Leber o. *hepaticus*, Stress, Depression, Glaukom, Hepatitis, Insomnia

■■■ **Schmerz beseitigend**
ziehende Schmerzen im Abdomen, Schmerzen und Krämpfe der Extremitäten, Cholezystitis, Cholelithiasis

■□□ **Yang absenkend**
Kopfschmerzen, Schwindel, Benommenheit, Absenkung des Leber-Yang *yang hepaticum*, Hypertonus

■□□ **Xue kühlend**
Dysmenorrhö, starke Menstruation

■□□ **Qi bewegend und regulierend**
Stress, Depression, prämenstruelles Syndrom, Erweichung des FK Leber o. *hepaticus* durch Bewegung des Qi

■■□ **krampflösend**
Krämpfe im Abdomen, Muskulatur, Sehnen, Extremitäten

Physiologische / pharmakologische Wirkung isolierte Inhaltsstoffe wirkten antihypertensiv, spasmolytisch, antiphlogistisch, sedierend (Vorsicht bei Kombination mit Barbituraten oder anderen sedierenden Pharmaka, Vorsicht im Verkehr), koronardilatierend, Hemmung der Thrombozytenaggregation (Vorsicht bei Kombination mit Antikoagulantien oder Thrombozytenaggregationshemmern), Senkung des Blutzuckerspiegels (Vorsicht bei Kombination mit Antidiabetika (Hypoglycämie-Gefahr).

Tagesdosis 3 – 15 g, Standard 10 g **Kochzeit** 20 min

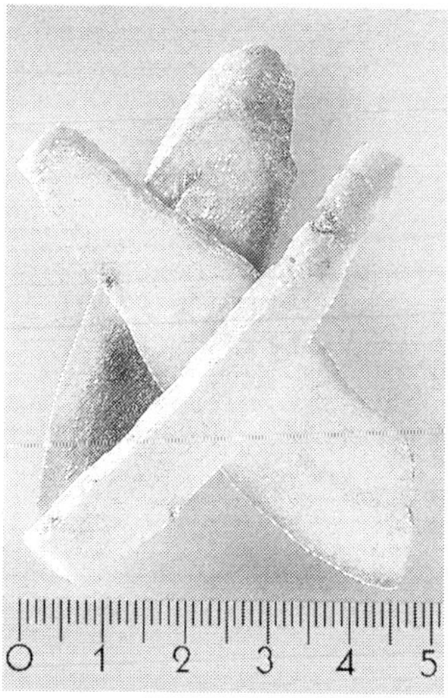

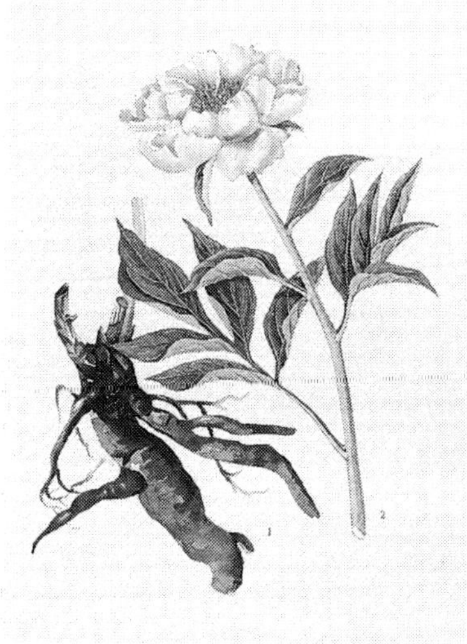

Kombinationen

- Xue-Schwäche *depletio xue*, Stasen des Xue mit Benommenheit, verschwommener Sicht, Dysmenorrhö → Angelicae sinensis r. (Danggui) S. 780, Rehmanniae praep. r. (Shudihuang) S. 792
- Schmerzen im Abdomen während der Menstruation → Cyperi rhiz. (Xiangfu) S. 502, Corydalis rhiz. (Yanhusuo) S. 542
- feuchte Hitze *calor humidus*-Dysenterie → Scutellariae r. (Huangqin) S. 190, Coptidis rhiz. (Huanglian) S. 178
- Stagnation des Leber-Qi *qi hepaticum* mit Flankenschmerzen, Schmerzen im Abdomen → Bupleuri r. (Chaihu) S. 54, Citri aurantii fr. (Zhike) S. 490
- hochschlagendes Leber-Yang *yang hepaticum* mit Kopfschmerzen, Benommenheit, Schwindel → Uncariae ramulus cum uncis (Gouteng) S. 472, Chrysanthemi fl. (Juhua) S. 56, Tribuli fr. (Baijili) S. 470, Mori f. (Sangye) S. 66
- schmerzhafte Diarrhö → Saposhnikoviae radix (Fangfeng) S. 46, Atractylodis macrocephalae rhiz. (Baizhu) S. 720
- Kälte-Wind *algor venti* mit Schwäche *depletio* der Wehrenergie *qi defensivum*, Schweiße → Cinnamomi cassiae ram. (Guizhi) S. 30
- Yin-Schwäche *depletio yin* mit spontaner Schweiße, Schweiße im Schlaf → Mastodi fossilium ossis (Longgu) S. 434, Ostreae concha (Muli) S. 436

Kompatibilität

- nicht gemeinsam verwenden mit Veratri nigri r. et rhiz. (Lilu)
- gestört durch Dendrobii caul. (Shihu) S. 800, Natrii sulfas (Mangxiao) S. 94
- beschränkt durch Cephalanopli h. (Xiaoji) S. 600

Kontraindikation Völle und Spannung im Brustraum, Kälte-Schwäche *algor depletionis*, Diarrhö

Gravidität Anwendung erlaubt

Polygoni multiflori radix 何首乌
Heshouwu

Familie: Polygonaceae
Stammpflanze: *Polygonum multiflorum*
deutsch: vielblütiger Knöterich-Wurzel
englisch: fleeceflower root, black-haired Mr. He

Temperaturverhalten
■■□ neutral, Tendenz warm

Wirkrichtung
■□□ tief

Geschmack *Sapor*
■■□ süß
■□□ bitter

Wirkort
unterer Wärmebereich *Calorium*

Funktionskreis-/ Orbisbezug
■■■ Leber *hepaticus*
■■■ Niere *renalis*

Wirkung/Indikation

■■■ **Xue ergänzend**
welkes Gesicht, Schwindel, Schlaflosigkeit, früh ergrauendes Haar, Schwäche in Lenden und Knie, Taubheitsgefühl Extremitäten

■■□ **Jing / Struktivpotential stützend**
Spermatorrhö, auch nachts, Fluor albus, früh ergrauende Haare, Benommenheit, verschwommene Sicht, Infertilität, klimakterisches Syndrom

■■□ **Trockenheit *ariditas* befeuchtend**
Trockenheit in den FK Dick- und Dünndarm *ariditas oo. intestinorum*, Obstipation

■□□ **entgiftend und desinfizierend**
Karbunkel, Geschwüre, Eiterbildung, Lymphknotenschwellungen im Nackenbereich

■□□ **Ekzeme, Verbrennungen und Geschwüre**
Furunkel, Karbunkel, Geschwüre, Ulzerationen

■□□ **Feuchtigkeit bei Wind *humor venti* ausleitend**
Exantheme: Windpocken durch Xue-Schwäche *depletio xue*

■□□ **Yang absenkend**
Hypertonus, Schlaflosigkeit, Schwindel

Physiologische / pharmakologische Wirkung in vitro antitbakteriell, nach neuerer Forschung anwendbar bei Hypercholesterinämie und in der Malariatherapie.

Besonderes die getrocknete Droge wirkt entgiftend und kann bei Trockenheit *ariditas*, die präparierte Droge zur Ergänzung eingesetzt werden.

Bemerkung schwächer in der suppletiven Kraft als Rehmanniae r. praep. (Shudihuang) S. 792, aber nicht so schwer und fett. Belastet die Mitte nur wenig.

Tagesdosis 10–30 g, Standard 10 g **Kochzeit** 20 min

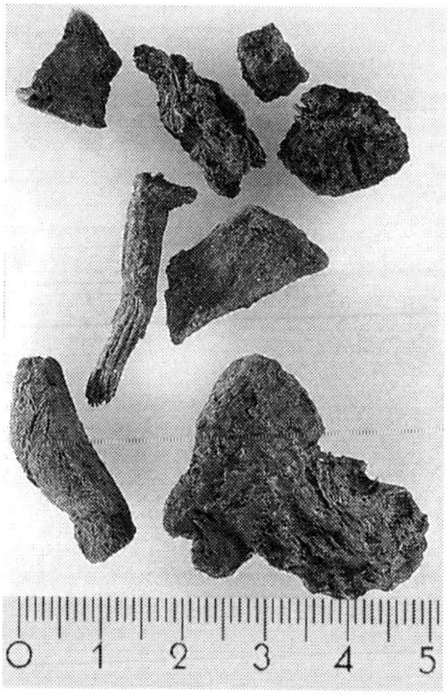

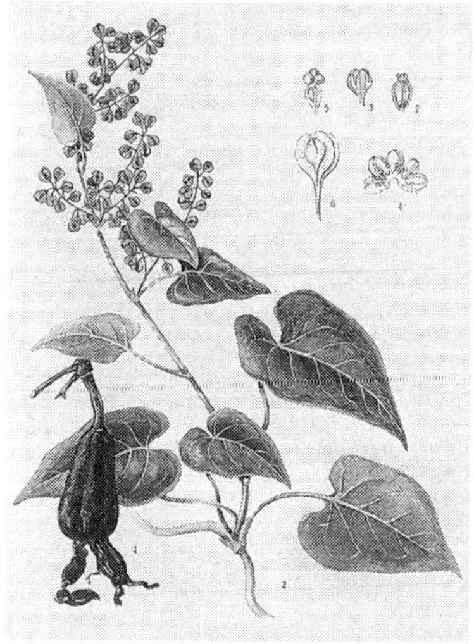

Kombinationen

- Schwäche in den FK Niere und Leber *depletio oo. renalis et hepatici* mit lumbaler Schwäche, Schwäche der Knie, Wundheitsgefühl im unteren Rücken, Verletzungen von Knie und Rücken, Benommenheit, unscharfer Sicht, Spermatorrhö, vaginalem Ausfluss, früh ergrauenden Haaren, frühzeitigem Altern → Lycii fr. (Gouqizi) S. 812, Psoraleae s. (Buguzhi) S. 776, Cuscutae s. (Tusizi) S. 758
- Leber-Xue-Schwäche *depletio xue hepatici* mit Benommenheit, verschwommener Sicht, Taubheitsgefühl in den Extremitäten, Parästhesien → Taxilli herba (Sangjisheng) S. 822, Ligustri fr. (Nüzhenzi) S. 806, Achyranthis bidentatae r. (Niuxi) S. 532
- Abszesse, toxische Schwellungen, verdickte Lymphknoten, geschwollene Drüsen → Scrophulariae r. (Xuanshen) S. 176, Forsythiae fr. (Lianqiao) S. 206
- Xue-Schwäche *depletio xue*, Wind *ventus*-Exantheme, Juckreiz → Sophorae flavescentis r. (Kushen) S. 192, Dictamni c. rad. (Baixianpi) S. 180, Schizonepetae h. (Jingjie) S. 48
- Xue-Schwäche *depletio xue* mit Schwindel, Schlaflosigkeit, Schwäche im unteren Rücken und der Knie, früh ergrauenden Haaren → Rehmanniae praep. r. (Shudihuang) S. 792, Lycii fr. (Gouqizi) S. 812, Cuscutae s. (Tusizi) S. 758
- chronische Malaria, körperliche Schwäche → Ginseng r. (Renshen) S. 726, Angelicae sinensis r. (Danggui) S. 780, Citri reticulatae peric. (Chenpi) S. 496, Anemarrhenae rhiz. (Zhimu) S. 126

Kompatibilität

- gefördert durch Poria (Fuling) S. 340
- gestört durch Fisch, Zwiebeln, Knoblauch, Rettich, Eisengeschirr
- dämpft die Giftigkeit von Cinnabaris (Zhusha) S. 426

Kontraindikation Schwäche *depletio* der Mitte, Schleim *pituita*

Gravidität Anwendung erlaubt

Rehmanniae radix praeparata 熟地黄
Shudihuang

Familie:	Scrophulaiaceae
Stammpflanze:	*Rehmannia glutinosa*, u.a.
Varianten:	Rehmanniae glutinosae conquitae radix, Rehmanniae praeparatae radix et rhizoma
deutsch:	Rehmanniawurzel, Braunwurzgewächs
englisch:	Chinese foxglove root cooked in wine

Temperaturverhalten
■■□ neutral, Tendenz warm

Wirkrichtung
■□□ tief

Geschmack *Sapor*
■■■ süß

Wirkort
unterer Wärmebereich *Calorium*

Funktionskreis-/ Orbisbezug
■■■ Herz *cardialis*
■■■ Leber *hepaticus*
■■■ Niere *renalis*

Wirkung/Indikation

■■■ **Xue ergänzend**
blasses Gesicht, Benommenheit, Schwindel, Palpitationen, Schlaflosigkeit, Menstruationsstörungen, gynäkologische Blutungen, Blutungen post partum

■■■ **Yin stützend und ergänzend**
Nieren-Yin *yin renale*: Schweiße im Schlaf, Spermatorrhö, diabetische Stoffwechsellage

■■■ **Jing / Struktivpotential stützend**
Schwindel, verschwommene Sicht, Gedächtnisstörungen, Infertilität, Schwäche und Steifheit von Rücken und Knien, klimakterisches Syndrom

Physiologische / pharmakologische Wirkung nach neuerer Forschung bei Hypertonie geeignet.

Toxizität leichte Nebenwirkungen wie Diarrhö, abdominelle Schmerzen, Schwindel, Palpitationen legen sich nach längerer Anwendung. Übermäßige Anwendung kann zu abdominellen Auftreibungen und lockeren Stühlen führen.

Bemerkung wichtigstes medicamentum supplentium / Ergänzungsarznei für das Xue und das Struktivpotential jing, jedoch schwer, fett, klebrig. Gut zusammen mit Amomi xanthioidis fructus (Sharen) S. 290.

Tagesdosis 10–30 g, Standard 10 g **Kochzeit** 20 min

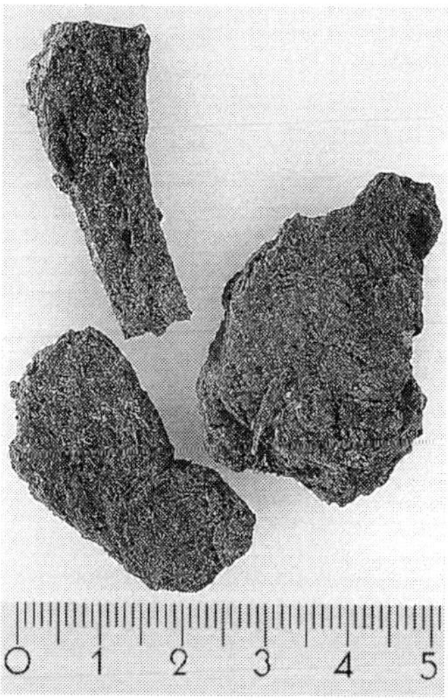

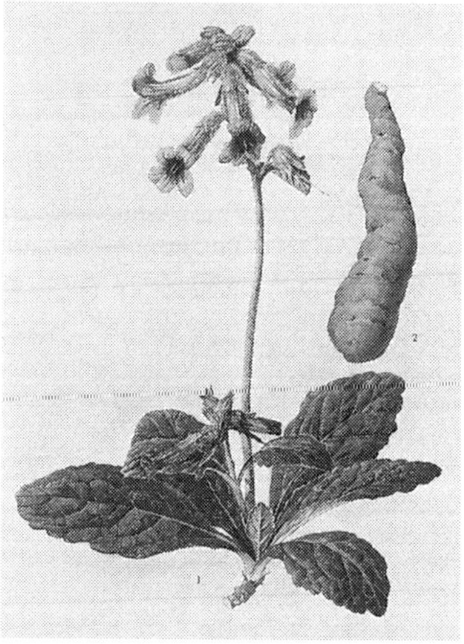

Kombinationen

- Xue-Schwäche *depletio xue* mit Benommenheit, Palpitationen, Schlaflosigkeit, Menstruationsstörungen → Angelicae sinensis r. (Danggui) S. 780, Paeoniae radix lactiflora (Baishaoyao) S. 788
- starke gynäkologische Blutungen → Angelicae sinensis r. (Danggui) S. 780, Paeoniae radix lactiflora (Baishaoyao) S. 788, Asini corii colla (Ejiao) S. 782, Artemisiae argyi f. (Aiye) S. 596
- Schlaflosigkeit, Palpitationen → Angelicae sinensis r. (Danggui) S. 780, Paeoniae radix lactiflora (Baishaoyao) S. 788, Biotae seu Platycladi s. (Baiziren) S. 446, Ziziphi spinosae s. (Suanzaoren) S. 454
- Schwäche in den FK Niere und Leber *depletio oo. renalis et hepatici* mit Benommenheit, Tinnitus, lumbaler Schwäche, Wundheit des unteren Rückens, Impotenz, Spermatorrhö, Schweiße im Schlaf → Corni fr. (Shanzhuyu) S. 834, Dioscoreae rhiz. (Shanyao) S. 724
- Xue-Schwäche *depletio xue* und Schwäche im FK Milz *depletio o. lienalis* → Amomi xanthioidis fr. (Sharen) S. 290
- Nieren-Yin-Schwäche *depletio yin renalis*, diabetische Stoffwechsellage, periodisches Fieber, Schweiße im Schlaf, Spermatorrhö → Corni fr. (Shanzhuyu) S. 834, Moutan cortex (Mudanpi) S. 170, Anemarrhenae rhiz. (Zhimu) S. 126, Phellodendri c. (Huangbo) S. 186

Kompatibilität

- gefördert durch Ophiopogonis r. (Maimendong) S. 814, Zingiberis viridis rhiz. (Shengjiang) S. 50, Amomi xanthioidis fr. (Sharen) S. 290, Alkohol
- beschränkt durch Fritillariae thunbergii bulbus (Zhebeimu) S. 662
- nicht gemeinsam verwenden mit Zwiebeln, Knoblauch, Rettich

Kontraindikation Schwäche *depletio* der Mitte, Appetitlosigkeit, Diarrhö

Gravidität Anwendung erlaubt

Adenophorae radix 南沙参
Nanshashen

Familie: Campanulaceae
Stammpflanze: *Adenophora tetraphylla*, u.a.
Variante: Adenophorae seu Glehniae radix
deutsch: Becherglockenwurzel
englisch: adenophora root, ladybell root, sand root

Temperaturverhalten
■□□ Tendenz kalt

Geschmack *Sapor*
■■□ süß
■□□ bitter

Wirkrichtung
■□□ absenkend

Wirkort
Lunge, Mitte, mittlerer Wärmebereich *Calorium*

Funktionskreis-/ Orbisbezug
■■□ Lunge *pulmonalis*
■■□ Magen *stomachi*

Wirkung/Indikation

■■□ **Yin stützend und ergänzend**
Magen-Yin *yin stomachi*: trockener, roter Zungenkörper, Durst, fiebrige Erkrankungen. Lungen-Yin *yin pulmonale*: Husten, wenig Auswurf, Stimmverlust, Heiserkeit

■■□ **Säfte ergänzend**
Magen-Yin *yin stomachi*: trockener Mund, trockener Rachen, fiebrige Erkrankungen, roter Zungenkörper, Obstipation

■□□ **Qi stützend und ergänzend**
Husten, wenig Auswurf, trockener Rachen

■□□ **Hitze durch Schwäche *calor depletionis* beseitigend**
Temperaturerhöhung, vermehrter Durst, roter Zungenkörper

■□□ **Husten stillend**
trockener Husten, wenig Auswurf, Stimmverlust, chronischer Husten

■■□ **Trockenheit *ariditas* befeuchtend**
Temperaturerhöhung, trockener Husten, Stimmverlust, Obstipation

Physiologische/pharmakologische Wirkung Inhaltsstoffe u.a. Alkaloide; tierexperimentell wurde eine Temperaturerniedrigung beobachtet, antitussiv, antimykotisch.

Besonderes bis zum 17. Jahrhundert wurden Adenophorae r. (Nanshashen) und Glehniae r. (Beishashen) nicht differenziert.

Tagesdosis 6–20 g, Standard 10 g **Kochzeit** 20 min

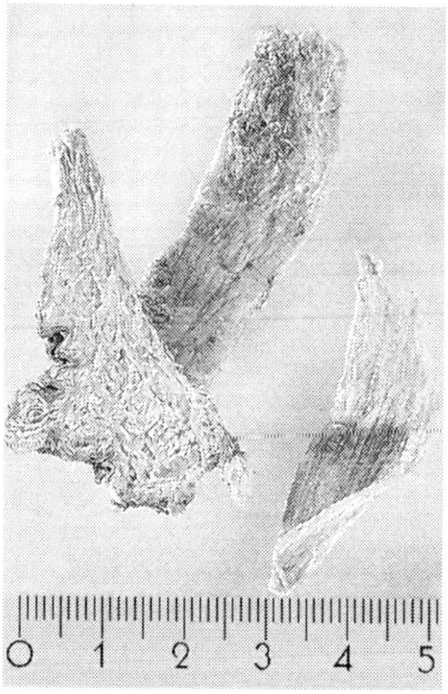

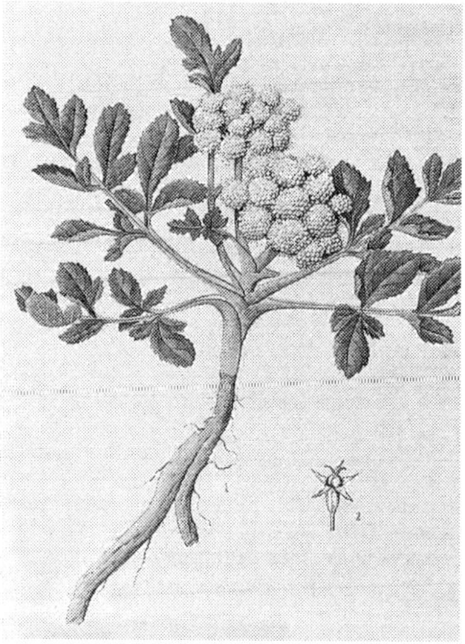

Kombinationen

- Hitze-Schwäche im FK Lunge *calor depletionis o. pulmonalis* mit erhöhter Temperatur, Husten mit wenig Auswurf, Stimmverlust → Fritillariae thunbergii bulbus (Zhebeimu) S. 662, Ophiopogonis r. (Maimendong) S. 814, Anemarrhenae rhiz. (Zhimu) S. 126
- Magen-Yin-Schwäche *depletio yin stomachi* mit Durst, nach fieberhaften Erkrankungen → Dendrobii caul. (Shihu) S. 800, Ophiopogonis r. (Maimendong) S. 814, Rehmanniae r. (Shengdihuang) S. 174

Kompatibilität

- nicht gemeinsam verwenden mit Veratri nigri r. et rhiz. (Lilu)
- gestört durch Saposhnikoviae radix (Fangfeng) S. 46

Kontraindikation Kälte im FK Lunge *algor o. pulmonalis*, Kälte-Schwäche *algor depletionis* der Mitte

Gravidität Anwendung erlaubt

Asparagi radix
Tianmendong

天门冬

Familie: Liliaceae
Stammpflanze: *Asparagus cochinchinensis*
Variante: Asparagi cochinchinensis tuber
deutsch: chinesische Spargelwurzel
englisch: asparagus tuber, lush winter aerial plant

Temperaturverhalten
■□□ kalt

Geschmack *Sapor*
■■□ süß
■□□ bitter

Wirkrichtung
■□□ absenkend

Wirkort
Lunge

Funktionskreis-/ Orbisbezug
■■□ Lunge *pulmonalis*
■■□ Niere *renalis*

Wirkung/Indikation

■■■ **Yin stützend und ergänzend**
Lungen-Yin *yin pulmonale*: trockener Husten, blutiger Auswurf, Temperaturerhöhung, trockener Mund, Nieren-Yin *yin renale* mit Hitze-*calor*-Zeichen im oberen Wärmebereich *Calorium*, Durst, konsumierende Prozesse, erhöhte Temperatur nachmittags

■■□ **Säfte ergänzend**
Durst, trockener Mund, dicker, blutiger Auswurf

■□□ **Husten stillend**
trockener Husten, blutiger Auswurf

■■□ **Hitze durch Schwäche *calor depletionis* beseitigend**
vermehrter Durst, Temperaturerhöhung, Fieber am Nachmittag, Fieber, Kontravektionen/Gegenläufigkeiten

Physiologische/pharmakologische Wirkung in vitro antibiotisch, antineoplastisch, nach neuerer Forschung bei fibrocystischen Mamma-Erkrankungen und Karzinomen der Mamma und des lymphatischen Systems eingesetzt. Die westlich verwandte Pflanze Asparagus officinalis wirkt diuretisch und ist bei uns als Droge wenig in Gebrauch, sie sollte wegen der Reizwirkung der Saponine bei Nierenerkrankungen nicht angewendet werden. Bei eingeschränkter Herz- und Nierenfunktion darf keine Durchspülungstherapie durchgeführt werden.

Tagesdosis 6–18 g, Standard 10 g **Kochzeit** 20 min

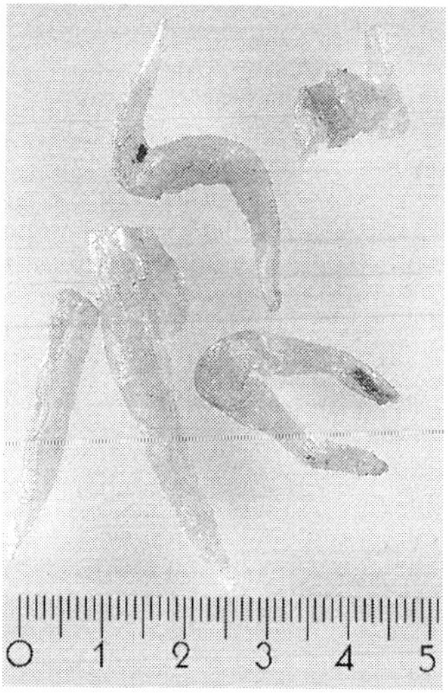

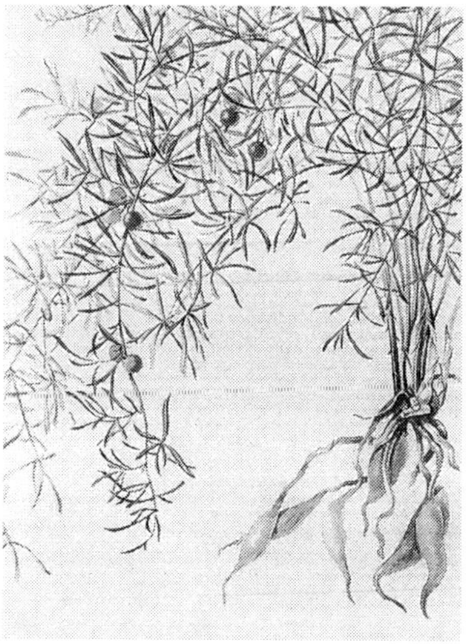

Kombinationen

- Yin-Schwäche *depletio yin*, Säftemangel, trockener Husten, Durst → Ophiopogonis r. (Maimendong) S. 814
- Yin-Schwäche *depletio yin* mit Erschöpfung, Hinfälligkeit, subfebrilen Temperaturen, nach langen schweren Erkrankungen → Ginseng r. (Renshen) S. 726, Rehmanniae praep. r. (Shudihuang) S. 792
- Yin-Schwäche *depletio yin* nach langen schweren Erkrankungen mit Obstipation → Rehmanniae r. (Shengdihuang) S. 174, Cannabis s. (Huomaren) S. 100, Angelicae sinensis r. (Danggui) S. 780
- Lungen-Yin-Schwäche *depletio yin pulmonale* mit trockenem Husten, chronischem Husten, zähem Auswurf → Rehmanniae r. (Shengdihuang) S. 174, Fritillariae thunbergii bulbus (Zhebeimu) S. 662, Lilii bulbus (Baihe) S. 808
- Lungen-Yin-Schwäche *depletio yin pulmonale* mit trockenem Husten, Hämoptoe, subfebrilen Temperaturen → Ophiopogonis r. (Maimendong) S. 814, Adenophorae r. (Nanshashen) S. 794, Rehmanniae r. (Shengdihuang) S. 174

Kompatibilität gefördert durch Rehmanniae r. (Shengdihuang) S. 174, Fritillariae thunbergii bulbus (Zhebeimu) S. 662

Kontraindikation Schwäche *depletio* der Mitte, Diarrhö, Husten aufgrund von Kälte-Wind *algor venti*

Gravidität Anwendung erlaubt

Broussonetiae fructus
Chushizi

楮实子

Familie: Moraceae
Stammpflanze: *Broussonetia papyrifera*
deutsch: Papiermaulbeerfrüchte
englisch: papermulberry fruit

Temperaturverhalten
■□□ kalt

Geschmack *Sapor*
■□□ süß

Funktionskreis-/ Orbisbezug
■□□ Milz *lienalis*
■■□ Niere *renalis*
■□□ Leber *hepaticus*

Wirkrichtung
■□□ absenkend

Wirkort
unterer Wärmebereich *Calorium*, Kopf, Augen

Wirkung/Indikation

■□□ **Yang stützend**
Nieren-Yang *yang renale*: Schwäche und Schmerzen von Lenden und Knie, Impotenz, Schwindelanfälle

■■□ **Yin stützend und ergänzend**
Nieren-Yin *yin renale*: Impotenz, Schwindelanfälle, Benommenheit, verschwommene Sicht

■□□ **feuchte Hitze *calor humidus* ausleitend**
Gedunsenheit, Aszites, verminderte Miktion

■□□ **diuretisch**
Gedunsenheit, verminderte Miktion

■■□ **Augen und Kopf klärend**
Sehstörungen, Benommenheit, verschwommene Sicht

Physiologische / pharmakologische Wirkung Inhaltsstoffe: u. a. Glycoside, Coumarinsäure, Vitamin B, fette Öle

Tagesdosis 9 – 15 g, Standard 10 g **Kochzeit** 20 min

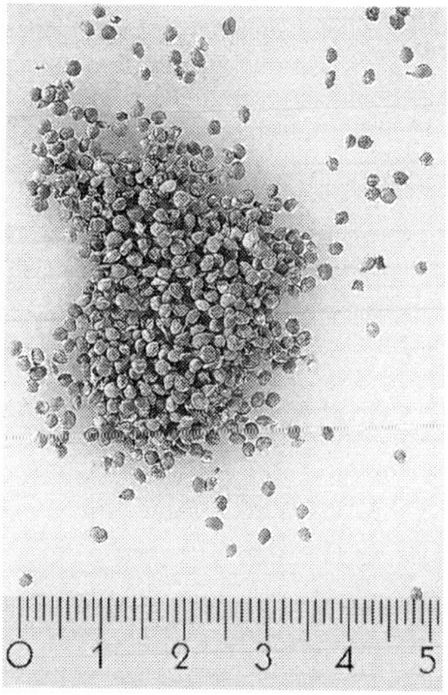

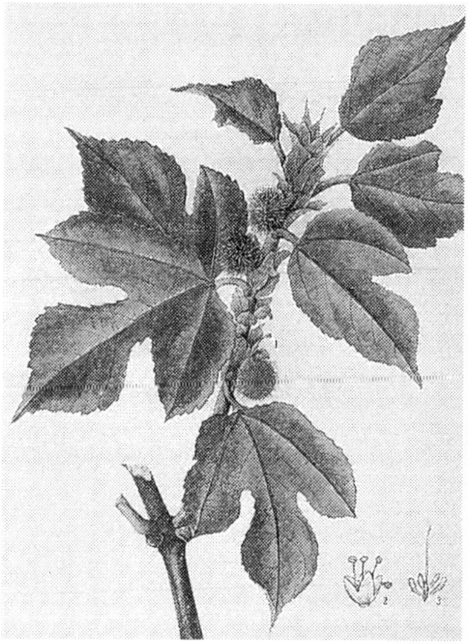

Kombinationen

- Schwäche im FK Niere *depletio o. renalis* mit Schwäche und Schmerzen des unteren Rückens, Schwäche und Schmerzen der Knie, Impotenz, Schwindel, unscharfer Sicht → Rehmanniae praep. r. (Shudihuang) S. 792, Lycii fr. (Gouqizi) S. 812, Cistanchis h. (Roucongrong) S. 750, Achyranthis bidentatae r. (Niuxi) S. 532
- feuchte Hitze *calor humidus* mit Gedunsenheit, Ödemen, Aszites, Oligurie → Benincasae s. (Dongguazi) S. 310, Phaseoli semen (Chixiaodou) S. 332

Kontraindikation Feuchtigkeit *humor* der Mitte, Schwäche *depletio* der Mitte

Gravidität Anwendung erlaubt

Dendrobii caulis 石斛
Shihu

Familie: Orchidaceae
Stammpflanze: *Dendrobium nobile*, u.a.
Variante: Dendrobii herba
deutsch: Knotenstendel-Stängel
englisch: dendrobium, bushel of stone

Temperaturverhalten
■■□ Tendenz kalt

Geschmack *Sapor*
■■□ süß

Funktionskreis-/ Orbisbezug
■□□ Lunge *pulmonalis*
■■■ Magen *stomachi*
■□□ Niere *renalis*

Wirkrichtung
■□□ absenkend

Wirkort
Lunge, Mitte, mittlerer Wärmebereich *Calorium*

Wirkung/Indikation

■■□ **Yin stützend und ergänzend**
Magen-Yin *yin stomachi*: trockener Mund, Durst, roter Zungenkörper, nach fiebrigen Erkrankungen. Leber-Yin *yin hepaticum*: Sehstörungen. Nieren-Yin *yin renale*: Muskelatrophie, Muskelschwäche

■■■ **Säfte ergänzend**
Magenschmerzen, trockenes Aufstoßen, trockener Zungenkörper, fehlender Zungenbelag

■□□ **Hitze durch Schwäche *calor depletionis* beseitigend**
trockener Mund, Durst, roter Zungenkörper

Physiologische / pharmakologische Wirkung mild analgetisch, antipyretisch

Toxizität tierexperimentell wurde in hoher Dosierung inhibitorische Wirkung auf Herz und Lungen beobachtet, Überdosierung verursachte Konvulsionen.

Tagesdosis 3–12 g, Standard 6 g **Kochzeit** 20 min

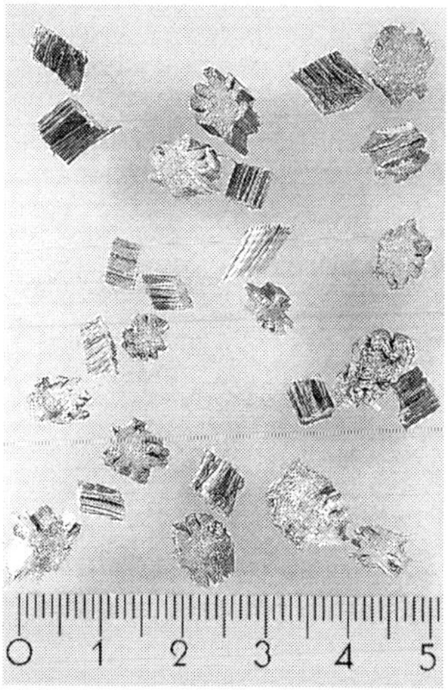

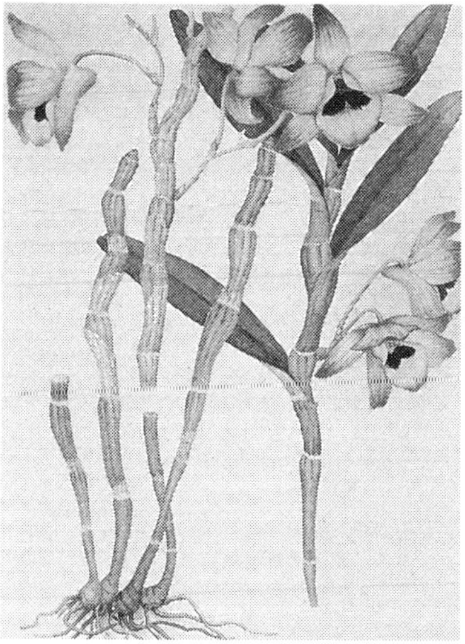

Kombinationen

- Defizienz der Säfte nach fieberhaften Erkrankungen, subfebrile Temperaturen, Durst, verschwommene Sicht, Muskelschmerzen → Rehmanniae r. (Shengdihuang) S. 174, Scrophulariae r. (Xuanshen) S. 176, Adenophorae r. (Nanshashen) S. 794, Glehniae r. (Beishashen) S. 804
- Magen-Yin-Schwäche *depletio yin stomachi*, diabetische Stoffwechsellage, abdominelle Beschwerden, Übelkeit → Ophiopogonis r. (Maimendong) S. 814, Trichosanthis r. (Tianhuafen) S. 148
- Schwäche von Leber- und Nieren-Yin *depletio yin hepatici et renalis* mit Glut *ardor* und inneren Wind *ventus internus*, weite Pupillen, unscharfe Sicht, Lichtunverträglichkeit, Tränenfluss, Schwindel → Asparagi r. (Tianmendong) S. 796, Cuscutae s. (Tusizi) S. 758, Chrysanthemi fl. (Juhua) S. 56
- Nieren-Yin-Schwäche *depletio yin renalis* mit Schwäche und Schmerzen im unteren Rücken → Lycii fr. (Gouqizi) S. 812, Achyranthis bidentatae r. (Niuxi) S. 532
- schmerzhafte Feuchtigkeit-Wind *humor venti*-Blockaden, schmerzhafte Hitze *calor*-Blockaden → Lonicerae ramus (Rendongteng), Cynanchi stauntonii r. (Baiqian) S. 640

Kompatibilität beschränkt durch Bombyx batryticatus (Jiangcan) S. 456

Kontraindikation fehlende Hitze *calor*-Symptomatik, bei feuchter Hitze *calor humidus*, abdominelle Auftreibung mit dickem, feuchtem Zungenbelag

Gravidität Anwendung erlaubt

Ecliptae herba
Hanliancao

旱莲草

Familie: Astraceae
Stammpflanze: *Eclipta prostrata*
deutsch: Ecliptakraut
englisch: eclipta, Yerbadetajo herb

Temperaturverhalten
■□□ kalt

Geschmack *Sapor*
■■□ süß
■□□ sauer

Wirkrichtung
■□□ absenkend

Wirkort
unterer Wärmebereich *Calorium*

Funktionskreis-/ Orbisbezug
■■□ Leber *hepaticus*
■■□ Niere *renalis*

Wirkung/Indikation

■■□ **Yin stützend und ergänzend**
Nieren-Yin *yin renale*: Schwindel, Sehstörungen, Schwerhörigkeit, Potenzschwäche, früh ergrauendes Haar

■□□ **Xue kühlend**
Blutungen durch Xue-Hitze *calor xue*, blutiges Erbrechen, blutiger Auswurf, Nasenbluten, Blut im Stuhl, Blut im Urin, gynäkologische Blutungen

■□□ **Xue haltend**
Blutungen durch Xue-Hitze *calor xue*

■□□ **hämostyptisch**
Husten mit Blut, blutiger Auswurf, Blut im Stuhl, Blut im Urin, gynäkologische Blutungen

Physiologische / pharmakologische Wirkung hämostyptisch, antibiotisch. Inhaltsstoffe u. a. Saponine, Nicotin, Proteine, Tannine, Bitterstoffe, Isoflavone

Tagesdosis 6–15 g, Standard 10 g **Kochzeit** 20 min

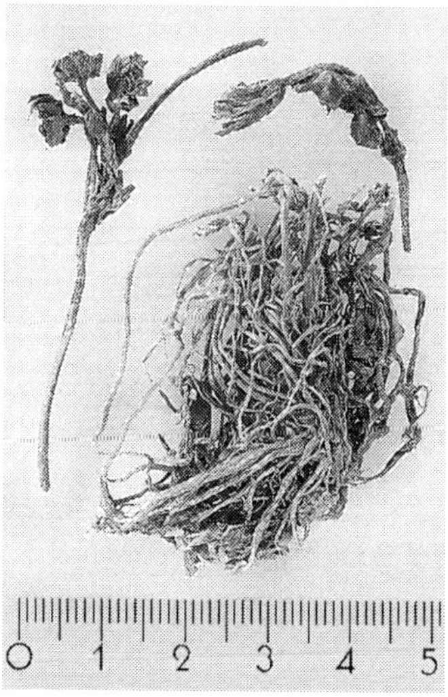

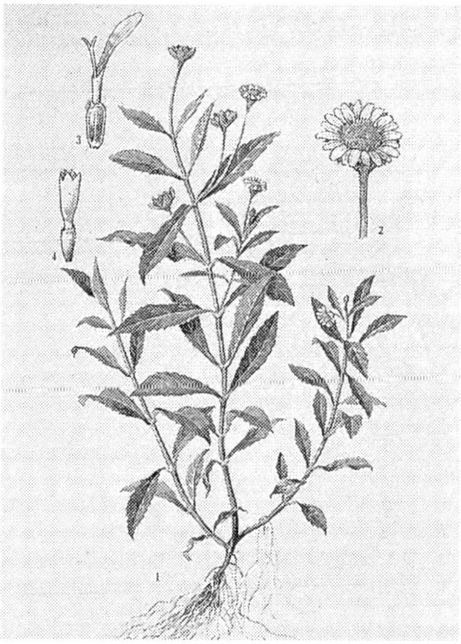

Kombinationen

- hochschlagendes Leber-Yang *yang hepaticum* durch Schwäche von Leber- und Nieren-Yin *depletio yin hepatici et renalis* mit Benommenheit, Schwindel, verschwommener Sicht, früh ergrauenden Haaren → Ligustri fr. (Nüzhenzi) S. 806, Mori fr. (Sangshen) S. 786
- Xue-Hitze *calor xue* im unteren Wärmebereich *Calorium* mit blutigem Urin → Imperatae rhiz. (Baimaogen) S. 164, Plantaginis h. (Cheqiancao) S. 334
- Xue-Hitze *calor xue* mit Yin-Schwäche *depletio yin*, Hämoptoe, Hämatemesis, Blut im Urin, Blut im Stuhl, gynäkologischen Blutungen → Agrimoniae h. (Xianhecao) S. 594
- Xue-Hitze *calor xue*, Blut im Stuhl → Sanguisorbae r. (Diyu) S. 618
- Xue-Hitze *calor xue*, gynäkologische Blutungen → Asini corii colla (Ejiao) S. 782, Artemisiae argyi f. (Aiye) S. 596
- Hämatemesis → Platycladi cacumen (Cebaiye) S. 614
- Lungen-Yin-Schwäche *depletio yin pulmonale* mit Hämoptoe, Hämatemesis, Blut im Urin, Blut im Stuhl → Rehmanniae r. (Shengdihuang) S. 174

Kontraindikation Kälte-Schwäche *algor depletionis* der Mitte, Diarrhö

Gravidität Anwendung erlaubt

Glehniae radix
Beishashen

北沙参

Familie: Apiaceae
Stammpflanze: *Glehnia littoralis*
Variante: Adenophorae seu Glehniae radix, Ligustri fructus
deutsch: Glehniawurzel
englisch: adenophora or glehnia root, sand root

Temperaturverhalten
■■□ kalt

Geschmack *Sapor*
■■□ süß

Funktionskreis-/ Orbisbezug
■■□ Lunge *pulmonalis*
■■□ Magen *stomachi*
■□□ Milz *lienalis*

Wirkrichtung
■■□ absenkend

Wirkort
Lunge, Mitte, mittlerer Wärmebereich *Calorium*

Wirkung/Indikation

■■■ **Yin stützend und ergänzend**
Lungen-Yin *yin pulmonale*: Husten mit Auswurf, trockener Husten, Heiserkeit, chronischer Husten, Magen-Yin *yin stomachi*: fiebrige Erkrankungen, trockener Mund, trockener Rachen, Obstipation, Fieber

■■■ **Säfte ergänzend**
Durst, trockener Mund, trockener Husten, roter Zungenkörper, Fieber, Magen-Yin *yin stomachi*: trockener Mund, trockener Rachen

■■□ **Trockenheit *ariditas* befeuchtend**
trockener Mund, roter Zungenkörper, trockene Schleimhäute

■□□ **Husten stillend**
trockener Husten, schwache Stimme, wenig Auswurf, Fieber

■□□ **Oberfläche *extima* befeuchtend**
trockene, juckende Haut, verschlimmert durch kaltes, trockenes Wetter

■■□ **Hitze durch Schwäche *calor depletionis* beseitigend**
Durst, trockener Mund, roter Zungenkörper, schwache, schwindende Stimme, Fieber

Physiologische/pharmakologische Wirkung Inhaltsstoffe u. a. Alkaloide

Tagesdosis 9–15 g, Standard 10 g **Kochzeit** 20 min

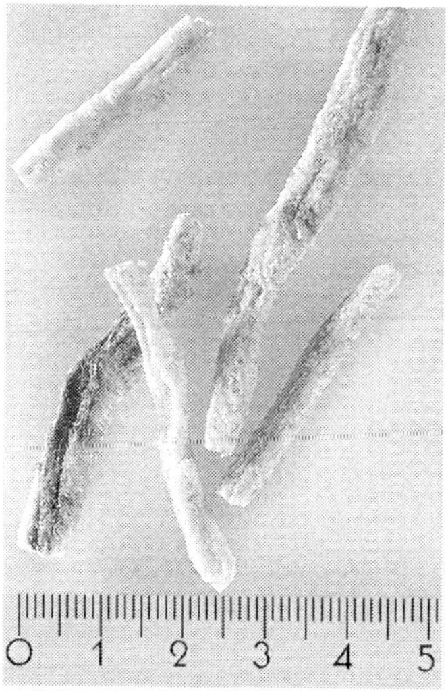

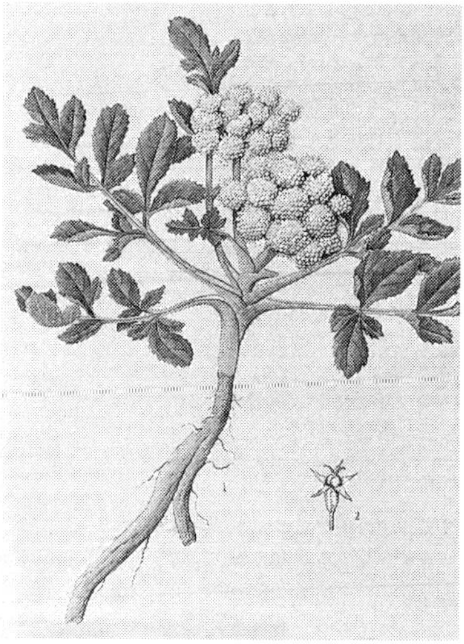

Kombinationen

- Magen-Yin-Schwäche *depletio yin stomachi*, nach fieberhaften Erkrankungen, Durst, trockener Mund → Ophiopogonis r. (Maimendong) S. 814, Rehmanniae r. (Shengdihuang) S. 174, Dendrobii caul. (Shihu) S. 800
- Magen-Yin-Schwäche *depletio yin stomachi* und Lungen-Yin-Schwäche *depletio yin pulmonale* mit trockenem, chronischem Husten, vermehrtem Durst → Ophiopogonis r. (Maimendong) S. 814, Mori f. (Sangye) S. 66
- Lungen-Yin-Schwäche *depletio yin pulmonale* mit trockenem Husten, zähem Auswurf → Fritillariae thunbergii bulbus (Zhebeimu) S. 662, Anemarrhenae rhiz. (Zhimu) S. 126
- Juckreiz, verschlechtert durch Trockenheit und Kälte → Polygonati rhiz. (Huangjing) S. 738, Ophiopogonis r. (Maimendong) S. 814

Kompatibilität antagonisiert Stephaniae tetrandrae radix (Fenfangji); nicht gemeinsam verwenden mit Veratri nigri r. et rhiz. (Lilu)

Kontraindikation Husten aufgrund Kälte-Wind *algor venti*, Kälte-Schwäche *algor depletionis* der Mitte

Gravidität Anwendung erlaubt

Ligustri lucidi fructus 女贞子
Nüzhenzi

Familie: Oleaceae
Stammpflanze: *Ligustrum lucidum*
deutsch: Ligusterfrüchte
englisch: privet fruit, female chastity seed

Temperaturverhalten
■□□ neutral, Tendenz kalt

Wirkrichtung
■□□ absenkend

Geschmack *Sapor*
■□□ bitter
■□□ süß

Wirkort
unterer Wärmebereich *Calorium*, Kopf und Augen

Funktionskreis-/ Orbisbezug
■■■ Leber *hepaticus*
■■■ Niere *renalis*

Wirkung/Indikation

■■□ **Yin stützend und ergänzend**
Schwäche von Leber- und Nieren-Yin *depletio yin hepatici et renalis*: Schwindelanfälle, Rückenschmerzen, Tinnitus, Sehstörungen, früh ergrauendes Haar

■■□ **Jing / Struktivpotential stützend**
lumbale Schmerzen, Schwäche von Hüfte und Knie, Tinnitus, Schwerhörigkeit, Schwindel

■■□ **Hitze durch Schwäche *calor depletionis* beseitigend**
Benommenheit, Schwäche im unteren Rücken, Tinnitus

■□□ **Augen und Kopf klärend**
verminderte Sehschärfe

Physiologische / pharmakologische Wirkung immunstimulierend (Leukozyten), Senkung des Blutzuckerspiegels: Vorsicht bei Kombination mit Antidiabetika (Hypoglycämie-Gefahr), Cholesterin und Lipide senkend, Förderung der Blutbildung, entzündungshemmend, hepatoprotektiv, antibiotisch.

Tagesdosis 3 – 15 g, Standard 6 g **Kochzeit** 20 min

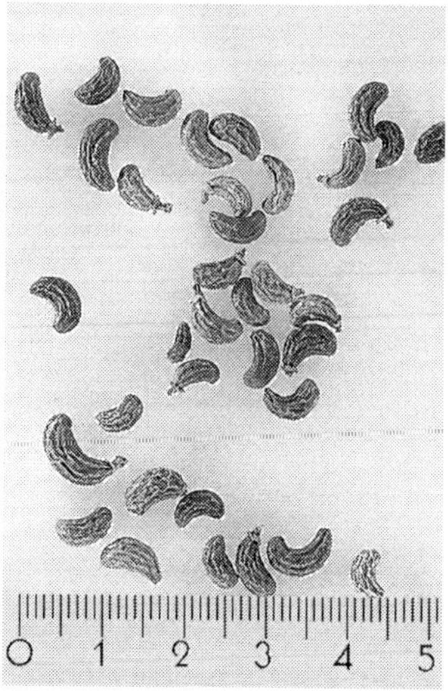

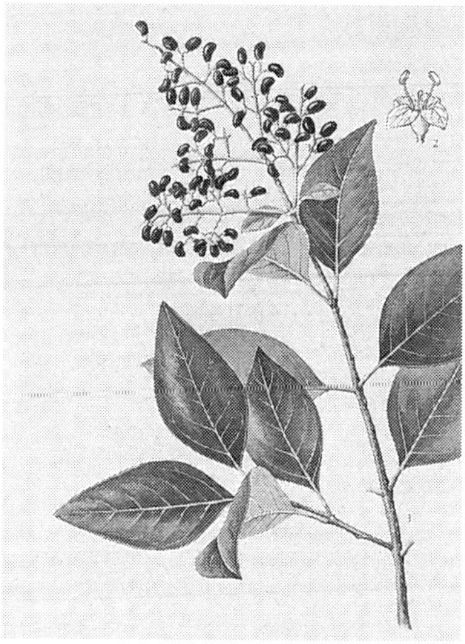

Kombinationen

- Schwäche von Leber- und Nieren-Yin *depletio yin hepatici et renalis* mit Benommenheit, Schwindel, Tinnitus, verschwommener Sicht → Astragali s. (Shayuan jili) S. 744
- Nieren-Yin-Schwäche *depletio yin renalis* mit Benommenheit, Schwindel, Schwäche und Wundheit des unteren Rückens, Schwäche und Wundheit der unteren Extremität → Psoraleae s. (Buguzhi) S. 776, Cuscutae s. (Tusizi) S. 758
- Hitze-Schwäche *calor depletionis* bei Yin-Schwäche *depletio yin* → Lycii cortex (Digupi) S. 266, Moutan cortex (Mudanpi) S. 170
- Schwäche in den FK Leber und Niere *depletio oo. hepatici et renalis* → Rehmanniae praep. r. (Shudihuang) S. 792, Lycii fr. (Gouqizi) S. 812
- Schwäche von Leber- und Nieren-Yin *depletio yin hepatici et renalis* mit Benommenheit, Schwindel, Tinnitus, Hörstörungen, Sehstörungen, früh ergrauenden Haaren → Mori fr. (Sangshen) S. 786, Ecliptae h. (Hanliancao) S. 802

Kontraindikation Kälte-Yang-Schwäche *algor depletionis yang*, Diarrhö

Gravidität Anwendung erlaubt

Lilii bulbus
Baihe

百合

Familie: Liliaceae
Stammpflanze: *Lilium browni*, u. a.
deutsch: Lilienzwiebel
englisch: lily bulb, hundred meetings

Temperaturverhalten
■■□ Tendenz kalt

Wirkrichtung
■□□ absenkend

Geschmack *Sapor*
■■□ süß

Wirkort
Lunge

Funktionskreis-/ Orbisbezug
■■□ Lunge *pulmonalis*
■■□ Herz *cardialis*

Wirkung/Indikation

■■□ **Yin stützend und ergänzend**
Lungen-Yin *yin pulmonale*: trockener Husten, trockener Rachen

■■□ **Säfte ergänzend**
trockener Husten

■■□ **Trockenheit *ariditas* befeuchtend**
trockener Husten, trockener Rachen

■□□ **Husten stillend**
trockener Husten

■□□ **Hitze *calor* kühlend**
fiebrige Erkrankungen mit Unruhe, verminderte Präsenz, Schlafstörungen, Palpitationen

■□□ **beruhigend und ausgleichend**
Schlaflosigkeit, Unruhezustände, Reizbarkeit, Palpitationen

■■□ **Funktionskreis Herz *o. cardialis* stützend und kühlend**
Schlaflosigkeit, Ruhelosigkeit, erhöhte Temperatur

Physiologische / pharmakologische Wirkung sedierend (Vorsicht bei Kombination mit Barbituraten oder anderen sedierenden Pharmaka, Vorsicht im Verkehr), verlängert den durch Barbiturate induzierten Schlaf, tierexperimentell antitussiv, Förderung der Expektoration, adaptogen.

Toxizität sehr hohe Überdosierung: Nausea, Erbrechen, verminderter Appetit, Diarrhö oder Obstipation, in selten Fällen Haarverlust und Veränderungen im EKG, nach Injektionen lokale Gewebsnekrosen.

Tagesdosis 3–15 g, Standard 10 g **Kochzeit** 20 min

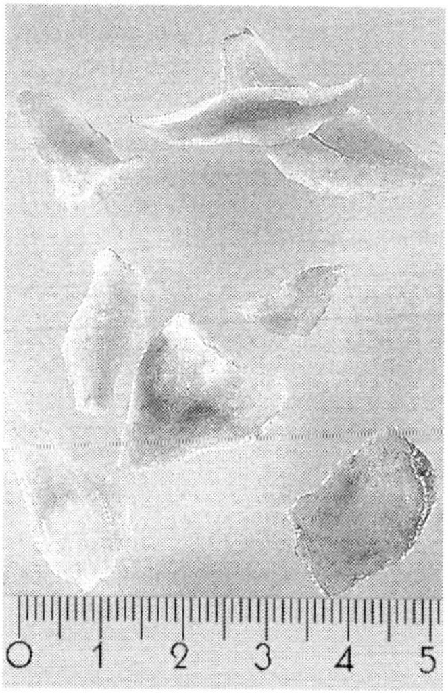

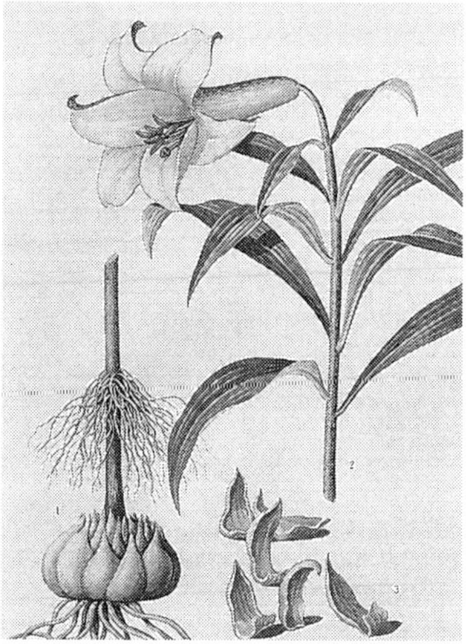

Kombinationen

- Hitze im FK Lunge *calor o. pulmonalis* mit blutig tingiertem Auswurf, chronischem Husten → Farfarae flos (Kuandonghua) S. 684
- Hitze im FK Lunge *calor o. pulmonalis*, Trockenheit im FK Lunge *ariditas o. pulmonalis*, trockener Husten → Ophiopogonis r. (Maimendong) S. 814, Asparagi r. (Tianmendong) S. 796, Fritillariae thunbergii bulbus (Zhebeimu) S. 662, Glycyrrhizae r. (Gancao) S. 728
- Lungen-Yin-Schwäche *depletio yin pulmonale*, Trockenheit *ariditas*, chronischer Husten, wunder Rachen, trockener Husten → Ophiopogonis r. (Maimendong) S. 814, Scrophulariae r. (Xuanshen) S. 176, Fritillariae thunbergii bulbus (Zhebeimu) S. 662
- chronische Hitze *calor* mit Palpitationen, Reizbarkeit, Schlaflosigkeit, dunklem, spärlichem Urin → Rehmanniae r. (Shengdihuang) S. 174
- chronische Hitze *calor*, Yin-Schwäche *depletio yin*, nach fieberhaften Erkrankungen, Reizbarkeit, Desorientiertheit → Anemarrhenae rhiz. (Zhimu) S. 126

Kontraindikation Kälte-Wind *algor venti*-Husten, Schleim *pituita*, Diarrhö bei Schwäche *depletio* der Mitte

Gravidität Anwendung erlaubt

Lini semen
Yamazi

亚麻子

Familie: Linaceae
Stammpflanze: *Linum usitissimum*
deutsch: Leinsamen
englisch: line seeds

Temperaturverhalten
■□□ neutral
■□□ Tendenz warm

Geschmack *Sapor*
■■□ süß

Funktionskreis-/ Orbisbezug
■□□ Lunge *pulmonalis*
■□□ Milz *lienalis*
■■□ Leber *hepaticus*
■■□ Niere *renalis*

Wirkrichtung
■□□ tief

Wirkort
Tiefe, Innere *intima*, Verdauungstrakt

Wirkung/Indikation

■■□ **Yin stützend und ergänzend**
Schwäche von Leber- und Nieren-Yin *depletio yin hepatici et renalis*, früh ergrauendes Haar, vorgealtertes Gesicht, Kraftlosigkeit, Erschöpfbarkeit

■■□ **Säfte ergänzend**
vorgealtertes Gesicht, trockene, faltige Haut, früh ergrauendes Haar, Obstipation

■□□ **laxierend**
Obstipation bei Yin-Schwäche *depletio yin*

Physiologische / pharmakologische Wirkung Inhaltsstoffe u. a. Ballaststoffe, Schleimstoffe, fettes Öl, Proteine, cyanogene Glycoside. Wirkt schleimhautprotektiv und laxierend, da die Ballaststoffe zu einer Vermehrung des Darminhaltes und damit zur Steigerung der Darmperistaltik führen. Innerlich bei Obstipation, Colon irritabile, Divertikulitis, als Schleimzubereitung bei Gastitis, Enteritis, äußerlich als Kataplasma bei lokalen Entzündungen.

Toxizität die beobachtete Abspaltung von Blausäure aus den cyanogenen Glycosiden führt selbst bei Langzeitanwendung nicht zu toxischen Effekten. Bei unzureichender Flüssigkeitszufuhr können Blähungen auftreten, evtl. kann es zu einem Ileus kommen.

Besonderes älteste Kulturpflanze zur Herstellung von Geweben. Leinöl wird als Nahrungsmittel und zur Herstellung von Ölfarben, Firnissen und anderen technischen Ölen verwendet.

Tagesdosis 10–30 g, Standard 15 g **Kochzeit** 20 min

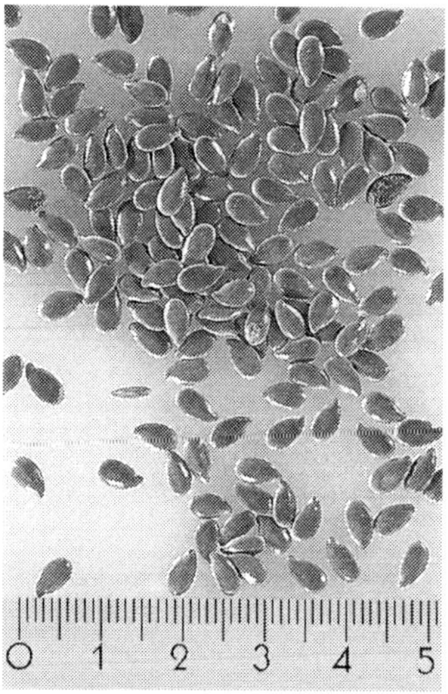

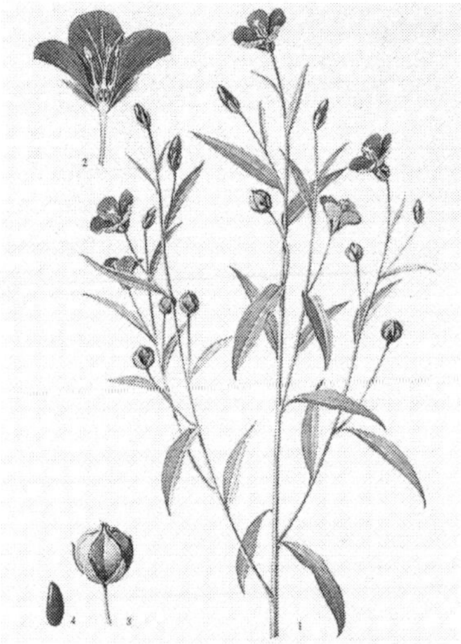

Kombinationen Obstipation, Säftedefizienz → Persicae s. (Taoren) S. 574, Armeniacae semen (Xingren) S. 676, Biotae seu Platycladi s. (Baiziren) S. 446

Kontraindikation Neigung zu Diarrhö, Ileus

Gravidität Anwendung erlaubt

Lycii fructus
Gouqizi

枸杞子

Familie: Solanaceae
Stammpflanzen: *Lycium barbarum, L. chinense*
deutsch: Bocksdornfrüchte
englisch: Chinese wolfberry fruit, matrimony vine fruit

Temperaturverhalten
■□□ neutral

Geschmack *Sapor*
■■□ süß

Funktionskreis-/ Orbisbezug
■■■ Leber *hepaticus*
■■□ Niere *renalis*
■□□ Lunge *pulmonalis*

Wirkrichtung
■□□ absenkend

Wirkort
unterer Wärmebereich *Calorium*

Wirkung/Indikation

■■■ **Yin stützend und ergänzend**
Nieren-Yin *yin renale*, Leber-Yin *yin hepaticum*: Schwäche in Beinen und Lenden, Impotenz, Schwindelanfälle, geringe Belastbarkeit

■■□ **Jing / Struktivpotential stützend**
Schwindel, unscharfes Sehen, Impotenz, Schwerhörigkeit

■□□ **Augen und Kopf klärend**
Sehschwäche, unscharfes Sehen

■□□ **Husten stillend**
trockener Husten bei konsumierenden Prozessen, Durst, trockene Schleimhäute

Physiologische / pharmakologische Wirkung Anwendung als unspezifisches Stärkungsmittel. In vereinzelten Quellen wird eine mögliche immunstimulierende und hypoglykämische Wirkung beschrieben. Tierexperimentell Stimulierung von Uteruskontraktionen, Stimulierung der Erythrozyten- und Leukozytenbildung, antineoplastisch. Inhaltsstoffe u.a. Vitamin C, B_1, B_2, Carotinoide.

Besonderes in der Volksmedizin bei diabetischer Stoffwechsellage als Einzelmittel 10 g 2–3 x täglich einzunehmen.

Tagesdosis 3–12 g, Standard 6 g **Kochzeit** 20 min

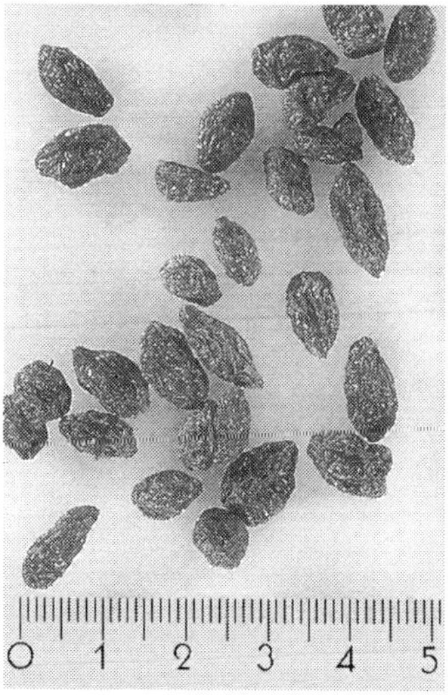

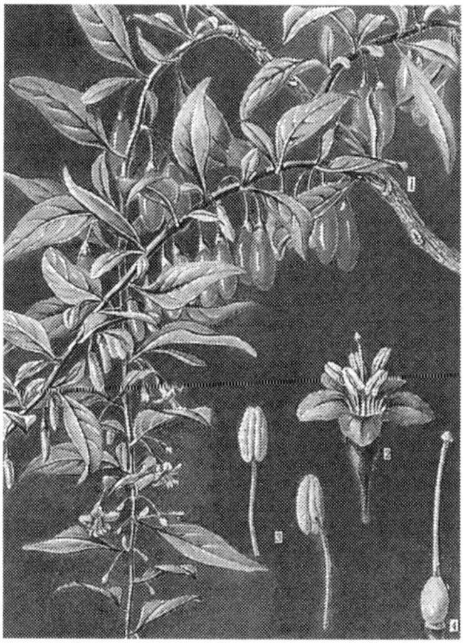

Kombinationen

- Yin-Schwäche *depletio yin* und Xue-Schwäche *depletio xue*, Schwäche in den FK Leber und Niere *depletio oo. hepatici et renalis* mit Benommenheit, Schwindel, Tinnitus, Schwäche, Impotenz, Spermatorrhö → Rehmanniae praep. r. (Shudihuang) S. 792, Cuscutae s. (Tusizi) S. 758, Eucommiae c. (Duzhong) S. 768
- Schwäche in den FK Leber und Niere *depletio oo. hepatici et renalis* mit Tinnitus, Kopfschmerzen, Sehstörungen → Chrysanthemi fl. (Juhua) S. 56
- Yin-Schwäche *depletio yin* und Stagnation des Leber-Qi *qi hepaticum* mit epigastrischen Schmerzen, Flankenschmerzen, Mundtrockenheit, trockenem Rachen, bitterem Mundgeschmack, saurem Aufstoßen → Angelicae sinensis r. (Danggui) S. 780, Adenophorae r. (Nanshashen) S. 794, Glehniae r. (Beishashen) S. 804, Toosendan fructus (Chuanlianzi) S. 520
- Schwäche in den FK Leber und Niere *depletio oo. hepatici et renalis* mit Potenzschwäche, Schwäche des unteren Rückens, Schwäche der unteren Extremität, Schwindel, Muskelschwäche → Morindae r. (Bajitian) S. 774, Cistanchis h. (Roucongrong) S. 750, Astragali s. (Shayuan jili) S. 744, Chrysanthemi fl. (Juhua) S. 56, Corni fr. (Shanzhuyu) S. 834, Rehmanniae praep. r. (Shudihuang) S. 792

Kontraindikation Hitze-Fülle *calor repletionis* der Oberfläche *extima*, Feuchtigkeit *humor* bei Schwäche *depletio* der Mitte, Diarrhö

Gravidität Anwendung mit Vorsicht

Ophiopogonis radix
Maimendong

麦门冬

Familie: Liliaceae
Stammpflanze: *Ophiopogon japonicus*, u.a.
Variante: Ophiopogonis japonici tuber
deutsch: Schlangenbartwurzel
englisch: ophiopogon tuber, lush winter wheat

Temperaturverhalten
■■□ Tendenz kalt

Geschmack *Sapor*
■■□ süß

Funktionskreis-/ Orbisbezug
■■■ Lunge *pulmonalis*
■■□ Magen *stomachi*
■■□ Herz *cardialis*
■□□ Dickdarm *intestini crassi*

Wirkrichtung
■□□ absenkend

Wirkort
Lunge, Mitte, mittlerer Wärmebereich *Calorium*

Wirkung/Indikation

■■■ **Yin stützend und ergänzend**
Lungen-Yin *yin pulmonale*: trockener Husten, dicker, zäher Auswurf, schwer löslicher Auswurf, blutiger Auswurf. Magen-Yin *yin stomachi*: trockener Mund, Durst

■□□ **Hitze durch Schwäche *calor depletionis* beseitigend**
trockener Husten, blutiger Auswurf, Palpitationen, trockener Mund, Durst, Fieber am Nachmittag

■■□ **Säfte ergänzend**
trockener Mund, Durst, Palpitationen, Unruhezustände

■□□ **Husten stillend**
trockener Husten, schwer löslicher Auswurf, blutiger Auswurf

■□□ **laxierend**
trockener Mund, Reizbarkeit, Obstipation

■■□ **Funktionskreis Herz *o. cardialis* stützend und kühlend**
Reizbarkeit, Fieber, Verschlechterung nachts, Palpitationen

Physiologische/pharmakologische Wirkung leicht sedierend (Vorsicht im Verkehr), antibiotisch, tierexperimentell wirkt Ophiopogonin positiv inotrop, in höherer Dosierung negativ inotrop, nach neuerer Forschung gesundheitsstabilisierende Wirkung in der Geriatrie (Verbesserung von Schwindel, verschwommener Sicht, Rückenschmerzen, Müdigkeit etc.).

Tagesdosis 3–18 g, Standard 10 g **Kochzeit** 20 min

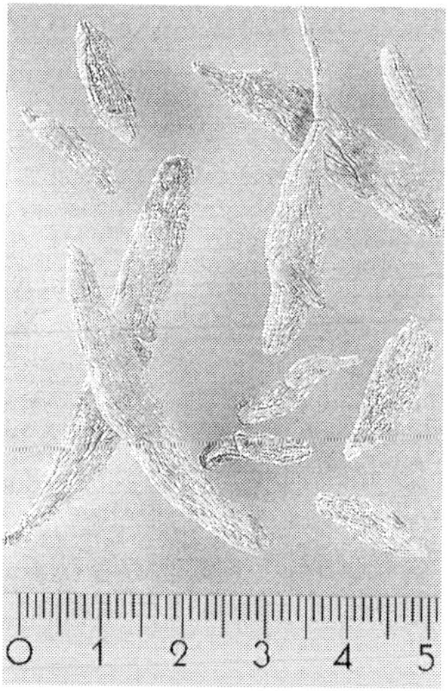

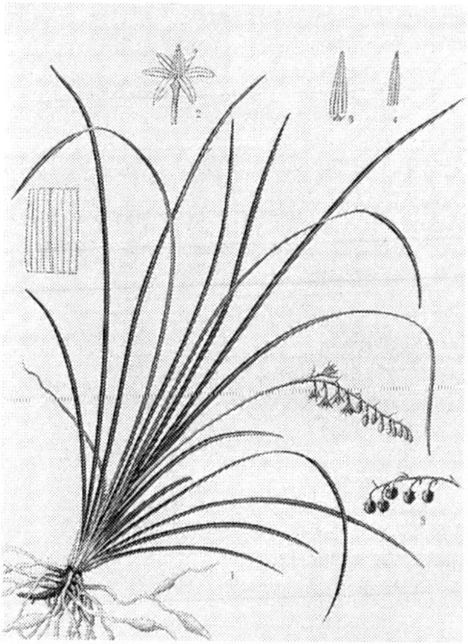

Kombinationen

- Yin-Schwäche *depletio yin* mit trockenem Husten, chronischem Husten → Pinelliae rhiz. (Banxia) S. 86, Codonopsis r. (Dangshen) S. 722
- Yin-Schwäche *depletio yin* mit Reizbarkeit, Schlaflosigkeit → Ziziphi spinosae s. (Suanzaoren) S. 454, Rehmanniae r. (Shengdihuang) S. 174
- Magen-Yin-Schwäche *depletio yin stomachi* → Adenophorae r. (Nanshashen) S. 794, Glehniae r. (Beishashen) S. 804, Polygonati rhiz. (Huangjing) S. 738
- Säftemangel nach längeren Erkrankungen, subfebrile Temperaturen, Durst, Obstipation, Reizbarkeit → Rehmanniae r. (Shengdihuang) S. 174, Scrophulariae r. (Xuanshen) S. 176
- starker Säfteverlust, starke Schweiße, Reizbarkeit → Astragali r. (Huangqi) S. 718, Schisandrae fr. (Wuweizi) S. 862
- Lungen-Yin-Schwäche *depletio yin pulmonale* mit Hitze *calor*, trockener Husten, Hämoptoe, Palpitationen, Unruhe → Glehniae r. (Beishashen) S. 804, Adenophorae r. (Nanshashen) S. 794, Asparagi r. (Tianmendong) S. 796, Nelumbinis s. (Lianzi) S. 854
- Magen-Yin-Schwäche *depletio yin stomachi* mit trockenem Mund, Durst, Verdauungsschwäche → Dendrobii caul. (Shihu) S. 800, Adenophorae r. (Nanshashen) S. 794, Asparagi r. (Tianmendong) S. 796, Rehmanniae r. (Shengdihuang) S. 174, Polygonati rhiz. (Huangjing) S. 738

Kompatibilität

- gefördert durch Rehmanniae praep. r. (Shudihuang) S. 792, Plantaginis s. (Cheqianzi) S. 334
- gestört durch Farfarae flos (Kuandonghua) S. 684, Lagenariae peric., Cirsii japonici h. (Daji)
- beschränkt durch Sophorae flavescentis r. (Kushen) S. 192

Kontraindikation Kälte-Schwäche *algor depletionis* der Mitte, Diarrhö, Feuchtigkeit *humor*-Symptomatik

Gravidität Anwendung erlaubt

Panacis quinquefolii radix Xiyangshen 西洋参

Familie: Araliaceae
Stammpflanze: *Panax quinquefolium*
deutsch: Panaxginseng
englisch: American ginseng root

Temperaturverhalten
■□□ kalt

Geschmack *Sapor*
■■□ süß
■□□ bitter

Funktionskreis-/ Orbisbezug
■■□ Herz *cardialis*
■■□ Niere *renalis*
■□□ Lunge *pulmonalis*

Wirkrichtung
■□□ emporhebend

Wirkort
Mitte, mittlerer Wärmebereich *Calorium*

Wirkung/Indikation

■■■ **Qi stützend und ergänzend**
Defizienz von Lungen- und Nieren-Qi *qi pulmonale et renale*: Husten, Keuchen, zähes spärliches Sputum

■■■ **Yin stützend und ergänzend**
Defizienz von Lungen- und Nieren-Yin *yin pulmonale et renale* mit Hitze *calor*: Fieber, Schwäche, Reizbarkeit, Durst, Stimmverlust, blutiges Sputum, blutiger Husten

■■■ **Säfte ergänzend**
Durst, trockener Mund, roter Zungenkörper, Yin-Verlust, Minderung der Körperflüssigkeiten

■□□ **Glut *ardor* kühlend**
blutiges Sputum, blutiger Husten, Blut im Stuhl

Physiologische/pharmakologische Wirkung sedierend auf das ZNS, aber deutlich gegen Müdigkeit wirkend, antidiuretisch; in einer kleinen Studie wurde eine Reduktion von Nebenwirkungen durch Chemotherapie und radiatio beschrieben (trockener Mund, Übelkeit, Erbrechen).

Toxizität Nebenwirkungen bei falscher Anwendung der Droge: Kopfschmerzen, Schwächegefühl, Apathie, Kälteabneigung, geblähtes Abdomen, verspätete Menstruation; allergische Reaktionen mit asthmatischen Beschwerden und Drogenexantheme.

Besonderes die Droge steht unter dem Artenschutzabkommen und benötigt eine Erlaubnis für Export aus China und Import in andere Länder. Aufgrund der hohen Kosten wird die Arznei oft separat ausgekocht, um eine maximale Extraktion zu erreichen.

Tagesdosis 3–6 g **Kochzeit** siehe Besonderes

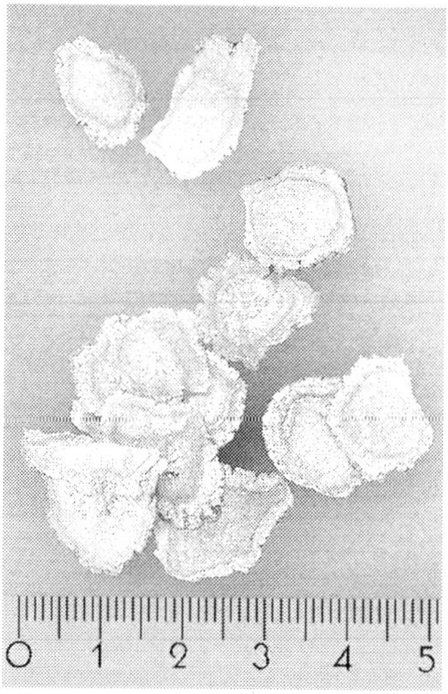

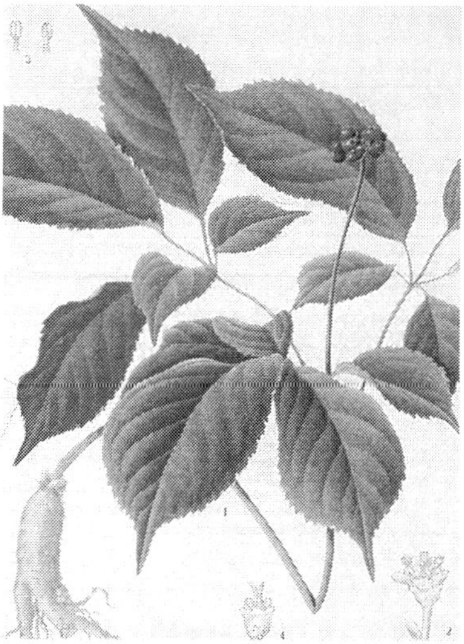

Kombinationen

- Defizienz von Yin und Qi → Ophiopogonis radix (Maimendong) S. 814, Asini corii colla (Ejiao) S. 782, Anemarrhenae rhizoma (Zhimu) S. 126, Fritillariae bulbus (Beimu) S. 660
- trockener Mund und Rachen, Erschöpfung der Säfte → Asparagi radix (Tianmendong) S. 796, Polygonati odorati rhizoma (Yuzhu) S. 818
- Blut im Stuhl → Longan arillus (Longyanrou) S. 784
- trockener Rachen, blutiger Husten, Defizienz von Lungen-Yin *yin pulmonale* → Mori folium (Sangye) S. 66, Armeniacae semen (Xingren) S. 676, Eriobotryae folium (Pipaye) S. 682
- diabetische Stoffwechsellage → Dioscoreae rhizoma (Shanyao) S. 724, Rehmanniae radix (Shengdihuang) S. 174, Gypsum fibrosum (Shigao) S. 136, Anemarrhenae rhizoma (Zhimu) S. 126

Kompatibilität

- gestört durch Veratri nigri rhizoma (Lilu) S. 80

Kontraindikation feuchte Kälte *algor humidus*, die die Mitte blockiert

Gravidität Anwendung erlaubt

Polygonati odorati rhizoma Yuzhu

玉竹

Familie: Liliaceae
Stammpflanzen: *Polygonatum officinale* oder *P. odoratum*, u.a.
Variante: Polygonati officinalis rhizoma
deutsch: wohlriechender Weißwurz-Wurzelstock
englisch: Solomon's seal rhizome, jade bamboo

Temperaturverhalten
■□□ neutral, Tendenz kalt

Geschmack *Sapor*
■■□ süß

Funktionskreis-/ Orbisbezug
■■□ Lunge *pulmonalis*
■□□ Magen *stomachi*

Wirkrichtung
■□□ absenkend

Wirkort
Tiefe, Innere *intima*, Lunge

Wirkung/Indikation

■□□ **Yin stützend und ergänzend**
Husten, trockener Rachen, Reizbarkeit, Durst

■■□ **Säfte ergänzend**
trockener Husten, Durst, trockener Mund

■■□ **Trockenheit *ariditas* befeuchtend**
Husten, Durst, trockener Mund

■□□ **Wind *ventus* ausleitend**
Wind bei Yin-Schwäche *ventus depletio yin*: Schmerzen, Krämpfe der Muskulatur, Taubheit, Benommenheit, Schwindel

■■□ **Hitze durch Schwäche *calor depletionis* beseitigend**
Fieber, Husten, starker Hunger, Obstipation

Physiologische / pharmakologische Wirkung Inhaltsstoffe u.a. Convallarin, Vitamin A

Tagesdosis 6–15 g, Standard 10 g **Kochzeit** 20 min

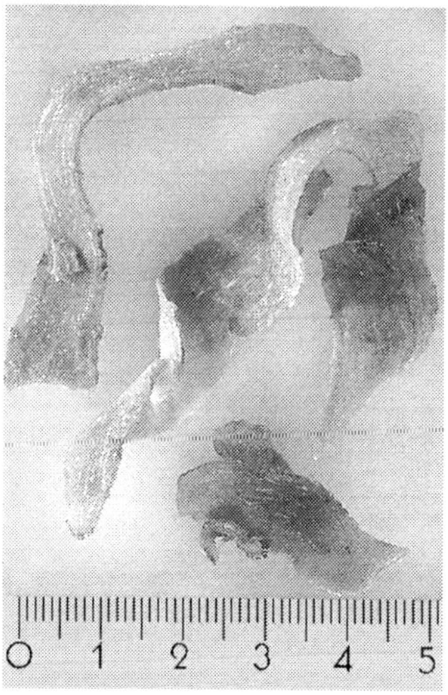

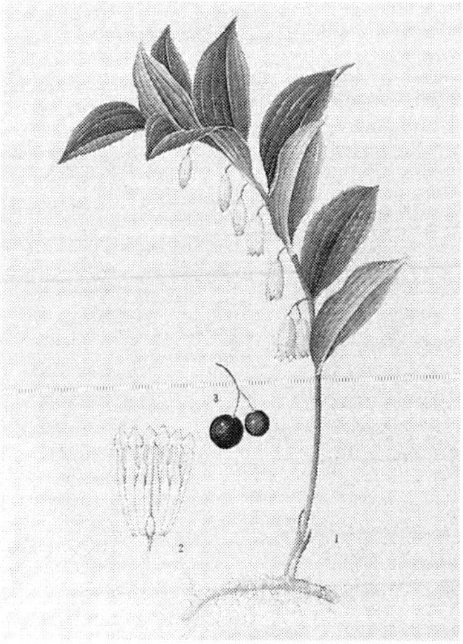

Kombinationen

- Schwäche von Magen- oder Lungen-Yin *depletio yin stomachi et pulmonale* mit trockenem Husten, Durst, Mundtrockenheit → Ophiopogonis r. (Maimendong) S. 814, Adenophorae r. (Nanshashen) S. 794, Glehniae r. (Beishashen) S. 804, Glycyrrhizae r. (Gancao) S. 728
- Yin-Schwäche *depletio yin* mit Hitze-Wind *calor venti*, Fieber, Husten → Cynanchi stauntonii r. (Baiqian) S. 640, Platycodi r. (Jiegeng) S. 648
- Hitze-Wind *calor venti* mit Yin-Schwäche *depletio yin* → Menthae h. (Bohe) S. 64, Sojae s. praeparatum (Dandouchi) S. 72
- Schwäche *depletio* von Yin und Qi, Engegefühl im Thorax → Codonopsis r. (Dangshen) S. 722

Kontraindikation Schleim *pituita*, Kälte *algor* im mittleren Wärmebereich *Calorium*, Feuchtigkeit *humor*-Symptomatik bei Schwäche im FK Milz *depletio o. lienalis*, Vorsicht bei Tachykardie oder Hypertension

Gravidität Anwendung erlaubt

Sesami semen nigrum 黑脂麻
Heizhima

Familie: Pedaliaceae
Stammpflanze: *Sesamum indicum/orientale*
Variante: Sesami indici semen, Sesami nigri semen
deutsch: Sesamsamen
englisch: black sesame seeds

Temperaturverhalten
■□□ neutral

Geschmack *Sapor*
■■□ süß

Wirkrichtung
■□□ tief

Wirkort
Tiefe, Innere *intima*

Funktionskreis-/ Orbisbezug
■■□ Leber *hepaticus*
■■□ Niere *renalis*
■□□ Dickdarm *intestini crassi*

Wirkung/Indikation

■■□ **Yin stützend und ergänzend**
Schwäche von Leber- und Nieren-Yin *depletio yin hepatici et renalis*, verschwommenes Sehen, Benommenheit, Schwindel, Tinnitus

■■□ **Jing/Struktivpotential stützend**
früh ergrauendes Haar, Drehschwindel, Tinnitus, lumbale Schwäche und Schmerzen, Schwäche der Beine

■□□ **Xue ergänzend**
Kopfschmerzen, Schwindel, Benommenheit, Taubheitsgefühl, rheumatoide Symptomatik, mangelhafte Laktation

■■□ **inneren Wind *ventus internus* besänftigend**
Kopfschmerzen, Schwindel, Tinnitus, Taubheitsgefühl, verschwommenes Sehen

■□□ **Säfte ergänzend**
Obstipation, trockener Husten

■□□ **Trockenheit *ariditas* befeuchtend**
Obstipation, trockener Husten, Taubheitsgefühl

Physiologische/pharmakologische Wirkung Inhaltsstoffe u.a. Sesamöl, Glycerol, Vitamin E, pflanzliche Fette. Verwendung als Laxans und als Speiseöl.

Besonderes bei Schwäche *depletio* des Xue post partum, mangelndem Milchfluss sollen die Samen geröstet werden.

Tagesdosis 9–30 g, Standard 10 g **Kochzeit** 20 min

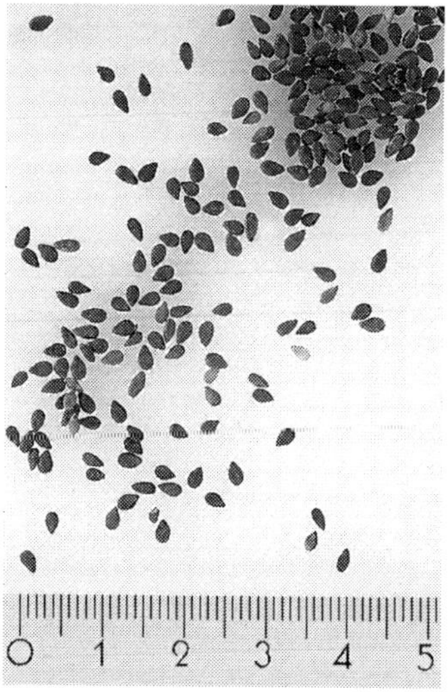

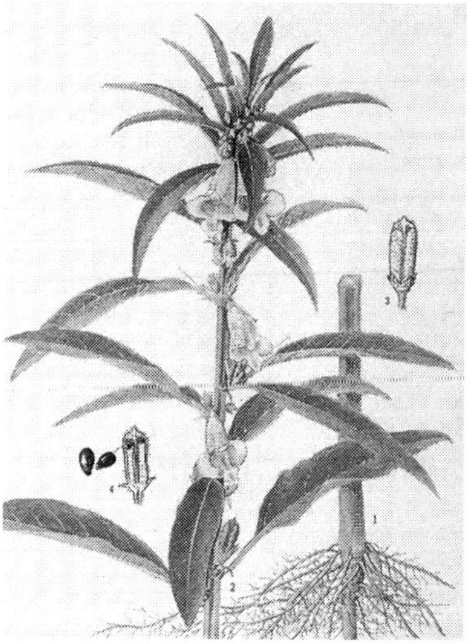

Kombinationen

- Schwäche von Leber- und Nieren-Yin *depletio yin hepatici et renalis* mit Schwindel, Benommenheit, verschwommener Sicht, Kopfschmerzen; hochschlagendes Yang mit Taubheitsgefühl, Obstipation → Mori f. (Sangye) S. 66
- Xue-Schwäche *depletio xue* mit Obstipation → Angelicae sinensis r. (Danggui) S. 780, Biotae seu Platycladi s. (Baiziren) S. 446

Kontraindikation Diarrhö

Gravidität Anwendung erlaubt

Taxilli herba
Sangjisheng

桑寄生

Familie: Loranthaceae
Stammpflanzen: *Loranthus parasiticus* oder *Taxillus chinensis, Viscum album*, u.a.
Varianten: Sangjisheng ramulus, Loranthi ramulus, Taxilli ramulus
deutsch: Maulbeermistelkraut
englisch: mulberry mistletoe stems, mulberry parasite

Temperaturverhalten
■□□ neutral

Geschmack *Sapor*
■■□ bitter
■□□ süß

Wirkrichtung
■■□ tief

Wirkort
unterer Wärmebereich *Calorium*

Funktionskreis-/ Orbisbezug
■■□ Leber *hepaticus*
■■□ Niere *renalis*

Wirkung/Indikation

■■□ **Yin stützend und ergänzend**
Leber-Yin *yin hepaticum*, Nieren-Yin *yin renale*: Taubheitsgefühl und Schmerzen in Rücken, Lenden oder Knie, schwache Gelenke, Gelenkschmerzen, Schwäche oder Atrophie von Sehnen/Knochen

■□□ **Qi stützend und ergänzend**
Nieren-Qi *qi renale*: Schwäche von Rücken, Lenden oder Knie, schwache Gelenke

■□□ **Xue ergänzend**
Blutungsneigung (v.a. während der Schwangerschaft), trockene Haut

■■■ **Unruhe des Fetus**
Frühgeburtsbestrebungen, Blutungsneigung

■□□ **Feuchtigkeit bei Wind *humor venti* ausleitend**
Schwäche von Lenden und Knie, Muskelschwäche, Muskelschmerzen, Gelenkschmerzen, schwache Gelenke

■□□ **krampflösend**
Schmerzen, Spasmen in Muskeln und Sehnen

Physiologische/pharmakologische Wirkung in vitro antiviral, diuretisch (auch wenn keine Dokumentation über Wechselwirkungen mit westlichen Diuretika vorliegt, ist eine verstärkte Wirkung auf den Elektrolyt- und Wasserhaushalt möglich), Hemmung der Thrombozytenaggregation und Verhinderung von Thrombenbildung (Vorsicht bei Kombination mit Antikoagulantien oder Thrombozytenaggregationshemmern), blutdrucksenkend, Erweiterung der Koronarien, Verbesserung der Myocard-Perfusion; einsetzbar bei Hypertension, Myocardinfarkt.
Viscum album wirkt bei Erschöpfung, Nervosität, Schlaflosigkeit, Ruhelosigkeit, Angstzuständen und Infektanfälligkeit. Die Droge Visci albi herba wird bei uns in der Krebstherapie, bei Arthrose und Hypertonie eingesetzt.

Tagesdosis 10–20 g, Standard 10 g **Kochzeit** 20 min

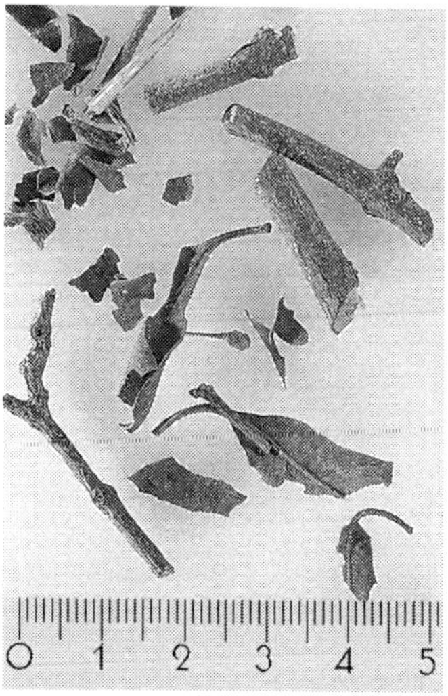

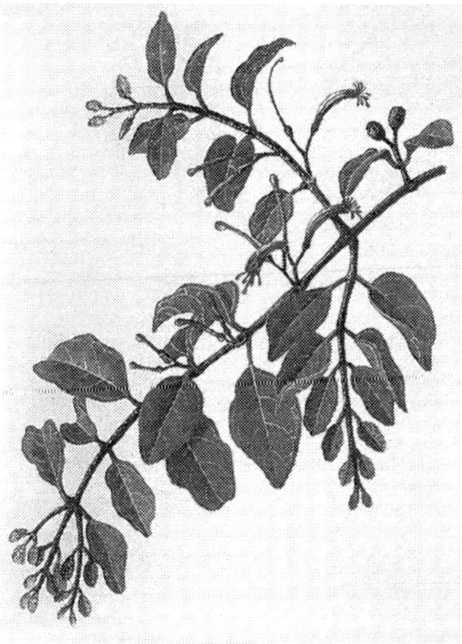

Kombinationen

- Schwäche in den FK Leber und Niere *depletio oo. hepatici et renalis* mit Feuchtigkeit-Wind *humor venti*: Schmerzen, Steifheit, Wundheitsgefühl des unteren Rückens und der unteren Extremität → Angelicae pubescentis seu Heraclei r. (Duhuo) S. 358, Achyranthis bidentatae r. (Niuxi) S. 532
- Xue-Schwäche *depletio xue* und Schwäche in den FK Leber und Niere *depletio oo. hepatici et renalis* mit Unruhe des Fetus, vorzeitigen Wehen, drohendem Abort, Blutungen während der Schwangerschaft → Dipsaci r. (Xuduan) S. 762, Asini corii colla (Ejiao) S. 782, Eucommiae c. (Duzhong) S. 768, Cuscutae s. (Tusizi) S. 758, Astragali r. (Huangqi) S. 718, Atractylodis macrocephalae rhiz. (Baizhu) S. 720
- Schwäche von Leber- und Nieren-Yin *depletio yin hepatici et renalis* mit hochschlagendem Yang mit Kopfschmerzen, Benommenheit, Schwindel, Tinnitus, Palpitationen → Rehmanniae r. (Shengdihuang) S. 174, Paeoniae radix rubra (Chishaoyao) S. 172, Spatholobi caulis et radix (Jixueteng) S. 586
- kindliche Paralyse → Epimedii h. (Yinyanghuo) S. 766
- Xue-Schwäche *depletio xue* mit trockener, schuppiger Haut → Hühnerei und brauner Zucker
- Frühgeburtsbestrebungen, Blutungen in der Gravidität Dipsaci radix (Xuduan) S. 762, Cuscutae semen (Tusizi) S. 758, Asini corii colla (Ejiao) S. 782

Gravidität Anwendung erlaubt

Toxizität tierexperimentell starke Überdosierung: Erbrechen, Diarrhö

Testudinis carapax 龟板
Guiban

Familie: Testudinidae
Zoologischer Name: *Chinemys reevesii*
Variante: Testudinis plastrum
deutsch: Panzer der Wasserschildkröte
englisch: fresh-water turtle plastron, testudinis, tortise plastrum

Temperaturverhalten
■□□ kalt

Geschmack *Sapor*
■■□ salzig
■□□ süß

Funktionskreis-/ Orbisbezug
■■□ Leber *hepaticus*
■■□ Niere *renalis*
■□□ Herz *cardialis*

Wirkrichtung
■□□ absenkend

Wirkort
Tiefe, Innere *intima*, unterer Wärmebereich *Calorium*

Wirkung/Indikation

■■■ **Yin stützend und ergänzend**
Schweiße im Schlaf, Tinnitus, Benommenheit, Schwindel, „dampfende Knochen", Tremor, Kopfschmerzen, Reizbarkeit

■■□ **Yang absenkend**
Tinnitus, Benommenheit, Schwindel, Spasmen, Tremor, Kopfschmerzen, Reizbarkeit, rote Augen

■■■ **Funktionskreis Niere *o. renalis* stützend**
Schwäche und Wundheitsgefühl im Rücken und in den Knien, verzögerte Entwicklung des Skelettes bei Kindern, offene Fontanelle

■■□ **Bewegungsapparat kräftigend**
Schwäche im Rücken, Schwäche der unteren Extremittät, schlecht entwickelter Bewegungsapparat

■■□ **Xue ergänzend**
Schlafstörungen, Palpitationen, Ängstlichkeit, Vergesslichkeit, verminderte Versorgung des Shen

■■□ **Breite Troßstraße *s. impedimentalis*, aufnehmende Leitbahn *s. respondens* harmonisierend, stützend**
verstärkte gynäkologische Blutungen, Fluor, schwere Geburt

■■□ **hämostyptisch**
verstärkte Menstruation, irreguläre Uterusblutungen

■□□ **Ekzeme, Verbrennungen und Geschwüre**
schlechtheilende Wunden, Geschwüre (auch äußerlich)

Physiologische / pharmakologische Wirkung nach neuerer Forschung zur Behandlung von Sarkomen, Leberzirrhose mit Ascites einsetzbar.

Besonderes gehört zu den gefährdeten Tierarten (CITES Appendix II) und erfordert eine spezielle Genehmigung für Import und Export.

Tagesdosis 10–30 g im Dekokt **Kochzeit** 30–40 min

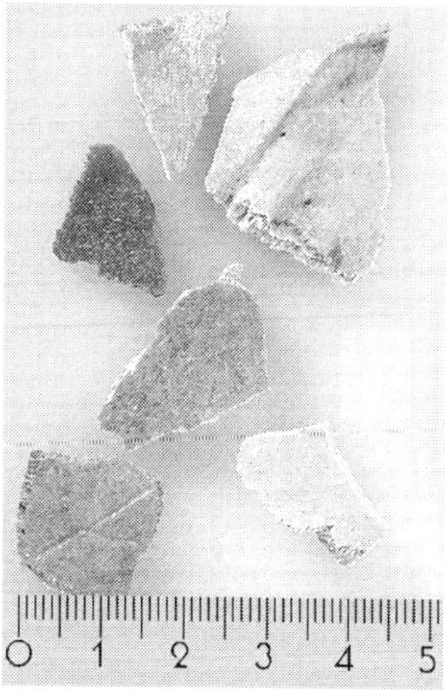

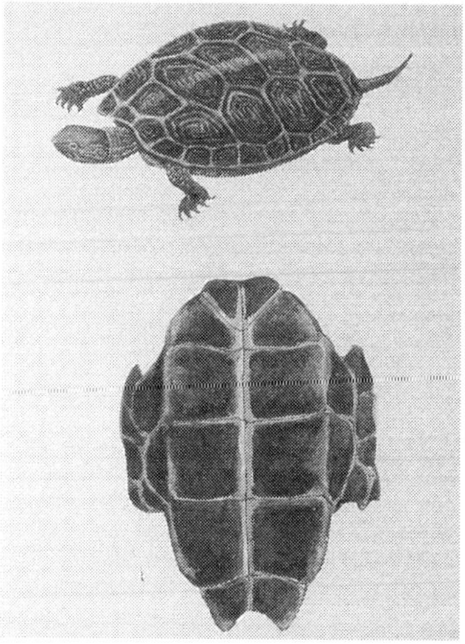

Kombinationen

- Stützung von Leber- und Nieren-Yin *yin hepaticum et renale* → Anemarrhenae rhizoma (Zhimu) S. 126, Phellodendri cortex (Huangbo) S. 186, Rehmanniae radix (Shengdihuang) S. 174
- subfebrile Temperaturen, Schweiße im Schlaf, hochschlagendes Yang, Tremor → Trionycis carapax (Biejia) S. 826, Asini corii colla (Ejiao) S. 782
- Tinnitus, Schwindel, Schwäche in Rücken und unteren Extremität → Rehmanniae radix praeparata (Shudihuang) S. 792, Corni fructus (Shanzhuyu) S. 834, Dioscoreae rhizoma (Shanyao) S. 724, „die nach links drehende Pille" (Zuoguiwan)
- hochschlagendes Leber-Yang *yang hepaticum* mit Schwindel → Chrysanthemi flos (Juhua) S. 56, Haliotidis concha (Shijueming) S. 462
- Stützung des Funktionskreis Niere *o. renalis*, Stärkung der Knochen → Cervi cornu (Lurong) S. 746
- starke Uterusblutungen → Rehmanniae radix (Shengdihuang) S. 174, Scrophulariae radix (Xuanshen) S. 176, Asini corii colla (Ejiao) S. 782, Scutellariae radix (Huangqin) S. 190, Paeoniae radix lactiflora (Baishaoyao) S. 788, Phellodendri cortex (Huangbo) S. 186
- starke Uterusblutungen durch Hitze *calor* im Xue → Rehmanniae radix (Shengdihuang) S. 174, Ecliptae herba (Hanliancao) S. 802, Sigesbeckiae herba (Xixiancao) S. 378
- irreguläre Uterusblutungen → Ostreae concha (Muli) S. 436
- schlechtheilende Wunden → Gleditsiae spina (Zaojiaoci) S. 558, Pulsatillae radix (Baitouweng) S. 236

Kontraindikation Diarrhö, Kälte-Schwäche *algor depletionis*, feuchte Kälte *algor humidus*

Gravidität Anwendung verboten

Toxizität allergische Reaktionen werden dokumentiert: Unwohlsein, Engegefühl im Thorax, heißes Gefühl im ganzen Körper, leichter Juckreiz.

Trionycis carapax 鱉甲
Biejia

Familie: Trionychae
Zoologischer Name: *Trionyx sinensis*
Variante: Trionycis carapax
deutsch: Panzer der chinesischen Schildkröte
englisch: Chinese soft-shelled turtle shell

Temperaturverhalten
■□□ kalt

Geschmack *Sapor*
■■■ salzig
■□□ neutral

Funktionskreis-/ Orbisbezug
■■□ Leber *hepaticus*
■□□ Milz *lienalis*
■□□ Niere *renalis*

Wirkrichtung
■■■ absenkend

Wirkort
Tiefe, Innere *intima*, unterer Wärmebereich *Calorium*

Wirkung/Indikation

■■□ **Yin stützend und ergänzend**
Schweiße im Schlaf, periodische Temperaturerhöhungen, Steifheit der Sehnen, Tremor, Benommenheit, Tinnitus, Kopfschmerzen, rote Augen, Muskelspasmen, Konvulsionen, fiebriges Gefühl am Nachmittag, Durst, Hitzegefühl in der Nacht, roter Zungenkörper, schnelle Pulse *pp. celeri*, „dampfende Knochen"

■■■ **Yang absenkend**
Benommenheit, Tinnitus, Kopfschmerzen, rote Augen, Muskelspasmen, Konvulsionen, gerötetes Gesicht

■□□ **Xue bewegend**
stockende Menstruation, Amenorrhö, Schmerzen in den Flanken, tastbare Verhärtungen

■■□ **Verhärtungen erweichend**
Massen im Unterbauch, Amenorrhö

■■□ **Zusammenballungen lösend**
Xue-Fluss in Leitbahnen und Gefäßen, Schwellungen des äußeren Halses, Lymphknotenschwellungen

■■□ **Schwellungen zerteilend**
Lymphknotenschwellungen bei Kindern, Zusammenballungen, Akkumulationen im Verdauungstrakt

■■□ **inneren Wind *ventus internus* besänftigend**
Benommenheit, Tinnitus, Kopfschmerzen, Spasmen, Konvulsionen, Präapoplex, Paralyse, Hemieplegie

Physiologische/pharmakologische Wirkung erhöht Plasmaprotein und behandelt Anämie bei Leberfunktionsstörungen, hemmt die Proliferation des Bindegewebes und löst Massen und Knoten.

Tagesdosis 10–30g im Dekokt **Kochzeit** 30–40 min

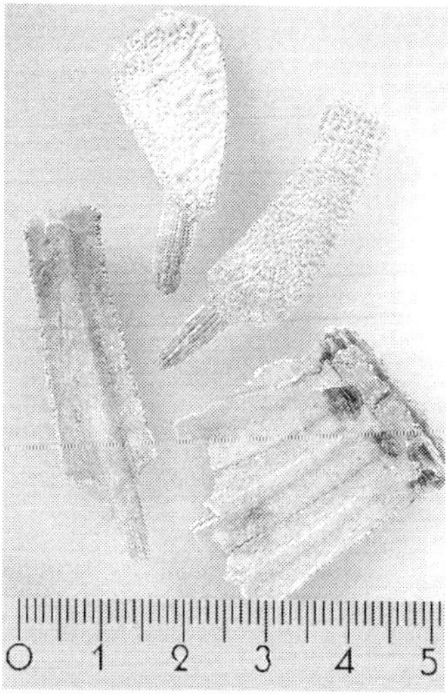

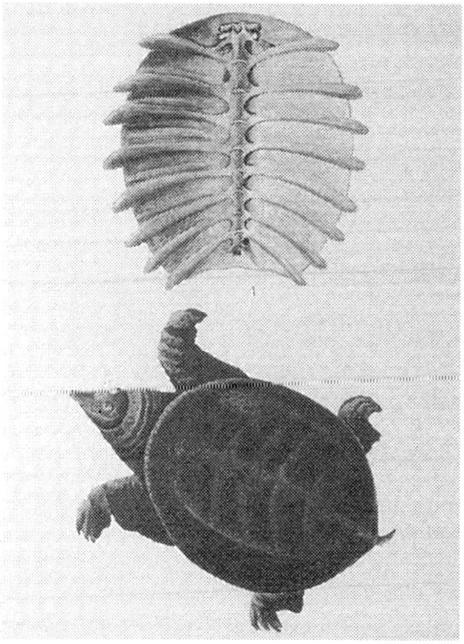

Kombinationen

- innerer Wind *ventus internus* mit Defizienz des Yin, Nachtschweiße → Testudinis carapax (Guiban) S. 824, Rehmanniae radix (Shengdihuang) S. 174, Paeoniae radix lactiflora (Baishaoyao) S. 788
- innerer Wind *ventus internus* mit Defizienz des Yin, Tremor → Mastodi fossilium ossis (Longgu) S. 434, Paeoniae radix lactiflora (Baishaoyao) S. 788, Asini corii colla (Ejiao) S. 782
- Schwäche *depletio* des Yin nach Infektionen mit Hitze *calor*-Zeichen, Nachtschweiß → Artemisiae annuae herba (Qinghao) S. 262, Moutan cortex (Mudanpi) S. 170, Rehmanniae radix (Shengdihuang) S. 174, Anemarrhenae rhizoma (Zhimu) S. 126
- Amenorrhö, Stase des Xue, Verhärtungen → Rhei rhizoma (Dahuang) S. 96, Persicae semen (Taoren) S. 574, Carthami flos (Honghua) S. 538, Angelicae sinensis radix (Danggui) S. 780, Paeoniae radix rubra (Chishaoyao) S. 172, Sparganii rhizoma (Sanleng) S. 584, Curcumae zedoariae rhizoma (Ezhu) S. 550, Cinnamomi cassiae ramulus (Guizhi) S. 30
- starke Menstruationsblutung → Asini corii colla (Ejiao) S. 782, Artemisiae argyi folium (Aiye) S. 596, Angelicae sinensis radix (Danggui) S. 780

Kontraindikation Kälte-Schwäche *algor depletionis* der Mitte

Gravidität Anwendung verboten

Toxizität in seltenen Fällen allergische Reaktionen: Erstickungsgefühl, Unwohlsein in der Brust, Agitation, Ängstlichkeit, juckende Erytheme.

XVI Adstringierende Arzneimittel *mm. contrahentia et asperantia*

Übersicht

Arzneimittelbild

Eigenschaften

Diese Arzneimittel dienen zur Stabilisierung des Struktivpotentials / Essenz / Jing, Erhaltung der Körpersäfte (Yin) und des Qi.
Starke Schweiße, Erbrechen, Polyurie, Diarrhö können beispielsweise zu übermäßigem Säfteverlust führen, oder anhaltender Husten, Kurzatmigkeit, Asthma, Palpitationen können zu einem übermäßigen Qi-Verbrauch führen.

Geschmacksrichtung *sapor*

In dieser Gruppe sollte die Geschmacksrichtung sauer oder adstringierend sein: Saures sammelt und Adstringierendes schützt vor einem Verlust der Säfte, Qi, Struktivpotentials / Essenz / Jing, oder Yin. Diese Arzneien sollten nur bei einer Schwäche *depletio*-Symptomatik eingesetzt werden und nicht bei Fülle *repletio* (z.B. durch Feuchtigkeit *humor* oder Schleim *pituita*).

Vergleich der Einzelarzneimittel dieser Gruppe

Wirkkraft, um das Lungen-Qi *qi pulmonale* zu stabilisieren

Schisandrae fructus (Wuweizi) S. 862	■■■■■■■■■■
Mume fructus (Wumei) S. 850	■■■■■■■■■■
Chebulae fructus (Hezi) S. 832	■■■■■■■■■■
Gingko semen (Baiguo) S. 840	■■■■■■■■■■

Wirkkraft, um Schweiß zu stoppen

Schisandrae fructus (Wuweizi) S. 862	■■■■■■■■■■
Ephedrae radix (Mahuanggen) S. 836	■■■■■■■■□□
Ostreae concha (Muli) S. 436	■■■■■■■■□□
Tritici fructus levis (Fuxiaomai) S. 866	■■■■■■■■□□
Mastodi fossilium ossis (Longgu) S. 434	■■■■■■□□□□

Wirkkraft, um den Darm zu festigen und Diarrhö zu beenden

Schisandrae fructus (Wuweizi) S. 862	■■■■■■■■■■
Rosae laevigatae fructus (Jinyingzi) S. 858	■■■■■■■■■■
Chebulae fructus (Hezi) S. 832	■■■■■■■■■■
Halloysitum rubrum (Chishizhi) S. L	■■■■■■■■■■
Euryales semen (Qianshi) S. 838	■■■■■■■■□□
Myristicae semen (Roudoukou) S. 852	■■■■■■□□□□
Nelumbinis semen (Lianzi) S. 854	■■■■■■□□□□
Nelumbinis stamen (Lianxu) S. 856	■■■■■■□□□□
Dioscoreae rhizoma (Shanyao) S. 724	■■■■□□□□□□
Lablab semen album (Biandou) S. 734	■■■□□□□□□□

Wirkkraft, um den FK Blase *o. vesicalis* zu stabilisieren und Inkontinenz und Enuresis zu behandeln

Mantidis ootheca (Sangpiaoxiao) S. 848	■■■■■■■■■■
Rosae laevigatae fructus (Jinyingzi) S. 858	■■■■■■■■■■
Euryales semen (Qianshi) S. 838	■■■■■■■■□□
Corni fructus (Shanzhuyu) S. 834	■■■■■■■■□□
Alpiniae oxyphyllae fructus (Yizhiren) S. 742	■■■■■■■■□□

Wirkkraft, um das Struktivpotential *Jing* zu stabilisieren

Corni fructus (Shanzhuyu) S. 834	■■■■■■■■■■
Schisandrae fructus (Wuweizi) S. 862	■■■■■■■■■■
Sepiae endoconcha (Haipiaoxiao) S. 864	■■■■■■■■■■
Euryales semen (Qianshi) S. 838	■■■■■■■■■■
Rubi fructus (Fupenzi) S. 860	■■■■■■■■■■
Nelumbinis semen (Lianzi) S. 854	■■■■■■■■□□
Nelumbinis stamen (Lianxu) S. 856	■■■■■■■■□□

Zusammenfassung

Zusammenhalten des Lungen-Qi *qi pulmonale*, Stoppen von Husten, Stabilisierung des Darmbereiches , Beenden von Diarrhö

Mume fructus (Wumei) S. 850 → fördert die Generierung von Körpersäften, antiparasitär

Schisandrae fructus (Wuweizi) S. 862 → stoppt den Verlust von Körpersäften (Schweiße, Diarrhö, Sperma, Urin) und fördert deren Generierung

Chebulae fructus (Hezi) S. 832 → untersützt die Stimme

Stabilisierung des Darmbereiches, Beenden von Diarrhö

Granati pericarpium (Shiliupi) S. 842 → stoppt Blutungen, antiparasitär, eher bei Milz-Yang-Schwäche *depletio yang lienale* geeignet

Halloysitum rubrum (Chishizhi) S. 844 → festigt den Darmbereich stark, stoppt vaginale und uterine Blutungen

Limonitum (Yuyuliang) S. 846 → stoppt uterine Blutungen und Leukorrhö

Myristicae semen (Roudoukou) S. 852 → wärmt den mittleren Wärmebereich *Calorium*, reguliert die Qi-Zirkulation

Verhinderung eines Säfteverlustes im Bereich des unteren Wärmebereiches *Calorium*

Corni fructus (Shanzhuyu) S. 834 → stützt Leber- und Nieren-Yin *yin hepaticum et renale*

Euryales semen (Qianshi) S. 838 → stützt den FK Milz *o. lienalis* und stoppt so Diarrhö

Mantidis ootheca (Sangpiaoxiao) S. 848 → stützt das Nieren-Yang *yang renale*

Nelumbinis plumula (Lianxin) S. 142 klärt den FK Herz *o. cardialis*, lindert Irritierbarkeit, kühlt Hitze *calor* im Xue, stoppt Blutungen

Nelumbinis semen (Lianzi) S. 854 → stützt den FK Milz *o. lienalis* und stoppt so Diarrhö, nährt den FK Herz *o. cardialis*

Nelumbinis stamen (Lianxu) S. 856 → kühlt den FK Herz *o. cardialis*, stoppt Blutungen

Rosae laevigatae fructus (Jinyingzi) S. 858 → festigt den Darmbereich, bei Rectum- oder Uterus-Prolaps

Rubi fructus (Fupenzi) S. 860 → stützt den FK Niere *o. renalis*, verbessert die Sicht

Sepiae endoconcha (Haipiaoxiao) S. 864 → stoppt Blutungen, behandelt gastrointestinalen Störungen

Stoppen von Schweiße

Ephedrae radix (Mahuanggen) S. 836 → beendet spontane und nächtliche Schweiße

Tritici fructus levis (Fuxiaomai) S. 866 → beendet spontane und nächtliche Schweiße

Arzneimittel aus anderen Gruppen mit adstringierender Wirkung

Agrimoniae herba (Xianhecao) . . . . S. 594

Alumen (Mingfan) . . . . S. 888

Bletillae rhizoma (Baiji) . . . . S. 598

Mastodi fossilium ossis (Longgu) . . . . S. 434

Ostreae concha (Muli) . . . . S. 436

Rhei rhizoma (Dahuang), verkohlt . . . . S. 96

Chebulae fructus 诃子
Hezi

Familie: Combretaceae
Stammpflanze: *Terminalia chebula*, u.a.
Varianten: Myrobalani fructus, Terminaliae chebulae fructus
deutsch: Myrobalani-Frucht
englisch: myrobalan fruit, terminalia

Temperaturverhalten
■□□ neutral, Tendenz warm

Geschmack *Sapor*
■□□ bitter
■■□ sauer
■■□ adstrinierend
■□□

Funktionskreis-/ Orbisbezug
■■■ Lunge *pulmonalis*
■■■ Dickdarm *intestini crassi*
■□□ Magen *stomachi*

Wirkrichtung
■■■ absenkend

Wirkort
Rachen und Hals, Verdauungstrakt

Wirkung/Indikation

■■■ **Diarrhö beendend**
chronische Diarrhö, hartnäckige Dysenterie

■■□ **adstringierend und sammelnd**
Diarrhö, chronischer Husten, trockener Husten, anfallsweiser Husten

■■□ **Qi stützend und ergänzend**
chronischer Husten, Keuchen, Stimmverlust

■■□ **Husten stillend**
chronischer Husten, trockener Husten, anfallsweiser Husten, Stimmverlust

■□□ **Schmerz beseitigend**
schmerzhafter Rachen, den Rachen freimachend

■■□ **Qi absenkend**
Husten, Keuchen, Stimmlosigkeit, Verschleimung im Rachenbereich, chronische Heiserkeit

■■■ **Rachen freimachend**
Stimmlosigkeit, Heiserkeit

Physiologische/pharmakologische Wirkung Versuche ergaben eine antibakterielle, cardiotonische und antiatherosklerotische Wirkung durch Senkung des Cholesterolspiegels. Adstringierende Wirkung durch die enthaltenen Gerbstoffe. Verwendung als Gerbmittel.

Toxizität durch den Gerbstoffgehalt kann es zu Obstipation und Störungen der Verdauungsfunktion kommen.

Besonderes die Myrobalanfrüchte haben in der tibetischen Medizin eine zentrale Bedeutung als vollkommenes Heilmittel, dem eine verdauungsfördernde, lebensspendende, nährende und den Körper kräftigende Wirkung zugeschrieben wird.

Tagesdosis 1,5–9 g, Standard 5 g **Kochzeit** 20 min

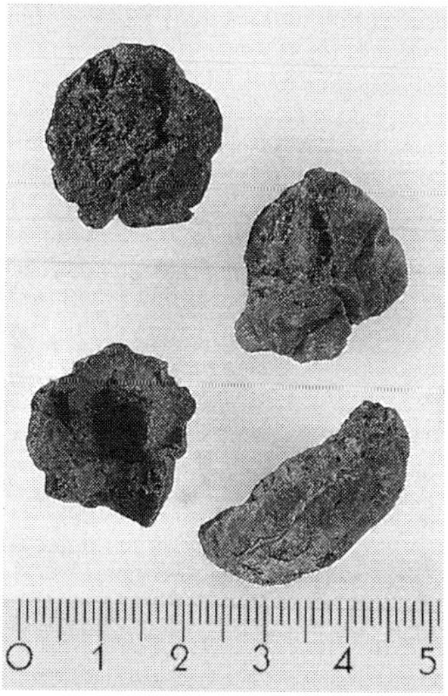

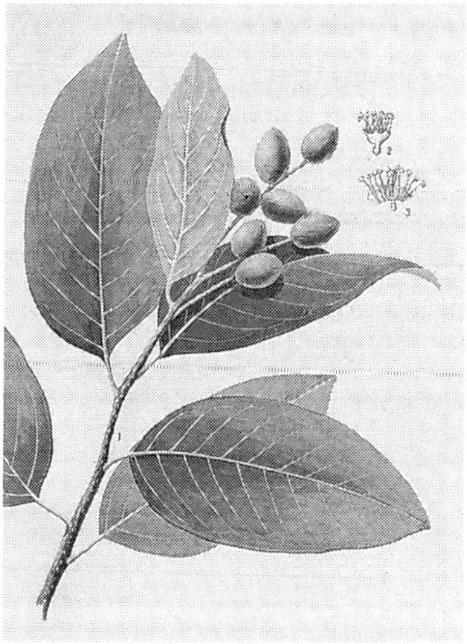

Kombinationen

- Schwäche im FK Dickdarm *depletio o. intestini crassi* mit chronischer Dysenterie, Blut im Stuhl, Eiter im Stuhl, chronischer Diarrhö → Coptidis rhiz. (Huanglian) S. 178, Aucklandiae radix (Muxiang) S. 488, Pruni mume fr. (Wumei) S. 850
- Kälte-Schwäche im FK Dickdarm *algor depletionis o. intestini crassi* mit starker Diarrhö → Zingiberis rhiz. (Ganjiang) S. 416, Myristicae s. (Roudoukou) S. 852, Citri reticulatae peric. (Chenpi) S. 496
- chronische Diarrhö → Atractylodis macrocephalae rhiz. (Baizhu) S. 720, Euryales s. (Qianshi) S. 838
- Lungen-Yin-Schwäche *depletio yin pulmonale* mit Husten, blutigem Auswurf → Trichosanthis fructus (Gualou) S. 674, Indigo naturalis (Qingdai) S. 166, Fritillariae thunbergii bulbus (Zhebeimu) S. 662, Platycodi r. (Jiegeng) S. 648, Scrophulariae r. (Xuanshen) S. 176
- Schwäche im FK Lunge *depletio o. pulmonalis* mit chronischem Husten, Heiserkeit → Schisandrae fr. (Wuweizi) S. 862, Adenophorae r. (Nanshashen) S. 794, Glehniae r. (Beishashen) S. 804, Lilii bulbus (Baihe) S. 808
- chronische Heiserkeit → Platycodi r. (Jiegeng) S. 648, Glycyrrhizae r. (Gancao) S. 728

Kontraindikation akute Diarrhö, frühe Stadien dysenterischer Beschwerden, Husten aufgrund einer äußeren Schrägläufigkeit/Heteropathie

Gravidität Anwendung erlaubt

Corni fructus
Shanzhuyu
山茱萸

Familie: Cornaceae
Stammpflanze: *Cornus officinalis*
deutsch: Kornelkirschenfrüchte, Hartriegelfrüchte
englisch: asiatic cornelian cherry fruit

Temperaturverhalten
■□□ Tendenz warm

Geschmack *Sapor*
■■□ sauer

Wirkrichtung
■■□ tief

Wirkort
unterer Wärmebereich *Calorium*

Funktionskreis-/ Orbisbezug
■■□ Leber *hepaticus*
■■■ Niere *renalis*

Wirkung/Indikation

■■□ **Jing / Struktivpotential stützend**
Schwindelanfälle, Impotenz, Spermatorrhö, Enuresis, profuse Schweiße, Schwäche von Rücken und Knie, Tinnitus

■■■ **Yin stützend und ergänzend**
Nieren-Yin *yin renale*: häufige Miktion, Urininkontinenz, Spermatorrhö, starke Schweiße, Schwindel, Impotenz, Tinnitus

■□□ **Schweiß zurückhaltend**
starke Schweiße bei Schwäche im FK Niere *depletio o. renalis*

■□□ **hämostyptisch**
starke gynäkologische Blutungen, lange Menstruation

■□□ **Xue haltend**
starke Schweiße, Blutungen, lange Menstruation

■■□ **adstringierend und sammelnd**
starke Schweiße, lange Menstruation

■■■ **Urin zurückhaltend**
Enuresis, häufige Miktion, Urininkontinenz

Physiologische / pharmakologische Wirkung im klinischen Versuch diuretisch (auch wenn keine Dokumentation über Wechselwirkungen mit westlichen Diuretika vorliegt, ist eine verstärkte Wirkung auf den Elektrolyt- und Wasserhaushalt möglich), blutdrucksenkend, die Leukozytopoese fördernd, antibiotisch, entzündungshemmend. Mildes Parasympathomimetikum, Adstringens durch die enthaltenen Gerbstoffe. Inhaltsstoffe u. a. Verbenalin, Saponine, Vitamin A, Tannin

Toxizität gering

Tagesdosis 4 – 12 g, Standard 5 g **Kochzeit** 20 min

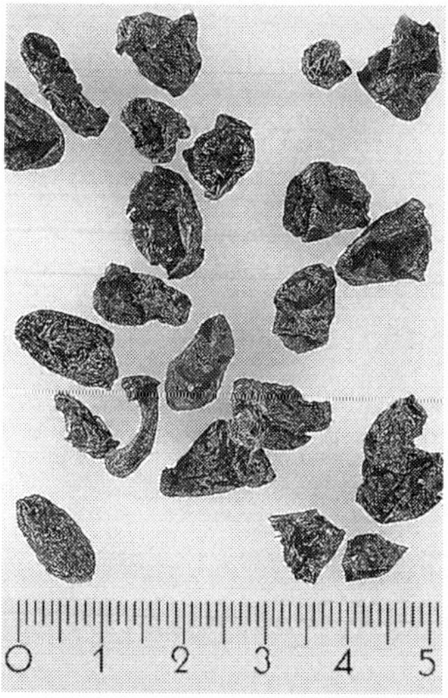

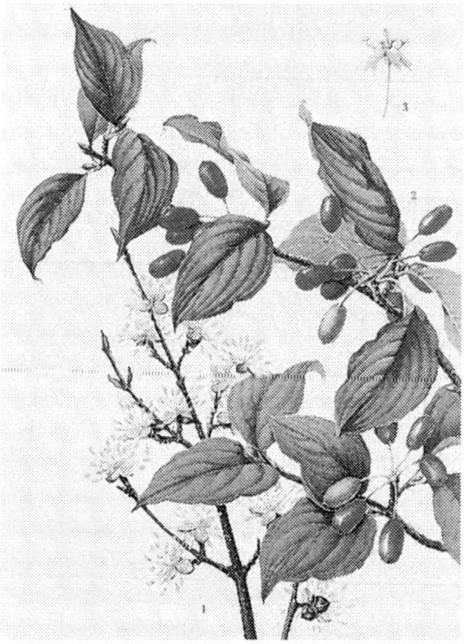

Kombinationen

- Verlust des Yang mit profusen Schweißen → Mastodi fossilium ossis (Longgu) S. 434, Ostreae concha (Muli) S. 436, Aconiti r. lateralis praep. (Fuzi) S. 396, Ginseng r. (Renshen) S. 726
- Schwäche *depletio* des Yang und des Qi mit spontanen Schweißen → Astragali r. (Huangqi) S. 718, Codonopsis r. (Dangshen) S. 722
- Schwäche *depletio* des Yin mit Schweiße im Schlaf → Angelicae sinensis r. (Danggui) S. 780, Rehmanniae praep. r. (Shudihuang) S. 792
- Schwäche *depletio* des Yin, Hitze *calor* mit gynäkologischen Blutungen (verhalten oder sehr stark, dunkel, klumpig) → Paeoniae radix lactiflora (Baishao) S. 788, Asini corii colla (Ejiao) S. 782
- Instabilität der Leitbahn Große Troßstraße *sin. impedimentalis* mit gynäkologischen Blutungen (dünn, hell, profus, heftig oder tröpfelnd) → Sepiae endoconcha (Haipiaoxiao) S. 864, Rubiae r. (Qiancaogen) S. 616
- Leber- und Nieren-Yin-Schwäche *depletio yin hepatici et renalis* mit Schwindel, Tinnitus, Impotenz, starken gynäkologischen Blutungen → Rehmanniae praep. r. (Shudihuang) S. 792, Lycii fr. (Gouqizi) S. 812, Cuscutae s. (Tusizi) S. 758, Eucommiae c. (Duzhong) S. 768
- Schwäche im FK Niere *depletio o. renalis* mit Spermatorrhö, Enuresis, profusen Schweißen → Astragali s. (Shayuan jili) S. 744, Psoraleae s. (Buguzhi) S. 776, Ostreae concha (Muli) S. 436, Mastodi fossilium ossis (Longgu) S. 434

Kompatibilität gestört durch Platycodi r. (Jiegeng) S. 648, Saposhnikoviae radix (Fangfeng) S. 46, Stephaniae r. (Fangji) S. 344

Kontraindikation Nieren-Yang-Schwäche *depletio yang renale*, schmerzhafte, erschwerte Miktion

Gravidität Anwendung erlaubt

Ephedrae radix 麻黄根
Mahuanggen

Familie: Ephedraceae
Stammpflanze: *Ephedra sinica*, u. a.
deutsch: Meerträubelwurzel
englisch: ephedra root, hemp yellow root

Temperaturverhalten
■□□ neutral

Geschmack *Sapor*
■□□ süß

Wirkrichtung
■□□ absenkend

Wirkort
Oberfläche *extima*

Funktionskreis-/ Orbisbezug
■■□ Lunge *pulmonalis*

Wirkung/Indikation

■■■ **Schweiß zurückhaltend**
spontane Schweiße, Schweiße im Schlaf, Schweiße aufgrund von Schwäche *depletio*, Qi-Schwäche *depletio qi* oder Yin-Schwäche *depletio yin*, Schweiße postpartum

■□□ **Qi stützend und ergänzend**
Lungen-Qi-Schwäche *depletio qi pulmonale*, Schweiße

■□□ **Yin stützend und ergänzend**
Nieren- und Herz-Yin-Schwäche *depletio yin renalis et cardialis*: Schweiße

Physiologische / pharmakologische Wirkung Stimulation der glatten Muskulatur von Darm und Uterus.

Tagesdosis 3 – 10 g, Standard 6 g **Kochzeit** 20 min

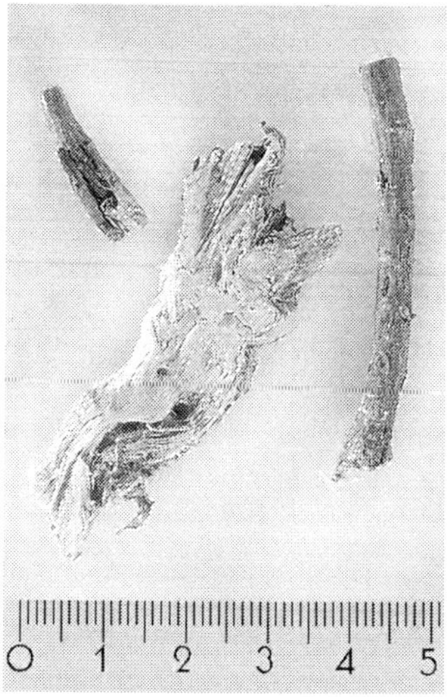

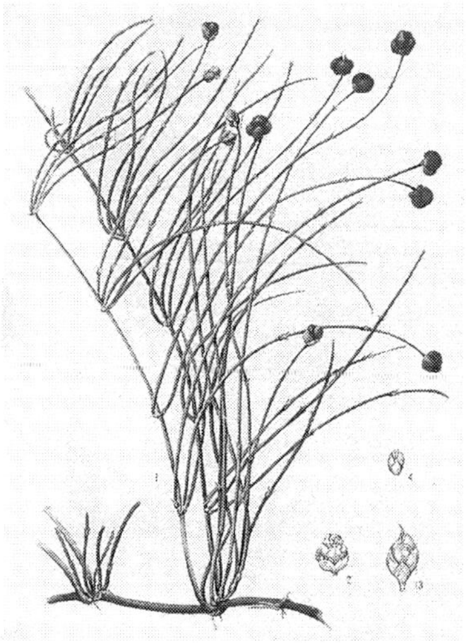

Kombinationen

- spontane Schweiße, nicht zu stoppende Schweiße → Astragali r. (Huangqi) S. 718, Angelicae sinensis r. (Danggui) S. 780
- nicht zu stillende Schweiße post partum (als Pulver auf das Abdomen auftragen) → Ostreae concha (Muli) S. 436
- Schweiße im Schlaf → Schisandrae fr. (Wuweizi) S. 862, Biotae seu Platycladi s. (Baiziren) S. 446, Rehmanniae r. (Shengdihuang) S. 174
- Schwäche *depletio* des Qi und des Yin mit Schweiße, spontaner Schweiße, Schweiße im Schlaf → Astragali r. (Huangqi) S. 718, Tritici fr. germ. (Fuxiaomai) S. 866, Angelicae sinensis r. (Danggui) S. 780, Ostreae concha (Muli) S. 436

Gravidität Anwendung erlaubt

Euryalis semen
Qianshi

芡实

Familie: Nymphaceae
Stammpflanze: *Euryale ferox*
deutsch: Makanasternsamen, Seerosengewächs
englisch: euryale seeds

Temperaturverhalten
■□□ neutral

Wirkrichtung
■□□ emporhebend

Geschmack *Sapor*
■□□ süß
■□□ sauer

Wirkort
Mitte, mittlerer und unterer Wärmebereich *Calorium*

Funktionskreis-/ Orbisbezug
■■□ Milz *lienalis*
■■■ Niere *renalis*

Wirkung/Indikation

■□□ **Qi stützend und ergänzend**
Verdauungsschwäche, Diarrhö, Diarrhö bei Kindern

■■■ **Diarrhö beendend**
chronische Diarrhö bei Schwäche *depletio* der Mitte

■□□ **Feuchtigkeit *humor* ausleitend**
Fluor albus bei Schwäche *depletio*, Fluor albus bei feuchter Hitze *calor humidus*

■■■ **Jing / Struktivpotential stützend**
nächtliche Spermatorrhö, ejaculatio praecox, häufige Miktion, Enuresis, Impotenz

■□□ **Yang stützend**
nächtliche Spermatorrhö, ejaculatio praecox, häufige Miktion, Enuresis, Impotenz

■■□ **Urin zurückhaltend**
Enuresis, Urininkontinenz

Physiologische / pharmakologische Wirkung einsetzbar bei Proteinurie. Inhaltsstoffe u. a. Proteine, Fett, Calcium, Phosphat, Eisen

Tagesdosis 10 – 15 g, Standard 10 g **Kochzeit** 20 min

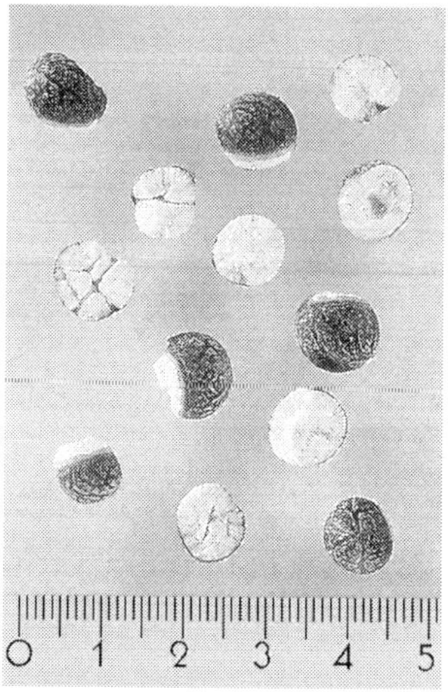

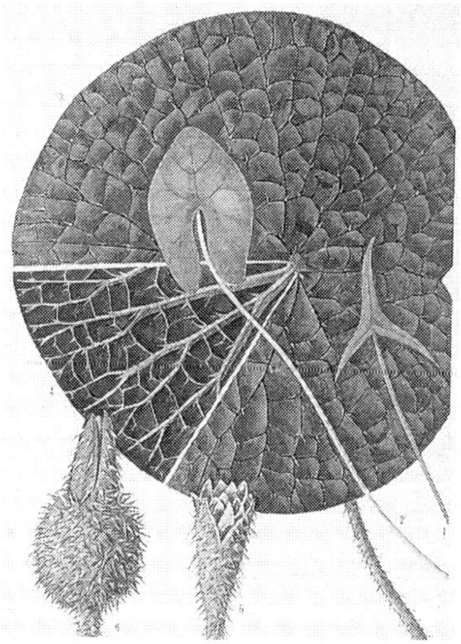

Kombinationen

- Schwäche im FK Milz *depletio o. lienalis* mit chronischer Diarrhö → Codonopsis r. (Dangshen) S. 722, Poria (Fuling) S. 340, Atractylodis macrocephalae rhiz. (Baizhu) S. 720
- Schwäche im FK Milz *depletio o. lienalis* mit Verdauungsschwäche, chronischer Diarrhö → Rosae laevigatae fr. (Jinyingzi) S. 858, Cuscutae s. (Tusizi) S. 758, Dioscoreae rhiz. (Shanyao) S. 724, Codonopsis r. (Dangshen) S. 722, Atractylodis macrocephalae rhiz. (Baizhu) S. 720
- Schwäche im FK Niere *depletio o. renalis* mit Spermatorrhö, Polyurie → Rosae laevigatae fr. (Jinyingzi) S. 858
- Schwäche in den FK Milz und Niere *depletio oo. lienalis et renalis* mit vaginalem Ausfluss → Dioscoreae rhiz. (Shanyao) S. 724
- feuchte Hitze *calor humidus* im unteren Wärmebereich *Calorium*, vaginaler Ausfluss → Phellodendri c. (Huangbo) S. 186, Plantaginis s. (Cheqianzi) S. 334

Kontraindikation stockende Ausscheidungen

Gravidität Anwendung erlaubt

Ginkgo semen 白果
Baiguo

Familie: Ginkoaceae
Stammpflanze: *Ginkgo biloba*
deutsch: Ginkgosamen
englisch: ginkgo nut, silver almond

Temperaturverhalten
■■□ neutral

Wirkrichtung
■□□ tief

Geschmack *Sapor*
■■□ süß
■□□ bitter

Wirkort
Lunge, unterer Wärmebereich *Calorium*

Funktionskreis-/ Orbisbezug
■■■ Lunge *pulmonalis*
■□□ Niere *renalis*

Wirkung/Indikation

■■□ **Keuchen stillend**
rasselnde Atmung, Keuchen, Husten mit Schleim

■■□ **Husten stillend**
chronischer Husten, viel Schleimbildung

■■□ **Qi stützend und ergänzend**
Lungen-Qi *qi pulmonale* stützend bei Husten, Keuchatmung, chronischem Husten, starker Schleimbelastung

■■□ **Schleim *pituita* kanalisierend**
Husten mit zähem Schleim

■□□ **Feuchtigkeit *humor* ausleitend**
Fluor albus, trüber Urin, Harnträufeln

■□□ **feuchte Hitze *calor humidus* ausleitend**
Fluor albus, trüber Urin, Harnträufeln

■□□ **Funktionskreis Niere *o. renalis* stützend**
Urininkontinenz, Spermatorrhö, Harnträufeln

■■□ **Urin zurückhaltend**
Urininkontinenz, Harnträufeln

Physiologische/pharmakologische Wirkung in vitro antibiotisch, antimykotisch, bronchodilatativ; enthält u.a. Bilobolol: tierexperimentell Stimulation von Uteruskontraktionen, Senkung des Blutdrucks. Gingko folium wirkt zerebral und peripher durchblutungsfördernd und kann bei zerebrovaskulärer Insuffizienz mit Ohrensausen, Schwindel, Kopfschmerzen, Konzentrations- und Gedächtnisschwäche angewendet werden.

Besonderes rohe Samen eignen sich v.a. bei Schleim *pituita*-Befunden, geröstete Samen v.a. bei Keuchen und Husten, Urininkontinenz.

Tagesdosis 3–9 g, Standard 3 g **Kochzeit** 20 min

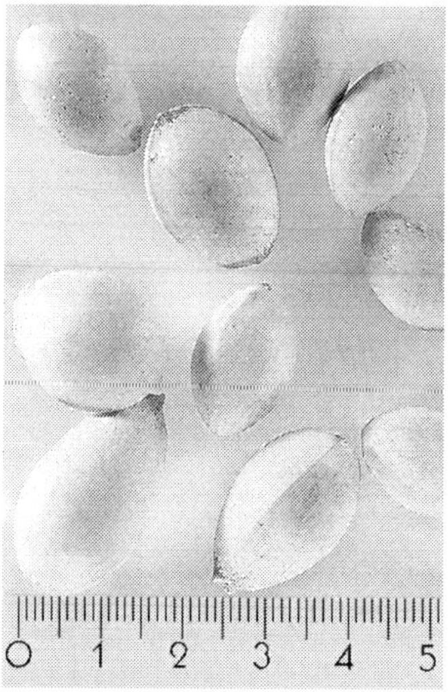

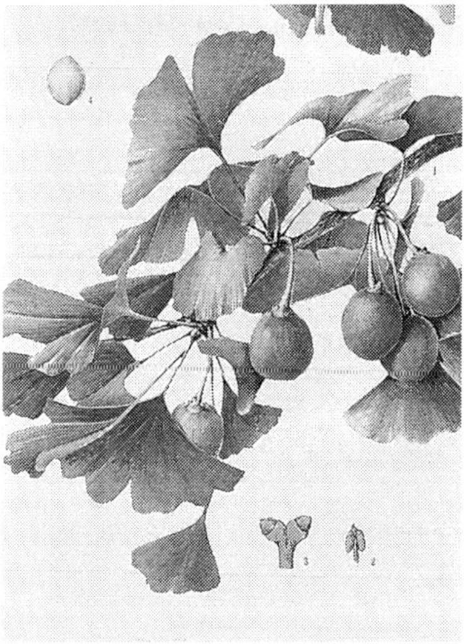

Kombinationen

- Keuchen → Ephedrae h. (Mahuang) S. 34, Glycyrrhizae r. (Gancao) S. 728
- Schwäche im FK Lunge *depletio o. pulmonalis*, Hitze-Schleim *calor pituitae* mit Husten, Keuchen, reichlich gelbem Auswurf → Mori cortex (Sangbaipi) S. 688, Ephedrae h. (Mahuang) S. 34, Armeniacae semen (Xingren) S. 676, Scutellariae r. (Huangqin) S. 190
- feuchte Hitze *calor humidus* mit Fluor albus → Phellodendri c. (Huangbo) S. 186, Euryales s. (Qianshi) S. 838
- Inkontinenz, Polyurie → Mantidis ootheca (Sangpiaoxiao) S. 848, Alpiniae oxyphyllae fr. (Yizhiren) S. 742
- Schwäche *depletio* des Yin und des Xue mit Fluor albus, trübem Urin, Harnträufeln → Euryales s. (Qianshi) S. 838, Nelumbinis s. (Lianzi) S. 854
- Schwäche *depletio* im unteren Wärmebereich *Calorium* mit wässrigem vaginalem Ausfluss → Nelumbinis s. (Lianzi) S. 854

Kompatibilität Toxizität aufgehoben durch Glycyrrhizae r. (Gancao) S. 728

Gravidität Anwendung mit Vorsicht

Toxizität die unbehandelte Droge ist leicht toxisch, weshalb sie nicht über längere Zeit oder in größeren Mengen verabreicht werden soll. Trocknung oder Röstung mildert die Toxizität. Überdosierung: Kopfschmerzen, Fieber, Tremor, Reizbarkeit, Dyspnoe, Irritationen von Haut/Schleimhaut; Überempfindlichkeit auf Licht und Lärm bis zu Konvulsionen, Atemdepression. Antidot: 60 g rohe Glycyrrhizae r. auskochen.

Granati pericarpium 石榴皮
Shiliupi

Familie:	Punicaceae
Stammpflanze:	*Punica granatum*
deutsch:	Granatapfel-Schale
englisch:	pomegranate husk, granatum rind

Temperaturverhalten
■□□ warm

Geschmack *Sapor*
■■□ sauer
■■□ adstringierend

Wirkrichtung
■□□ emporhebend

Wirkort
Verdauungstrakt

Funktionskreis-/ Orbisbezug
■■■ Dickdarm *intestini crassi*
■■□ Magen *stomachi*

Wirkung/Indikation

■■■ **adstringierend und sammelnd**
chronische Diarrhö, Dysenterie, Rectumprolaps

■■□ **Diarrhö beendend**
chronische Diarrhö bei Kälte-Schwäche *algor depletionis*

■■□ **antiparasitisch**
Rundwürmer, Ascariden, Bandwürmer, intestinale Parasiten, Hakenwürmer, äußerlich bei Pilzbefall (Tinea) und bei Psoriasis

■□□ **hämostyptisch**
uterine Blutungen, Leukorrhö, äußerlich als Pulver bei posttraumatischen Blutungen

Physiologische/pharmakologische Wirkung antiparasitär, antihelmintisch (die Droge wurde bereist im alten Ägypten 2000 Jahre v.u.Z. als Mittel gegen Bandwürmer eingesetzt), amöboid, antibiotisch (Corynebacterium diphteriae, Spahylococcus aureus, Bacillus dysenteriae, Dermatophyten), antimykotisch, äußerlich auch bei Verbrennungen und Psoriasis geeignet, die enthaltenen Gerbstoffe wirken als Adstringens.

Toxizität leicht toxisch durch die enthaltenen Alkaloide mit folgenden Nebenwirkungen: Nausea, Vomitus, Diarrhö, Schmerzen im Abdomen. Überdosierung: Vertigo, Kopfschmerzen, Sehstörungen, Tinnitus, Schwächegefühl, Spasmen, Tremor bis zu Atemlähmung bei sehr hoher Überdosierung, die Gerbstoffe können Magenreizungen hervorrufen.

Besonderes während der Parasitentherapie mit der Droge ist wegen Absorptionsgefahr der enthaltenen Alkaloide Öliges und Fettiges zu meiden.

Tagesdosis 3–9 g **Kochzeit** 20 min

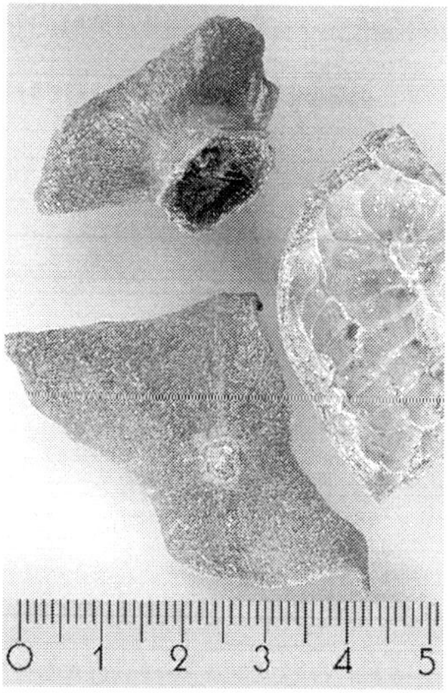

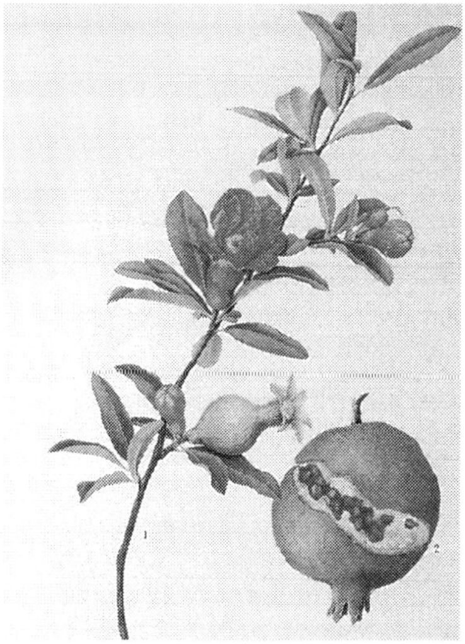

Kombinationen

- chronische Diarrhö, Dysenterie, Rectumprolaps → Terminaliae chebulae fructus (Hezi) S. 832, Myristicae semen (Roudoukou) S. 852
- chronische Diarrhö bei Defizienz des Milz-Yang *yang lienale* → Atractylodis macrocephalae rhizoma (Baizhu) S. 720, Codonopsitis radix (Dangshen) S. 722, Poria alba (Fuling) S. 340
- Dysenterie durch feuchte Hitze *calor humidus* → Coptidis rhizoma (Huanglian) S. 178, Phellodendri cortex (Huangbo) S. 186
- Rectumprolaps → Astragali radix (Huangqi) S. 718, Cimicifugae rhizoma (Shengma) S. 60
- Bandwürmer, Taenia, Rundwürmer → Arecae semen (Binglang) S. 872
- uterine Blutungen → Angelicae sinensis radix (Danggui) S. 780, Corii asini gelatinum (Ejiao) S. 782

Kontraindikation beginnende Diarrhö oder Dysenterie

Gravidität Anwendung erlaubt

Halloysitum rubrum 赤石脂
Chishizhi

Mineralien: Aluminiumsilikat
Variante: Bolus rubra
deutsch: roter Ton
englisch: halloysite, kaolin

Temperaturverhalten
■□□ warm

Geschmack *Sapor*
■■□ sauer, adstringierend
■■□ süß

Funktionskreis-/ Orbisbezug
■■□ Magen *stomachi*
■■□ Dickdarm *intestini crassi*
■□□ Milz *lienalis*

Wirkrichtung
■□□ emporhebend

Wirkort
Verdauungstrakt,
unterer Wärmebereich *Calorium*

Wirkung/Indikation

■■□ **adstringierend und sammelnd**
chronische Diarrhö durch Kälte-Schwäche *algor depletionis*, chronische Dysenterie mit Schleim und Blut im Stuhl, Colitis ulcerosa, chronische Enteritis, Rectumprolaps

■■□ **Diarrhö beendend**
chronische Diarrhö, Dysenterie, chronische Enteritis

■□□ **hämostyptisch**
uterine Blutungen, Leukorrhö, starke Menstruationsblutung, Zwischenblutungen bei Defizienz der FK Leber und Niere *oo. hepaticus et renalis*, mangelnde Füllung der Breiten Troßstraße und der Aufnehmenden Leitbahn *ss. impedimentalis et respondens*, Blut im Stuhl, äußerliche Anwendung bei posttraumatischen Blutungen

■□□ **Ekzeme, Verbrennungen und Geschwüre**
chronische schlechtheilende Ulcera

■□□ **Breite Troßstraße *s. impedimentalis*, aufnehmende Leitbahn *s. respondens* und Neben-Funktionskreis Uterus *para-o. uteri* harmonisierend, stützend**
starke uterine Blutungen, mangelnde Füllung der Breiten Troßstraße und der Aufnehmenden Leitbahn *ss. impedimentalis et respondens*

Physiologische/pharmakologische Wirkung hämostyptisch; die Droge enthält große Mengen an Aluminumsilikaten, die bei oraler Aufnahme Schwermetalle oder bakterielle Endotoxine durch Bildung unlöslicher Komplexe binden können.

Besonderes aufgrund der Komplexbildung sollte ein Einnahmeabstand zu anderen Pharmaka von etwa 2 Stunden beachtet werden.

Tagesdosis 10–20 g, auch äußerlich als Pulver

Kochzeit 30–40 min

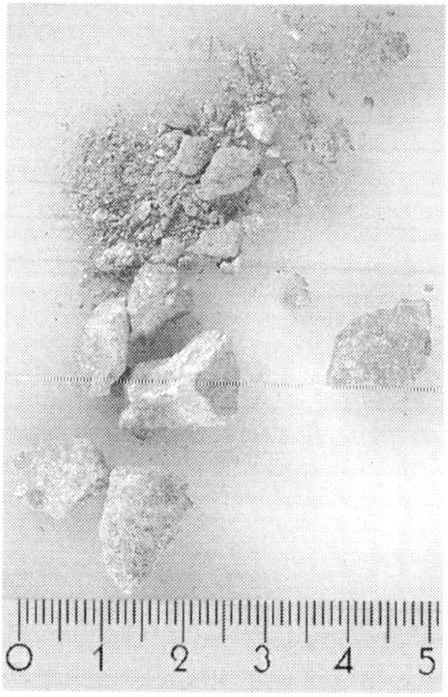

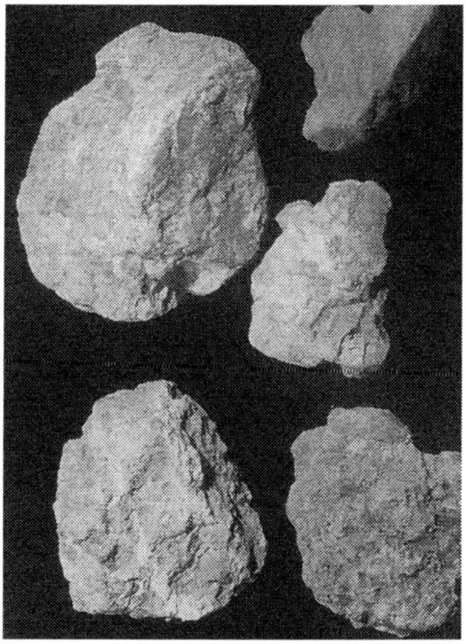

Kombinationen

- chronische Diarrhö, Rectumprolaps, Inkontinenz → Limonitum (Yuyuliang) S. 846
- Dysenterie mit Eiter, Blut bei Kälte-Schwäche *algor depletionis* → Zingiberis rhizoma (Ganjiang) S. 416, Oryzae fructus (Gengmi), Paeoniae lactiflorae radix (Baishaoyao) S. 788
- starke uterine Blutungen durch Kälte-Schwäche *algor depletionis* → Sepiae os (Haipiaoxiao) S. 864, Platycladi cacumen (Cebaiye) S. 614
- Blut im vaginalen Ausfluss → Euryalis semen (Qianshi) S. 838, Cervi cornu (Lurong) S. 746, Cnidii fructus (Shechuangzi) S. 752
- Blut im Stuhl → Sophorae flos (Huaihuami) S. 620, Sanguisorbae radix (Diyu) S. 618
- schlechtheilende Haut-Ulcera, äußerliche Anwendung → Mastodi fossilium ossis (Longgu) S. 434, Olibanum (Ruxiang) S. 572, Daemonoropis resina (Xuejie) S. 552

Kontraindikation Zusammenballungen von feuchter Hitze *calor humidus*, frühe Stadien der Dysenterie, Diarrhö mit Hitze *calor* oder Glut *ardor*

Gravidität Anwendung mit Vorsicht

Limonitum
Yuyuliang

禹余粮

Stammpflanze: Mineral, Mischung aus verschiedenen Eisenoxiden
Variante: Limonitum cum terra
deutsch: braune Eisenerde
englisch: limonite, limonitum

Temperaturverhalten
■□□ neutral

Wirkrichtung
■□□ emporhebend und tief

Geschmack ***Sapor***
■□□ süß
■■□ adstringierend

Wirkort
Verdauungstrakt

Funktionskreis-/ Orbisbezug
■■■ Dickdarm *intestini crassi*
■■□ Magen *stomachi*

Wirkung/Indikation

■■□ **adstringierend und sammelnd**
Diarrhö, chronische Dysenterie, Inkontinenz

■■□ **Diarrhö beendend**
chronische Diarrhö, Dysenterie

■■□ **FK Dick- und Dünndarm** ***oo. intestinorum*** **harmonisierend**
Diarrhö bei Defizienz des Dickdarm-Qi *qi intestini crassi*

■□□ **Xue haltend**
uterine Blutungen, vaginaler Ausfluss

■□□ **hämostyptisch**
uterine Blutungen, Verlust von Körpersäften, starke Leukorrhö

Physiologische / pharmakologische Wirkung adstringierend, absorptiv: bei oraler Aufnahme Bildung von großen, unlöslichen Komplexen. Aufgrund der Komplexbildung sollte ein Einnahmeabstand zu anderen Pharmaka von etwa 2 Stunden beachtet werden. Pharmakogloisch verwandt mit Halloysitum rubrum (Chishizhi).

Besonderes tiefe Wirkrichtung bedeutet: sinkt in die Tiefe und wirkt dort adstringierend-haltend und leicht emporhebend.

Tagesdosis 10 – 20 g **Kochzeit** 30 – 40 min

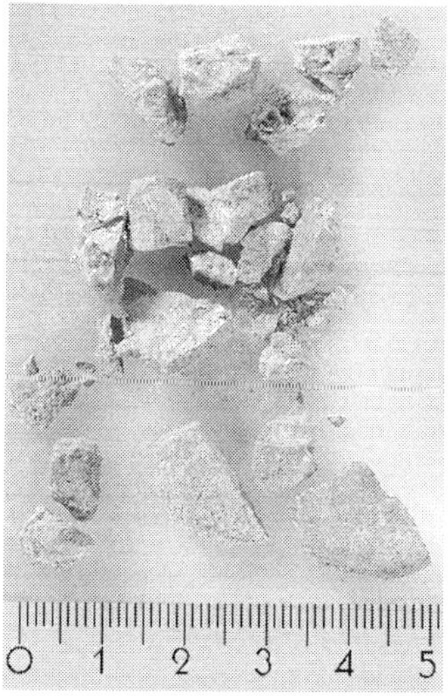

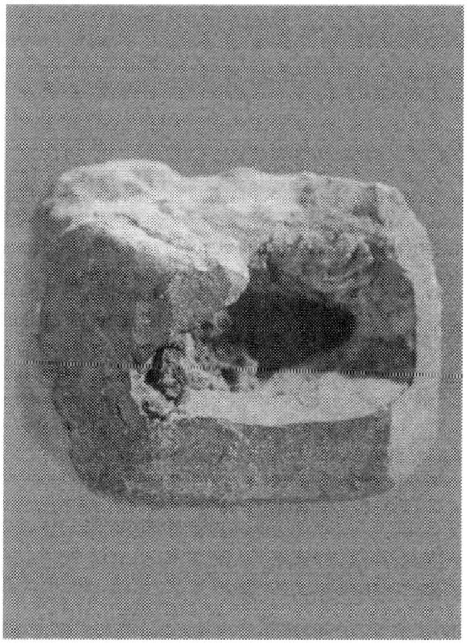

Kombinationen

- chronische Diarrhö, Dysenterie bei Defizienz des Dickdarm-Qi *qi intestini crassi* → Halloysitum rubrum (Chishizhi) S. 844
- chronische Diarrhö bei Defizienz der Mitte → Psoraleae semen (Buguzhi) S. 776, Atractylodis macrocephalae rhizoma (Baizhu) S. 720
- Diarrhö bei Defizienz der Mitte → Cinnamomi cassiae ramulus (Guizhi) S. 30, Zingiberis rhizoma (Ganjiang) S. 416, Atractylodis macrocephalae rhizoma (Baizhu) S. 720
- starker vaginaler Ausfluss → Zingiberis rhizoma (Ganjiang) S. 416, Zanthoxyli pericarpium (Huajiao) S. 414, Cnidii fructus (Shechuangzi) S. 752
- starke uterine Blutungen → Sepiae endoconcha (Haipiaoxiao) S. 864, Terra flava usta (Zaoxintu) S. 624, Ostreae concha (Muli) S. 436

Kompatibilität

- gefördert durch Moutan cortex (Mudanpi) S. 170

Kontraindikation Fülle *repletio*, alle pathogenen Faktoren/Heteropathien

Gravidität Anwendung mit Vorsicht

Mantidis ootheca
Sangpiaoxiao

桑螵蛸

Familie: Mantidae
zoologischer Name: Paratenodera sinensis u. a.
Variante: Mantidis ovorum vagina
deutsch: Eierdepot der Gottesanbeterin
englisch: mantis egg-case

Temperaturverhalten
■□□ neutral

Geschmack *Sapor*
■□□ salzig
■□□ süß

Wirkrichtung
■□□ tief

Wirkort
unterer Wärmebereich *Calorium*

Funktionskreis-/ Orbisbezug
■■□ Leber *hepaticus*
■■■ Niere *renalis*

Wirkung/Indikation

■■■ **Yang stützend**
Enuresis, ejaculatio praecox, häufige Miktion, Harnträufeln

■□□ **Jing / Struktivpotential stützend**
häufige Miktion, nächtliche Spermatorrhö, Enuresis

■■■ **Urin zurückhaltend**
Enuresis, Enuresis bei Kindern

Toxizität die unbehandelte, nicht getrocknete Droge kann Diarrhö verursachen.

Tagesdosis 3 – 10 g, Standard 6 g **Kochzeit** 20 min

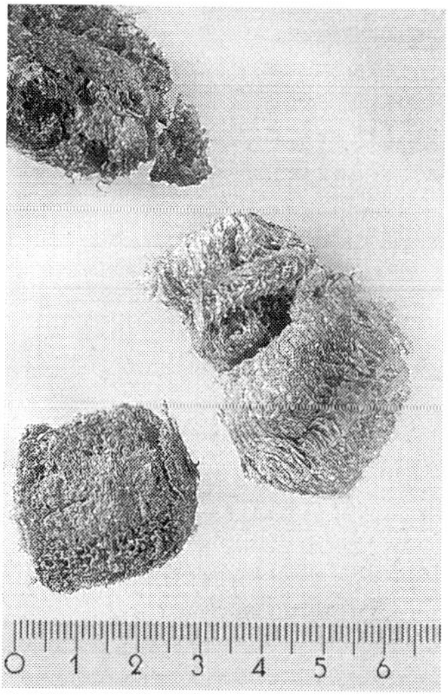

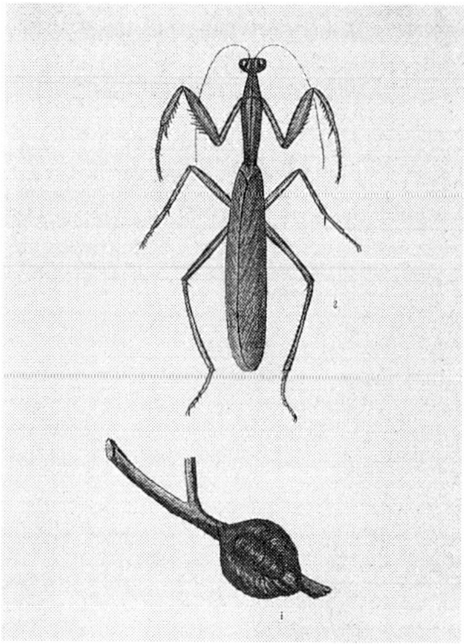

Kombinationen

- Schwäche im FK Niere *depletio o. renalis* mit Inkontinenz, Polyurie, Nykturie, Enuresis → Corni fr. (Shanzhuyu) S. 834, Astragali s. (Shayuan jili) S. 744
- Enuresis der Kinder → Polygalae r. (Yuanzhi) S. 448, Poria (Fuling) S. 340, Codonopsis r. (Dangshen) S. 722, Angelicae sinensis r. (Danggui) S. 780
- Schwäche im FK Niere *depletio o. renalis* mit Spermatorrhö → Euryales s. (Qianshi) S. 838, Cynomorii caul. (Suoyang) S. 760
- Schwäche im FK Niere *depletio o. renalis* mit Spermatorrhö, vaginalem Ausfluss → Cuscutae s. (Tusizi) S. 758
- Nieren-Yang-Schwäche *depletio yang renale* mit Harnträufeln, vorzeitiger Ejakulation, Enuresis bei Kindern → Ostreae concha (Muli) S. 436, Alpiniae oxyphyllae fr. (Yizhiren) S. 742, Rosae laevigatae fr. (Jinyingzi) S. 858

Kompatibilität

- gefördert durch Mastodi fossilium ossis (Longgu) S. 434
- beschränkt durch Inulae flos (Xuanfuhua) S. 644

Kontraindikation Glut *ardor* bei Yin-Schwäche *depletio yin*, feuchte Hitze im FK Blase *calor humidus o. vesicalis*

Gravidität Anwendung erlaubt

Mume fructus
Wumei

乌梅

Familie: Rosaceae
Stammpflanze: *Prunus mume*
Varianten: Pruni mume fructus, Mume fructus praeparatus
deutsch: Japanaprikosenfrüchte
englisch: mume fruit, dark plum

Temperaturverhalten
■□□ Tendenz warm

Geschmack *Sapor*
■■□ sauer
■□□ adstringierend

Wirkrichtung
■□□ absenkend

Wirkort
Verdauungstrakt, Lunge

Funktionskreis-/ Orbisbezug
■□□ Leber *hepaticus*
■□□ Milz *lienalis*
■■□ Lunge *pulmonalis*
■■□ Dickdarm *intestini crassi*

Wirkung/Indikation

■■□ **adstringierend und sammelnd**
trockener Husten, anfallsweiser Husten, chronische Diarrhö, Dysenterie, Blut im Stuhl

■■■ **Qi stützend und ergänzend**
Lungen-Qi-Schwäche *depletio qi pulmonale*: chronischer Husten

■■□ **Husten stillend**
chronischer Husten, trockener Husten, anfallsweiser Husten

■■□ **Diarrhö beendend**
chronische Diarrhö, Dysenterie, Ruhr, Blut im Stuhl

■■□ **Säfte ergänzend**
Durst bei Hitze-Schwäche *calor* depletionis, Blutungen, Xue-Schwäche *depletio xue*

■□□ **antiparasitisch**
Wurmerkrankungen, Spulwürmer

Physiologische/pharmakologische Wirkung Anwendung bei Dysenterie und Wurmerkrankungen, zur Förderung der Gallenproduktion und der Kontraktion der Gallenwege; in vitro antibiotisch.

Besonderes äußerlich bei Warzen; bei Kiefersperre zur Massage des Zahnfleisches.

Tagesdosis 3–10 g, Standard 5 g **Kochzeit** 20 min

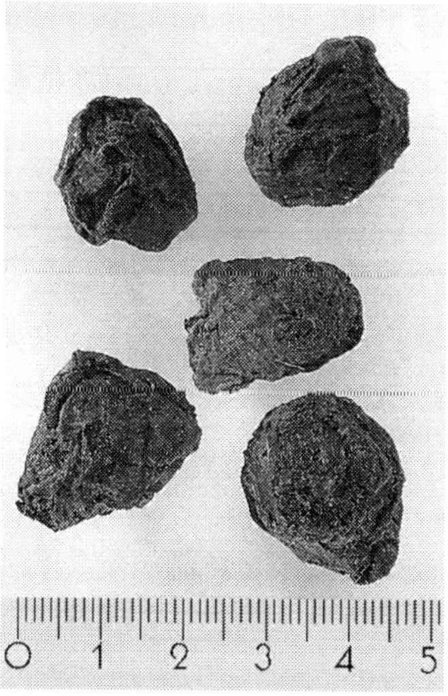

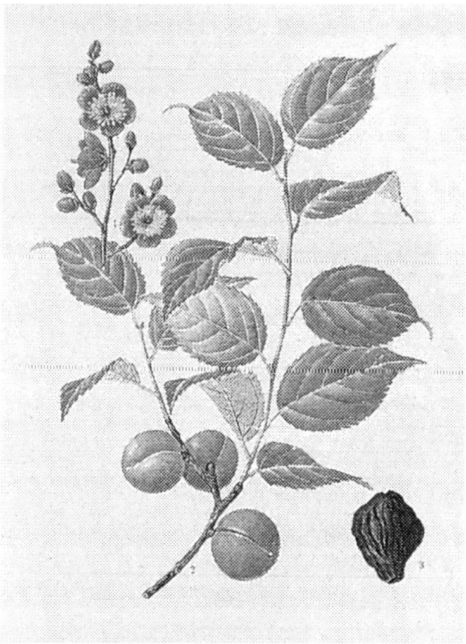

Kombinationen

- Schwäche im FK Lunge *depletio o. pulmonalis* mit chronischem Husten → Armeniacae semen (Xingren) S. 676, Pinelliae rhiz. (Banxia) S. 86
- Schwäche im FK Dickdarm *depletio o. intestini crassi* mit chronischem Husten und Diarrhö → Chebulae fructus (Hezi) S. 832, Schisandrae fr. (Wuweizi) S. 862, Myristicae s. (Roudoukou) S. 852, Poria (Fuling) S. 340, Atractylodis rhiz. (Cangzhu) S. 292
- feuchte Hitze *calor humidus* mit dysenterischen Beschwerden, Durst, Trockenheit, Husten, Reizbarkeit → Coptidis rhiz. (Huanglian) S. 178, Scutellariae r. (Huangqin) S. 190
- Hitze *calor* mit diabetischer Stoffwechsellage, Durst, Reizbarkeit, verletzten Säften → Ophiopogonis r. (Maimendong) S. 814, Trichosanthis r. (Tianhuafen) S. 148, Puerariae r. (Gegen) S. 68
- Spulwurmbefall, Schmerzen im Abdomen, Reizbarkeit, Erbrechen nach dem Essen → Zanthoxyli peric. (Chuanjiao), Asari h. cum r. (Xixin) S. 28
- Wurmbefall im Darm oder im Gallengang, Schmerzen im Abdomen → Arecae s. (Binglang) S. 872
- Nahrungsstagnation, Verdauungsstörung, Spannungen in Epigastrium und Abdomen → Crataegi fr. (Shanzha) S. 694, Magnoliae c. (Houpo) S. 298, Amomi xanthioidis fr. (Sharen) S. 290
- Sommerhitze *aestus*-Symptomatik mit Erbrechen, Diarrhö, Muskelspasmen → Chaenomelis fr. (Mugua) S. 362
- Xue-Schwäche *depletio xue* mit Blut im Stuhl, starken gynäkologischen Blutungen, Durst → Angelicae sinensis r. (Danggui) S. 780, Paeoniae radix lactiflora (Baishao) S. 788, Asini corii colla (Ejiao) S. 782

Kontraindikation jede Fülle *repletio*

Gravidität Anwendung erlaubt

Myristicae semen 肉豆蔻
Roudoukou

Familie: Mystericaceae
Stammpflanze: *Myristica fragrans*
deutsch: Muskatnuss
englisch: nutmeg seeds, fleshy cardamon

Temperaturverhalten
■□□ warm

Geschmack *Sapor*
■□□ scharf

Funktionskreis-/ Orbisbezug
■■□ Milz *lienalis*
■□□ Magen *stomachi*
■■□ Dickdarm *intestini crassi*

Wirkrichtung
■□□ emporhebend

Wirkort
Mitte, mittlerer Wärmebereich *Calorium*, Verdauungstrakt

Wirkung/Indikation

■■□ **adstringierend und sammelnd**
chronische Diarrhö, morgendliche Diarrhö bei Kälte-Schwäche *algor depletionis*

■■□ **Diarrhö beendend**
chronische Diarrhö, Diarrhö bei Kälte-Schwäche *algor depletionis*

■□□ **Kälte *algor* wärmend**
epigastrische Schmerzen, Spannungsgefühl im Epigastrium, Schmerzen und Spannungsgefühl im Abdomen, verminderter Appetit, Brechreiz bei Kälte-Schwäche *algor depletionis* der Mitte

■□□ **Qi bewegend und regulierend**
epigastrische Schmerzen, Appetitverlust, Brechreiz, Übelkeit

■□□ **Schmerz beseitigend**
Kältegefühl bei Kälte-Schwäche *algor depletionis*

Physiologische/pharmakologische Wirkung anästhesierend, hemmt MAO, verstärkt Tryptamin, wirkt auf die Prostaglandinsynthese. Kleine Dosen des Öls stimulieren den Gastrointestinaltrakt. Inhaltsstoffe u. a. Myristicin (ein Halluzinogen), Phenylpropanderivate.

Toxizität die pulverisierte Droge kann in Dosierungen über 7,5 g zu Schwindel und Stupor führen. Bei sehr hoher Überdosierung wurden Todesfälle beobachtet. Das Öl erzeugt Übelkeit und Tachykardie. Droge und Öl wirken in hohen Dosen halluzinogen und abortiv. Überdosierung führt zu Durst, Übelkeit, Rötung und Schwellung des Gesichts, Harndrang, leichten Bewusstseinsveränderungen bis zu intensiven Halluzinationen. Die Benommenheit kann 2 bis 3 Tage bestehen. Die Droge kann eine allergische Kontaktdermatitis auslösen.

Tagesdosis 2–10 g, Standard 4 g

Kochzeit Arzneimittel am Schluss zugeben, kurz aufkochen und 3 min ziehen lassen

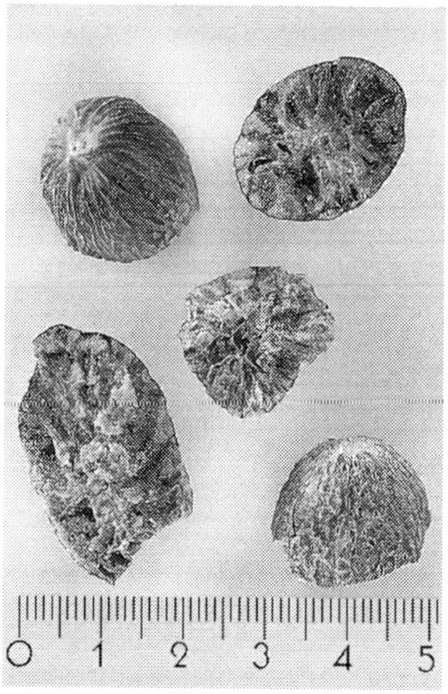

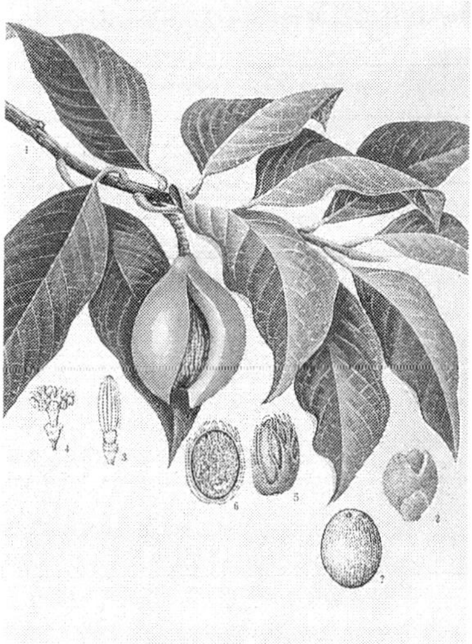

Kombinationen

- Kälte-Schwäche *algor depletionis* der Mitte mit Inappetenz, Diarrhö, Kältegefühl und Schmerzen im Abdomen → Aucklandiae radix (Muxiang) S. 488
- Kälte-Schwäche *algor depletionis* der Mitte mit chronischer Diarrhö → Ginseng r. (Renshen) S. 726, Atractylodis macrocephalae rhiz. (Baizhu) S. 720, Cinnamomi cassiae c. (Rougui) S. 402
- Kälte-Schwäche in den FK Milz und Niere *algor depletionis oo. lienalis et renalis* mit Diarrhö bei Erwachen → Psoraleae s. (Buguzhi) S. 776
- chronische Diarrhö, dysenterische Beschwerden → Chebulae fructus (Hezi) S. 832
- Kälte-Schwäche *algor depletionis* der Mitte mit Brechreiz, Diarrhö, abdominellen Spannungen, Inappetenz → Pinelliae rhiz. (Banxia) S. 86, Zingiberis rhiz. (Ganjiang) S. 416
- Kälte-Schwäche *algor depletionis* der Mitte mit abdominellen Spannungen, Inappetenz, Übelkeit, Brechreiz, Diarrhö bei Kindern → Pinelliae rhiz. (Banxia) S. 86, Zingiberis rhiz. (Ganjiang) S. 416, Massa medicata fermentata (Shenqu) S. 700, Amomi xanthioidis fr. (Sharen) S. 290
- Kälte-Schwäche in den FK Milz und Niere *algor depletionis oo. lienalis et renalis* → Psoraleae s. (Buguzhi) S. 776, Schisandrae fr. (Wuweizi) S. 862, Evodiae fr. (Wuzhuyu) S. 404
- Schwäche *depletio* der Mitte mit starker Diarrhö, pädiatrischen Störungen → Zingiberis rhiz. (Ganjiang) S. 416, Codonopsis r. (Dangshen) S. 722, Atractylodis macrocephalae rhiz. (Baizhu) S. 720

Kontraindikation Diarrhö auf der Basis von Hitze *calor* oder feuchter Hitze *calor humidus*

Gravidität Anwendung mit Vorsicht

Nelumbinis semen
Lianzi

莲子

Familie: Nymphaeaceae
Stammpflanze: *Nelumbo nucifera*
Variante: Loti semen
deutsch: Lotossamen
englisch: lotus seed

Temperaturverhalten
■□□ neutral

Geschmack *Sapor*
■■□ süß
■□□ adstringierend

Wirkrichtung
■□□ emporhebend

Wirkort
unterer und mittlerer Wärmebereich *Calorium*, Mitte

Funktionskreis-/ Orbisbezug
■□□ Milz *lienalis*
■■■ Niere *renalis*
■■□ Herz *cardialis*

Wirkung/Indikation

■■□ **beruhigend und ausgleichend**
Palpitationen, Erregungszustände, Schlaflosigkeit, trockener Mund, dunkler Urin

■□□ **Glut *ardor* ausleitend**
Reizbarkeit, Unruhezustände, Schlaflosigkeit, Palpitationen

■■■ **Jing / Struktivpotential stützend**
ejaculatio praecox, Potenzstörungen, Impotenz, Fluor albus, Blutungen

■□□ **Yang stützend**
Potenzstörungen, Impotenz, ejaculatio praecox

■□□ **Qi stützend und ergänzend**
Verdauungsschwäche, chronische Diarrhö

■■□ **Diarrhö beendend**
chronische Diarrhö bei Schwäche *depletio* der Mitte

Bemerkung Verwendung von anderen Teilen von Nelumbo (Lotus) s. S. 141

Tagesdosis 2–12 g, Standard 6 g **Kochzeit** 20 min

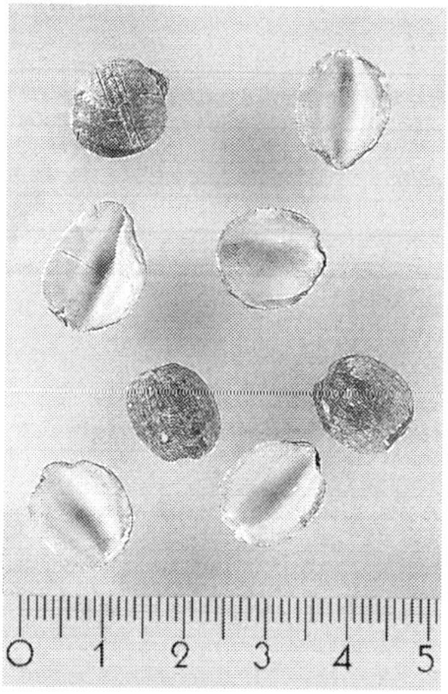

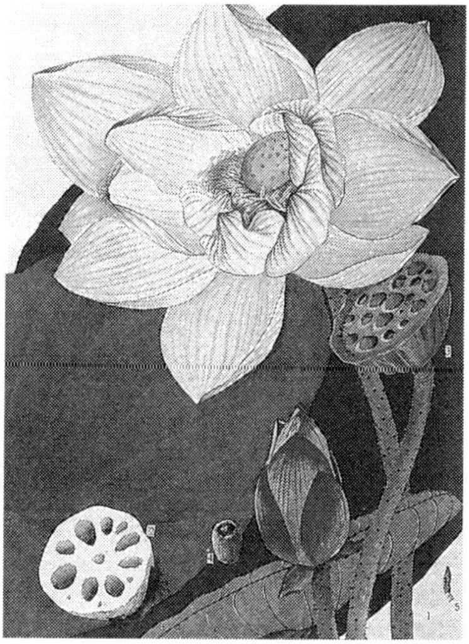

Kombinationen

- Schwäche im FK Milz *depletio o. lienalis* mit chronischer Diarrhö → Dioscoreae rhiz. (Shanyao) S. 724, Atractylodis macrocephalae rhiz. (Baizhu) S. 720
- Nieren-Yang-Schwäche *depletio yang renale* mit Spermatorrhö, Impotenz → Astragali s. (Shayuan jili) S. 744, Euryales s. (Qianshi) S. 838
- Glut im FK Leber *ardor o. hepatici* mit Schlaflosigkeit, Palpitationen, Reizbarkeit, Durst, dunklem und spärlichem Urin → Lilii bulbus (Baihe) S. 808, Coicis s. (Yiyiren) S. 314, Adenophorae r. (Nanshashen) S. 794, Glehniae r. (Beishashen) S. 804
- Disharmonie von FK Herz *o. cardialis* und FK Niere *o. renalis* mit Schlaflosigkeit, Palpitationen, Reizbarkeit, Durst, chronischer Dysenterie, Inappetenz → Coptidis rhiz. (Huanglian) S. 178, Codonopsis r. (Dangshen) S. 722
- Schwäche im FK Herz *depletio o. cardialis* mit Schlaflosigkeit, Palpitationen, Erregbarkeit → Poria (Fuling) S. 340, Ziziphi spinosae s. (Suanzaoren) S. 454, Biotae seu Platycladi s. (Baiziren) S. 446

Kontraindikation abdominelle Spannungen, Obstipation, Urinverhalten

Gravidität Anwendung erlaubt

Nelumbinis stamen 莲须
Lianxu

Familie: Nymphaceae
Stammpflanze: *Nelumbo nucifera*
deutsch: Lotus-Fäden
englisch: lotus stamen

Temperaturverhalten
■□□ neutral

Geschmack *Sapor*
■□□ süß
■■□ adstringierend

Funktionskreis-/ Orbisbezug
■■□ Herz *cardialis*
■■□ Niere *renalis*
■□□ Leber *hepaticus*

Wirkrichtung
■□□ emporhebend

Wirkort
Tiefe, Innere *intima*
unterer Wärmebereich *Calorium*

Wirkung/Indikation

■■□ **FK Niere *o. renalis* stützend**
Spermatorrhö, nächtlicher Samenverlust, häufige Miktion

■□□ **Jing / Struktivpotential stützend**
Spermatorrhö, vorzeitige Ejakulation, Enuresis, Leukorrhö

■□□ **FK Herz *o. cardialis* stützend und kühlend**
unruhige Träume, Samenverlust, exzessive Träume

■□□ **hämostyptisch**
Epistaxis, Hämatemesis, starke uterine Blutungen

Bemerkung Verwendung von anderen Teilen von Nelumbo (Lotus) s. S. 141

Besonderes mehrere Teile der Lotuspflanze werden in der Chinesischen Medizin verwendet, siehe andere Einträge.

Tagesdosis 3–9 g **Kochzeit** 3 min

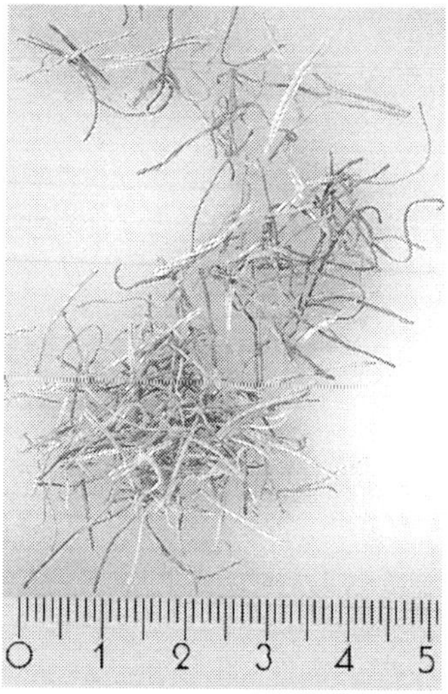

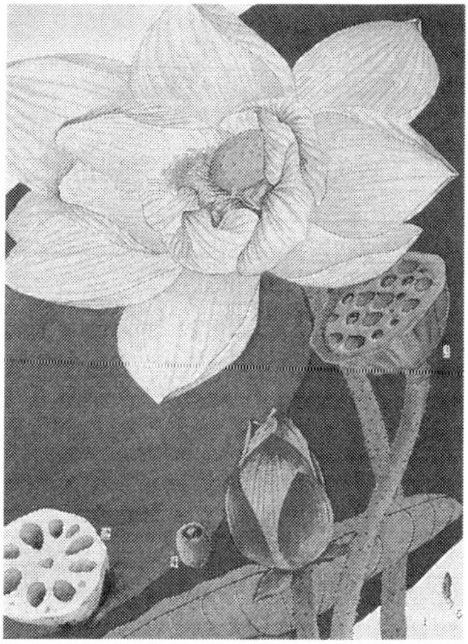

Kombinationen

- Spermatorrhö, nächtlicher Samenverlust → Astragali semen (Shayuan jili) S. 744, Euryales semen (Qianshi) S. 838, Mastodi fossilium ossis (Longgu) S. 434, Ostreae concha (Muli) S. 436
- vaginaler Ausfluss bei Defizienz des FK Niere *o. renalis* → Rosae laevigatae fructus (Jinyingzi) S. 858, Euryales semen (Qianshi) S. 838
- uterine Zwischenblutungen bei Defizienz des Xue → Angelicae sinensis radix (Danggui) S. 780, Carthami flos (Honghua) S. 538

Kontraindikation abdominelle Spannungen, Obstipation

Gravidität Anwendung erlaubt

Rosae laevigatae fructus 金櫻子
Jinyingzi

Familie: Rosaceae
Stammpflanze: *Rosa laevigata*, u.a.
deutsch: Rosa-laevigata-Früchte, Hagebutte
englisch: cherokee roseship, golden cherry fruit

Temperaturverhalten
■□□ neutral
■□□ warm

Geschmack *Sapor*
■□□ sauer
■□□ adstringierend

Funktionskreis-/ Orbisbezug
■■□ Niere *renalis*
■□□ Blase *vesicalis*
■□□ Dickdarm *intestini crassi*

Wirkrichtung
■■□ tief

Wirkort
unterer Wärmebereich *Calorium*

Wirkung/Indikation

■□□ **Yang stützend**
Spermatorrhö, Enuresis, Fluor albus

■■■ **Jing/Struktivpotential stützend**
Spermatorrhö, Enuresis, Fluor albus, Miktionsstörungen, Uterusprolaps, Rektumprolaps

■■■ **Urin zurückhaltend**
Enuresis, Miktionsstörungen

■■■ **adstringierend und sammelnd**
Diarrhöneigung bei Schwäche *depletio* der Mitte

■■■ **Diarrhö beendend**
chronische Diarrhö, dysenterische Beschwerden

■■■ **Funktionskreise Dick- und Dünndarm *oo. intestinorum* harmonisierend**
festigt den Darmbereich bei Rektum- oder Uterusprolaps

Physiologische/pharmakologische Wirkung nach neuerer Forschung bei Uterusprolaps anwendbar; in vitro antibiotisch, antiviral. Inhaltsstoffe u.a. Saponine, Tannine, Vitamin C. Die westlich verwandte Droge Rosae caninae fr. wird frisch zur Unterstützung der Therapie bei Vitamin-C-Mangel eingesetzt.

Toxizität Überdosierung oder Langzeitanwendung kann abdominelle Schmerzen oder Obstipation verursachen.

Tagesdosis 2–15 g, Standard 10 g **Kochzeit** 20 min

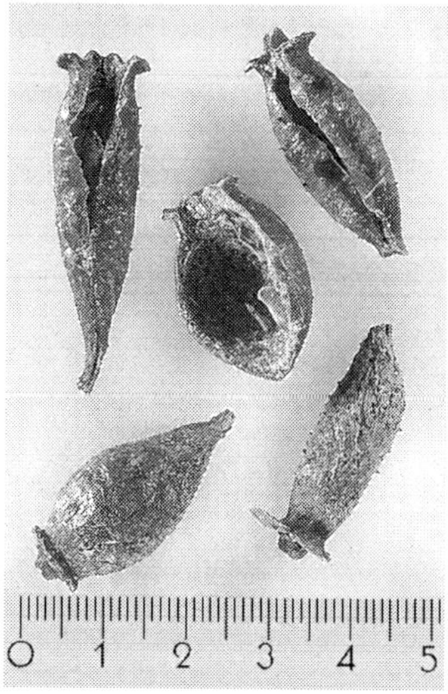

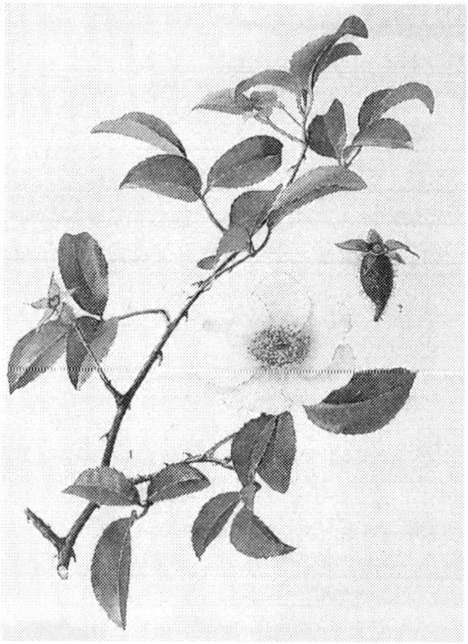

Kombinationen

- Schwäche im FK Niere *depletio o. renalis* mit Spermatorrhö, Polyurie, vaginalem Ausfluss → Euryales s. (Qianshi) S. 838
- Schwäche im FK Niere *depletio o. renalis* mit Spermatorrhö, Enuresis, Fluor albus → Astragali s. (Shayuan jili) S. 744, Psoraleae s. (Buguzhi) S. 776, Cuscutae s. (Tusizi) S. 758, Euryales s. (Qianshi) S. 838
- Schwäche *depletio* des Yin mit Spermatorrhö, vorzeitiger Ejakulation → Mastodi fossilium ossis (Longgu) S. 434, Ostreae concha (Muli) S. 436
- Schwäche im FK Milz *depletio o. lienalis* mit chronischer Diarrhö → Codonopsis r. (Dangshen) S. 722, Atractylodis macrocephalae rhiz. (Baizhu) S. 720, Dioscoreae rhiz. (Shanyao) S. 724

Kontraindikation Hitze-Fülle *calor repletionis*-Befunde

Gravidität Anwendung erlaubt

Rubi fructus 复盆子
Fupenzi

Familie: Rosaceae
Stammpflanze: *Rubus chingii*
deutsch: chinesische Wildhimbeerfrüchte
englisch: Chinese raspberry, overturned bowl fruit

Temperaturverhalten
■□□ neutral

Geschmack *Sapor*
■■□ süß
■□□ adstringierend

Funktionskreis-/ Orbisbezug
■□□ Leber *hepaticus*
■■□ Niere *renalis*

Wirkrichtung
■■□ tief

Wirkort
unterer Wärmebereich *Calorium*

Wirkung/Indikation

■■■ **Jing / Struktivpotential stützend**
Enuresis, Spermatorrhö, Impotenz, häufige Miktion

■■□ **Yang stützend**
Impotenz, Spermatorrhö, ejaculatio praecox

■■□ **Yin stützend und ergänzend**
Impotenz, Spermatorrhö, Sehstörungen

■■□ **Urin zurückhaltend**
Enuresis, häufige Miktion

■□□ **Augen und Kopf klärend**
Sehstörungen, verbessert die Sicht

Physiologische / pharmakologische Wirkung antibiotisch, tierexperimentell östrogenartige Wirkung auf die Vaginalmucosa. Inhaltsstoffe u.a. Vitamin C. Die westlich verwandte Droge Rubi fruticosi folium wird als Antidiarrhoikum benutzt und ist Bestandteil von Nerventees.

Tagesdosis 3–10 g, Standard 6 g **Kochzeit** 20 min

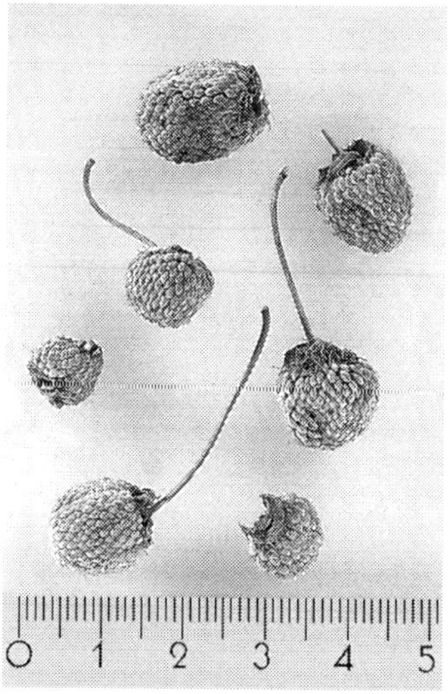

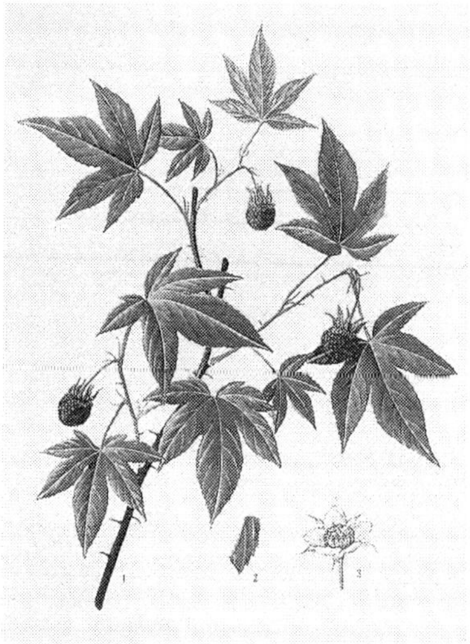

Kombinationen

- Schwäche *depletio* im unteren Wärmebereich *Calorium* mit Inkontinenz, Polyurie, Enuresis → Mantidis ootheca (Sangpiaoxiao) S. 848, Alpiniae oxyphyllae fr. (Yizhiren) S. 742
- Schwäche im FK Niere *depletio o. renalis* mit Impotenz, Spermatorrhö → Cuscutae s. (Tusizi) S. 758, Lycii fr. (Gouqizi) S. 812, Schisandrae fr. (Wuweizi) S. 862
- Schwäche im FK Niere *depletio o. renalis* mit lumbalen Schmerzen, Kältegefühl in der unteren Extremität → Eucommiae c. (Duzhong) S. 768
- Schwäche im FK Niere *depletio o. renalis* mit lumbalen Schmerzen, Impotenz → Lycii fr. (Gouqizi) S. 812, Cuscutae s. (Tusizi) S. 758, Plantaginis s. (Cheqianzi) S. 334
- Schwäche in den FK Leber und Niere *depletio oo. hepatici et renalis* mit verschlechterter Sicht → Rehmanniae praep. r. (Shudihuang) S. 792, Lycii fr. (Gouqizi) S. 812, Ligustri fr. (Nüzhenzi) S. 806
- Schwäche im FK Niere *depletio o. renalis* mit Polyurie, Enuresis, vorzeitiger Ejakulation, Impotenz → Lycii fr. (Gouqizi) S. 812, Cuscutae s. (Tusizi) S. 758, Schisandrae fr. (Wuweizi) S. 862, Alpiniae oxyphyllae fr. (Yizhiren) S. 742, Mantidis ootheca (Sangpiaoxiao) S. 848

Kontraindikation Schwäche *depletio* des Yin mit Hitze *calor*-, Glut *ardor*-Symptomen; erschwerte Miktion

Gravidität Anwendung erlaubt

Schisandrae fructus 五味子
Wuweizi

Familie: Magnoliaceae
Stammpflanze: *Schisandra chinensis*
deutsch: Schisandrafrüchte, chinesische Beerentraubenfrüchte
englisch: schisandra fruit, five-flavoured seed

Temperaturverhalten
■□□ warm

Geschmack *Sapor*
■■□ sauer
■□□ süss

Wirkrichtung
■■■ tief

Wirkort
Oberfläche *extima*, unterer Wärmebereich *Calorium*

Funktionskreis-/ Orbisbezug
■■■ Lunge *pulmonalis*
■■■ Niere *renalis*

Wirkung/Indikation

■■□ **Yin stützend und ergänzend**
Lungen-Yin-Schwäche *depletio yin pulmonale*: trockener Husten, Keuchen, Schweiße, Durst

■■■ **Qi stützend und ergänzend**
Lungen-Qi *qi pulmonale*: Husten, oberflächliche Atmung, Schweiße

■■□ **Husten stillend**
trockener Husten bei Yin- oder Qi-Schwäche *depletio yin sive qi*

■■■ **Jing / Struktivpotential stützend**
Spermatorrhö, Enuresis, Schweiße, Fluor albus, häufige Miktion, Diarrhö

■■■ **Schweiß zurückhaltend**
starke Schweiße bei Yin-Schwäche *depletio yin*, bei Xue-Schwäche *depletio xue* oder bei Qi-Schwäche *depletio qi*

■■■ **Diarrhö beendend**
Diarrhö bei Schwäche in den FK Milz und Niere *depletio oo. lienalis et renalis*

■□□ **beruhigend und ausgleichend**
Schlaflosigkeit, Vergesslichkeit

Physiologische / pharmakologische Wirkung Inhaltsstoffe u. a. Lignane, Vitamin C, E. Die isolierten Lignane (Schisandrin, Schisandrol) wirken hepatoprotektiv, als Radikalfänger, leberregenerationsfördernd. Auch antiinflammatorische, tumorhemmende, neuroleptische, antikonvulsive Eigenschaften wurden nachgewiesen. Die Droge kann zur Verbesserung der Leberfunktion bei chronischer Hepatitis, bei allergischen Hauterscheinungen, zur Förderung der Atemtätigkeit nach Morphingebrauch, bei Hypertonie und Neurasthenie eingesetzt werden.

Toxizität die Droge kann gelegentlich Sodbrennen verursachen. Tierexperimentell wurde bei Überdosierung Ruhelosigkeit, Insomnie, Dyspnoe beobachtet.

Tagesdosis 1,5–10 g, Standard 3 g **Kochzeit** 20 min

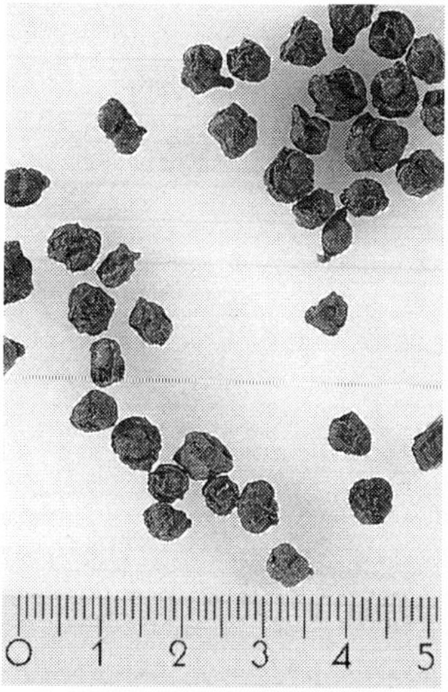

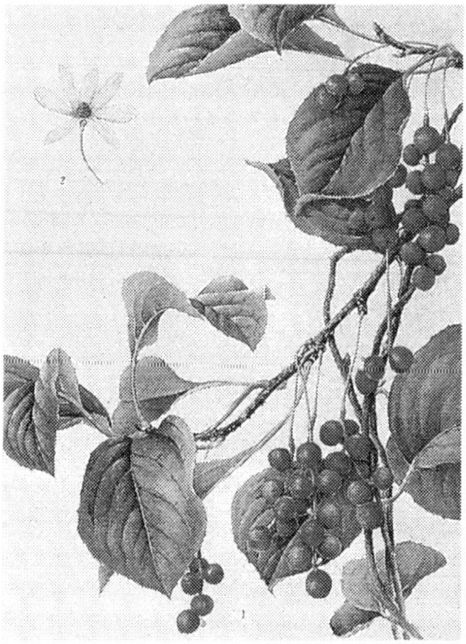

Kombinationen

- Schwäche in den FK Lunge und Niere *depletio oo. pulmonalis et renalis* mit Husten, Keuchen → Rehmanniae praep. r. (Shudihuang) S. 792, Dioscoreae hypoglaucae rhiz. (Bixie) S. 318, Corni fr. (Shanzhuyu) S. 834
- Lungen-Yin-Schwäche *depletio yin pulmonale* mit trockenem Husten, flacher Atmung, Hämoptoe → Codonopsis r. (Dangshen) S. 722, Ophiopogonis r. (Maimendong) S. 814, Rehmanniae praep. r. (Shudihuang) S. 792, Corni fr. (Shanzhuyu) S. 834
- Schwäche im FK Niere *depletio o. renalis* mit Spermatorrhö, Enuresis → Mantidis ootheca (Sangpiaoxiao) S. 848, Cuscutae s. (Tusizi) S. 758, Psoraleae s. (Buguzhi) S. 776, Cistanchis h. (Roucongrong) S. 750
- Schwäche *depletio* des Yin und des Xue mit Durst, profusem Schweiß → Trichosanthis r. (Tianhuafen) S. 148, Ostreae concha (Muli) S. 436, Tritici fr. germ. (Fuxiaomai) S. 866
- Schwäche *depletio* des Yin mit Schweiß im Schlaf → Ostreae concha (Muli) S. 436, Ephedrae r. (Mahuanggen) S. 836
- Schwäche *depletio* des Yang mit spontaner Schweiße → Astragali r. (Huangqi) S. 718
- diabetische Stoffwechsellage, starker Durst → Astragali r. (Huangqi) S. 718, Ophiopogonis r. (Maimendong) S. 814, Trichosanthis r. (Tianhuafen) S. 148

Kompatibilität

- gefördert durch Cistanchis h. (Roucongrong) S. 750
- gestört durch Polygonati odorati rhizoma (Yuzhu) S. 818, Aconiti r. lateralis praep. (Fuzi) S. 396

Kontraindikation äußere und innere Hitze *calor*-, Glut *ardor*-Schrägläufigkeiten/Heteropathien, frühe Stadien von Husten, frühe Exanthemstadien, Röteln

Gravidität Anwendung erlaubt

Sepiae endoconcha 海螵蛸
Haipiaoxiao

Familie: Sepiidae
zoologischer Name: *Sepia esculenta* u. a.
Variante: Sepiae seu Sepiellae os, Sepiae os
deutsch: Tintenfischknochen
englisch: cuttlefish bone

Temperaturverhalten
■□□ Tendenz warm, neutral

Geschmack *Sapor*
■■■ salzig
■□□ adstringierend

Funktionskreis-/ Orbisbezug
■■■ Niere *renalis*
■■□ Leber *hepaticus*
■□□ Milz *lienalis*
■□□ Magen *stomachi*

Wirkrichtung
■■■ tief

Wirkort
unterer Wärmebereich *Calorium*

Wirkung/Indikation

■■■ **Jing/Struktivpotential stützend**
Blutungen, gynäkologische Blutungen, Spermatorrhö, ejaculatio praecox, Fluor albus

■■□ **hämostyptisch**
Blutungen, gynäkologische Blutungen, besonders durch energetische Schwäche *depletio* bedingt

■■□ **adstringierend und sammelnd**
Blutungen, Spermatorrhö, chronische Diarrhö

■■□ **Yin stützend und ergänzend**
Blutungen, nächtliche Spermatorrhö, Fluor albus, ejaculatio praecox

■■□ **Funktionskreis Niere *o. renalis* stützend**
Fluor albus, ejaculatio praecox

■■□ **mittlere Funktionskreise *orbes* harmonisierend und stützend**
chronische Diarrhö, Dysenterie, Schmerzen im Nabelbereich, ulcus ventriculi, vermehrte Magensäure, Oberbauchsymptomatik, gastrointestinale Störungen

■■□ **feuchte Hitze *calor humidus* ausleitend**
Geschwüre, nässende Ekzeme (auch äußerliche Anwendung)

Physiologische/pharmakologische Wirkung Antazidum, Hämostyptikum (Zahnextraktionen, Epistaxis, Operationen), fördert die Wundheilung. Inhaltsstoffe u. a. Calciumcarbonat, Magnesiumchlorid, Calciumphosphat.

Toxizität Langzeitanwendung kann zu Obstipation führen: zur Verbesserung kleine Menge Rhei rhiz. (Dahuang) S. 96 der Rezeptur zufügen.

Tagesdosis 3–12 g, Standard 5 g

Kochzeit 60 min

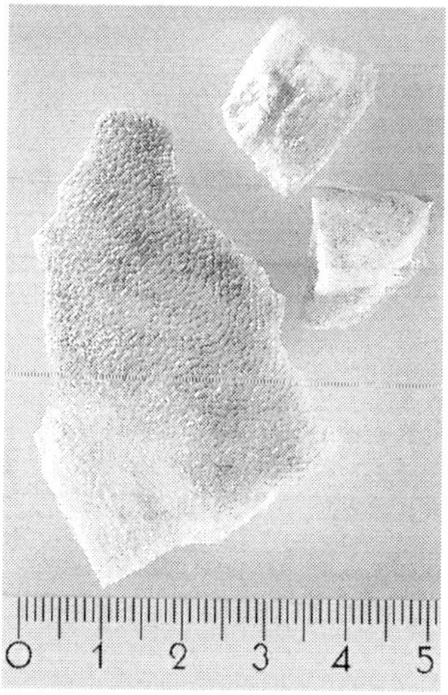

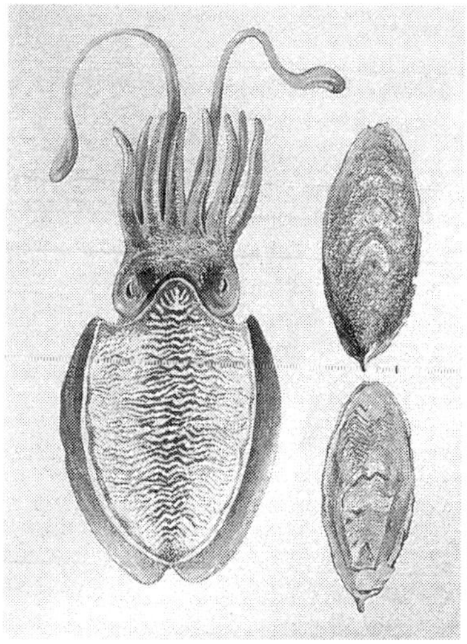

Kombinationen

- starke gynäkologische Blutungen → Rubiae r. (Qiancaogen) S. 616, Astragali r. (Huangqi) S. 718
- Nieren-Yin-Schwäche *depletio yin renalis* mit Spermatorrhö, Fluor albus → Corni fr. (Shanzhuyu) S. 834, Cuscutae s. (Tusizi) S. 758, Astragali r. (Huangqi) S. 718, Angelicae dahuricae r. (Baizhi) S. 26, Ostreae concha (Muli) S. 436
- Kälte-Schwäche *algor depletionis* der Mitte mit Schmerzen im Abdomen, Rülpsen, saurem Aufstoßen, Magenbluten, ulcus ventriculi *duodeni* → Fritillariae thunbergii bulbus (Zhebeimu) S. 662, Glycyrrhizae r. (Gancao) S. 728
- Feuchtigkeit *humor*-Exantheme, Geschwüre, nässende Ekzeme, schlechtheilende Wunden (pulverisiert äußerliche Anwendung) → Coptidis rhiz. (Huanglian) S. 178, Phellodendri c. (Huangbo) S. 186, Indigo naturalis (Qingdai) S. 166
- Schwäche in den FK Niere und Leber *depletio oo. renalis et hepatici* mit gynäkologischen Blutungen → Astragali r. (Huangqi) S. 718, Rubiae r. (Qiancaogen) S. 616, Atractylodis macrocephalae rhiz. (Baizhu) S. 720, Codonopsis r. (Dangshen) S. 722, Asini corii colla (Ejiao) S. 782, Rehmanniae praep. r. (Shudihuang) S. 792
- Husten, blutiger Auswurf → Bletillae tub. (Baiji) S. 598, Fritillariae thunbergii bulbus (Zhebeimu) S. 662
- vaginaler Ausfluss, auch blutig → Angelicae dahuricae r. (Baizhi) S. 26
- chronische, schlechtheilende Ulzerationen (lokale Anwendung) → Gypsum fibrosum (Shigao) S. 136, Mastodi fossilium ossis (Longgu) S. 434

Kompatibilität gestört durch Bletillae tub. (Baiji) S. 598, Aconiti r. lateralis praep. (Fuzi) S. 396

Kontraindikation Glut *ardor* bei Schwäche *depletio* des Yin

Gravidität Anwendung erlaubt

Tritici fructus levis 浮小麦
Fuxiaomai

Familie: Poaceae
Varianten: Tritici fructus germinatus, Tritici aestivi levis semen
Stammpflanze: *Triticum aestivum*
deutsch: gekeimte Weizenkörner
englisch: light wheat grain, floating little wheat

Temperaturverhalten
■□□ kühl

Wirkrichtung
■■□ absenkend

Geschmack *Sapor*
■■□ süss
■□□ salzig

Wirkort
Oberfläche *extima*

Funktionskreis-/ Orbisbezug
■■■ Herz *cardialis*

Wirkung/Indikation

■□□ **Hitze durch Schwäche *calor depletionis* beseitigend**
Schweiße bei Schwäche im FK Herz *depletio o. cardialis*, Palpitationen, Schlaflosigkeit, Reizbarkeit, Desorientiertheit

■■■ **Schweiß zurückhaltend**
Schweiße bei Qi-Schwäche *depletio qi* oder bei Yin-Schwäche *depletio yin*, Schweiße im Schlaf, spontane Schweiße

■■□ **beruhigend und ausgleichend**
Reizbarkeit, Unruhezustände, Desorientiertheit, Palpitationen, Schlaflosigkeit

■□□ **Qi stützend und ergänzend**
Schweiße bei Qi-Schwäche *depletio qi*, spontane Schweiße

■□□ **Yin stützend und ergänzend**
Schweiße bei Yin-Schwäche *depletio yin*, Schweiße im Schlaf

■□□ **Urin zurückhaltend**
Enuresis bei Kindern

Tagesdosis 10 – 15 g, Standard 10 g **Kochzeit** 20 min

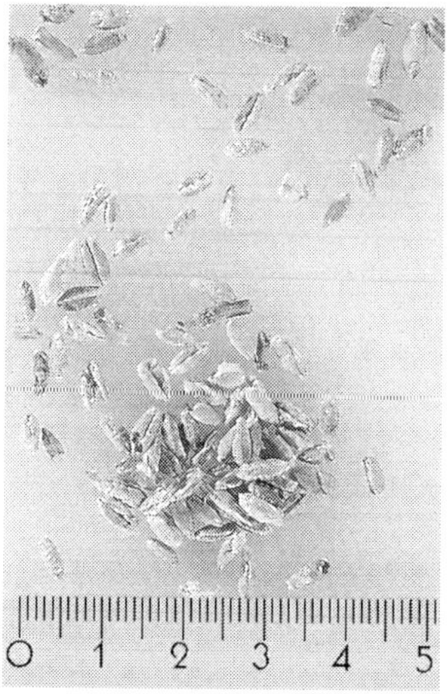

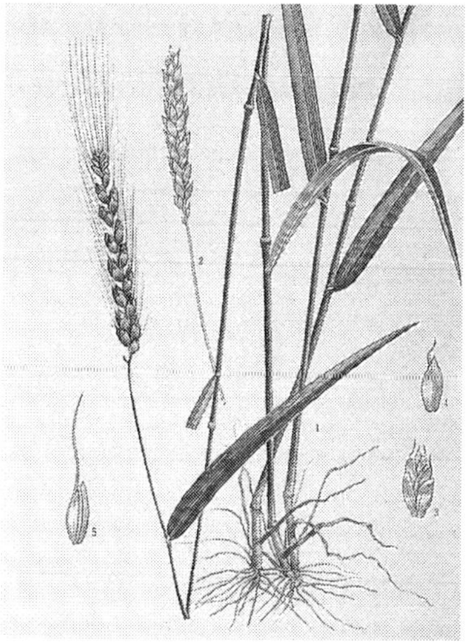

Kombinationen

- Schwäche *depletio* des Qi mit spontaner Schweiße → Astragali r. (Huangqi) S. 718, Ostreae concha (Muli) S. 436
- Inkontinenz, Enuresis der Kinder → Mantidis ootheca (Sangpiaoxiao) S. 848, Alpiniae oxyphyllae fr. (Yizhiren) S. 742
- Milz-Qi-Schwäche *depletio qi lienale*, Herz-Xue-Schwäche *depletio xue cardiale* mit emotionalen Störungen, Desorientiertheit, psychischer Labilität, Reizbarkeit → Glycyrrhizae r. (Gancao) S. 728, Jujubae fr. (Dazao) S. 732
- Schwäche *depletio* des Qi und des Yin mit Schweiße → Ephedrae r. (Mahuanggen) S. 836, Atractylodis macrocephalae rhiz. (Baizhu) S. 720, Schisandrae fr. (Wuweizi) S. 862, Astragali r. (Huangqi) S. 718, Ostreae concha (Muli) S. 436

Gravidität Anwendung erlaubt

XVII Antiparasitische Arzneimittel *mm. antiparasitica*

Übersicht

Arzneimittelbild

Eigenschaften

Diese Arzneimittel werden vor allem bei intestinalen Parasiten verwendet: Rundwürmer, Ascariden, Spulwurm, Hakenwurm, Oxyuren, Bandwurm, Taenia, Echinococcus, Cestoden, Trichomonaden

Geschmacksrichtung *sapor* und Temperaturverhalten

Die Mittel dieser Gruppe sind in der Regel bitter oder scharf, kalt oder warm und häufig giftig. Sie wirken auf den Darmbereich, also auf die FK Dick- und Dünndarm und Milz *oo. intestinorum et lienalis.*

Vergleich der Einzelarzneimittel dieser Gruppe

Wirkung gegen die verschiedenen Wurmarten

Arecae semen (Binglang) S. 872 → Rundwürmer, Ascariden, Bandwurm, Oxyuren, Fasciolopsis; fördert die Qi-Zirkulation

Carpesii fructus (Heshi) S. 874 → Rundwürmer, Ascariden, Spulwurm, Bandwurm Taenia, Cestoden, Hakenwurm, Oxyuren

Dryopteridis rhizoma (Guanzhong) S. 878 → Hakenwurm, Oxyuren; kühlt Hitze *calor* und beseitigt Toxine, stoppt Blutungen, bei Tinea, Pilzerkrankungen, Kopfflechten

Quisqualis fructus (Shijunzi) S. 880 → Rundwürmer, Oxyuren, Trichomonaden; befeuchtet den Darmbereich

Torreyae semen (Feizi) S. 882 → Bandwurm, Taenia, Cestoden, Hakenwurm, Oxyuren; befeuchtet den Darmbereich

Ulmi fructus praeparatus (Wuyi) S. 884 → Rundwürmer, Ascariden, Bandwurm, Cestoden; beseitigt Tinea, Pilzerkrankungen, Kopfflechten

Arzneimittel aus anderen Gruppen mit antiparasitärer Wirkung

Allii sativi bulbus 大蒜
Dasuan

Familie: Liliaceae
Stammpflanze: *Allium sativum*
Variante: Allii macrostemi bulbus
deutsch: Knoblauchknolle
englisch: garlic bulb

Temperaturverhalten
■■□ warm

Wirkrichtung
■□□ emporhebend

Geschmack *Sapor*
■■□ scharf

Wirkort
Verdauungstrakt

Funktionskreis-/ Orbisbezug
■■□ Milz *lienalis*
■■□ Magen *stomachi*
■■□ Lunge *pulmonalis*
■■□ Dickdarm *intestini crassi*

Wirkung/Indikation

■■□ **Schwellungen zerteilend**
frühe Stadien von Geschwüren, Abszessen, Karbunkel (innerliche und äußerliche Anwendung)

■■□ **entgiftend und desinfizierend**
Geschwüre, Abszesse, Karbunkel, Dysenterie, Keuchhusten, Influenza, Fischvergiftungen

■■□ **antiparasitisch**
Hakenwurm, Oxyuren, vaginale Infektionen mit Amöben oder Trichomonaden

■□□ **Ekzeme, Verbrennungen und Geschwüre**
Geschwüre, Abszesse (innerliche und äußerliche Anwendung), Pilzbefall, Tinea im Kopfbereich, juckende Exantheme (äußerlich)

■□□ **FK Magen *o. stomachi* harmonisierend und stützend**
Erwärmung des FK Magen *o. stomachi* und Stützung der Mitte, Bewegung des Qi der Mitte, Erleichterung der Stagnation: Diarrhö, Dysenterie, epidemische toxische Belastungen, Nahrungsstagnation

Physiologische / pharmakologische Wirkung Erniedrigung von Blutdruck, Lipiden; antiarteriosklerotisch; antibiotisch, Hemmung der Thrombozytenaggregation, Verlängerung der Blutungs- und Gerinnungszeit sowie Steigerung der Fibrinolyseaktivität; antineoplastisch, antioxidativ; tierexperimentell hepatoprotektiv bei Schäden durch Tetrachlorkohlenstoffe, tierexperimentell Senkung des Blutzuckerspiegels: Vorsicht bei Kombination mit Antidiabetika (möglicherweise Hypoglycämie-Gefahr).

Toxizität kann selten zu allergischen Hautirritationen wie Rötung und Brennen (z.B. Handekzeme) führen und sollte deshalb nur kurzzeitig lokal angewendet werden, bei Aufnahme großer Mengen sind Magenreizungen möglich

Tagesdosis 3–5 St. (4,5–9 g); frisch, als Dekokt, Sirup, Nahrungsbeigabe

Kochzeit 20 min

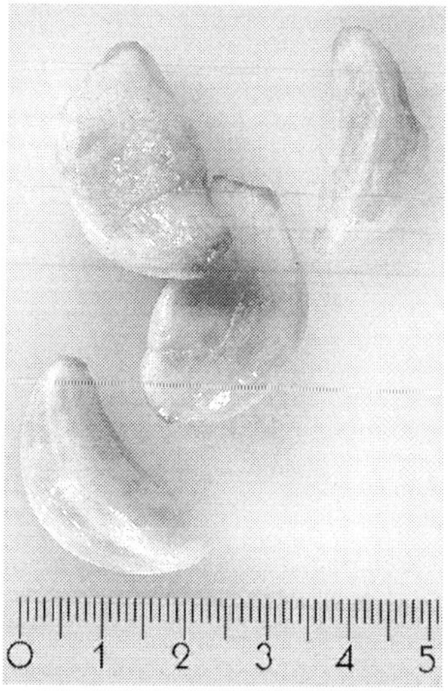

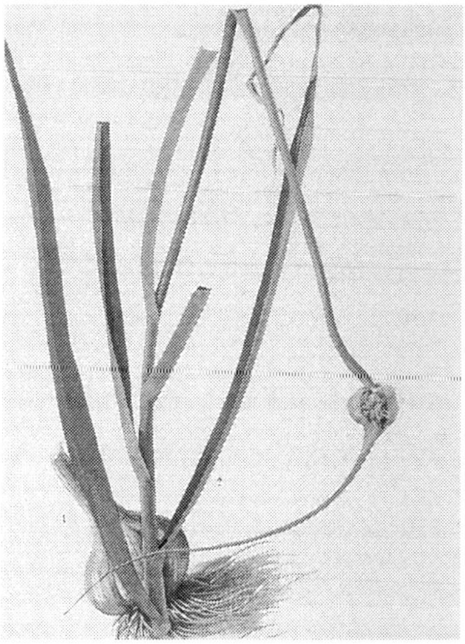

Kombinationen

- Darmparasiten: Hakenwurm, Rundwurm (Ascariden, Spulwurm) → Arecae semen (Binglang) S. 872, Carpesii fructus (Heshi) S. 874
- Dysenterie bei feuchter Hitze *calor humidus* → Coptidis rhizoma (Huanglian) S. 178

Kontraindikation Defizienz des Yin mit Hitze *calor*, Schleimhautreizungen im Bereich von Augen, Rachen, Mundhöhle, Zunge, Zahnfleisch

Gravidität Anwendung erlaubt (verboten während der Schwangerschaft ist die lokale Anwendung perianal oder als Klistier)

Arecae semen 檳榔
Binglang

Familie: Palmae
Stammpflanze: *Areca catechu*
deutsch: Betelnuss
englisch: betel nut, areca seeds

Temperaturverhalten
■□□ warm

Geschmack *Sapor*
■■□ bitter
■□□ scharf

Wirkrichtung
■□□ absenkend

Wirkort
Verdauungstrakt

Funktionskreis-/ Orbisbezug
■■□ Magen *stomachi*
■■□ Dickdarm *intestini crassi*
■□□ Milz *lienalis*

Wirkung/Indikation

■■□ **antiparasitisch**
Endoparasiten, Ascariden, Oxyuren, Cestoden, Schweinebandwurm, Fasciolopsis

■□□ **Stauungen zerstreuend**
Verdauungsblockaden, Obstipation, hartes Abdomen, Stagnationen des Qi

■□□ **diuretisch**
Aszites, Gedunsenheit

■□□ **laxierend**
Verdauungsblockaden, Obstipation, hartes Abdomen

■□□ **Feuchtigkeit *humor* ausleitend**
Aszites, Gedunsenheit

■□□ **entgiftend und desinfizierend**
Endoparasiten, Malaria, Wurmerkrankungen

Physiologische / pharmakologische Wirkung parasympathomimetisch, spasmogen, psychostimulierend. Arecolin erregt die parasympathischen Nervenendigungen und fördert Speichel-, Bronchial- und Darmdrüsensekretion, erhöht die Darmperistaltik, bewirkt Muskelkrämpfe bei Eingeweidewürmern. Nach neuerer Forschung Anwendung bei Malaria, in vitro antibiotisch, antiviral, antimykotisch, antiparasitär. Möglicherweise wird bei hoher Dosierung und Kombination der Droge mit Neuroleptika eine Verstärkung deren Nebenwirkungen an EPMS induziert.

Toxizität Überdosierung führt zu vermehrter Speichelproduktion, Erbrechen, Diurese, Stupor. Betelnüsse können in Dosierungen von 8 – 10 g tödliche Vergiftungen durch Atemlähmung hervorrufen. Langjähriges Kauen der Betelnuss kann Karzinome des Mundraumes verursachen.

Besonderes wichtiges Ergänzungsmittel zur Malariatherapie

Tagesdosis 6 – 15 g, Standard 6 g **Kochzeit** 20 min

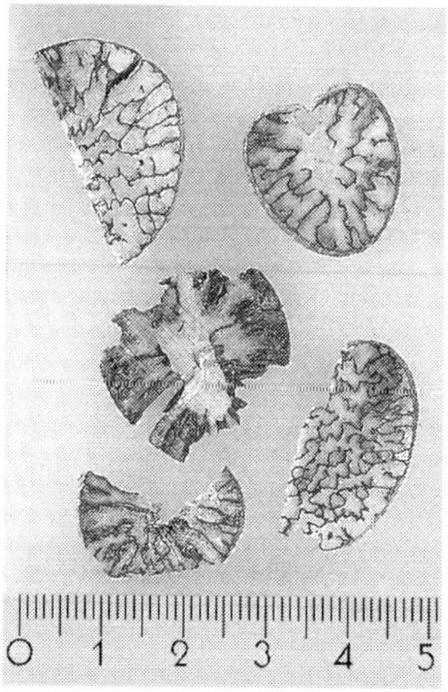

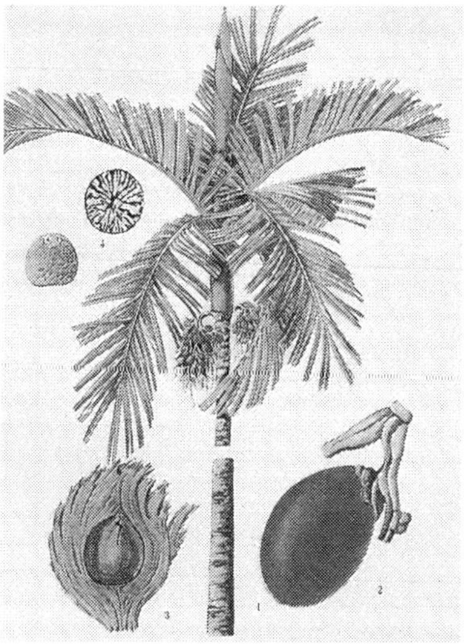

Kombinationen

- akute Dysenterie mit Schmerzen im Abdomen, Tenesmen → Citri aurantii fr. (Zhike) S. 490, Aucklandiae radix (Muxiang) S. 488, Coptidis rhiz. (Huanglian) S. 178
- Feuchtigkeit *humor*-Symptomatik mit Ödemen, Beinbeschwerden → Citri reticulatae peric. (Chenpi) S. 496, Chaenomelis fr. (Mugua) S. 362, Evodiae fr. (Wuzhuyu) S. 404
- Feuchtigkeit *humor*, Beinödeme → Phytolaccae r. (Shanglu), Clematidis armandii caul. (Chuanmutong) S. 312, Alismatis rhiz. (Zexie) S. 306
- Feuchtigkeit-Schleim *humor pituitae*, Malariabeschwerden → Dichroae febrifugae r. (Changshan) S. 876, Magnoliae c. (Houpo) S. 298, Amomi tsaoko fr. (Caoguo) S. 300
- Endoparasiten (Ascariden, Oxyuren, Cestoden) → Cucurbitae s. (Nanguazi)

Kontraindikation Schwäche *depletio* des Qi

Gravidität Anwendung verboten

Carpesii fructus
Heshi

鹤虱

Familie: Asteraceae
Stammpflanze: *Carpesium abrotanoides*
Variante: Carpesii abrotanoidis fructus
deutsch: Carpesium-Frucht
englisch: carpesium fruit

Temperaturverhalten
■□□ neutral

Geschmack *Sapor*
■■□ bitter
■□□ scharf
■□□ toxisch

Wirkrichtung
■□□ absenkend

Wirkort
Verdauungstrakt

Funktionskreis-/ Orbisbezug
■□□ Milz *lienalis*
■□□ Magen *stomachi*

Wirkung/Indikation

■■□ **antiparasitisch**
intestinale Parasiten wie Rundwürmer (Ascariden, Spulwurm), Bandwürmer (Cestoden), Hakenwürmer, Oxyuren

■■□ **Schmerz beseitigend**
Schmerzen im Abdomen bei Wurmbefall

Physiologische/pharmakologische Wirkung antiparasitär

Toxizität Nebenwirkungen sind auch bei normaler Dosierung in den ersten Stunden nach Einnahme, oder auch am nächsten Tag, möglich, sistieren aber innerhalb kurzer Zeit nach Absetzen: Benommenheit, Tinnitus, Übelkeit, Brechreiz, abdominelle Schmerzen, Diarrhö. Überdosierung kann Vergiftungen hervorrufen: Übelkeit, Erbrechen, Kopfschmerzen, schwache Extremitäten bis zu klonischen Spasmen in schwereren Fällen.

Tagesdosis 3–15 g **Kochzeit** 20 min

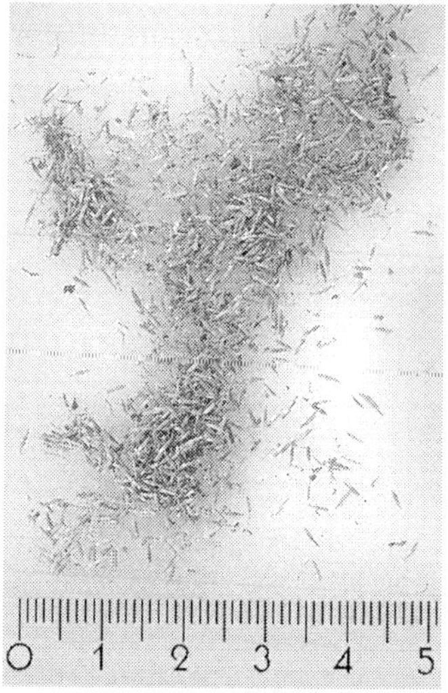

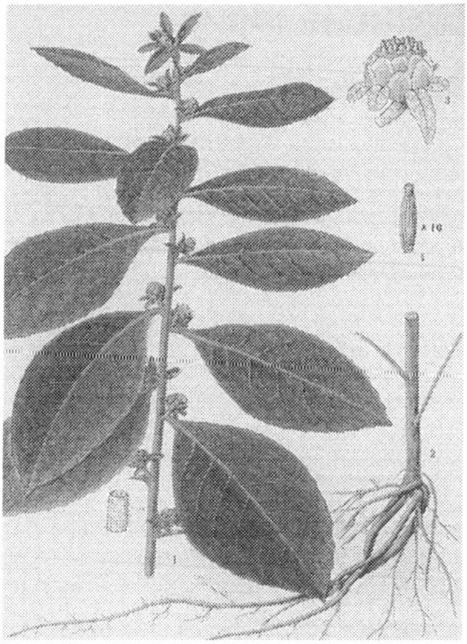

Kombinationen

- Rundwürmer, Oxyuren, Bandwürmer, Hakenwürmer → Arecae semen (Binglang) S. 872, Quisqualis fructus (Shijunzi) S. 880, Toosendan fructus (Chuanlianzi) S. 520
- vaginaler Juckreiz, äußerliche Anwendung als Waschlotion → Sophorae flavescentis radix (Kushen) S. 192, Stemonae radix (Baibu) S. 690, Cnidii fructus (Shechuangzi) S. 752

Kontraindikation Vorsicht bei geschwächten Patienten

Gravidität Anwendung mit Vorsicht

Dichroae radix
Changshan

常山

Familie: Saxifragaceae
Stammpflanze: *Dichroa febrifuga*
Variante: Dichroae febrifugae radix
deutsch: Dichroa-Wurzel, Fiebertrugblumenwurzel
englisch: dichroa root

Temperaturverhalten
■■■ Tendenz kalt

Wirkrichtung
■■□ emporhebend

Geschmack *Sapor*
■■□ bitter
■■□ scharf

Funktionskreis-/ Orbisbezug
■■□ Herz *cardialis*
■□□ Leber *hepaticus*
■■□ Lunge *pulmonalis*

Wirkung/Indikation

■■□ **Hitze *calor* zerstreuend**
klassisches Malaria-Mittel, Fieber, tertiäre und quartiäre Malaria-Formen, Malaria-Rezidiv

■■□ **antiparasitisch**
Erreger der Malaria

■■■ **Vomitus induzierend**
chronische Schleimansammlung im Thorax, Erbrechen von Schleim induzierend

■■□ **Schleim *pituita* kanalisierend**
chronische Schleimansammlung im Thorax

Physiologische / pharmakologische Wirkung die enthaltenen Alkaloide wirken 25-fach stärker als Chinin gegen Malaria und hemmen Amöben. Antipyretisch, antiviral, blutdrucksenkend.

Toxizität in Tierexperimenten verursachte die Droge Nausea, Erbrechen und Diarrhö durch Vagus-Stimulation des Gastrointestinal-Traktes.

Besonderes toxisches Arzneimittel: die starke emetische Wirkung kann das Qi verletzen, deshalb nur vorsichtig bei geschwächten Patienten einsetzen.

Tagesdosis 3–6 g **Kochzeit** 20 min

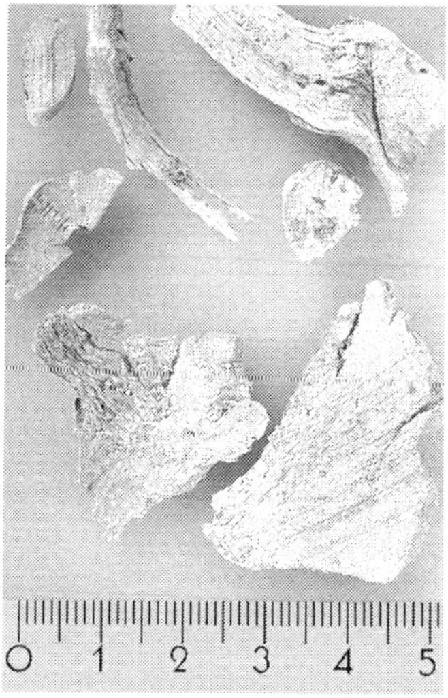

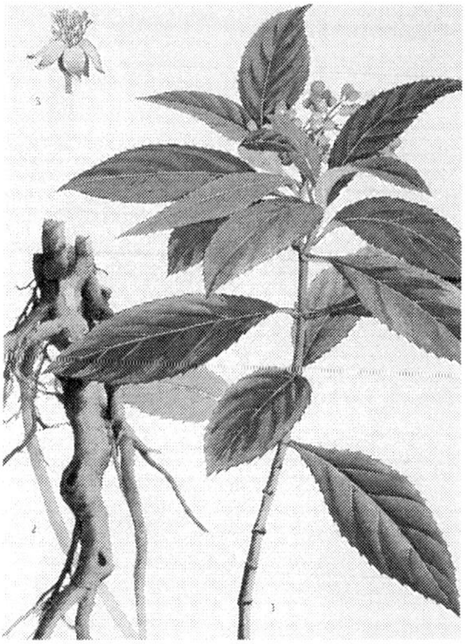

Kombinationen

- Malaria → Magnoliae cortex (Houpo) S. 298, Citri reticulatae viride pericarpium (Qingpi) S. 498, Tsaoko fructus (Caoguo) S. 300
- stockende Säfte und Schleim im Thorax, Nahrungsstagnation → Glycyrrhizae radix (Gancao) S. 728 und Honig

Kompatibilität

- gefördert durch Trichosanthis fructus et semen (Gualou) S. 674
- beschränkt durch Zwiebel, Kohl, Sanguisorbae radix (Diyu) S. 618

Kontraindikation Schwangerschaft, geschwächte Patienten, nicht zusammen mit Huhn oder Zwiebeln einnehmen

Gravidität Anwendung verboten

Dryopteridis rhizoma 贯众
Guanzhong

Familie: Dryopteridaceae
Stammpflanze: *Droypteris crassi*
Variante: Cyrtomii rhizoma (Guanzhong); Mianmaguanzhong
deutsch: Wurmfarn-Rhizom
englisch: dryopteris root, shield-fern

Temperaturverhalten
■□□ kalt

Geschmack *Sapor*
■■□ bitter

Funktionskreis-/ Orbisbezug
■■□ Leber *hepaticus*
■□□ Milz *lienalis*
■□□ Magen *stomachi*

Wirkrichtung
■□□ tief

Wirkort
Tiefe, Innere *intima*, Leitbahnen

Wirkung/Indikation

■■□ **antiparasitisch** Parasiten im Intestinum: Hakenwürmer, Rundwürmer, Oxyuren, Bandwürmer

■■□ **Glut *ardor* kühlend**
infizierte Geschwüre, Karbunkel, virale oder bakterielle Infektionen: Influenza, Parotitis, Enzephalitis, Pneumonie

■■□ **Hitze *calor* kühlend**
Infektionen: Erkältungskrankheiten, Masern

■■□ **entgiftend und desinfizierend**
infizierte Geschwüre, Karbunkel, toxische Erkrankungen

■■□ **Xue kühlend** Blutungen des Uterus mit dunklem, klumpigem Blut, Schmerzen im Abdomen

■□□ **hämostyptisch** Blutungen, v.a. gynäkologische, blutiges Erbrechen, Epistaxis, Blutungen postpartum

Physiologische/pharmakologische Wirkung antiparasitisch, antibiotisch, Stimulation der glatten Muskulatur des Uterus.

Toxizität der leicht toxische Inhaltsstoff Fimaron ist lipidlöslich, weshalb es bei gleichzeitiger Aufnahme mit Fetten zu Nebeneffekten kommen kann: Irritation des Magen-Darm-Traktes, Gefäßspasmen der Retina, Verletzung des N. opticus, ZNS-Störungen,Tremor, Konvulsionen, Kopfschmerzen, Abort. Nebenwirkungsgard hängt von zu hoher Dosierung, unvollständiger Abkochung oder Adipositas ab. Nicht bei Kindern oder geschwächten Patienten verwenden.

Warnhinweis diese Arznei soll aufgrund ihres toxischen Potentials ausschließlich von ausgebildeten TCM-Arzneimittel-Therapeuten verschrieben und nur mit äußerster Vorsicht eingesetzt werden. Das Dosierungsspektrum ist unbedingt einzuhalten.

Tagesdosis 5–15 g im Dekokt **Kochzeit** 20 min

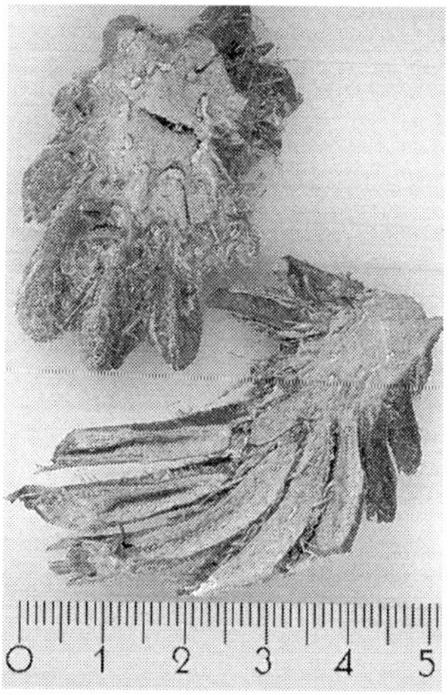

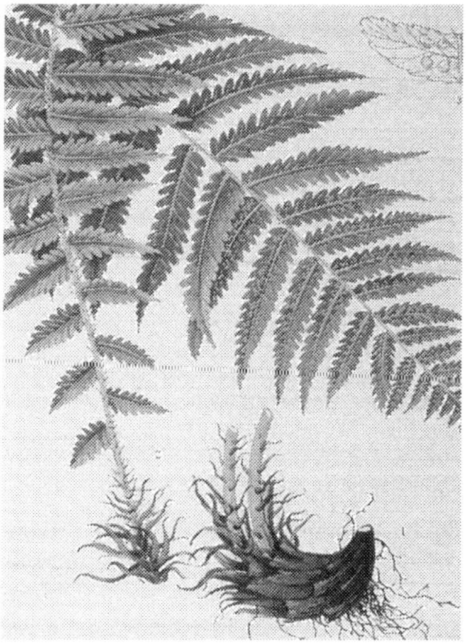

Kombinationen

- Bandwürmer → Quisqualis fructus (Shijunzi) S. 880, Omphalia (Leiwan), Arecae semen (Binglang) S. 872
- Rundwürmer → Quisqualis fructus (Shijunzi) S. 880, Meliae cortex (Kulianpi)
- Oxyuren → Ulmi fructus praep. (Wuyi) S. 884, Toxicodendri resina (Ganqi)
- Prävention von grippalen Infekten → Mori folium (Sangye) S. 66
- virale Infektionen, Parotitis, Bronchitis → Lonicerae flos (Jinyinhua) S. 222, Isatidis radix (Banlangen) S. 216, Isatidis folium (Daqingye) S. 168, Forsythiae fructus (Lianqiao) S. 206
- starke gynäkologische Blutungen bei Hitze *calor* oder Glut *ardor* des Xue → Platycladi cacumen (Cebaiye) S. 614, Agrimoniae herba (Xianhecao) S. 594, Ecliptae herba (Hanliancao) S. 802

Kontraindikation Hitze bei Schwäche *calor depletionis*, Schwäche *depletio* mit Kälte in den FK Milz und Magen *algor oo. lienalis et stomachi*

Gravidität Anwendung verboten

Quisqualis fructus
Shijunzi

使君子

Familie: Combretaceae
Stammpflanze: *Quisqualis indica*
deutsch: Quisqualisfrüchte
englisch: rangoon creeper fruit with seeds, envoy seeds

Temperaturverhalten
■□□ warm

Geschmack *Sapor*
■■□ süß

Funktionskreis-/ Orbisbezug
■■□ Milz *lienalis*
■■□ Magen *stomachi*

Wirkrichtung
■□□ absenkend

Wirkort
Mitte, mittlerer Wärmebereich *Calorium*

Wirkung/Indikation

■■■ **antiparasitisch**
Ascariden, Oxyuren, Rundwürmer, Parasiten, Verdauungsstörungen

■■□ **mittlere Funktionskreise *orbes* harmonisierend und stützend**
kindliche Dystrophie, Spannungsgefühl im Abdomen, Appetitverlust, schwache Konstitution

■□□ **Qi stützend und ergänzend**
kindliche Dystrophie, Spannungsgefühl im Abdomen, Appetitverlust, schwache Konstitution

■■□ **Zusammenballung lösend**
Ascariden, Oxyuren, Verdauungsstörungen, kindliche Dystrophie, Spannungsgefühl im Abdomen

Physiologische / pharmakologische Wirkung Anwendung bei Rundwürmern; in vitro antiparasitär und antimykotisch (Dermatomykosen).

Toxizität leicht toxisch: Nebenwirkungen wie Nausea, Erbrechen und Aufstoßen (Röstung, Trocknung mildert die Toxizität), teilweise auch allergische Reaktionen mit Exanthemen, mit oder ohne Juckreiz, geschwollene schmerzhafte Fußknöchel, leichter Anstieg der Körpertemperatur. Überdosierung: Kopfschmerzen, Schwindel, Nausea, Erbrechen, Diarrhö, Schmerzen im Abdomen, Schweiße, kalte Extremitäten bis zu Spasmen, Blutdruckabfall. Behandlung einer Überdosierung mit einem Dekokt aus Caryophylli flos (Dingxiang) und Glycyrrhizae radix (Gancao).

Besonderes die Droge ist wegen der Süße gut geeignet bei Kindern Dosierung: 1 Frucht/Lebensjahr, maximal 20 Stück pro Tag.

Tagesdosis 3–9 g, Standard 6 g **Kochzeit** 20 min

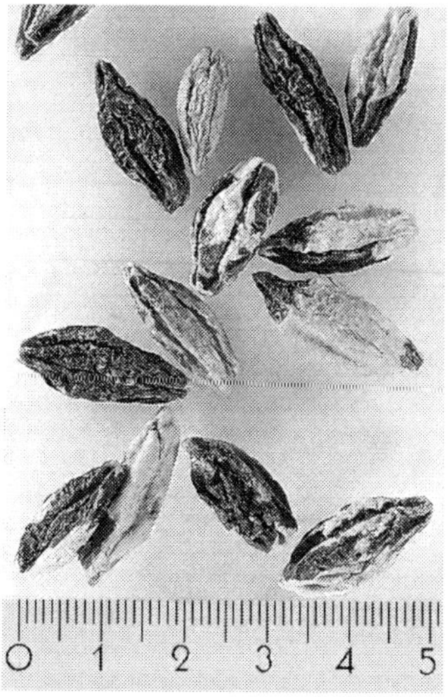

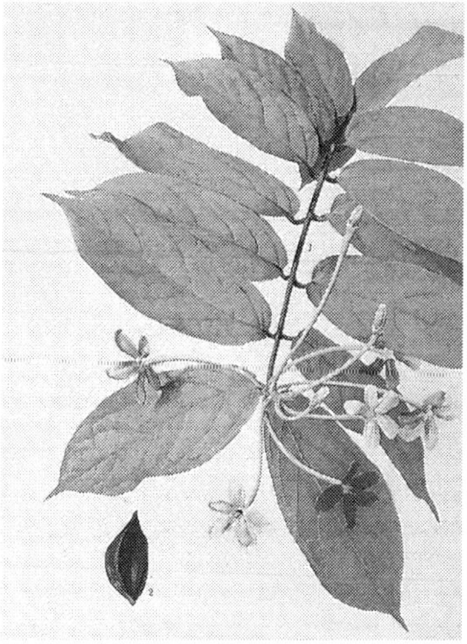

Kombinationen

- kindliche Dystrophie, abdominelle Spannungen, Inappetenz → Picrorrhizae rhiz. (Huhuanglian) S. 188
- kindlicher Dystrophie, abdominelle Spannungen, Inappetenz: in schweren Fällen mit Ausgezehrtheit und Ikterus → Picrorrhizae rhiz. (Huanglian) S. 178, Codonopsis r. (Dangshen) S. 722, Atractylodis macrocephalae rhiz. (Baizhu) S. 720
- Rundwürmer, Ascariden, Oxyuren → Arecae s. (Binglang) S. 872, Meliae c. rad. (Kuliangenpi)
- Bandwürmer → Stemonae r. (Baibu) S. 690

Kontraindikation bei Verwendung zusammen mit heißem Tee Entwicklung von Diarrhö und Aufstoßen

Gravidität Anwendung mit Vorsicht

Torreyae semen
Feizi

榧子

Familie: Taxaceae
Stammpflanze: *Torreya grandis*
deutsch: chinesische Nuss-Eibe
englisch: torreya seeds

Temperaturverhalten
■□□ neutral

Geschmack *Sapor*
■□□ süß

Wirkrichtung
■□□ absenkend

Wirkort
Verdauungstrakt

Funktionskreis-/ Orbisbezug
■■□ Dickdarm *intestini crassi*
■□□ Lunge *pulmonalis*
■□□ Magen *stomachi*

Wirkung/Indikation

■■□ **antiparasitisch**
intestinale Parasiten, incl. Rundwürmer (Ascariden, Spulwurm), Hakenwurm, Bandwurm, Oxyuren

■□□ **Zusammenballungen lösend**
intestinale Akkumulationen durch verschiedene Parasiten, Wurmbefall, Fasciolopsis

■□□ **Säfte ergänzend**
Befeuchtung der FK Dick- und Dünndarm *oo. intestinorum*: Obstipation. Befeuchtung des FK Lunge *o. pulmonalis*: Husten

■□□ **Husten stillend**
trockener, nicht produktiver Husten oder auch Husten mit dickem, zähem Schleim

■□□ **FK Dick- und Dünndarm *oo. intestinorum* harmonisierend**
Befeuchtung der FK Dick- und Dünndarm *oo. intestinorum*, Förderung der Darmperistaltik, löst Obstipation, v.a. bei Hämorrhoiden

Physiologische/pharmakologische Wirkung antiparasitär; in der Volksmedizin als Abortivum benutzt (in Überdosierung) und mit einer erhöhten Aktivität von Uteruskontraktionen in Verbindung gebracht.

Toxizität Überdosierung kann Diarrhö verursachen

Tagesdosis 15–30 g im Dekokt , 9–15 g als Einzelmittel zu essen

Besonderes wirkt antiparasitisch ohne die Mitte zu verletzen, deshalb ein sehr wichtiges Arzneimittel, das auch als Einzelmittel einsetzbar ist.

Kochzeit 20 min

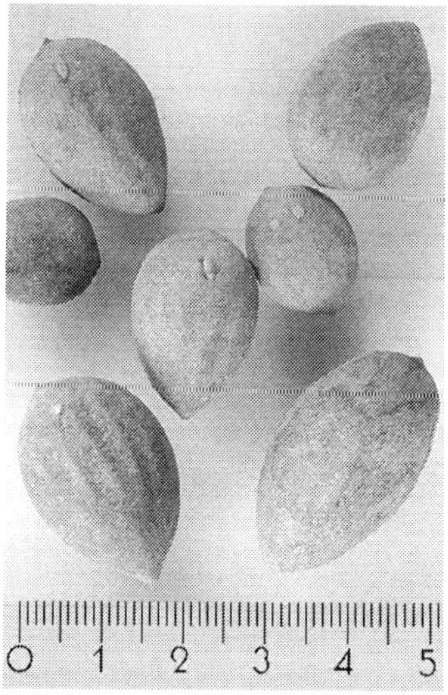

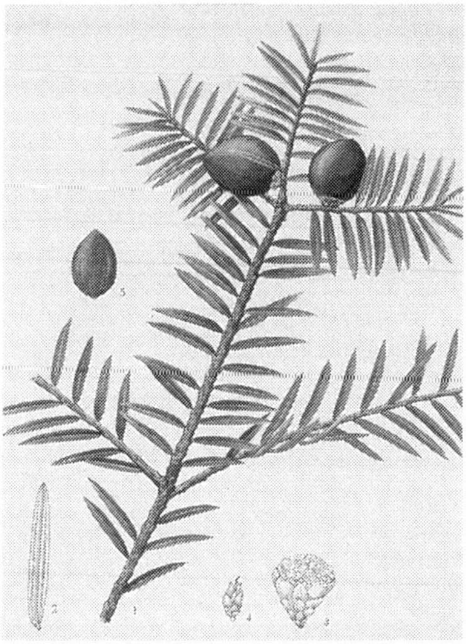

Kombinationen

- Bandwurm → Arecae semen (Binglang) S. 872, Ulmi semen praep. (Wuyi) S. 884
- parasitäre Infektionen mit Wurmbefall → Quisqualis fructus (Shijunzi) S. 880, Allii sativi bulbus (Dasuan) S. 870
- trockener Husten → Scrophulariae radix (Xuanshen) S. 176, Glehniae radix (Beishashen) S. 804, Ophiopogonis radix (Maimendong) S. 814, Asini corii colla (Ejiao) S. 782, Mori folium (Sangye) S. 66
- Obstipation → Cannabis semen (Huomaren) S. 100, Sesami semen nigrum (Heizhima) S. 820, Pruni semen (Yuliren, Angelicae sinensis radix (Danggui) S. 780

Kompatibilität

- beschränkt durch Mungbohnen (Phaseoli radiati semen, Ludou)

Kontraindikation lockere Stühle

Gravidität Anwendung verboten

Ulmi fructus praeparatus 芜荑
Wuyi

Familie: Ulmaceae
Stammpflanze: *Ulmus macrocarpa*
Variante: Ulmi macrocarpae fructus praeparatus
deutsch: präparierte Früchte einer Ulmenart
englisch: elm cake, paste made from the fruit of the stinking elm

Temperaturverhalten
■■□ warm

Geschmack *Sapor*
■■□ bitter
■■□ scharf

Funktionskreis-/ Orbisbezug
■□□ Milz *lienalis*
■□□ Magen *stomachi*

Wirkrichtung
■□□ absenkend

Wirkort
Verdauungstrakt

Wirkung/Indikation

■■■ antiparasitisch
Rundwürmer (Ascariden, Spulwurm), Bandwürmer, Tinea (äußerlich)

Physiologische / pharmakologische Wirkung antiparasitär, antimykotisch

Tagesdosis 3–9 g **Kochzeit** 20 min

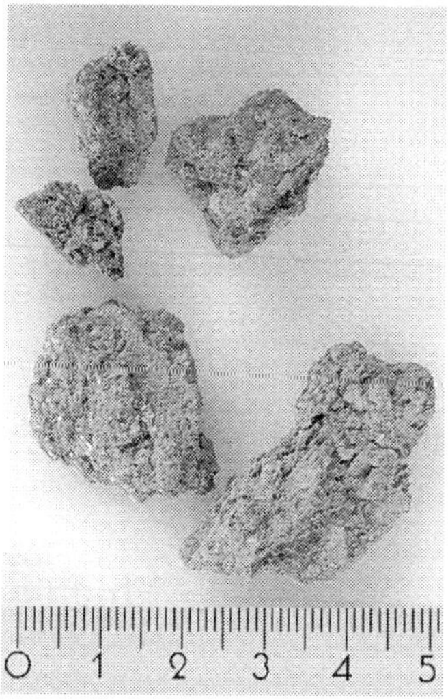

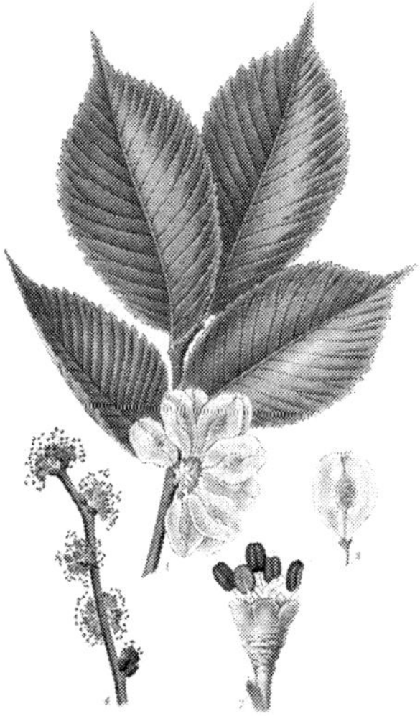

Kombinationen

- kindliche Verdauungsstörungen, Schmerzen im Abdomen, intestinale Parasiten → Arecae semen (Binglang) S. 872, Toosendan fructus (Chuanlianzi) S. 520, Quisqualis fructus (Shijunzi) S. 880, Carpesii fructus (Heshi) S. 874
- Schmerzen im Abdomen, Infektion durch Parasiten, chronische Diarrhö, kindliche Verdauungsstörungen → Chebulae fructus (Hezi) S. 832, Atractylodis macrocephalae rhizoma (Baizhu) S. 720, Gigeriae galli endothelium corneum (Jineijin) S. 696, Aucklandiae radix ((Chuan) Muxiang) S. 488

Kontraindikation Defizienz der Mitte

Gravidität Anwendung erlaubt

XVIII Arzneimittel zur äußeren Anwendung

Übersicht

Arzneimittelbild

Eigenschaften

Diese Arzneimittel werden für die äußerliche Anwendung gebraucht um:

- Toxine zu beseitigen
- Parasiten zu töten
- Schwellungen zu vermindern
- Schmerzen zu lindern
- Ulzerationen zu beheben
- Eiter und Abszesse auszuleiten
- Wundheilung zu verbessern
- Juckreiz zu beseitigen
- Blutungen zu beenden

Zusammenfassung

Allii sativi bulbus (Dasuan) S. 870 → vermindert Schwellungen, eliminiert Toxine, antiparasitär

Alumen (Mingfan) S. 888 → verschiedenste Arten von Juckreiz

Arcae concha (Walengzi) S. 654 → zerteilt Schleim *pituita*, löst Hämatome, Quetschungen, erweicht Verhärtungen, zerstreut Knotenbildungen

Calamina (Luganshi) S. 890 → eliminiert Toxine, trocknet Feuchtigkeit *humor*, fördert die neue Gewebsbildung, beseitigt Juckreiz

Camphora (Zhangnao) S. 278 → trocknet Feuchtigkeit *humor*, antiparasitär, beseitigt Schmerzen

Cnidii fructus (Shechuangzi) S. 752 → Juckreiz, antiparasitär, zerstreut Kälte-Wind *algor venti*

Daemonoropsis resina (Xuejie) S. 552 → fördert Xue und Gewebe, heilt Geschwüre und Wunden

Hydnocarpi semen (Dafengzi) S. 892 → beseitigt Wind *ventus*, trocknet Feuchtigkeit *humor*, eliminiert Toxine, antiparasitär

Luffae fructus (Sigualuo)S. 224 → eliminiert Toxine, zerteilt Schleim *pituita*, beseitigt Wind *ventus*, öffnet die Leitbahnen und Kollateralen

Mylabris (Banmao) S. 894 → eliminiert Hitze *calor* oder Glut *ardor* und Toxine

Sulfur (Liuhuang) S. 896 → Juckreiz, antiparasitär, Pilzbefall

Vespae nidus (Fengfang) S. 898 → eliminiert Toxine, zerstreut Wind *ventus*, antiparasitär, erleichtert Schmerzen (intern bei Knotenbildungen, Tumoren, Lymphknotenschwellungen, Carcinomen)

Alumen Mingfan 明矾

chemischer Name: Kalium-Aluminium-Sulfat, $Kal(SO_4)_2 \cdot 12H_2O$
deutsch: Alaun
englisch: alum

Temperaturverhalten
■■□ kalt

Wirkrichtung
■■□ tief

Geschmack *Sapor*
■□□ sauer
■□□ adstrigierend

Wirkort
unterer Wärmebereich *Calorium*

Funktionskreis-/ Orbisbezug
■□□ Milz *lienalis*
■□□ Lunge *pulmonalis*
■□□ Magen *stomachi*
■□□ Dickdarm *intestini crassi*

Wirkung/Indikation

■■□ **adstringierend und sammelnd**
chronische Diarrhö, Ruhr, Blut im Stuhl, gynäkologische Blutungen, Fluor albus. Lokale Anwendung: Nasenbluten, blutende Hämorrhoiden, Zahnfleischbluten, äußerliche Verletzungen

■□□ **Diarrhö beendend**
Schwäche *depletio* der Mitte, chronische Diarrhö, Ruhr

■□□ **hämostyptisch**
Blut im Stuhl, gynäkologische Blutungen, Nasenbluten, blutende Hämorrhoiden, Zahnfleischbluten, äußerliche Verletzungen

■□□ **Schleim *pituita* kanalisierend**
Schleim *pituita* in den Leitbahnen: Epilepsie, Bewusstlosigkeit, Krämpfe, Reizbarkeit, Delirium, schwer löslicher Auswurf

■□□ **Feuchtigkeit *humor* trocknend**
äußerliche Feuchtigkeit *humor*, äußerliche Anwendung: nässende Ekzeme, Milchschorf, juckende Exantheme

■□□ **Juckreiz beseitigend**
juckende Exantheme (äußerlich)

Physiologische / pharmakologische Wirkung chemisch Aluminiumsulfat, Verwendung als Hämostyptikum (Rasierstein) und als Adstringens. Nach neuerer Forschung äußerlich bei chronischer Otitis media anwendbar; in vitro antibiotisch.

Toxizität wird meist äußerlich eingesetzt, Vorsicht bei innerer Anwendung; Überdosierung kann Ulzerationen, Erbrechen, Diarrhö und Schock auslösen.

Tagesdosis 0,5–3 g, Standard 0,5 g

Kochzeit 30–40 min

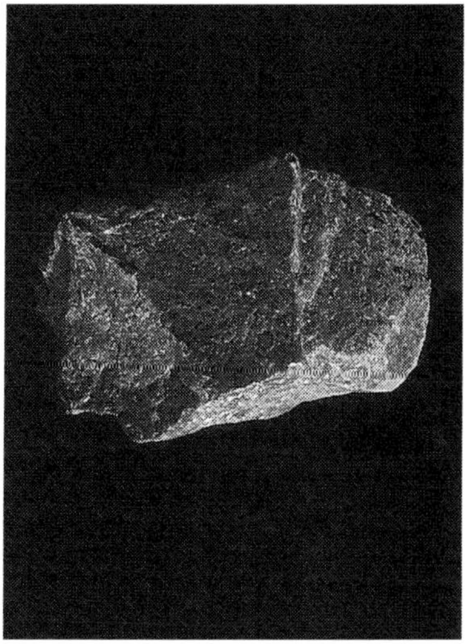

Kombinationen

- juckender vaginaler Ausfluss, Ekzeme (äußerliche Anwendung) → Cnidii fr. (Shechuangzi) S. 752
- Feuchtigkeit *humor* mit Ekzemen (äußerliche Anwendung) → Stemonae r. (Baibu) S. 690
- chronische Diarrhö im Senium (als Pulver) → Chebulae fructus (Hezi) S. 832
- Krampfneigung, Konvulsionen, delirante Zustände, Reizbarkeit mit Auswurf im Rachen → Curcumae longae tub. (Yujin) S. 548
- Schleim-Wind *pituita venti*, Feuchtigkeit-Wind *humor venti*, Epilepsie, Ohnmacht, Krämpfe → Pinelliae rhiz. (Banxia) S. 86, Gleditsiae fr. (Zaojiao) S. 642, Glycyrrhizae r. (Gancao) S. 728
- Krätze, Juckreiz, Scabies Sulfur (Liuhuang) S. 896
- Ekzemen Stemonae radix (Baibu) S. 690

Kompatibilität

- gefördert durch Glycyrrhizae r. (Gancao) S. 728
- gestört durch Ostreae concha (Muli) S. 436
- beschränkt durch Ephedrae h. (Mahuang) S. 34

Kontraindikation Schwäche *depletio* des Yang

Gravidität Anwendung erlaubt

Calamina
Luganshi

炉甘石

Stammpflanze: Mineral
Variante: Galamina
deutsch: Carbonat-Mineral
englisch: smithsonite, calamine

Temperaturverhalten
■□□ neutral

Wirkrichtung
■□□ absenkend

Geschmack *Sapor*
■□□ süß

Wirkort
Kopf/Augen, Haut

Funktionskreis-/ Orbisbezug
■■□ Leber *hepaticus*
■□□ Magen *stomachi*

Wirkung/Indikation

■■□ **entgiftend und desinfizierend**
äußerlich bei verschiedenen Augenerkrankungen mit Rötung, Schwellung, Schmerzen, Tränenfluss, Lichtempfindlichkeit, Pterygium

■■□ **Augen und Kopf klärend**
gerötete Augen, Pterygium, Schwellung, verstärkter Tränenfluss

■□□ **Feuchtigkeit *humor* trocknend**
offene Geschwüre, schlechtheilende Wunden, dermatologische Erkrankungen

■□□ **Ekzeme, Verbrennungen und Geschwüre**
dermatologische Erkrankungen, chronische Ulzerationen, Ekzeme

■□□ **Juckreiz beseitigend**
dermatologische Erkrankungen, Ulzerationen, Ekzeme

Toxizität diese Arznei ist stark toxisch und darf nur äußerlich eingesetzt werden. Für die Anwendung am Auge darf nur das vorbehandelte Arzneimittel (mit Wasser, shui fen) verwendet werden.

Warnhinweis diese Arznei soll aufgrund ihres toxischen Potentials ausschließlich von ausgebildeten TCM-Arzneimittel-Therapeuten verschrieben und nur mit äußerster Vorsicht eingesetzt werden. Das Dosierungsspektrum ist unbedingt einzuhalten.

Besonderes nur äußerliche Anwendung

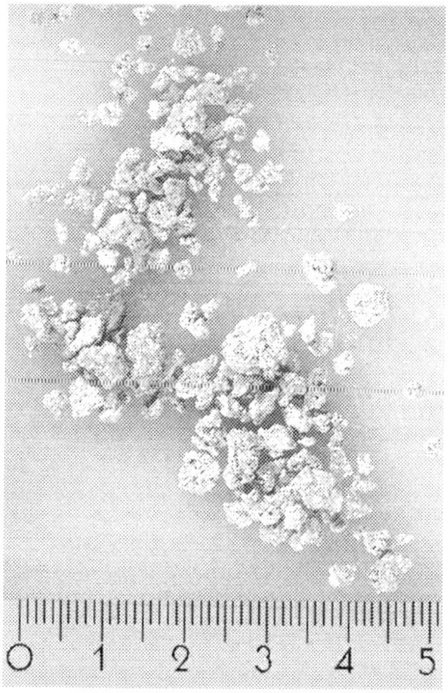

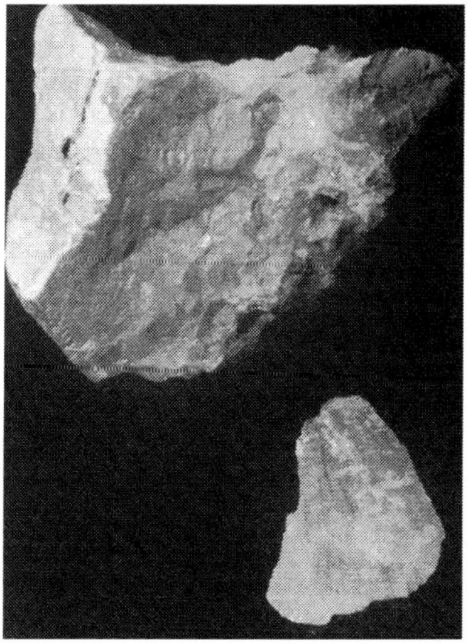

Kombinationen
- verstärkter Tränenfluss → Sepiae endoconcha (Haipiaoxiao) S. 864
- Augenerkrankungen → Cinnabaris (Zhusha) S. 426, Borax (Pengsha)
- chronische Ulzerationen der Haut → Mastodi fossilium ossis (Longgu) S. 434, Gypsum fibrosum (Shigao) S. 136
- Ulzerationen im Genitalbereich, als Einzelmittel oder → Sesamöl

Kontraindikation keine innerliche Anwendung

Gravidität Anwendung erlaubt

Hydnocarpi semen 大风子
Dafengzi

Familie: Flacourtiaceae
Stammpflanze: *Hydnocarpus anthelmintica*
deutsch: Hydnocarpus-Samen
englisch: hydnocarpus seed, chaulmoogra

Temperaturverhalten
■■□ heiß

Geschmack *Sapor*
■■□ scharf
■■■ toxisch

Wirkrichtung
■■□ emporhebend

Wirkort
Haut

Funktionskreis-/ Orbisbezug
■□□ Leber *hepaticus*
■□□ Milz *lienalis*
■□□ Niere *renalis*

Wirkung/Indikation

■■■ **entgiftend und desinfizierend**
Parasiten: Scabies, Tinea

■■■ **antiparasitisch**
Scabies, Tinea, Lepra

■■□ **Wind *ventus* ausleitend**
Wind *ventus*-Exantheme wie Rosacea, juckende Exantheme

■■□ **Feuchtigkeit *humor* trocknend**
Ulzerationen, eiternde Geschwüre

Physiologische / pharmakologische Wirkung antiparasitär

Toxizität toxisch bei innerlicher Aufnahme, Überdosierung (mehr als 3 g) oder Langzeitanwendung: Benommenheit, Fieber, abdominelle Schmerzen, Erbrechen bis zu Nephritis, Proteinurie, hämolytische Anämie.

Besonderes nur äußerliche Anwendung, einzige Ausnahme: Infektionen mit Mycobacterium leprae (hier ein Standardmittel).

Tagesdosis als Pulver äußerlich nach Bedarf; innerlich 0,1 – 1g als Pille

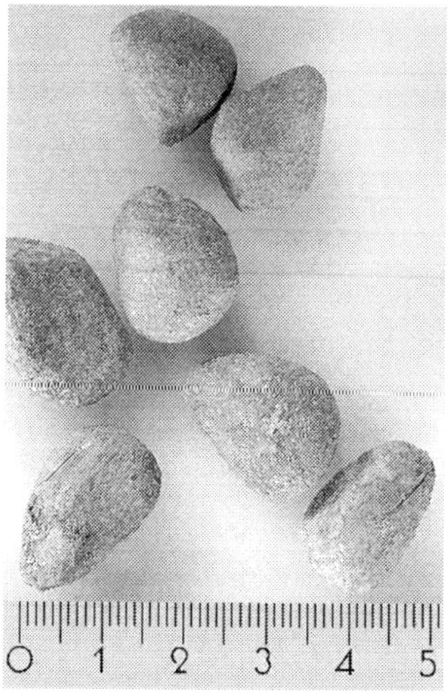

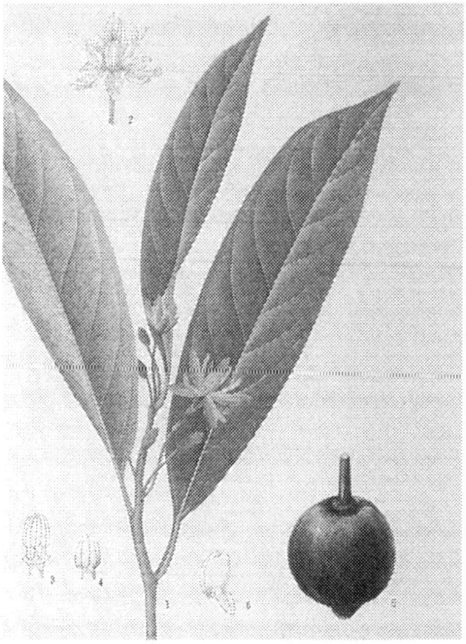

Kombinationen

- äußerlich: Scabies → Kochiae fructus (Difuzi) S. 322, Sulfur (Liuhuang) S. 896, Camphora (Zhangnao)
- äußerlich: Tinea → Dictamni cortex (Baixianpi) S. 180, Zanthoxyli pericarpium (Huajiao), Phellodendri cortex (Huangbo) S. 186
- innerlich (Ausnahme) als Pille zusammen mit Tee bei Infektionen mit Mycobacterium leprae → Saposhnikoviae radix (Fangfeng) S. 46, Sophorae flavescentis radix (Kushen) S. 192, Scorpio (Quanxie) S. 468

Kontraindikation innerliche Anwendung nur mit äußerster Vorsicht; Defizienz des Yin mit Hitze *calor*

Gravidität Anwendung verboten

Mylabris
Banmao

斑蝥

Familie: Miloidae
Stammpflanze: *Mylabris phalerata, M. cichorii*
deutsch: Kantharide
englisch: mylabris, cantharides, blister beetle

Temperaturverhalten
■□□ kalt

Geschmack *Sapor*
■■□ scharf
■□□ toxisch

Wirkrichtung
■□□ tief

Wirkort
Tiefe, Innere *intima*, Leitbahnen

Funktionskreis-/ Orbisbezug
■□□ Dünndarm *intestini tenuis*
■■□ Dickdarm *intestini crassi*
■■□ Leber *hepaticus*
■□□ Niere *renalis*

Wirkung/Indikation

■■■ **entgiftend und desinfizierend**
Geschwüre, Karbunkel, Lymphknotenschwellungen (äußerlich), Hundebiss (als Paste)

■■□ **Stasen des Xue lösend**
Amenorrhö durch Stase des Xue

■■□ **Verhärtungen erweichend**
palpable, fixierte Massen, Auftreibungen

■■□ **Schwellungen zerteilend**
Knotenbildung, palpable Massen, Tumore im Leber- oder Gastrointestinalbereich

■■□ **stoffliche Verhärtungen *concretiones* zerschlagend und lösend**
Tumore im Leber- oder Gastrointestinalbereich, Neoplasien unterschiedlicher Dignität

Physiologische / pharmakologische Wirkung tierexperimentell zeigte Cantharidin einen hemmenden Effekt auf Tumorzellen (Leber-Karzinom, Sarkom), möglicherweise wirken kleine Dosen immunstimulierend durch Erhöhung der Leukozyten; nephrotoxisch

Besonderes im Westen wurden Kantharidenpflaster als Zugpflaster bei Rheuma, Arthritis, Nervenschmerzen und noch früher als Aphrodisiakum eingesetzt

Tagesdosis äußerliche Anwendung, innerlich nur in extrem niedriger Dosierung max. 0,03g / Tag und auch nur über kurze Zeit

Kochzeit meist äußerlich oder in Pulver oder Pillen wegen Toxizität, im Dekokt 20 min

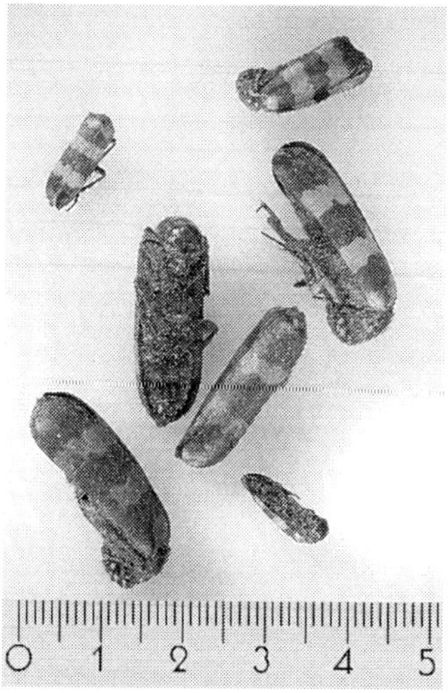

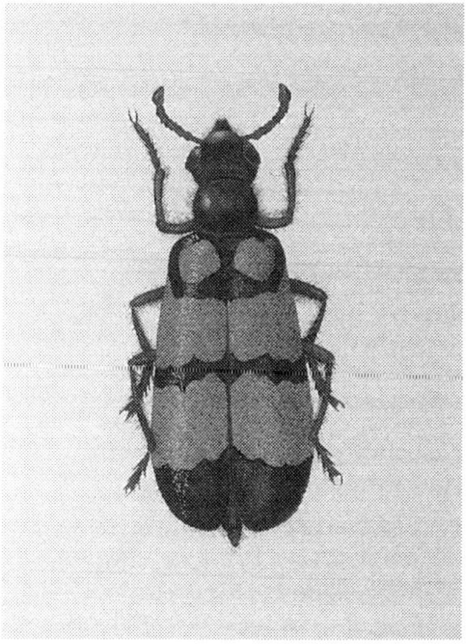

Kombinationen
- schlechtheilende, eitrige Geschwüre → Alumen (Mingfan) S. 888, Indigo naturalis (Qingdai) S. 166
- Amenorrhoe → Persicae semen (Taoren) S. 574, Rhei rhizoma (Dahuang) S. 96
- Lebertumore → Evodiae fructus (Wuzhuyu) S. 404, Pinelliae rhizoma praep. (Zhibanxia), Dioscoreae oppositae rhizoma (Shanyao) S. 724, Bletillae tuber (Baiji) S. 598

Kontraindikation geschwächte Patienten

Gravidität Anwendung verboten

Toxizität hochtoxisch auch in kleiner Dosierung, deshalb nur kurzzeitig einsetzen bei innerlicher Anwendung. Überdosierung: Schmerzen im Abdomen, trockener Mund, Nausea, blutiges Erbrechen, Brennen in Mund und Rachen bis zu Ulcera, Diarrhoe, Blut im Stuhl, Dehydratation bis zu Pupillenerweiterung, vermindertem Urin, Hyperalbuminämie, Arrhythmien, Blutdruckabfall, Kreislaufversagen, Delirium, Koma, Konvulsionen. Bei lokaler Anwendung sind Hautirritationen mit Rötung, Brennen bis zu Nekrosen möglich, bei zu hoher lokaler Anwendung kann es zu Dermatitis, Nephritis, Nierenversagen und toxischem Schock kommen. Schon eine Dosis von 30 mg kann bei Einnahme tödlich sein. Keine Langzeitanwendung oder großflächige Applikation.

Sulfur
Liuhuang

硫磺

Stammpflanze: Mineral
deutsch: Schwefel
englisch: sulfur

Temperaturverhalten
■■■ warm

Geschmack *Sapor*
■■□ sauer
■■□ toxisch

Funktionskreis-/ Orbisbezug
■□□ Niere *renalis*
■□□ Dickdarm *intestini crassi*
■□□ Herzbeutel *pericardialis*

Wirkrichtung
■□□ emporhebend

Wirkort
Haut, unterer Wärmebereich *Calorium*, Tiefe, Innere *intima*

Wirkung/Indikation

■■□ **entgiftend und desinfizierend**
äußerlich: Parasiten, Ekzeme, Ulzerationen, Karbunkel, Tinea

■■□ **antiparasitisch**
Tinea, Scabies

■□□ **Juckreiz beseitigend**
Pilzbefall, Scabies, Ulzerationen, Geschwüre, Ekzeme

■■□ **Yang stützend**
Schwäche-, Kältegefühl der unteren Extremität, Enuresis, Impotenz, Libidoverlust, Asthma, Obstipation

■□□ **FK Niere *o. renalis* stützend**
Schmerzen und Kältegefühl der unteren Rückenregion, Knie; Impotenz, Libidoverlust, Asthma

Physiologische / pharmakologische Wirkung antiparasitär, antimykotisch, Stimulation des Gastrointestinaltraktes, tierexperimentell antitussiv; in der Dermatologie in Salben, Schüttelmixturen (Sulfur sublimatum) eingesetzt, westlich ist die innere Anwendung wegen Verunreinigungen durch Arsen obsolet.

Toxizität in hohen oralen Dosen toxisch (10–20 g) mit folgenden Vergiftungszeichen nach innerer Aufnahme: Benommenheit, Kopfschmerzen, allgemeines Schwächegefühl, Übelkeit, Erbrechen, abdominelle Schmerzen, Diarrhö, Blut im Stuhl, Fieber, Desorientiertheit, Miosis, verminderte Reaktion der Pupillen auf Licht, niedriger Blutdruck bis zu Koma und Schock.

Besonderes häufig äußerlicher Gebrauch als Puder, Pasten

Tagesdosis 1–3 g innerlich als Pillen, Puder, äußerlich nach Bedarf

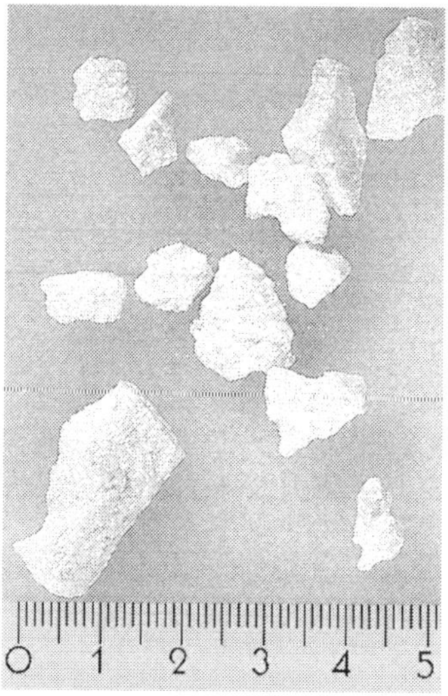

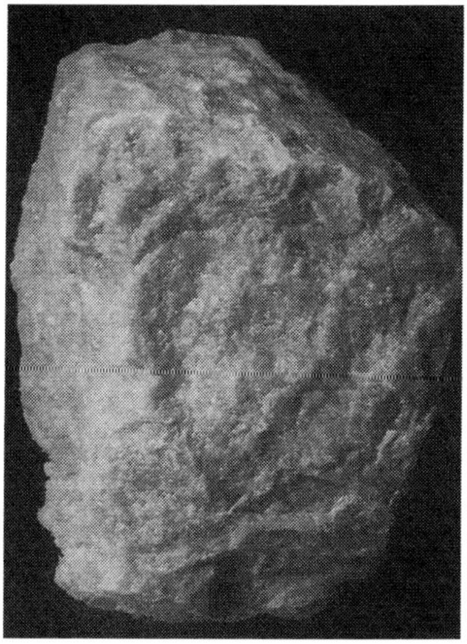

Kombinationen

- äußerlich: Scabies → Mylabris (Banmao) S. 894, Borneol (Bingpian) S. 276
- äußerlich: Juckreiz, Geschwürsbildung im Perineal- und Leistenbereich → Alumen (Mingfan) S. 888, Cnidii fructus (Shechuangzi) S. 752
- äußerlich : Akne → Rhei rhizoma (Dahuang) S. 96
- Impotenz, Rückenschmerzen, Keuchen → Aconiti radix lateralis praeparata (Fuzi) S. 396, Cinnamomi cassiae cortex (Rougui) S. 402
- Impotenz, gehäufte Miktion, Schmerzen der unteren Extremität, Schmerzen der Lumbalregion → Cervi cornu (Lurong) S. 746, Psoraleae semen (Buguzhi) S. 776
- Impotenz, Schwäche-, Kältegefühl der unteren Extremität → Rehmanniae radix praeparata (Shudihuang) S. 792, Morindae radix (Bajitian) S. 774, Epimedii herba (Yinyanghuo) S. 766, Cinnamomi cassiae cortex (Rougui) S. 402, Aconiti radix lateralis praeparata (Fuzi) S. 396, Ginseng radix (Renshen) S. 726

Kontraindikation Defizienz des Yin mit Hitze *calor*, keine Langzeitanwendung

Gravidität Anwendung verboten

Vespae nidus 蜂房
Fengfang

Familie: Vespidae
Stammpflanze: *Polistes olivaceus* u.a.
Variante: Lufengfang
deutsch: Wespennest
englisch: wasp nest

Temperaturverhalten
■□□ neutral

Geschmack *Sapor*
■□□ neutral
■□□ süß
■□□ toxisch

Funktionskreis-/ Orbisbezug
■□□ Magen *stomachi*
■□□ Lunge *pulmonalis*

Wirkrichtung
■□□ tief

Wirkort
Tiefe, Innere *intima*, Haut

Wirkung/Indikation

■■□ **entgiftend und desinfizierend**
Geschwüre, Mastitis, Karbunkel (als Waschung oder Salbe)

■■□ **Ekzeme, Verbrennungen und Geschwüre**
Geschwüre, Mastitis, Ulzerationen

■■□ **Wind *ventus* ausleitend**
Exantheme mit Juckreiz, rheumatoide Erkrankungen, Arthritis, deformierte, geschwollene Gelenke, eingeschränkte Beweglichkeit

■□□ **Schmerz beseitigend**
Geschwüre, Karbunkel, Zahnschmerzen, wunder Rachen

■□□ **Juckreiz beseitigend**
Urticaria mit Juckreiz, Exantheme

■□□ **Verhärtungen erweichend**
verhärtete Lymphknoten, Tumorbildung: Mamma-Fibrose, Mamma-Tumor, abszedierende, nekrotisierende Knoten in der Mamma, Karzinome im Nasopharyngealbereich, Metastasen in den Lymphknoten

■□□ **antiparasitisch**
Parasiten (äußerlich), Scabies, Krätze, Pilzerkrankungen, Tinea, Flechten

Physiologische/pharmakologische Wirkung antiparasitisch, in vitro antineoplastisch

Toxizität Metaboliten einiger enthaltener Öle irritieren die Nieren und können eine akute Nephritis verursachen mit Kopfschmerzen, Rückenschmerzen, Ödemen. Diese Öle werden durch Abkochung verändert, so dass nur sehr starke Überdosierungen zu toxischen Reaktionen führen oder wenn die unpräparierte Form der Droge als Pille oder Pulver angwendet wurde.

Besonderes stark toxisch: Dekokt nur äußerlich als Mundspülung (nicht schlucken) als Pulver oder zur Waschung.

Tagesdosis 2–6 g im Dekokt **Kochzeit** 20 min (siehe Besonderes)

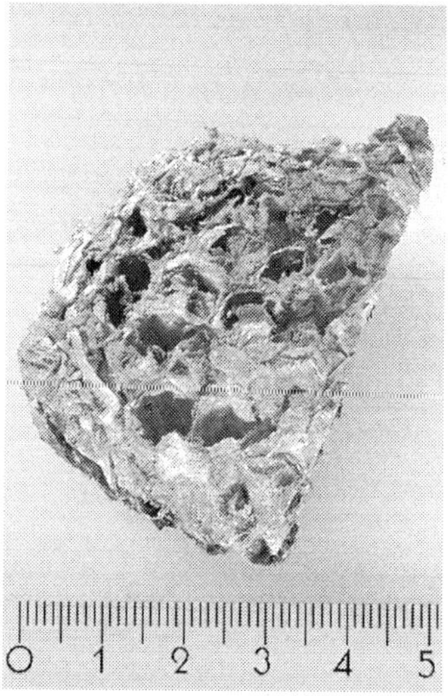

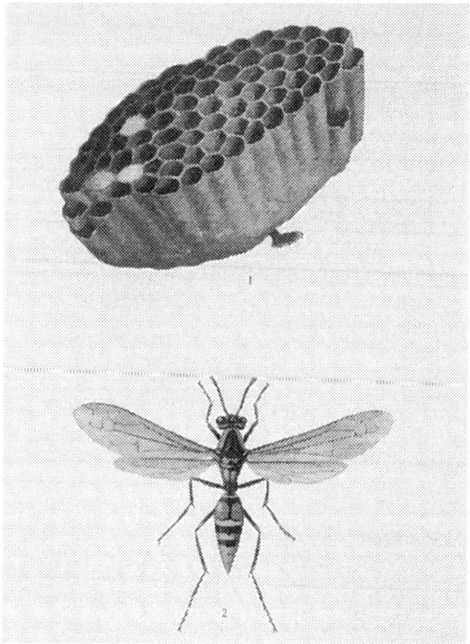

Kombinationen

- Frühstadium von Geschwüren mit Hitze, Rötung, Schwellung, zusammen mit Reiswein eine Paste herstellen → Arisaematis rhizoma (Tiannanxing) S. 636, Aconiti kusnezoffii radix (Shengcaowu), Phaseoli semen (Chixiaodou) S. 332, Alumen (Mingfan) S. 888
- verhärtete Geschwüre in der Mamma , lokale Anwendung → Taraxaci herba cum radice (Pugongying) S. 256, Forsythiae fructus (Lianqiao) S. 206
- Tumore verschiedener Genese → Scorpio (Quanxie) S. 468, Shancigu pseudobulbus (Shancigu) S. 204

Kompatibilität

- antagonisiert Salviae miltiorrhizae radix (Danshen) S. 580, Zingiberis rhizoma (Ganjiang) S. 416, Paeoniae radix lactiflora (Baishaoyao) S. 788, Ostreae concha (Muli) S. 436

Kontraindikation Schwäche *depletio* von Qi oder Xue, eröffnete, eitrige Geschwüre

Gravidität Anwendung erlaubt

Therapeutische Richtlinien bei wichtigen energetischen Entgleisungen

Energetische Disharmonien im Bereich der Funktionskreise *orbes*

Funktionskreis Leber *orbis hepaticus*

Physiologie

Der als Wandlungsphase **Holz** und **Kleines Yang** *yang minor* qualifizierte FK Leber *o. hepaticus* nimmt unter den Funktionskreisen die Rolle des *Heerführers* ein.

- Seine Hauptfunktion besteht darin, den **weichen Fluß des Qi** in allen Richtungen zu kontrollieren, den Qi-Fluß *nach oben* zu entfalten, alle Bewegungen nach außen zu regulieren und für das Emporsteigen des Qi zu sorgen.
- Dadurch bildet der FK Leber *o. hepaticus* die Instanz für den Antrieb, für die Dynamik, aber auch für Pläne, Überlegungen und Entscheidungen.
- Der FK Leber *o. hepaticus* kann als *Modulator* des gesamten energetischen Systems bezeichnet werden. Eine gesunde Entfaltung seiner Energien verbindet sich mit Bildern wie Relaxierung, Lösung, Weitung, Erweichung, Zirkulation, Ausgeglichenheit und Harmonie.
- Der FK Leber *o. hepaticus* **speichert das Xue** (Meer des Xue *mare xue*) , der FK Herz *o. cardialis* bewegt das Xue. Das Xue wird in erster Linie durch die Funktionen der Mitte aus der Nahrung destilliert und über die Bauenergie dem Leitbahnsystem zugeführt. Zirkulierend muss es den ganzen Körper energetisch versorgen. Es bildet das Yin-Komplement zum aktiven Qi.
- Seine körperliche Darstellung findet der FK Leber *o. hepaticus* im *Bewegungsapparat*, d.h. in Muskeln und Sehnen.
- Das ihm zugehörige Sinnesorgan ist das *Auge*, damit sorgt der FK Leber *o. hepaticus* wesentlich für die Sehkraft.
- Über die unpaarigen Leitbahnen stellt der FK Leber *o. hepaticus* dem Nebenfunktionskreis Uterus *paraorbis uteri* das Xue zur Verfügung, um die Menstruation in Gang zu halten.
- Der FK Leber *o. hepaticus* und der FK Niere *o. renalis* haben die gleichen Wurzeln und das Yin des FK Niere *yin renale* erzeugt das Leber-Yin *yin hepaticum.*
- Der FK Leber *o. hepaticus* ist anfällig für *Wind ventus*-Affektionen.
- Die dem FK Leber *o. hepaticus* entsprechende Emotion ist die *Reizbarkeit*, die innere Unruhe, Iraszibilität und Zornesbereitschaft.
- Die ihm entsprechende Geschmacksrichtung ist *das Saure.*

Pathologie

Fülle *repletio* im FK Leber *o. hepaticus*

a) Stauung und Stagnation des Leber-Qi *qi hepaticum*

Symptomatik: depressive Verstimmung, Antriebslosigkeit, Niedergeschlagenheit, Verzagtheit, Frustrationsgefühl, Reizbarkeit, Nervosität, Spannung im Hypochondrium, Aufstoßen, Übelkeit, Brechreiz, epigastrische Schmerzen, Inappetenz, abdominelle Spannung, Flatulenz, Blä-

hungsneigung, Kloßgefühl im Hals, Menstruationsstörungen, prämenstruelles Syndrom, Reizblase; saitenförmige Pulse *pp. chordales.*
Therapie: Lösung der Stauung des FK Leber *o. hepaticus*, Regulation des Leber-Qi *qi hepaticum*

Cyperi rhiz. (Xiangfu) S. 502
Citri aurantii fr. immaturus (Zhishi) S. 492
Citri reticulatae viride pericarpium (Qingpi) S. 498
Toosendan fructus (Chuanlianzi) S. 520
Bupleuri r. (Chaihu) S. 54
Paeoniae radix lactiflora (Baishao) S. 788
Angelicae sinensis r. (Danggui) S. 780
Glycyrrhizae r. (Gancao) S. 728
Jujubae fr. (Dazao) S. 732

b) Stasen des Leber-Xue *xue hepaticum*
Symptomatik: schmerzhafte Menstruation, dunkles, klumpiges Menstruationsblut, Bauchschmerzen, Verhärtungen, Indurationen im Bauchraum; gestauter, livider, fleckiger Zungenkörper, saitenförmige Pulse *pp. chordales.*
Therapie: Erweichung des FK Leber *o. hepaticus*, Regulation des Xue

Angelicae sinensis r. (Danggui) S. 780
Chuanxiong rhizoma (Chuanxiong) S. 540
Corydalis rhiz. (Yanhusuo) S. 542
Curcumae longae rhiz. (Jianghuang) S. 546
Sparganii rhizoma (Sanleng) S. 584
Curcumae zedoariae rhiz. (Ezhu) S. 550
Carthami fl. (Honghua) S. 538
Curcumae longae tub. (Yujin) S. 548
Leonuri h. (Yimucao) S. 564
Achyranthis bidentatae r. (Niuxi) S. 532
Persicae s. (Taoren) S. 574

c) Hochschlagendes Leber-Yang *yang hepaticum* mit Hitze *calor*- und Glut *ardor*-Zeichen
Symptomatik: Reizbarkeit, Nervosität, Neigung zu Zornesausbrüchen, Tinnitus, Taubheit, Kopfschmerz, Schmerzen in der Augenhöhle, Schwindel, rotes Gesicht, rote Augen, bitterer Mundgeschmack, Verspannungsneigung, Muskelzuckungen, Palpitationen, Hautreizungen; roter Zungenkörper, saitenförmige und schnelle Pulse *pp. chordales et celeri*
Therapie: in Ergänzung zu a) und b)

- zur Kühlung und Ausleitung von Hitze *calor* und Glut *ardor*:

Gentianae r. (Longdancao) S. 184
Scutellariae r. (Huangqin) S. 190
Gardeniae fr. (Zhizi) S. 132
Prunellae spica (Xiakucao) S. 146
Chrysanthemi fl. (Juhua) S. 56
Cassiae s. (Juemingzi) S. 152
Celosiae s. (Qingxiangzi) S. 154

- zur Kühlung des Xue:

Moutan cortex (Mudanpi) S. 170
Paeoniae radix rubra (Chishaoyao) S. 172

- zur Absenkung des hochschlagenden Leber-Yang *yang hepaticum*:

Uncariae ramulus cum uncis (Gouteng) S. 472
Tribuli fr. (Baijili) S. 470
Gastrodiae rhiz. (Tianma) S. 458
Haliotidis concha (Shijueming) S. 462
Mastodi fossilium ossis (Longgu) S. 434
Ostreae concha (Muli) S. 436

d) Innerer Wind *ventus internus* erhebt sich im Inneren *intima*

Symptomatik: Zornesausbrüche, Tinnitus, Taubheit, Schwindel, Drehschwindel, Ohnmacht, Paresen, Opisthotonus, Tremor, Paralyse, Hemiparese.

Therapie: Klärung und Kühlung des Hitze *calor*- und Glut *ardor*-Befundes, Erweichung des FK Leber *o. hepaticus*, Besänftigung von Wind *ventus*, Stützung des Xue, Erhaltung des Yin

- zur Kühlung von Hitze *calor* und Glut *ardor*:

Rehmanniae r. (Shengdihuang) S. 174
Anemarrhenae rhiz. (Zhimu) S. 126
Gardeniae fr. (Zhizi) S. 132
Coptidis rhiz. (Huanglian) S. 178
Moutan cortex (Mudanpi) S. 170
Scutellariae r. (Huangqin) S. 190
Chrysanthemi fl. (Juhua) S. 56

- zur Absenkung des hochschlagenden Yang und Befriedung von innerem Wind *ventus internus*:

Gastrodiae rhiz. (Tianma) S. 458
Haliotidis concha (Shijueming) S. 462
Scolopendra (Wugong) S. 466
Achyranthis bidentatae r. (Niuxi) S. 532
Haematitum (Daizheshi) S. 84
Cicadae periostracum (Chantui) S. 58

- zur Absenkung des Leber-Yang *yang hepaticum*:

Haliotidis concha (Shijueming) S. 462
Mastodi fossilium ossis (Longgu) S. 434
Ostreae concha (Muli) S. 436

- zur Stützung des Leber-Yin *yin hepaticum* und des Xue:

Rehmanniae praep. r. (Shudihuang) S. 792
Polygoni multiflori r. (Heshouwu) S. 790
Paeoniae radix lactiflora (Baishao) S. 788
Corii asini gelatinum (Ejiao) S. 782
Corni fr. (Shanzhuyu) S. 834
Ligustri fr. (Nüzhenzi) S. 806
Phaseoli radiati semen (Lüdouyi) S. 460
Lycii fr. (Gouqizi) S. 812
Angelicae sinensis r. (Danggui) S. 780
Spatholobi caulis et radix (Jixueteng) S. 586
Ziziphi spinosae s. (Suanzaoren) S. 454
Biotae seu Platycladi s. (Baiziren) S. 446

Kälte *algor* blockiert die Leitbahn des FK Leber *o. hepaticus*
Symptomatik: Spannungen, Völlegefühl im Unterbauch, ziehende Schmerzen in der Genitalregion, Hernien, Hodenschwellung, Schmerzerleichterung durch Wärme.
Therapie: Erwärmung der Leitbahn

Foeniculi fr. (Xiao huixiang) S. 406
Angelicae sinensis r. (Danggui) S. 780
Cinnamomi cassiae ram. (Guizhi) S. 30
Evodiae fr. (Wuzhuyu) S. 404
Linderae r. (Wuyao) S. 506
Citri aurantii s. (Juhe) S. 494

Schwäche *depletio* des Xue und des Leber-Yin *yin hepaticum*
Symptomatik: Schwindel, Tinnitus, Taubheitsgefühl in den Extremitäten, Schlaflosigkeit, Nachtblindheit, trockene Augen, spärliche Menstruation, Amenorrhö, blasser Teint, blasse Lippen, Krampfneigung, trockene, spröde Nägel, blasser Zungenkörper.
Therapie: Stützung des FK Leber *o. hepaticus*, Ergänzung des Xue in Ergänzung zu d) :

Ecliptae h. (Hanliancao) S. 802
Mori fr. (Sangshen) S. 786
Taxilli herba (Sangjisheng) S. 822

Funktionskreis Gallenblase *orbis felleus*

Physiologie

Der FK Gallenblase *o. felleus* bildet den **komplementären Yang-Funktionskreis** zum FK Leber *o. hepaticus*.

- Der FK Gallenblase *o. felleus* ist der einzige Yang-Funktionskreis, der einen „raffinierten" Inhalt – nämlich die „Gallensäfte" – hat, weshalb er auch zu den Nebenfunktionskreisen *paraorbes* gezählt wird. Die „Gallensäfte" erhält er vom FK Leber *o. hepaticus*. Werden diese nicht ausreichend bereitgestellt, kann sich das Magen-Qi *qi stomachi* nicht genügend absenken.
- Auch im emotionalen und mentalen Bereich wirkt der FK Gallenblase *o. felleus* als Yang-Komplement des FK Leber *o. hepaticus*. Während im FK Leber *o.hepaticus* die Pläne geschmiedet werden, gilt der Yang-Bereich, der FK Gallenblase *o. felleus*, als **Durchführungsinstanz**. Deshalb gehen von diesem Funktionskreis Entschlußfähigkeit, Entscheidungsfreude, Mut und Initiative aus.
- Er steuert die Impulse aller übrigen Funktionskreise. Im Klassiker heißt es: „Alle elf Funktionskreise leiten ihre Entscheidungen vom FK Gallenblase *o. felleus* her".
- Der FK Gallenblase *o. felleus* kontrolliert den Bewegungsapparat und versorgt Muskeln und Sehnen mit *aktiven Qi-Kräften*. Der FK Leber *o. hepaticus* stellt das *Xue* bereit.

Pathologie

Die Nähe zu den FK Milz und Magen *oo. lienalis et stomachi* macht den FK Gallenblase *o. felleus* sehr anfällig für Feuchtigkeit *humor*-Schädigungen. Auch Hitze *calor*- und Glut *ardor*-Prozesse aus dem FK Leber *o. hepaticus* können auf den FK Gallenblase *o. felleus* übergreifen.
Als Kombination entsteht dabei häufig eine *feuchte Hitze calor humidus*-Schädigung, die sich im FK Gallenblase *o. felleus* festsetzt.
Symptomatik: Schmerzen unterhalb des Rippenbogens, Übelkeit, Brechreiz, Fettunverträglichkeit, Ikterus, gelbe Skleren, dunkler Urin, heller Stuhl, Fieberneigung, Durst, Obstipation oder Diarrhö, bitterer Mundgeschmack, Zungenbelag dick, klebrig, schlüpfrige und saitenförmige Pulse *pp. lubrici et chordalis*.
Therapie: Ausleitung von feuchter Hitze *calor humidus*

Coptidis rhiz. (Huanglian) S. 178
Artemisiae capillaris seu scopariae h. (Yinchenhao) S. 308
Gardeniae fr. (Zhizi) S. 132
Gentianae r. (Longdancao) S. 184
Rhei rhiz. (Dahuang) S. 96
Scutellariae r. (Huangqin) S. 190
Alismatis rhiz. (Zexie) S. 306
Poria (Fuling) S. 340
Coicis s. (Yiyiren) S. 314
Talcum (Huashi) S. 346

Funktionskreis Herz *orbis cardialis*

Physiologie

- Der FK Herz *o. cardialis* ist durch die Wandlungsphase **Feuer** qualifiziert und entspricht dem **Großen Yang** *yang maior*. Er steht für das Bild des *Fürsten*, von dem die klaren Richtlinien ausgehen.
- Er ist **Sitz und Speicher des Shen**, der konstellierenden Kraft, das die äußere Erscheinung, das Bewusstsein, das Gemüt und die mentale Aktivität eines Individuums bestimmt. Das Shen ist die Kraft, die der Persönlichkeit ihr Gepräge gibt. Es steht für die Klarheit des Denkens, die geistige Aktivität, das Bewusstsein, das Gedächtnis, die Denkfähigkeit, aber auch für den Schlaf.
- Im Bereich des FK Herz *o. cardialis* findet die Umwandlung der Bauenergie *qi constructivum* in das Xue statt.
- Der FK Herz *o. cardialis* ist zuständig für die **Zirkulation des Xue**.
- Wenn sich das Shen, die aktive Kraft, in das Yin des FK Herz *yin cardiale* zurückzieht, stellt sich der *Schlaf* ein. Ist das Yin des FK Herz *yin cardiale* defizient, kommt es zu Ruhelosigkeit und Schlaflosigkeit.
- Die dem FK Herz *o. cardialis* entsprechende Körperflüssigkeit ist der *Schweiß*. Der Schweiß ist ein aktiver Saft (ye) und fließt in die Leitbahnen ein, wo er in Xue verwandelt wird.
- Von den Geschmacksrichtungen *sapores* hat das *Scharfe* einen besonderen Bezug zum FK Herz *o. cardialis*, da es nach außen wirkt und öffnet. Das *Bittere* rauht auf, es hält und sammelt das Yin. Zusätzlich löst das Bittere Schleimprozesse *pituita*, die für das Leitbahnsystem – das

vom FK Herz *o. cardialis* dominiert wird – besonders belastend sein können.

Pathologie

Schwäche *depletio* des Yang und des Qi im FK Herz *o. cardialis*

Symptomatik: Palpitationen, Müdigkeit, Kurzatmigkeit, Schweiße, Blässe, Teilnahmslosigkeit, Kältegefühl, Präkordialangst, Lippenzyanose.

Therapie:

- Stützung des Herz-Qi *qi cardiale*
  - Ginseng r. (Renshen) S. 726
  - Codonopsis r. (Dangshen) S. 722
  - Astragali r. (Huangqi) S. 718
  - Cinnamomi cassiae ram. (Guizhi) S. 30
  - Polygalae r. (Yuanzhi) S. 448
  - Glycyrrhizae r. tost.
- Stützung des Herz-Yang *yang cardiale*
  - Aconiti r. lateralis praeparata (Fuzi) S. 396
  - Zingiberis rhiz. tosta (Paojiang) S. 418
  - Allii macrostemi bulbus (Xiebai) S. 482
  - Astragali r. (Huangqi) S. 718

Schwäche *depletio* des Xue und des Yin im FK Herz *o. cardialis*

Symptomatik: Schlafstörungen, Ein- und Durchschlafstörungen, Palpitationen, Vergeßlichkeit, Schwindel, Benommenheit, vermehrt Träume, Ängstlichkeit, Schreckhaftigkeit, blasse Lippen, Unruhezustände, Nervosität, Hitzesensationen, Schweiße im Schlaf, trockener Mund, heiße Fußsohlen.

Therapie: Stützung des Xue und des Yin im FK Herz *o. cardialis*

- Angelicae sinensis r. (Danggui) S. 780
- Rehmanniae praep. r. (Shudihuang) S. 792
- Paeoniae radix lactiflora (Baishao) S. 788
- Salviae miltiorrhizae r. (Danshen) S. 580
- Longan arillus (Longyanrou) S. 784
- Spatholobi caulis et radix (Jixueteng) S. 586
- Schisandrae fr. (Wuweizi) S. 862
- Dendrobii caul. (Shihu) S. 800
- Ophiopogonis r. (Maimendong) S. 814
- Poria (Fuling) S. 340

Glut *ardor* im FK Herz *o. cardialis* durch Stasen

Symptomatik: extremer Durst, Mundulcerationen, Ruhelosigkeit, Agitiertheit, Hitzegefühl, extrem gestörter Schlaf, dunkler Urin, Blut im Urin, bitterer Mundgeschmack.

Therapie: Ausleitung von Hitze *calor* und Glut *ardor*

- Gardeniae fr. (Zhizi) S. 132
- Scrophulariae r. (Xuanshen) S. 176
- Rehmanniae r. (Shengdihuang) S. 174
- Forsythiae fr. (Lianqiao) S. 206
- Ophiopogonis r. (Maimendong) S. 814

Phragmitis rhiz. (Lugen) S. 144
Arnebiae/Lithospermi radix (Zicao) S. 158
Coptidis rhiz. (Huanglian) S. 178

Das Xue stagniert in den Leitbahnen
Symptomatik: Palpitationen, innere Unruhe, pectanginöse Beschwerden, Benommenheit, Lippenzyanose, Nagelzyanose, kalte Hände.
Therapie: Bewegung des Xue, Erwärmung der Leitbahnen

Persicae s. (Taoren) S. 574
Carthami fl. (Honghua) S. 538
Salviae miltiorrhizae r. (Danshen) S. 580
Angelicae sinensis r. (Danggui) S. 780
Curcumae longae tub. (Yujin) S. 548
Pteropi excrementum (Wulingzhi) S. 588
Trichosanthis fructus (Gualou) S. 674
Allii macrostemi bulbus (Xiebai) S. 482
Cinnamomi cassiae ram. (Guizhi) S. 30
Cnidii fr. (Shechuangzi) S. 752
Paeoniae radix rubra (Chishaoyao) S. 172

Funktionskreis Mitte: FK Milz und Magen *orbes lienalis et stomachi*

Physiologie

Die Mitte wird durch die Funktionskreise Milz und Magen *oo. lienalis et stomachi* gebildet. Sie wird als Wandlungsphase **Erde** qualifiziert und stellt den Dreh- und Angelpunkt des gesamten Systems dar.
Die Mitte sorgt für die „**Scheidung des Klaren vom Trüben**" und übernimmt die zentrale Klärungsfunktion für das Individuum. Sie ist ist einem *Zensor* vergleichbar. Dieser Klärungsprozess durch das Milz-Qi *qi lienale* bezieht sich nicht nur auf äußerliche Einflüsse wie stoffliche Säfte und Nahrung, sondern auf alle energetischen Einflüsse, die auf den Menschen wirken, wie intellektuelle, emotionale und psychische Prozesse.

Funktionskreis Milz *o. lienalis*

- Der FK Milz *o. lienalis* ist die Instanz der **Assimilation** und **Integration**. Nach der Aufnahme äußerer Einflüsse erfolgt die Transformation, die Umsetzung, das „Sich-zu Eigen-Machen", Wertvolles wird assimiliert und integriert, Unbrauchbares wird ausgeschieden.
- Der FK Milz *o. lienalis* ist die Wurzel der **erworbenen Konstitution**. Frische Qi-Kräfte werden in erster Linie aus der Nahrung (Getreide-Qi *qi frumentarium*) extrahiert.
- Die FK Milz *o. lienalis* ist der **Sitz der Bauenergie** *qi constructivum*. Dafür werden geklärte Säfte aus dem Nahrungsbrei gewonnen.
- Die Mitte bildet die Basis für die Entstehung von Qi und Xue. Durch die Enstehung des Getreide-Qi *qi frumentarium* und der Bauenergie *qi constructivum* wird die Voraussetzung für die Versorgung mit frischen Qi-Kräften und klaren Säften geschaffen.
- Der FK Milz *o. lienalis* kontrolliert das **Aufsteigen** des Qi. Frische Qi-Kräfte müssen nach oben entwickelt werden und sich nach außen ins

Gewebe entfalten. Sie sorgen für eine Festigkeit und Stabilisierung des Gewebes, die Haltekräfte des Qi verhindern z.B. Gewebsschwächen, Prolapserkrankungen, Ptosen, Blutungen oder Diarrhö.

- Die Qi-Kraft der Mitte hält das Xue zusammen. Dadurch wird das Xue in den Leitbahnen gehalten, was z.B. die Bildung von Extravasaten und Blutungen verhindert.
- Seine körperliche Darstellung findet der FK Milz *o. lienalis* in der *„Form des Fleisches"*, weil durch die aktive Qi-Kraft dieses Funktionskreises das Gewebe gefestigt, eine stabile Form gewährleistet wird und eine Versorgung mit klaren Säften stattfinden kann.
- Die zugehörige Geschmacksrichtung *sapor* ist das *Süße*. Es wirkt stützend und ergänzt den Funktionskreis vom aktiven und vom stofflichen, Säfte spendenden Aspekt her.
- Von den Agenzien belastet *Feuchtigkeit humor* diesen Funktionskreis am meisten, da ungeklärte Säfte, d.h. Feuchtigkeit *humor*, aktive Kräfte, die zur Klärung und Reinigung benötigt werden, binden.

Funktionskreis Magen *o. stomachi*

- Der FK Magen *o. stomachi* dient als **Zwischenspeicher** und **Ausgleichsreservoir**. Hier werden alle Nahrungsreserven aufgenommen und die anschließend geklärten Säfte als stoffliches Potential dem Individuum zur Verfügung gestellt.
- Er ist dadurch der **Ursprung der Säfte.**
- Gemeinsam mit dem Yin-Funktionskreis Milz *o. lienalis* bildet er die Wurzel der erworbenen Konstitution.
- Das Qi dieses Funktionskreises kontrolliert das **Absteigen** des Qi. Er ist die Instanz, die die trüben Säfte nach dem Scheidungsprozeß in die Funktionskreise Dünn- und Dickdarm *oo. intestinorum* absenkt.

FK Magen *o. stomachi*	FK Milz *o. lienalis*
Yang-Funktionskreis	Yin- Funktionskreis
neigt zu hoher Aktivität	hat viel Struktivität
bedarf der Befeuchtung	bedarf der Trocknung
Yin muss erhalten werden	Yang muss entwickelt werden
entwickelt nach unten	entwickelt nach oben
senkt ab (demissio)	hebt empor (elevatio)
falls zu viel Trockenheit vorhanden ist, kann sich das Qi nicht absenken, die Säfte erreichen die FK Dick- und Dünndarm *oo. intestinorum* nicht (häufig Obstipation)	falls zuviel Feuchtigkeit *humor* vorhanden ist, wird das Qi blockiert und kann nicht emporsteigen (häufig Diarrhö)
tendiert zu Überaktivität, Entstehung von Hitze-Fülle *calor repletionis*	tendiert zu Kälte-Schwäche *algor depletionis*, Schwäche der aktiven Qi-Kräfte, Entstehung von Feuchtigkeit *humor* und Kälte *algor*

Pathologie

Schwäche *depletio* der FK Milz und Magen *oo. lienalis et stomachi*

a) Schwäche *depletio* des Mitten-Qi

Symptomatik: Müdigkeit, Inappetenz, Verdauungsschwäche, dünner, weicher Stuhl, Gedunsenheit im Unterleib, Bauchschmerzen, schwache Stimme, Wortkargheit, Kurzatmigkeit, Erschöpfbarkeit; blasser, weicher Zungenkörper, evtl. mit Zahneindrücken, weißlicher Zungenbelag; zarte, nachgiebige Pulse *pp. minuti, lenes.*

b) Schwäche *depletio* des Milz-Yang *yang lienale*

Zusätzliche Symptomatik: Kältegefühl im Oberbauch, Verlangen nach warmen Getränken, Kälte der Extremitäten, reichlicher, klarer Urin oder spärlicher Urin mit Ödemneigung.

c) Feuchtigkeit *humor* belastet den FK Milz *o. lienalis*

Zusätzliche Symptomatik: Völlegefühl, Inappetenz, Übelkeit, fader Mundgeschmack, Schweregefühl im Kopf, Benommenheit, Schwäche der Extremitäten, Müdigkeit, Abgeschlagenheit, Durstlosigkeit, dünner, weißlicher Ausfluss; weißer, dicker bis klebriger Zungenbelag, zarte Pulse *pp. minuti.*

d) Absinken des Milz-Qi *qi lienale*

Symptomatik: ziehende Sensationen im Unterbauch, Schmerzen im Abdomen, Prolaps, Ptosen, häufige, drängende Miktion, Hämorrhoiden, Varikosis; blasser Zungenkörper, schwache, zarte Pulse *pp. minuti, depletes.*

e) Das Mitten-Qi kann das Xue nicht halten

Zusätzliche Symptomatik: Purpura, subkutane Blutungen, Blut im Stuhl oder im Urin, Menorrhagien, Metrorrhagien, blasser Teint

f) feuchte Hitze *calor humidus* im FK Magen *o. stomachi*

Symptomatik: Schwellung und Druckgefühl im Oberbauch, Abgeschlagenheit, Müdigkeit, Fieber, gelbe Skleren, Ikterus, juckende Haut, bitterer Mundgeschmack, Neigung zu Diarrhö oder Obstipation, heller bis weißer Stuhl, verminderter, dunkel gefärbter Urin, gelblich-klebriger Zungenbelag
Therapie: Stützung des Milz-Qi *qi lienale*, Regulation des Qi, Beseitigung von Blockaden, Umwandlung, Elimination von Feuchtigkeit *humor*, Umwandlung von Schleim *pituita*, Beseitigung von Xue-Blockaden, Ausleitung von feuchter Hitze *calor humidus*

- Stützung des Milz-Qi *qi lienale*, Qi ergänzend
  Atractylodis macrocephalae rhiz. (Baizhu) S. 720
  Astragali r. (Huangqi) S. 718
  Codonopsis r. (Dangshen) S. 722
  Ginseng r. (Renshen) S. 726
  Dioscoreae rhiz. (Shanyao) S. 724
- Qi bewegend
  Citri reticulatae pericarpium (Chenpi) S. 496
  Citri reticulatae viride pericarpium (Qingpi) S. 498
  Citri aurantii fr. (Zhike) S. 490
  Citri sarcodactylis fr. (Foshou) S. 500
  Aucklandiae radix (Muxiang) S. 488

- Qi emporhebend
  Puerariae r. (Gegen) S. 68
  Cimicifugae rhiz. (Shengma) S. 60
  Bupleuri r. (Chaihu) S. 54
  Nelumbinis f. (Heye) S. 140
- Yang stützend
  Cuscutae s. (Tusizi) S. 758
  Psoraleae s. (Buguzhi) S. 776
  Alpiniae oxyphyllae fr. (Yizhiren) S. 742
- Erwärmung des Yang
  Aconiti r. lateralis praeparata (Fuzi) S. 396
  Cinnamomi cassiae cortex (Rougui) S. 402
  Evodiae fr. (Wuzhuyu) S. 404
- Umwandlung von Feuchtigkeit *humor*
  Atractylodis rhiz. (Cangzhu) S. 292
  Agastachis seu Pogostemonis h. (Huoxiang) S. 284
  Magnoliae cortex (Houpo) S. 298
- Ausleitung von Feuchtigkeit *humor*
  Poria (Fuling) S. 340
  Coicis s. (Yiyiren) S. 314
  Arecae s. (Binglang) S. 872
  Arecae pericarpium (Dafupi) S. 486
- Elimination von Schleim *pituita*
  Pinelliae rhiz. (Banxia) S. 86
  Zingiberis rhiz. (Ganjiang) S. 416
- Kanalisation von Schleim *pituita*
  Raphani s. (Laifuzi) S. 704
  Acori graminei rhiz. (Shichangpu) S. 274
  Acori calami rhiz. (Shuichangpu) S. 272
- Ausleitung von feuchter Hitze *calor humidus*
  Sojae s. germinatum (Doujuan) S. 70
  Rhei rhiz. (Dahuang) S. 96
  Coptidis rhiz. (Huanglian) S. 178
  Gentianae r. (Longdancao) S. 184
  Artemisiae capillaris seu scopariae h. (Yinchenhao) S. 308
  Dictamni cortex (Baixianpi) S. 180
  Bambusae in taeniam caul. (Zhuru) S. 82
  Polyporus (Zhuling) S. 338
  Alismatis rhiz. (Zexie) S. 306
  Citri aurantii fr. immat. (Zhishi) S. 492

Fülle *repletio* im FK Magen *o. stomachi*

a) Hitze-Fülle im FK Magen *calor repletionis o. stomachi*

Symptomatik: Durst, Verlangen nach kühlen Getränken, gesteigerter Appetit, Oberbauchschmerz, Druckempfindlichkeit, Neigung zu Erbrechen, Erbrechen nach Nahrungsaufnahme, Mundgeruch, geschwollenes Zahnfleisch, Zahnschmerzen, roter Zungenkörper, gelblicher Zungenbelag, schlüpfrige, schnelle Pulse *pp. lubrici, celeri*

b) Säfte-Schädigung durch Hitze *calor*

Verminderung des Magen-Yin *yin stomachi*
Symptomatik: Inappetenz, fiebriges Gefühl, Obstipation, trockener Mund, Völlegefühl, stark geröteter, trockener Zungenkörper, kein Zungenbelag

c) Glut *ardor* als Steigerung der Einstauung bei Säfte-Verminderung im FK Magen *o. stomachi*

Symptomatik: brennende Schmerzen im Epigastrium, Fieber, starker Durst, starkes Verlangen nach kalten Getränken, Zahnfleischbluten, blutiges Erbrechen, Nasenbluten, Agitiertheit, saures Aufstoßen, extrem trockener Mund, bitterer Mundgeschmack, roter, fleckiger Zungenkörper, Zungenkörper wie geschält oder auch dicker gelber Zungenbelag, schnelle Pulse *pp. celeri*
Therapie: Bewegung des Qi, Lösung der Stauung, Befeuchtung, Sammlung, Kühlung des Magen-Yin *yin stomachi*, Absenkung des Magen-Qi *qi stomachi*, Regulation des Xue

- Regulation des Qi
  Citri aurantii fr. immaturus (Zhishi) S. 492
  Citri aurantii fr. (Zhike) S. 490
  Arecae pericarpium (Dafupi) S. 486
  Hordei fr. germinatus (Maiya) S. 698
  Curcumae longae rhiz. (Jianghuang) S. 546
- Absenkung des Magen-Qi *qi stomachi*
  Bambusae in taeniam caul. (Zhuru) S. 82
  Haematitum (Daizheshi) S. 84
  Raphani s. (Laifuzi) S. 704
  Citri aurantii fr. (Zhike) S. 490
  Citri aurantii fr. immaturus (Zhishi) S. 492
  Pinelliae rhiz. (Banxia) S. 86
- Kühlung von Hitze *calor* im FK Magen *o. stomachi*
  Anemarrhenae rhiz. (Zhimu) S. 126
  Imperatae rhiz. (Baimaogen) S. 164
  Trichosanthis r. (Tianhuafen) S. 148
  Phragmitis rhiz. (Lugen) S. 144
- Kühlung und Ausleitung von Glut *ardor* im FK Magen *o. stomachi*
  Rhei rhiz. (Dahuang) S. 96
  Natrii sulfas (Mangxiao) S. 94
  Anemarrhenae rhiz. (Zhimu) S. 126
  Gardeniae fr. (Zhizi) S. 132
  Gypsum fibrosum (Shigao) S. 136
  Isatidis f. (Daqingye) S. 168
  Scutellariae r. (Huangqin) S. 190
  Coptidis rhiz. (Huanglian) S. 178
  Scrophulariae r. (Xuanshen) S. 176
- Stützung des Magen-Yin *yin stomachi*, Ergänzung der Säfte
  Puerariae r. (Gegen) S. 68
  Ophiopogonis r. (Maimendong) S. 814
  Glehniae r. (Beishashen) S. 804
  Adenophorae r. (Nanshashen) S. 794
  Dendrobii caul. (Shihu) S. 800
  Jujubae fr. (Dazao) S. 732

- Regulation und Bewegung des Xue

  Curcumae longae rhiz. (Jianghuang) S. 546
  Corydalis rhiz. (Yanhusuo) S. 542
  Arcae concha (Walengzi) S. 654
- Absenkung von Gegenläufigkeiten/Kontravektionen und Stillung von Brechreiz

  Haematitum (Daizheshi) S. 84
  Magnoliae cortex (Houpo) S. 298

Kälte *algor* im FK Magen *o. stomachi* mit eingeschränkter Entwicklung des Qi

Symptomatik: Völlegefühl, Spannung im Oberbauch, Schmerzen in der Magengrube, Verbesserung durch Wärme, Aufstoßen klarer Flüssigkeit, Inappetenz, Schluckauf, Verlangen nach warmen Getränken und Speisen oder Durstlosigkeit, kalte Extremitäten, Müdigkeit; weißer, schlüpfriger Zungenbelag, blasser, geschwollener Zungenkörper

Therapie: Erwärmung des FK Magen *o. stomachi*, Bewegung des Qi, Elimination von Kälte *algor*

- wärmende Bewegung des Qi und Zerstreuung von Kälte *algor*

  Evodiae fr. (Wuzhuyu) S. 404
  Amomi cardamomi seu kravanh fr. (Baidoukou) S. 288
  Foeniculi fr. (Xiao huixiang) S. 406
  Allii macrostemi bulbus (Xiebai) S. 482
  Aquilariae lignum (Chenxiang) S. 484

Förderung der Verdauung

Symptomatik: Inappetenz, Aufstoßen, Schluckauf, Übelkeit, Brechreiz, Störung der Defäkation, Klumpengefühl in Ober- und Unterbauch, Verdauungsstillstand

Therapie: Harmonisierung und Stützung der mittleren Funktionskreise

Perillae caul. et f. (Zisuye) S. 44
Agastachis seu Pogostemonis h. (Huoxiang) S. 284
Eupatorii h. (Peilan) S. 294
Crataegi fr. (Shanzha) S. 694
Massa medicata fermentata (Shenqu) S. 700
Hordei fr. germinatus (Maiya) S. 698
Oryzae fr. germinatus (Guya) S. 702

Funktionskreis Lunge *orbis pulmonalis*

Physiologie

- Der FK Lunge *o. pulmonalis* ist als Wandlungsphase **Metall** qualifiziert und entspricht dem Kleinen Yin *yin minor*.
- Der FK Lunge *o. pulmonalis* ist *maßgebend für das Qi* und bildet die stoffliche und energetische Voraussetzung für das Qi, das die Grundlage der aktiven Energie bildet. Die Qi-Kräfte gewinnt der FK Lunge *o. pulmonalis* durch:

  das große Qi *qi magnum* (da qi) in Form von Luft, Sauerstoff, Licht usw.
  das Getreide-Qi *qi frumentarium* (gu qi) aus dem FK Mitte, das im FK Lunge *o. pulmonalis* mit dem großen Qi *qi magnum* (da qi) zusam-

mengeführt wird und dort das zong qi *qi genuinum* sowie die erworbene Konstitution *qi ascitum* (houtian zhi qi) bildet.

- Gemeinsam mit dem Ursprungs-Qi *qi originale* (yuan qi) werden aus der erworbenen Konstitution die energetischen Komponenten für die Entstehung der Bauenergie *qi constructivum* (ying qi) und der Wehrenergie *qi defensivum* (wei qi) bereitgestellt.
- Der FK Lunge *o. pulmonalis* sorgt für die rhythmische Bereitstellung der Energien und ist die Instanz der **Rhythmisierung**. Als *Minister* gilt er als Ursprung rhythmischer Ordnung.
- Durch die Bereitstellung der Wehrenergie *qi defensivum* dominiert der FK Lunge *o. pulmonalis* die **Oberfläche** *extima*. Schädigende Einflüsse/Heteropathien von außen können die Dynamik der Wehrenergie *qi defensivum* herabsetzen und die Abwehrleistung schwächen.
- *Kälte algor*-Prozesse blockieren den Fluß des Lungen-Qi *qi pulmonale* und schädigen die Wehrenergie *qi defensivum* und den FK Lunge *o. pulmonalis* am stärksten.
- *Wind ventus*-Schädigungen belasten am häufigsten die Oberfläche *extima* und können bei geschwächter Wehrenergie eindringen.
- Der FK Lunge *o. pulmonalis* sorgt für die Verteilung der durch den FK Mitte geklärten Körpersäfte (jin) . Der aktive Aspekt der Säfte dient im FK Lunge *o. pulmonalis* der Befeuchtung der Oberfläche *extima* und des Gewebes und wirkt wie „Nebel oder feiner Dunst“. Diese Befeuchtung führt zu einer *Kühlung* des gesamten Systems.
- *Trockenheit ariditas* und die dazu führenden Agenzien Hitze *calor* und Glut *ardor* stellen eine besondere Belastung für das Lungen-Yin *yin pulmonale* dar, da sie das Säftepotential vermindern.
- Der FK Lunge *o. pulmonalis* hat eine **absenkende** Funktion. Das angesammelte zong qi *qi genuinum*, ein wesentlicher Bestandteil der erworbenen Konstitution *qi ascitum*, wird durch die absenkende Kraft des Lungen-Qi *qi pulmonale* dem FK Niere *o. renalis* und dem ganzen Körper mitgeteilt. Wenn diese absenkende Kraft gestört ist, kommt es zu einer Gegenläufigkeit/Kontravektion oder Stauung des Qi im Funktionskreis mit Symptomen wie Husten, Atemnot, Völlegefühl in der Brust.
- Feuchtigkeit *humor* und Schleim *pituita* belasten den FK Lunge *o. pulmonalis*, er gilt als *Gefäß des Schleims pituita*. Der *Entstehungsort* von Schleim *pituita* ist der FK Mitte.
- Die körperliche Darstellung des FK Lunge *o. pulmonalis* ist die Oberfläche, primär die *Haut*, seine äußere Entfaltung *flos* sind die *Haare*.
- Das zugehörige Sinnesorgan ist die *Nase* mit dem Geruchssinn.

Pathologie

Schwäche *depletio* im Funktionskreis Lunge *o. pulmonalis*

a) Schwäche des Lungen-Qi *depletio qi pulmonale*

Symptomatik: Kurzatmigkeit, Husten, schwache Stimme, Schweißneigung bei leichter Anstrengung, große Erkältlichkeit, Müdigkeit, Blässe, Frostigkeit

Therapie: Stützung des Lungen-Qi *qi pulmonale*, Erwärmung des Yang

- Stützung Lungen-Qi *qi pulmonale*

Codonopsis r. (Dangshen) S. 722
Ginseng r. (Renshen) S. 726

Astragali r. (Huangqi) S. 718
Atractylodis macrocephalae rhiz. (Baizhu) S. 720
Jujubae fr. (Dazao) S. 732
Glycyrrhizae r. (Gancao) S. 728
Schisandrae fr. (Wuweizi) S. 862

- Erwärmung des Yang

Cinnamomi cassiae ram. (Guizhi) S. 30
Perillae caul. et f. (Zisuye) S. 44
Zingiberis rhiz. (Ganjiang) S. 416
Zingiberis viridis rhiz. (Shengjiang) S. 50

b) Schwäche des Lungen-Yin *depletio yin pulmonale*
Symptomatik: trockener Husten, Hitzegefühl am Nachmittag, roter Zungenkörper ohne Belag oder mit rissigem Belag, Schweiße im Schlaf, Hitze oder Brennen von Handtellern, Fußsohlen, Hitzegefühl in der Brust, Schlafstörungen, trockener Mund, Heiserkeit, Stimmverlust, trockene Haut
Therapie: Befeuchtung *rigatio*, Stützung des Lungen-Yin *yin pulmonale*, Klärung und Kühlung von Hitze-Schwäche *calor depletionis*

- Stützung des Lungen-Yin *yin pulmonale*

Ophiopogonis r. (Maimendong) S. 814
Glehniae r. (Beishashen) S. 804
Asparagi r. (Tianmendong) S. 796
Adenophorae r. (Nanshashen) S. 794
Lilii bulbus (Baihe) S. 808
Platycodi r. (Jiegeng) S. 648
Polygonati odorati rhizoma (Yuzhu) S. 818

- Kühlung von Hitze-Schwäche *calor depletionis*, Stützung der Säfte

Fritillariae thunbergii bulbus (Zhebeimu) S. 662
Corii asini gelatinum (Ejiao) S. 782
Scrophulariae r. (Xuanshen) S. 176
Scutellariae r. (Huangqin) S. 190
Anemarrhenae rhiz. (Zhimu) S. 126
Rehmanniae r. (Shengdihuang) S. 174

Fülle *repletio* im Funktionskreis Lunge *o. pulmonalis*

a) Kälte-Wind *algor venti* behindert das Lungen-Qi *qi pulmonale*
Symptomatik: Kälteabneigung, Niesen, Husten, Fieber, Schüttelfrost, Schweißlosigkeit, kratzige Stimme, verstopfte oder laufende Nase, Kopfschmerzen, Gliederschmerzen, Schmerzen und Brennen im Rachen
Therapie: Ausleiten von Kälte-Wind *algor venti*, behutsame Erwärmung *tepefactio*, Stimulation des FK Lunge *o. pulmonalis*, damit er seine verteilende und absenkende Funktion wieder ausführen kann

- Lösung der Oberfläche *liberatio extimae*

Ephedrae h. (Mahuang) S. 34
Cinnamomi cassiae ram. (Guizhi) S. 30
Perillae caul. et f. (Zisuye) S. 44
Schizonepetae h. (Jingjie) S. 48
Notopterygii rhiz. (Qianghuo) S. 42
Saposhnikoviae radix (Fangfeng) S. 46
Angelicae dahuricae r. (Baizhi) S. 26

Asari h. cum radice (Xixin) S. 28
Magnoliae fl. (Xinyi) S. 38
Zingiberis viridis rhiz. (Shengjiang) S. 50

- bei zusätzlicher Feuchtigkeit-Schleim *humor pituitae*-Belastung

Pinelliae rhiz. (Banxia) S. 86
Citri reticulatae pericarpium (Chenpi) S. 496
Magnoliae cortex (Houpo) S. 298
Armeniacae semen (Xingren) S. 676
Platycodi r. (Jiegeng) S. 648
Asteris r. (Ziwan) S. 678
Poria (Fuling) S. 340

b) Hitze-Wind *calor venti* blockiert den FK Lunge *o. pulmonalis*

Symptomatik: deutliche Schweißneigung, Durst, trockener Mund, geröteter Rachen, geschwollene Tonsillen, dicke, gelbe oder zäh-gelbe Sekrete, schnelle Pulse *pp. celeri*, geröteter Zungenkörper

Therapie: Lösung der Oberfläche *extima*, Ausleitung der Schädigung/Heteropathie, Kühlung von Hitze *calor*, Stimulation des FK Lunge *o. pulmonalis*

- kühlende Lösung der Oberfläche *extima*

Menthae h. (Bohe) S. 64
Arctii fr. (Niubangzi) S. 52
Cicadae periostracum (Chantui) S. 58
Mori f. (Sangye) S. 66
Chrysanthemi fl. (Juhua) S. 56

- Kühlung und Klärung

Lonicerae fl. (Jinyinhua) S. 222
Forsythiae fr. (Lianqiao) S. 206
Isatidis f. (Daqingye) S. 168
Isatidis r. (Banlangen) S. 216
Phragmitis rhiz. (Lugen) S. 144

- Lösung von zähem, gelbem Schleim

Scutellariae r. (Huangqin) S. 190
Trichosanthis r. (Tianhuafen) S. 148
Fritillariae thunbergii bulbus (Zhebeimu) S. 662
Houttuyniae h. cum radice (Yuxingcao)

- Husten, schlecht zu lösender Schleim

Platycodi r. (Jiegeng) S. 648

- blutiges Sputum

Imperatae rhiz. (Baimaogen) S. 164

c) Feuchtigkeit *humor* und Schleim *pituita* hemmen den FK Lunge *o. pulmonalis* und blockieren den Qi-Fluß

Symptomatik: chronischer Husten, profuses weißliches Sputum, dicker, klebriger, weißer Zungenbelag, weißlicher Teint, Völlegefühl in der Brust, Kurzatmigkeit, Unfähigkeit horizontal zu liegen

Therapie: Umwandlung und Ausleitung von Schleim *pituita*, Wiederherstellung der absenkenden Funktion des FK Lunge *o. pulmonalis*

- Kälte-Schleim *algor pituitae*

Pinelliae rhiz. (Banxia) S. 86
Arisaematis rhiz. (Tiannanxing) S. 636

Perillae fr. (Zisuzi) S. 646
Platycodi r. (Jiegeng) S. 648
Inulae flos (Xuanfuhua) S. 644
Centipedae h. (Ebushicao) S. 638
Armeniacae semen (Xingren) S. 676
Eriobotryae f. (Pipaye) S. 682
Farfarae flos (Kuandonghua) S. 684
Asteris r. (Ziwan) S. 678
Asari h. cum radice (Xixin) S. 28
Magnoliae fl. (Xinyi) S. 38
Zingiberis viridis rhiz. (Shengjiang) S. 50
Xanthii fr. (Cangerzi) S. 384
Sinapis albae s. (Baijiezi) S. 650
Zingiberis rhiz. (Ganjiang) S. 416
Citri reticulatae pericarpium (Chenpi) S. 496
Raphani s. (Laifuzi) S. 704
Ephedrae h. (Mahuang) S. 34
Poria (Fuling) S. 340
Belamcandae rhiz. (Shegan) S. 194

- Hitze-Schleim *calor pituitae*

Platycodi r. (Jiegeng) S. 648
Fritillariae thunbergii bulbus (Zhebeimu) S. 662
Peucedani r. (Qianhu) S. 668
Trichosanthis fructus (Gualou) S. 674
Sterculiae lychnophorae semen (Pangdahai) S. 672
Mori cortex (Sangbaipi) S. 688
Lycii cortex (Digupi) S. 266
Scutellariae r. (Huangqin) S. 190
Plantaginis s. (Cheqianzi) S. 334
Coicis s. (Yiyiren) S. 314
Benincasae s. (Dongguazi) S. 310
Bambusae in taeniam caul. (Zhuru) S. 82
Eriobotryae f. (Pipaye) S. 682
Houttuyniae h. cum radice (Yuxingcao)

Funktionskreise Niere und Blase *orbes renalis et vesicalis*

Physiologie

- Der FK Niere *o. renalis* ist qualifiziert als Wandlungsphase **Wasser** und entspricht dem **Großen Yin yin maior.**
- Der FK Niere *o. renalis* ist der **Sitz des Struktivpotentials** *Jing*, der stofflichen Basis des Menschen. Dadurch bildet er das struktive *Widerlager* für alles Aktive, für die zentralen Prozesse wie Geburt, Wachstum, Reproduktion und Entwicklung. Er übernimmt die Funktion eines Fundamentes, das für die aktive und individuelle Projektion lebendiger Kräfte benötigt wird.
- Das Struktivpotential *Jing* ist die Ansammlung von Potenzen, die alle Wirkmöglichkeiten eines Individuums begründet. Hierzu gehören die

Erbanlagen, eine stabile Konstitution, ein kräftiger Körper, eine hohe Vitalität, Sexualfunktionen und Fortpflanzungsfähigkeit.

- Er ist der Sitz der **angeborenen Konstitution** *qi nativum*, der hereditären Faktoren des genetisch fixierten Erbguts. Er bildet die tiefste Schicht, das Materielle, das Alte, das Vergangene, sozusagen das Rückgrat des Menschen.
- Er ist der Bereich der „Potenzierung von Kraft". Nur hier können die Voraussetzungen für die Befähigung zu harter, ausdauernder Arbeit, die eine gute Konstitution erfordert, geschaffen werden.
- Der FK Niere *o. renalis* ist der Sitz der *Erkenntnisfähigkeit*, der *Willenskraft*, des Durchhaltevermögens und der Ausdauer.
- Die Kraft des Nieren-Yang *yang renale* – die Pforte des Lebensloses *porta fortunae/mingmen* – gilt als Ursprung des „ministeriellen Feuers" und sorgt mit dieser Kraft für die Entstehung des **Ursprungs-Qi** *qi originale*. Dieses „Feuer" wärmt die Mitte, dynamisiert und aktiviert die Sexualfunktion und versorgt den FK Lunge *o. pulmonalis* und den FK Herz *o. cardialis*.
- Der FK Niere *o. renalis* sorgt mit seiner Qi-Kraft für die zentrale Steuerung der **Wasserverteilung** und für die Regulation der Körperflüssigkeiten, vor allem im unteren Wärmebereich *Calorium*. Die Drainage und Ausleitung von Feuchtigkeit *humor* aus dem unteren Wärmebereich *Calorium* wird ganz wesentlich vom FK Blase *o. vesicalis*, dem Yang-Anteil des FK Niere *o. renalis*, übernommen.
- Das Nieren-Qi *qi renale* sorgt für die Stützung des FK Blase *o. vesicalis* und des FK Lunge *o. pulmonalis*, die Kräftigung der FK Dick- und Dünndarm *oo. intestinorum* und die Stabilisierung der Mitte.
- Das Nieren-Qi *qi renale* „öffnet die *Ohren*" und dominiert das Gehör. Es kontrolliert auch die Ausscheidungsöffnungen.
- Der Funktionskreis ist anfällig für *Trockenheit ariditas*, da diese sein Säftepotential schmälert. Auch Hitze *calor*- oder Glut *ardor*-Prozesse können zu einer Minderung der Körpersubstanz und einer Schädigung des Nieren-Yin *yin renale* führen. Kälte *algor*-Prozesse können die Aktivität des Nieren-Yang *yang renale* blockieren.
- Die entsprechende Geschmacksrichtung *sapor* ist das *Salzige*. Salziges und Kühles dienen der Stützung des Nieren-Yin *yin renale*. Warmes und Heißes (eher Scharfes) unterstützen die entfaltenden elevativen Kräfte des Nieren-Yang *yang renale*.

Pathologie

Schwäche *depletio* des Nieren-Yang *yang renale* und des Nieren-Qi *qi renale*

Symptomatik: Kurzatmigkeit bei Belastung, vermehrte Schweiße, kalte Extremitäten, reichlicher Urin, Enuresis, Inkontinenz, Lumbalschwäche, Gehörminderung, Tinnitus, Rückenschmerzen, Knieschwäche.
Therapie:

- Stützung des Nieren-Yang *yang renale*

  Aconiti r. lateralis praeparata (Fuzi) S. 396
  Cinnamomi cassiae cortex (Rougui) S. 402
  Epimedii h. (Yinyanghuo) S. 766
  Psoraleae s. (Buguzhi) S. 776

Trigonellae semen (Huluba) S. 778
Morindae r. (Bajitian) S. 774
Curculiginis rhiz. (Xianmao) S. 756
Cynomorii caul. (Suoyang) S. 760
Cistanchis h. (Roucongrong) S. 750

- Stützung des Nieren-Qi *qi renale*

Juglandis s. (Hutaoren) S. 772
Dioscoreae rhiz. (Shanyao) S. 724
Eucommiae cortex (Duzhong) S. 768
Cuscutae s. (Tusizi) S. 758
Schisandrae fr. (Wuweizi) S. 862
Corni fr. (Shanzhuyu) S. 834
Morindae r. (Bajitian) S. 774

Schwäche *depletio* des Nieren-Yin *yin renale* und des Struktivpotentials *Jing*

Symptomatik: Schweiße im Schlaf, trockener Mund, Schwindelanfälle, Benommenheit, Schlafstörungen, Obstipationsneigung, verminderter Urin, vermehrter Durst; tiefroter, trockener, rissiger, ledriger Zungenkörper, Tinnitus, Schwerhörigkeit, Rückenschwäche, subfebrile Temperaturen, Hitze an Handtellern und Fußsohlen.

Therapie:

- zur Stützung des Nieren-Yin *yin renale*:

Asparagi r. (Tianmendong) S. 796
Polygoni multiflori r. (Heshouwu) S. 790
Lycii fr. (Gouqizi) S. 812
Ligustri fr. (Nüzhenzi) S. 806
Ecliptae h. (Hanliancao) S. 802
Anemarrhenae rhiz. (Zhimu) S. 126

- zur Stützung des Struktivpotentials *Jing*:

Rehmanniae praep. r. (Shudihuang) S. 792
Lycii fr. (Gouqizi) S. 812
Cordyceps (Dongchong xiacao) S. 754
Corni fr. (Shanzhuyu) S. 834
Eucommiae cortex (Duzhong) S. 768
Cistanchis h. (Roucongrong) S. 750

- zum Halten des Struktivpotentials *Jing*:

Schisandrae fr. (Wuweizi) S. 862
Rosae laevigatae fr. (Jinyingzi) S. 858
Euryales s. (Qianshi) S. 838
Mantidis ootheca (Sangpiaoxiao) S. 848
Dioscoreae rhiz. (Shanyao) S. 724
Alpiniae oxyphyllae fr. (Yizhiren) S. 742
Cuscutae s. (Tusizi) S. 758
Ostreae concha (Muli) S. 436

Funktionskreis Blase *orbis vesicalis*

Der FK Blase *o. vesicalis* bildet als Yang-Funktionskreis das Komplement zum FK Niere *o. renalis*.

- Seine Hauptaufgabe besteht darin, die Säfte umzuwandeln und auszuscheiden.
- Sein Qi erhält er vom FK Niere *o. renalis*.
- Kälte *algor* und Feuchtigkeit *humor* sind die Agenzien, die den FK Blase *o. vesicalis* am stärksten belasten.

Pathologie

Eine Feuchtigkeits *humor*-Stauung wandelt sich in der Regel in eine feuchte Hitze *calor humidus*-Symptomatik.
Symptomatik: Brennen beim Wasserlassen, trüber, rötlicher Urin, erschwerte Miktion, eitriger, blutiger Urin.
Therapie: Ausleitung von feuchter Hitze *calor humidus*:

Benincasae s. (Dongguazi) S. 310
Plantaginis s. (Cheqianzi) S. 334
Lygodii spora (Haijinsha) S. 326
Kochiae fr. (Difuzi) S. 322
Alismatis rhiz. (Zexie) S. 306
Polygoni avicularis h. (Bianxu) S. 336

Funktionskreise Dünn- und Dickdarm *orbes intestinorum*

Physiologie

Die FK Dünn- und Dickdarm *oo. intestini tenuis et intestini crassi* sind für die Weiterleitung und Ausscheidung der nicht geklärten Säfteanteile zuständig.

Pathologie

Hitze-Fülle *calor repletionis* im Bereich der FK Dünn- und Dickdarm *oo. intestinorum*

Hauptsymptom: Obstipation
Therapie: Ausleitung von Hitze *calor*, Bewegung der Säfte

Rhei rhiz. (Dahuang) S. 96
Cannabis s. (Huomaren) S. 100
Natrii sulfas (Mangxiao) S. 94
Persicae s. (Taoren) S. 574
Armeniacae semen (Xingren) S. 676
Scutellariae r. (Huangqin) S. 190
Liquidambaris fr. (Lulutong) S. 508
Mori fr. (Sangshen) S. 786
Lini s. (Yamazi) S. 810

Schwäche *depletio* im Bereich der FK Dünn- und Dickdarm *oo. intestinorum*

Hauptsymptom: Diarrhö
Therapie: Diarrhö beendend

Puerariae r. (Gegen) S. 68
Aucklandiae radix (Muxiang) S. 488
Agastachis seu Pogostemonis h. (Huoxiang) S. 284

Coicis s. (Yiyiren) S. 314
Cimicifugae rhiz. (Shengma) S. 60
Amomi xanthioidis fr. (Sharen) S. 290
Alpiniae officinari rhiz. (Gaoliangjiang) S. 398
Schisandrae fr. (Wuweizi) S. 862
Dolichoris lablab s. (Biandou) S. 734
Chebulae fructus (Hezi) S. 832
Pruni mume fr. (Wumei) S. 850
Myristicae s. (Roudoukou) S. 852
Alumen (Mingfan) S. 888
Euryales s. (Qianshi) S. 838
Nelumbinis s. (Lianzi) S. 854

Feuchte Hitze *calor humidus* in den FK Dünn- und Dickdarm *oo. intestinorum*

Symptomatik: dysenterische Beschwerden, Diarrhö mit Schleim, evtl. Blut im Stuhl, Geschwürsbildung, stark riechender Stuhl, Brennen im Analbereich, Entzündungszeichen, allgemeine Infektionszeichen, Schweiße.
Therapie: Stützung der Mitte, Kühlung, Ausleitung des Hitze *calor*-Prozesses und Umwandlung, Elimination von Feuchtigkeit *humor* und Schleim *pituita*

Pulsatillae r. (Baitouweng) S. 236
Coptidis rhiz. (Huanglian) S. 178
Fraxini cortex (Qinpi) S. 182
Phellodendri cortex (Huangbo) S. 186
Arecae s. (Binglang) S. 872
Scutellariae r. (Huangqin) S. 190
Lonicerae fl. (Jinyinhua) S. 222
Sophorae flavescentis r. (Kushen) S. 192
Sophorae fl. (Huaihuami) S. 620
Portulacae h. (Machixian) S. 234

Energetische Entgleisungen durch krankheitsauslösende Agenzien

Feuchtigkeit und Schleim *humor et pituita*

Das krankheitsauslösende Agens Feuchtigkeit *humor* belastet in erster Linie die *Mitte*. Wenn die Orthopathie der Mitte kräftig genug ist, entsteht keine Feuchtigkeit *humor*. Bei einer Schwäche des Milz-Yang *depletio* yang lienale entstehen neben Feuchtigkeit *humor*-Symptomen auch häufig Kälte *algor*-Symptome.
Mitten-Symptomatik: Völlegefühl im Abdomen, Diarrhö, rheumatoide Beschwerden, Schwellungen, blasser Zungenkörper, feuchter, klebriger Zungenbelag
Therapie: Stützung und Erwärmung der Mitte; Ausleitung und Trocknung der Feuchtigkeit *humor*

Atractylodis rhiz. (Cangzhu) S. 292
Coicis s. (Yiyiren) S. 314

Poria (Fuling) S. 340
Citri reticulatae pericarpium (Chenpi) S. 496
Arecae pericarpium (Dafupi) S. 486
Agastachis seu Pogostemonis h. (Huoxiang) S. 284
Zingiberis viridis rhiz. (Shengjiang) S. 50

Außen induzierte Feuchtigkeit *humor* im oberen Wärmebereich *Calorium*

Symptomatik: Schweregefühl des Kopfes, Benommenheit, Müdigkeit, häufiges Gähnen, verstopfte Nase, Globusgefühl, Völlegefühl in Brust und Epigastrium, Durstlosigkeit, Schweiße, Gelenkbeschwerden, Schwellungen, klebriger Zungenbelag, schlüpfrige Pulse *pp. lubrici.*

Therapie: Ausleitung und Umwandlung der Feuchtigkeit *humor*

Coicis s. (Yiyiren) S. 314
Zingiberis viridis rhiz. (Shengjiang) S. 50
Zingiberis rhiz. (Ganjiang) S. 416
Angelicae dahuricae r. (Baizhi) S. 26
Magnoliae cortex (Houpo) S. 298
Xanthii fr. (Cangerzi) S. 384

Außen induzierte Feuchtigkeit *humor* im mittleren Wärmebereich *Calorium*

Symptomatik: Völlegefühl, Verdauungsstillstand, Neigung zu Diarrhö, Müdigkeit, schwere Glieder, dicker Zungenbelag, schlüpfrige Pulse *pp. lubrici.*

Therapie: Umwandlung und Trocknung der Feuchtigkeit *humor*

Atractylodis rhiz. (Cangzhu) S. 292
Citri reticulatae pericarpium (Chenpi) S. 496
Agastachis seu Pogostemonis h. (Huoxiang) S. 284
Coicis s. (Yiyiren) S. 314

Außen induzierte Feuchtigkeit *humor* im unteren Wärmebereich *Calorium*

Symptomatik: schmerzhafte, häufige Miktion, weißlicher Ausfluss, Nasenschwellung; weißlicher, klebriger Zungenbelag, schlüpfrige Pulse *pp. lubrici.*

Therapie: Ausleitung der Feuchtigkeit *humor*

Benincasae s. (Dongguazi) S. 310
Polyporus (Zhuling) S. 338
Talcum (Huashi) S. 346
Coicis s. (Yiyiren) S. 314
Alismatis rhiz. (Zexie) S. 306
Dioscoreae hypoglaucae rhiz. (Bixie) S. 318

Feuchtigkeit *humor* in den Leitbahnen

Symptomatik: Gelenkbeschwerden, heftige Schmerzen, Immobilisierung, Taubheitsgefühl, Bewegungseinschränkung, Schwellungen

Therapie: Ausleitung von Feuchtigkeit *humor* und Durchgängigmachen der Leitbahnen

Atractylodis rhiz. (Cangzhu) S. 292
Acanthopanacis cortex (Wujiapi) S. 356
Angelicae pubescentis seu Heraclei r. (Duhuo) S. 358
Chaenomelis fr. (Mugua) S. 362

Clematidis r. (Weilingxian) S. 364
Erythrinae cortex (Haitongpi) S. 368
Sigesbeckiae herba (Xixiancao) S. 378
Smilacis china rhiz. (Baqia) S. 380

Feuchtigkeit *humor* führt zu Blockierungen in der Haut

Symptomatik: Abszesse, Entzündungen, Schwellungen, Ekzeme, exsudative Erkrankungen
Therapie: Ausleitung der Feuchtigkeit *humor*

Kochiae fr. (Difuzi) S. 322
Lysimachiae h. (Jinqiancao) S. 328
Phaseoli semen (Chixiaodou) S. 332
Erythrinae cortex (Haitongpi) S. 368
Xanthii fr. (Cangerzi) S. 384

Feuchtigkeit *humor* ist in das Innere *intima* vorgedrungen und belastet die Mitte

Symptomatik: Inappetenz, Brechreiz, Durchfälle
Therapie: Umwandlung von Feuchtigkeit *humor*

Agastachis seu Pogostemonis h. (Huoxiang) S. 284
Amomi xanthioidis fr. (Sharen) S. 290
Amomi cardamomi seu kravanh fr. (Baidoukou) S. 288
Eupatorii h. (Peilan) S. 294
Atractylodis rhiz. (Cangzhu) S. 292
Magnoliae cortex (Houpo) S. 298

Bei einer zusätzlichen Hitze *calor*-Symptomatik entsteht feuchte Hitze *calor humidus*

Symptomatik: Hitzesensationen, vermehrter Durst, Schweiße ohne äußere Anlässe, Ikterus, dunkler Urin, Völlegefühl in der Brust, klebriger Zungenbelag, schlüpfrige und schnelle Pulse *pp. lubrici et celeri.*
Therapie: Ausleitung der feuchten Hitze *calor humidus*

Gentianae r. (Longdancao) S. 184
Artemisiae capillaris seu scopariae h. (Yinchenhao) S. 308
Coptidis rhiz. (Huanglian) S. 178
Coicis s. (Yiyiren) S. 314

Eine zusätzliche Schleim *pituita*-Belastung

führt vor allem zu einer Affektion der Mitte und der FK Lunge und Herz *oo. pulmonalis et cardialis*.
Therapie:

- Schleim *pituita*-Elimination aus der Mitte
  Pinelliae rhiz. (Banxia) S. 86
  Raphani s. (Laifuzi) S. 704
  Citri sarcodactylis fr. (Foshou) S. 500
  Arcae concha (Walengzi) S. 654
  Zingiberis rhiz. (Ganjiang) S. 416
- Schleim *pituita*-Elimination aus dem FK Lunge *o. pulmonalis*
  Pinelliae rhiz. (Banxia) S. 86
  Perillae fr. (Zisuzi) S. 646
  Fritillariae thunbergii bulbus (Zhebeimu) S. 662
  Peucedani r. (Qianhu) S. 668

Centipedae h. (Ebushicao) S. 638
Trichosanthis fructus (Gualou) S. 674
Asteris r. (Ziwan) S. 678

- Schleim *pituita*-Elimination aus dem FK Herz *o. cardialis*

Acori graminei rhiz. (Shichangpu) S. 274
Polygalae r. (Yuanzhi) S. 448
Bambusae concretio silicea (Tianzhuhuang) S. 656

Kälte *algor*

Das äußere Agens Kälte *algor* tritt in der Regel mit Wind *ventus* als Kälte-Wind *algor venti* in Erscheinung.

Kälte *algor* in den Leitbahnen

Symptomatik: Krämpfe, schmerzhafte Beugungen der Extremitäten, Zyanose, Verfärbung der Extremitäten.
Therapie: Erwärmung der Leitbahnen

Foeniculi fr. (Xiao huixiang) S. 406
Cinnamomi cassiae ram. (Guizhi) S. 30
Notopterygii rhiz. (Qianghuo) S. 42
Trigonellae semen (Huluba) S. 778

Kälte *algor* im Inneren *intima*

Symptomatik (wie bei Schwäche des Nieren-Yang *depletio yang renale*) : Durstlosigkeit, Wärmebedürfnis, weiche, durchfällige Stühle, Nagel-, Lippenzyanose, klarer, reichlicher Urin, blasser Zungenkörper, feuchter Belag, verlangsamte, tiefe und gespannte Pulse *pp. tardi, mersi, intenti.*
Therapie: Erwärmung des Inneren *intima*

Aconiti r. lateralis praeparata (Fuzi) S. 396
Cinnamomi cassiae cortex (Rougui) S. 402
Trigonellae semen (Huluba) S. 778
Psoraleae s. (Buguzhi) S. 776
Curculiginis rhiz. (Xianmao) S. 756

Wind *ventus*

Wind *ventus* zeigt eine große Aggressivität und Dynamik und dient häufig als Vehikel für andere Agenzien. So kommt es zu Bildern wie Kälte-Wind *algor venti*, Hitze-Wind *calor venti*, Feuchtigkeit-Wind *humor venti*.

Kälte-Wind *algor venti*

Symptomatik: Kälteaversion, Frösteln, Niesen, laufende Nase, Nackenschmerzen, Schweißlosigkeit.
Therapie: Ausleitung von Kälte-Wind *algor venti*

Angelicae dahuricae r. (Baizhi) S. 26
Asari h. cum radice (Xixin) S. 28
Ephedrae h. (Mahuang) S. 34
Saposhnikoviae radix (Fangfeng) S. 46
Notopterygii rhiz. (Qianghuo) S. 42
Schizonepetae h. (Jingjie) S. 48

Hitze-Wind *calor venti*

Symptomatik: vergrößerte Tonsillen, gerötete Augen, juckende Augen, Exantheme, Juckreiz, Urticaria, trockene Haut.
Therapie: Ausleitung von Hitze-Wind *calor venti*

- Arctii fr. (Niubangzi) S. 52
- Chrysanthemi fl. (Juhua) S. 56
- Menthae h. (Bohe) S. 64
- Lonicerae fl. (Jinyinhua) S. 222
- Mori f. (Sangye) S. 66
- Spirodelae herba (Fuping) S. 74

Feuchtigkeit-Wind *humor venti*

Symptomatik: juckende Haut, Urticaria, exsudative Exantheme, Ausfluss, Fieber, Schweiß, Gelenkschwellungen, Gliederschmerzen, Schweregefühl.
Therapie: Ausleitung von Feuchtigkeit-Wind *humor venti*

- Cinnamomi cassiae ram. (Guizhi) S. 30
- Saposhnikoviae radix (Fangfeng) S. 46
- Notopterygii rhiz. (Qianghuo) S. 42
- Atractylodis rhiz. (Cangzhu) S. 292
- Angelicae pubescentis seu Heraclei r. (Duhuo) S. 358

Wind *ventus* ist in die Leitbahnen eingedrungen

Symptomatik: Nackensteife, Spasmen der Extremitäten, Rigidität, Taubheitsgefühl, Paresen, Gelenkschmerzen wechselnder Art.
Therapie: Ausleitung von Wind *ventus* aus den Leitbahnen

- Angelicae pubescentis seu Heraclei r. (Duhuo) S. 358
- Mori ram. (Sangzhi) S. 372
- Smilacis china rhiz. (Baqia) S. 380
- Chuanxiong rhizoma (Chuanxiong) S. 540

Innerer Wind *ventus internus*

Symptomatik: Schwindel, Sehstörungen, Taubheitsgefühl, zitternde Hände und Füße, Sensibilitätsverlust, Benommenheit bis hin zu Konvulsionen, Hemiplegie.
Therapie: Besänftigung, Befriedung von innerem Wind *ventus internus*

- Uncariae ramulus cum uncis (Gouteng) S. 472
- Gastrodiae rhiz. (Tianma) S. 458
- Phaseoli radiati semen (Lüdouyi) S. 460
- Scorpio (Quanxie) S. 468
- Scolopendra (Wugong) S. 466

Hitze *calor* und Glut *ardor*

Von einem Hitze *calor*-Befund spricht man, wenn eine Beschleunigung der Dynamik der Körperfunktionen gegeben ist.
Symptomatik: allgemeine Unruhe, gerötetes Gesicht, injizierte Skleren, trockene oder lederartige Zunge, roter Zungenkörper, fehlender oder gelb-schwarzer Zungenbelag; gelber bis grüner Auswurf, penetrant riechende Schweiße, Verlangen nach kühlen Getränken, vermehrter Durst, verminderter, dunkler, rötlicher Urin, Obstipationsneigung, schnelle Pulse *pp. celeri*.

Weitere Hitze *calor*-Symptome können sein: Gereiztheit, Schlafstörungen, Miktionsstörungen, Brennen beim Wasserlassen, diabetische Stoffwechsellage.

Feuchte Hitze *calor humidus*
Symptomatik: Ikterus, Zustand nach übermäßigem Alkoholgenuss, extreme Müdigkeit, Abgeschlagenheit, Inappetenz, verstärkter oder klebriger Zungenbelag.

Glut *ardor*
Glut *ardor* ist das Agens, das nach der Wandlungsphase Feuer qualifiziert ist. Dieses äußere Agens kann eine Hitze *calor*-Symptomatik oder darüber hinausgehende Symptome erzeugen wie: hohes Fieber, große Unruhe, extremer Durst, Halsschmerzen, Entzündungen (z. B. Tonsillitis, Sinusitis, Cystitis) .

Dynamisierung der struktiven Energien
Wenn Hitze *calor* und Glut *ardor* das Xue bzw. die Säfte erreicht haben, kommt es zu einer übermäßigen Dynamisierung dieser struktiven Energien.
Symptomatik: Blutungen, blutiger Auswurf, Nasenbluten, Blut im Stuhl, Exantheme entzündlicher Art, Furunkel, Karbunkel, Akne, Temperaturerhöhungen, Palpitationen, purpurroter, trockener Zungenkörper.
Therapie:

- Ausleitung und Kühlung von Hitze *calor*
  Chrysanthemi fl. (Juhua) S. 56
  Schizonepetae h. (Jingjie) S. 48
  Anemarrhenae rhiz. (Zhimu) S. 126
  Lophateri h. (Danzhuye) S. 138
  Gardeniae fr. (Zhizi) S. 132
  Nelumbinis f. (Heye) S. 140
  Trichosanthis r. (Tianhuafen) S. 148
  Cassiae s. (Juemingzi) S. 152
  Imperatae rhiz. (Baimaogen) S. 164
  Moutan cortex (Mudanpi) S. 170
  Rehmanniae r. (Shengdihuang) S. 174
  Forsythiae fr. (Lianqiao) S. 206
  Lonicerae fl. (Jinyinhua) S. 222
  Isatidis r. (Banlangen) S. 216
  Taraxaci h. cum radice (Pugongying) S. 256
  Eriobotryae f. (Pipaye) S. 682
- Ausleitung von feuchter Hitze *calor humidus*
  Gardeniae fr. (Zhizi) S. 132
  Coptidis rhiz. (Huanglian) S. 178
  Dictamni cortex (Baixianpi) S. 180
  Gentianae r. (Longdancao) S. 184
  Phellodendri cortex (Huangbo) S. 186
  Sophorae flavescentis r. (Kushen) S. 192
  Portulacae h. (Machixian) S. 234
  Pulsatillae r. (Baitouweng) S. 236
  Artemisiae capillaris seu scopariae h. (Yinchenhao) S. 308
  Lygodii spora (Haijinsha) S. 326

Lysimachiae h. (Jinqiancao) S. 328
Plantaginis s. (Cheqianzi) S. 334
Talcum (Huashi) S. 346
Benincasae s. (Dongguazi) S. 310

- Kühlung und Ausleitung von Glut *ardor*

Natrii sulfas (Mangxiao) S. 94
Rhei rhiz. (Dahuang) S. 96
Anemarrhenae rhiz. (Zhimu) S. 126
Prunellae spica (Xiakucao) S. 146
Gardeniae fr. (Zhizi) S. 132
Gypsum fibrosum (Shigao) S. 136
Rehmanniae r. (Shengdihuang) S. 174
Scrophulariae r. (Xuanshen) S. 176
Coptidis rhiz. (Huanglian) S. 178
Gentianae r. (Longdancao) S. 184
Phellodendri cortex (Huangbo) S. 186
Scutellariae r. (Huangqin) S. 190
Toosendan fructus (Chuanlianzi) S. 520
Achyranthis bidentatae r. (Niuxi) S. 532

- Kühlung von Hitze *calor* und Glut *ardor* des Xue

Gardeniae fr. (Zhizi) S. 132
Imperatae rhiz. (Baimaogen) S. 164
Isatidis f. (Daqingye) S. 168
Moutan cortex (Mudanpi) S. 170
Paeoniae radix rubra (Chishaoyao) S. 172
Rehmanniae r. (Shengdihuang) S. 174
Scrophulariae r. (Xuanshen) S. 176
Portulacae h. (Machixian) S. 234
Isatidis r. (Banlangen) S. 216
Pulsatillae r. (Baitouweng) S. 236
Salviae miltiorrhizae r. (Danshen) S. 580
Agrimoniae h. (Xianhecao) S. 594
Bletillae tub. (Baiji) S. 598
Nelumbinis nodus rhiz.tis (Oujie) S. 606
Rubiae r. (Qiancaogen) S. 616
Sanguisorbae r. (Diyu) S. 618
Sophorae fl. (Huaihuami) S. 620
Typhae pollen (Puhuang) S. 626

Sommerhitze *aestus*

Abweichend von der beschriebenen Hitze *calor* oder Glut *ardor*-Symptomatik zeigt dieses Agens folgende
Symptomatik: Fieber (typisches Symptom) , Benommenheit, Atemnot, extreme Müdigkeit, Schweißausbrüche, spärlicher, rötlich gefärbter Urin, roter Zungenkörper, dünner, gelber Zungenbelag; schnelle, schwache, oberflächliche Pulse *pp. celeri, depleti, superficiales.*
Therapie: Ausleitung der Sommerhitze *aestus*

Sojae s. germinatum (Doujuan) S. 70
Nelumbinis f. (Heye) S. 140
Artemisiae annuae seu apiaceae h. (Qinghao) S. 262

Agastachis seu Pogostemonis h. (Huoxiang) S. 284
Eupatorii h. (Peilan) S. 294
Artemisiae capillaris seu scopariae h. (Yinchenhao) S. 308
Talcum (Huashi) S. 346
Dolichoris lablab s. (Biandou) S. 734

Trockenheit *ariditas*

Hitze *calor* oder Glut *ardor*-Prozesse können zu einer *Konsumierung des Säftepotentials* und des Yin führen und dadurch eine Trockenheit *ariditas*-Symptomatik erzeugen.
Auch eine mangelnde Bereitstellung geklärter Säfte aufgrund einer Schwäche *depletio* im Bereich der Mitte oder einer Blockierung durch Feuchtigkeit *humor* bzw. Schleim *pituita* kann zu einer Trockenheit *ariditas*-Symptomatik führen.
Symptomatik: vermehrter Durst, trockene Haut, rissige, schuppige Haut, trockene Schleimhäute, Rötung der Schleimhäute, Brennen, Juckreiz der Haut, Obstipation, roter Zungenkörper; verminderter, trockener oder gelber, klebriger Zungenbelag.
Therapie:

- Befeuchtung des FK Niere *o. renalis*

Juglandis s. (Hutaoren) S. 772
Mori fr. (Sangshen) S. 786
Cistanchis h. (Roucongrong) S. 750
Cynomorii caul. (Suoyang) S. 760
Polygoni multiflori r. (Heshouwu) S. 790
Sesami s. (Heizhima) S. 820

- Befeuchtung des FK Lunge *o. pulmonalis*

Adenophorae r. (Nanshashen) S. 794
Glehniae r. (Beishashen) S. 804
Lilii bulbus (Baihe) S. 808
Polygonati odorati rhizoma (Yuzhu) S. 818
Juglandis s. (Hutaoren) S. 772
Glycyrrhizae r. (Gancao) S. 728
Stemonae r. (Baibu) S. 690
Armeniacae semen (Xingren) S. 676
Sterculiae lychnophorae semen (Pangdahai) S. 672

Die Wirkung von Arzneimitteln auf den Fluss des Qi und Xue

Fluss des Qi

In der Physiologie der Energetik ist die Absenkung und das Emporsteigen des Qi von entscheidender Bedeutung.

Das Magen-Qi *qi stomachi* muss sich absenken

Gegenläufiges/kontravektives Magen-Qi *qi stomachi* führt zu Erbrechen und Aufstoßen, u. a. Wenn sich das Magen-Qi *qi stomachi* nicht absenken kann, kommt es zum Leitsymptom *Obstipation*.

Geeignete Arzneimittel:

- Pinelliae rhiz. (Banxia) S. 86
- Bambusae in taeniam caul. (Zhuru) S. 82
- Haematitum (Daizheshi) S. 84
- Amomi cardamomi seu kravanh fr. (Baidoukou) S. 288
- Amomi xanthioidis fr. (Sharen) S. 290
- Arecae pericarpium (Dafupi) S. 486
- Citri aurantii fr. immaturus (Zhishi) S. 492
- Ponciri fr. (Gouju) S. 514
- Raphani s. (Laifuzi) S. 704

Das Milz-Qi *qi lienale* muss sich emporheben

Bei unzureichendem Emporheben des Milz-Qi *qi lienale* kommt es zum Leitsymptom *Diarrhö* und zu Schwäche- und Kältegefühl.

Geeignete Arzneimittel:

- Cimicifugae rhiz. (Shengma) S. 60
- Puerariae r. (Gegen) S. 68
- Bupleuri r. (Chaihu) S. 54
- Nelumbinis f. (Heye) S. 140

Das Lungen-Qi *qi pulmonale* muss sich absenken

Das Lungen-Qi *qi pulmonale* muss sich absenken und die Verbindung zum FK Niere *o. renalis* finden. Nicht abgesenktes Lungen-Qi *qi pulmonale* führt zum Leitsymptom *Husten* und zu asthmoiden Beschwerden, u. a.

Geeignete Arzneimittel:

- Pinelliae rhiz. (Banxia) S. 86
- Inulae flos (Xuanfuhua) S. 644
- Perillae fr. (Zisuzi) S. 646
- Peucedani r. (Qianhu) S. 668
- Asteris r. (Ziwan) S. 678
- Farfarae flos (Kuandonghua) S. 684
- Raphani s. (Laifuzi) S. 704

Das Leber-Qi *qi hepaticum* muss sich emporheben und ausbreiten

Bei unzureichendem Emporheben des Leber-Qi *qi hepaticum* kommt es zu Depressionen, Niedergeschlagenheit, Inaktivität, u. a.

Geeignete Arzneimittel:

- Bupleuri r. (Chaihu) S. 54
- Menthae h. (Bohe) S. 64
- Akebiae trifoliatae seu Payehchae fr. (Bayuezha) S. 480
- Citri reticulatae viride pericarpium (Qingpi) S. 498
- Citri aurantii s. (Juhe) S. 494
- Aucklandiae radix (Muxiang) S. 488
- Citri sarcodactylis fr. (Foshou) S. 500
- Ponciri fr. (Gouju) S. 514
- Toosendan fructus (Chuanlianzi) S. 520
- Rosae fl. (Meiguihua) S. 516
- Corydalis rhiz. (Yanhusuo) S. 542
- Chuanxiong rhizoma (Chuanxiong) S. 540

Das **Leber-Yang** *yang hepaticum* neigt zur Extraversion und zum ungezügelten **Hochschlagen**, es muss deshalb häufig *abgesenkt* werden.

Geeignete Arzneimittel:

Haliotidis concha (Shijueming) S. 462
Uncariae ramulus cum uncis (Gouteng) S. 472
Magnetitum (Cishi) S. 430
Margarita concha (Zhenzhu) S. 432
Mastodi fossilium ossis (Longgu) S. 434
Ostreae concha (Muli) S. 436
Paeoniae radix lactiflora (Baishao) S. 788

Beeinflussung des Qi an der Oberfläche *extima*

Geeignete Arzneimittel:

Cinnamomi cassiae ram. (Guizhi) S. 30
Saposhnikoviae radix (Fangfeng) S. 46
Notopterygii rhiz. (Qianghuo) S. 42
Schizonepetae h. (Jingjie) S. 48

Beeinflussung des Qi im Inneren *intima*

Geeignete Arzneimittel:

Anemarrhenae rhiz. (Zhimu) S. 126
Prunellae spica (Xiakucao) S. 146
Rehmanniae r. (Shengdihuang) S. 174
Scrophulariae r. (Xuanshen) S. 176
Violae h. (Zihua diding) S. 260
Isatidis r. (Banlangen) S. 216
Pulsatillae r. (Baitouweng) S. 236
Eckloniae thallus (Kunbu) S. 658
Sargassum (Haizao) S. 670
Achyranthis bidentatae r. (Niuxi) S. 532
Leonuri h. (Yimucao) S. 564
Fritillariae thunbergii bulbus (Zhebeimu) S. 662
Rehmanniae praep. r. (Shudihuang) S. 792
Taxilli herba (Sangjisheng) S. 822

Bewegung des Qi

Geeignete Arzneimittel:

Bupleuri r. (Chaihu) S. 54
Allii macrostemi bulbus (Xiebai) S. 482
Citri aurantii fr. (Zhike) S. 490
Citri reticulatae pericarpium (Chenpi) S. 496
Cyperi rhiz. (Xiangfu) S. 502
Ponciri fr. (Gouju) S. 514
Citri aurantii s. (Juhe) S. 494
Chuanxiong rhizoma (Chuanxiong) S. 540

Fluss des Xue

Bewegung des Xue

Geeignete Arzneimittel:

Angelicae sinensis r. (Danggui) S. 780
Paeoniae radix rubra (Chishaoyao) S. 172
Moutan cortex (Mudanpi) S. 170
Achyranthis bidentatae r. (Niuxi) S. 532

Carthami fl. (Honghua) S. 538
Corydalis rhiz. (Yanhusuo) S. 542
Curcumae longae rhiz. (Jianghuang) S. 546
Curcumae zedoariae rhiz. (Ezhu) S. 550
Chuanxiong rhizoma (Chuanxiong) S. 540
Spatholobi caulis et radix (Jixueteng) S. 586
Myrrha (Moyao) S. 570
Olibanum (Ruxiang) S. 572
Persicae s. (Taoren) S. 574
Pteropi excrementum (Wulingzhi) S. 588
Salviae miltiorrhizae r. (Danshen) S. 580
Sparganii rhizoma (Sanleng) S. 584
Verbenae h. (Mabiancao) S. 592
Typhae pollen (Puhuang) S. 626

Halten und Kühlen des Xue, Blutstillung

Geeignete Arzneimittel:

Agrimoniae h. (Xianhecao) S. 594
Bletillae tub. (Baiji) S. 598
Cephalanopli h. (Xiaoji) S. 600
Nelumbinis nodus rhiz.tis (Oujie) S. 606
Rubiae r. (Qiancaogen) S. 616
Sanguisorbae r. (Diyu) S. 618
Sophorae fl. (Huaihuami) S. 620
Typhae pollen (Puhuang) S. 626
Corni fr. (Shanzhuyu) S. 834
Ecliptae h. (Hanliancao) S. 802
Salviae miltiorrhizae r. (Danshen) S. 580
Verbenae h. (Mabiancao) S. 592

Die Arzneimittelanwendung

Die bei uns gebräuchlichen Anwendungsformen in der chinesischen Arzneitherapie sind vor allem die Abkochung (Absud, Dekokt), die Pille, das Pulver, der Heilwein und neuerdings auch das Granulat. Als äußerliche Anwendungen gibt es Salben, Kräuterpackungen und getränkte Kompressen.

Der Absud, die Abkochung, das Dekokt

Die gebräuchlichste und wichtigste Verabreichungsform von chinesischen Arzneimitteln ist die wässerige Abkochung. Der entscheidende Vorteil der Abkochung besteht darin, dass im Dekokt das vollständige medizinische Potential aus den Arzneimitteln enthalten ist. Beim Kochprozess werden nicht nur die pharmakologisch wirksamen Anteile aus den Arzneimitteln extrahiert, sondern es entstehen durch chemische Reaktionsabläufe neue Stoffe, die zu synergistischen Wirkungen führen. So wird die therapeutische Wirkung des Rezeptur nicht nur verstärkt, sondern unerwünschte, toxische Nebenwirkungen lassen sich durch die Abkochung neutralisieren.
Meistens kocht man die Dekokte zweimal, im Falle von suppletiven Arzneimitteln auch dreimal. Dies geschieht einerseits zur besseren Ausnutzung der wertvollen Arzneien, aber auch zur Milderung zu heftiger Arzneiwirkung. Dekokte werden vom Körper schnell aufgenommen und entfalten rasch ihre therapeutische Wirkung. Es ist empfehlenswert, das Dekokt im allgemeinen ungefähr 2 Std. nach dem Essen zu nehmen. Die Einnahme bei der Behandlung von akuten Symptomen kann aber jederzeit erfolgen. Das Dekokt wird gewöhnlich lauwarm eingenommen, lediglich bei der Behandlung extremer Hitze / calor- bzw. Kälte/*algor*-Befunde kann das Dekokt kalt bzw. heiß getrunken werden.

Zubereitung der Abkochung

Die verordnete Gesamtmenge ist meistens für 8 Tage berechnet. Es können je nach ärztlicher Verordnung aber auch Arzneimittel nur für 1 – 3 Tage oder aber auch für 10 – 14 Tage rezeptiert werden. Die Kochzeit beträgt für die meisten Arzneimittel 20 min, für mineralische 1 Std., für Blätter und Blüten 3 min. Einige dürfen – wegen des Gehaltes an ätherischen Ölen – nicht gekocht, sondern erst nach Ende des gesamten Kochvorganges zugefügt und einige Minuten zum Ziehen darin belassen werden.

- Man gibt den gesamten Inhalt des Beutels in einen Topf, gießt ca. 1,5 l kaltes Wasser dazu und lässt die Arzneimittel während 1 Std. einweichen. Die Wassermenge richtet sich nach den Arzneimittelmengen und den Arzneimitteleigenschaften – manche saugen mehr, manche weniger Wasser auf. Das Wasser sollte auf jeden Fall die Arzneimittel gut bedecken.
- Man kocht die Arzneimittel im Einweichwasser aus. Die Kochzeit wird von der Apotheke auf dem Beutel angegeben, gemessen ab Erreichen des Siedepunktes. Die Mischung soll zuerst mit starker Hitze rasch zum Kochen gebracht werden, danach stellt man die Hitze so ein, dass die Mischung bei geschlossenem Deckel gut köchelt.

- Falls mehrere Beutel von der Apotheke abgegeben wurden, so befinden sich darin Arzneimittel, die andere Kochzeiten haben. Man beginnt dann mit den Arzneimitteln, welche die längste Kochzeit haben und fügt die anderen entsprechend der angegebenen Zeit hinzu.
- Man achtet darauf, dass während des gesamten Kochvorganges genügend Wasser im Topf ist, die Arzneimittel sollen immer gut bedeckt sein.
- Man gießt den Absud durch ein feines Sieb in einen Krug ab. Den sich nach einigen Minuten bildenden Bodensatz kann man fortwerfen.
- Man gibt die ausgekochten Arzneimittel zurück in den Topf, übergießt sie mit kaltem Wasser und kocht alles ungeachtet der nun vermischten Kochzeiten 30 min nochmals aus. Dann mischt man den zweiten, abgesiebten Sud gut mit dem ersten.
- Man dekantiert die heiße Flüssigkeit in zwei Flaschen, die im Kühlschrank aufbewahrt werden. Eine Flasche enthält nun ein Konzentrat für 4 Tage.
- Man nimmt täglich die entsprechende Menge – also 1/4 des Inhaltes einer Flasche – aus der Vorratsflasche, die zuvor kurz geschüttelt wird, gibt sie in eine kleinere, gut verschließbare Flasche und verdünnt das Konzentrat mit frisch abgekochtem Wasser. Dieses ist die fertige Tagesdosis der Medikamente, die über den Tag verteilt zwischen den Mahlzeiten getrunken wird.

Kochzeiten der Arzneimittel zur Herstellung chinesischer Dekokte

Kochzeit	Arzneimittel	Bemerkungen
30–40 min	Muscheln (Concha) und alle mineralischen Mittel	Mineralien zerkleinern
	Trionycis carapax (Biejia)	
	Testudinis carapax (Guiban)	
30–40 min in einem Tuch	Terra flava usta (Zaoxintu)	
	Talcum (Huashi)	
	Micae lapis aureus (Jingmengshi)	selten als Dekokt
20 min	Caulis	in Kombination mit 30–40 min zu kochenden Drogen nach 10–20 min zuzufügen
	Cortex	
	Fructus	
	Herba	
	Pericarpium	
	Poria	
	Radix	
	Ramulus	

Kochzeit	Arzneimittel	Bemerkungen
20 min (Fortsetzung)	Rhizoma Semen Thallus Tuber	in Kombination mit 30–40 min zu kochenden Drogen nach 10–20 min zuzufügen
20 min in einem Tuch	Lygodii spora (Haijinsha) Plantaginis s. (Cheqianzi) Typhae pollen (Puhuang) Vespertilionis faeces (Yemingsha)	sehr fein oder schleimbildend, deshalb in Tuch abzukochen
maximal 15 min	Sennae folium (Fanxieye)	
10 min	Ephedrae h. (Mahuang) Schizonepetae h. (Jingjie) Prunellae spica (Xiakucao)	
am Schluss zugeben, 10 min ziehen lassen	Menthae h. (Bohe) Cinnamomi cassiae c. (Rougui)	nach Abschluss der Kochzeit Topf von der Platte nehmen, diese Kräuter zugeben und bei geschlossenem Deckel ziehen lassen
am Schluss zugeben, kurz aufkochen und 3 min ziehen lassen	Folium Flos Acori calami rhiz. (Changpu) Myristicae s. (Roudoukou) Rhei rhiz. (Dahuang) alle Amomum-Früchte Aucklandiae radix (Muxiang) Artemisiae annuae seu apiaceae h. (Qinghao) Houttuyniae herba (Yuxingcao) Nelumbinis stamen (Lianxu)	bei Blättern und Blüten und bei Arzneimitteln, die ätherische Öle enthalten

Kochzeit	Arzneimittel	Bemerkungen
3 min in einem Tuch	Inulae flos (Xuanfuhua)	sehr feine Blüten
gegen Ende der Abkochung zugeben	Santali albi lignum (Tanxiang) Alpiniae katsumadai semen (Caodoukou)	längeres Erhitzen mindert die Wirkung
zum Schluss in heißem Dekokt auflösen	Corii asini (Ejiao) Maltose (Yitang)	nach dem Absieben der übrigen Arzneien zugeben
extra abkochen 30 min	Aconiti r. lateralis (Fuzi)	Verminderung der Toxizität; (meist ist die präparierte Form im Handel erhältlich, die nicht extra abgekocht werden muss)
30–60 min extra kochen	Aconiti kusnezoffi radix (Caowu) Aconiti radix praeparata (Zhichuanwu)	siehe Toxizität
2mal getrennt kurz auskochen	Croci stigma (Fanhonghua)	Abkochung zum übrigen Dekokt geben oder Safran selbst einnehmen
extra abkochen 3 Std.	Ginseng r. (Renshen)	optimale Extraktion der Inhaltsstoffe durch separate Abkochung – in einem Wasserbad – bis zu 3 Std.
nicht kochen	Fritillariae bulbus (Beimu) Cinnabaris (Zhusha) Indigo naturalis (Qingdai) Euphorbiae kansui radix (Gansui) Cervi cornu (Lurong)	das pulverisierte Arzneimittel wird zusammen mit dem fertiggestellten Dekokt der übrigen Arzneimittel eingenommen
nicht kochen, Verwendung in Pillen oder Pulver	Borneol (Bingpian) Styrax (Suhexiang) Hydnocarpi semen (Dafengzi) Daemonoropsis resina (Xuijie) Aloe folii extractus (Luhui)	

Kochzeit	Arzneimittel	Bemerkungen
nicht kochen, Verwendung in Pillen oder Pulver (Fortsetzung)	Camphora (Zhangnao) Bovis calculus (Niuhuang) Succinum (Hupo)	
nicht kochen, Verwendung als Paste oder Salbe äußerlich	Bruceae fr. (Yadanzi) Calamina (Lugangshi) Sulfur (Liuhuang) Daemonoropsis resina (Xuijie)	Bruceae fr.: bei innerer Anwendung entweder verkapseln oder in Longanenfruchtfleisch stecken

Die Pille

Bei den Pillen werden die Arzneimittel pulverisiert und mit einem Bindemittel zu Pillen verarbeitet. Als Bindemittel kommt vor allem Honig zur Anwendung. Die pulverisierten Arzneien werden durch Kneten mit dem Honig vermischt und zu Kugeln gedreht. Honig wirkt auf die Mitte und unterstützt die suppletive Wirkung der anderen Arzneimittel. Der Gebrauch von Bienenwachs als Bindemittel ist bei Arzneien gebräuchlich, die sehr toxisch sind oder die extrem langsam wirken sollen (z.B. Cinnabaris [Zhusha], Indigo naturalis [Qingdai], Realgar [Xionghuang]). Wachs löst sich sehr langsam – erst nach Erreichen des Dünndarms – auf, so dass Magenirritationen vermieden werden können.

Das Pulver

Die in einem Mörser fein pulverisierten Arzneimittel werden mit warmem Wasser (oder warmem Wein) eingenommen. Das Pulver kann auch in Gelatine-Kapseln abgefüllt werden. Pulverisierte Arzneimittel wirken langsamer und sanfter als Abkochungen, weil sie nur allmählich aufgenommen werden. Ihre Wirkung ist weniger intensiv, aber anhaltender.

Das Granulat

Granulate sind Extrakte aus Rohdrogen. Die Arzneimittel werden dazu in einem speziellen Verfahren verarbeitet, das im wesentlichen die Extraktion der Ingredienzen, die Rückführung der flüchtigen essentiellen Öle, eine Niedertemperatur-Vakuumextraktion, die Konzentrierung sowie die Vakuumtrocknung und Sprühgranulierung beinhaltet. Die Herstellung der Granulate verlangt das Aufsprühen des Konzentrates auf eine Trägersubstanz, wozu meist die pflanzeneigene Stärke verwendet wird. Die Haltbarkeit der Granulate beträgt mehrere Jahre, wenn sie an einem trockenen, dunklen Ort aufbewahrt werden.

Die granulatförmigen Arzneimittel können mit warmem Wasser vermischt eingenommen werden. Die Einnahme mit Weißdorntee (Crataegi fr. [Shanzha]S. 694) fördert die Aufnahme des Granulates im Magen-Darm-Trakt. Durch die Konzentrierungsverfahren vermindert sich bei Einzelmitteln die Tagesdosis gegenüber den Rohdrogen um einen Faktor 4 – 5. Mineralien, Muscheln und tierische Substanzen müssen noch niedriger dosiert werden, da diese im Granulat in konzentrierter Form vorliegen. Im Unterschied zu den Einzelmitteln ist der Konzentrationsfaktor bei Rezeptur-Granulaten (Formeln) unterschiedlich. Die Standardtagesdosis von Granulaten beträgt 6 g (2-mal 3 g).
Die pharmakologische Wirkung von aus Einzelgranulaten zusammengestellten Rezepturen unterscheidet sich von Rezeptur-Granulaten, bei denen zuerst eine Abkochung vorgenommen, und das gekochte Dekokt zu einem Granulat verarbeitet wird. Der Kochprozess führt zu chemischen Veränderungen und es entstehen neue Verbindungen mit synergistischen Effekten, die in den Einzelzusammenstellungen nicht enthalten sind.

Der Heilwein

Eine der ältesten Darreichungsformen der chinesischen Medizin ist der Heilwein. *Jiu*, häufig als „Wein“ übersetzt, ist der Oberbegriff für „alkoholische Getränke“. Man versteht darunter verschiedenste Getränke, die durch Gärung aus Reis, Weizen, Mais, Sorghum und gelegentlich auch aus Weintrauben gewonnen werden. Heilweine werden durch Einlegen von Arzneimitteln in alkoholische Getränke hergestellt. Dadurch kann die Wirkung von Arzneimitteln beschleunigt und verstärkt werden Der Alkohol selber gilt als das Xue dynamisierend, die Leitbahnen durchlässig machend, Kälte *algor* zerstreuend und die Wirkkraft von Arzneimitteln entfaltend; er dient der Beseitigung von Stasen, Erwärmung des Inneren *intima* und der Vertreibung von Wind *ventus* sowie generell der Ergänzung.
Rezeptbeispiel: Heilwein aus Weintrauben und Ginseng (Renshen putao jiu): 9 g Weintrauben und 9 g Ginsengwurzel (Ginseng r. (Renshen)S. 726) in 100 ml klarem Branntwein über 2 – 4 Tage einlegen. Täglich 20 ml davon einnehmen. Die Kombination von stark suppletierender Ginsengwurzel und Weintrauben erhöht die das Qi stützende Wirkung auf die FK Niere und Leber *oo. renalis et hepaticus*. Sie wird eingesetzt bei Schwäche in den FK Niere und Leber *depletio oo. renalis et hepatici* mit Symptomen wie Schwäche und Schmerzen in Hüften und Rücken sowie Kraftlosigkeit.

Die Salbe

Zur äußerlichen Anwendung von Arzneimitteln werden diese pulverisiert und einer Salbenbasis (z. B. Vaseline, Bienenwachs oder Sesamöl) beigemengt. Die Salben finden eine breite Anwendung bei dermatologischen Erkrankungen, sowie bei schmerzhaften Muskelverspannungen und Gelenkaffektionen.

Die Kompresse

Ebenfalls zur äußerlichen Anwendung eignen sich Kompressen. Geeignete Arzneimittel werden konzentriert ausgekocht und mithilfe von damit getränkten Kompressen auf die betroffenen Hautareale aufgelegt. Beispiele dafür sind Chrysanthemi fl. (Juhua)S. 56 und Mori f. (Sangye) S. 66 bei Augen- oder Hauterkrankungen.

Qualitätsprüfung von Drogen der Traditionellen Chinesischen Medizin (TCM-Drogen)

H. Wagner, Zentrum für Pharmaforschung, Universität München
R. Bauer, Institut für Pharmakognosie, Universität Graz

Einführung

Gesetzliche Regelung

Drogen der Traditionellen Chinesischen Medizin, sog. TCM-Drogen, haben in China den Status von Traditionellen Arzneimitteln, teils auch von Lebensmitteln (Diätetika). In USA sind sie als Dietary Supplements oder Functional Foods registriert. In Deutschland werden importierte TCM-Drogen erst dann zu „Arzneimitteln", wenn sie vom Arzt verschrieben und therapeutisch angewendet werden. Möglicherweise werden sie in naher Zukunft nach einer neuen Europäischen Regelung in die Kategorie „Traditionelle Arzneimittel" gehören. Übereinstimmung besteht aber darüber, dass auch TCM-Drogen gewissen Qualitätsnormen entsprechen müssen. Außerdem muss sichergestellt sein, dass die vom Arzt verschriebenen TCM-Drogen für Patienten unbedenklich sind.
Wenngleich oft davon ausgegangen werden kann, dass die für den Export ins Ausland bestimmten TCM-Drogen in China selbst einer Arzneimittelprüfung unterliegen, so verlangt z. B. die deutsche Gesundheitsbehörde zusätzliche Qualitätsprüfungen nach sog. GMP-(Good Manufacturing Practice) Kriterien. Die Unbedenklichkeit wird bei den in der chinesischen Pharmakopoe 2005 monographisch aufgeführten Drogen als gegeben vorausgesetzt, sofern die bei einigen Drogen angegebenen Anwendungsbeschränkungen oder Dosierungsrichtlinien beachtet werden.
In Deutschland trägt der approbierte Apotheker die volle Verantwortung für eine nach diesen Regeln erfolgte Qualitätsprüfung. Nach der deutschen Apothekenbetriebsordnung kann diese Qualitätsprüfung auch außerhalb der Apotheke in Speziallaboratorien durchgeführt werden. In jedem Fall muss aber für jede abzugebende TCM-Droge ein Prüfzertifikat vorliegen, wodurch die Qualität der Drogen garantiert ist.

Nach welchen Qualitätskriterien müssen TCM-Drogen untersucht werden?

Erste Grundlage für die Qualitätsprüfung sind die in den jeweiligen nationalen Arzneibüchern für Arzneidrogen niedergelegten Prüfvorschriften. Da aber ungefähr 90% aller in China verwendeten Arzneidrogen nicht in den nationalen Arzneibüchern enthalten sind, ist für die Prüfung das zum Zeitpunkt der Prüfung existierende offizinelle Arzneibuch der

Volksrepublik China (derzeit die Ausgabe aus dem Jahre 2005 in englischer Übersetzung) maßgebend. Darin sind Drogen-Monographien enthalten. In diesen sind die geforderten botanischen, chemischen und chemisch physikalischen Qualitätskriterien mit Prüfvorschrifen festgelegt. Bei einer Reihe von Drogen sind auch Gehaltsbestimmungen der für die Droge charakteristischen Inhaltsstoffen mit Angabe der geforderten Mindestgehalte (in %) vorgeschrieben.
Bei den einzelnen Qualitätskriterien, die zu prüfen sind, handelt es sich um

- Identität
- Reinheit
- Gehalt und
- fremde Bestandteile; hierzu zählen:
  - Schwermetalle
  - Pflanzenschutzmittelrückstände
  - Mykotoxine (Aflatoxine, Ochratoxin A, Patulin) und
  - Mikrobielle Kontamination.

Von den ersten vier Qualitätskriterien ist die Sicherstellung der Identität die wichtigste Voraussetzung für die medizinische Anwendung einer Droge und hat erste Präferenz. Diese beinhaltet

- die makroskopische morphologische Merkmalsprüfung der Ganz- und geschnittenen Droge
- die sensorischen Prüfung
- die mikroskopische Prüfung auf charakteristische anatomische Merkmale
- die physikalisch-chemischen Nachweisverfahren und die neuen besonders die Authentizität betreffenden Verfahren sowie
- chromatographische Methoden (ausführliche Darstellung in diesem Kapitel).

Die Prüfung auf fremde Bestandteile, auf unzulässige Mengen von Schwermetallen, Pestiziden, Aflatoxinen und mikrobiellen Verunreinigungen erfordert einen größeren apparativen Aufwand, der Spezialkenntnisse voraussetzt und eine Prüfung in Speziallaboratorien verlangt.

Probleme bei der Identitätsprüfung von TCM-Drogen

Die mehr als 15-jährige Erfahrung mit der Qualitätsprüfung von importierten TCM-Drogen in verschiedenen Prüfinstitutionen hat gezeigt, dass die Qualität von TCM-Handelsdrogen nicht immer den in Europa geforderten Qualitätsstandards entspricht. Nicht alle Prüfmethoden des derzeitigen Chinesischen Arzneibuches sind mit denen unserer Arzneibücher kompatibel und müssen nachgebessert oder neu bearbeitet werden. Die Gründe sind:

- Viele TCM-Drogen stammen noch nicht aus kontrolliertem Anbau, sondern aus Wildsammlungen oder kleinflächigen Kulturen, sodass Qualitätsschwankungen, Verfälschungen, Verwechslungen oder das Vorliegen von Drogengemischen aus unterschiedlichen botanischen und geographischen Herkünften auftreten können. Auch bei der Herkunft aus Kulturen ist die botanische Homogenität (Zugehörigkeit zu einer bestimmten vorgeschriebenen Art) nicht 100%ig gesichert. Diese Unsicherheit hat dazu geführt, dass 1999 in Deutschland Anbauversuche mit einer Reihe häufig verwendeter chinesischer Arzneipflanzen begonnen wurden.

- Da sich China über viele Klimazonen erstreckt, ist wegen der unterschiedlichen klimatischen Bedingungen auch bei Drogen von Stammpflanzen einer botanisch exakt gleichen Art mit Schwankungen in der chemischen Zusammensetzung zu rechnen. Um repräsentative chemische „Fingerprints" für eine Droge zu erhalten, müssen daher zahlreiche Proben verschiedener geographischer Herkünfte und Erntezeiten analysiert werden.
- Wenig beachtet wurde bisher, dass eine Reihe von TCM-Drogen erst nach unterschiedlichen Aufbereitungsverfahren in den Handel kommen z. B. werden einige TCM-Drogen nach der Ernte gedämpft, gekocht, geröstet oder mit Alkohol, Wein, Salzlösungen oder Mineralien vorbehandelt. Diese Vorbehandlungen sollen bei bestimmten Drogen dazu dienen, toxische Stoffe abzubauen und zu eliminieren oder umgekehrt bestimmte Inhaltsstoffe oder die Droge selbst zu stabilisieren (Pao Zhi). Bisher gab es aber, von wenigen Ausnahmen abgesehen, keine sicheren Kenntnisse über die bei diesen Auf- und Vorbereitungen ablaufenden biochemischen Prozesse und ihrer Auswirkungen. Diese Abänderungen im Inhaltsstoffmuster einer so vorbehandelten Droge können heute schnell und verhältnismäßig leicht durch die im folgenden beschriebenen chromatographischen Methoden festgestellt und dokumentiert werden.
- Wie im Vorwort dieses Buches bereits erwähnt, stellt die unterschiedliche (uneinheitliche) chinesische Nomenklatur für ein und dieselbe Pflanze in verschiedenen Regionen Chinas bei der Identitätsprüfung ein großes Problem dar. Durch diese Unsicherheit ist eine Verfälschung- oder Verwechslungsgefahr vorprogrammiert und dies kann bei der Drogenanwendung ernstere Folgen nach sich ziehen, so geschehen bei der Droge *Stephania tetrandra* (Hanfangji) die wegen einer Verwechslung oder Verfälschung mit der Wurzel von *Aristolochia fangji* („Guangfangji") in Belgien vor etwa 10 Jahren bei Patientinnen, die mit einer Teemedikation behandelt worden waren, zu schweren Nierenintoxikationen und zu negativen Schlagzeilen in den Medien geführt hat. Die Wurzel von Aristolochia enthält cancerogene Inhaltsstoffe und wurde daher erst nach 2002 aus dem Chinesischen Arzneibuch entfernt.
- Eine weitere Schwierigkeit für die Identifizierung ergibt sich aus der Tatsache, dass das Chinesische Arzneibuch für eine Droge sehr häufig Stammpflanzen verschiedener Arten zulässt, ohne dass bisher untersucht wurde, ob die chemische Wirkstoffzusammensetzung dieser verschiedenen Drogenarten qualitativ und quantitativ als völlig äquivalent anzusehen sind.
- Schließlich muss noch darauf hingewiesen werden, dass bei zahlreichen Drogenmonographien des Chinesischen Arzneibuches nur mikroskopische Identitätsprüfungen verlangt werden, sodass die Drogen-Authentizität ohne entsprechende pharmakognostische Erfahrung und

authentische Vergleichsmuster sowie den chromatographischen Fingerprint nicht sicher angegeben werden kann.

In allen den aufgeführten Fällen kann daher eine sichere Prüfung auf Identität einer Droge nur über die Analyse des charakteristischen Inhalts- und Wirkstoffmusters mit Hilfe zusätzlicher chromatographischer Fingerprint-Verfahren erreicht werden.
Diese erheblichen Defizite in der Identitätsprüfung von China-Drogen als Grundvoraussetzung für eine effektive und unbedenkliche TCM-Drogentherapie hat eine Expertengruppe aus deutschen und chinesischen Wissenschaftlern veranlasst, verbesserte Prüfmethoden in Form von chromatographischen Fingerprint-Verfahren zu entwickeln (siehe Chinese Drug Monographs und Analysis, entwickelt von den Professoren H. Wagner und R. Bauer [Universität München, Graz], Prof. Xiao Peigen und Prof. Chen, Jianming [IMPLAD, Med. Universität Peking] herausgegeben vom Verlag Dr. E. Wühr, Kötzting), die zur schnellen und eindeutigen Identitätsprüfung in Apotheken und analytischen Laboratorien zusätzlich zu denen des Chinesischen Arzneibuches eingesetzt werden können.
Bisher wurden insgesamt 48 „Analysen- Monographien" ausgearbeitet und veröffentlicht. Bis Anfang des Jahres 2007 werden 15 weitere zur Verfügung stehen (Liste am Ende dieses Kapitels).

Nachstehend eine Kurzbeschreibung der Methodik der chromatografischen Fingerprint-Analyseverfahren.

Chromatographische Fingerprint-Analysen

Es stehen heute zwei Methoden zur Verfügung, von denen die erste, die Dünnschichtchromatographie (DC) in jeder Apotheke, auch in jeder Arztpraxis mit kleinem Labor durchgeführt werden kann. Die zweite, die Hochdruckflüssigchromatographie (HPLC), bedarf eines Speziallabors mit einer Hochdruckflüssigchromatographie-Anlage, wie man sie heute in jedem Laboratorium der pharmazeutischen Industrie in mehrfachen Varianten findet.

Dünnschichtchromatographie

Die Dünnschichtchromatographie dient dazu, einen durch Alkohol- oder Alkohol-Wasserextraktion aus der Droge hergestellten Rohextrakt auf einer mit Kieselgel oder einem anderen Adsorptionsmaterial beschichteten Glasplatte (Fertigplatten z. B. der Firma Merck) in seine Hauptinhaltsstoffe aufzutrennen. Von diesen ist anzunehmen, dass die meisten auch an der pharmakologischen und therapeutischen Wirkung bzw. Wirksamkeit der Droge beteiligt sind.
Die Auftrennung dieser Inhaltsstoffe erfolgt in einer Glaskammer mit einem speziell auf die bekannten Inhaltsstoffe einer Droge abgestimmten Lösungsmittelsystem. Nach 20–30 Minuten hat das Lösungsmittel den oberen Glasrand der Platte erreicht. Sie wird aus der Glaskammer genommen, das Lösungsmittel wird abgedampft und dann mit einem Spezialreagenz besprüht. Insgesamt sind für die Chromatographie aller Drogen nicht mehr als 5–6 Standard Reagenzien erforderlich. Anschließend wer-

den die Chromatogramme im Tageslicht (VIS) und/oder unter einer UV-Lampe betrachtet und die Zahl und Farbe der Flecke, wie auf der Skizze angegeben registriert. Die Laufhöhe bzw. Laufstrecke eines Flecks oder einer Zone wird durch den sog. Rf-Wert bezogen auf die Laufstrecke des Lösungsmittels bis zur „Front" (Rf=1.0) festgelegt (Abb. 1). Bei Vorliegen eines „Scanners" können die Farbzonen auch quantifiziert werden.

- Die Übereinstimmung von Zahl, Anordnung, Farbe- und Abfolge der Zonen mit dem Fingerprint einer veröffentlichen Analysenmonographie zeigt an, dass die Identität der Droge als gesichert gelten kann.
- Bei starken Abweichungen, dem totalen Fehlen von einer oder mehrerer Hauptverbindungen, dem Vorliegen zusätzlicher Verbindungen oder Substanzen in nur sehr geringer Konzentration, ist die Drogenidentität zweifelhaft, jedenfalls entspricht die Qualität der Droge dann nicht mehr den Forderungen der Arzneibuchmonographie.

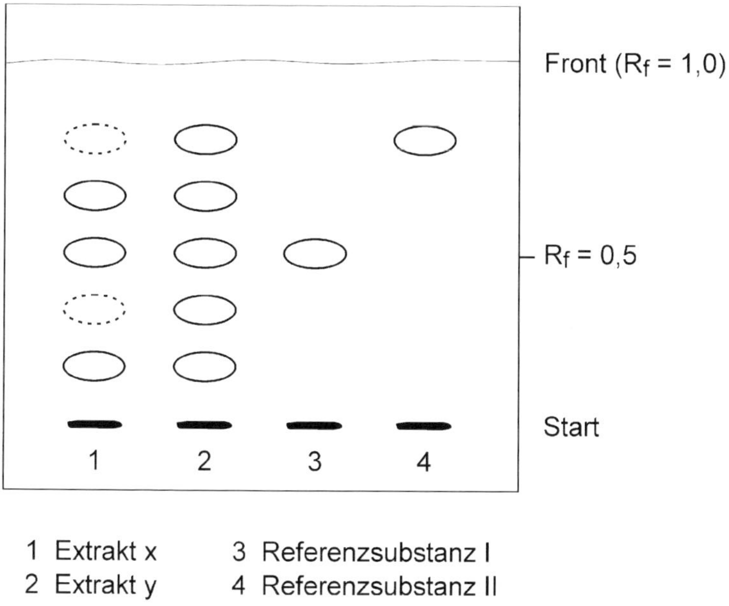

Abb. 1

Hochdruckflüssigchromatographie

Diese zweite chromatographische Trennmethode bedient sich der sog. Flüssigchromatographie. Sie beruht auf der Verteilung von Substanzen zwischen 2 nicht mischbaren Phasen, wobei eine flüssige mobile Phase das in einer Säule befindliche Trägermaterial als stationäre Phase durchläuft. Ein Pumpensystem sorgt für eine konstante Durchflussrate der mobilen Phase. Nach Einspritzen des Extraktes in den sog. Probeneinlass werden die in dem Extrakt befindlichen Substanzen vorwiegend nach

Verteilungsmechanismen getrennt und mit Hilfe spezifischer Detektoren nachgewiesen (detektiert). In der Regel werden UV- oder Flammenionisations-Detektoren verwendet.
Man erhält, wie in Abbildung 2 dargestellt, ein mehrere Peaks enthaltendes graphisches Verteilungsprofil, den sog. HPLC-Fingerprint. Der Trennvorgang von der Einspritzzeit bis zur Detektion dauert zwischen 20 und 30 Minuten. Die Peak-Höhe und seine Grundlinienbreite geben Auskunft über die ungefähren mengenmäßigen Verhältnisse der einzelnen Peaks. Diese können mit Hilfe von Referenzsubstanzen bestimmten chemischen Strukturen zugeordnet und damit identifiziert werden. Der Vorteil dieser Trennmethode ist, dass mit Hilfe von Eichgeraden einzelne Substanzen, soweit gefordert, auch quantitativ bestimmt werden können.

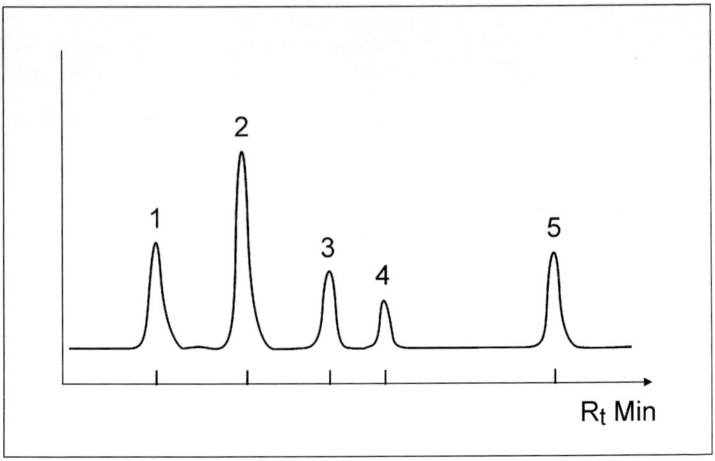

Rt (Retentionszeit) von Substanz 1, 2, 3, 4 mit 5

Abb. 2

Wenn das aufgezeichnete graphische Trennprofil mit dem in einer Drogenmonographie aufgezeichneten Fingerprint-Chromatogramm nach Zahl und Quantität der Peaks sowie der jeweiligen Laufzeiten, angegeben als Retentionszeit/Minute (Rt/Min.) übereinstimmt, sind Identität der Droge und Qualität auch mit Hilfe dieser Methode nachgewiesen. Verfälschungen, Verwechslungen oder Minderqualität können auf diese Weise eindeutig aufgefunden werden.
Am Beispiel einer vor Jahren zunächst nicht erkannten Verfälschung bzw. Verwechslung einer TCM-Droge, die zu folgenschweren Intoxikationen bei den mit dieser Droge behandelten Patientinnen geführt hat, wird nachfolgend gezeigt, wie mit Hilfe der eben beschriebenen Fingerprint-Verfahren diese Verwechslung (Verfälschung) hätte sicher vermieden werden können. Zum damaligen Zeitpunkt waren spezielle Nachweis-

methoden noch nicht ausgearbeitet und standen den für die Qualitätsprüfung zuständigen Laboratorien nicht zur Verfügung.

DC- und HPLC-Prüfung einer Verfälschung bzw. Verwechslung der Wurzel von *Stephania tetrandra* (Hanfangii) mit der Wurzel von *Aristolochia fangji* (Guangfangji) (nach Monographie Vol. 5, No 29 [2004])

Die Wurzel von *Stephania tetrandra* mit dem chinesischen Namen Hanfangji, einer Menispermacee, wird allein oder zusammen mit anderen TCM-Drogen für die Behandlung von kardiovaskulären und rheumatischen Krankheiten verwendet. Es handelt sich um eine Alkaloid-Droge, die zwei Bisbenzylisochinolin-Verbindungen, Tetrandrin und Fangchinolin, als Hauptwirkstoffe, enthält (Abb. 3). Es kann angenommen werden, dass diese beiden Alkaloide zusammen mit den Nebenalkaloiden für die Wirksamkeit der Droge verantwortlich sind.
Wegen der ähnlich lautenden Bezeichnung von *Aristolochia fangji* (Guang-Fangij), die aber einer ganz anderen Pflanzenfamilie angehört und anstelle der *Stephania*-Alkaloide die cancerogen wirkenden Aristolochiasäuren enthält, ist eine Verwechslung oder Verfälschung der *Stephania*-Droge mit/durch die bis zum Jahre 2005 in der chinesischen Pharmakopoe enthaltenen *Aristolochia*-Droge nicht auszuschließen.

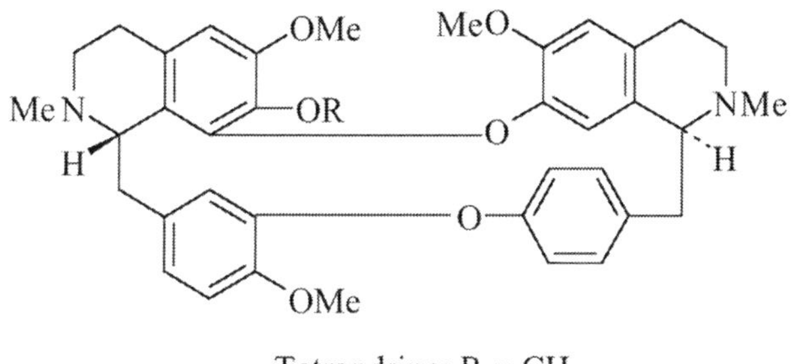

Tetrandrine: R = CH_3
Fangchinoline: R = H

Abb. 3

DC-Fingerprintanalyse der Wurzel von *Stephania tetrandra*

Methode: Der alkoholische Extrakt der *Stephania*-Wurzel wird auf einer Kieselgel 60 F_{254}-Platte (Merck) im Lösungsmittelsystem Chloroform:Methanol:Wasser 60:36:6.5 entwickelt und nach Trocknung mit dem Dragendorff-Spezial Reagenz besprüht. [*Lösung A:* 0.859 g bas. Wismutnitrat wird in einer Mischung von 10 ml Eisessig und 40 ml Wasser unter Erhitzen gelöst. *Lösung B:* 8g Kaliumjodid werden in 30 ml Wasser gelöst; Lösungen A und B im Verhältnis 1:1 gemischt, ergeben die Stammlösung. Zum Besprühen der Platte werden 1 ml der Stammlösung mit

2 ml Eisessig und 10 ml Wasser gemischt]. Es erscheinen nach dem Trocknen die charakteristisch orange-gelb gefärbten Hauptflecke von Fangchinolin (T1) (Rf= 0.65) und Tetrandrin T2 (Rf=0.85), begleitet von einem Nebenalkaloid bei Rf=0.45 – 0.50 und zwei weiteren Alkaloiden in geringerer Konzentration bei Rf= 0.75 bzw. Rf=0.45 (Abb. 4). Damit ist der charakteristische Fingerprint der *Stephania* Droge dargestellt und seine Identität bewiesen.

Zum Nachweis einer evtl. Verfälschung oder Verwechslung (Verunreinigung) durch die *Aristolochia*-Droge dienen die im Folgenden beschriebenen speziellen Dünnschicht- und HPLC-Methoden.

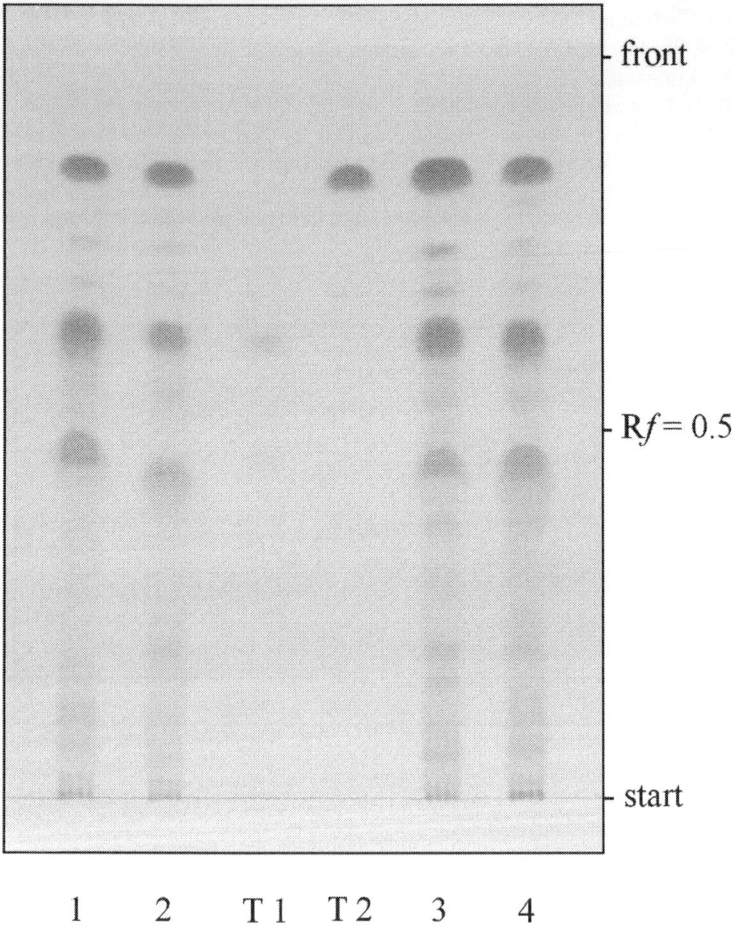

Abb. 4

DC-Nachweis einer Verfälschung

Methode: Die Drogenextrakte von *Stephania* und *Aristolochia* werden getrennt und im Verhältnis 8:2 sowie 1:1 gemischt auf HPTLC-Platte im System Toluol-Ethylacetat-dest. Wasser-Ameisensäure 20:10:1:1 (Oberphase) entwickelt und diesmal mit 0,1% Zinn (II) chlorid-Lösung besprüht. Das Ergebnis, im UV-365 nm betrachtet, ist in Abbildung 5 dargestellt. Während die *Stephania*-Drogenproben 1–4 nur grün fluoreszierende Zonen am Startpunkt (*Stephania*-Alkaloide), zeigen, liefern die Aristolochia-Droge (Probe 5) und die beiden künstlichen Drogenmischungen (Probe 6 und 7) in abgestufter Konzentration vier grün fluoreszierende Zonen im Rf Bereich 0.4–0.55, bei denen es sich um vier Aristolochiasäuren I–IV (T3) als die Hauptverbindungen der *Aristolochia*-Droge handelt.
Mit dieser Methode können noch 400 pg Aristolochiasäuren in einem Drogenextraktpräparat nachgewiesen werden.

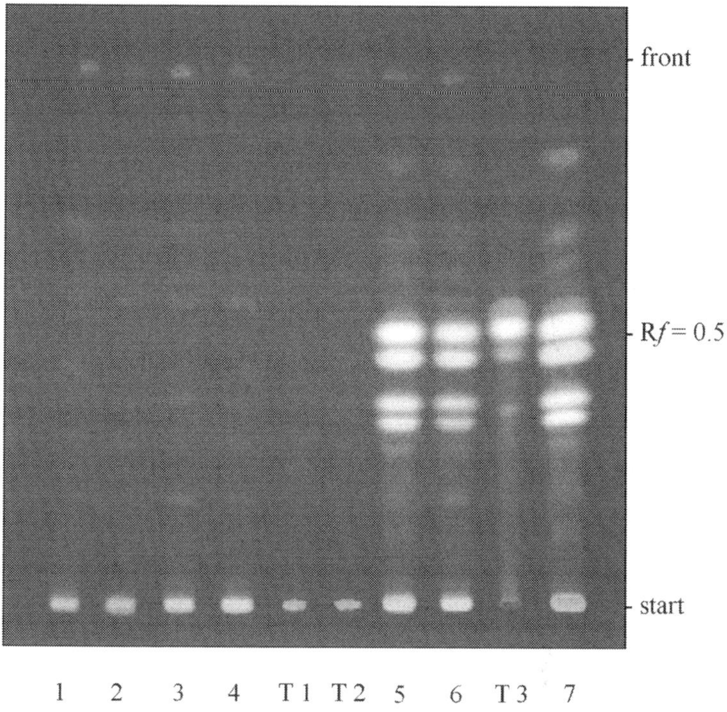

Abb. 5

HPLC-Nachweis einer Aristolochia-Verfälschung

Methode: Als zweite noch genauere, quantifizierbare Methode für den Nachweis von Aristolochiasäuren bietet sich die HPLC-Methode an.

Methode: 2 ml der zu prüfenden Drogenextrakte werden in einer Lösung von 2 g Hexansulfonsäure / 1 l dest. Wasser + H_3PO_4 (pH = 3.0) im Ultraschallbad 1 Stunde lang behandelt. Zu den Extrakten wird 1.0 ml Ethanol zugefügt und über eine Millipore" Filtrationseinheit Typ 0.45 µm filtriert. Davon werden 3 µl in das HPLC-Gerät eingespritzt.
Apparat: Merck HITACHI D-D-6000 A Interface; Merck HITACHI A Dioden Array Detektor; Merck HITACHI AS-2000 Autosampler Merck HITACHI L-6200 A Intelligent Pump; Trennsäule: LiChroCart" 125–4 mit LiChrospher" 60 RP select B (5µm), Merck; Vorsäule: LiChroCart" 4–4 mit Li Chrospher" 60 RP select B, Merck; Lösungsmittel: A: 2g Hexansulfonsäure. (Aldrich) 1 l dest. Wasser (Acros Organics) + H_3 PO_4 85% (Grüssing) (pH=3.0); B: Acetonitril (Acros Organics); Gradient: 10–50% B in 25 min, 50 B in 5 min, totale Laufzeit = 30 Min; Flußrate: 1.0 ml / min.

Beschreibung der HPLC-Analyse

Abbildung 6 zeigt den typischen HPLC-Fingerprint des Extraktes von authentischer *Stephania*-Wurzel mit den vier charakteristischen Peaks der *Stephania* Alkaloide. Peak 1 (nicht identifiziert), Peak 2 (Fangchinolin); Peak 3 (Tetrandrin) und Peak 4 (nicht identifiziert).

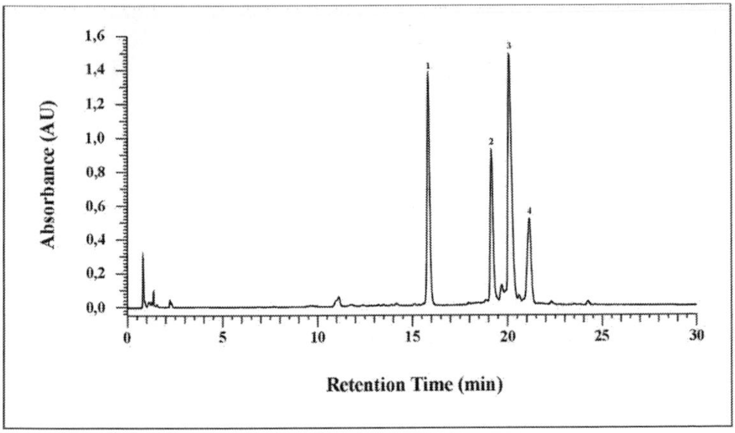

Abb. 6

Abbildung 7 zeigt das HPLC-Profil des gleichen *Stephania*-Wurzel Extraktes gemischt mit 50% bzw. 80% *Aristolochia*-Wurzel Extrakt. Bei den charakteristischen schwarz unterlegten Peaks handelt es sich um Flavonoide (1), um ein Kaffeesäurederivat (2) und um das Aristolochiasäuregemisch (3) des *Aristolochia*-Wurzel-Extraktes. Die nicht markierten Peaks bei Rt = ~ 20.0 stammen von den *Stephania*-Alkaloiden.
Mit dieser Nachweismethode können noch 6 µg Aristolochiasäuren in den Extrakten nachgewiesen werden, d. h. wenn die Stephania-Drogen mit ca. 1–5% *Aristolochia*-Wurzeln „verunreinigt" sind, kann dies noch nachgewiesen werden.

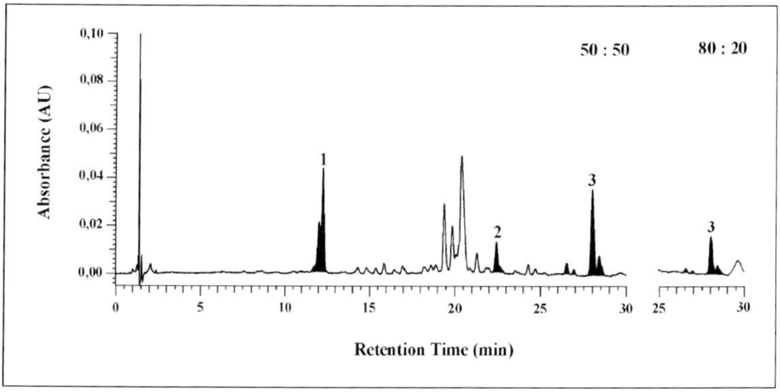

Abb. 7

Auf Grund dieser hochempfindlichen Nachweismethode von Aristolochiasäuren kann in Zukunft jede geringfügige Verunreinigung einer Droge mit Aristolochia-Wurzel aufgedeckt werden.

Chromatographische Fingerprint-Analysen von chinesischen Drogen in Kurzfassung*

In diesem Kapitel sind beispielhaft die Fingerprint-Analysen der folgenden Arzneimittel in Auszügen aufgeführt. Die Literaturangaben beziehen sich auf die Reihe H. Wagner et al. Chinese Drug Monographs and Analysis ISSN 1430-8290, Verlag für Ganzheitliche Medizin, Kötzting, Ma. No. 1–48 1996–2006. Alle Monographien sind beim Verlag erhältlich (s. Literatur und monographische Liste):

Scrophulariae radix (Xuanshen) ← S. 176 (H. Wagner, R. Bauer, Xiao Peigen, Ch. Jianming, E. Grieblinger, 2006 – Vol. 7 No. 39)

Alismatis rhizoma (Zexie) ← S. 306 (H. Wagner, R. Bauer, Xiao Peigen, Ch. Jianming, E. Grieblinger (2006 – Vol. 7 No. 41)

Acanthopanacis senticosi radix (Ciwujia) ← S. 356 (H. Wagner, R. Bauer, Xiao Peigen, Ch. Jianming, E. Grieblinger 2005 – Vol. 6 No. 38

Carthami flos (Honghua) ← S. 538 (H. Wagner, R. Bauer, Xiao Peigen, Ch. Jibuming, S. Bächer, 2006 – Vol. 7, No. 42

Sophorae flos (Huaimi/Huaihua) ← S. 620 (H. Wagner, R. Bauer, Xiao Peigen, Ch. Jianming, E. Grieblinger, 2004 – Vol. 5, No. 27)

* Die Monographien enthalten neben der Beschreibung der chromatographischen Fingerprint-Analysen mit DC-Farbbildern und HPLC-Trenngraphiken Angaben zur Herkunft, die Beschreibung der Drogen, die Methoden ihrer Vorbehandlung, ihre Anwendung in der Traditionellen Chinesischen Medizin sowie die für die Drogen bisher isolierten Inhaltsstoffe und alle bekannten in vitro und in vivo pharmakologischen Wirkungen. Auf der Umschlagseite der Monographie ist die Pflanze mit dazugehöriger Droge abgebildet.

Epimedii herba (Yinyanghuo) ← S. 766 (H. Wagner, R. Bauer, Xiao Peigen, Ch. Jianming, S. Bächer, 2006 – Vol. 7, No. 43)

Polygoni multiflori radix (Heshouwa) (H. Wagner, R. Bauer, Xiao Peigen, Ch. Jianming, E.Grieblinger, 2006 – Vol. 7, No. 40

Scrophulariae radix (Xuanshen) ☞ S. 176

Offizinelle Droge: Die getrocknete Wurzel von *Scrophularia ningpoensis* (Hemsl) (Chines. Pharmakopoe 2005).
Hauptinhaltsstoffe: Iridoid-Glykoside (Harpagosid, Harpagid) und Phenylpropanoidglykoside (Ningposid A, B, C; Acteosid und Angorosid). Vermutlich sind alle Hauptverbindungen synergistisch an der Wirksamkeit beteiligt (Abb. 8).

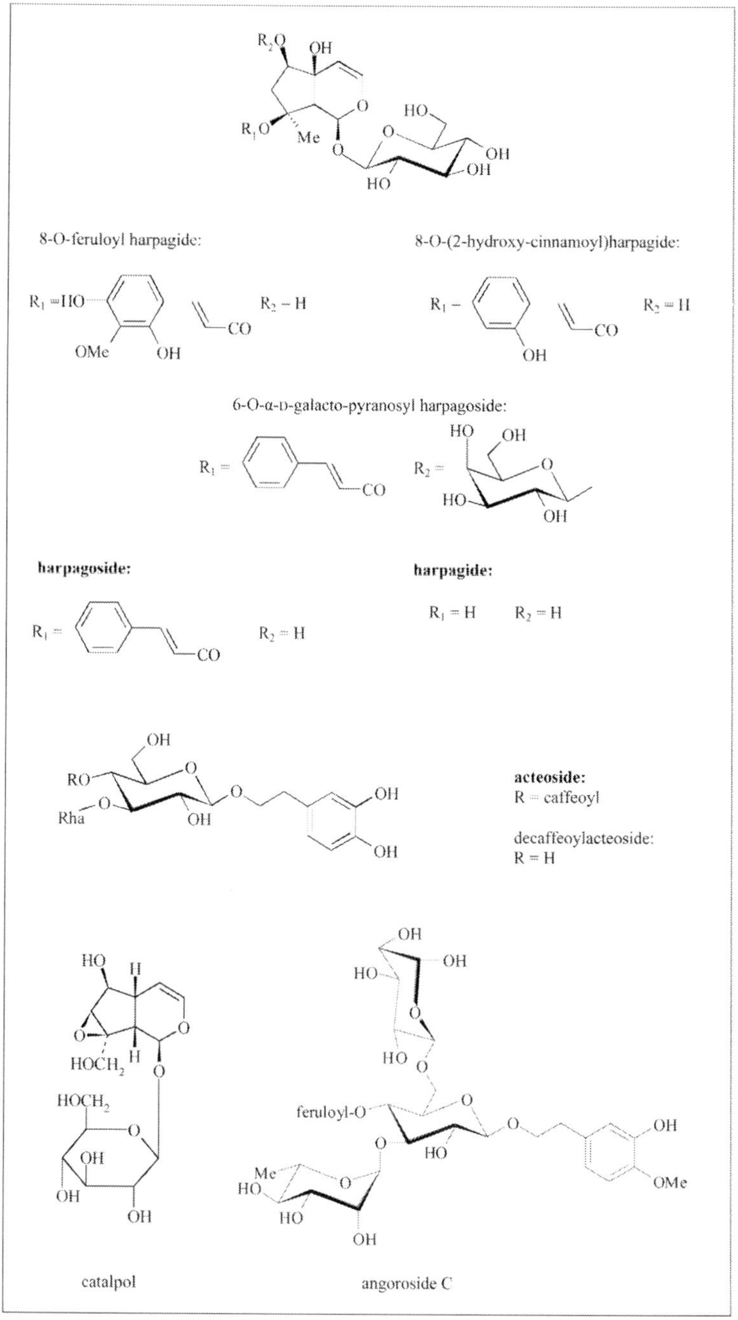
8-O-feruloyl harpagide:
8-O-(2-hydroxy-cinnamoyl)harpagide:
6-O-α-D-galacto-pyranosyl harpagoside:
harpagoside:
harpagide:
acteoside:
R = caffeoyl
decaffeoylacteoside:
R = H
catalpol
angoroside C

Abb. 8

Dünnschicht (DC-)-Fingerprint-Analyse

1,0 g gepulverte Wurzel wird 30 Min. mit 10 ml n-Butanol durch Ultraschall-Behandlung extrahiert, die Extraktlösung filtriert und zur Trockene eingeengt. Der Rückstand wird in 1 ml Methanol gelöst und davon 10 µl zusammen mit Referenzsubstanzlösungen auf eine HPTLC-Kieselgel 60 F_{254}-Merck-Platte aufgetragen. Lösungsmittelsystem: Ethylacetat – Methanol – Wasser (77:15:8), Detektion mit Anisaldehyd-Schwefelsäure-Reagenz im VIS (Abb. 9).

Drogenproben

- Drogenprobe 1–6: Radix *Scrophularia*-Proben von *Scrophularia ningpoensis* aus verschiedenen Provinzen Chinas und Importfirmen
- Drogenprobe 7: Vergleichsprobe von *Radix Harpagophyti* von *Harpagophytum procumbens* (Firma Caelo, FRG)
- Drogenprobe 8: Vergleichsprobe von *Herba Scrophulariae* von *Scrophularia nodosa* (Firma Caelo FRG)

Referenzsubstanzen

- T_1 Rf = 0.18/0.45 Mischung der Referenzverbindungen Harpagid, Procumbid und Harpagosid
- T_2 Rf = 0.25/0.05 Aucubin und Aescin
- T_3 Rf = 0.62/0.46 Acteosid und Angorosid C
- T_4 Rf = 0.23 Catalpol

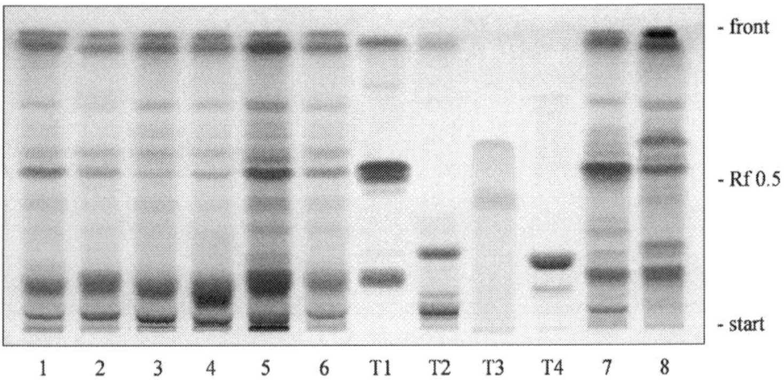

Abb. 9

DC-Beschreibung

Alle Wurzelproben von *Scrophularia ningpoensis* liefern einen sehr homogenen Fingerprint mit rötlich-violetten Zonen (Harpagid, Procumbid und Harpagosid), braungefärbten Zonen im untersten Rf-Bereich (Aucubin, Aescin, Catalpol) und gelb gefärbten Zonen im mittleren Rf-Bereich (Acteosid, Angorosid C).

Radix Harpagophyti von *Harpagophytum procumbens*, (7), die in Europa als Antirheumatikum bekannt geworden ist, liefert einen fast gleichen DC-Fingerprint.
Die Herbaprobe von *Scrophularia nodosa* zeigt ebenfalls mit den Wurzelproben von Radix Scrophulariae ningpoensis im DC-Fingerprint bis auf das fast völlige Fehlen von Catalpol, Aucubin und Aescin eine große Ähnlichkeit im Inhaltsstoff-Muster.

HPLC-Fingerprint-Analyse

1,0 g der gepulverten Droge wird 30 Min. mit 10 ml Methanol auf dem 70 °C warmen Wasserbad am Rückflusskühler extrahiert, die Lösung filtriert und zur Trockene eingedampft. Der Rückstand wird in 1 ml Methanol aufgelöst, durch Millipor® filtriert und davon 20 µl direkt in das HPLC eingespritzt.

HPLC-Daten:

- **Apparat:** Apparat und Säule gleich wie bei Rhizoma Alismatis (No. 41).
- **Lösungsmittelsystem:** A: Wasser, Millipore Ultra Clear UV plus® gefiltert, enthaltend
- 10 ml 0.1% H_3PO_4/l; B: Acetonitril HPLC-Qualität Acros Organics enthaltend 10 ml 0,1 % H_3PO_4/l
- **Gradient:** 0% B für 5 Min. (isocratic), 0–5% B in 5 Min. (linear), 15% B für 5 Min. (isokratisch), 15–35% B in 10 Min. (linear), 35% B für 10 Min. (isokratisch); Flussrate: 1,0 ml/Min. Detektion: 278 nm.

Retentionszeiten und Identität der Hauptpeaks des HPLC-Graphs (Abb. 10):

- Peak 1 (Rt = 24.5) Acteosid
- Peak 2 (Rt = 26.0) Angorosid C
- Peak 3 (Rt = 28.5) Harpagosid
- Peak 4 (Rt = 36.4, Zimtsäure

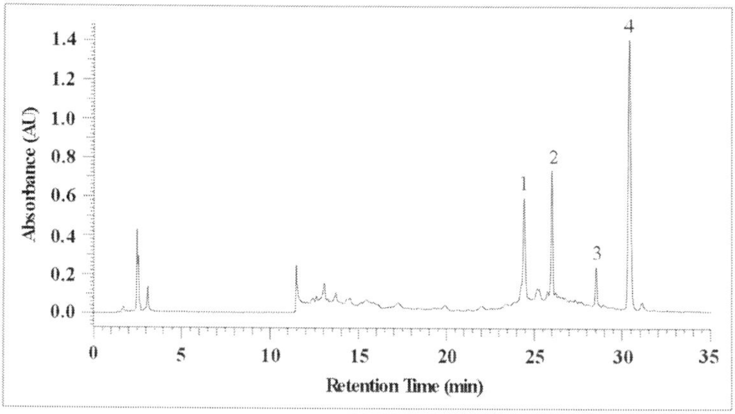

Abb. 10

HPLC-Beschreibung: Der HPLC-Fingerprint zeigt für alle *Scrophularia ningpoensis*-Drogenproben 1 – 6 vier Hauptpeaks von Acteosid (Rt = 24.5) (1), Angorosid C (Rt = 26.0) (2), Harpagosid (Rt = 28.5) (3) und Zimtsäure (Rt = 30.4 (4). Es bestehen nur quantitative Unterschiede, besonders im Gehalt an Harpagosid.
Die Vergleichsdroge Harpagophyti radix unterscheidet sich von den Scrophularia Drogen nur durch einen besonders hohen Harpagosid-Gehalt.

Beurteilung

Sowohl durch den DC- als auch HPLC-Fingerprint konnte die Identität aller untersuchten *Scrophularia ningpoensis*-Drogen bewiesen werden. Bisher ist nicht bekannt gewesen, dass Radix Scrophulariae ein mit *Radix Harpagophyti* fast identisches Inhaltsstoffmuster besitzt, sodass die Harpagophytum-Droge als Referenzdroge für die Identitätsprüfung verwendet werden kann. Der DC-Fingerprint zeigt außerdem, dass auch Aescin als ein Wirkstoff von *Scrophularia* Drogen in Frage kommt.

Alismatis rhizoma (Zexie) ☞ S. 306

Offizinelle Droge: Das von Wurzelstücken befreite, im Winter gesammelte Rhizom von *Alisma orientalis* (Sam.) Juzep (Chines. Pharmakopoe 2005).
Hauptinhaltsstoffe. Die Protostan- und Dammaran-Triterpene Alisol A + B und Alisolmonoacetat A + B, zusätzlich Sesquiterpene und Polysaccharide. Die Triterpene der Droge können als die Hauptwirkstoffe des Alisma orientalis Rhizoms angesehen werden (Abb. 11).

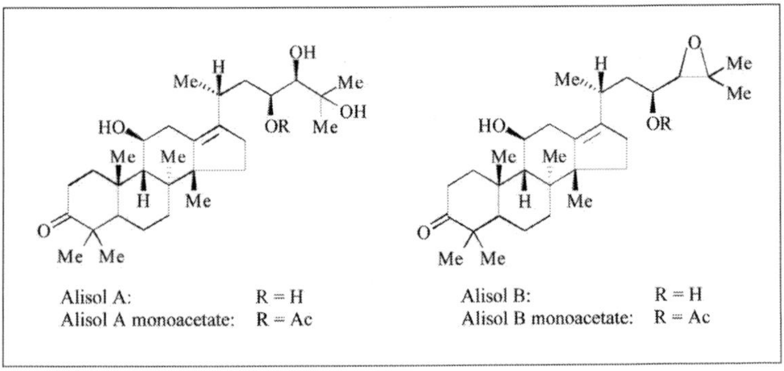

Abb. 11

Dünnschicht (DC)-Fingerprint-Analyse

Von 1,0 g gepulverter Droge wird mit 30 ml Methanol im Ultraschall-Gerät (30 Min.) ein Extrakt hergestellt. Nach Filtration über eine Sep-pak® Catridge C18, Waters-Millipore-Säule mit 50 ml 60%-igem Methanol wird der Extrakt eingedampft, der Rückstand in 1 ml Methanol aufgenommen und dann 10 µl auf eine HPTLC-Kieselgel 60 F_{254}-Merck Platte aufgetragen.

Lösungsmittelsystem: Petroläther-Ethylacetat (8:9), Detektion mit dem Anisaldehyd-Schwefelsäure-Reagenz und Detektion im VIS.

Drogenproben

- Drogenprobe 1: Referenz-Droge Hongkong (Universität)
- Drogenprobe 2: Kommerzielle Droge aus China (Drogenmarkt)
- Drogenprobe 3: Provinz Sichuan / China
- Drogenprobe 4: Provinz Fujian / China
- Drogenprobe 5: Provinz Fujian / China

Referenzsubstanzen

- T_1 Alisol B: Rf = 0.25
- T_2 Alisol B-monoacetat: Rf = 0.72

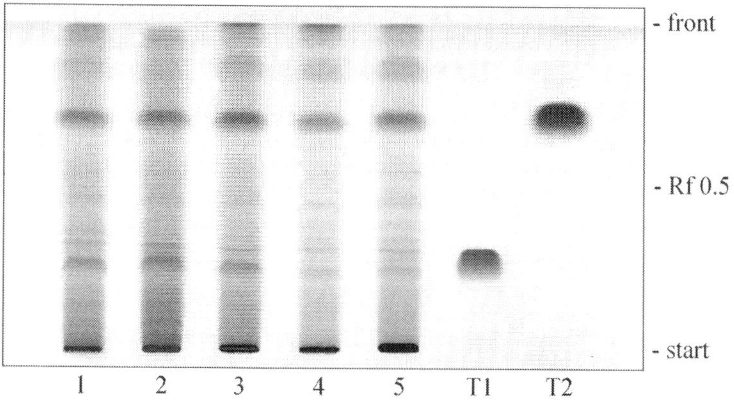

Abb. 12

DC-Beschreibung

Die Fingerprints aller fünf Drogenproben (Abb. 12) zeigen ein über die ganze DC-Platte verteiltes homogenes Zonen-Muster aus violett gefärbten Zonen mit den beiden Hauptverbindungen Alisol B (T1) bei Rf = 0.25 und Alisol B-monoacetat (T2) bei Rf = 0.72.

HPLC-Fingerprint-Analyse

1,0 g gepulverte Droge wird 30 Min. mit 25 ml Petroläther mazeriert und das Mazerat anschließend 1 Std. unter Rückfluss erhitzt. Der eingedampfte Rückstand wird in 1 ml Methanol aufgelöst, über Millipore Ultra Clear UV plus® gefiltert und davon 10 µl in den HPLC-Apparat eingespritzt.

HPLC-Daten:

- **Apparat:** L-6200 A Intelligent Pump, AS-2000 Autosampler, L-4500 Λ Diode Array Detector, D-6000 A Interface; Merck Hitachi; Säule: LiChroCART® 125-4 LiChrospher® 60 RP-18 mit LiChroCART® 4 - 4 LiChrospher® 60 RP-18 (5 mm) Merck.

- **Lösungsmittelsystem:** A: Wasser, Millipore Ultra Clear UV plus® gefiltert; B: Acetonitril, HPLC-Qualität Acros Organics;
- **Gradient:** 15% B für 3 Min. (isokratisch), 15% B bis 95% B in 5 Min. (linear), 95% B für 22 Min. (isokratisch);
- **Flussrate:** 0,8 ml/min.
- **Detektion:** 210 nm

Retentionszeiten und Identität der Haupt-Peaks (Abb. 13):

- Peak 1 (Rt = 15.1) Alisol B
- Peak 2 (Rt = 16.0) Alisol B monoacetat.

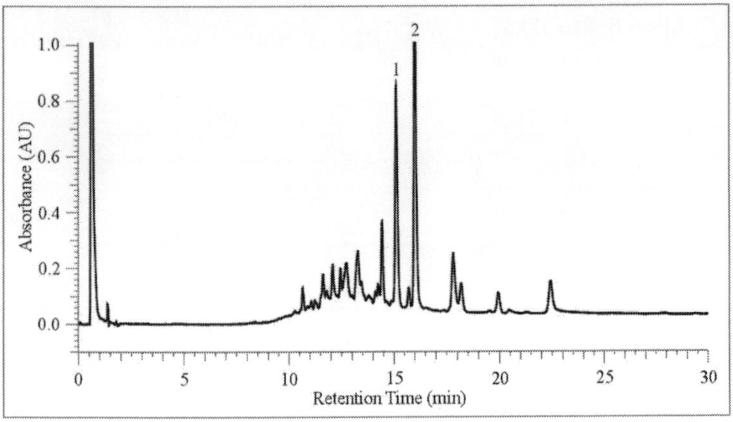

Abb. 13

HPLC-Beschreibung: Alle Petroletherextrakte der 5 Drogenproben liefern ein qualitativ relativ homogenes Peak-Profil mit den Hauptverbindungen 1 (Alisol B) und 2 (Alisol-B-monoacetat). Die Abweichungen bei den verschiedenen Proben sind quantitativer Art. Bei den Rhizom-Proben 4 und 5 liegt das Alisol-B-monoacetat nur in sehr geringer Konzentration vor.

Beurteilung

Durch das erhaltene relativ homogene Zonen- bzw. Peak-Muster der beiden chromatographischen Fingerprints und auf Grund der durch die Referenzsubstanzen identifizierten beiden Hauptverbindungen ist die Identität aller untersuchten *Alismatis-Rhizoma*-Proben bewiesen. Ob die Wirkqualität bei allen Proben die gleiche ist, kann nicht angegeben werden.

Acanthopanacis senticosi radix (Ciwujia) ☞ S. 356

Offizinelle Droge: Die getrocknete Wurzel von *Acanthopanax (Eleutherococcus senticosus),* (Rupr. et Maxim. Harms) (Chines. Pharmakopoe 2005)

Hauptinhaltsstoffe: Lignanverbindungen (Eleutherosid E, E_1, B_4, D), Phenylpropan-Derivate (Eleutherosid B = Syringin, Sinapinalkohol), Cumarine (Eleutherosid B_1, Isofraxidin) und Kaffeesäurederivate, (Iso)-Chlorogensäuren) (Abb. 14).

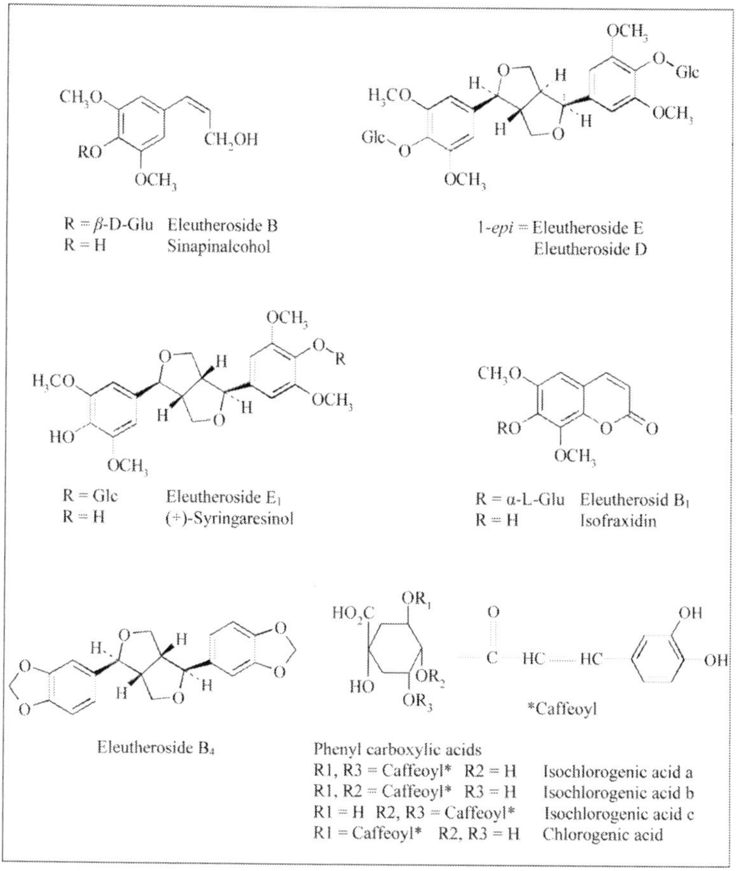

Abb. 14

Dünnschicht (DC)-Fingerprint-Analyse

1,2 g der gepulverten Droge werden mit 50% Methanol 15 Min. unter Erhitzen extrahiert, filtriert und zur Trockene eingeengt. Der Rückstand wird in 10 ml Wasser aufgelöst und mit 10 ml Wassergesättigtem n-Butanol im Scheidetrichter geschüttelt. Die Butanol-Phase wird abgetrennt, zur Trockene eingeengt und der Rückstand in 1 ml 50%-igem Methanol gelöst. Von dieser Extraktlösung werden 30 µl auf HPTLC-Kieselgel 60 F_{254}-Merck-Platten aufgetragen.

Lösungsmittelsystem: Chloroform-Methanol-Wasser (70:30:4) für die Lignanverbindungen; Ethylacetat-Ameisensäure-Eisessig-Wasser (100:11:11:26) für Cumarine und Phenylpropan-Verbindungen.
Detektion: für *Lignane* Besprühen mit 20%-ige Antimon-III-chlorid-Lösung in Chloroform. Erhitzen für 5–6 Min. bei 110°C und Auswertung im UV 365 nm oder Besprühen mit Vanillin-Phosphorsäure Reagenz (VP) (1 g Vanillin gelöst in 100 ml 50%-ige Phosphorsäure), Erhitzen für 10 Min. bei 100°C und Auswertung im VIS.
Für *Cumarine* und *Phenylpropan*-Derivate Besprühen mit Naturstoff + Polyethylenglycol-Reagenz, Auswertung im UV 365 nm.

Drogenproben

- Drogenprobe 1: Provinz Jirin (China)
- Drogenprobe 2: Drogenmarkt (China)
- Drogenprobe 3: Provinz Kirin, Tonfeng, (China)
- Drogenprobe 4: Provinz Kirin, Antun (China)
- Drogenprobe 5: Drogenmarkt Korea
- Drogenprobe 6: Drogenmarkt Korea

Referenzsubstanzen

- T_1 Eleutherosid B: Rf = 0.63
- T_2 Eleutherosid E: Rf = 0.54
- T_3 Eleutherosid E1: Rf = 0.82
- T_4 Eleutherosid B4: Rf = 0.98
- T_5 Chlorogensäure: Rf = 0.61
- T_6 Kaffeesäure: Rf = 0.93
- T_7 Isofraxidin: Rf = 0.93
- T_8 Isochlorogensäuren: Rf = 0.55/0.80/0.92

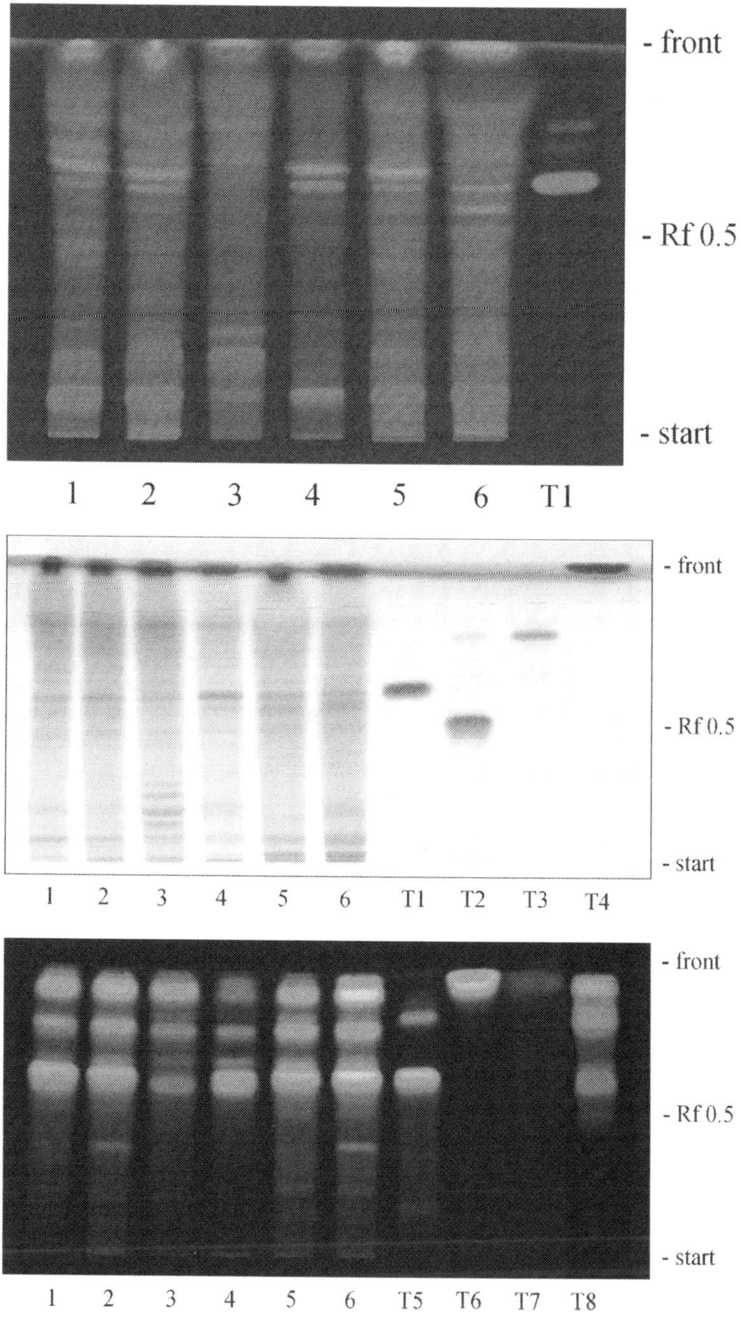
- front
- Rf 0.5
- start
1 2 3 4 5 6 T1
- front
- Rf 0.5
- start
1 2 3 4 5 6 T1 T2 T3 T4
- front
- Rf 0.5
- start
1 2 3 4 5 6 T5 T6 T7 T8

Abb. 15 a, b, c

DC-Beschreibung

DC-Fingerprint/Lignanverbindungen/Antimon-III-chlorid Reagenz/ Detektion: 365 nm. Alle Drogenproben zeigen mit Ausnahme der Drogenprobe 3 die für die Droge charakteristische rotgefärbte Zone von Eleutherosid B und hellblau fluoreszierende Zonen im oberen und unteren Rf-Bereich (Abb. 15a).

DC-Fingerprint/Lignanverbindungen/Vanillin-Phosphorsäure-Reagenz/ Det.: VIS

Die charakteristischen Lignanverbindungen (T1, T2, T3, T4) erscheinen im VIS mit violetter bzw. rotvioletter Farbe. Deutlich ist die Abweichung im Zonenmuster bei Drogenprobe 3 zu sehen (Abb. 15b).

DC-Fingerprint/Cumarine und Phenylpropan-Verbindungen/Naturstoff-Reagenz + Polyethylenglycol/UV 365 nm. In diesem Fingerprint erscheinen alle für die Droge charakteristischen Cumarin- und Phenylpropanverbindungen mit hellblauer Fluoreszenz. In diesem Zonenmuster sind nur quantitative Unterschiede erkennbar (Abb. 15c).

HPLC-Fingerprint-Analyse

Für diesen Fingerprint wird der gleiche für die DC hergestellte Extrakt (25 µl), über Millipore® (Typ HV 0.45 mm) filtriert, verwendet.

HPLC-Daten:

- **Apparat:** Gerät und Säulen wie beschrieben bei Rhizoma Alismatis (Nr. 39)
- **Lösungsmittelsystem:** A: Wasser + 10 ml 0.1% H_3PO_4/l, HPLC-Qualität, Acros Organics; B: Acetonitril, HPLC-Qualität Acros Organics
- **Gradient:** 10–17% in 4 Min. (linear), 17% B für 21 Min. (isokratisch), 17–30% B in 30 Min. (linear)
- **Flussrate:** 0.6 ml/Min.
- **Detektion:** 220 nm.

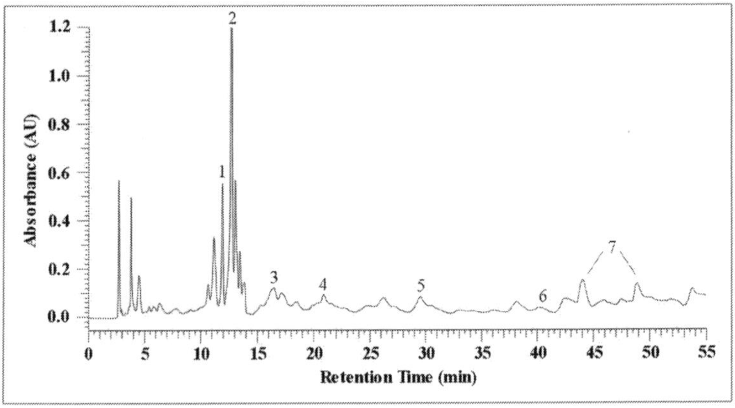

Abb. 16

Retentionszeiten und Identität der Haupt-Peaks (Abb. 16):

- Peak 1 (Rt = 12.0) Eleutherosid B
- Peak 2 (Rt = 12.8) Chlorogensäure
- Peak 3 (Rt = 16.4) Kaffeesäure
- Peak 4 (Rt = 20.7) Eleutherosid E
- Peak 5 (Rt = 28.9) Isofraxidin
- Peak 6 (Rt = 46.9) Eleutherosid E_1
- Peak 7 (Rt = 44.1/48.6) Isochlorogensäuregemisch

HPLC-Beschreibung: Alle Drogenproben (1–6) liefern ein rel. gut übereinstimmendes, charakteristisches Peak-Muster, in dem die einzelnen Peaks mit Hilfe der Referenzverbindungen und der on line aufgenommenen UV-Spektren zugeordnet werden können. Als besonders charakteristisch sind anzusehen die deutlich dominierenden Peaks im Rf-Bereich 10.1–14.0 mit den beiden Verbindungen Eleutherosid B (1) (Rt = 12.0) und Chlorogensäure (2) (Rt = 12.8). Alle anderen Verbindungen lassen sich ohne vorherige Anreicherung nur schwach detektieren.

Beurteilung

Mit Ausnahme der Drogenprobe 3 entsprechen alle anderen Proben der für die offizinelle Droge erwarteten Inhaltsstoffzusammensetzung. Da die Markerverbindung Eleuterosid B nach den bisher durchgeführten pharmakologischen Untersuchungen maßgeblich an der Gesamtwirkung der Droge beteiligt zu sein scheint, ist die Drogenprobe 3 von geringerer therapeutischer Qualität.

Carthami flos (Honghua) ☞ S. 538

Offizinelle Droge: Die getrockneten, im Sommer gesammelten Blüten von *Carthamus tinctorius L.* (Chines. Pharmakopoe 2005)
Hauptinhaltsstoffe: Rot und gelb gefärbte Pigmentverbindungen aus der Stoffgruppe der Chalcone und Quino-Chalcone (z. B. Carthamin, Safflor yellow A + B, Hydroxy-safflor yellow A) (Abb. 17).

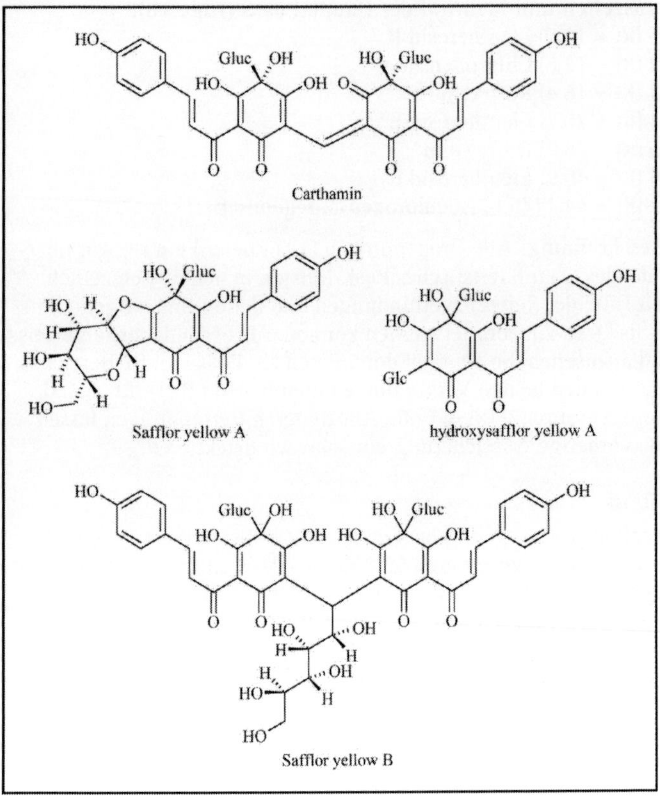

Abb. 17

Dünnschicht (DC-)-Fingerprint-Analyse

0,5 g gepulverte Droge werden in einem verschließbaren Glasgefäß mit 5 ml 80% Aceton versetzt, das Glasgefäß verschlossen und 15 Min. lang geschüttelt. Nach Filtration werden 5µl der Lösung auf eine HPTLC-Silicagel-60 F254-Merck Platte aufgetragen: **Lösungsmittelsystem:** n-Butanol-Eisessig-Wasser (20:5:10).
Detektion: Naturstoff-Polyethylenglycol-Reagenz (NP/PEG) I:1% Diphenylborsäure-β-ethylaminoester (= Diphenylboryloxyethylamin, NP) in Methanol. II: 5% Polyethylenglycol-4000 (PEG) in Ethanol. Die Platte wird zuerst mit Lösung I, dann mit Lösung II besprüht. Die Auswertung erfolgt im VIS und UV 365 nm.

Drogenproben

- Drogenprobe 1: aus der Provinz Guizhou (China)
- Drogenprobe 2: aus der Provinz Henan (China)
- Drogenproben 3–6: aus dem chinesischen und japanischen Drogenhandel unterschiedlicher Herkunft
- Drogenprobe 7: Croci stigma (*Crocus sativa*).

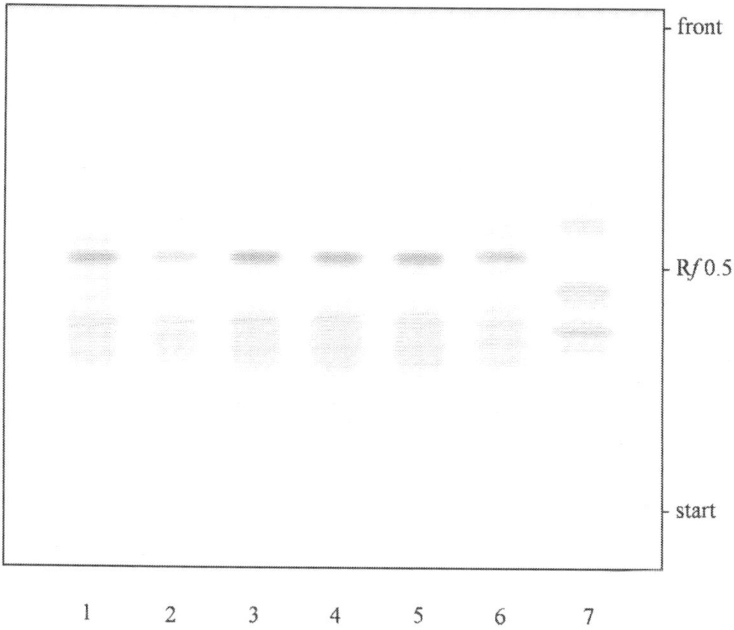

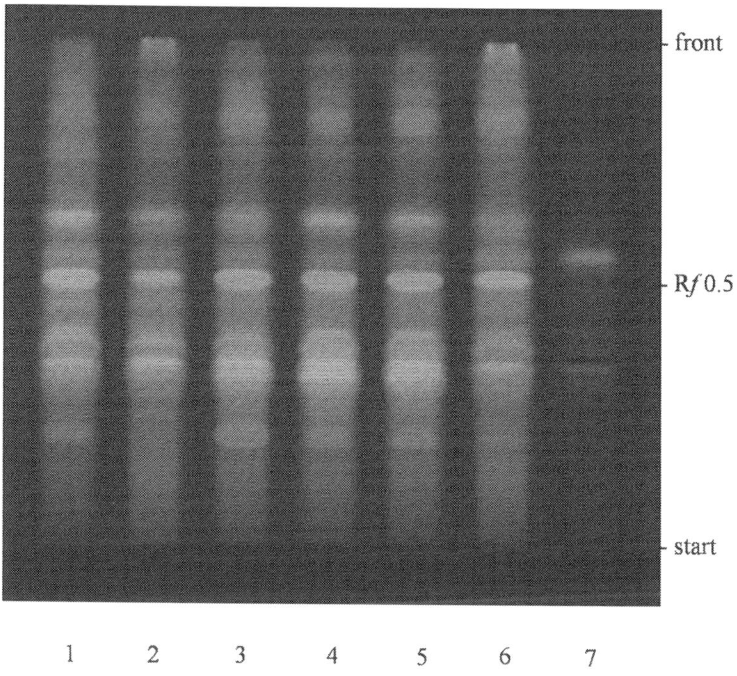

Abb. 18 a, b

DC-Beschreibung

Abbildung 18a: VIS: Die Drogenproben 1 – 6 zeigen ein sehr homogenes Fingerprint-Bild mit Carthamin als roter Zone bei Rf = 0.52 und 3 – 4 gelben Zonen im Rf-Bereich Rf = 0.32 bis 0.49. Die *Crocus*-Droge, die als Verfälschung von *Carthamus* Droge in Frage kommt, liefert drei gut abgegrenzte gelbe Zonen zwischen Rf = 0.32 und 0.49.
Abbildung 18b: UV 365 nm: Die Drogenproben 1 – 6 zeigen auch in UV 365 nm ein sehr homogenes Fingerprint-Bild mit zwei orangenfarbenen Fluoreszenzzonen bei Rf = 6.52 und Rf = 0.20. (ausgenommen Drogenprobe 2 aus Henan). Die oberste Zone entspricht dem Carthamin.
Die 3 – 4 gelb bis gelbgrün fluorezierenden Zonen zwischen Rf = 0.31 und 0.37 entsprechen denen in Abb. 18a. Die *Crocus*-Probe gibt zwei hellgelbe Zonen bei Rf = 0.36 und Rf = 0.57 und zwei rotbraunen Zonen bei Rf = 0.37 und Rf = 0.45.

HPLC-Fingerprint-Analyse

Von der auch für die DC-Analyse verwendeten Aceton-Extrakt-Lösung werden 20 µl in den HPLC-Apparat eingespritzt.
HPLC-Daten:

- **Apparat:** Merck Hitachi-D-6000 A Interface, L-4500 D Dioden Array Detector
- AS-2000 Autosampler, L-6200 A Intelligent-Pump, Trenn-Säule: LiChro CART® 250 – 4 mit LiChrospher, 60 RP-select B (5 m), Merck, Vorsäule: LiChroCart® 4 – 4 mit LiChrospher®, 60 RP-select B, Merck
- **Lösungsmittelsystem:** A: 10 ml 0,1 % H_3PO4/l Wasser, B: Acetonitril
- **Gradient:** 0 % B in 8 Min. / 0 – 50% B in 42 Min. / 50 – 100% B in 2 Min. / 100% B in 3 Min; Totale Laufzeit: 55 Min.
- **Flussrate:** 0,6 ml / min.
- **Detektion:** 400 und 510 nm

Retentionszeiten und Identität der Hauptpeaks der HPLC-Graphs (Abb. 19):

- Peak 1 Rt 26,6 – 38.7 Gelbpigmente (z. B. Hydroxy-safflor yellow A)
- Peak 2 Rt = 43.0 (rotes Pigment Carthamin).

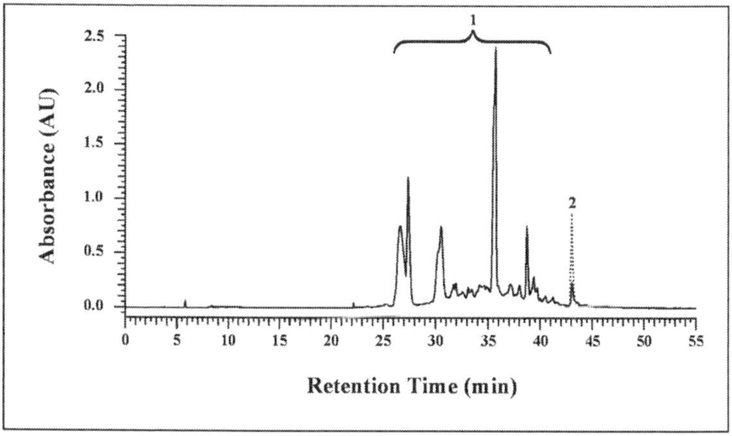

Abb. 19

HPLC-Beschreibung: Der HPLC-Fingerprint liefert übereinstimmend bei allen Proben im Rt-Bereich 26.6 – 38.7 (1) die verschiedenen Gelbpigmente vom Typ Hydroxy-safflor yellow A (400 nm) und bei Rt = 43.0 das rote Pigment Carthamin (510 nm, gestrichelter Peak).

Beurteilung

DC- und HPLC-Fingerprints liefern eindeutig die Identität der verschiedenen *Carthamus*-Blüten-Proben. Eine Unterscheidung zwischen *Carthamus*-Blüten und *Crocus*-Narbenschenkeln ist durch die DC-Fingerprint-Analyse möglich.

Sophorae flos (Huaimi / Huaihua) ☞ S. 620

Offizinelle Droge: Die im Sommer gesammelten getrockneten Blütenknospen („Huaimi") oder ganzen Blüten (Huaihua) von *Sophora japonica* L. (Chines. Pharmacopoe 2005).
Hauptinhaltsstoffe: Flavonoide (z. B. Quercetin-, Kämpferol-, Genisteinglykoside und ihre Aglykone); Triterpenoide (z. B. Soyasapogenol- oder Betulinglykoside); Zucker (z. B. das Diglucosid Sophorose) (Abb. 20).

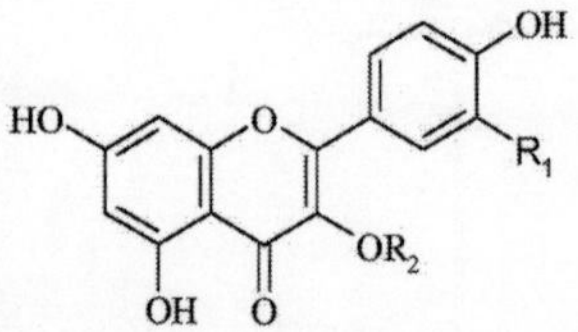

Quercetin: R_1 = OH; R_2 = H
Kämpferol: R_1 + R_2 = H
Rutin: R_1 = OH; R_2 = rutinosyl (1→6 rhamnoglucosyl)
Kämpferol-3-O-sophoroside: R_1 = H; R_2 = sophorosyl (1→2 glucoglucosyl)

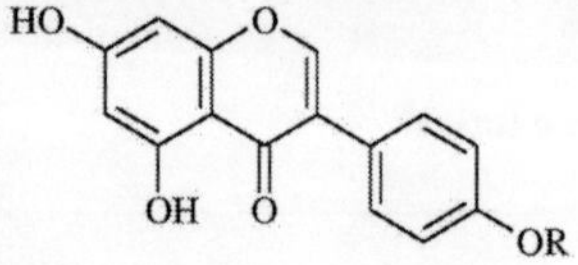

Genistein: R = H
Sophoricoside: R = 4'-O-glucosyl
Sophorabioside: R = 4'-O-(1→2) rhamnoglucosyl

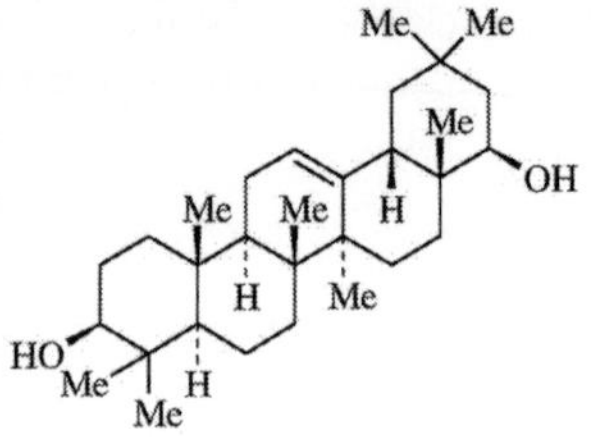

Sophoradiol

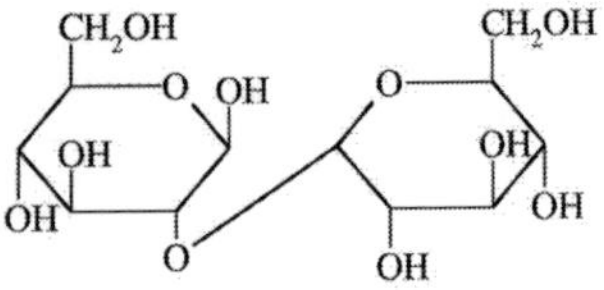

Sophorose

Abb. 20

Dünnschicht (DC)-Fingerprint-Analyse

8,0 g pulverisierte Droge werden im Soxhlet-Apparat mit 80 ml Methanol bis zur Farblosigkeit extrahiert, die Lösung filtriert und auf 5 ml eingedampft. Die filtrierte Extraktlösung wird in ein Messglas gegeben und mit Methanol auf 10 ml aufgefüllt. Davon werden wieder 1 ml in ein Messglas einpippetiert und das Ganze erneut mit Methanol bis zur 5 ml Marke aufgefüllt. Je 10 µl beider Extraktlösungen werden auf Silicagel 60 F_{254}-, Merck-Platte aufgetragen. **Lösungsmittelsystem:** Ethylacetat-Ameisensäure-Eisessig-Wasser 100:11:11:26.
Detektion: Naturstoff-Polyethylenglykol-Reagenz (NP/PEG), Auswertung im UV 365 nm (Abb. 21).

Drogenproben

- Drogenprobe 1: Sophora Blüten-Knospen, Drogenmarkt China
- Drogenprobe 2: Sophora Blüten-Knospen, Drogenmarkt China

- Drogenprobe 3: Sophora ganze Blüten, Provinz Anhwei
- Drogenprobe 4: Sophora ganze Blüten, Provinz Shandong

Referenzverbindungen

- T_1 Rutin Rf = 0.35
- T_2 Hyperosid Rf = 0.62
- T_3 Quercetin Rf = 0.99
- T_4 Kämpferol-3-gentiobiosid Rf = 0.46
- T_5 Kämpferol-3-sophorosid Rf = 0.28

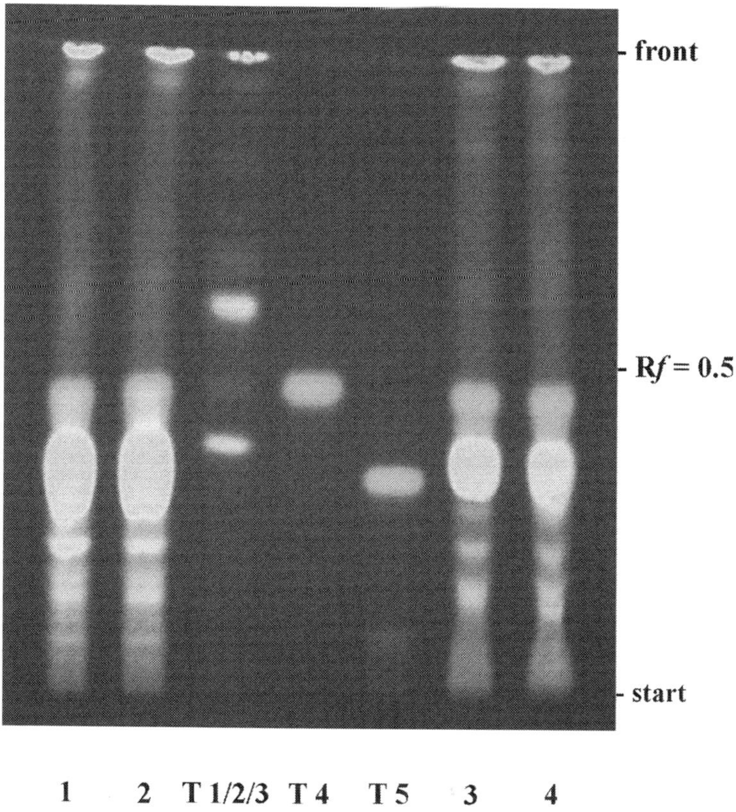

Abb. 21

DC-Beschreibung

Beide Sophora-Extrakte (1, 2, 3 + 4) enthalten als Hauptglykosid das gelb fluoreszierende Rutin, dicht darüber das grünlich gelb fluoreszierende Kämpferol-3-gentiobiosid und darunter (größtenteils von Rutin überdeckt) das Kämpferol-3-sophorosid. In geringer Konzentration sind Hyperosid (ca. 0.60), Quercetin (Lösungsmittelfront) und im tiefen Rf-Bereich unterhalb von Rutin Kämpferol- bzw. Quercetintriglykoside nachweisbar.

Deutlich ist erkennbar, dass die Blütenknospen einen höheren Rutingehalt (~ 15.%) als die ganzen Blüten (~ 6.%) besitzen.

HPLC-Fingerprint-Analyse

Die Herstellung der Extraktlösungen erfolgt wie für die DC-Analyse beschrieben. Die Lösungen werden über Millipore® filtriert und davon je 1 µl in den HPLC-Apparat eingespritzt.

HPLC-Daten:

- **Apparat:** Apparat und Säule wie bei Rhizoma Alismatis (No. 41) beschrieben.
- **Lösungsmittel:** A: Acetonitril-dest. Wasser-0.1 M H_3PO_4 (110:890:20) (Fa. Acros Organics). B: Acetonitril: dest. Wasser – 0.1 M H_3PO_4 (500:500:20) (Fa. Acros-Organics). 0.1 M H_3PO_4 85%: 11,4 g H_3PO_4 werden in Wasser gelöst und mit dest. Wasser bis 1000 ml aufgefüllt.
- **Gradient:** 0–25% B in 20 Min., 25–70% B in 10 Min., 70% B in 10 Min., totale Laufzeit: 40 Min.
- **Flussrate:** 1.0 ml/min; Detektion: 210 nm

Retentionszeiten der Hauptverbindungen (Abb. 22):

- Peak 1 (Rt 17.1) Rutin
- Peak 2 (Rt 18.6) Hyperosid
- Peak 3 (Rt 20.6) Kämpferol-3-sophorosid
- Peak 4 (Rt 21.0) Kämpferol-3-gentiobiosid
- Peak 5 (Rt 29.9) Quercetin

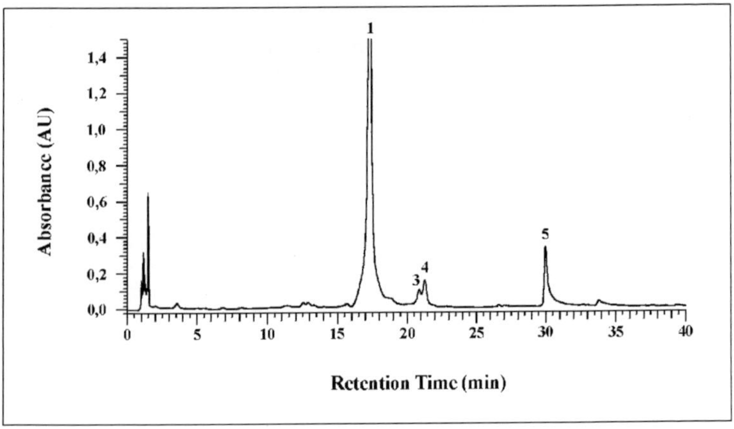

Abb. 22

Beschreibung des HPLC-Fingerprints: Beide Sophora-Drogen liefern bis auf quantitative Unterschiede im Gehalt an Rutin und den Flavonolnebenglykosiden den gleichen HPLC-Fingerprint.

Beurteilung

Die Identität der beiden Sophora-Drogen kann auf Grund des charakteristischen DC-Fingerprints vor allem durch die begleitenden Flavonolglykoside festgestellt werden. Zwischen den Sophorablütenknospen und den ganzen Sophora-Blüten kann bei Vorliegen von Ganz- oder Schnittdroge auch an Hand der morphologischen Charakteristika unterschieden werden. Ein zusätzliches Indiz für die eine oder andere Droge sind die proz. Rutingehalte, die nach dem Chinesischen Arzneibuch bestimmt werden können.

Epimedii herba (Yinyanghuo) ☞ S. 766

Offizinelle Droge: Das getrocknete Kraut von *Epimedium brevicornum* Maxim; E. sagittatum (Sieb. et Zuca), Maxim-, *E. pubescens* Maxim; *E. wushanense* T.S. Ying oder *E. koreanum* Nakai (nach Chines. Pharmakopoe 2005).

Hauptinhaltsstoffe: Prenylierte Flavonolglykoside (z.B. Icariin, Icarisid I, Sagittatosid B, Epimedin C) (Abb. 23).

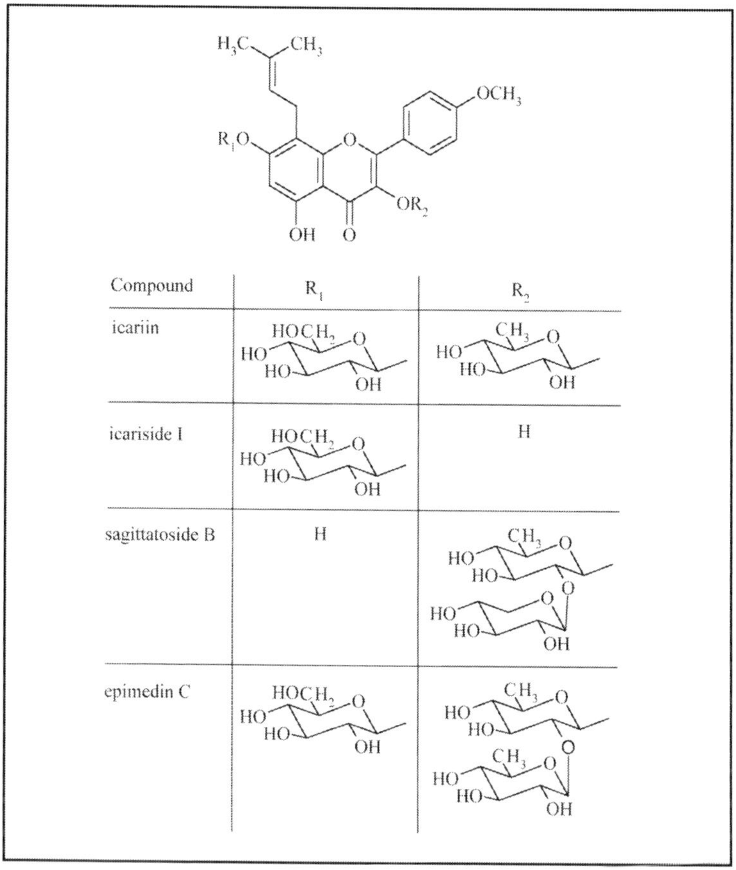

Abb. 23

Dünnschicht (DC-)-Fingerprint-Analyse

0,5 g der pulverisierten Droge werden mit 10 ml Ethanol am Rückfluss für 30 Minuten erhitzt, filtriert, das Filtrat zur Trockene eingeengt, der Rückstand in 1 ml Ethanol aufgelöst und davon 5 µl auf die Silicagel 60 F254, Merck-HPLTLC-Platte aufgetragen.
Lösungsmittelsystem: Ethylacetat-, Ameisensäure-Eisessig-Wasser 50 : 5.5 : 5.5 : 5.
Detektion: Naturstoff-Reagenz(I) und Polyethylenglycol(II) (Abb. 24a) (siehe Flos Carthami No. 42 und Vanillin Schwefelsäure-Reagenz) (Abb. 24b).

Drogenproben

- Drogenprobe 1 von E. *brevicornum* Provinz Shaanxi
- Drogenprobe 2 von E. *sagittatum* Provinz Sichuan
- Drogenprobe 3 von E. *pubescens* Provinz Sichuan
- Drogenprobe 4 von E. *koreanum* Provinz Jilin
- Drogenprobe 5 (nicht identifiziert) nicht bekannt
- Drogenprobe 6 von E. *acuminatum* Provinz Shaanxi

Referenzverbindungen (Rf)

- T_1
  - Epimedin C (0.28)
  - Icariin (0.65)
  - Sagittatosid B (0.72)
- T_2
  - Epimedokoreanosid I (0.28)
  - Epimedosid A (0.59)
  - Anhydroicaritin (0.93)
- T_3
  - Icarisosid C (0.15)
  - Icarisosid F (0.66)
  - Baohuosid I (Icarisid II) (0.93)
- T_4
  - Magnoflorin (0.09)
  - Hyperosid (0.63)
  - Syringaresinol (0.99)
- T_5
  - Chlorogensäure (0.92)

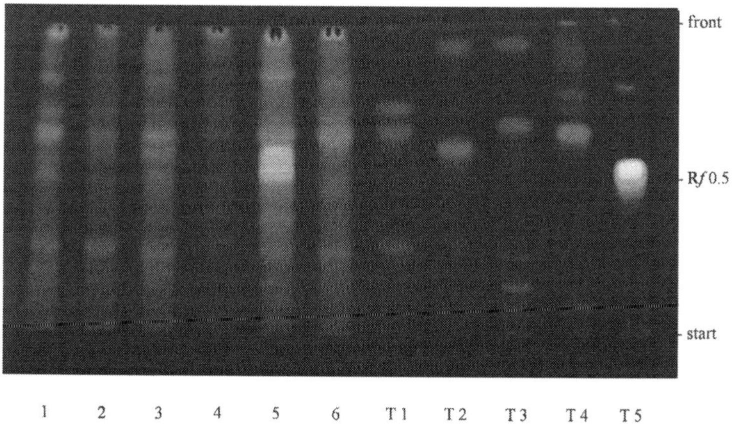

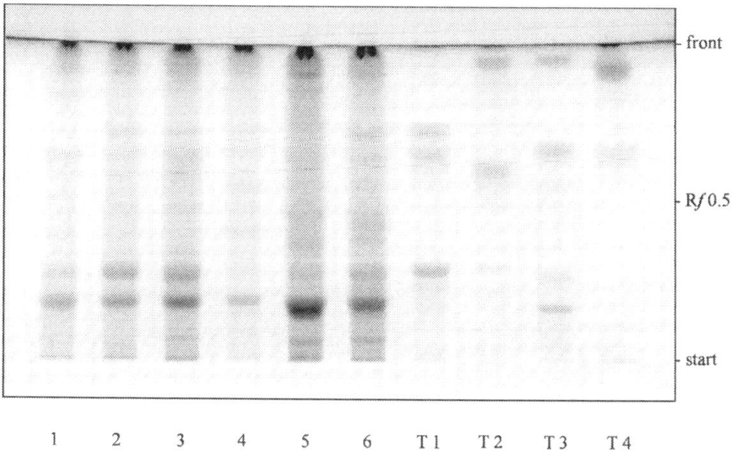

Abb. 24 a, b

DC-Beschreibung

Abbildung 24a (UV 365 nm): Die Fingerprints der 6 Drogenproben zeigen zwar ein gut übereinstimmendes qualitatives Substanzmuster mit braunem bzw. rot-orangefarbenen Farbzonen, unterscheiden sich aber deutlich in der Konzentration der einzelnen Flavonolverbindungen (z. B. Probe 4). Als Identitätsmarker sind die Flavonolverbindungen Hyperosid (rotorange Rf = 0.63) und die Verbindungen der T1-Mischung mit Icariin (braun Rf = 0.25/0.65/0.70) anzusehen.
Abbildung 24b (VIS): Die Fingerprints, erhalten durch Verwendung des Vanillin-Schwefelsäure-Reagenzes, zeigen im VIS alle Flavonoide mit gelboranger Farbe. Die braunschwarzen Zonen im Rf-Bereich 0.10 stammen von Zuckern.

HPLC-Fingerprint-Analyse

Die Herstellung der Extraktlösung erfolgt wie für die DC-Analyse beschrieben. Die Lösung wird über Millipore® filtriert und von der Lösung 10 µl in den HPLC-Apparat eingespritzt.

Apparat und Lösungsmittelsystem: Apparat, Säule und Lösungsmittel wie bei Flos Carthami No. 43 beschrieben.

Gradient: 20–48% B in 55 Min., 48–70% B in 5 Min., 70% B in 12 Min. Totale Laufzeit: 72 Min.; Flussrate = 0.06 ml/Min; Detektion: 270 nm.

Retentionszeiten der Hauptpeaks (Abb. 25):

- Peak 1 (Rt = 10.7) Hyperosid
- Peak 2 (Rt = 13.3) Ikarisosid C
- Peak 3 (Rt = 16.9) Epimedosid A
- Peak 4 (Rt = 23.3) Epimedin C
- Peak 6 (Rt = 25.3) Icariin
- Peak 7 (Rt = 34.4) Ikarisosid F
- Peak 8 (Rt = 42.7) Sagittatosid B

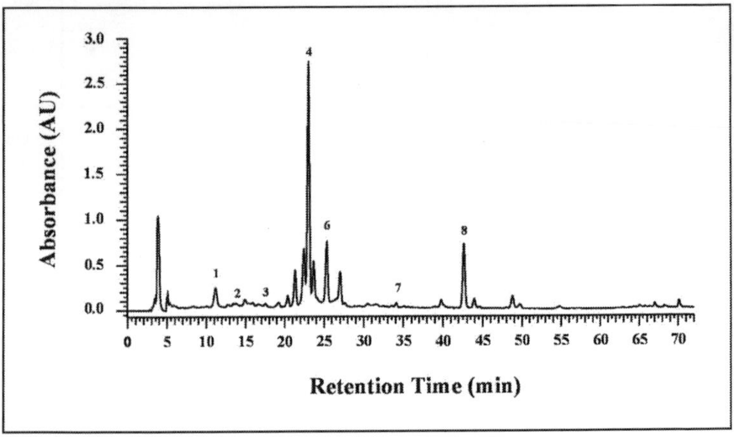

Abb. 25

HPLC-Beschreibung: Mit Ausnahme der Drogenprobe 4 (*E. koreanum*) zeigen alle anderen Drogenproben (1, 2, 3, 5, 6) ein qualitativ ziemlich übereinstimmenden Peakmuster, wobei die Verbindungen Epimediin C und Icariin (4 + 6) überwiegen. Hyperosid (1), im DC durch die rote Fluoreszenzfarbe erkennbar, erscheint hier nur in geringer Intensität.

Beurteilung

Da mit Ausnahme der Drogenprobe von *Epimedium koreanum* (4) alle anderen offizinellen Drogenproben sowohl im DC als auch im HPLC ein gut übereinstimmenden Zonen- bzw. Peak-Muster ergeben, kann die Zugehörigkeit aller untersuchten Proben zum Genus *Epimedium* sicher bestätigt werden. Eine Differenzierung, von welcher botanischen *Epimedium*-Art die einzelnen Drogen stammen, kann allein durch DC- und

HPLC nicht mit Sicherheit angegeben werden. Da nicht bekannt ist, welche Verbindungen maßgeblich an der Wirksamkeit der Epimedium-Drogen beteiligt sind, kann auch über die Wirkstärke der einzelnen Drogen keine Aussage gemacht werden.

Polygoni multiflori radix (Heshouwa)

Offizinelle Droge: Die getrocknete Wurzel von *Polygonum multiflorum Thunb.* Zusätzlich sind in der chinesischen Pharmakopoe 2005 noch folgende *Polygonum*-Monographien enthalten: Radix Polygoni multiflori praeparata; Caulis Polygoni multiflori; Folium Polygoni tinctorii; Fructus Polygoni orientalis; Rhizoma Polygoni cuspidati; Herba Polygoni avicularis; Rhizoma Polygoni bistortae.
Hauptinhaltsstoffe: Anthrachinon-Verbindungen (z.B. Physcion und Emodin); Stilben-Verbindungen (1, 3, 5, 4' – Tetrahydroxystilben 2-O-β-glucopyranosid und die 2- und 3-O-Monogalloyl-ester); Acetophenon-glykoside (z.B. Polygoacetophenosid) (Abb. 26).

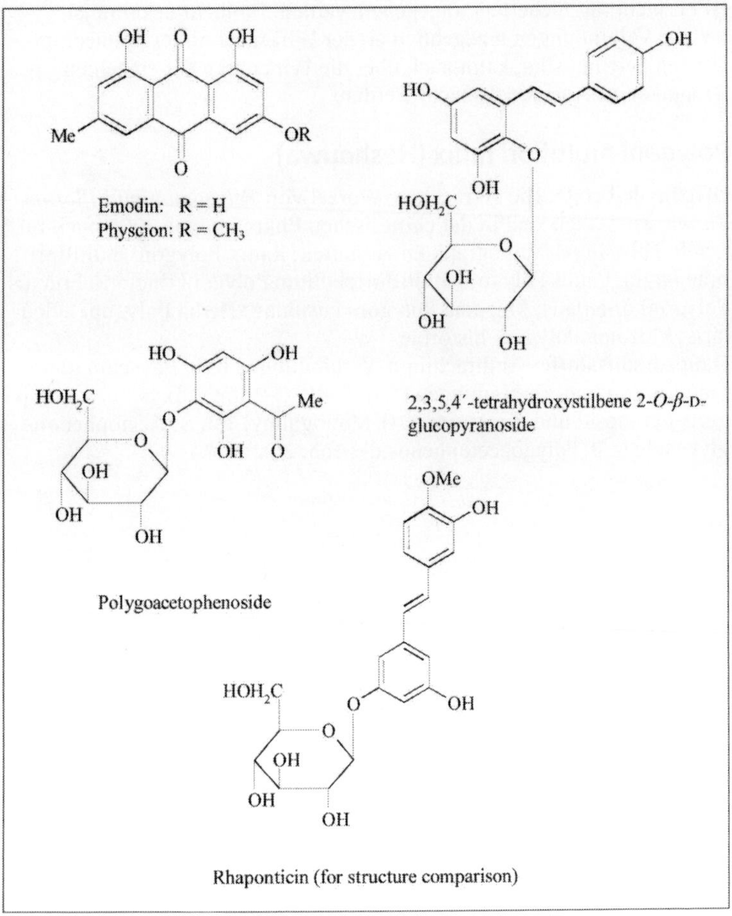

Abb. 26

Dünnschicht (DC-) Fingerprint-Analyse

1,0 g der gepulverten Droge werden mit 25 ml Ethanol auf dem Wasserbad unter Rückfluss 1 Stunde extrahiert, die Lösung filtriert und das Filtrat zur Trockene eingeengt. Der Rückstand wird in 2 ml Methanol gelöst und davon 10 µl auf eine HPTLC-Kieselgel-60 F_{254}-Merck-Platte aufgetragen. Vergleichsdrogen werden ebenso extrahiert. Lösungsmittelsystem: Toluol-Ethanol (3:1); Detektion: a) Naturstoff-Polyethylen-Reagenz (siehe *Flos Carthami* No. 42) Detektion: im UV 365 nm und VIS. (Abb. 27a und 27b) Phosphomolybdänsäure Reagenz mit Schwefelsäure: 4 g Phosphomolybdänsäure werden in 40 ml heißem Wasser gelöst, 60 ml konz. Schwefelsäure vorsichtig zu der abgekühlten Lösung hinzugefügt und davon 10 ml zum Sprühen verwendet. Die Platte wird 5 Min. bei 100 °C unter Beobachtung erhitzt (Abb. 27c).

Drogenproben

- Drogenprobe 1: Sinomed Kötzting (Deutschland)
- Drogenprobe 2: Provinz SiChuan-Ya-an (China)
- Drogenprobe 3: Provinz SiChuan (China)
- Drogenprobe 4: Provinz Quizhon (China)
- Drogenprobe 5: Provinz Guandong (China)
- Drogenprobe 6: *Rhizoma Rhei rhapontici* Drogenfirma A. Galke (Deutschland) *(Rheum rhaponticum)*
- Drogenprobe 7: von *P. multiflorum* Firma Herbasin (Deutschland)
- Drogenprobe 8: von *Caulis Polygoni multiflori* Sinomed Kötzting (Deutschland)
- Drogenprobe 9: von *Rhiz. Polygoni cuspidati* Sinomed Kötzting (Deutschland)

Referenzverbindungen

- T_1 Physcion: Rf = 0.95
- T_2 Emodin (verunreinigt mit Physcion): Rf = 0.76

DC-Beschreibung

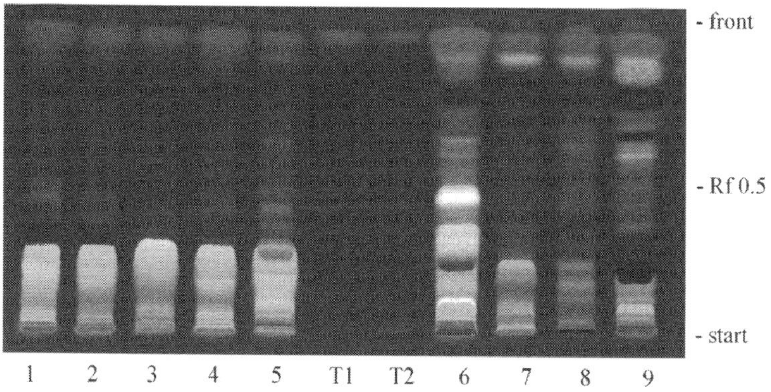

Abb. 27a: Fingerprint/Naturstoff-Reagenz, Det.: UV 365 nm

Der DC-Fingerprint aller *Polygonum*-Drogenproben ist charakterisiert durch stark hellblau fluoreszierende Zonen direkt über dem Startpunkt und zwei orange bzw. purpurot fluoreszierende Zonen im obersten Rf-Bereich. Die blaue Hauptzone stammt von dem für das *Polygonum multiflorum* Rhizom charakteristischen Stilbenglucosid. Bei den beiden oberen Farbzonen handelt es sich um die Anthrachinone Physcion und Emodin. Im mittleren Rf-Bereich erscheinen weitere purpurrot fluoreszierende Zonen, identifiziert als Anthrachinonmono- bzw. -diglykoside.
Die Drogenprobe von einer anderen *Polygonum* Art, *P. cuspidatum*, unterscheidet sich von *P. multiflorum* durch einen zusätzlich hohen Gehalt an Emodindiglykosid im Rf-Bereich 0.20–0.30).

Drogenprobe 6, die Wurzel von *Rheum rhaponticum* (Mönchsrhabarber), enthält ein strukturell ähnliches Stilbenglucosid (Rhapontizin) und kann deshalb als Referenz-Vergleichsdroge verwendet werden.

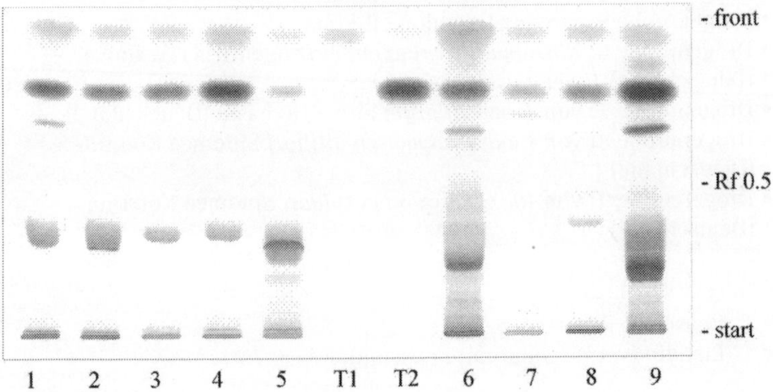

Abb. 27b: Fingerprint/Naturstoff-Reagenz, Det.: VIS

Im Sichtbaren (VIS) erscheinen in allen Drogenproben nur die charakteristischen Anthrachinone (rot = Emodinverbindungen, gelb = Physcionverbindungen).

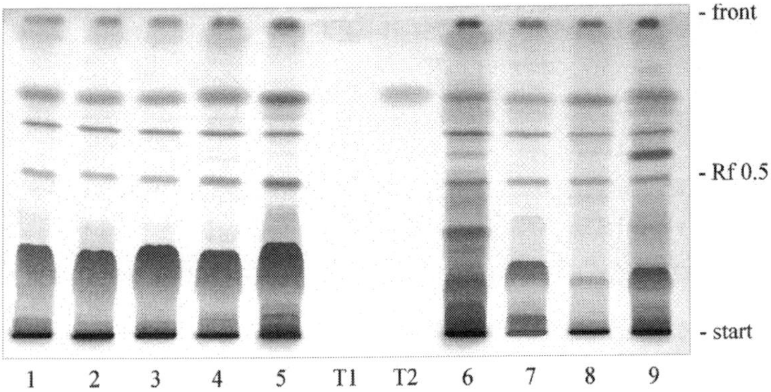

Abb. 27c: Phosphomolybdänsäure-Reagenz, Det.: VIS

Als blaugrau gefärbte Hauptzone erscheint im tiefen Rf-Bereich in allen Drogenproben ein für *Polygonum*-Arten und Rhizoma Rhei rhapontici charakteristisches Stilbenglucosid.

HPLC-Fingerprint-Analyse

Die Herstellung des *Rhizoma Polygoni multiflori*-Extraktes erfolgt wie für die DC-Fingerprint-Analyse angegeben. Nach Filtration über Millipore® werden 10 µl direkt in den HPLC-Apparat eingespritzt.

HPLC-Daten:

- **Apparat und Lösungsmittelsystem:** Säulen und Lösungsmittel wie bei *Rhizoma Alismatis* (No. 41) Droge beschrieben.
- **Gradient:** 0–95% B in 40 Min. (linear)
- **Flussrate:** 1,0 ml/Min; Detektion: 254 nm.

Retentionszeiten und Identität der Haupt-Peaks (Abb. 28):

- Peak 1 (Rt = 15.5) 2, 3, 5, 4'-Tetrahydroxy-stilben 2-O-β-D-glucosid
- Peak 2 (Rt = 27.4) Emodin
- Peak 3 (Rt = 31.1) Physcion

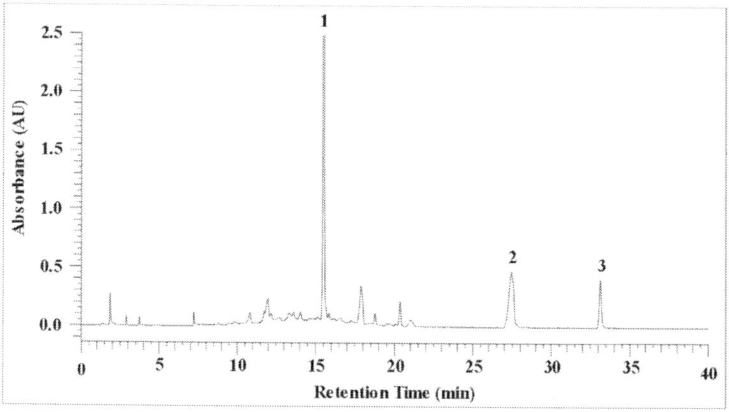

Abb. 28

HPLC-Beschreibung: Im HPLC-Fingerprint dominiert das Stilbenglucosid (Peak 1), begleitet von den beiden in geringerer Konzentration nachweisbaren Anthrachinonen Emodin (Peak 2) und Physcion (Peak 3).

Beurteilung

Durch den DC- und HPLC-Fingerprint sowie Verwendung von Referenzsubstanzen bzw. der Referenzdroge *Radix Rhei rhapontici* ist die Identität aller *Radix-Polygoni-multiflori*-Proben eindeutig festgestellt. Ob die nachweisbaren quantitativen Unterschiede der verschiedenen Drogenproben im Inhaltsstoffmuster Einfluss auf die therapeutische Wirksamkeit besitzen, ist im einzelnen nicht vorhersehbar.

Eine Unterscheidung der Drogen von *Polygonum multiflorum* und *P. cuspidatum* ist durch die DC-Fingerprints 27a und 27b möglich.

Monographie-Liste:
Chinese Drug Monographs and Analysis. Es handelt es sich um die pharmazeutisch wissenschaftlichen Darstellungen und Analysen einzelner chinesischer Arzneidrogen in englischer Sprache. Diese werden von den Instituten für Pharmazeutische Biologie der Universitäten München/D (Prof. H. Wagner) und Graz/A (Prof. Rudolf Bauer) in Zusammenarbeit mit dem chinesischen Institute of Medicinal Plant Developement (IMPLAD) in Beijing (Prof. Xiao Peigen und Prof. Chen Jianming) entsprechend des wissenschaftlichen Standards der Pharmazeutischen Biologie erarbeitet. Sie dienen der schnellen und sicheren Identifizierung chinesischer Arzneidrogen sowie der Bestimmung ihrer Inhaltsstoffe
Die Monographien sind erhältlich beim Verlag für Ganzheitliche Medizin, Dr. Erich Wühr GmbH, Müllerstraße 7, D-93 444 Bad Kötzting, http://www.vgm-portal.de, eMail: info@vgm-portal.de, Tel.: +49 99 41-94 79 0-0 Fax: +49 99 41-94 79 0-18

Bereits veröffentlicht	
(1)	Radix Bupleuri (*Chaihu*)
(2)	Bulbus Frittilariae (*Beimu*)
(3)	Radix Rehmanniae (*Dihuang*)
(4)	Fructus Schisandrae (Wuweizi)
(5)	Herba Asari (*Xixin*)
(6)	Herba Houttuyniae cordatae (*Yuxingcao*)
(7)	Rhizoma Pinelliae (*Banxia*)
(8)	Radix Astragali (*Huangqi*)
(9)	Radix Angelicae pubescentis (*Duhuo*)
(10)	Rhizoma Atractylodes macrocephalae (*Baizhu*)
(11)	Rhizoma Belamcandae sinensis (*Shegan*)
(12)	Herba Lycopi lucidi (*Zelan*)
(13)	Rhizoma seu Radix Notopterygii (*Qianghuo*)
(14)	Radix Angelicae sinensis (*Danggui*)
(15)	Radix Angelicae dahuricae (*Baizhi*)
(16)	Radix Ligustici chuanxiong (*Chuanxiong*)
(17)	Pericarpium Zanthoxyli (*Huajiao*)
(18)	Cortex Magnoliae officinalis (*Houpo*)
(19)	Rhizoma Drynariae (*Gusuibu*)
(20)	Radix Puerariae (*Ge Gen*)
(21)	Rhizoma Codonopsis pilosulae (*Dangshen*)
(22)	Fructus Gardeniae (*Zhizi*)
(23)	Rhizoma Gastrodiae (*Tianma*)
(24)	Herba Ecliptae (*Mohanlian*)
(25)	Herba Andrographis (*Chuanxinlian*)
(26)	Radix Paeoniae albae/rubrae (*Baishao/Chishao*)
(27)	Flos Sophorae immaturus (*Huaimi/Huaihua*)
(28)	Rhizoma Coptidis (*Huanglian*)
(29)	Radix Stephaniae tetrandrae (*Fangji*)
(30)	Semen Ziziphi spinosae (*Suanzaoren*)
(31)	Fructus Amomi rotundus (*Sharen*), Fructus Amomi (*Doukou*)
(32)	Ramulus Uncariae cum Uncis (*Gouteng*)
(33)	Radix Clematidis (*Weilingxian*)
(34)	Caulis Sinomenii (*Qingfengteng*)
(35)	Fructus Forsythiae (*Lianqiao*)
(36)	Fructus Evodiae (*Wuzhuyu*)
(37)	Rhizoma Anemarrhenae (*Zhimu*)
(38)	Cortex Acanthopanacis (*Ciwujia*)
(39)	Radix Scrophulariae (*Xuanshen*)

Bereits veröffentlicht	
(40)	Radix Polygoni multiflori (*Heshouwu*)
(41)	Rhizoma Alismatis (*Zexie*)
(42)	Flos Carthami (*Honghua*)
(43)	Herba Epimedii (*Yinyanghuo*)
(44)	Fructus Cnidii *(Shechuangzi)*
(45)	Cortex Lycii radicis (*Digupi*)
(46)	Fructus Lycii *(Gouqizi)*
(47)	Cortex Mori radicis *(Sangbaipi)*
(48)	Folium Mori *(Sangye)*
Veröffentlichung voraussichtlich 2. Halbjahr 2006	
	Rhizoma Cimicifugae (*Shengma*)
	Cortex Phellodendri amurensis (*Guanhuangbo*)
	Cortex Phellodendri chinensis (*Huangbo*)
	Flos Lonicerae (*Shanyinhua*)
	Flos Lonicerae japonicae (*Jinyinhua*)
	Caulis Lonicerae japonicae (*Rendongteng*)
	Cortex Fraxini (*Qinpi*)
	Radix Curcumae (*Yujin*)
	Rhizoma Curcumae longae (*Jianghuang*)
	Rhizoma Curcumae (*Ezhu*)
	Rhizoma Dioscoreae oppositae (*Shanyao*)
	Rhizoma Dioscoreae hypoglaucae (*Fenbixie*)
	Rhizoma Dioscorae nipponicae (*Chuanshanlong*)
	Rhizoma Dioscoreae septemlobae (*Mianbixie*)
	Fructus Chaenomelis (*Mugua*)
	Fructus Piperis longi (*Bibo*)
	Radix Atractylodis lanceae (*Cangzhu*)
	Radix Sophorae flavescentis (*Kushen*)
	Radix Isatidis (*Banlangen*)
	Radix Scutellariae (*Huangqin*)
	Flos Magnoliae (*Xinyi*)
In Vorbereitung	
	Radix Aconiti lateralis (*Fuzi*)
	Radix Platycodi (*Jiegeng*)
	Radix Saposhnikoviae (*Fangfeng*)
	Radix Salviae miltiorrhizae (*Danshen*)
	Spica Prunellae (*Xiakucao*)
	Flos Daturae metel (*Yangjinhua*)
	Radix Rhei (*Dahuang*)

Literatur

Bauer, R., Wagner, H. Analytik von TCM-Drogen. Dtsch. Apoth. Ztg. 44: 5007–5011 (2004).

Baume, U. Feldanbau chinesischer Arzneipflanzen. Z. Phytother. 22: 171–76 (2001).

Blaszyk, T. Gefahr durch chinesische Arzneimittel? Dtsch. Apoth. Ztg. 141:168–1696 (2001).

Chan, T.Y., Critchley, J.A. Usage and adverse effects of Chinese herbs. Hum. Exp. Toxicol. 15: 5–12 (1996).

Eisenbrand, G., Tang, W. Mutagene und kanzerogene Inhaltsstoffe offizineller chinesischer Heilpflanzen. Z. Phytother. 19: 39–42 (1998).

Hörath, H.: Qualität chinesischer Arzneimittel. Dtsch. Apoth. Ztg. 137: 154 (1997).

Hsu, H.Y. A study of Chinese homonymic medicinal herbs. Oriental Healing, Arts. Int. Bull.12: 387–408 (1987).

Ihrig, M., Kaunzinger, A., Baumann, J., Orbig, H., Reising, K., Schäfer, R., Scholl, C.: Qualitätsmängel bei TCM-Drogen. Pharm. Ztg. 146: 416–422 (2001).

Ihrig, M., Ali, S. Qualität von Drogen der Traditionellen Chinesischen Medizin. Pharm. Ztg. 146: 416–422 (2001).

Merck, H.: Traditionelle chinesische Medizin – Sinnvolle Ergänzung zur westlichen Schulmedizin. Pharm. Ztg. 144: 4013–4015 (1999).

Pharmacopoeia of the People's Republic of China (English Edition 2005).

Schäfer, C. Handhabung von TCM-Drogen in der Apotheke. Dtsch. Apoth. Ztg. 34: 2714–2717 (2005).

Scheid, V. The Globalization of Chinese Medicine. Lancet 354 Suppl. (1994) SIV 10.

Schmoltzki, P., Schergen, P. Verwechslung chinesische Arzneidrogen. Dtsch. Apoth. Ztg. 140: 4094–4103 (2000).

Stöger, E.A., Friedl, F. Arzneibuch der Chinesischen Medizin, Monographien der Arzneibücher der Volksrepublik China 1990, 1995 und 2000, aus dem Chinesischen übersetzt, erweitert und kommentiert, Stuttgart 2004.

Tang, W., Eisenbrand, G. Chinese Drugs of Plant Origin. Springer Verlag, Berlin, Heidelberg 1992.

Wagner, H., Bladt, S. Drug Analysis 2nd-edition. Springer Verlag, Berlin, Heidelberg, New York 1996.

Wagner, H., Bauer, R., Peigen, X., Jianming, Ch. Chinese Monographs and Analysis. Wühr-Verlag Kötzting, Vol. I–VI, No. 1–48 (1996–2006).

Anhang und Register

Nach Redaktionsschluss wurden noch folgende Korrekturen festgestellt, die nur an dieser Stelle berücksichtigt werden konnten:

Im Buch verwendeter Pinyin-Name		Korrekter Pinyin-Name
S. 196	Zushen	Quanshen
S. 210	Fujunghua	Furonghua
S. 252	Liuzhihuang	Yiuzhihuanghua

Adressen

Qualifizierte Ausbildungsangebote in chinesischer Arzneimitteltherapie, Qigong und Tuina

Arzneitherapie

Deutschland

Arbeitsgemeinschaft für Klassische Akupunktur und Traditionelle Chinesische Medizin e.V., (Heilpraktiker und Ärzte), Sekretariat der AG: Michael van Gorkom, Wisbacher Straße 1, 83435 Bad Reichenhall; Tel.: 08651/690919, Fax: 08651/710694, e-mail: sekretariat@agtcm.de, Internet: www.agtcm.de; 3-4-jährige Ausbildung in klassischer Akupunktur und TCM sowie 2-jährige Ausbildung in klassischer chinesischer Kräutertherapie in verschiedenen Ausbildungszentren (→ unten); Organisation TCM-Kongress in Rothenburg o.d.T (jährlich zu Christi Himmelfahrt) mit internationalen TCM-Experten (Internet: www.tcm-kongress.de); Studienreisen an die University of TCM in Tianjin/VR China

EIOM gemeinnützige GmbH – European Institute for Oriental Medicine, Aus- und Fortbildungszentrum für chinesische Medizin in München, Augustenstr. 77, 80333 München, Tel. 089/52057580, Fax: 089/52057581, e-mail: info@eiom.de, Internet: www.eiom.de, 3-jährige Akupunkturausbildung (1000 Std.) mit internationalem Dozententeam, institutseigene Lehrpraxis, 2-jährige Arzneimitteltherapieausbildung mit Volker Scheid, umfangreiches Fortbildungsprogramm

Pharmakologiezentrum Hamburg: Chinesische Arzneimitteltherapie, Leiterin Barbara Kirschbaum, Grindelberg 77, 20144 Hamburg; Tel.: 040/4918007, Fax: 040/4918006, e-mail: B.Kirschb@aol.com

Deutsche Ärztegesellschaft für Akupunktur e.V./DÄGfA, Fortbildungszentrum Würmtalstraße 54, 81375 München; Tel.: 089/71005-11, Fax: 089/71005-25, e-mail: fz@daegfa.de, Internet: www.daegfa.de; Ausbildungszyklen in Akupunktur: Grundausbildung: 140 Unterrichtsstunden / 12 Kurse, Vollausbildung (zusätzlich 220 Stunden); Sonderkurse: Reflextherapie, Somatotopien, Kräutertherapie, Chinesische Diätetik, Tuina-Massage, Japanische Schädelakupunktur nach Dr. Yamamoto etc.; Hospitationskurse in verschiedenen Städten; Organisation von Klinikpraktiken am Institut für TCM in Tianjin/VR China und Hospitationskurs am Yamamoto-Hospital, Miyazaki-Nichinan, Japan

Deutsche Gesellschaft für Akupunktur und Neuraltherapie e.V./DGfAN, Geschäftsstelle: Mühlweg 11, 07368 Ebersdorf/Thüringen; Tel.: 036651/55075, Fax: 036651/55074, e-mail: DgfAN@t-online.de, Internet: www.dgfan.de

Deutsche Akademie für Akupunktur und Aurikulomedizin e.V./DAAAM, *Vorstandsbüro:* Oselstraße 25A, 81245 München; Tel.: 089/8145252, Fax: 089/8911026, e-mail: akademie@akupunktur-arzt.de, Internet: www.akupunktur-arzt.de; Fortbildungsbüro im eCompetenceCenter, Ambazacstraße 4, 90542 Eckental; Tel.: 09126/295210, Fax: 09126/2952159

Deutsche Akupunktur Gesellschaft Düsseldorf (Leiter: Dr. Gabriel Stux), Goltsteinstraße 26, 40211 Düsseldorf; Tel.: 0211/369099, Fax: 0211/360657, Internet: www.akupunktur-aktuell.de; Basisausbildung: 140 Stunden im Verlauf von 14 Wochenenden, zusätzlich Aufbaukurse zum B-Diplom (350 Stunden) bzw. Vertiefungskurse zu verschiedenen Themenschwerpunkten, Praxisintensivkurse in der TCM-Abteilung des Johanniter-Krankenhauses Radevormwald oder alternativ als Intensivkurs in China

Deutsche Gesellschaft für Traditionelle Chinesische Medizin/DGTCM, Dr. med. J. Greten, Karlsruherstraße 12, 69126 Heidelberg; Tel./Fax: 06221/374546, e-mail: info@dgtcm.de, Internet: www.dgtcm.de; Ausbildungskurse in Akupunktur und TCM in Heidelberg und Hamburg sowie in Tunesien und Frankreich

Forschungsgruppe Akupunktur und Traditionelle Chinesische Medizin e.V./ FATCM (Dr. med. A. Molsberger, Dr. med. G. Böwing), Seminarorganisation: Sekretariat Gisela Kraus, Postfach 1332, 85562 Grafing; Tel.: 08092/84734, Fax: 08092/84739, e-mail: hostmaster@forschungsgruppe-akupunktur.de, Internet: www.forschungsgruppe-akupunktur.de; Akupunkturausbildung in Frankfurt, Düsseldorf, München, Stuttgart, Berlin, Hamburg, Köln; Organisation der Bozner Akupunkturwochen (Frühjahr und Herbst in Italien)

Schule für TCM, c/o TCM-Klinik Kötzting, Ludwigstraße 2, 93444 Kötzting; Tel.: 09941/6090, Fax: 09941-609499; 2-jähriger Studiengang TCM; Studiengang Tuina-

Therapie; Sonderkurse mit internationalen TCM-Experten

Societas Medicinae Sinensis/SMS, Internationale Gesellschaft für Chinesische Medizin e.V., Franz-Joseph-Straße 38, 80801 München; Tel.: 089/3888031, Fax: 089/38888066 (Faxabruf Ärzteliste), Internet: www.tcm.edu; 2- bis 3-jährige anerkannte Ausbildung mit persönlicher Betreuung in TCM und Akupunktur; 2-jährige intensive Ausbildung in chinesischer Phytotherapie. Umfangreiches Gesamtangebot von ca. 1000h. Ausbildungsorte in München und Hamburg, Fortbildungskurse auch an mehreren anderen deutschen Orten sowie in der Schweiz und Griechenland. Enge Zusammenarbeit mit einigen chinesischen Hochschulen sowie Studienreisen nach China. Die SMS bildet seit mehr als 25 Jahren in allen Aspekten der chinesischen Medizin aus und ist damit eine der ältesten deutschsprachigen Gesellschaften für TCM. Neben der ärztlichen Schule besteht eine Schule für Nichtmediziner, die Ausbildungen in Tuina (chinesische manuelle Therapie), Qigong und Taiji sowie in Chinesischer Diätetik anbietet.

TCM-Advance, Marktstraße 8, 88212 Ravensburg; Tel.: 0751/3541996, Fax: 0751/3541997; Internet: www.tcm-advance.de; Intensivseminare für Fortgeschrittene in Heilkräutertherapie und Akupunkturpraxis; Organisation von Studienreisen an die Universität von Nanjing/VR China

Universität Witten/Herdecke, Fachbereich TCM der Universität Witten/Herdecke, Fakultät für Medizin, Info: Dr. Stefan Kirchhoff, Alfred-Herrhausen-Straße 50, 58448 Witten, Tel.: 02302/926705, Fax: 02302/926707, e-mail: sekretariat@tcm-uni-witten.de, Internet: www.tcm-uni-witten.de; 3-jähriger Postgraduierten-Fortbildungsgang in Akupunktur und TCM (ca. 365 Stunden inklusive Einführung in Diätetik, Qigong und Tuina), akkreditierter Veranstalter für das A- und B-Diplom, 2-jähriger Aufbaufortbildungsgang Chinesische Phytotherapie (180 Stunden) regelmäßig Sonderkurse bei international bekannten TCM-Experten zu ausgewählten klinischen und philosophischen Spezialthemen

Österreich

In Österreich gibt es schon seit langem für die Akupunktur sowie seit 2004 auch für den Bereich „Chinesische Diagnostik und Arzneitherapie" die Möglichkeit, Ärztekammerdiplome zu erwerben. Die aktuellen Ausbildungsrichtlinien und Informationen, welche Institutionen für die Grundausbildung in diesen Disziplinen von der Österreichischen Ärztekammer approbiert sind, sind bei der Österreichischen Akademie der Ärzte zu erfragen: Weihburggasse 2/5, A-1010 Wien, Tel.: +43(0)1/512 63 83-0; Fax: +43(0)1/512 63 83-13; e-mail: akademie@arztakademie.at, www.arztakademie.at

Arbeitsgemeinschaft für Traditionelle Chinesische Medizin, Albertgasse 33/1, 1080 Wien; office@arge-tcm.at, www.arge-tcm.at; Dr. Josef Fallbacher, Tel.: +43(0)1/409 23 23, Fax: +43(0)1/406 02 13; vor allem TCM-Fortbildungen für Fortgeschrittene mit internationalen Referenten

Arbeitskreis für chinesische Arzneitherapie, 1150 Wien, Huglg. 1–3, Tel.: +43(0)1/981047001, Fax: +43(0)1/981045759; www.chinphyto.at, andrea@pribyl.net, manfred.richart@wienkav.at

Bacopa Bildungszentrum, Waidern 42, 4521 Schiedlberg, Tel.: +43/(0)7251/22235, Fax: +43/(0)7251/22235-16, e-mail: bildungszentrum@bacopa.at, Internet: www.bacopa.at

MED CHIN – Medizinische Gesellschaft für Chinesische Gesundheitspflege in Österreich (Prof. Dr. med et Mag.phil. Gertrude Kubiena), **Weimarer Str. 41; A-1180 Wien, Tel. + Fax: +43(0)14707173;** office@medchin.at, **www.medchin.at**

Österreichische Ausbildungsgesellschaft für Traditionelle Chinesische Medizin ÖAGTCM, Waidern 42, 4521 Schiedlberg; Tel.: +43/(0)7251/22235-14, Fax: +43/(0)7251/22235-16; e-mail: info@oeagtcm.at, Internet: www.oeagtcm.at

Österreichische Gesellschaft für Akupunktur/ÖGAA, Ludwig-Boltzmann-Institut für Akupunktur, Leitung: Prim. Prof. Dr. H. Nissel, Kaiserin-Elisabeth-Spital, Huglgasse 1–3, 1150 Wien; Tel.: +43/(0)1/981047001, Fax: +43/(0)1/9810457-59, email: manfred.richart@wienkav.at, Internet: www.akupunktur.at; Akupunkturausbildung, Ausbildung in Tuina-Massage

Österreichische Gesellschaft für kontrollierte Akupunktur, Glacisstr. 7, 8010 Graz; Tel.: +43/(0)316/374050, Fax: +43/(0)316/37405055, e-mail: office@ogka.at, Internet: www.ogka.at; Ausbildung in Akupunktur und Phytotherapie, seit 2004 Veranstaltung eines jährlichen internationalen TCM-Kongresses in Graz

Österreichische Gesellschaft für traditionelle chinesische Medizin (ÖGTCM), Leiter: Dr. Gustav Meng, Wikkenburggasse 4/1, 1080 Wien, Tel.: +43/5868900

Österreichische Wissenschaftliche Ärztegesellschaft für Akupunktur/ÖWÄA, Schwindgasse 3, 1040 Wien; Auskunft und Anmeldung: Tel.: +43/(0)1/5050392, Fax: +43/(0)1/5041502, e-mail: office@akupunktur.org, Internet: www.akupunktur.org

TCM-Akademie, Grinzinger Straße 79, 1190 Wien; Tel.: +43/(0)1/6416738, Fax: +43/(0)1/6416728, www.tcm-academy.org, office@tcm-academy.edu

Wiener Schule für TCM, Hasnerstraße 29/7+9, 1160 Wien; Tel.: +43/(0)1/4949600, Fax: +43/(0)1/4941464–19, Internet: www.wstcm.at, office@wstcm.at; Schwerpunkt: Ausbildung in chinesischer Arzneimitteltherapie

Schweiz

Association Genevoise des Médecins Acupuncteurs/AGMA, 7, Hugo-de-Senger, 1205 Genève; Tel.: +41/(0)223222030, Fax: +41/(0)223222031

Assoziation Schweizer Ärztegesellschaften für Akupunktur und Chinesische Medizin/ASA (Dachorganisation der folgenden Ärztegesellschaften), Sekretariat ASA, Postfach, 8575 Bürglen; Internet: www.akupunktur-tcm.ch

Schweizerische Ärztegesellschaft für Akupunktur, Chinesische Medizin/SAGA TCM, Sekretariat, Postfach 2003, 8021 Zürich, Tel.: +41/(0)844200200, Internet: www.saga-tcm.ch

Niederlande

Anglo-Dutch Institute for Oriental Medicine BV, Duinlustweg 16, 2051 AA Overveen; Tel.: +31/(0)23/5241010, Fax: +31/(0)23/5244131; e-mail: info@theanglodutch.com, Internet: www.theanglodutch.com; TCM-Kurse und Ausbildung mit namhaften TCM-Experten (englischsprachige Kurse)

International Free University, Section of Traditional Oriental and Philosophical Medicine, Sint Pieterskade 4, 6211 JV Maastricht (NL); Tel.: +31/(0)433/217649, Fax: +31/(0)433/256293; Zulassung für Ärzte und Physiotherapeuten, Dauer mind. 5 Jahre, pro Studienjahr 120 Stunden Theorie und Praxis für insgesamt 480 Stunden, Praktikantentage im 3. und 4. Studienjahr je 100 Stunden, Vorlesung 1-mal/Mo über 10 Monate

Großbritannien

British Acupuncture Accreditation Board (BAAB), Tel.: +44/(0)181/9683469, Fax: +44/(0)181/9686163; gibt Auskünfte über praktizierende Kollegen in allen Regionen

British Acupuncture Council, Park House, 206–208 Latimer Rd, London W10 6RE; Tel.: +44/(0)181/9640222, Fax: +44/(0)181/9640333, e-mail: info@acupuncture. org.uk; für Mitglieder interne Fortbildungsveranstaltungen zu verschiedenen Themen

British Medical Acupuncture Society, 12 Marbury House, Higher Whitley, Warrington, Cheshire WA4 4QW; Tel+44/(0)1925/730727, Fax: +44/(0)1925/730492, e-mail: admin@medical-acupuncture.org.uk, Internet: www.medical-acupuncture. co.uk; Akupunktur- Wochenendkurse in Belfast, Bristol, London, Manchester, Plymouth, Slough und York

The Register of Chinese Herbal Medicine, Office 5, Ferndale Business Center, 1 Exeter Street, Norwich, Norfolk NR2 4QB; Tel.: +44/(0)1603/623994, Fax: +44/(0)1603/667557, e-mail: herbmed@rchm.co.uk, Internet: www.rchm.co.uk; erteilt schriftlich detailierte Auskünfte über Kräuter und Rezepturen

The UK T'ai Chi Association, PO Box 159, Bromley, Kent BR1 3XX

The Qigong Centre, PO Box 116, Manchester M20 3YN

VR China

Möglichkeiten eines Studiums für Ausländer in der VR China und Taiwan siehe ausführliche Informationen (→ 1.2)

Organisierte Gruppenreisen mit Ausbildung in der VR China vermitteln verschiedene Akupunktur- und TCM-Gesellschaften (→ oben); CIST (A. Rinößel) organisiert Intensivpraktiken ins WHO Collaborating Centre for TCM in Peking, Postfach 141, (Schiltachstraße 63), 78702 Schramberg; Tel.: 07422/21665, Fax: 07422/21699; e-mail: cbiatc@t-online.de (Preis-Leistungs-Verhältnis sehr gut abwägen)

Empfehlenswerte „sprachliche Vorbereitung“ für längerdauernde Ausbildung in der VR China: Institut für chinesische Sprache „Sinicum“ am Landesspracheninstitut, Striepeler Straße 129, 44801 Bochum; Tel.: 0234/7007381; 2- und 3-wöchiges Intensivprogramm in chinesischer Sprache, Internet: www.ruhr-uni.bochum.de/lsi

Qigong / Taijiquan

Deutschland

Medizinische Gesellschaft für Qigong Yangsheng e.V., Herwarthstraße 21, 53115 Bonn; Tel.: 0228/696004, Fax: 0228/696006, e-mail: info@qigong-yangsheng.de, Internet: www.qigong-yangsheng.de; 2-jährige Ausbildung zum Qigong-Yangsheng-Übungsleiter

SMS – Internationale Gesellschaft für Chinesische Medizin e.V. (SMS, Societas Medicinae Sinensis), Sekretariat: Franz-Joseph-Str. 38, 80801 München, Tel: 089/388880-31, Fax: 089/388880-66, Internet: www.tcm.edu oder www.akupunktur.ch (→ 15.1.1;. 250 Unterrichtsstunden innerhalb von mindestens 2 Jahren. In dieser Zeit werden 4 Grundübungen des Qigong mit unterschiedlicher Wirkrichtung erlernt und durch Vertiefungskurse, Sonderkurse und theoretische Kurse zur chinesischen Medizin ergänzt. Prüfung an Ende der Fortbildung, bei erfolgreicher Teilnahme Zertifikat „Qigong" der SMS. Diese Ausbildung wird im Rahmen des Präventionsprogrammes von den meisten gesetzlichen Krankenkassen anerkannt. (Bitte Infomaterial beim Sekretariat anfordern).

Tuina

SMS – Internationale Gesellschaft für Chinesische Medizin e.V. (SMS, Societas Medicinae Sinensis), Sekretariat: Franz-Joseph-Str. 38, 80801 München, Tel.: 089/388880-31, Fax: 089/388880-66, Internet: www.tcm.edu oder www.akupunktur.ch (→ 15.1.1);. Mindestens 140 Unterrichtsstunden, davon sind 100 Stunden stark praxisorientierter Tuina-Unterricht und mindestens 40 Stunden theoretische Kurse. Leitung der praktischen Kurse: Frau Dr. Han Chaling, Ärztin für chinesische Medizin, die aus einer berühmten chinesischen Ärztefamilie stammt und über 15 Jahre mit Tuina arbeitet. Autorin des „Leitfaden Tuina" (Urban & Fischer, 2002). Prüfung am Ende der Fortbildung, bei erfolgreicher Teilnahme Zertifikat „Tuina" der SMS. (Bitte Infomaterial beim Sekretariat anfordern).

Weitere wichtige Adressen und Internetadressen

Arbeitsgemeinschaft Deutscher TCM-Apotheken (Qualitätszirkel), Schriftführer: Dr. W. Erdle, Kleiberweg 10, 86199 Augsburg; Tel.: 0821/9984070, Fax: 0821/9984071, e-mail: WAE-Pharma@t-online.de, Internet: www.herrenbach-apotheke.de

Akupunktur und TCM Gesellschaft der in China weitergebildeten Ärzte e.V./ATCÄ, Dr. med. M. Germann, Mozartstraße 16, 65462 Gustavsburg; Fax: 06713/53276, e-mail: Docgerman@t-online.de; vertritt die Interessen der an WHO Collaborating Centres for Traditional Medicine in der VR China weitergebildeteten deutschen Ärzte/innen, z.B. die Anerkennung der in China absolvierten Weiterbildungen und Prüfungen in Deutschland

Berufsverband Deutscher Akupunktur-Ärzte, Bernadottestraße 107, 22605 Hamburg; e-mail: bv-aku@t-online.de, Internet: www.bv-aku.de

Deutsche Qigong Gesellschaft, Guttenbrunnweg 9, 89165 Dietenheim; Tel.: 07347/3439; Internet: www.qigong-gesellschaft.de

Deutsche Wissenschaftliche Gesellschaft für Traditionelle Chinesische Medizin e.V./DWGTCM, Große Straße 3, 49074 Osnabrück; Tel.: 0541/260504; Fax: 0541/2026937; Internet: dwgtcm.com. Zielsetzung: Wissenschaftliche Erforschung der TCM, Öffentlichkeitsinformationen zur TCM, Weiterbildungsrichtlinien, u.a.

International Council of Medical Acupuncture and Related Techniques/ICMART, Rue de l'Amazone 62, B-1050 Bruxelles; Tel.: +32/(0)2/5393900, Fax: +32/(0)2/5393692

TCM-Net, DECA (Gesellschaft für die Dokumentation von Erfahrungsmaterial der Chinesischen Arzneitherapie) GmbH, Bahnhofstraße 58, 83513 Reitmehring, Geschäftsführer: Dr. F. Friedl; Tel.: 08071/50777, Fax: 08071/40762, Internet: tcm-netz.de; TCM-Net: 08071/8073, e-mail: webmaster@tcmnet.de, Internet: www.tcmnet.de

www.itmonline.org: Institute for Traditional Medicine, Portland, Oregon, USA; interessante Artikel für den TCM-Neueinsteiger

www.tcm-germany.de

www.tcminter.net: Umfangreiche, informative Internet-Seite zur TCM mit vielen Artikeln und Informationen

www.tcm-internet.de

www.uni-mainz.de/Organisationen/tcm-ag: Infoseite des Arbeitskreises der Fachschaft an der Uni Mainz

Zentrum für Chinesische Medizin und Komplementärmedizin, Donau-Universität Krems, Dr.-Karl-Dorrek-Straße 30, A-3500 Krems; Tel.: +43 (0)2985 2666-601, Fax: +43 (0)2985 2666-666, e-mail: andrea.dungl-zauner@donau-uni.ac.at; Internet: http://www.donau-uni.ac.at/tcm

Zentrum für Traditionelle Chinesische und Integrative Medizin der St. Hedwig Kliniken, Akademisches Lehrkrankenhaus der Charité, Chronologische Diagnoseverfahren, Ausbildung und Durchführung (*Bazi Suanming*), Große Hamburger Straße 5–11, 10115 Berlin, Ansprechpartner: Dr. med. A. Kürten, Dr. phil. Manfred Kubny, Tel.: 030/2311-2527, Fax: 030/2311-2202, e-mail: a.kuerten@alexius.de, Internet: www.tcm24.de

Bezugsadressen

Akupunkturbedarf und Heilkräuter

Bacopa Versand, Waidern 42, 4521 Schiedlberg (A); Tel.: +43/(0)7251/22235, Fax: +43/(0)7251/22235-16, e-mail: versand@bacopa.at, Internet: www.bacopa.at

Bauer & Wermke, Lönsweg 12, 30938 Burgwedel; Tel.: 05139/9884-0, Fax: 05139/9884-84, e-mail: bauer.wermke@t-online.de, Internet: www.akupunkturbedarf.de; Akupunkturbedarf, Laser, Praxisbedarf

Biomed, Mühlfeldweg 39, 86984 Prem in Oberbayern; Tel.: 08862/9889-0, Fax: 08862/7171 und 9889-16; chin. Heilkräuter*, Pflanzengranulate*, Literatur, Akupunkturbedarf

BIOS Pharmaceuticals B.V., Gronausestraat 232 A, 7581 CN Losser (NL); Tel.: +31/(0)53/5360025, Fax: +31/(0)53/5360129, e-mail: bios@biospharm.de; Vertrieb Deutschland: → Formula Pharmazeutische Produkte GmbH

Chinamed, Arzneimittelvertrieb H. Strohhammer, Holzhausen 10, 83317 Teisendorf; Tel.: 08666/7951 oder 7952, Fax: 08666/7954, e-mail: chinamed@t-online.de, Internet: www.chinamed-arzneien.de; chin. Fertigarzneimittel, chin. Gewürze und Heilkräuter*

China-Medica GmbH, Schwaighofstraße 77, 83684 Tegernsee; Tel.: 08022/706469; Fax: 08022/706471; chin. Heilkräuter*

China Purmed, Sophienstraße13, 76133 Karlsruhe; Tel.: 0721/36040, Fax: 0721/36080, Bestellservice (gebührenfrei): 0800/8122343; e-mail: info@chinapurmed.de; Akupunkturbedarf, chin. Heilkräuter*

complemedis AG, C. F. Bally-Strasse 34, CH – 5012 Schönenwerd, Schweiz; Tel.: + 41(0)628364070, Fax: +41(0)628364071, Internet: www.complemedis.ch, e-mail: mail@complemedis.ch,

East-West Herbs Ltd., England, Langston Priory Mews, Kingham, Oxfordshire, OX7 6UP, Fax: +44/(0)1608/658816; Großvertrieb mit Qualitätskontrolle

Euroherbs BV, Het Ambacht 19, 6931 EZ Westervoort (NL); Tel.: +31/(0)26/3115660, Fax: (+31)/(0)26/3117752, e-mail: Euro.Beeks@net.HCC.nl, Internet: www.euroherbs.com und www.euroherbs.nl

Formula Pharmazeutische Produkte GmbH, Mariannenweg 46, 61348 Bad Homburg; Tel.: 06172/938844, Fax: 06172/938855, e-mail: formula@formula-pharm.de, Internet: www.formula-pharm.de; Akupunkturbedarf, chin. Kräuter, Granulate, Hydrolysate

Herbasin Hilsdorf GmbH, Hindenburgstraße 19, 91126 Schwabach; Tel.: 09122/888880, Fax: 09122/888881, e-mail: info@herbasin.de, Internet: www.herbasin.de; chin. Heilkräuter*, Akupunkturbedarf

PhytoComm., H. König, Hafenstraße 17, 77694 Kehl; Tel/Fax: 07851/483252; chin. Pflanzenextrakte

Plantasia, MMag. Erich Stöger, Heinrich Handel-Mazzettiplatz 1, 5110 Oberndorf (A); Tel.: +43/(0)6272/6999, Fax: +43/(0)6272/6909

SinoMed Handelsgesellschaft für ArzneimitTel.: und Bedarfsartikel der Chinesischen Medizin mbH & Co KG, Ludwigstraße 2, 93444 Kötzting; Tel.: 09941/609100, Fax: 09941/609132; Akupunkturbedarf, chin. Heilkräuter*

SinoRes GmbH, Habichtweg 17, 21337 Lüneburg; Tel.: 04131/49237, Fax: 04131/404672; Akupunkturbedarf, chin. Heilkräuter*

* Weitere Informationen auch über die Arbeitsgemeinschaft Deutscher TCM-Apotheken (www.TCM-Apo.de)

Apotheken Deutschland (geordnet nach Postleitzahlen)

Herz Apotheke**, Hr. Reinhardt, Herzbergerstraße 18, **01239** Dresden; Tel.: 0351/28508-43, Fax: 0351/28508-65, www.herz-apotheke-dresden.de, info@herz-apotheke-dresden.de

Stadt Apotheke Rodewisch e.K., Wernesgrüner Str. 1 A, **08228** Rodewisch; Tel.: 03744/36930, Fax: 03744/369329

Aesculap Apotheke**, Fr. Kerstin Selbmann, Albert-Funk-Schacht-Straße 12, **09376** Oelsnitz; Tel.: 037298/12523, Fax: 037298/12526, www.Alternativ-Apotheke.de, kerstinselbmann@web.de

Cecilien-Apotheke**, Fr. Lidia Minoche,, Gaudystraße 1, **10437** Berlin; Tel.: 030/4407128, Fax: 030/4497237, www.cecilien-apo.de, L.minoche@cecilien-apo.de

Zieten-Apotheke**, Katrin Knödel u. Knut Möller, Großbeerenstraße 11, **10963** Berlin; Tel.: 030/2165026, Fax: 030/21751174, zieten.apotheke@t-online.de

Stier-Apotheke**, Fr. Dr. Elke Langner, Hauptstraße 76, **12159** Berlin; Tel.: 030/8512031, Fax: 030/8591282, www.stier-apotheke.de, langner@stier-apotheke.de

Apotheke am Steintor**, Hr. Jens Fedder, Neuer Markt 11, **17389** Anklam; Tel.: 03971/83351-0, Fax: 03971/83351-1, apotheke.am.steintor@pharma-online.de

Ise-Apotheke, Klosterallee 80, **20144** Hamburg/Harvestehude; Tel.: 040/4223589, Fax: 040/4207902

Galenus-Apotheke, Ernst-Bergeest-Weg 55, **21077** Hamburg; Tel.: 040/7603065, Fax: 040/7609101

Delphin Apotheke**, Hr. Axel Schröder, Südermarkt 12, **24937** Flensburg; Tel.: 0461/15040-0, Fax: 0461/15040-39, www.delphinapotheke.de, delphinapotheke@foni.net

Hirsch-Apotheke**, Fr. Renate Timm, Vor dem Steintor 60/62, **28203** Bremen; Tel.: 0421/73850, Fax: 0421/7919644, www.hirsch-apotheke-bremen.de, hirsch-apotheke@apocs.de

Sankt-Jürgen-Apotheke**, Fr. Christiane Stehn, Morrhauser Landstraße 2a, **28865** Lilienthal; Tel.: 04298/9152-55, Fax: 04298/9152-57, sankt-juergen-apotheke@t-online.de

Vier-Grenzen-Apotheke**, Hr. Dr. Günther Henssen, Hunaeusstraße 2, **30177** Hannover; Tel.: 0511/661801, Fax: 0511/669289, g.henssen@t-online.de

Rosen-Apotheke**, Hr. Eckart Goetz, Lange Straße34, **32139** Spenge; Tel.: 05225/8686-0, Fax: 05225/8686-199, www.rosenapotheke-spenge.de, rosen@apotheke-spenge.de

Rabanus Apotheke**, Hr. Hans Richard Friedrich, Vor dem Peterstor 2, **36037** Fulda; Tel.: 0661/90259-0, Fax: 0661/90259-25, www.rabanus-apotheke.de, service@rabanus-apotheke.de

Nord Apotheke, Nordstraße 96, **40477** Düsseldorf; Tel.: 0211/445806, Fax: 0211/445805, e-mail: nord-apotheke.werner@t-online.de

Adler Apotheke, Steegerstr. 1-3, **41334**, Nettetal-Lobberich; Tel.: 02153/2262, Fax: 02153/2224

Cyriakus Apotheke**, Fr. Sabine Graessner, Bonner Straße 56, **41468** Neuss; Tel.: 02131/39595, Fax: 02131/35231, Cyriakus-Apotheke@t-online.de

Kronen Apotheke**, Hr. Dr. Peter Lepke, Langerfelderstraße 115, **42389** Wuppertal; Tel.: 0202/265250, Fax: 0202/2652520, www.Kronen-Apotheke-Wuppertal.de, Kronen-Apotheke.w@t-online.de

Aeskulap Apotheke**, Hr. Richard F. Schupmann, Schüppenstraße 19, **48653** Coesfeld; Tel.: 02541/2011, Fax: 02541/2797, www.aeskulap-apotheke.net, info@aeskulap-apotheke.net

Kronen-Apotheke Marxen** Fr. Monika Hampel, Kronenweg 82, **50389** Wessling; Tel.: 02236/9433786, Fax: 02236/9433785, www.kronen-apotheke-marxen.de, mh@kronen-apotheke-marxen.de

Die Krey Apotheke**, Fr. Sabine Krey, Mülheimer Straße 6, **51375** Leverkusen; Tel.: 0214/31015-20, Fax: 0214/31015-25, www.krey-apo.de, info@krey-apo.de

Kaiser-Apotheke**, Hr. Claus-Peter Müller, Kaiserplatz 4, **53113** Bonn; Tel.: 0228/635744, Fax: 0228/658047, www.kaiser-apotheke.de, info@kaiser-apotheke.de

Kant Apotheke** Hr. Rudolf Lübke, Hagener Straße 117a, **58642** Iserlohn/Letmathe; Tel.: 02374/2400, Fax: 02374/16466, r.luebke@aponet.de

Alte Apotheke**, Fr. Anna-Regina Flechtner, Hauptstraße 12, **58739** Wickede; Tel.: 02377/4044, Fax: 02377/1226, e-mail: info@tcm-apotheke.de

Rosen-Apotheke**, Hr. Dr. Hans R. Diefenbach, Wilhelmsplatz 11, **63065** Offenbach

** Mitglied der Arbeitsgemeinschaft Deutscher TCM-Apotheken (www.tcm-apo.de)

a. M.; Tel.: 069/883603, Fax: 069/883608, rosenapo.of@t-online.de

Steinweg-Apotheke**, Hr. Hans Haller, Berlinerstraße 5, **64546** Mörfelden; Tel.: 06105/1488, Fax: 06105/21135, steinweg.apo@t-online.de

Melibokus-Apotheke**, Hr. Dr. Thilo Seidlitz, Hauptstraße 7, **64665** Alsbach-Hähnlein; Tel.: 06257/9331-0, Fax: 06257/9331-25, melibokus-apotheke@t-online.de

St. Lukas-Apotheke**, Fr. Dorothee Bolliger, Hochstraße 149, **66115** Saarbrücken-Burbach; Tel.: 0681/77973, Fax: 0681/7618143, apolu@gmx.de

Aesculap Apotheke**, Hr. Stefan Wowra, Poststraße 24, **69115** Heidelberg; Tel.: 06221/27634, Fax: 06221/163746, s.wowra@web.de

Johannes-Apotheke**, Hr. Hartmut Meisel, Rotebühlstraße 44, **70178** Stuttgart; Tel.: 0711/618723, Fax: 0711/610010, www.Johannes-Apotheke-Stuttgart.de, Meisel.Johannes-Apotheke@t-online.de

Adler-Apotheke**, Hr. Rolf Flieg, Pfrondorfer Straße 3, **72074** Tübingen; Tel.: 07071/81178, Fax: 07071/87749, www.AdlerApo.Info, Adler-Apotheke-Tuebingen@t-online.de

Merian Apotheke**, Fr. Dr. Andrea Schunk, Gartenweg 40, **74281** Mosbach; Tel.: 06261/5555, Fax: 06261/2421, www.merian-apotheke.de, Dr.Schunk@merian-apotheke.de

Römer-Apotheke, Helmut Galm, Tannenstr. 3, 74864 Fahrenbach; Tel.: 06267/1331, Fax: 06267/6376, Speziell gut geeignet für hydrophile Konzentrate

Bergles-Apotheke**, Hr. Manfred Baumann, Werrenstraße 15, **76228** Karlsruhe; Tel.: 0721/9473620, Fax: 0721/475042, www.bergles-apotheke.de, baumann@bergles-apotheke.de

Engel-Apotheke**, Hr. Dr. Egbert Meyer-Buchtela, Herrenstraße 5, **79098** Freiburg; Tel.: 0761/34565, Fax: 0761/34563, engel-apotheke-freiburg@t-online.de, buchtela@t-online.de

Markgrafen Apotheke, Markgrafenstr. 20, **79312** Emmendingen; Tel.: 07641/42831, Fax: 07641/54807

Apotheke Am Wehrahof**, Hr. Dr. Walter Hofmann, Hauptstraße 4-6, **79664** Wehr; Tel.: 07762/7089746, Fax: 07762/7089747, wehrahof.apotheke@t-online.de

Apotheke am Zöllinplatz, Zöllinplatz 4, **79410** Badenweiler; Tel.: 07632/891576, Fax: 07632/891577

Asam-Apotheke, Sendlingerstr. 37, **80331** München; 089/263090, Fax: 089/265037

Apotheke am Odeonsplatz, Odeonsplatz 1, **80539** München; Tel.: 089/2802220 Fax: 089/2802221

Barer-Apotheke, Blütenstraße 20, **80799** München; Tel.: 089/273213-0, Fax: 089/273213-17

Franz-Joseph-Apotheke, Franz-Joseph-Str. 19, **80801** München; Tel.: 089/398111, Fax: 089/391878

Leopold-Apotheke, Leopoldstr. 27, **80802** München; Tel.: 089/396497, Fax: 089/339558

Feilitzsch Apotheke, Leopoldstr. 65, **80802** München; Tel.: 089/33996880, Fax: 089/336287

Ungerer-Bad Apotheke, Ungererstr. 90, **80805** München; Tel.: 089/369885, Fax: 089/365647

Arnika Apotheke**, Hr. Willi Lindner, Oberföhringer Straße 2, **81679** München; Tel.: 089/998373-0, Fax: 089/998373-73

Fortuna-Apotheke, Stemplingeranger 10, **81737** München; Tel.: 089/6708446

Godo Apotheke, Am Pippinplatz 4a, **82131** Gauting; Tel.: 089/8505652, Fax: 089/8500711

Pauer`sche Apotheke, Maxplatz 5, **83278** Traunstein; Tel.: 0861/2636, Fax: 0861-16375

St.-Hubertus-Apotheke, Hauptstr. 18, **83313** Siegsdorf; Tel.: 08662/7294, Fax: 08662/2659

St. Jakobs Apotheke**, Roland u. Christine Schmidtmayer, Ledererzeile 6, **83512** Wasserburg; Tel.: 08071/9175-0, Fax: 08071/9175-15, www.jakobsapo.de, jakobsapo@t-online.de

Frühlings-Apotheke, Frühlingstrasse 33, **85221** Dachau; Tel.: 08131/4091, Fax: 08131/736681

Anker-Apotheke, Waldluststr. 1, **85540** Haar; Tel.: 089/4546180, Fax: 089/45461828

Arnica Apotheke**, Hr. Enno Peppmeier, Meichelbeckstraße 3, **87616** Marktoberdorf; Tel.: 08342/418-44, Fax: 08342/418-11, www.arnicapotheke.de, arnicapotheke@t-online.de

Apotheke Weinmarkt**, Hr. Jochen Paul, Weinmarkt 4, **87700** Memmingen; Tel.:

** Mitglied der Arbeitsgemeinschaft Deutscher TCM-Apotheken (www.tcm-apo.de)

08331/3113, Fax: 08331/2530, www.memminger-apotheken.de, apotheke-weinmarkt@memminger-apotheken.de

Marien-Apotheke**, Hr. Gerhardt Schmidt, Marktstraße 8, **88212** Ravensburg; Tel.: 0751/36250-0, Fax: 0751/36250-14, www.marien-apotheke-ravensburg.de, info@marien-apo.w-4.de

Wassertor-Apotheke, Wassertorstr. 51, **88316** Isny; Tel.: 07562/97580, Fax: 07562/975822

Goetz'sche Apotheke**, Hr. Claudius M. Goetz, Hauptstraße 29, **88356** Ostrach; Tel.: 07585/615, Fax: 07585/3107, www.goetzsche-apotheke.de, info@goetzsche-apotheke.de

Apotheke am Wenzelstein**, Fr. Maria Pfisterer, Am Wenzelstein 53, **89584** Ehingen/Donau; Tel.: 07391/7026-0, Fax: 07391/7026-20, www.apotheke-am-wenzelstein.de, pfisterer@apotheke-am-wenzelstein.de

Ost-Apotheke**, Hr. S. Uhl, Äußere Sulzbacher Straße 132, **90491** Nürnberg; Tel.: 0911/95982-0, Fax: 0911/95982-50, ostapo-s.uhl@t-online.de, www.ostapotheke-nuernberg.de

Wallenstein-Apotheke**, Hr. Dr. Ralf Schabik, Oberer Markt 21, **90518** Altdorf; Tel.: 09187 903060, Fax: 09187 903062, www.Wallenstein-Apotheke.de, Wallenstein-Apo.Altdorf@t-online.de

Apotheke am Prater**, Fr. Friederike Müller, Erlanger Straße 63, **90765** Fürth; Tel.: 0911/7906931, Fax: 0911/7906543, Apo-AmPrater@t-online.de

Park Apotheke**, Hr. Eberhard Hilsdorf, Hindenburgstraße 30, **91126** Schwabach; Tel.: 09122/13132, Fax: 09122/837363, www.park-apo.com, hilsdorf@park-apo.com

Apotheke aktiv im Castra-Regina-Center**, Fr. Dr. Claudia Mayer, Bahnhofstraße 24, **93047** Regensburg; Tel.: 0941/58591-0, Fax: 0941/58591-19, www.aktivapo.de, apothekeCRC@t-online.de

Burg-Apotheke**, Fr. Adelheid Weger, Gutenbergring 1, **93077** Bad Abbach; Tel.: 09405/2244, Fax: 09405/7460, www.burg-apotheke-bad-abbach.de, BurgApoBA@aol.com

Sonnen-Apotheke**, Eva-Maria & Dr. Volker Beer, Marktstraße 11, **93444** Kötzting; Tel.: 09941/9429-0, Fax: 09941/9429-33, Sonnen-Koetzting@t-online.de

Nikola-Apotheke**, Hr. Gerhard Zizlsperger, Kleiner Exerzierplatz 11, **94032** Passau; Tel.: 0851/55777, Fax: 0851/73102, www.Nikola-Apotheke-Passau.de, Nikola-Apotheke-Passau@t-online.de

Schloss-Apotheke, Bamberger Str. 24, **96170** Lisberg/Trabelsdorf; Tel.: 09549/7770, Fax: 09549/7913

Mozart Apotheke am Dom**, Hr. Bernhard-Georg von Garrel, Plattnerstraße 3, **97070** Würzburg; Tel.: 0931/54472, Fax: 0931/54425, www-mozart-apotheke-wuerzburg.de, mozartapotheke-wuerzburg@t-online.de

Apotheken Österreich (geordnet nach Postleitzahlen)

Apotheke „Zu unserer lieben Frau bei den Schotten", Freyung 7, **1010** Wien; Tel.: +43/(0)1/5332457, Fax: +43/(0)1/5352337

Apotheke „Zum Schwan", Schottenring 14, **1010** Wien; Tel.: +43/(0)1/5333541, Fax: +43/(0)1/5332579-30

Apotheke „Zur Kaiserkrone", Mariahilferstraße 110, **1070** Wien; Tel.: +43/(0)1/5262646, Fax: +43/(0)1/5262647, www.kaiserkrone.at, apo@kaiserkrone.at

Maria-Treu-Apotheke, Josefstädterstraße 68, **1080** Wien; Tel.: +43/(0)1/4052680, Fax: +43/(0)1/4056603

Vindobona-Apotheke, Bauernfeldplatz 4, **1090** Wien; Tel.: +43/(0)1/3175191, Fax: +43/(0)1/3175191-4

St. Anna-Apotheke, Linzer Straße 250, **1140** Wien; Tel.: +43/(0)1/9143115, Fax: +43/(0)1/9143115-16

Sandleiten-Apotheke, Sandleitengasse 49-51, **1160** Wien; Tel.: +43/(0)1/4862143, Fax: +43/(0)1/4862143-4

Adler-Apotheke, Kirchstetterngasse 36, **1160** Wien; Tel.: +43/(0)1/4931889, Fax: +43/(0)1/4944227

Apotheke „Zur Mutter Gottes", Sternwartestraße 6, **1180** Wien; Tel.: +43/(0)1/4783464, Fax: +43/(0)1/4783464-3

Apotheke Hackenberg, Heiligenstädterstraße 140, **1190** Wien; Tel.: +43/(0)1/3674504, Fax: +43/(0)1/3674504-20

Apotheke Zum Weinberg, Grinzingerstraße 83, **1190** Wien; Tel.: +43/(0)1/3700070, Fax: +43/(0)1/3700070-70

** Mitglied der Arbeitsgemeinschaft Deutscher TCM-Apotheken (www.tcm-apo.de)

Georg-Apotheke, Badstraße 49, 2340 Mödling; Tel.: +43/(0)2236/24139, Fax: +43/(0)2236/24139-4

Südstadt-Apotheke, Südstadtzentrum 2, 2344 Maria Enzersdorf; Tel.: +43/(0)2236/42489, Fax: +43/(0)2236/42489-32

Linzer Schutzengel-Apotheke, Herrenstraße 2, 4010 Linz; Tel.: +43/(0)732/778227, Fax: +43/(0)732/778227 149

Resch-Apotheke, Rudolfstraße 13, 4040 Linz-Urfahr; Tel.: +43/(0)732 731 121, Fax: +43/(0)732/731 121-12

Hoyer!$$Normal180$$?s Nibelungen-Apotheke, Langenharterstraße 50, 4300 St. Valentin; Tel.: +43/(0)7435/58480, Fax: +43/(0)7435/58480-84

St. Berthold Apotheke, St. Berthold Allee 23, 4451 Garsten; Tel.: +43/(0)7252/53131, Fax: +43/(0)7252/53131-6, e-mail: wimmer@berthold-apotheke.at, Internet: www.berthold-apotheke.at

Apotheke zum Lebensbaum, Berchtesgadnerstraße 35b, 5020 Salzburg; Tel.: +43/(0)662/828182

Fürstenallee-Apotheke, Nonntaler Hauptstraße 61, 5020 Salzburg; Tel.: +43/(0)662/821964 oder 820228, Fax: +43/(0)662/821964-4, e-mail: fleissner@salzburg.co.at

Apotheke „Zum heiligen Konrad“, Bozner Platz 7, 6020 Innsbruck; Tel.: +43/(0)512/585817, Fax: +43/(0)512/585817-3

Kur- und Stadt-Apotheke, Oberer Stadtplatz, 6060 Hall in Tirol; Tel/Fax: +43/(0)5223/45000

Adler-Apotheke Graz, Hauptplatz 4, 8010 Graz; Tel.: +43/(0)316/830342, Fax: +43/(0)316/830342-10

Apotheke Am eisernen Tor, Opernring 24, 8010 Graz; Tel.: +43/(0)316/829647, Fax: +43/(0)316/827550

Löwen-Apotheke, Wienerstraße 19, 8020 Graz; Tel.: +43/(0)316/714691, Fax: +43/(0)316/714691-7

Stiftsapotheke, Hauptstraße 1, 8813 St. Lambrecht; Tel.: +43/(0)3585/2280, Fax: +43/(0)3585/2280-4

Apotheke „Zur Mariahilf“, Hauptplatz 6, 8820 Neumarkt; Tel.: +43/(0)3584/2284, Fax: +43/(0)3584/2284-13, aponeumarkt-st@acn.at

Apotheke Ebental, Miegererstraße 41, 9065 Ebental; Tel.: +43/(0)463/318610, Fax: +43/(0)463/318611

Apotheken Schweiz

Höfner Apotheke, Hauptstr. Wächlen 5, 8832 Wollerau/ZH; Tel.: +0041/(0)1/7850712, Fax: 0041/(0)1/7850473

TCM-Software

TCM SOFT. Praxissoftware für chinesische Medizin. Franz-Joseph-Str. 38, 80801 München, Tel.: 089/38 88 800, Fax: 089/38 88 80 66; Internet: www.tcmsoft.de; Demoversion über info@tcmsoft.de

Literatur

(es werden nur die wichtigsten, in diesem Buch verwendeten Quellen zitiert)

Arbeitsgruppe des Sammelwerks von chinesischen Arzneimitteln aus ganz China: „Farbiger Bildband des Sammelwerks von chinesischen Arzneimitteln aus ganz China" Quanguo zhong caoyao huibien caise tupu. Verlag der Volkshygiene und Gesundheit, Beijing 1996 (erste Auflage: 1977)

Becker, S., Bolli, R., Bühlmann, S. et al. (2004): "Sicherheit in der chinesischen Arzneimitteltherapie: Identität, Verunreinigungen, Toxikologie und Interaktionen", Herausgeber Schweizerische Berufsorganisation für TCM (SBO-TCM), SBO-TCM Verlag, St. Gallen, Schweiz, 2005

Bensky, D., Gamble, A. (1986): „Chinese Herbal Medicine: Materia Medica". Revised edition, Eastland Press, Seattle, Washington 1993

Bensky, D., Barolet, R. (1990): „Chinese Herbal Medicine: Formulas & Strategies". Eastland Press, Seattle, Washington 1990

Bensky, D., Clavey, S., Stöger, E. (2004): „Chinese Herbal Medicine: Materia Medica". 3rd Edition, Eastland Press, Seattle, Washington 2004

Braun, H. (1987): „Heilpflanzenlexikon für Ärzte und Apotheker". 5. Auflage, Gustav Fischer, Stuttgart 1987

Brendler, T. et al. (1999): „Heilpflanzen 1999" (CD-ROM). medpharm Scientific Publishers, Stuttgart 1999

Chen, J., Chen, T. (2001): „Chinese Medical Herbology and Pharmacology". Art of Medicine Press, Inc., City of Industry, CA 2001

Clavey, S. (1999): „Die Wirkungsweise schleimvertreibender Kräuter". Vortrag auf dem TCM-Kongress in Rothenburg 1999

Clevely, A., Richmond, K. (1995): „DuMont's großes Kräuterbuch". DuMont, Köln 1995

Despeux, C. (2000): „Zur Geschichte der Medizin (Teil 1-10)". Zeitschrift Chinesische Medizin 1/2000-3/2002, Urban & Vogel, München 2000

Engelhardt, U., Hempen, C.-H. (2006): „Chinesische Diätetik". 3. Auflage, Elsevier Urban & Fischer, München-Jena 2006

Englert, S. (2002): „Großes Handbuch der chinesischen Phytotherapie, Akupunktur und Diätetik". Verlag für ganzheitliche Medizin, Kötzting 2002

Götz, E., Seybold, S., Bödeker, N., Erhardt, W.: „Zander: Handwörterbuch der Pflanzennamen". 17. Auflage. Ulmer, Stuttgart 2002

Hänsel, R. (1991): „Phytopharmaka. Grundlagen und Praxis". Springer, Berlin 1991

Hempen, C.-H., Fischer, T., Fischer, S. (1997): „TCM-Soft Arzneimitteldatenbank, Software für Traditionelle Chinesische Medizin". Medimac GmbH, Brannenburg 2001

Hempen,C.H., Fischer, S., Hummelsberger, J., Koch, A., Leonhardy, H., Nögel, R., Thede, C., Wullinger, M., (2006): „Leitfaden Chinesische Rezepturen". Elsevier Urban & Fischer, München-Jena 2006

Him-che Yeung (1985): „Handbook of Chinese Herbs (Chinese Materia Medica)". Institute of Chinese Medicine, Rosemead, CA 1996

Keys, J. (1976): „Chinese Herbs, their Botany, Chemistry and Pharmacodynamics". Charles E. Tuttle Company, Rutland, Vermont & Tokyo 1976

Koch, A.: Mitschrift der Vorlesungen von Dr. Kezhuang Zhao D.O.M., International Institute of Chinese Medicine, Santa Fe, USA

Kun-Ying Yen (1992): „The Illustrated Chinese Materia Medica". SMC Publishing, Taipei 1992

Löbenberg, E. (1982): „Drogenkunde mit mikroskopischen Übungen". Govi-Verlag, Frankfurt 1982

Pharmakopoe der Volksrepublik China, Zhonghua renmin gongheguo Yaodian, Zhongyao caise tuji. Verlag für Naturwissenschaft und Technik, Guangdong 1990

Pharmacopoeia Commission of the Ministry of Public Health (1995): „A Coloured Atlas of the Chinese Materia Medica Specified in Pharmacopoeia of the People's Republic of China" 1995

Porkert, M. (1978): „Klinische Chinesische Pharmakologie". Verlag für Medizin Dr. Ewald Fischer, Heidelberg 1978

Porkert, M. (1984): „Klassische chinesische Rezeptur". Acta medicinae sinensis, Zug 1984

Qian Xinzhong (1996): „Illustriertes farbiges Handbuch der chinesischen Drogenkunde" (Zhongguo bencao caise tujian), Beijing 1996

Rätsch, C. (1996): „Räucherstoffe, der Atem des Drachen". AT Verlag, Aarau, Schweiz, 1996

Schaffner, W. et al. (1999): „Heilpflanzen Kompendium". Arboris, Bern 1999

Schilcher, H., Kammerer, S. (2000): „Leitfaden Phytotherapie". Urban & Fischer, München-Jena 2000

Steinegger, E., Hänsel, R. (1988): „Lehrbuch der Pharmakognosie und Phytopharmazie". Springer, Berlin 1988

Stöger, E. (1994): „Arzneibuch der chinesischen Medizin: Monographien des Arzneibuches der Volksrepublik China 1985 und 1990". Deutscher Apotheker Verlag, Stuttgart 1994

Strubelt, O. (1991): „Elementare Pharmakologie und Toxikologie". Gustav Fischer, Stuttgart 1991

Tang, W., Eisenbrand, G. (1992): „Chinese Drugs of Plant Origin". Springer, Berlin 1992

Unschuld, P. (1995): „Huichun, chinesische Heilkunde in historischen Objekten und Bildern". Prestel, München-New York 1995

Van Alphen, J., Aris, A. (1997): „Orientalische Medizin, ein illustrierter Führer durch die asiatischen Traditionen des Heilens". Paul Haupt, Bern 1997

Weiß, R. F. (1991): „Lehrbuch der Phytotherapie". Hippokrates, Stuttgart 1991

Wichtl, M. (1997): „Teedrogen und Phytopharmaka. Ein Handbuch für die Praxis auf wissenschaftlicher Grundlage". Wissenschaftliche Verlagsgesellschaft, Stuttgart 1997

Yifan Yang (2006): "Chinesische Kräuter in Frage und Antwort. Unterschiede erkennen, Arzneimittel richtig auswählen". Elsevier Urban & Fischer, München-Jena 2006

Register (allgemein)

B

D

E

F

N

O

P

Q

R

Register (allgemein)

V

W

X

Y

Z

Arzneien (lateinisch)

D

E

F

G

Q

R

S

T

Arzneien (pinyin)

J

K

L

M

N

O

P

Q

R

S

T

W

X

Arzneien (deutsch)

I

J

K

L

M

N

O

P

Q

R

Arzneien (nach verwendetem Pflanzenanteil)

G

H

S

Arzneien (chinesisch)

Übersichtstabelle

Gruppe / Arzneimittel	Temperaturverhalten	Geschmacksrichtung	Funktionskreisbezug / Leitbahnbezug	Wirkrichtung	S.
Ia Die Oberfläche öffnende und wärmende Arzneimittel ***mm. liberantia temperata***					
Alli fistulosi bulbus (Congbai)		scharf	Lu *pulm*, Ma *stom*	↓	24
Angelicae dahuricae r. (Baizhi)		scharf, aromatisch	Lu *pulm*, Ma *stom*, Di *int c*	↑	26
Asari r. (Xixin)		scharf, aromatisch	He *card*, Lu *pulm*, Le *hep*, Ni *ren*, Mi *lien*	↑	28
Cinnamomi cassiae ram. (Guizhi)		scharf, süß	Lu *pulm*, He *card*, Bl *ves*	$\overline{\underline{\rightarrow}}$	30
Coriandri h. et fr. (Husui)		scharf	Lu *pulm*, Ma *stom*, Mi *lien*	↓	32
Ephedrae h. (Mahuang)		scharf, bitter	Lu *pulm*, Bl *ves*	↑	34
Ligustici sinensis r. (Gaoben)		scharf, aromatisch	Bl *ves*	↑	36
Magnoliae fl. (Xinyi)		scharf, aromatisch	Lu *pulm*, Ma *stom*	↑	38
Moslae h. (Xiangru)		scharf, aromatisch	Lu *pulm*, Ma *stom*, Mi *lien*	↑	40
Notopterygii rhiz. (Qianghuo)		scharf, bitter, aromatisch	Bl *ves*, Ni *ren*	$\overline{\underline{\rightarrow}}$	42
Perillae caul. et f. (Zisuye)		scharf	Lu *pulm*, Mi *lien*	↓	44
Saposhnikoviae r. (Fangfeng)		scharf, süß	Bl *ves*, Le *hep*, Lu *pulm*, Mi *lien*, Ma *stom*	$\overline{\underline{\rightarrow}}$	46
Schizonepetae h. (Jingjie)		scharf	Lu *pulm*, Le *hep*	$\overline{\underline{\rightarrow}}$	48
Zingiberis rhiz. recens (Shengjiang)		scharf	Lu *pulm*, Mi *lien*, Ma *stom*	↓	50
Ib Die Oberfläche öffnende und kühlende Arzneimittel ***mm. liberantia frigida***					
Arctii fr. (Niubangzi)		scharf	Lu *pulm*, Di *int c*, Ma *stom*	↑	52
Bupleuri r. (Chaihu)		bitter, scharf, aromatisch	Le *hep*, Gb *fel*, Pe *peric*, 3E *tri*	↑	54

Gruppe / Arzneimittel	Temperaturverhalten	Geschmacksrichtung	Funktionskreisbezug / Leitbahnbezug	Wirkrichtung	S.
Chrysanthemi fl. (Juhua)	■ ■	süß, bitter	Le *hep*, Lu *pulm*	↓	56
Cicadae periostracum (Chantui)	■	süß, salzig	Lu *pulm*, Le *hep*	↑	58
Cimicifugae rhiz. (Shengma)	■ ■	süß, bitter, scharf	Mi *lien*, Ma *stom*, Lu *pulm*, Di *int c*	↑	60
Equiseti hiemalis h. (Muzei)	■	süß, bitter	Lu *pulm*, Le *hep*, Gb *fel*	↓	62
Menthae h. (Bohe)	■	scharf, aromatisch	Lu *pulm*, Le *hep*	↑	64
Mori f. (Sangye)	■	bitter, süß	Lu *pulm*, Le *hep*	↓	66
Puerariae r. (Gegen)	■	süß, scharf	Mi *lien*, Ma *stom*	↑	68
Sojae s. germinatum (Doujuan)	■	süß	Ma *stom*, Mi *lien*	↓	70
Sojae s. praeparatum (Dandouchi)	■	scharf, süß	Lu *pulm*, Ma *stom*	↓	72
Spirodelae h. (Fuping)	■	scharf	Lu *pulm*, Le *hep*	↑	74
Viticis fr. (Manjingzi)	■	bitter, scharf	Le *hep*, Lu *pulm*, Bl *ves*	↓	76
II **Brechreiz fördernde und stillende Arzneimittel** ***mm. emetica et inhibentia vomitus***					
IIa **Auswurf und Erbrechen fördernde Arzneimittel** ***mm. expectorantia et emetica***					
Veratri nigri rhiz. (Lilu)	■	scharf, bitter	Le *hep*, Lu *pulm*, Ma *stom*		80
IIb **Brechreiz und Übelkeit stillende Arzneimittel** ***mm. inhibentia vomitus***					
Bambusae caul. in taeniam (Zhuru)	■	süß	Lu *pulm*, Ma *stom*, Gb *fel*	↓	82
Haematitum (Daizheshi)	■	bitter	Le *hep*, Pe *peric*, Ma *stom*, He *card*	↓	84
Pinelliae rhiz. (Banxia)	■ ■	scharf	Mi *lien*, Ma *stom*, Lu *pulm*	↓	86

↑ emporhebend
⇁ an der Oberfläche
↓ absenkend
⇁ in der Tiefe

■ heiß
■ warm
■ neutral
■ kühl
■ kalt

Gruppe / Arzneimittel	Temperaturverhalten	Geschmacksrichtung	Funktionskreisbezug / Leitbahnbezug	Wirkrichtung	S.
III Purgierende Arzneimittel ***mm. purgativa***					
IIIa Agressiv ausleitende Arzneimittel ***mm. purgativa aggressiva***					
Aloe folii extractus (Luhui)	■	bitter	Di *int c*, Le *hep*, Ma *stom*	↓	92
Natrii sulfas (Mangxiao)	■	bitter, salzig	Ma *stom*, Di *int c*, 3E *tri*	↓	94
Rhei rhiz. (Dahuang)	■	bitter	Ma *stom*, Di *int c*, Le *hep*, Mi *lien*, Pe *peric*, He *card*	↓	96
Sennae f. (Fanxieye)	■	süß, bitter	Di *int c*	↓	98
IIIb Abführende und befeuchtende Arzneimittel ***mm. laxantia et humectantia***					
Cannabis s. (Huomaren)	□	süß	Di *int c*, Mi *lien*, Ma *stom*	→	100
Pruni s. (Yuliren)	□	scharf, bitter, süß	Di *int c*, Dü *int t*, Mi *lien*	↓	102
IIIc Drastisch ausleitende Arzneimittel ***mm. purgativa drastica***					
Crotonis fructus (Badou)	□	scharf	Ma *stom*, Di *int c*, Lu *pulm*	↓	104
Euphorbiae kansui r. (Gansui)	■	bitter, süß	Ni *ren*, Di *int c*, Lu *pulm*, Mi *lien*	↓	106
Euphorbiae pekinensis r. (Daji)	■	bitter, scharf, toxisch	Mi *lien*, Ni *ren*, Di *int c*	↓	108
Genkwae fl. (Yuanhua)	□	scharf	Lu *pulm*, Mi *lien*, Ni *ren*	↑	110
Phytolaccae r. (Shanglu)	■	bitter	Bl *ves*, Ni *ren*, Di *int c*, Mi *lien*	↓	112
IV Kühlende Arzneimittel ***mm. purgativa***					
IVa Glut kühlende und zerteilende Arzneimittel ***mm. refrigerantia diffundentis ardoris***					
Anemarrhenae rhiz. (Zhimu)	■	bitter	Lu *pulm*, Ma *stom*, Ni *ren*	→	126
Camelliae sinensis f. (Chaye)	■	bitter, süß	He *c*, Le *hep*, Ni *ren*, Ma *stom*, Mi *lien*	↓	128

Gruppe / Arzneimittel	Temperaturverhalten	Geschmacksrichtung	Funktionskreisbezug / Leitbahnbezug	Wirkrichtung	S.
Citrulli fr. (Xigua)	■ (kalt)	süß	He *card*, Bl *ves*, Ma *stom*	↓	130
Gardeniae fr. (Zhizi)	■ (kalt)	bitter	He *card*, Le *hep*, Lu *pulm*, Ma *stom*	↓	132
Glauberitum (Hanshuishi)	■ (kalt)	salzig, scharf	He *card*, Ma *stom*, Ni *ren*	↓	134
Gypsum fibrosum (Shigao)	■ (kalt)	scharf, süß	Lu *pulm*, Ma *stom*	↑	136
Lophateri h. (Danzhuye)	■ (kalt)	süß, bitter	He *card*, Lu *pulm*, Ma *stom*, Dü *int t*	→ (in der Tiefe)	138
Nelumbinis f. (Heye)	■ (neutral)	bitter, süß	Le *hep*, Mi *lien*, Ma *stom*, He *card*	↑	140
Nelumbinis plumula (Lianxin)	■ (kalt)	bitter	He *card*, Pe *peric*	↓	142
Phragmitis rhiz. (Lugen)	■ (kalt)	süß	Lu *pulm*, Ma *stom*	↓	144
Prunellae spica (Xiakucao)	■ (kalt)	scharf, bitter	Le *hep*, Gb *fel*, Lu *pulm*	→ (in der Tiefe)	146
Trichosanthis r. (Tianhuafen)	■ (kalt)	süß, bitter	Lu *pulm*, Ma *stom*	↓	148
IVb Den Funktionskreis Leber *o. hepaticus* kühlende Arzneimittel *mm. refrigerantia o. hepatici*					
Buddlejae fl. (Mimenghua)	■ (kühl)	süß	Le *hep*	↓	150
Cassiae s. (Juemingzi)	■ (kühl)	bitter, süß	Le *hep*, Gb *fel*, Ni *ren*	↓	152
Celosiae s. (Qingxiangzi)	■ (kühl)	süß, bitter	Le *hep*	↓	154
Vespertili faeces (Yemingsha)	■ (kalt)	scharf	Le *hep*, Mi *lien*	↓	156
IVc Das Xue kühlende Arzneimittel *mm. refrigerantia xue*					
Arnebiae/Lithospermi r. (Zicao)	■ (kalt)	süß, bitter	He *card*, Pe *peric*, Le *hep*, Di *int c*	↓	158
Bovis calc. (Niuhuang)	■ (kühl)	bitter, süß	He *card*, Le *hep*	↓	160

↑ emporhebend
→ an der Oberfläche
↓ absenkend
→ in der Tiefe

■ heiß
■ warm
■ neutral
■ kühl
■ kalt

Gruppe / Arzneimittel	Temperaturverhalten	Geschmacksrichtung	Funktionskreisbezug / Leitbahnbezug	Wirkrichtung	S.
Bubali cornu (Shuiniujiao)	■	bitter, salzig	He *card*, Le *hep*, Mi *lien*	↓	162
Imperatae rhiz. (Baimaogen)	■	süß	Lu *pulm*, Ma *stom*, Dü *int t*, Bl *ves*	↓	164
Indigo naturalis (Qingdai)	■	salzig	Le *hep*, Lu *pulm*, Ma *stom*	→	166
Isatidis f. (Daqingye)	■	salzig	He *card*, Ma *stom*, Lu *pulm*	↓	168
Moutan c. (Mudanpi)	░	scharf, bitter	He *card*, Le *hep*, Ni *ren*, Pe *peric*	↓	170
Paeoniae r. rubra (Chishaoyao)	■	bitter, salzig	Le *hep*, Mi *lien*	→	172
Rehmanniae r. (Shengdihuang)	■	süß, bitter	He *card*, Le *hep*, Ni *ren*	→	174
Scrophulariae r. (Xuanshen)	■	bitter, salzig	Lu *pulm*, Ma *stom*, Ni *ren*, He *card*	→	176
IVd Kühlende und trocknende Arzneimittel ***mm. refrigerantia et torrefacientia***					
Coptidis rhiz. (Huanglian)	■	bitter	He *card*, Le *hep*, Ma *stom*, Gb *fel*, Di *int c*	↓	178
Dictamni c. (Baixianpi)	■	bitter, salzig	Mi *lien*, Ma *stom*, Bl *ves*, Dü *int t*	↓	180
Fraxini c. (Qinpi)	■	bitter	Le *hep*, Gb *fel*, Di *int c*, Ma *stom*	→	182
Gentianae r. (Longdancao)	■	bitter	Le *hep*, Gb *fel*, Bl *ves*, Ma *stom*	↓	184
Phellodendri c. (Huangbo)	■	bitter	Ni *ren*, Bl *ves*, Di *int c*, Dü *int t*	↓	186
Picrorhizae rhiz. (Huhuanglian)	■	bitter	Le *hep*, Ma *stom*, Di *int c*	→	188
Scutellariae r. (Huangqin)	■	bitter	He *card*, Lu *pulm*, Gb *fel*, Di *int c*, Dü *int t*, Ma *stom*	↓	190

Gruppe / Arzneimittel	Temperaturverhalten	Geschmacksrichtung	Funktionskreisbezug / Leitbahnbezug	Wirkrichtung	S.
Sophorae flavescentis r. (Kushen)	■ (kalt)	bitter	He *card*, Dü *int t*, Le *hep*, Di *int c*, Ma *stom*, Ni *ren*	↓	192
IVe Kühlende und desinfizierende Arzneimittel ***mm. refrigerantia et desinfectantia***					
Belamcandae rhiz. (Shegan)	■ (kalt)	bitter	Lu *pulm*, Le *hep*	↓	194
Bistortae rhiz. (Zushen)	■ (kalt)	bitter	Le *hep*, Ma *stom*, Di *int c*	↓	196
Bruceae fr. (Yadanzi)	■ (kalt)	bitter	Di *int c*, Le *hep*	→ (in der Tiefe)	198
Canarii fr. (Qingguo)	■ (neutral)	süß, sauer	Lu *pulm*, Ma *stom*, Mi *lien*	→ (an der Oberfläche)	200
Chrysanthemi indici fl. (Yejuhua)	■ (kühl) ■ (kalt)	bitter, scharf	Lu *pulm*, Le *hep*	↑	202
Cremastrae pseudobulbus (Shancigu)	■ (kalt)	süß, scharf	Le *hep*, Ma *stom*	↓	204
Forsythiae fr. (Lianqiao)	■ (neutral) ■ (kühl)	bitter, scharf	He *card*, Gb *fel*, Le *hep*, Dü *int t*	↑	206
Hedyotidis diffusae h. (Baihuasheshecao)	■ (kühl)	süß, bitter	Di *int c*, Ma *stom*, Le *hep*	→ (in der Tiefe)	208
Hibisci mutabilis fl. (Fujunghua)	■ (neutral)	scharf	Lu *pulm*, Le *hep*	↑	210
Houttuyniae h. cum radice (Yunxingao)	■ (kalt)	scharf	Lu *pulm*, Di *int*, 3E *tri*	↑	212
Ilicis pedunculosa h. (Dongqing)	■ (kalt)	bitter	Lu *pulm*, Le *hep*	↓	214
Isatidis r. (Banlangen)	■ (kalt)	bitter	He *card*, Lu *pulm*, Ma *stom*	→ (in der Tiefe)	216
Lasiophaera (Mabo)	■ (neutral)	scharf	Lu *pulm*	↑	218
Lonicerae caul. (Rendongteng)	■ (kalt)	süß	Lu *pulm*, Di *int c*, Ma *stom*	→ (an der Oberfläche)	220
Lonicerae fl. (Jinyinhua)	■ (kalt)	süß	Lu *pulm*, Ma *stom*, He *card*, Di *int c*	↑	222

↑ emporhebend
↓ absenkend
→ an der Oberfläche
→ in der Tiefe

■ heiß
■ warm
■ neutral
■ kühl
■ kalt

Gruppe / Arzneimittel	Tempe-ratur-verhal-ten	Geschmacks-richtung	Funktions-kreisbezug / Leitbahn-bezug	Wirk-rich-tung	S.
Luffae fr. (Sigualuo)		süß	Lu *pulm*, Ma *stom*, Le *hep*	↑	224
Menispermi rhiz. (Beidougen)		bitter	Lu *pulm*, Di *int c*, Ma *stom*	↓	226
Paridis rhiz. (Zaoxiu)		bitter	Le *hep*	↓	228
Patriniae h. (Baijiangcao)		scharf, bitter	Ma *stom*, Di *int c*, Le *hep*	↑	230
Phaseoli radiati sem. (Lüdou)		süß	He *card*, Ma *stom*	↓	232
Portulacae h. (Machixian)		sauer	Di *int c*, He *card*, Le *hep*	→	234
Pulsatillae r. (Baitouweng)		bitter	Ma *stom*, Di *int c*, Le *hep*	→	236
Rabdosiae h. (Dongling)		bitter, süß	Le *hep*, Mi *lien*, Ma *stom*	↓	238
Rhapontici r. (Loulu)		bitter, salzig	Ma *stom*, Di *int c*	↓	240
Sargentodoxae caul. (Hongteng)		bitter	Di *int c*, Ma *stom*, Le *hep*	↓	242
Scutellariae h. (Banzhilian)		scharf, bitter	Lu *pulm*, Di *int c*, Ma *stom*	↑	244
Semiaquilegiae r. (Tiankuizi)		süß, bitter	Le *hep*, Mi *lien*, Bl *ves*	→	246
Smilacis glabrae rhiz. (Tufuling)		süß, neutral	Le *hep*, Ma *stom*	↓	248
Solani h. (Longkui)		bitter	Le *hep*, Ma *stom*	↓	250
Solidaginis h. (Liuzhihuang)		scharf, bitter	Lu *pulm*, Di *int c*, He *card*	↑	252
Sophorae tokinensis r. (Shandougen)		bitter	Di *int c*, Lu *pulm*, He *card*	↓	254
Taraxaci h. (Pugongying)		bitter, süß	Le *hep*, Ma *stom*, Bl *ves*	→	256
Tinosporae r. (Qingniudan)		bitter	Lu *pulm*, Ma *stom*, Di *int c*	↓	258
Violae h. (Zihua diding)		bitter, scharf	He *card*, Le *hep*	→	260

Gruppe / Arzneimittel	Temperaturverhalten	Geschmacksrichtung	Funktionskreisbezug / Leitbahnbezug	Wirkrichtung	S.
IVf Hitze-Schwäche kühlende Arzneimittel ***mm. refrigerantia caloris depletionis***					
Artemisiae annuae h. (Qinghao)	■	bitter	Le *hep*, Gb *fel*	↑	262
Cynanchi atrati r. (Baiwei)	■	bitter, salzig	Le *hep*, Ma *stom*, Lu *pulm*, Bl *ves*, Ni *ren*	→	264
Lycii c. (Digupi)	■	bitter, süß	Lu *pulm*, Ni *ren*, Le *hep*	→	266
Stellariae r. (Yinchaihu)	■	süß, bitter	Ni *ren*, Le *hep*, Ma *stom*	↓	268
V Aromatische Arzneimittel, die das Sensorium öffnen ***mm. aromatica et patefacientia***					
Acori calami rhiz. (Shuichangpu)	■	scharf, bitter, aromatisch	He *card*, Le *hep*	↑	272
Acori rhiz. (Changpu)	■	scharf, aromatisch	He *card*, Le *hep*, Ma *stom*, Mi *lien*	↑	274
Borneol (Bingpian)	■	scharf, bitter, aromatisch	He *card*, Lu *pulm*, Mi *lien*, Le *hep*	↑	276
Camphora (Zhangnao)	■	toxisch	He *card*, Mi *lien*	↑	278
Styrax (Suhexiang)	■	scharf, süß, aromatisch	He *card*, Mi *lien*	↑	280
VI Aromatische Arzneimittel, die Feuchtigkeit umwandeln ***mm. aromatica et transformatoria***					
Agastachis h. (Huoxiang)	■	scharf, aromatisch	Mi *lien*, Ma *stom*, Lu *pulm*	↑	284
Alpiniae katsumadai s. (Caodoukou)	■	scharf, aromatisch	Mi *lien*, Ma *stom*	↓	286
Amomi fr. rotundus (Baidoukou)	■	scharf, aromatisch	Lu *pulm*, Mi *lien*, Ma *stom*	↓	288
Amomi xanthioidis fr. (Sharen)	■	scharf, aromatisch	Mi *lien*, Ma *stom*, Ni *ren*	↓	290
Atractylodis rhiz. (Cangzhu)	■	bitter, scharf	Mi *lien*, Ma *stom*	↑	292
Eupatorii h. (Peilan)	■	scharf , aromatisch	Mi *lien*, Ma *stom*	↑	294

↑ emporhebend
→ an der Oberfläche
↓ absenkend
→ in der Tiefe

■ heiß ■ kühl
■ warm ■ kalt
■ neutral

Gruppe / Arzneimittel	Temperaturverhalten	Geschmacksrichtung	Funktionskreisbezug / Leitbahnbezug	Wirkrichtung	S.
Galangae fr. (Hongdoukou)		scharf	Mi *lien*, Ma *stom*, Lu *pulm*	↓	296
Magnoliae c. (Houpo)		bitter, scharf	Mi *lien*, Ma *stom*, Lu *pulm*, Di *int c*	↓	298
Tsaoko fr. (Caoguo)		scharf, süß, aromatisch	Mi *lien*, Ma *stom*	↓	300
VII Flüssigkeit ausscheidende, Feuchtigkeit umwandelnde Arzneimittel ***mm. diuretica***					
Alismatis rhiz. (Zexie)		süß	Ni *ren*, Bl *ves*	↓	306
Artemisiae scopariae h. (Yinchenhao)		bitter	Le *hep*, Gb *fel*, Mi *lien*, Ma *stom*	↓	308
Benincasae s. (Dongguazi)		süß	Lu *pulm*, Di *int c*, Ma *stom*, Dü *int t*, Le *hep*, Bl *ves*	↓	310
Clematidis armandii caul. (Chuanmutong)		bitter	He *card*, Dü *int t*, Lu *pulm*, Bl *ves*	↓	312
Coicis s. (Yiyiren)		süß	Mi *lien*, Ma *stom*, Lu *pulm*, Ni *ren*	↓	314
Dianthi h. (Qumai)		bitter	He *card*, Dü *int t*, Ni *ren*, Bl *ves*	→	316
Dioscoreae hypoglaucae rhiz. (Bixie)		bitter, neutral	Le *hep*, Ma *stom*, Bl *ves*	→	318
Junci medulla (Dengxincao)		süß	He *card*, Lu *pulm*, Di *int c*	↓	320
Kochiae fr. (Difuzi)		bitter, süß	Bl *ves*	↓	322
Lobeliae chinensis h. (Banbianlian)		süß, scharf	He *card*, Dü *int t*, Lu *pulm*, Le *hep*	↓	324
Lygodii spora (Haijinsha)		süß, salzig	Bl *ves*, Dü *int t*	↓	326
Lysimachiae h. (Jinqiancao)		neutral, salzig	Le *hep*, Gb *fel*, Ni *ren*, Bl *ves*	↓	328
Malvae s. (Dongkuizi)		süß	Di *int c*, Dü *int t*, Bl *ves*	↓	330

Gruppe / Arzneimittel	Temperaturverhalten	Geschmacksrichtung	Funktionskreisbezug / Leitbahnbezug	Wirkrichtung	S.
Phaseoli s. (Chixiaodou)	■	süß, sauer	He *card*, Dü *int t*	↓	332
Plantaginis s. (Cheqianzi)	■	süß	Le *hep*, Ni *ren*, Bl *ves*, Dü *int t*, Lu *pulm*	↓	334
Polygoni avicularis h. (Bianxu)	■	bitter	Bl *ves*, Ma *stom*	→	336
Polyporus (Zhuling)	■	süß	Ni *ren*, Bl *ves*	↓	338
Poria (Fuling)	■	süß	He *card*, Lu *pulm*, Mi *lien*, Ma *stom*, Ni *ren*	↓	340
Pyrrosiae h. (Shiwei)	■	bitter, süß	Bl *ves*, Lu *pulm*	↓	342
Stephaniae r. (Fangji)	■	bitter, scharf	Bl *ves*, Lu *pulm*, Mi *lien*, Ni *ren*	↓	344
Talcum (Huashi)	■	süß	Bl *ves*, Ma *stom*	↓	346
Tetrapanacis medulla (Tongcao)	■	süß, neutral	Lu *pulm*, Ma *stom*, Mi *lien*	↓	348
VIII Feuchtigkeit und Wind ausleitende Arzneimittel ***mm. expellentia venti et humoris***					
Acanthopanacis c. (Wujiapi)	■	scharf, bitter	Le *hep*, Ni *ren*	↑	356
Angelicae pubescentis r. (Duhuo)	■	scharf, bitter	Ni *ren*, Bl *ves*	↑	358
Bungarus (Jinqian baihuashe)	■	süß, salzig, toxisch	Le *hep*	↓	360
Chaenomelis fr. (Mugua)	■	sauer	Le *hep*, Mi *lien*	↓	362
Clematidis r. (Weilingxian)	■	scharf	Bl *ves*	↑	364
Cynanchi paniculatae r. (Xuchangpu)	■	scharf	Le *hep*, Ma *stom*	↑	366
Erythrinae c. (Haitongpi)	■	bitter, scharf	Le *hep*, Ni *ren*, Mi *lien*	→	368
Gentianae macrophyllae r. (Qinjiao)	■	scharf, bitter	Le *hep*, Ma *stom*, Gb *fel*	↓	370
Mori ram. (Sangzhi)	■	bitter	Le *hep*	→	372

↑ emporhebend — → an der Oberfläche — ↓ absenkend — → in der Tiefe

■ heiß ■ warm ■ neutral ■ kühl ■ kalt

Gruppe / Arzneimittel	Temperaturverhalten	Geschmacksrichtung	Funktionskreisbezug / Leitbahnbezug	Wirkrichtung	S.
Photiniae f. (Shinan(ye))		scharf, bitter	Le *hep*, Ni *ren*	↑	374
Piperis caul. (Haifengteng)		scharf, bitter	Le *hep*, Mi *lien*, Ma *stom*	↑	376
Sigesbeckiae h. (Xixiancao)		bitter, scharf	Le *hep*, Ni *ren*, Mi *lien*	→	378
Smilacis china rhiz. (Baqia)		süß, sauer	Le *hep*, He *card*, Ma *stom*	↓	380
Trachelospermi caul. (Luoshiteng)		bitter	Le *hep*, He *card*, Ni *ren*	↓	382
Xanthii fr. (Cangerzi)		süß, bitter	Lu *pulm*, Le *hep*	↑	384
Zaocys (Wushaoshe)		süß, salzig	Le/ hep, Mi *lien*	↓	386
IX Das Innere erwärmende Arzneimittel ***mm. tepefacientia intimae***					
Aconiti kusnezoffii r. (Zhicaowu)		scharf, bitter, toxisch	He *card*, Le *hep*, Mi *lien*, Ni *ren*	↑	392
Aconiti r. praeparata (Chuanwu)		scharf, bitter	He *card*, Le *hep*, Mi *lien*	↑	394
Aconiti r. lateralis praeparata (Fuzi)		scharf, toxisch	He *card*, Mi *lien*, Ni *ren*	↓	396
Alpiniae officinari rhiz. (Gaoliangjiang)		scharf	Mi *lien*, Ma *stom*	↓	398
Caryophylli fl. (Dingxiang)		scharf	Ni *ren*, Mi *lien*, Ma *stom*	↓	400
Cinnamomi cassiae c. (Rougui)		scharf, süß	Ni *ren*, Mi *lien*, Le *hep*, Bl *ves*	↓	402
Evodiae fr. (Wuzhuyu)		scharf, bitter	Ma *stom*, Mi *lien*, Le *hep*, Ni *ren*	↓	404
Foeniculi fr. (Xiao huixiang)		scharf, aromatisch	Le *hep*, Ni *ren*, Mi *lien*, Ma *stom*	↓	406
Litseae fr. (Bichengqie)		scharf	Mi *lien*, Ma *stom*, Ni *ren*, Bl *ves*	↓	408
Piperis longi fr. (Biba)		scharf	Ma *stom*, Di *int c*	↓	410
Piperis fr. (Hujiao)		scharf	Ma *stom*, Di *int c*	↓	412
Zanthoxyli pericarpium (Huajiao)		scharf	Mi *lien*, Ma *stom*, Ni *ren*	↓	414

Gruppe / Arzneimittel	Temperaturverhalten	Geschmacksrichtung	Funktionskreisbezug / Leitbahnbezug	Wirkrichtung	S.
Zingiberis rhiz. (Ganjiang)	■	scharf	Mi, Ma *stom*, Ni *ren*, He *card*, Lu *pulm*	↓	416
Zingiberis rhiz. praeparatum (Paojiang)	■	bitter, scharf	He *card*, Mi, Ma *stom*, Lu *pulm*, Di *int c*	↓	418
X Absenkende und sedierende Arzneimittel ***mm. sedativa***					
Xa Absenkende und den Geist beruhigende Arzneimittel ***mm. sedativa deprimentia pavoris***					
Cinnabaris (Zhusha)	■	süß	He *card*	↓	426
Fluoritum (Zishiying)	■	süß	He *card*, Le *hep*, Lu *pulm*	↓	428
Magnetitum (Cishi)	■	scharf	Ni *ren*, Le *hep*	↓	430
Margarita concha (Zhenzhu)	■	salzig, süß	He *card*, Le *hep*	↓	432
Mastodi fossilium ossis (Longgu)	■	süß	He *card*, Le *hep*, Ni *ren*	↓	434
Ostreae concha (Muli)	■	salzig	Le *hep*, Ni *ren*, He *card*	↓	436
Succinum (Hupo)	■	süß	He *card*, Bl *ves*, Le *hep*	↓	438
Xb Absenkende und den Geist stützende Arzneimittel ***mm. sedativa sustinentia mentis***					
Albiziae c. (Hehuanpi)	■	süß	He *card*, Le *hep*, Mi *lien*, Lu *pulm*	↓	440
Albiziae fl. (Hehuanhua)	■	bitter, süß	He *card*, Le *hep*, Ma *stom*	↓	442
Ganoderma (Lingzhi)	■	süß	He *card*, Le *hep*, Lu *pulm*	↓	444
Platycladi s. (Baiziren)	■	süß	He *card*, Le *hep*, Ni *ren*, Mi *lien*	↓	446
Polygalae r. (Yuanzhi)	■	bitter, scharf	He *card*, Lu *pulm*, Ni *ren*	↓	448

↑ emporhebend
⇒ an der Oberfläche
↓ absenkend
⇒ in der Tiefe

■ heiß
■ warm
■ neutral
■ kühl
■ kalt

Gruppe / Arzneimittel	Temperaturverhalten	Geschmacksrichtung	Funktionskreisbezug / Leitbahnbezug	Wirkrichtung	S.
Polygoni multiflori caul. (Yejiaoteng)		süß, bitter	He *card*, Le *hep*	↓	450
Tritici fr. (Xiaomai)		süß	He *card*	↓	452
Ziziphi spinosae s. (Suanzaoren)		süß, sauer	He *card*, Le *hep*, Gb *fel*, Mi *lien*	↓	454
Xc Absenkende und den FK Leber befriedende Arzneimittel ***mm. sedativa pacantia o. hepatici***					
Bombyx batryticatus (Jiangcan)		scharf, salzig	Le *hep*, Lu *pulm*, Ma *stom*	↓	456
Gastrodiae rhiz. (Tianma)		süß	Le *hep*	↓	458
Glycinis testa (Lüdou)		süß	Le *hep*, Ni *ren*	↓	460
Haliotidis concha (Shijueming)		salzig	Le *hep*, Ni *ren*	↓	462
Pheretima (Dilong)		salzig	Le *hep*, Mi *lien*, Ma *stom*, Ni *ren*, Lu *pulm*	↓	464
Scolopendra (Wugong)		scharf	Le *hep*	↓	466
Scorpio (Quanxie)		scharf, salzig, toxisch	Le *hep*	↓	468
Tribuli fr. (Baijili)		bitter, scharf	Le *hep*, Lu *pulm*	↓	470
Uncariae ram. cum unci (Gouteng)		süß	Le *hep*, Pe *peric*	↓	472
XI Den Qi-Fluss regulierende Arzneimittel ***mm. regulatoria qi***					
Aesculi s. (Souluozi)		süß	Le *hep*, Ma *stom*	↓	478
Akebiae fr. (Bayuezha)		süß	Le *hep*, Mi *lien*, Ma *stom*	↓	480
Allii macrostemi bulbus (Xiebai)		scharf, bitter	Lu *pulm*, Di *int c*, Ma *stom*	↓	482
Aquilariae lignum (Chenxiang)		scharf, bitter	Mi *lien*, Ma *stom*, Ni *ren*, Lu *pulm*	↓	484
Arecae peric. (Dafupi)		scharf	Mi *lien*, Ma *stom*, Di *int c*, Dü *int t*	↓	486

Gruppe / Arzneimittel	Temperaturverhalten	Geschmacksrichtung	Funktionskreisbezug / Leitbahnbezug	Wirkrichtung	S.
Aucklandiae r. (Muxiang)		scharf, bitter	Mi *lien*, Ma *stom*, Lu *pulm*, Di *int c*, Le *hep*, Gb *fel*	↓	488
Aurantii fr. (Zhike)		bitter, sauer	Mi *lien*, Ma *stom*, Lu *pulm*	↓	490
Aurantii fr. immaturus (Zhishi)		bitter	Mi *lien*, Ma *stom*, Le *hep*	↓	492
Aurantii s. (Juhe)		bitter, scharf	Le *hep*, Ni *iren*	↓	494
Citri reticulatae peric. (Chenpi)		scharf, bitter	Mi *lien*, Lu *pulm*, Ma *stom*	↓	496
Citri reticulatae viride peric. (Qingpi)		bitter, scharf	Le *hep*, Gb *fel*	↓	498
Citri sarcodactylis fr. (Foshou)		scharf, bitter	Le *hep*, Mi *lien*, Ma *stom*, Lu *pulm*	↓	500
Cyperi rhiz. (Xiangfu)		scharf, bitter, süß	Le *hep*, 3E *tri*	↓	502
Kaki diospyri calyx (Shidi)		bitter	Ma *stom*	↓	504
Linderae r. (Wuyao)		scharf	Mi *lien*, Lu *pulm*, Ni *ren*, Bl *ves*	↓	506
Liquidambaris fr. (Lulutong)		bitter, scharf	Le *hep*, Ma *stom*	→	508
Litchi s. (Lizhihe)		süß, adstringierend	Le *hep*, Ma *stom*	↑	510
Nardostachytis rhiz. (Gansong)		süß, scharf	Mi *lien*, Ma *stom*	↓	512
Ponciri fr. (Gouju)		bitter, scharf	Le *hep*, Ma *stom*	↓	514
Rosae fl. (Meiguihua)		süß, bitter	Le *hep*, Mi *lien*, Gb *fel*, Tricalorium	↑	516
Santali albi lignum (Tauxiang)		scharf, aromatisch	Lu *pulm*, Mi *lien*, Ma *stom*	↓	518
Toosendan fr. (Chuanlianzi)		bitter, toxisch	Le *hep*, Pe *peric*, Dü *int t*, Ma *stom*, Bl *ves*	↓	520

↑ emporhebend
→ an der Oberfläche
↓ absenkend
→ in der Tiefe

■ heiß
■ warm
■ neutral
■ kühl
■ kalt

Gruppe / Arzneimittel	Temperaturverhalten	Geschmacksrichtung	Funktionskreisbezug / Leitbahnbezug	Wirkrichtung	S.
XII Den Xue-Fluss regulierende Arzneimittel ***mm. regulatoria xue***					
XIIa Den Xue-Fluss regulierende Arzneimittel ***mm. animantia xue***					
Achyranthis bidentatae r. (Niuxi)		bitter, sauer	Le *hep*, Ni *ren*	↓	532
Artemisiae anomalae h. (Liujinu)		bitter	He *card*, Mi *lien*	↓	534
Campsitis fl. (Lingxiaohua)		scharf	Le *hep*, Pe *peric*	↑	536
Carthami fl. (Honghua)		scharf	He *card*, Le *hep*	→	538
Chuanxiong rhiz. (Chuanxiong)		scharf	Le *hep*, Gb *fel*, Pe *peric*	↑	540
Corydalidis rhiz. (Yanhusuo)		scharf, bitter	Le *hep*, Mi *lien*, Ma *stom*, Lu *pulm*	→	542
Croci stigma (Fanhonghua)		süß	He *card*, Le *hep*	→	544
Curcumae longae rhiz. (Jianghuang)		scharf, bitter	Mi *lien*, Ma *stom*, Le *hep*	↓	546
Curcumae longae tub. (Yujin)		scharf, bitter, aromatisch	He *card*, Lu *pulm*, Le *hep*	→	548
Curcumae zedoariae rhiz. (Ezhu)		scharf, bitter	Le *hep*, Mi *lien*	→	550
Daemonoropsis resina (Xuejie)		süß, salzig	He *card*, Le *hep*	↓	552
Dalbergiae odoriferae lignum (Jianxiang)		scharf	Le *hep*, Mi *lien*, He *card*	↑	554
Eupolyphaga (Tubiechong)		salzig	Le *hep*, He *card*, Mi *lien*	→	556
Gleditsiae spina (Zaojiaoci)		scharf	Le *hep*, Ma *stom*	↑	558
Hirudo (Shuizhi)		salzig, bitter	Le *hep*, Bl *ves*	→	560
Illicis pubescentis r. (Maodongqing)		bitter, scharf, adstringierend	He *card*, Mi *lien*, Lu *pulm*	→	562
Leonuri h. (Yimucao)		scharf, bitter	Pe *peric*, Le *hep*, He *card*, Ni *ren*	↓	564
Lycopi h. (Zelan)		scharf, bitter, aromatisch	Le *hep*, Mi *lien*	→	566

Gruppe / Arzneimittel	Temperaturverhalten	Geschmacksrichtung	Funktionskreisbezug / Leitbahnbezug	Wirkrichtung	S.
Manitis squama (Chuanshanjia)	■	salzig	Le *hep*, Ma *stom*	→	568
Myrrha (Moyao)	■	bitter, scharf, aromatisch	Le *hep*	↓	570
Olibanum (Ruxiang)	■	bitter, aromatisch	He *card*, Le *hep*, Mi *lien*	↑	572
Persicae s. (Taoren)	■	bitter, süß	He *card*, Le *hep*, Di *int c*, Lu *pulm*	→	574
Polygoni cuspidati rhiz. (Huzhang)	■	bitter	Le *hep*, Gb *fel*, Mi *lien*, Lu *pulm*	↓	576
Pyritum (Ziratong)	■	scharf	Le *hep*	↑	578
Salviae miltiorrhizae r. (Danshen)	■	bitter	He *card*, Pe *peric*, Le *hep*	↓	580
Sappan lig. (Sumu)	■	süß, salzig, scharf	He *card*, Le *hep*, Mi *lien*	→	582
Sparganii rhiz. (Sanleng)	■	bitter, scharf	Le *hep*, Mi *lien*	→	584
Spatholobi caul. et r. (Jixueteng)	■	süß, bitter	Le *hep*, Ni *ren*, He *card*, Mi *lien*	↓	586
Trogopteri faeces (Wulingzhi)	■	süß, bitter	Le *hep*, Mi *lien*	↓	588
Vaccariae s. (Wangbuliuxing)	■	bitter	Le *hep*, Ma *stom*	↑	590
Verbenae h. (Mabiancao)	■	bitter	Le *hep*, Mi *lien*	→	592
XIIb Das Xue haltende Arzneimittel ***mm. continentia xue***					
Agrimoniae h. (Xianhecao)	■	bitter	Le *hep*, Lu *pulm*, Mi *lien*	→	594
Artemisiae argyi f. (Aiye)	■	bitter, scharf	Mi *lien*, Le *hep*, Ni *ren*	→	596
Bletillae rh. (Baiji)	■	bitter, süß	Le *hep*, Lu *pulm*, Ma *stom*	→	598
Cirsii h. (Xiaoji)	■	süß	Le *hep*, Mi *lien*	→	600
Cirsii japonici h. seu r. (Daji)	■	süß, bitter	Le *hep*, Mi *lien*, He *card*	↓	602

↑ emporhebend ↓ absenkend
→ an der Oberfläche → in der Tiefe

■ heiß ■ kühl
■ warm ■ kalt
■ neutral

Gruppe / Arzneimittel	Temperaturverhalten	Geschmacksrichtung	Funktionskreisbezug / Leitbahnbezug	Wirkrichtung	S.
Crinis carbonisatus (Xueyutang)		bitter	Le *hep*, Ma *stom*, He *card*, Ni *ren*	→	604
Nelumbinis nodus rhizomatis (Oujie)		süß	Le *hep*, Lu *pulm*, Ma *stom*	↑	606
Nelumbinis receptaculum (Lianfang)		bitter, adstringierend	Le *hep*, Mi *lien*, Ni *ren*	→	608
Notoginseng r. (Sanqi)		süß, bitter	Le *hep*, Ma *stom*	↓	610
Ophicalcitum (Huaruishi)		sauer, adstringierend	Le *hep*	↓	612
Platycladi cacumen (Cebaiye)		bitter adstingierend	Lu *pulm*, Le *hep*, Di *int c*	→	614
Rubiae r. (Qiancaogen)		bitter	Le *hep*, He *card*	→	616
Sanguisorbae r. (Diyu)		bitter, sauer	Le *hep*, Di *int c*, Ma *stom*	↓	618
Sophorae fl. (Huaihuami)		bitter	Le *hep*, Di *int c*	↓	620
Sophorae fr. (Huaijiao)		bitter	Le *hep*, Di *int c*, Gb *fel*	↓	622
Terra flava usta (Zaoxintu)		scharf	Mi *lien*, Ma *stom*	↓	624
Typhae pollen (Puhuang)		süß, scharf	Le *hep*, Pe *peric*, He *card*, Mi *lien*	↓	626
XIII Schleim *pituita* umwandelnde Arzneimittel *mm. transformatoria pituitae*					
XIIIa Kalten Schleim *pituita* umwandelnde Arzneimittel *mm. transformatoria pituitae algidae*					
Arisaematis rhiz. (Tiannanxing)		bitter, scharf	Lu *pulm*, Le *hep*, Mi *lien*	↑	636
Centipedae h. (Ebushicao)		scharf	Lu *pulm*, Le *hep*, Mi *lien*	↓	638
Cynanchi stauntonii r. (Baiqian)		scharf, süß	Lu *pulm*	↓	640
Gleditsiae fr. (Zaojiao)		scharf, bitter	Lu *pulm*, Di *int c*	↓	642
Inulae fl. (Xuanfuhua)		bitter, scharf	Lu *pulm*, Di *int c*, Le *hep*, Ma *stom*, Mi *lien*	↓	644

Gruppe / Arzneimittel	Temperaturverhalten	Geschmacksrichtung	Funktionskreisbezug / Leitbahnbezug	Wirkrichtung	S.
Perillae fr. (Zisuzi)	■ warm	scharf, aromatisch	Lu *pulm*, Di *int c*	↓	646
Platycodi r. (Jiegeng)	■ warm	scharf, bitter	Lu *pulm*, Di *int c*, Ma *stom*	↑	648
Sinapis albae s. (Baijiezi)	■ warm	scharf	Lu *pulm*, Ma *stom*	↓	650
Typhonii rhiz. praeparatum (Baifuzi)	■ warm	scharf, süß, toxisch	Ma *stom*, Le *hep*	→ (an der Oberfläche)	652
XIII b Kühlende und heißen Schleim umwandelnde *pituitae* Arzneimittel *mm. frigida transformatoria pituitae calidae*					
Arcae concha (Walengzi)	■ neutral	salzig, süß	Le *hep*, Mi *lien*, Ma *stom*, Lu *pulm*	↓	654
Bambusae concretio silicea (Tianzhuhuang)	■ kalt	süß	He *card*, Le *hep*, Gb *fel*	↓	656
Ecklonias thallus (Kunbu)	■ kalt	salzig	Le *hep*, Mi *lien*, Ma *stom*, Lu *pulm*, Ni *ren*	→ (in der Tiefe)	658
Fritillariae bulbus (Chuanbeimu)	■ kühl	bitter, süß	Lu *pulm*, He *card*, 3E *tri*	→ (in der Tiefe)	660
Fritillariae thunbergii bulbus (Zhebeimu)	■ kalt	bitter	Lu *pulm*, 3E *tri*, Ma *stom*, Le *hep*	↓	662
Meretricis/Cyclinae concha (Haigeke)	■ neutral	salzig, bitter	Lu *pulm*, He *card*, Ni *ren*, Ma/stom	↓	664
Micae lapis aureus (Jinmengshin)	■ neutral	salzig, süß	Lu *pulm*, Le *hep*, Ma *stom*	↓	666
Peucedani r. (Qianhu)	■ kühl	scharf, bitter	Lu *pulm*, Mi *lien*	↓	668
Sargassum (Haizao)	■ kalt	salzig, bitter	Le *hep*, Ma *stom*, Lu *pulm*, Ni *ren*	→ (in der Tiefe)	670
Sterculiae lychnophorae s. (Pangdahai)	■ kalt	süß	Lu *pulm*, Di *int c*	↓	672
Trichosanthis fr. (Gualou)	■ kalt	süß	Lu *pulm*, Ma *stom*, Di *int c*	↓	674

↑ emporhebend
→ an der Oberfläche
↓ absenkend
→ in der Tiefe

■ heiß
■ warm
■ neutral
■ kühl
■ kalt

Gruppe / Arzneimittel	Temperaturverhalten	Geschmacksrichtung	Funktionskreisbezug / Leitbahnbezug	Wirkrichtung	S.
XIIIc Husten und Keuchen stillende Arzneimittel ***mm. tussostatica***					
Armeniacae s. (Xingren)		süß, bitter	Lu *pulm*, Di *int c*	↓	676
Asteris r. (Ziwan)		scharf, bitter	Lu *pulm*	↓	678
Daturae albae fl. (Yangjinhua)		scharf	Lu *pulm*, Mi *lien*, Le *hep*	↓	680
Eriobotryae f. (Pipaye)		bitter	Lu *pulm*, Ma *stom*	↓	682
Farfarae fl. (Kuandonghua)		scharf	Lu *pulm*	↓	684
Lepidii/Descurainiae s. (Tinglizi)		scharf, bitter	Lu *pulm*, Bl *ves*	↓	686
Mori c. (Sangbaipi)		süß	Lu *pulm*, Mi *lien*, Le *hep*	↓	688
Stemonae r. (Baibu)		süß, bitter	Lu *pulm*	↓	690
XIV Die Verdauung stützende Arzneimittel ***mm. concoquentia et digestiva***					
Crataegi fr. (Shanzha)		sauer, süß	Mi *lien*, Ma *stom*, Le *hep*	↓	694
Gigeriae galli endothelium corneum (Jineijin)		süß	Mi *lien*, Ma *stom*, Dü *int t*, Bl *ves*	↓	696
Hordei fr. germinatus (Maiya)		süß, salzig	Mi *lien*, Ma *stom*, Le *hep*	↓	698
Massa medicata fermentata (Shenqu)		süß, scharf	Mi *lien*, Ma *stom*	↓	700
Oryzae fr. germinatus (Guya)		süß	Mi *lien*, Ma *stom*	↓	702
Raphani s. (Laifuzi)		scharf, süß	Mi *lien*, Ma *stom*, Lu *pulm*	↓	704
XV Die Energien ergänzende Arzneimittel ***mm. supplentia***					
XVa Stützung und Ergänzung des Qi ***mm. supplentia qi***					
Astragali r. (Huangqi)		süß	Mi *lien*, Lu *pulm*	↑	718
Atractylodis macrocephalae rhiz. (Baizhu)		bitter, süß	Mi *lien*, Ma *stom*	→	720
Codonopsitis r. (Dangshen)		süß	Mi *lien*, Lu *pulm*	↑	722

Gruppe / Arzneimittel	Temperaturverhalten	Geschmacksrichtung	Funktionskreisbezug / Leitbahnbezug	Wirkrichtung	S.
Dioscoreae rhiz. (Shanyao)	■	süß	Mi *lien*, Lu *pulm*, Ni *ren*	↑	724
Ginseng r. (Renshen)	■	süß, bitter	Mi *lien*, Lu *pulm*, He *card*	↑	726
Glycyrrhizae r. (Gancao)	■	süß	Mi *lien*, Lu *pulm*, Ma *stom*, He *card*, Le *hep*	↑	728
Honig (Fengmi)	■	süß	Mi *lien*, Lu *pulm*, Di *int c*	↓	730
Jujubae fr. (Dazao)	■	süß	Mi *lien*, Ma *stom*, He *card*	↑	732
Lablab s. album (Biandou)	■ ■	süß	Mi *lien*, Ma *stom*	↑	734
Maltose (Yitang)	■	süß	Mi *lien*, Ma *stom*, Lu *pulm*	↑	736
Polygonati rhiz. (Huangjing)	■	süß	Mi *lien*, Lu *pulm*, Ni/ren	↑	738
Pseudostellariae r. (Haiershen)	■	süß, bitter	Mi *lien*, Lu *pulm*, He *card*	↑	740
XVb Das Yang stützende und ergänzende Arzneimittel ***mm. supplentia adjuvantia yang***					
Alpiniae oxyphyllae fr. (Yizhiren)	■	scharf	Mi *lien*, Ni *ren*	↑	742
Astragali s. (Shayuan jili)	■	süß	Le *hep*, Ni *ren*	↑	744
Cervi cornu (Lurong)	■	süß, salzig	Ni *ren*, Le *hep*	↓	746
Cibotii rhiz. (Gouji)	■	bitter, süß	Le *hep*, Ni *ren*	→	748
Cistanchis h. (Roucongrong)	■	süß, salzig	Ni *ren*, Di *int c*	↑	750
Cnidii fr. (Shechuangzi)	■	scharf, bitter	Ni *ren*, Mi *lien*	→	752
Cordyceps (Dongchong xiacao)	■	süß	Lu *pulm*, Ni *ren*	↑	754
Curculiginis rhiz. (Xianmao)	■	scharf	Ni *ren*, Le *hep*	↑	756

↑ emporhebend
→ an der Oberfläche
↓ absenkend
→ in der Tiefe

■ heiß
■ warm
■ neutral
■ kühl
■ kalt

Gruppe / Arzneimittel	Temperaturverhalten	Geschmacksrichtung	Funktionskreisbezug / Leitbahnbezug	Wirkrichtung	S.
Cuscutae s. (Tusizi)		scharf, süß	Ni *ren*, Le *hep*, Mi *lien*	↑	758
Cynomorii caul. (Suoyang)		süß	Le *hep*, Ni *ren*, Di *int c*	↑	760
Dipsaci r. (Xuduan)		bitter	Le *hep*, Ni *ren*	→	762
Drynariae rhiz. (Gusuibu)		bitter	Ni *ren*, Le *hep*, He *card*	→	764
Epimedii h. (Yinyanghuo)		scharf, süß	Ni *ren*, Le *hep*	↑	766
Eucommiae c. (Duzhong)		süß, bitter	Le *hep*, Ni *ren*	↓	768
Gecko (Gejie)		salzig	Lu *pulm*, Ni *ren*	↓	770
Juglandis s. (Hutaoren)		süß	Ni *ren*, Lu *pulm*, Di *int c*	→	772
Morindae r. (Bajitian)		scharf, süß	Ni *ren*, Le *hep*	↑	774
Psoraleae s. (Buguzhi)		scharf, bitter	Ni *ren*, Mi *lien*	↑	776
Trigonellae s. (Huluba)		bitter	Ni *ren*, Le *hep*	→	778
XVc Das Xue haltende und ergänzende Arzneimittel ***mm. supplentia xue***					
Angelicae sinensis r. (Danggui)		süß, scharf	Le *hep*, He *card*, Mi *lien*	↑	780
Asini corii colla (Ejiao)		süß	Lu *pulm*, Le *hep*, Ni *ren*	↑	782
Longan arillus (Longyanrou)		süß	He *card*, Mi *lien*	↑	784
Mori fr. (Sangshen)		süß	Le *hep*, Ni *ren*, He *card*	↓	786
Paeoniae r. lactiflora (Baishao)		bitter, sauer	Le *hep*, Mi *lien*	↓	788
Rehmanniae r. praeparata (Shudihuang)		süß	He *card*, Le *hep*, Ni *ren*	→	792
XVd Das Yin stützende und ergänzende Arzneimittel ***mm. supplentia yin***					
Adenophorae r. (Nanshashen)		süß, bitter	Lu *pulm*, Ma *stom*	↓	794
Asparagi r. (Tianmendong)		süß, bitter	Lu *pulm*, Ni *ren*	↓	796

Gruppe / Arzneimittel	Temperaturverhalten	Geschmacksrichtung	Funktionskreisbezug / Leitbahnbezug	Wirkrichtung	S.
Broussonetiae fr. (Chushizi)	■	süß	Mi *lien*, Ni *ren*, Le *hep*	↓	798
Dendrobii caul. (Shihu)	■	süß	Lu *pulm*, Ma *stom*, Ni *ren*	↓	800
Ecliptae h. (Hanliancao)	■	süß, sauer	Le *hep*, Ni *ren*	↓	802
Glehniae r. (Beishashen)	■	süß	Lu *pulm*, Ma *stom*, Mi *lien*	↓	804
Ligustri lucidi fr. (Nüzhenzi)	■ ■	bitter, süß	Le *hep*, Ni *ren*	↓	806
Lilii bulbus (Baihe)	■	süß	Lu *pulm*, He *card*	↓	808
Lini s. (Yamazi)	■ ■	süß	Lu *pulm*, Mi *lien*, Le *hep*, Ni *ren*	→	810
Lycii fr. (Gouqizi)	■	süß	Le *hep*, Ni *ren*	↓	812
Ophiopogonis r. (Maimendong)	■	süß	Lu *pulm*, Ma *stom*, He *card*, Di *int c*	↓	814
Panacis quinquefolii r. (Xiyangshen)	■	süß, bitter	He *card*, Ni *ren*, Lu *pulm*	↑	816
Polygonati odorati rhiz. (Yuzhu)	■ ■	süß	Lu *pulm*, Ma *stom*	↓	818
Sesami s. nigrum (Heizhima)	■	süß	Le *hep*, Ni *ren*	→	820
Taxilli h. (Sangjisheng)	■	bitter, süß	Le *hep*, Ni *ren*	→	822
Testudinis carapax (Guiban)	■	salzig, süß	Le *hep*, Ni *ren*, He *card*	↓	824
Trionycis carapax (Biejia)	■	salzig, neutral	Le *hep*, Mi *lien*, Ni *ren*	↓	826
XVI Adstringierende Arzneimittel ***mm. contrahentia et asperantia***					
Chebulae fr. (Hezi)	■ ■	bitter, sauer	Lu *pulm*, Di *int c*, Ma *stom*	↓	832
Corni fr. (Shanzhuyu)	■	sauer	Le *hep*, Ni *ren*	→	834

↑ emporhebend
↓ absenkend
→ an der Oberfläche
→ in der Tiefe

■ heiß
■ kühl
■ warm
■ kalt
■ neutral

Gruppe / Arzneimittel	Temperaturverhalten	Geschmacksrichtung	Funktionskreisbezug / Leitbahnbezug	Wirkrichtung	S.
Ephedrae r. (Mahuanggen)		süß	Lu *pulm*	↓	836
Euryalis s. (Qianshi)		süß, sauer	Mi *lien*, Ni *ren*	↑	838
Ginkgo s. (Baiguo)		süß, bitter	Lu *pulm*, Ni *ren*	→	840
Granati pericarpium (Shiliupi)		sauer, adstringierend	Di *int c*, Ma *stom*	↑	842
Halloysitum rubrum (Chishizhi)		sauer, adstringierend	Ma *stom*, Di *int c*, Mi *lien*	↑	844
Limonitum (Yuyuliang)		süß, adstringierend	Di *int c*, Ma *stom*	↑	846
Mantidis ootheca (Sangpiaoxiao)		salzig, süß	Le *hep*, Ni *ren*	→	848
Mume fr. (Wumei)		sauer, adstringierend	Le *hep*, Mi *lien*, Lu *pulm*, Di *int c*	↓	850
Myristicae s. (Roudoukou)		scharf	Mi *lien*, Ma *stom*, Di *int c*	↑	852
Nelumbinis s. (Lianzi)		süß, adstringierend	Mi *lien*, Ni *ren*, He *card*	↑	854
Nelumbinis stamen (Lianxu)		süß, adstringierend	He *card*, Ni *ren*, Le *hep*	↑	856
Rosae laevigatae fr. (Jinyingzi)		sauer, adstringierend	Ni *ren*, Bl *ves*, Di *int c*	→	858
Rubi fr. (Fupenzi)		süß, adstringierend	Le *hep*, Ni *ren*	↓	860
Schisandrae fr. (Wuweizi)		sauer, süß	Lu *pulm*, Ni *ren*	↓	862
Sepiae endoconcha (Haipiaoxiao)		salzig, adstringierend	Ni *ren*, Le *hep*, Mi *lien*, Ma *stom*	↓	864
Tritici fr. levis (Fuxiaomai)		süß, salzig	He *card*	↓	866
XVII Antiparasitische Arzneimittel ***mm. antiparasitica***					
Alii sativi bulbus (Dasuan)		scharf	Mi *lien*, Ma *stom*, Lu *pulm*, Di *int c*	↑	870
Arecae s. (Binglang)		bitter, scharf	Ma *stom*, Di *int c*, Mi *lien*	↓	872

Gruppe / Arzneimittel	Temperaturverhalten	Geschmacksrichtung	Funktionskreisbezug / Leitbahnbezug	Wirkrichtung	S.
Carpesii fr. (Heshi)	■	bitter, scharf, toxisch	Mi *lien*, Ma *stom*	↓	874
Dichroae r. (Changshan)	■ ■	bitter, scharf	He *card*, Le *hep*, Lu *pulm*	↑	876
Dryopteridis rhiz. (Guanzhong)	■	bitter	Le *hep*, Mi *lien*, Ma *stom*	→	878
Quisqualis fr. (Shijunzi)	■	süß	Mi *lien*, Ma *stom*	↓	880
Torreyae s.(Feizi)	■	süß	Di *int c*, Lu *pulm*, Ma *stom*	↓	882
Ulmi fr. praeparatus (Wuyi)	■	bitter, scharf	Mi *lien*, Ma *stom*	↓	884
XVIII Arzneimittel zur äußeren Anwendung					
Alumen (Mingfan)	■	sauer	Mi *lien*, Lu *pulm*, Ma *stom*, Di *int c*	→	888
Calamina (Luganshi)	■	süß	Le *hep*, Ma *stom*	↓	890
Hydnocarpi s. (Dafengzi)	■	scharf, toxisch	Le *hep*, Mi *lien*, Ni *ren*	↑	892
Mylabris (Banmao)	■	scharf, toxisch	Dü *int t*, Di *int c*, Le *hep*, Ni *ren*	→	894
Sulfur (Liuhuang)	■	sauer, toxisch	Ni *ren*, Di *int c*, Pe *peric*	↑	896
Vespae nidus (Fengfang)	■	neutral, süß, toxisch	Ma *stom*, Lu *pulm*	→	898

↑ emporhebend
→ an der Oberfläche
↓ absenkend
→ in der Tiefe

■ heiß
■ warm
■ neutral
■ kühl
■ kalt